W. Konermann   R. Haaker (Hrsg.)

**Navigation und Robotic in der Gelenk- und Wirbelsäulenchirurgie**

Mit freundlicher Empfehlung

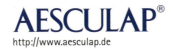

http://www.aesculap.de

# Springer

*Berlin*
*Heidelberg*
*New York*
*Hong Kong*
*London*
*Mailand*
*Paris*
*Tokio*

W. Konermann   R. Haaker (Hrsg.)

# Navigation und Robotic in der Gelenk- und Wirbelsäulenchirurgie

Mit 343 Abbildungen, davon 251 farbig und 33 Tabellen

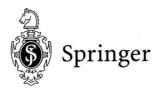

Priv.-Doz. Dr. med. WERNER KONERMANN
Klinik für Orthopädie und Traumatologie
Am Mühlenberg
D-37235 Hessisch-Lichtenau

Priv.-Doz. Dr. med. ROLF HAAKER
St. Vincenz-Hospital
Klinik für Orthopädie und Rheumatologie
Danziger Str. 17
D-33034 Brakel

ISBN 3-540-43305-8  Springer-Verlag Berlin Heidelberg New York

Die Deutsche Bibliothek-CIP-Einheitsaufnahme
Navigation und Robotic in der Gelenk- und Wirbelsäulenchirurgie / Hrsg.:
Werner Konermann ; Rolf Haaker. – Berlin; Heidelberg ; New York ; Hongkong ;
 London ; Mailand ; Paris ; Tokio : Springer, 2003
 ISBN 3-540-43305-8

Dieses Werk ist urheberrechtlich geschützt. Die dadurch begründeten Rechte, insbesondere die der Übersetzung, des Nachdrucks, des Vortrags, der Entnahme von Abbildungen und Tabellen, der Funksendung, der Mikroverfilmung oder der Vervielfältigung auf anderen Wegen und der Speicherung in Datenverarbeitungsanlagen, bleiben auch bei nur auszugsweiser Verwertung, vorbehalten. Eine Vervielfältigung des Werkes oder von Teilen dieses Werkes ist auch im Einzelfall nur in den Grenzen der gesetzlichen Bestimmungen des Urheberrechtsgesetzes der Bundesrepublik Deutschland vom 9. September 1965 in der jeweils geltenden Fassung zulässig. Sie ist grundsätzlich vergütungspflichtig. Zuwiderhandlungen unterliegen den Strafbestimmungen des Urheberrechtsgesetzes.

Springer-Verlag ist ein Unternehmen der Bertelsmann Springer Science+Business Media GmbH
http://www.springer.de/medizin

© Springer-Verlag Berlin Heidelberg 2003
Printed in Germany

Die Wiedergabe von Gebrauchsnamen, Handelsnamen, Warenbezeichnungen usw. in diesem Werk berechtigt auch ohne besondere Kennzeichnung nicht zu der Annahme, dass solche Namen im Sinne der Warenzeichen- und Markenschutz-Gesetzgebung als frei zu betrachten wären und daher von jedermann benutzt werden dürften.

Produkthaftung: Für Angaben über Dosierungsanweisungen und Applikationsformen kann vom Verlag keine Gewähr übernommen werden. Derartige Angaben müssen vom jeweiligen Anwender im Einzelfall anhand anderer Literaturstellen auf ihre Richtigkeit überprüft werden.

Umschlagentwurf: design & production, Heidelberg
Herstellung: Goldener Schnitt, Sinzheim
Druck: Stürtz, Würzburg
Gedruckt auf säurefreiem Papier      SPIN: 10866408      18/3920    5 4 3 2 1 0

# Geleitwort

Kaum eine Neuentwicklung in der Orthopädischen Chirurgie und Unfallchirurgie wurde so kontrovers diskutiert wie der Einsatz computerunterstützter Operationsverfahren in Form von Navigation und Robotic. Vergleichbar ist dies nur mit der Einführung der arthroskopischen Operationsverfahren Anfang der achtziger Jahre.

Damals wie heute wurden die Verfahren zunächst als langwierig, überflüssig und teilweise sogar für die Patienten gefährlich tituliert, bevor sie dann doch den Siegeszug in den Operationssälen antraten.

Über die Anfänge der computerunterstützten Chirurgie (computer-assisted surgery, CAS) in der reinen Funktion als Marketingobjekt sind wir bereits jetzt hinaus. Heute stehen Fragen nach der Präzision der Systeme und ihrer Alltagstauglichkeit im Vordergrund. Fast monatlich werden neue Indikationen für computerunterstützte Operationsmethoden publiziert. Die entsprechenden Themenblöcke auf den großen Kongressen sind meist gut besucht und ein Deutsches CAOS-Symposium in Bochum etabliert.

Der vorliegende Band gestattet es dem Leser völlig objektiv, die derzeit klinisch einsatzfähigen Systeme in ihren verschiedenen Anwendungsmöglichkeiten miteinander zu vergleichen. Dabei ist es den Herausgebern gelungen, durch die Auswahl der Anwender mit der größten Erfahrung mit den einzelnen Systemen, eine wirklich unbeeinflusste Darstellung zu erreichen, die auch Misserfolge im Rahmen der „Learning Curve" nicht verschweigt. Naturgemäß kann der vorliegende Band nicht alle klinischen Erfahrungen nach wissenschaftlichen Grundsätzen abhandeln.

In bisher einmaliger Weise ist hier ein umfassender Überblick über alle verfügbaren und klinisch einsetzbaren Robotic- und Navigationssysteme gelungen.

Ich wünsche dem Buch eine rasche und weite Verbreitung, an der ich keinen Zweifel habe, da diese modernen Operationsmethoden von großem Interesse sind. Möge es den Herausgebern gelingen, in den sicher bald folgenden Auflagen den sich rasch entwickelnden „state of the art" ähnlich umfassend darzustellen.

Bochum im September 2002  Prof. Dr. J. KRÄMER

# Die Herausgeber

KONERMANN, WERNER
Priv.-Doz. Dr. med.
Klinik für Orthopädie und Traumatologie
Am Mühlenberg 3, D-37235 Hessisch-Lichtenau

Jahrgang 1959. Facharzt für Orthopädie mit Schwerpunkt Rheumatologie und spezielle orthopädische Chirurgie. Die Ausbildung erfolgte an den Orthopädischen Universitätskliniken Tübingen, Münster und Mannheim. 1996 erfolgte die Habilitation an der Fakultät für Klinische Medizin Mannheim der Rupprecht-Karls-Universität Heidelberg. Seit 1998 Oberarzt an der Klinik für Allgemeine Orthopädie und Traumatologie in Hessisch Lichtenau. Die operativen und Forschungsschwerpunkte sind u.a. die Hüft- und Knieendoprothetik, sowie computerunterstützte Operationen.

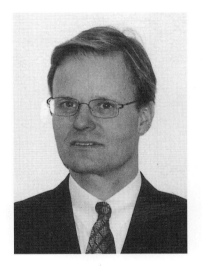

HAAKER, ROLF
Priv.-Doz. Dr. med.
Klinik für Orthopädie und Rheumatologie
St. Vincenz-Hospital
Danziger Str. 17, D-33034 Brakel

Jahrgang 1959. Facharzt für Orthopädie mit Schwerpunkt Rheumatologie und spezielle orthopädische Chirurgie. Die Ausbildung erfolgte am Sportmedizinischen Institut der Bundeswehr, Warendorf, im Bundeswehrzentralkrankenhaus Koblenz und in der Orthopädischen Universitätsklinik Bochum mit Habilitation 1998. Seit 2002 als Chefarzt in der Klinik für Orthopädie und Rheumatologie Bad Driburg-Brakel tätig. Die operativen und Forschungsschwerpunkte sind u.a. die Wechselendoprothetik der großen Gelenke, die Wirbelsäulenchirurgie, sowie computerunterstützte Operationen.

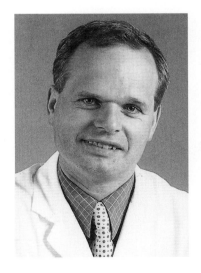

# Vorwort

> Die Entdeckungen der letzten Zeit lassen praktisch alles, was wir viele Jahre für richtig gehalten haben, als falsch oder nur bedingt richtig erscheinen. Meiner Meinung nach kann man heute nur noch eines mit Sicherheit sagen: Die Lichtgeschwindigkeit ist absolut das Schnellste, was es gibt. Möglicherweise.
>
> EDWARD TELLER

Die Medizin ist einem ständigen Fortschritt unterworfen. Insbesondere die Hüft- und Kniegelenkendoprothetik gelten seit Jahrzehnten als etablierte Standardoperationsverfahren und sind für den Patienten eine große Hilfe. Trotz dieser Erfolge ist die korrekte Positionierung der Implantate nicht immer exakt möglich, was mittel- und langfristig zu einem vorzeitigen Implantatversagen und zu schlechten Funktionsergebnissen führen kann.

Navigation und Robotic werden seit einigen Jahren kontrovers diskutiert. Der Einsatz dieser Verfahren zeichnet konkrete Lösungen auf, sowohl in der Hüft- und Knieendoprothetik als auch in der Wirbelsäulenchirurgie, in der Kreuzbandchirurgie und in vielen anderen Bereichen.

Auf dem 1. Bochumer Navigationssymposium zeigten kompetente Autoren aus dem In- und Ausland (Orthopäden, Unfall-, Neurochirurgen sowie Ingenieure), wie facettenreich Navigation und Robotic sind und wie viel davon bereits heute in die Praxis umgesetzt wird. So entwickelte sich sehr schnell eine „State-of the Art-Publikation", wobei es uns sinnvoll erschien, zu diesem Zeitpunkt auch die Entwicklungsgedanken seitens der Industrie mit einfließen zu lassen.

Auf diese Weise ist ein umfassender Überblick über die derzeit klinisch einsetzbaren Navigations- und Roboticsysteme entstanden. Für die einzelnen Beiträge war uns wichtig, kompetente Anwender zu gewinnen, die nicht nur Funktionsweisen aufzeichnen, sondern offen und ehrlich eigene Erfahrungen – auch Fehlschläge – darstellen. Zukunftsweisend ist die Tatsache, dass in völliger Harmonie Beiträge von Orthopäden, Unfallchirurgen und Ingenieuren in dem vorliegenden Buch zusammengeführt wurden.

Wir sind uns völlig im Klaren darüber, dass wir uns im Bereich der Navigation wie auch Robotik derzeit in einem fließenden Prozess befinden, und hier somit eine „Momentaufnahme" entstanden ist.

Besonders herzlich möchten wir uns bei allen Autoren und Koordinatoren bedanken, die in einzigartiger Weise und großartiger Disziplin nicht nur das zeitgerechte Erscheinen des Werkes, sondern auch dessen hervorragenden Inhalt ermöglicht haben. Unser Dank gilt auch den Autoren der Industrie, die dem Leser durch ihre Beiträge zur Zukunftsentwicklung aufzeigen, „wohin die Reise geht".

Hervorheben möchten wir die hervorragende Zusammenarbeit mit dem Springer-Verlag, ohne dessen Hilfe die Umsetzung und Realisierung dieses Buches in so kurzer Zeit nicht möglich gewesen wäre.

Wir befinden uns am Beginn einer neuartig, revolutionären Entwicklung, die den mündigen Chirurgen nicht ersetzen, sondern ihm zu einer nie gekannten Präzision verhelfen will. So soll dieses Fachbuch, auch aus forensischen Gründen, im Sinne der Verminderung von Operationsrisiken, von bestmöglicher Qualitätssicherung sowie einer optimalen Dokumentation eine Hilfestellung sein, für alle, die sich heute und künftig mit EDV-gestützten OP-Systemen beschäftigen.

Hessisch Lichtenau und Brakel  　　　Werner Konermann, Rolf Haaker
im September 2002

# Inhaltsverzeichnis

## I Computerassistierte Chirurgie

1. Grundlagen der computerassistierten Chirurgie (CAOS)
   L.-P. Nolte, F. Langlotz .................................................. 3

2. CT-basierte Navigationssysteme
   B. Jaramaz, A.M. DiGioia III ............................................. 11

3. Bildfreie Navigationssysteme
   S.D. Stulberg ............................................................ 18

4. C-Bogen-basierte Navigation
   A. Hebecker .............................................................. 29

## II Hüftendoprothetik

5.1 Die geschichtliche Entwicklung der Hüftgelenkendoprothetik
    H. Mittelmeier, W. Mittelmeier .......................................... 39

5.2 Herkömmliche chirurgische Navigation
    und Bearbeitung des Prothesenlagers
    H. Mittelmeier .......................................................... 69

## II A Navigation: Hüftendoprothetik

6. Computernavigation in der Hüftendoprothetik
   Klinische Erfahrungen
   A.M. DiGioia III, A.Y. Plakseychuk, B. Jaramaz .......................... 75

7. Hüftpfannennavigation mit dem *OrthoPilot*-System
   H. Kiefer ............................................................... 83

8. Hüftpfannennavigation mit dem *SurgiGATE*-System
   M. Stockheim ............................................................ 89

| 9 | Hüftpfannennavigation mit dem *VectorVision-System* | |
| --- | --- | --- |
| | W.H. KLUGE, J. BABISCH, R.A. VENBROCKS | 96 |
| 10 | Hüftpfannennavigation mit dem *SurgiGATE-System* in Dysplasie- und Wechselsituationen | |
| | R. HAAKER | 103 |
| 11 | Computerassistierte Planung und Navigation der Hüftendoprothesenimplantation mit dem *Navitrack-System* und *mediCAD* | |
| | J. BABISCH, F. LAYHER, R.A. VENBROCKS | 110 |
| 12 | Prothesenschaftnavigation mit dem *SurgiGATE-System* | |
| | F. LANGLOTZ, A. MARX, M. KUBIAK-LANGER, G. ZHENG, U. LANGLOTZ | 118 |

## II B  Robotic: Hüftendoprothetik

| 13 | Roboterassistierte Hüftchirurgie – Das *ROBODOC-System* | |
| --- | --- | --- |
| | W. BARGAR | 129 |
| 14 | Vergleich von robotergefrästen und konventionell präparierten Femora in der Hüftendoprothetik | |
| | M. THOMSEN | 133 |
| 15 | Ein anatomisch geformter Prothesenschaft In-vitro-Vergleich zwischen roboterunterstützter und manueller Implantation | |
| | K. KNABE, C. STUKENBORG-COLSMANN, F. GOSSÉ | 141 |
| 16 | Klinische Erfahrungen mit dem *ROBODOC-System* in der Hüftendoprothetik | |
| | M. BÖRNER, U. WIESEL, W. DITZEN | 150 |
| 17 | Minimalzugang zum Hüftgelenk – Einsatzmöglichkeiten der Pfannennavigation und Robotic | |
| | F. KERSCHBAUMER, S. KÜNZLER, J. WAHRBURG | 157 |
| 18 | Computergestützte Operationen in der Orthopädie – Problembereiche und Chancen | |
| | J. HASSENPFLUG, M. PRYMKA | 163 |
| 19 | Zemententfernung in der Femurschaftrevision mit dem *ROBODOC-Systems* | |
| | M. NOGLER, M. KRISMER | 168 |
| 20 | Die Adaptiva-Hüftendoprothese – ein robotergefräster Individualschaft | |
| | G. GRUBER | 173 |

## III Knieendoprothetik

**21** Die Knieendoprothese
F.F. Buechel .................................................. 181

## III A Navigation: Knietotalendoprothese

**22** Postoperatives Alignment von konventionell
und navigiert implantierten Knietotalendoprothesen
W. Konermann, M.A. Saur .................................. 189

**23** Computergestützte Implantation von Knietotalendoprothesen
ohne präoperative bildgebende Verfahren: Das kinematische Modell
D. Saragaglia, F. Picard .................................... 199

**24** Computerassistierte Navigation mit dem *OrthoPilot-System*
und der Search-Evolution-Knieendoprothese
Ergebnisse einer Multicenter-Studie
U. Clemens, R.K. Miehlke, S. Kohler, H. Kiefer, J.Y. Jenny,
W. Konermann .............................................. 207

**25** Freihandnavigation mit dem *SurgiGATE-System*
unter Berücksichtigung der computerassistierten Weichteilbalance
J.M. Strauss, W. Rüther .................................... 217

**26** Das *Galileo-System*
Eine integrierte Lösung aus Navigation und Robotic
zur Implantation von Knietotalendoprothesen
P. Ritschl, F. Machacek jun., R. Fuiko ...................... 225

**27** Knieendoprothesennavigation mit dem *Navitrack-System*
T. Mattes, W. Puhl .......................................... 230

**28** Knieendoprothesennavigation mit dem CT-basierten
*VectorVision-System*
M. Wiese, K. Schmidt ....................................... 240

**29** Knieendoprothesennavigation mit dem CT-freien *VectorVision-System*
L. Perlick, H. Bäthis, J. Grifka ............................ 245

**30** Knieendoprothesennavigation mit dem *Stryker-System*
M. Sparmann, B. Wolke ...................................... 250

31  Fluoroskopieassistierte Navigation mit dem *Medtronic-System*
    F.-W. Hagena, M. Kettrukat, R. Christ .......................... 256

32  CT- basierte Planung und *DISOS-Schablonennavigation*
    in der Kniegelenkendoprothetik
    F. Portheine, J. Ohnsorge, E. Schkommodau, K. Radermacher ..... 262

## III B Navigation: Schlittenprothese

33  Unikondyläre Schlittenprothesenimplantation
    mit dem *OrthoPilot-System*
    Ein Weg zum minimal-invasiven Eingriff
    J.-Y. Jenny, C. Boeri .................................................. 273

## III C Robotic: Knietotalendoprothese

34  Klinische Erfahrungen mit dem *CASPAR-Operationsroboter*
    und der Search-Evolution-Knieendoprothese
    S. Mai, C. Lörke, W. Siebert ........................................ 283

35  Roboterassistierte CT-gestützte Operation der PFC-Knieendoprothese
    mit dem *CASPAR-Operationsroboter*
    T. Siebel, M. Porsch ................................................. 291

36  Klinische Erfahrungen mit dem *ROBODOC-Operationsroboter*
    und der Duracon-Knieendoprothese
    M. Börner, U. Wiesel, W. Ditzen ................................. 295

## IV Navigation und Robotic: Vordere Kreuzbandplastik

37  Die vordere Kreuzbandplastik
    S. Rupp, D. Kohn ..................................................... 303

38  Computerassistierte Rekonstruktion des vorderen Kreuzbandes
    mit dem *OrthoPilot-System*
    J. Eichhorn ........................................................... 317

39  Computerassistierte Rekonstruktion des vorderen Kreuzbandes
    mit dem *Navitrack-System*
    A. Ellermann, R. Siebold ........................................... 324

40  Computerassistierte Rekonstruktion des vorderen Kreuzbandes
    mit dem *SurgiGATE-System*
    M. Wiese, A. Rosenthal, K. Bernsmann ......................... 331

41    Klinische Erfahrungen mit dem *CASPAR*-assistierten Ersatz
      des vorderen Kreuzbandes
      L. Gotzen, A. Pashmineh-Azar, E. Ziring .......................... 337

## V  Navigation: Osteotomie

42    Valgisierende Tibiakopfosteotomie –
      Möglichkeiten für den Einsatz eines Navigationssystems
      J. Hassenpflug, M. Prymka ......................................... 351

43    Beckenosteotomie mit der *DISOS-Schablonennavigation*
      H.-W. Staudte, E. Schkommodau, M. Honscha,
      F. Portheine, K. Radermacher .................................... 356

44    Navigierte Beckenkorrekturoperationen
      T. Hüfner, J. Geerling, U. Berlemann, T. Pohlemann,
      T. Gösling, C. Krettek ............................................. 365

## VI  Navigation: Wirbelsäule

45    Die geschichtliche Entwicklung
      der instrumentierten Wirbelsäulenfusion
      J. Krämer, F. Rubenthaler, A. Senge ............................. 375

46    Navigation an der HWS
      A. Weidner ........................................................ 383

47    Pedikelschraubennavigation
      U. Berlemann, J. Geerling, T. Hüfner ............................ 388

48    Pedikelschraubenimplantation mit dem *DISOS-Schablonensystem*
      E. Schkommodau, N. Decker, U. Klapper, K. Birnbaum,
      H.-W. Staudte, K. Radermacher .................................. 395

49    Pedikelschraubennavigation mit dem *Navitrack*-System
      Konventionelle vs. computerassistierte Pedikelschraubeninsertion
      K.V. Ritter-Lang .................................................. 400

## VII  Navigation: Spezielle Indikationen

50    Computernavigierte Anbohrung der osteochondralen Läsion
      am Talus (OLT) mit dem *Sofamor-Danek-System*
      R.E. Rosenberger, C. Hoser, R.J. Bale, C. Fink ................. 413

51    Computerunterstützte Osteosynthese von Frakturen
      langer Röhrenknochen
      P.A. Grützner, G. Zheng, B. Vock, C. Keil, L.P. Nolte,
      A. Wentzensen ..................................................... 419

52  Computerassistierte Druckmessung im patellofemoralen Gelenk
mit elektronischen Drucksensoren
J. Mortier, L. Zichner ............................................. 425

## VIII Ausblick

53  Navigation – Wohin bewegen wir uns?
F. Langlotz ..................................................... 429

54  Aktueller Stand der Roboterchirurgie –
Ausblick auf zukünftige Optionen
M. Börner, W. Ditzen ............................................. 435

## IX Entwicklungsgedanken der Industrie

55  Der Operationssaal im Jahr 2012
H.-P. Tümmler, *Aesculap* ......................................... 451

56  Softwaregesteuerte Navigation in der orthopädischen Chirurgie
S. Christmann, *BrainLab* ......................................... 454

57  *Navitrack* – „Der Weg ist das Ziel" oder „Man navigiert im Dunkeln"
H. Haderer, *Centerpulse* ......................................... 458

58  Computerassistierte Chirurgie:
Ein neues medizinisches Zeitalter erwacht
J. Kissling, *DePuy* .............................................. 460

59  Planung, Navigation und Robotic in der Orthopädie/Chirurgie
R. Nassutt, *ESKA Implants* ....................................... 464

60  Computerassistiertes Operieren
mit dem *SurgiGATE*-Navigationssystem
H. Visarius, *Medivision* ......................................... 466

61  Ausblick zu computerunterstützten Operationstechniken
aus Sicht eines System- und Implantatherstellers
W. Moser, *Pi Systems, PLUS Endoprothetik* ........................ 470

62  Gelenk- und Wirbelsäulenchirurgie 2005
A. Steiner, J. Hey, *Siemens* ..................................... 472

63   Wie viel Technologie braucht der Chirurg im Operationssaal?
     J.L. Moctezuma de la Barrera, *Stryker Leibinger* .................. 475

64   Zukünftige Anforderungen an computergestützte Operationsverfahren
     in der Orthopädie
     A. Weiler, *URS Ortho* ............................................. 478

**Sachverzeichnis** .................................................... 481

# Mitarbeiterverzeichnis

BABISCH, J., Dr.
Waldkrankenhaus „Rudolf Elle" gGmbH Eisenberg
Orthopädische Klinik der Friedrich-Schiller-Universität Jena
Klosterlausnitzer Str. 81, 07607 Eisenberg

BALE, R.J., Dr.
Universitätsklinik für Radiodiagnostik
Anichstr. 35, A-6020 Innsbruck

BARGAR, W.L., MD
1020 29th Street, Suite 450
Sacramento, CA 95816, USA

BÄTHIS, H., Dr.
Orthopädische Universitätsklinik Regensburg
Kaiser-Karl-V-Allee 3, 93077 Bad Abbach

BERLEMANN, U., Priv.-Doz. Dr.
Medizinische Hochschule Hannover
Unfallchirurgische Klinik
Carl-Neuberg-Str. 1, 30625 Hannover

BERNSMANN, K., Priv.-Doz. Dr.
Giradet Clinic Essen
Giradetstr. 2-38, 45131 Essen

BIRNBAUM, K., Dr.
Universitätsklinikum Aachen
Orthopädische Klinik
Pauwelsstr. 20, 52074 Aachen

BOERI, C., Dr.
Centre de Traumatologie et d'Orthopédie
10, Avenue Baumann, F-67400 Illkirch-Graffenstaden

Börner, M., Prof. Dr.
Berufsgenossenschaftliche Unfallklinik
Friedberger Landstr. 430, 60389 Frankfurt/Main

Buechel, F., MD
South Mountain Orthopaedic
61 First Street, South Orange, New Jersey 07079, USA

Christ, R., Dr.
Orthopädisches Krankenhaus Auguste-Viktoria
Am Kokturkanal 2, 32545 Bad Oeynhausen

Christmann, S., Dr.
BrainLAB AG
Ammerthalstr. 8, 85551 Heimstetten

Clemens, U., Dr.
Nordwestdeutsches Rheumazentrum
St. Josef-Stift
Westtorstr. 7, 48324 Sendenhorst

Decker, N., Dr.
Universitätsklinikum Aachen
Orthopädische Klinik
Pauwelsstr. 20, 52074 Aachen

DiGioia, A.M., MD
Institute for Computer Assisted Orthopaedic Surgery
The Western Pennsylvania Hospital and Robotics Institute
4815 Liberty Avenue
Mellon Pavilion, Suite 242, Pittsburgh, PA 15224, USA

Ditzen, W., Dr.
Berufsgenossenschaftliche Unfallklinik
Friedberger Landstr. 430, 60389 Frankfurt/Main

Eichhorn, J., Dr.
Hebbelstr. 14a
94315 Straubing

Ellermann, A., Dr.
Arcus Sportklinik
Wilhelm-Becker-Str. 15, 75179 Pforzheim

Fink, C., Prof. Dr.
Universitätsklinik für Unfallchirurgie
Anichstr. 35, A-6020 Innsbruck

FUIKO, R., Dr.
I. Orthopädische Abteilung am Krankenhaus Gersthof
Wielemansgasse 28, A-1180 Wien

GEERLING, J., Dr.
Medizinische Hochschule Hannover
Unfallchirurgische Klinik
Carl-Neuberg-Str. 1, 30625 Hannover

GÖSLING, T., Dr.
Medizinische Hochschule Hannover
Unfallchirurgische Klinik
Carl-Neuberg-Str. 1, 30625 Hannover

GOSSÉ, F., Priv.-Doz. Dr.
Medizinische Hochschule Hannover
Orthopädische Klinik
Anna-von-Boris-Str. 1-7, 30625 Hannover

GOTZEN, L., Prof. Dr.
Unfallchirurgische Universitätsklinik Marburg
Baldinger Straße, 35043 Marburg

GRIFKA, J., Prof. Dr.
Orthopädische Universitätsklinik Regensburg
Kaiser-Karl-V-Allee 3, 93077 Bad Abbach

GRUBER, G., Priv.-Doz. Dr.
ATOS-Praxisklinik Heidelberg
Bismarckplatz 9-15, 69115 Heidelberg

GRÜTZNER, P.A., Dr.
Berufsgenossenschaftliche Unfallklinik Ludwigshafen
Unfallchirurgische Klinik an der Universität Heidelberg
Ludwig-Guttmannstr. 13, 67071 Ludwigshafen

HAAKER, R., Priv.-Doz. Dr.
St.-Vincenz-Hospital
Klinik für Orthopädie und Rheumatologie
Danziger Str. 17, 33034 Brakel

HADERER, H.
Centerpulse
Grabenstr. 25, CH-6341 Baar

HAGENA, F.-W., Prof. Dr.
Orthopädisches Krankenhaus Auguste-Viktoria
Am Kokturkanal 2, 32545 Bad Oeynhausen

HASSENPFLUG, J., Prof. Dr.
Christian-Albrechts-Universität
Klinik für Orthopädie
Michaelisstr. 1, 24105 Kiel

HEBECKER, A.
Siemens AG, Medical Solutions
Hartmannstr. 48, 91052 Erlangen

HEY, J.
Siemens AG, Medical Solutions
Henkestr. 127, 91052 Erlangen

HONSCHA, M., Dr.
Kreiskrankenhaus Marienhöhe GmbH
Klinik für Orthopädie
Mauerfeldchen 25, 52146 Würselen

HOSER, C., Dr.
Universitätsklinik für Unfallchirurgie
Anichstr. 35, A-6020 Innsbruck

HÜFNER, T., Dr.
Medizinische Hochschule Hannover
Unfallchirurgische Klinik
Carl-Neuberg-Str. 1, 30625 Hannover

JARAMAZ, B., MD
Institute for Computer Assisted Orthopaedic Surgery
The Western Pennsylvania Hospital and Robotic Institute
4815 Liberty Avenue
Mellon Pavilion, Suite 242, Pittsburgh, PA 15224, USA

JENNY, J.-Y., Dr.
Centre de Traumatologie et d'Orthopédie
10, Avenue Baumann, F-67400 Illkirch-Graffenstaden

KEIL, C., Dr.
Berufsgenossenschaftliche Unfallklinik Ludwigshafen
Unfallchirurgische Klinik an der Universität Heidelberg
Ludwig-Guttmannstr. 13, 67071 Ludwigshafen

KERSCHBAUMER, F., Prof. Dr.
Orthopädische Universitätsklinik
Abt. für Rheumatologie
Marienburgstr. 2, 60528 Frankfurt/M.

KETTRUKAT, M., Dr.
Orthopädisches Krankenhaus Auguste-Viktoria
Am Kokturkanal 2, 32545 Bad Oeynhausen

KIEFER, H., Prof. Dr.
Lukas-Krankenhaus
Klinik für Unfall- und Wiederherstellungschirurgie
Hindenburgstrasse 56, 32257 Bünde

KISSLING, J.
DePuy Orthopädie GmbH
Mellinweg 16, 66280 Sulzbach

KLAPPER, U., Dr.
Kreiskrankenhaus Marienhöhe GmbH
Klinik für Orthopädie
Mauerfeldchen 25, 52146 Würselen

KLUGE, W.H., Dr.
Waldkrankenhaus „Rudolf Elle" gGmbH Eisenberg
Orthopädische Klinik der Friedrich-Schiller-Universität Jena
Klosterlausnitzer Str. 81, 07607 Eisenberg

KNABE, K., Dr.
Medizinische Hochschule Hannover
Orthopädische Klinik
Anna-von-Boris-Str. 1-7, 30625 Hannover

KOHLER, S., Dr.
Helios Fachkrankenhaus für Orthopädie
99752 Bleicherode

KOHN, D., Prof. Dr.
Orthopädische Universitätsklinik
Kirrberger Str. 37, 66421 Homburg

KONERMANN, W., Priv.-Doz. Dr.
Klinik für Orthopädie und Traumatologie
Am Mühlenberg, 37235 Hessisch Lichtenau

KRÄMER, J., Prof. Dr.
St. Josef-Hospital
Orthopädische Universitätsklinik
Gudrunstr. 56, 44791 Bochum

KRETTEK, C., Prof. Dr.
Medizinische Hochschule Hannover
Unfallchirurgische Klinik
Carl-Neuberg-Str. 1, 30625 Hannover

Krismer, M., Prof. Dr.
Universitätsklinik für Orthopädie
Anichstrasse 35, A-6020 Innsbruck

Kubiak-Langer, M., Dr.
Maurice E. Müller-Institut für Biomechanik
Universität Bern
Murtenstr. 35, CH-3010 Bern

Künzler, S., Dr.
Orthopädische Universitätsklinik
Abt. für Rheumatologie
Marienburgstr. 2, 60528 Frankfurt/M.

Langlotz, F., Dr.
Maurice E. Müller-Institut für Biomechanik
Universität Bern
Murtenstr. 35, CH-3010 Bern

Langlotz, U.
Medivision GmbH
Einmattstr. 3, CH-4436 Oberdorf

Layher, F., Dr.
Waldkrankenhaus „Rudolf Elle" gGmbH Eisenberg
Orthopädische Klinik der Friedrich-Schiller-Universität Jena
Klosterlausnitzer Str. 81, 07607 Eisenberg

Lörke, C., Dr.
Orthopädische Klinik Kassel
Wilhelmshöher Allee 345, 34131 Kassel

Machacek, F., Dr.
I. Orthopädische Abteilung am Krankenhaus Gersthof
Wielemansgasse 28, A-1180 Wien

Mai, S., Dr.
Orthopädische Klinik Kassel
Wilhelmshöher Allee 345, 34131 Kassel

Marx, A., Dr.
Maurice E. Müller-Institut für Biomechanik
Universität Bern
Murtenstr. 35, CH-3010 Bern

Mattes, T., Dr.
Orthopädische Universitätsklinik Ulm
Oberer Eselsberg 45, 89081 Ulm

MIEHLKE R.K., Prof. Dr.
Nordwestdeutsches Rheumazentrum
St. Josef-Stift
Westtorstr. 7, 48324 Sendenhorst

MITTELMEIER, H., Prof. Dr.
Am Gedünner 25
66424 Homburg

MITTELMEIER, W., Priv.-Doz. Dr.
Orthopädische Universitätsklinik der TU München
Ismaninger Str. 22, 81675 München

MOCTEZUMA DE LA BARRERA, J.L., Dr.
Stryker Leibinger GmbH & Co. KG
Boetzinger Strasse 41, 79111 Freiburg

MORTIER, J., Dr.
Orthopädische Universitätsklinik Friedrichsheim
Marienburgstrasse 2, 60528 Frankfurt am Main

MOSER, W.
Pi Systems
Schachenallee 29, CH-5001 Aarau

NASSUTT, R.
ESKA Implants GmbH
Grapengießerstr. 34, 23556 Lübeck

NOGLER M., Univ. Prof. Mag. Dr.
Universitätsklinik für Orthopädie
Anichstrasse 35, A-6020 Innsbruck

NOLTE, L.-P., Prof. Dr.
Maurice E. Müller-Institut für Biomechanik
Universität Bern
Murtenstrasse 35, CH-3010 Bern

OHNSORGE, J., Prof. Dr.
Universitätsklinikum Aachen
Orthopädische Klinik
Pauwelsstr. 20, 52074 Aachen

PASHMINEH-AZAR, A., Dr.
Unfallchirurgische Universitätsklinik Marburg
Baldinger Straße, 35043 Marburg

Perlick, L., Dr.
Orthopädische Universitätsklinik Regensburg
Kaiser-Karl-V-Allee 3, 93077 Bad Abbach

Picard, F., Prof. Dr.
Polyclinique de la Forêt
4 rue Lagorsse, F-77300 Fontainebleau

Plakseychuk, A.Y., MD
Department of Orthopaedic Surgery
University of Pittsburgh
Pittsburgh, Pennsylvania, USA

Pohlemann, T., Prof. Dr.
Unfallchirurgische Universitätsklinik
66421 Homburg

Porsch, M., Dr.
Brüder-Krankenhaus St. Josef
Klinik für Orthopädie
Husener Str. 46, 33098 Paderborn

Portheine, F., Dr.
Universitätsklinikum Aachen
Helmholtz-Institut für Biomedizinische Technik
Pauwelsstr. 20, 52074 Aachen

Prymka, M., Dr.
Christian-Albrechts-Universität
Klinik für Orthopädie
Michaelisstr. 1, 24105 Kiel

Puhl, W., Prof. Dr.
Orthopädische Universitätsklinik Ulm
Oberer Eselsberg 45, 89081 Ulm

Radermacher, K., Dr.
Universitätsklinikum Aachen
Helmholtz-Institut für Biomedizinische Technik
Pauwelstr. 20, 52074 Aachen

Ritschl, P., Univ. Prof. Dr.
I. Orthopädische Abteilung am Krankenhaus Gersthof
Wielemansgasse 28, A-1180 Wien

Ritter-Lang, K.V., Dr.
Bäckerstr. 5
14467 Potsdam

Rosenberger, R.E., Dr.
Universitätsklinik für Unfallchirurgie
Anichstr. 35, A-6020 Innsbruck

Rosenthal, A., Dr.
Giradet-Clinic Essen
Giradetstr. 2-38, 45131 Essen

Rubenthaler, F., Dr.
St. Josef-Hospital
Orthopädische Universitätsklinik
Gudrunstr. 56, 44791 Bochum

Rupp, S., Prof. Dr.
Orthopädische Klinik
Klinikum Karlsbad-Langensteinbach gGmbH
Guttmannstr. 1, 76307 Karlsbad

Rüther, W., Prof. Dr.
Universitäts-Krankenhaus Eppendorf
Orthopädische Klinik
Martinistr. 52, 20246 Hamburg

Saragaglia, D., Prof. Dr.
Orthopédie – Traumatologie
Hôpital Sud
C.H.U. Grenoble
F-38130 Echirolles

Saur, M.A., Dr.
Orthopädische Klinik
Am Mühlenberg, 37235 Hessisch-Lichtenau

Schkommodau, E., Dr.
Universitätsklinikum Aachen
Helmholtz-Institut für Biomedizinische Technik
Pauwelsstr. 20, 52074 Aachen

Schmidt, K., Priv.-Doz. Dr.
St. Josef-Hospital
Orthopädische Universitätsklinik
Gudrunstr. 56, 44791 Bochum

Senge, A., Dr.
St. Josef-Hospital
Orthopädische Universitätsklinik
Gudrunstr. 56, 44791 Bochum

SIEBEL, T., Priv.-Doz. Dr.
Brüder-Krankenhaus St. Josef
Klinik für Orthopädie
Husener Str. 46, 33098 Paderborn

SIEBERT, W., Prof. Dr.
Orthopädische Klinik Kassel
Wilhelmshöher Allee 345, 34131 Kassel

SIEBOLD, R., Dr.
Arcus Sportklinik
Wilhelm-Becker-Str. 15, 75179 Pforzheim

SPARMANN, M., Prof. Dr.
Immanuel-Krankenhaus
Klinik für Orthopädie
Königstr. 63, 14109 Berlin

STAUDTE, H.W., Prof. Dr.
Kreiskrankenhaus Marienhöhe GmbH
Klinik für Orthopädie
Mauerfeldchen 25, 52146 Würselen

STEINER, A., Dr.
Siemens AG, Medical Solutions
Henkestr. 127, 91052 Erlangen

STOCKHEIM, M., Dr.
St. Josef-Hospital
Orthopädische Universitätsklinik
Gudrunstr. 56, 44791 Bochum

STRAUSS, J.M., Dr.
Universitätskrankenhaus Eppendorf
Orthopädische Klinik
Martinistr. 52, 20246 Hamburg

STUKENBORG-COLSMANN, A., Priv.-Doz. Dr.
Medizinische Hochschule Hannover
Orthopädische Klinik
Anna-von-Borries-Str. 1-7, 30625 Hannover

STULBERG, D.S., MD
Northwestern Orthopaedic Institute
Joint Replacement and Arthritis Surgery
680 N. Lake Shore Drive, Suite 1028
Chicago, Illinois 60611, USA

THOMSEN, M., Dr.
Stiftung Orthopädische Universitätsklinik Heidelberg
Schlierbacher Landstr. 200a, 69118 Heidelberg

TÜMMLER, H.-P., Dr.
Aesculap AG & Co. KG
Am Aesculap-Platz, 78532 Tuttlingen

VENBROCKS R.A., Prof. Dr.
Waldkrankenhaus „Rudolf Elle" gGmbH Eisenberg
Orthopädische Klinik der Friedrich-Schiller-Universität Jena
Klosterlausnitzer Str. 81, 07607 Eisenberg

VISARIUS, H., Dr.
Medivision GmbH
Einmattstr. 3, CH-4436 Oberdorf

VOCK, B., Dr.
Berufsgenossenschaftliche Unfallklinik Ludwigshafen
Unfallchirurgische Klinik an der Universität Heidelberg
Ludwig-Guttmannstr. 13, 67071 Ludwigshafen

WAHRBURG, J., Dr.
Orthopädische Universitätsklinik
Abt. für Rheumatologie
Marienburgstr. 2, 60528 Frankfurt/M.

WEIDNER, A., Prof. Dr.
Lengericher Landstr. 1b
49078 Osnabrück

WEILER, A., Dr.
URS Ortho GmbH & Co KG, CASPAR-Roboter System
Kehler Str. 31, 76437 Rastatt

WENTZENSEN, A., Prof. Dr.
Berufsgenossenschaftliche Unfallklinik Ludwigshafen
Unfallchirurgische Klinik an der Universität Heidelberg
Ludwig-Guttmannstr. 13, 67071 Ludwigshafen

WIESE, M., Dr.
St. Josef-Hospital
Orthopädische Universitätsklinik
Gudrunstr. 56, 44791 Bochum

WIESEL, U., Dr.
Berufsgenossenschaftliche Unfallklinik
Friedberger Landstr. 430, 60389 Frankfurt/Main

Wolke, B., Dr.
Immanuel-Krankenhaus
Klinik für Orthopädie
Königstr. 63, 14109 Berlin

Zheng, G., Ph. D.
Maurice E. Müller-Institut für Biomechanik
Universität Bern
Murtenstr. 35, CH-3010 Bern

Zichner, L., Prof. Dr.
Orthopädische Universitätsklinik Friedrichsheim
Marienburgstrasse 2, 60528 Frankfurt am Main

Ziring, E., Dr.
Unfallchirurgische Universitätsklinik Marburg
Baldinger Straße, 35043 Marburg

# I Computerassistierte Chirurgie

# Grundlagen der computerassistierten Chirurgie (CAOS)

L.-P. Nolte und F. Langlotz

## Einleitung

Seitdem Ärzte damit begonnen haben, sich durch das Sezieren von Leichen Wissen über das Körperinnere ihrer Patienten zu verschaffen, wurde es möglich, Pathologien, die nicht äußerlich sichtbar sind, zu verstehen und zu behandeln. Mit fortschreitenden Kenntnissen und speziell nach der Einführung der Anästhesie im Jahre 1844 durch den Amerikaner Horace Wells konnten immer kompliziertere Eingriffe durchgeführt werden. Um den „Flurschaden", den eine Operation im

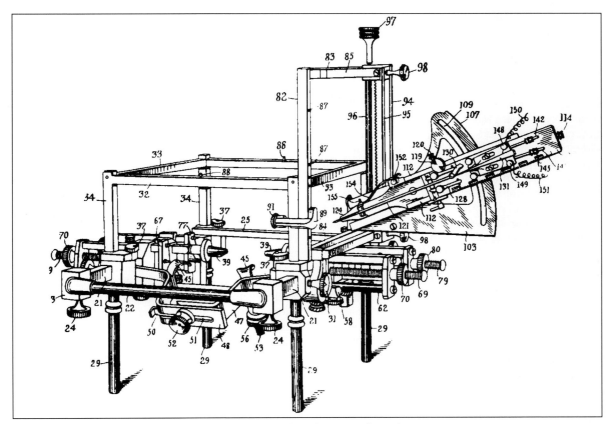

**Abb. 1.1.** „Stereotaktischer Apparat", wie er 1906 von Clarke und Horsley vorgestellt wurde

umgebenden Gewebe anrichtet, zu minimieren, wurden sehr bald Hilfsmittel eingesetzt, mit denen eine präoperative Planung intraoperativ möglichst genau umgesetzt werden sollte. Berücksichtigt man die Sensibilität der anatomischen Strukturen, so verwundert es nicht, dass der Neurochirurgie hier eine unumstrittene Vorreiterrolle zukam. Bereits zu Beginn des vergangenen Jahrhunderts stellten Clarke und Horsley einen „stereotaktischen Apparat" (Abb. 1.1) vor, mit dessen Hilfe Zielregionen im Gehirn erreicht werden konnten, deren Lage zuvor auf einem anatomischen Atlas markiert worden war [5]. Dem gleichen Prinzip folgen stereotaktische Rahmensysteme, die in der Neurochirurgie noch heute im Einsatz sind [9].

Im Bereich der Orthopädie wurde lange auf vergleichbare Systeme verzichtet, da eine rahmenbasierte Chirurgie hier unpraktikabel schien. Erst in den vergangenen knapp 10 Jahren sind Geräte aufgekommen, mit deren Hilfe es dem Operateur auf andere Art und Weise ermöglicht wird, einen präoperative definierten Plan koordinatengenau intraoperativ umzusetzen. Heutzutage unterscheidet man zwei Klassen von Apparaten: Chirurgische Navigationssysteme – oder genauer: chirurgische Freihandnavigationssysteme – zeichnen sich dadurch aus, dass die Hand des Arztes konventionelle Instrumente führt, deren Lage im Raum vermessen wird, wodurch ein Positionsfeedback auf einem Monitor möglich ist [1, 6, 13, 16]. Ein solches System ist somit ein passives Gerät, das als Orientierungshilfe dient, ähnlich dem GPS-Satellitennavigationssystem. Dem gegenüber stehen medizinische Roboter, die einen Teilschritt einer Operation autonom und ohne Interaktion des Arztes ausführen [3, 8, 17]. Obwohl es offensichtlich erscheint, dass beide Klassen einander diametral gegenüber stehen, ist dem nicht so. Sie beruhen beide auf einem Konzept, dem auch die stereotaktischen Rahmen der Neurochirurgie gehorchen. Sogar die von Clarke und Horsely vorgestellte Apparatur ließe sich diesem Prinzip unterwerfen. In diesem Kapitel sollen daher unter dem Begriff „CAOS-Systeme" sowohl orthopädische Freihandnavigationssysteme als auch orthopädische Operationsroboter zusammengefasst und hinsichtlich ihres konzeptionellen Aufbaus betrachtet werden.

## Konzeptioneller Aufbau

Im klinischen Einsatz kann man in jedem CAOS-System drei Komponenten unterscheiden, die miteinander in Verbindung stehen [4]. Je nachdem, ob es sich um einen Roboter oder um eines der unten beschriebenen Navigationssystemtypen handelt, sind diese Komponenten auf unterschiedliche Art miteinander verbunden. In allen Fällen jedoch ist jede Komponente für ein funktionierendes Gesamtsystem notwendig. Von einem mathematischen Standpunkt aus werden sie als starre, d. h. unverformbare Festkörper angesehen, die je ein dreidimensionales Koordinatensystem besitzen. Geometrische Elemente wie Punkte, Winkel, Flächen, Achsen oder Volumina sind in diesen lokalen Koordinatensystemen definiert.

## Therapeutisches Objekt

Das therapeutische Objekt stellt das Ziel des chirurgischen Eingriffes dar, im Falle orthopädischer Anwendungen sind dies normalerweise knöcherne Strukturen. Es kann jedoch auch in Form von Implantaten vorliegen, wenn es z. B. bei der internen Fixation einer Femurfraktur das Ziel ist, eine Schraube im distalen Verriegelungsloch des Marknagels zu platzieren.

In einigen Fällen wird das oben genannte Starrkörperprinzip verletzt. In der Traumatologie werden beim Vorliegen einer instabilen Fraktur die einzelnen Fragmente als separate therapeutische Objekte angesehen. Die in den folgenden Abschnitten beschriebenen Schritte sind dann auf jedes der in Frage kommenden Fragmente anzuwenden.

Eine reine Weichteilchirurgie allerdings ist mit den hier beschriebenen Prinzipien nicht möglich. Befindet sich das betroffene Gewebe jedoch in unmittelbarer Nachbarschaft einer knöchernen Struktur, so kann es näherungsweise als zum gleichen Festkörper gehörig angesehen werden. So wäre es z. B. möglich, Nukleotomien mit Hilfe eines CAOS-Systems durchzuführen, wenn man einen der Bandscheibe benachbarten Wirbelkörper als therapeutisches Objekt definierte.

## Navigator

Der Navigator stellt das zentrale Element in jedem CAOS-System dar. Er definiert ein globales Koordinatensystem, in dem die Lage und Ausrichtung der agierenden Instrumente bestimmt ist. Während man bei einem Robotersystem auch von einem aktiven Navigator spricht, liegt bei einem Navigationssystem ein passiver vor, der die Instrumentenlage in Form von Positionskoordinaten meist berührungslos erfasst. Bei der aktiven Navigation werden die Instrumente auf dem Arbeitsarm des Roboters befestigt und von ihm geführt. Für die passive Navigation sind verschiedene physikalische Messprinzipien beschrieben worden [1, 2, 18], wobei sich die Ultraschallmessung [18] und die Verwendung von elektromagnetischen Trackern [1] nicht durchsetzen konnten. Das erstgenannte Verfahren ist sehr anfällig gegen Temperaturschwankungen und erfordert daher eine genaue Kalibrierung vor jedem Einsatz. Darüber hinaus ist kein kommerzielles Messsystem verfügbar, auf dem ein chirurgisches Navigationssystem aufgebaut werden könnte. Die von Wallny et al. [18] vorgestellte Anwendung basiert auf einem Eigenbau. Elektromagnetische Trackingsysteme beruhen auf der Vermessung eines in einer Spule erzeugten Magnetfeldes. Obwohl sie als einziges Verfahren nicht auf den direkten „Blickkontakt" zwischen Messgerät und zu vermessendem Objekt angewiesen sind, haben sie einen gravierenden Nachteil: Die Charakteristik des verwendeten Magnetfeldes lässt sich durch metallische und in geringerem Maße sogar durch nichtmetallische Objekte beeinflussen. Art und Ausmaß des daraus resultierenden Messfehlers sind nicht vorhersagbar und können daher nicht nachträglich korrigiert werden.

Die heute in Freihandnavigationssystemen eingesetzte optoelektronische Verfolgung von Instrumenten soll hier nun etwas genauer beschrieben werden. Um ein als unverformbar angenommenes chirurgisches Instrument räumlich zu vermessen, genügt es, die Lage von mindestens drei verschiedenen Punkten darauf, die nicht auf einer Linie liegen, zu erfassen. Für die optoelektronische Navigation bedient man sich dafür Infrarotlicht aussendender, aktiver Bauteile, so genannter Light Emitting Diodes (LEDs), oder passiv Infrarotlicht reflektierender Kugeln mit speziell beschichteter Oberfläche (Abb. 1.2). Die Verwendung von Licht im infraroten Frequenzbereich garantiert einen

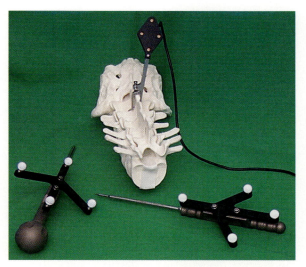

**Abb. 1.2.** Im Hintergrund ist eine dynamische Referenzierungsbasis mit aktiven Markern (LEDs) zu sehen. Die zwei Instrumente davor sind mit passiven Markern bestückt. Um dem Trackingsystem zu erlauben, beide Instrumente unterscheiden zu können, sind die Kugelsets in geometrisch unterschiedlichen Vierecken angeordnet

OP-kompatiblen Aufbau, der zudem nur unwesentlich durch Fremdlicht beeinflusst wird. Die LEDs bzw. Kugeln (im Folgenden „Marker" genannt) werden zu dritt, viert oder in noch größerer Anzahl auf die zu verfolgenden Instrumente montiert und von einem Kamerasystem, bestehend aus zwei oder drei einzelnen CCD-Kameras, verfolgt. Die Verwendung einer größeren Anzahl von Markern dient der Redundanz und ermöglicht es, Instrumente in jeder beliebigen Raumlage zu erkennen und zwar auch dann, wenn ein oder mehrere Marker nicht im Sichtfeld des Kamerasystems liegen. Bei der Verwendung von LEDs werden diese in schneller Folge nacheinander kurz eingeschaltet, sodass sich den Kameras immer nur ein einzelner Lichtblitz darstellt, der einer bestimmten LED zugeordnet werden kann und somit eine einfache sowie eindeutige Identifikation von mehreren Instrumenten erlaubt. Passive Marker werden von einer auf dem Kamerasystem montierten Infrarotlichtquelle angeblitzt und reflektieren ein Muster von Lichtpunkten. Die Analyse mehrerer aufeinander folgender Reflektionsbilder lässt dann Markersignale erkennen, die sich synchron bewegen, folglich also zu ein und demselben Instrument gehören müssen. Um darüber hinaus verschiedene Instrumente eindeutig identifizieren zu können, werden innerhalb eines Instrumentensatzes verschiedene Anordnungsmuster der Kugeln für jedes Instrument verwendet. Beide Methoden bieten Vor- und Nachteile. Der augenfällige Unterschied sind bei den meisten aktiven Markersystemen die Kabel, über die die LEDs angesteuert werden und die – speziell bei umfangreichen Instrumentarien – eine gewisse Ordnungsdisziplin am Operationstisch verlangen. Passive Markersysteme schlagen dagegen mit höheren Fallkosten zu Buche, da die reflektierenden Kugeln als Verbrauchsmaterial anzusehen sind. Zudem wird die Genauigkeit, mit der das Reflektionszentrum eines Markers erfasst wird, negativ beeinflusst, wenn die Kugel teilweise, z. B. durch einen Blutspritzer, verdeckt ist.

### Referenzierung

Um die Instrumentenlage in Relation zur operierten Anatomie ausdrücken zu können, ist für Navigationssysteme wie auch für Roboter eine so genannte Referenzierung vonnöten. Die Referenzierung integriert das therapeutische Objekt in den Koordinatenraum des Navigators, indem ein lokales Koordinatensystem auf ersterem etabliert wird. Bei einem aktiven Navigator wird dies dadurch erreicht, dass das therapeutische Objekt z. B. mit Hilfe einer Knochenklammer oder mittels Verschraubung fest mit dem Roboter verbunden wird. Im Falle der Freihandnavigation wird ein Schild mit Markern auf das therapeutische Objekt geklemmt oder geschraubt (s. Abb. 1.2), sobald der operative Zugang dies erlaubt. Da es sich hier nicht um eine starre, sondern sozusagen um eine bewegliche Verbindung zum Navigator handelt, bezeichnet man den angebrachten Aufsatz als „dynamische Referenzierungsbasis" (DRB). In beiden Fällen ist eine stabile Verbindung zum Knochen während der gesamten Dauer des CAOS-Einsatzes unumstößlich notwendig.

### Virtuelles Objekt

Als virtuelles Objekt schließlich bezeichnet man jedes beliebige Abbild des therapeutischen Objekts. Zu Zeiten der ersten Neuronavigationssysteme standen noch keinerlei brauchbare bildgebende Verfahren zur Verfügung. Man behalf sich stattdessen mit anatomischen Atlanten und nahm in Kauf, dass individuelle Abweichungen von einer solchen „Normanatomie" zu Ungenauigkeiten führen mussten.

Heutzutage steht eine Vielzahl von Verfahren zur Verfügung, mit denen praktisch jede Art von Struktur im menschlichen Körper abgebildet werden kann [12]. Hier soll sich jedoch auf diejenigen Verfahren beschränkt werden, die für die Orthopädie von Bedeutung sind und die in CAOS-Systemen Verwendung finden. Um die Vielzahl von möglichen virtuellen Objekten weiter zu strukturieren, bietet sich eine Einteilung danach an, wann und wie die Bilder erzeugt werden.

### Präoperative Bildgebung

Der wichtigsten Vertreter präoperativer bildgebender Verfahren in der computerassistierten orthopädischen Chirurgie ist das Computertomogramm. Ein CT stellt einen dreidimensionalen, geometrisch präzisen Datensatz zur Verfügung, der für die Darstellung von Knochen prädestiniert ist, da auch die innere Struktur gut abgebildet wird und die Bilder einen sehr guten Knochen-Weichteil-Kontrast aufweisen. Darüber hinaus liegen CT-Scans nach ihrer Erzeugung in digitaler Form vor, sodass sie sich für eine Weiterverarbeitung im Computer gut eignen.

Obwohl Kernspintomographien ebenfalls dreidimensional und digital sind und darüber hinaus ohne Strahlenbelastung für den Patienten erzeugt werden können, haben sie sich als virtuelle Objekte in CAOS-Systemen bisher nicht durchsetzen können. Neben der im Vergleich zum CT größeren geometrischen Ungenauigkeit ist es vor allem der mangelnde Knochen-Weichteil-Kontrast, der einer Verwendung im Wege steht.

Theoretisch wäre die Verwendung von digitalen Röntgenbildern bzw. eingescannten konventionellen Röntgenaufnahmen ebenfalls denkbar. Die fehlende dritte Dimension in solchen Projektionsaufnahmen und die Schwierigkeit der präzisen Kalibrierung der Röntgengeräte stellen jedoch einen so großen Nachteil dar, dass man normalerweise ein Computertomogramm vorzieht.

• **Registrierung bei präoperativer Bildgebung.** Um die Verbindung von virtuellem Objekt zu Navigator, Instrumenten und therapeutischem Objekt zu schließen, bedient man sich bei der Verwendung präoperativer Bilder der so genannten Registrierung, auch Matching genannt [14]. Im Falle eines Freihandnavigationssystems wird es damit ermöglicht, die vom Navigator relativ zur Anatomie gemessene Instrumentenposition am Monitor darzustellen. Für die Robotic ermöglicht die Registrierung dem Roboter, einen präoperativ im virtuellen Objekt definierten Arbeitsplan am therapeutischen Objekt autonom umzusetzen.

Idealerweise sollte einem CAOS-System eine Art Tabelle zur Verfügung gestellt werden, die jedem beliebigen Punkt in einem der beiden Objekte sein Gegenstück im jeweils anderen zuordnet. Verständlicherweise ist die Erstellung einer solchen Tabelle bei einer unendlichen Anzahl denkbarer Raumpunkte nicht möglich, glücklicherweise aber auch nicht nötig, da alle involvierten Körper als Starrkörper angesehen werden. In einem solchen Fall kann nämlich die Beziehung zwischen den beiden lokalen Koordinatensystemen mathematisch durch eine Koordinatentransformation, bestehend aus drei Translationen, drei Rotationen und einem Skalierungsfaktor ausgedrückt werden. Zwei verbreitete Verfahren zur intraoperativen Ermittlung dieser Größen sind die Punkte-Paar- und die Oberflächenregistrierung. Bei ersterer wird sozusagen ein Teil der oben beschriebenen Zuordnungstabelle ausgefüllt. Markante Punkte werden präoperativ im CT und intraoperativ durch einen Digitalisierzeiger (Pointer) definiert. Sie dienen als Repräsentanten, mit deren Hilfe die gesuchte Transformation abgeschätzt werden kann. Neben markanten anatomischen Landmarken kommen auch künstliche Markierungen zum Einsatz. Dafür werden vor der CT-Aufnahme Schrauben, Kugeln oder Stifte (so genannte „Pins" [15]) unter Lokalanästhesie eingebracht. Diese Fremdkörper sind sowohl im CT als auch intraoperativ am Patienten sehr leicht und vollautomatisch wieder zu finden und können damit für ein exaktes Matching herangezogen werden. Die Oberflächenregistrierung dient meist der Verfeinerung einer aus einer Punkte-Paar-Registrierung berechneten Transformation. Man macht sich dabei die Tatsache zunutze, dass eine relativ kleine Anzahl auf dem zugänglichen Knochen aufgenommener Punkte (Abb. 1.3) die Oberflächenkontur sehr präzise beschreiben kann. Die genaue Form der knöchernen Oberfläche wird dabei mit Hilfe von Bildverarbeitungsalgorithmen präoperativ aus dem CT-Datensatz ermittelt.

- Verifizierung. Bei der Registrierung präoperativer Datensätze wird die gesuchte Koordinatentransforma-

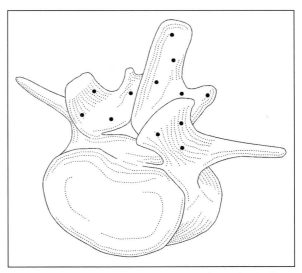

**Abb. 1.3.** Mit einer relativ kleinen Anzahl von digitalisierten Punkten kann die Geometrie eines Wirbels hinreichend genau beschrieben werden. Für ein akzeptables Ergebnis der Oberflächenregistrierung ist es notwendig, die Punkte unter Berücksichtigung der intraoperativen Zugänglichkeit möglichst breit gestreut zu wählen

tion durch manuell erfasste Daten errechnet, die mit Messfehlern behaftet sind. Um zu gewährleisten, dass die erreichte Genauigkeit für ein Fortsetzen der Operation ausreichend ist, wird für ein Navigationssystem eine Verifizierung vorgeschrieben. Dabei werden mit einem vom Trackingsystem verfolgten Instrument weitere Punkte in der zugänglichen knöchernen Anatomie abgetastet, und es wird überprüft, ob die korrespondierende Stelle im virtuellen Objekt vom Navigationssystem korrekt angezeigt wird. Dieser Schritt stellt neben der Registrierung den kritischsten Punkt in der Navigation dar, da die operative Genauigkeit des Systems vom Arzt subjektiv zu beurteilen ist.

### Intraoperative Bildgebung

Obwohl präoperative Datensätze für sehr viele Navigationssysteme die Modalität der Wahl darstellen und für den Einsatz eines Operationsroboters obligatorisch sind, kann nicht abgestritten werden, dass sie eine Reihe von Nachteilen aufweisen. Da ist zum einen der zusätzliche finanzielle und logistische Aufwand zu nennen, der mit der Erzeugung eines CTs verbunden ist. In vielen Fällen, in denen die Navigation zum Einsatz kommen soll, liegt noch kein diagnostisches Computertomogramm vor bzw. kann ein solches nicht verwendet werden, da die Untersuchung beispielsweise von einer externen Abteilung durchgeführt wurde und somit nur ein Zugriff auf die belichteten Filmaufnahmen, nicht jedoch auf die digitalen Rohdaten besteht. Zur Aufnahme eines CTs für einen navigierten Eingriff muss der Patient normalerweise früher stationär aufgenommen werden, was weitere Kosten verursacht. Darüber hinaus ist es in vielen Fällen unvermeidbar oder sogar notwendig, dass die knöcherne Topologie durch den chirurgischen Eingriff so stark verändert wird – z. B. im Rahmen einer Frakturrepositionierung –, dass das präoperative Abbild nicht mehr als Äquivalent der intraoperativen Situation angesehen werden kann.

Als Alternative kann in solchen Fällen ein C-Bogen eingesetzt werden, mit dem virtuelle Objekte intraoperativ erzeugt werden können [10, 11]. Gegenüber dem CT besteht bei dieser Variante zwar der Nachteil, dass nicht in einem dreidimensionalen Datensatz, sondern nur in einer Serie von Projektionsbildern navigiert werden kann, dieser Nachteil wird jedoch zumindest ansatzweise durch ein neuartiges C-Bogenmodell aufgehoben, das in Kap. 4 vorgestellt wird.

Die intraoperative Verwendung von Ultraschallgeräten oder Endoskopen in orthopädischen Navigationssystemen hat den Forschungsstatus bisher noch nicht überschritten. Auf sie soll an dieser Stelle daher nicht eingegangen werden. Der interessierte Leser sei auf Kap. 53 verwiesen.

- **Registrierung bei intraoperativer Bildgebung.** Das Projektionsmodell eines C-Bogens entspricht theoretisch dem einer Lochkamera [7], wobei in dieser Analogie die Position der Röntgenquelle derjenigen der Lochblende entspricht. In der Praxis zeigt sich jedoch, dass die Aufnahmen durch verschiedene Umwelteinflüsse, wie z. B. die Richtung des Erdmagnetfeldes relativ zum C-Bogen, verzerrt werden. Zur Korrektur dieser Fehler, die eine präzise Navigation in den Bildern unmöglich machen würden, wird eine Platte mit einem regelmäßigen Metallkugelmuster oder ähnlichen Markierungen vor dem Bildverstärker angebracht. Da die genaue Lage der Kugeln zueinander bekannt ist, ist es möglich, die fluoroskopietypischen Verzerrungen in den erzeugten Bildern zu korrigieren.

Werden die so intrinsisch kalibrierten C-Bogenaufnahmen gemacht, während sich ein Trackingsystem bereits im Einsatz befindet, kann die Koordinatentransformation zwischen virtuellem und therapeutischem Objekt auch ohne den manuellen Schritt einer Punkte-Paar- oder Oberflächenregistrierung ermittelt werden.

Die Bildverstärkereinheit des C-Bogens wird dafür mit Markern ausgestattet, sodass ihre räumliche Lage zum Zeitpunkt der Bildakquisition bekannt ist. Ist zudem die genaue Lage der Röntgenquelle bekannt, kann das oben erwähnte Projektionsmodell auf die gemessene Instrumentenposition angewendet und so die Instrumentenlage im C-Bogenbild korrekt dargestellt werden. Es ist jedoch zu berücksichtigen, dass sich der Bogen abhängig von der Position des C unter seinem Eigengewicht verformt, sodass die genaue Lage der Röntgenquelle von Aufnahme zu Aufnahme variieren kann. Nur wenn auch diesem negativen Effekt Rechnung getragen wird, lässt sich eine ausreichende Genauigkeit erzielen. Zwei alternative Lösungen sind hierfür im Einsatz.

Bei der *Zwei-Platten-Methode* befindet sich parallel zur ersten Markerplatte eine zweite vor dem Bildverstärker. Die Projektionsschatten aller Kugeln können in den aufgenommenen Bildern automatisch detektiert werden und erlauben es, die gesuchte Position durch Triangulation zu bestimmen. Für eine möglichst große Genauigkeit wäre ein großer Plattenabstand wünschenswert. Die zweite Platte limitiert jedoch den Anwendungsbereich des C-Bogens, sodass hier ein Kompromiss zwischen Genauigkeit und Anwendbarkeit eingegangen werden muss. Bei der *Ein-Platten-Kalibrierung* wird intraoperativ nur die oben beschriebene erste Platte zur Bildentzerrung verwendet. Die Position der Röntgenquelle wird im Rahmen des Umbaus des Gerätes für die Navigation einmalig mit Hilfe der Zwei-Platten-Methode bestimmt. Anschließend wird ihre Verschiebung relativ zum Bildverstärker und in Abhängigkeit von der Stellung des C-Bogens ausgemessen, indem das Röntgenquellengehäuse ebenfalls mit Markern instrumentiert wird. Die bei dieser Prozedur erfassten Daten werden in einer Datei abgelegt, auf die intraoperativ zurückgegriffen wird. Der Vorteil dieser Methode besteht darin, dass bei der Vorkalibrierung außerhalb des Operationssaales ein sehr großer Abstand zwischen beiden Platten gewählt werden kann (Abb. 1.4), wodurch sich eine potenziell höhere Genauigkeit dieses Verfahrens ergibt.

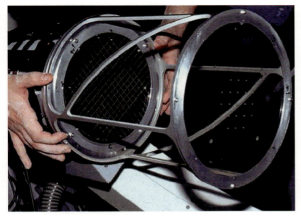

**Abb. 1.4.** Mit Hilfe eines Zwei-Platten-Käfigs kann der C-Bogen für die Verwendung in einem Navigationssystem vorkalibriert werden. Die in den beiden Deckplatten des Käfigs eingelassenen Metallkugeln dienen dazu, die positionsabhängigen Projektionsparameter des Fluoroskops für verschiedene Stellungen des C zu ermitteln. Intraoperativ werden diese Daten dann aus einer Kalibrationsdatei ausgelesen und erlauben so die Navigation mit nur einer Markerplatte

### Chirurgendefinierte Anatomie

Eine weitere Möglichkeit, ein virtuelles Objekt intraoperativ zu erzeugen, stellt die so genannte „chirurgendefinierte Anatomie" (s. Kap. 3) dar. Hier wird auf die Verwendung radiologischer Bilder gänzlich verzichtet. Stattdessen wird vom Chirurgen nach dem Anbringen der DRB und vor dem eigentlichen Navigationsschritt zunächst ein virtuelles Modell des Situs erzeugt, indem bestimmte Punkte, Linien, Oberflächen usw. mit navigierten Instrumenten abgetastet und vom System aufgenommen werden. Alternativ kann z. B. das Hüftrotationszentrum durch Pivotieren, also durch passives Bewegen des Oberschenkels im Becken, ermittelt werden. Auf diesem Wege baut sich aus den einzelnen Elementen nach und nach eine abstrakte Kopie des Operationsfeldes auf, in dem dann die folgenden Operationsschritte zunächst geplant und simuliert werden können. Das Verfahren ist zur Zeit für die Anwendung beim Kniebandersatz und bei der Kniearthroplastik im Einsatz, wo es nach der Aufnahme der anatomischen Situation die Simulation von alternativen Implantatlagen und des postoperativen Ergebnisses erlaubt, ohne dass Knochen reseziert oder Probeimplantate eingesetzt werden müssten.

### Überleitung

Die verschiedenen in dieser Einleitung beschriebenen Prinzipien, Konzepte und Methoden werden in den folgenden Kapiteln dieses Buches tiefgreifender ausgeleuchtet. Zum weitergehenden Verständnis der Materie sei auch auf die von den jeweiligen Autoren zitierten Arbeiten zu den entsprechenden Themengebieten verwiesen.

### Literatur

1. Amiot LP, Labelle H, DeGuise JA, Sati M, Brodeur P, Rivard CH (1995) Computer-assisted pedicle screw fixation – a feasibility study. Spine 20(10):1208-1212
2. Berlemann U, Langlotz F, Langlotz U, Nolte L-P (1997) Computerassistierte Orthopädische Chirurgie (CAOS) – Von der Pedikelschraubeninsertion zu weiteren Applikationen. Orthopäde 26(5):463-469
3. Börner M, Bauer A, Lahmer A (1997) Computerunterstützter Robotereinsatz in der Hüftendoprothetik. Unfallchirurg 100:640-645
4. Bowersox JC, Bucholz RD, Delp SL et al.. (1997) Excerpts from the final report for the Second International Workshop on Robotics and Computer Assisted Medical Interventions, June 23-26, 1996, Bristol, England. Comput Aided Surg 2(2):69-101
5. Clarke RH, Horsley V (1906) On a method of investigating the deep ganglia and tracts of the central nervous system (cerebellum). Br Med J 2:1799-1800
6. DiGioia AM, Jaramaz B, Blackwell M et al. (1998) Image guided navigation system to measure intraoperatively acetabular implant alignment. Clin Orthop 355:8-22
7. Gembran KD, Thorpe CE, Kanade T (1988) Geometric camera calibration using systems of linear equations. In Proceedings of the IEEE Conference on Robotics and Automation, 562–567
8. Heeckt R, Rühl M, Buchhorn G et al. (1999) Computer Assisted Surgical Planning and Robotics mit dem CASPAR-System. In: Jerosch J, Nicol K, Peikenkamp K (Hrsg) Rechnergestützte Verfahren in Orthopädie und Unfallchirurgie. Steinkopff-Verlag, Darmstadt, S 414-433
9. Heese O, Gliemroth J, Kehler U, Knopp U, Arnold H (1999) A new technique for attaching a stereotactic frame to the head. Minim Invasive Neurosurg 42(4):179-181
10. Hofstetter R, Slomczykowski M, Bourquin Y, Nolte L-P (1997) Fluoroscopy based surgical navigation: concept and clinical applications. In: Lemke HU, Vannier MW, Inamura K (eds) Computer assisted radiology and surgery. Elsevier, Amsterdam, 956-960
11. Joskowicz L, Milgrom C, Simkin A, Tockus L, Yaniv Z (1998) FRACAS: a system for computer-aided image-guided long bone fracture surgery. Comput Aided Surg 3(6):271-288
12. Langlotz F (2002) State-of-the-art in orthopaedic surgical navigation with a focus on medical image modalities. J Visualization Comp Animat (im Druck)
13. Lavallée S, Sautot P, Troccaz J, Cinquin P, Merloz P (1995) Computer-assisted spine surgery: a technique for accurate transpe-

dicular screw fixation using CT data and a 3D optical localizer. J Image Guid Surg 1:65-73
14. Lavallée S (1996) Registration for computer-integrated surgery: methodology, state of the art. In: Taylor RH, Lavallée S, Burdea GC, Mösges R (eds) Computer-integrated surgery. The MIT Press, Cambridge, pp 77-97
15. Nogler M, Maurer H, Wimmer C, Gegenhuber C, Bach C, Krismer M (2001) Knee pain caused by a fiducial marker in the medial femoral condyle: a clinical and anatomic study of 20 cases. Acta Orthop Scand 72(5):477-480
16. Nolte LP, Zamorano LJ, Visarius H, Berlemann U, Langlotz F, Arm E, Schwarzenbach O (1995) Clinical evaluation of a system for precision enhancement in spine surgery. Clin Biomech 10: 293-303
17. Taylor RH, Joskowicz L, Williamson B et al. (1999) Computer-integrated revision total hip replacement surgery: concept and preliminary results. Med Image Anal 3: 301-319
18. Wallny T, Klose J, Steffny G, Schulze-Bertelsbeck D, Perlick L, Schumpe G (1999) Dreidimensionaler Ultraschall und intraoperative Navigation: Ein neuer Einsatz des Ultraschalltopometers bei Umstellungsosteotomie des proximalen Femurs. Ultraschall Med 20(4):158-160

# CT-basierte Navigationssysteme

B. Jaramaz und A. M. DiGioia III

## Einleitung

Bildgebende Verfahren für diagnostische und klinische Anwendungen offerieren eine Vielzahl an Möglichkeiten für computergestützte Systeme. Hierbei spielt die Computertomographie (CT) eine bedeutende Rolle, da sie dreidimensionale (3D) Bilder von hoher Auflösung bietet. Sie eignet sich insbesondere in der Orthopädie, da die knöchernen Strukturen sehr leicht von den Weichteilen unterschieden werden können. So werden Darstellungen der Knochen und Gelenke erheblich vereinfacht.

CT-Geräte befinden sich überwiegend in radiologischen Abteilungen eines Krankenhauses oder in größeren Praxen, in denen CT-Daten bequem auf transportablen Speichermedien kopiert werden können. Es macht daher wenig Sinn, große CT-Einheiten in Operationssäle zu integrieren oder mit Navigationsgeräten direkt zu verbinden. Da Knochenstrukturen zwischen dem Zeitpunkt einer Untersuchung und der Operation unverändert bleiben, ist es möglich, die Erstellung von CT-Daten sowie Planung und Ausführung der Navigation in zeitlich unabhängigen Abschnitten zu bearbeiten. Die meisten heutzutage betriebenen Navigations- und Roboterhilfen in der Orthopädie sind in dieser Art gefertigt und werden zeitweilig auch „konservierte Realität" genannt.

Diese Übersichtsarbeit beschreibt die zurzeit am häufigsten benutzten CT-basierenden Verfahren der computergestützten Chirurgie, auch CAS („computer assisted surgery") genannt. Wir beschränken uns dabei auf das HipNav System, das in unserem Institut hergestellt wurde. Das HipNav System (CASurgica Inc., USA) wurde anfangs allein zur Navigation der Hüftpfanne entwickelt [3] und beinhaltet einige neue Konzepte in der CAS, wie z. B. die patientenspezifische präoperative Simulation vom Bewegungsausmaß der Prothese. Eine optimale Ausrichtung der Implantate ist ein wichtiger Faktor für die Gelenkstabilität, eine Fehlplatzierung der Komponenten hingegen kann zu einer Luxation des Kunstgelenkes oder einem Impingement führen, was einen erhöhten Abrieb oder die Zerstörung des Polyethylens zur Folge haben kann. Die Platzierung der Pfanne ist in der Regel erschwert, da die Position bei der Implantation nicht durch die knöchernen Strukturen eindeutig definiert werden kann. Manuelle Instrumente, die zur Positionierung benutzt werden, orientieren sich prinzipiell an der Lage des Patienten auf dem OP-Tisch, was teilweise zu erheblichen Abweichungen von der idealen Position führt. Die Auswahl der Implantatgrößen und die Ausrichtung der Pfanne und des Schaftes mit Hilfe des HipNav Systems basiert auf 3D-CT-Daten und können vor der Operation am Computer simuliert und virtuell getestet werden.

## CT-Daten-Übertragung, präoperative Planung und Simulation

Mit Hilfe der CT-Technologie werden 3D-Bilder von „rotierenden" Röntgenschichtbildern mathematisch rekonstruiert. Die Bildqualität entspricht bezüglich der Genauigkeit denen herkömmlicher Röntgenbilder, was dieses Verfahren für die Navigation in der Orthopädie begünstigt. Knöcherne Strukturen können mit diesem Verfahren auf einfache Weise herausgerechnet werden. Da sie innerhalb längerer Zeit unveränderlich bleiben, bieten sie sich als stabile Referenz für die digitale Planung und virtuelle Ausführung an.

Die präoperative Planung wird in der Regel anhand von drei CT-Schnittebenen unternommen. Das Femur kann auch dreidimensional dargestellt und von beliebigen Winkeln aus betrachtet werden (Abb. 2.1), wobei jedoch die Weichteilstrukturen herausgerechnet werden müssen. Die Oberfläche des Knochens wird anschließend anhand von angrenzenden Dreieckspunkten definiert und dreidimensional dargestellt. Einfachere

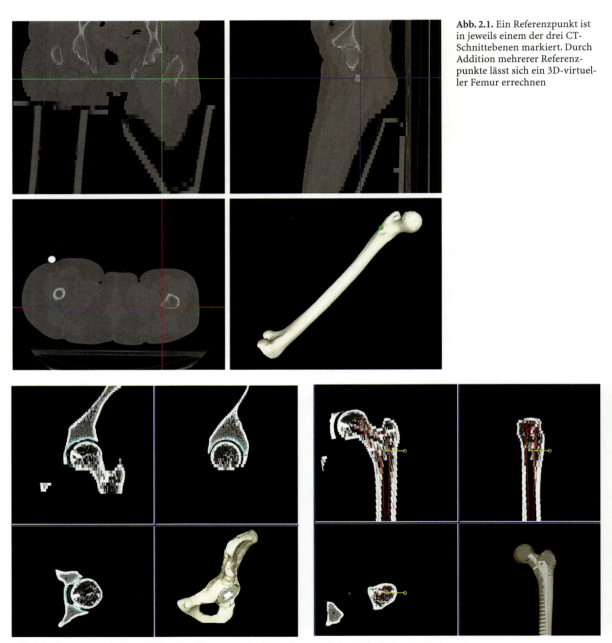

**Abb. 2.1.** Ein Referenzpunkt ist in jeweils einem der drei CT-Schnittebenen markiert. Durch Addition mehrerer Referenzpunkte lässt sich ein 3D-virtueller Femur errechnen

**Abb. 2.2.** Planungen mit dem HipNav: Positionierung der Hüftpfanne und des Hüftschaftes (CASurgica, Inc.)

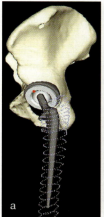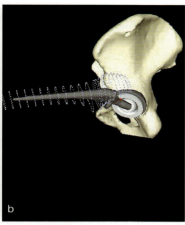

**Abb. 2.3a,b.** Operative Planung mit dem HipNav. Beweglichkeitstest: a neutrale Position und b Innenrotation in Flexion. Der rote Punkt bezeichnet das Impingement (CASurgica, Inc.)

Anwendungen wie ein die Weichteile schonender Zugang für Probebiopsien von Tumoren aller Art oder Frakturstabilisierungen können bequem und einfach am Bildschirm geplant und durchgeführt werden (Abb. 2.2).

HipNav besitzt eine verbesserte Software, die dem Operateur eine komplexere Simulation der präoperativen Planung und virtuellen Implantation ermöglicht. Als dreidimensional bildgebendes Verfahren liefert es CT-Daten, die es weiterhin erlauben, die virtuell implantierten Prothesenkomponenten einer Beweglichkeitsprüfung (ROM), alternativen Größen und Impingement-Tests zu unterziehen (Abb. 2.3).

Die Planung wird anhand eines anatomischen Koordinatensystems ausgeführt, das sich an den definierten Landmarken orientiert. Die vordere Ebene des Beckens wird aus den Spinae iliacae anteriores superiores und dem anterioren Hügel der Symphyse gebildet. Das Femur wird definiert durch das Hüftkopfzentrum, dem Trochanter minor und den posterioren Kondylen [4]. Nach dieser Referenzeinstellung und Markierung der virtuellen Anatomie können die in der Datenbank befindlichen Implantate an 2D- und 3D-Modellen beliebig ausprobiert werden. Im letzten Schritt werden dann Beweglichkeitsprüfungen unternommen. Die gewünschte maximale Beweglichkeit wird anschließend am virtuellen Modell getestet und ein knöchernes sowie ein prothetisches Impingement lokalisiert. Alle veränderlichen Prothesenparameter wie Orientierung, Größe, Position und Beckenkippung können in „real time" getestet und optimiert werden. Bei nicht optimalen Verhältnissen können verschiedene Prothesenkomponenten beliebig ausprobiert und eine sichere Kombination geplant werden, die eine maximale ROM und gleiche Beinlänge garantieren. Nachdem der Operationsplan erstellt wurde, wird die Operation ein „Malen nach Zahlen". Dabei orientiert sich der Operateur an vorgegebenen Schritten, Maßen und Ausrichtungen.

## Intraoperative Schritte

### Tracking

Schlüsselkomponente jeder Navigation ist die Fähigkeit, die Lage im Raum und die Lage untereinander von allen benutzten Instrumenten und Knochenanteilen akkurat zu lokalisieren und diese Daten mit den CD-Datenpool in Übereinstimmung zu bringen. Dies wird üblicherweise mit Hilfe von so genannten „Tracking-Systemen" erreicht, die mehrere fest montierte Leuchtdioden an Instrumenten und Knochenstiften (LED-Marker) mittels zwei oder drei optischer LED-Kameras (Optical Localizer) erkennen (Abb. 2.4).

Die am häufigsten verwandten Sender sind optischer oder magnetischer Art. Optische Empfänger

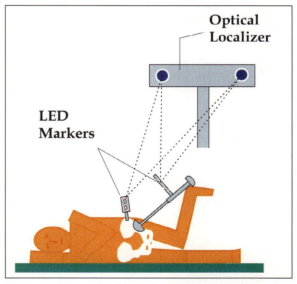

**Abb. 2.4.** Verfolgung (Tracking) mit Hilfe eines optischen Systems: Der „Optical Localizer" verfolgt in „real time" die Position der an Knochen und Instrumenten befestigten Senderdioden

sind in der Regel zwei (Polaris, NDI, Ontario, Canada) oder drei (OptoTrak, NDI, Ontario) CCD-Kameras, die, fest montiert, die Position der LEDs im Raum erkennen und verrechnen. Instrumente und Knochenmarkierungshilfen besitzen vier oder sechs Leuchtdioden, die individuell erkannt werden. Da man den genauen Abstand der LEDs definiert, kann man die Entfernung und die genaue Position im Raum ermitteln. Die Ausrichtung der Instrumente kann dann mit der gewünschten und präoperativ geplanten Positionierung in Einklang gebracht werden. Das optische System ist das zur Zeit genaueste, jedoch müssen die LEDs permanent von den Kameras „gesehen" werden, was innerhalb der Enge eines Operationssaales schon einmal zu Schwierigkeiten führen kann.

Eine alternative Sendermethode ist ein elektromagnetischer Sender (EM), der ein magnetisches Feld mittels einer Spule aussendet, das von elektromagnetischen Empfängern räumlich aufgezeichnet werden kann. Diese Methode benötigt keine sichtbaren Kameras, birgt jedoch die Nachteile von Verzerrungen jeglicher ferromagnetischer Instrumente und OP-Saaleinrichtungen, sowie eine erhebliche Verschlechterung der Genauigkeit in Abhängigkeit von der Distanz zwischen Sender und Empfänger.

### Patientenregistrierung

Die Position des Patienten auf dem OP-Tisch und seine dreidimensionale Lage im Raum ist ein wichtiger Faktor für die Navigation und wird Registrierung genannt. Dazu werden Referenzmarker im Knochen befestigt, die während der gesamten Operation im Knochen unverändlich verankert bleiben und jeweils die Lage des Skeletts bestimmen. Diese Marker werden implantierte physikalische Marker genannt und noch vor dem CT in den Knochen eingebracht. Sie dienen dazu, die geometrische Transformation des Patienten während der Operation zu rekonstruieren und zu definieren (Abb. 2.5).

Die Markierungshilfen sind derart hergestellt, dass sie klar und einfach während der Operation erkannt werden können. Drei Markierungshilfen an vorher definierten Knochenanteilen reichen dabei aus, um die Orientierung des Knochens im Raum zu definieren. Obwohl diese Art der Registrierung sehr einfach ist, erfordert sie dennoch das Einbringen von Metallmarkern in den Knochen vor der CT-Untersuchung, das mehrere Nachteile in sich birgt. Aus diesem Grund sind Systeme zu bevorzugen, die dies nicht erfordern.

Eine bessere Methode zur Registrierung der Skelettanteile ist die so genannte „Shape Based Registration" oder Knochenform-basierende Registrierung. Hierbei wird die Oberflächenstruktur von bestimmten vorher definierten Knochenreferenzpunkten während der Operation abgetastet (z. B. Spina illiaca inferior anterior, Trochanter major und minor) sowie mit den CT-Daten verglichen und definiert. Es können neben dem Knochentaster auch Ultraschallgeräte oder Lasergeräte zur Definition der Referenzpunkte zum Einsatz kommen. In jedem Fall sollte eine Punktewolke erstellt werden, die die Genauigkeit der Referenzpunkte im CT definieren hilft.

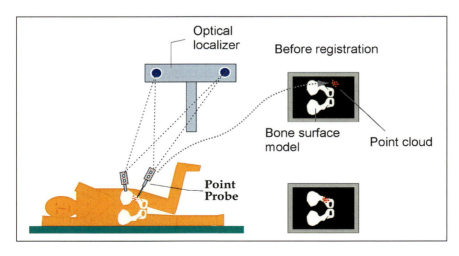

**Abb. 2.5.** Individuelle Registrierung der Lage des Patienten. Die Oberflächenstrukturen des Knochens werden mit einem Stab abgetastet und mittels der erlangten Punktewolke wird die Lage des Knochens mit den CT-Daten verglichen und in Übereinstimmung gebracht

Bei der Ultraschallmethode werden die Knochenoberflächenstrukturen abgetastet und die Daten in das Navigationsgerät gespeist [1]. Diese Methode bietet sich besonders in den Fällen an, wo charakteristische Knochenanteile nur schlecht operativ zugänglich sind oder eine ausreichend große Punktewolke nicht erstellt werden kann. Andere CAS-Systeme benutzen intraoperative bildgebende Verfahren (z.B. Fluoroskopie, C-Bogen), um Referenzpunkte am Skelett zu definieren.

**Navigation**

Nach der Registrierung von Becken und Femur kann der Operateur das Verhältnis seiner Instrumente zum Knochen und die Lage derselben im Raum erlernen und die Stellungen mit den präoperativ geplanten in Einklang bringen. Dabei können die Instrumente in die perfekte Position zu der vorher errechneten optimalen Lage und Anatomie gebracht werden. Typische Softwaresysteme zeigen dabei ein Abbild des jeweils benutzten Instrumentes im Verhältnis zum dreidimensionalen CT-Knochen auf dem Bildschirm. Einfache Bildmatrizen, wie die eines Piloten, führen dann die Instrumente des Operateurs in die gewünschte Position.

Im HipNav-System ist ein Referenzmarker am Os ilium durch eine kleine Inzision befestigt und zwei weitere jeweils am Pfannenjustierstab und am Taststab. Die Oberflächenstruktur des Knochens wird mittels einer Punktewolke aus 46 Daten ermittelt, sowohl am Pfannenrand als auch an der perkutan tastbaren

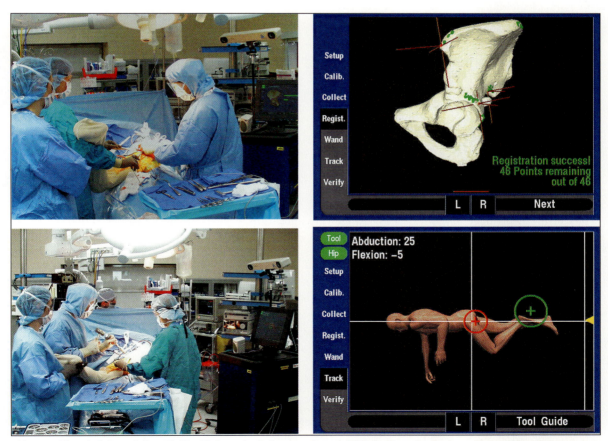

**Abb. 2.6.** Schlüsselschritte mit dem HipNav. Einlesen der Referenzpunkte mit Hilfe des Taststabs. Punktewolke und Oberflächenstruktur des Beckens nach dem Eichen der Implantation oben rechts (CASurgica, Inc.)

Spina illiaca anterior superior und mit dem 3D-Beckenmodel des CTs in Übereinstimmung gebracht. Dieser Vorgang benötigt in der Regel 1-2 min, anschließend ist das Becken im Raum definiert. Die Platzierung der Pfanne wird mit der optimal errechneten Positionierung auf dem Bildschirm in „real-time" in Einklang gebracht. Abbildung 2.6d zeigt die Navigationsoberfläche für das Pfanneneinschlaginstrument, dabei bilden ein rotes und ein grünes Fadenkreuz jeweils das andere Ende des Einschlaginstrumentes. Werden diese beiden Fadenkreuze auf dem Bildschirm zu einer Figur vereint, befinden sich das Instrument und die Pfanne in optimaler Lage.

**Intraoperatives Feedback**

Es erscheint uns als sehr wichtig, dem Operateur während der Operation ein Feedback, d. h. eine Rückkopplung seiner Aktionen zu geben. Dies beinhaltet in der Orthopädie die Bereitstellung von Bildern über die relative Lage aller Instrumente zu den jeweiligen Becken und Femurstrukturen, den dreidimensionalen Knochendarstellungen sowie die Darstellung von Resektionsflächen. Dies bedeutet auch eine Information über die relevanten Veränderungen bezüglich des Bewegungsausmaßes oder der Knochenspannungen. Einige dieser Informationen bedürfen einer einfachen Geometrie, andere hingegen komplexerer Kalkulationen.

Die Menge an Informationen, die der orthopädische Chirurg heutzutage bewältigen muss, ist enorm, steigt stetig und sollte nicht noch durch zu komplizierte Navigationssysteme zusätzlich belastet werden. Aus diesem Grund sollten die Oberflächen und Bedienungsanleitungen moderner Navigationssysteme so einfach und verständlich wie möglich gemacht werden, sie sollten sich logisch und intuitiv in die Operation eingliedern, ohne dabei für zusätzliche Verwirrung und Ablenkung zu sorgen. Mit Hinblick auf einen zunehmenden Trend für minimal-invasive Operationen spielt die Navigation eine wachsende Rolle, da sie helfen kann, Implantate optimal zu platzieren, ohne Weichteile unnötig zu verletzen. Zusätzliche Informationen können in das Blickfeld des Operateurs mittels eines transparenten Monitors eingespielt werden, die mit dem Operationssitus in Einklang gebracht werden können („hybrid reality").

Am Kopf platzierte Displays könnten wichtige statistisch relevante präoperative Patientenparameter einspielen, während der Operateur den Blick nicht vom OP-Situs ablenken muss. Der Nachteil dieser Instrumente liegt wohl an dem zusätzlichen Gewicht und am permanenten zweiten Display, durch das der Chirurg während der Operation (Kopfschmerz auslösend) belastet wird. Geräteanordnungen, die eine Überlappung des virtuellen Bildes und des Operationssitus in Einklang bringen [2], wären von enormen Vorteil.

## Diskussion

Die CT-basierte Navigation kann die Modalitäten der Hüftendoprothetik sowohl in der Planung als auch in der Durchführung erheblich in der Genauigkeit verbessern bei gleichzeitig reduzierter Invasivität des Eingriffs. Akkurat implantierte Prothesen erhöhen die Funktion und die Dauer der Implantate und werden sicherlich die Art und Weise vieler Operationen in naher Zukunft ändern.

Wegen der hohen Kosten und der zusätzlichen Strahlenbelastung eines CT gibt es Neuentwicklungen in der Navigation, die ohne CT-Daten auskommen, wie z. B. das bildfreie Aesculap-System (Aesculap AG, Tuttlingen, Germany) und das fluoroskopische System (C-Bogen) von Medivision (Medivision, Oberdorf, Switzerland). Dabei scheint es gelungen zu sein, dreidimensionale Bilder intraoperativ mittels Iso-C-Bogen-Durchleuchtung mit ähnlicher Qualität, wie die eines CT zu errechnen (Siremobil, Siemens Medical, Germany; FluoroCAT, VTI, Lawrence, Massachusetts, USA). Hierbei werden die dreidimensionalen Daten in „real-time" während der Operation durch Oberflächenabtastung abgeleitet und visuell dargestellt.

Dennoch wird es auch in Zukunft weiterhin einen Platz für CT-basierte Navigationssysteme in der CAS-Familie geben, nicht zuletzt wegen der immer weiteren Verbreitung von kostengünstigen CTs, schnellerer Bildverarbeitung, vereinfachten Bedieneroberflächen und einer Reduktion der Planungszeit.

## Literatur

1. Amin DV, Kanade T, DiGioia AM III, Jaramaz B, Nikou C, LaBarca RS (2001) Ultrasound based registration of the pelvic bone surface for surgical navigation. 1st Annual Meeting, International Society for Computer Assisted Orthopaedic Surgery (CAOS-International), Davos, Switzerland, February 7-10, 2001
2.. Blackwell M, Morgan F, DiGioia A (1998) Augmented reality and its future in orthopaedics. Clin Orthop Rel Res 345: 111-122
3. DiGioia AM III, Jaramaz B, Nikou C, LaBarca RS, Moody JE, Colgan B (2000) Surgical navigation for total hip replacement with the use of HipNav. Oper Tech Orthop 10(1): 3-8
4. Nikou C, Jaramaz B, DiGioia AM III, Levison TJ (2000) Description of anatomic coordinate systems and rationale for use in an image-guided total hip replacement system. In: Delp z, DiGioia AM, Jaramaz B (eds) Medical Image Computing and Computer Assisted Intervention - MICAI 2000. Springer, Berlin Heidelberg New York Tokyo, 1188-1194

# 3 Bildfreie Navigationssysteme

S.D. Stulberg

## Einleitung

Der Erfolg einer Kniegelenksersatzoperation hängt von verschiedenen Faktoren ab, unter anderem von einer sachgerechten Auswahl des Patienten, einer passenden Implantatgestaltung, dem korrekten Operationsverfahren und einer wirksamen perioperativen Betreuung. Ergebnisse von Kniegelenksersatzoperationen sind besonders empfindlich in Bezug auf Änderungen des Operationsverfahrens [1, 2, 8, 12, 13, 16, 17, 18, 19, 35, 43, 45]. Falsche Positionierung oder Orientierung von Implantaten sowie unsachgemäße Achsausrichtung der Gliedmaßen können zu schnellerem Verschleißen des Implantats, zum Lockern und zu nicht optimalen Funktionseigenschaften führen. Eine Reihe von Untersuchungen legt nahe, dass Ausrichtungsfehler von mehr als drei Grad mit einem schnelleren Ausfall und weniger zufrieden stellenden Funktionsergebnissen von Kniearthroplastiken einhergehen [2, 3, 8, 9, 11, 14, 20, 24, 27, 30, 31, 36, 37, 38, 44, 46].

Mechanische Ausrichthilfen haben die Genauigkeit erhöht, mit der Implantate eingesetzt werden können. Obgleich diese mechanischen Ausrichtsysteme ständig verfeinert werden, treten weiterhin Fehler bei der Ausrichtung von Implantat und Gliedmaßen auf. Schätzungen zufolge kommen Fehler der Tibial- und Femoralausrichtung von mehr als drei Grad bei mindestens zehn Prozent der Knieendoprothesen selbst dann vor, wenn die Operationen von erfahrenen Chirurgen mithilfe moderner mechanischer Ausrichtsysteme durchgeführt wurden. Um die systemimmanenten Einschränkungen der mechanischen Instrumente zu überwinden, wurden rechnergestützte Ausrichtsysteme entwickelt [4, 5, 6, 7, 10, 15, 22, 23, 25, 26, 32, 33, 34, 39, 40, 41, 42]. Gegenwärtig befinden sich drei Arten rechnergestützter TKR-Systeme (TKR: „total knee replacement", totaler Kniegelenksersatz) in unterschiedlichen Entwicklungsstadien:
- bildfreie Navigationssysteme (auch als intraoperative Modelle bezeichnet),
- bildgestützte Navigationssysteme und
- Robotersysteme.

Die bildfreien Navigationssysteme nutzen Informationen, die im Operationssaal während der Kniegelenksersatzoperation gewonnen werden. Eines dieser bildfreien Navigationsverfahren wird in diesem Kapitel beschrieben. Das Verfahren
- kommt mit gängigen, relativ preiswerten Computerausstattungen aus (z.B. Bürocomputer, einfacher optischer Lokalisierer),
- ist gegenwärtig für den klinischen Einsatz verfügbar und
- kann auf vorangegangene klinische Ergebnisse von Multicenter-Studien verweisen, in denen der Einsatz dieses Systems mit dem mechanischer Geräte verglichen wird [21, 28, 29, 32, 33, 40].

Ziel des bildfreien rechnerunterstützten Systems ist die Erhöhung der Genauigkeit und Reproduzierbarkeit, mit der die Zielvorgaben eines mechanischen Ausrichtsystems erreicht werden.

Nach der Beschreibung der TKR-Operationsverfahren werden die mit diesem Ansatz erhaltenen Vorergebnisse einer Überprüfung unterzogen und mit den Resultaten verglichen, die mithilfe konventioneller mechanischer Systeme erzielt wurden.

## Operationsverfahren

### Präoperative Planung

Im Hinblick auf die Rolle, die die präoperative Planung in Bezug auf die Durchführung des Verfahrens spielt, unterscheiden sich die mechanischen Instrumente erheblich von den rechnergestützten TKR-Instrumenten. Mechanische Instrumentensysteme, die intramedulläre Femurausrichthilfen benutzen, setzen voraus, dass der Operateur die gewünschte anatomische Ausrichtung (den femoral-tibialen Winkel) anhand eines aufrechten anterior-posterioren (a.p.-) Radiogramms in voller Länge ermittelt (einschließlich Hüfte, Knie und Sprunggelenk). Einige Operateure möchten vielleicht außerdem mithilfe eines lateralen Radiogramms die gewünschte posteriore Neigung des Tibiaschnittes bestimmen. Darüber hinaus finden viele Operateure es hilfreich, die gewünschte Größe der femoralen und tibialen Implantate dadurch abzuschätzen, dass sie entsprechend skalierte Schablonen dieser Implantate gegen die a.p.- und die lateralen Radiogramme des Kniegelenks halten.

Beim bildfreien Navigationsverfahren besteht die Notwendigkeit dieser präoperativen Planungsschritte nicht mehr, da es die Mittelpunkte von Hüft-, Knie- und Sprunggelenk im Verlauf des Operationsvorgangs lokalisiert. Die präoperativen medial-lateralen und Flexions-Extensions-Deformitäten werden anhand dieser Informationen berechnet. Mechanische Systeme verwenden die im Verlauf der präoperativen Schablonisierung gewonnenen Informationen zur Ermittlung der passenden Einstellung auf der femoralen intramedullären Ausrichthilfe (anatomische Achse), durch die die präoperative medial-laterale Deformität auf eine mechanische Achse von null Grad korrigiert wird. Das bildfreie Navigationssystem nutzt die während der intraoperativen Registrierung gewonnenen Informationen zur Ausrichtung der Bearbeitungsblöcke und zur Korrektur der präoperativen medial-lateralen und anterior-posterioren Deformitäten auf mechanische Achsen von null Grad. Darüber hinaus gestatten bildfreie Navigationssysteme dem Operateur, die gewünschte posteriore Neigung der Tibia intraoperativ zu bestimmen und die Größe der femoralen und tibialen Implantate zu korrigieren. Bei bildfreien Navigationssystemen ist die präoperative Gewinnung dieser Informationen überflüssig.

### Patientenpositionierung und chirurgische Exposition

Für die Patientenpositionierung und die chirurgische Exposition kommen bei mechanischer Ausrichtung und rechnergestützten Operationsverfahren ähnliche Ansätze zur Anwendung. Die zusammen mit mechanischen Instrumenten routinemäßig verwendeten Beinhalter und pneumatischen Tourniquets können auch für rechnergestützte Verfahren benutzt werden.

Änderungen an der üblicherweise bei TKR-Operationen verwendeten chirurgischen Inzision sind für das rechnergestützte Verfahren nicht erforderlich. Zwar setzt dieses Verfahren die Platzierung von Schrauben zur Befestigung von Dioden enthaltenden „rigid bodies" im proximalen Tibia- und distalen Femurbereich voraus, jedoch sind die Befestigungsorte dieser Schrauben nach konventioneller Inzision und Exposition zugänglich.

### Lokalisieren der Mittelpunkte von Hüft-, Knie- und Sprunggelenk

Der erste Schritt bei der Durchführung eines Totalknieersatzes mithilfe bildfreier Navigation besteht in der Ermittlung der Mittelpunkte von Hüft-, Knie- und Sprunggelenk. Zur Bestimmung dieser Gelenkmittelpunkte werden spezielle, für rechnergestützte Operationen typische Vorrichtungen eingesetzt, die auch als Hilfe bei der Positionierung der Bearbeitungsblöcke während der TKR-Operation dienen (Abb. 3.1).

Zu den Vorrichtungen gehören
- ein optischer Lokalisierer,
- Dioden enthaltende „rigid bodies",
- speziell für die Befestigung eines der „rigid bodies" auf dem Knochen konstruierte 3,5-mm-Edelstahlbikortikalschrauben,
- eine Metallplatte zur Befestigung eines „rigid bodies" am Fuß und
- ein Computer samt Monitor und Fußsteuerung.

Bestandteil des Lokalisierers sind Kameras, die die von den in den „rigid bodies" enthaltenen Dioden emittierte Infrarotstrahlung erfassen. Die „rigid bodies" werden mithilfe von Bikortikalschrauben fest an den Knochen befestigt, sodass sie sich relativ zu den Kno-

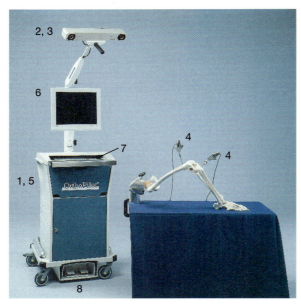

**Abb. 3.1.** Die Komponenten des bildfreien Navigationssystems. *1* Instrumentenständer mit Trenntransformator, *2, 3* Kamerasystem und Steuereinheit, *4* Infrarotsender („rigid bodies"), *5* Workstation, *6* Computermonitor, *7* Tastatur und Maus, *8* Fußsteuerung

chen nicht bewegen, wenn das Bein gebeugt, gestreckt und gedreht wird. Der Lokalisierer wird mit dem Computer und dem Monitor verbunden.

Die femoralen und tibialen Schrauben zur Befestigung der „rigid bodies" werden zu Beginn des Operationsverfahrens nach der Arthrotomie eingesetzt. Die femorale Schraube wird etwa 10 cm proximal des Kniegelenks anterior-medial bikortikal, die tibiale Schraube etwa 8 cm unterhalb des Tibiakopfes anterior-medial bikortikal eingesetzt. Die Köpfe dieser Schrauben sind speziell zur Fixierung der „rigid bodies" konzipiert.

Der Mittelpunkt des Hüftkopfes wird mithilfe eines Kinematikregistrierungsverfahrens ermittelt. Dazu ist es erforderlich, das Femur zu beugen, zu strecken, zu ab- und adduzieren sowie zu rotieren. Diese Bewegungen erzeugen einen Punkthaufen auf einer Sphäre. Anschließend wird der Mittelpunkt der Sphäre (also des Hüftkopfes) errechnet, der diese Punkteansammlung erzeugt hat.

Bei der Bestimmung des Mittelpunkts des Sprunggelenks wird eine Metallplatte mit einem Adapter und „rigid body" am Fuß mit einem Gummiband befestigt. Danach wird das Sprunggelenk gebeugt und gestreckt.

Das kinematische Zentrum des Kniegelenks wird durch langsames Beugen und Strecken des Kniegelenks zwischen 0° und 90° bestimmt. Die Genauigkeit der Registrierung kann durch Rotieren der Tibia auf dem Femur bei 90° gebogenem Knie gesteigert werden.

Die Kinematikregistrierung von Hüft-, Knie- und Sprunggelenk ermöglicht die Bestimmung der mechanischen Achsen der Extremität in der Frontal- und Sagittalebene. Um jedoch
- die Höhe der femoralen und tibialen Resektionen von der Kniegelenkslinie bestimmen,
- die Größe der femoralen Komponente berechnen,
- die femoralen und tibialen Bearbeitungsblöcke in der korrekten medialen/lateralen Position platzieren und
- den femoralen Bearbeitungsblock mit ordnungsgemäßer Rotation ausrichten

zu können, ist die Durchführung einer Oberflächenregistrierung von Knie- und Sprunggelenk erforderlich. Die Oberflächenregistrierung dieser Gelenke erhöht auch die Berechnungsgenauigkeit der zuvor mithilfe der Kinematikregistrierung ermittelten Gelenkmittelpunkte.

### Ermitteln der tibialen und femoralen Referenzpunkte

Zur Ermittlung der Höhe der tibialen Resektion wird ein Pointer, an dem ein „rigid body" befestigt ist, an dem Punkt auf dem Tibiakopf platziert, von dem aus die Tiefe der tibialen Resektion gemessen werden soll. Üblicherweise ist dies der tiefste Punkt auf der am wenigsten geschädigten Seite des Kopfes (Abb. 3.2a,b).

Zur Bestimmung von Größe und Rotation der femoralen Komponente wird der Pointer mit dem „rigid body" auf den posterior-medialen und posterior-lateralen femoralen Kondylen an den vom anterioren femoralen Kortex am weitesten entfernten Punkten platziert. Der anteriore femorale Kortex wird anschließend mit dem Pointer direkt oberhalb des Trochleazentrums palpatiert.

Obgleich die Rotation der femoralen Komponente üblicherweise mithilfe der posterioren Kondylarachse bestimmt wird, ist auch die Verwendung der Epikondylarachse möglich, wobei der Pointer zur Lokalisierung der medialen und lateralen Epikondylen benutzt wird. Diese Achse wird mit der gemessenen posterio-

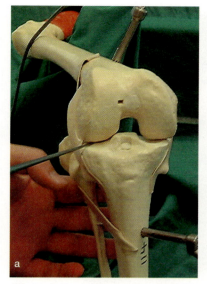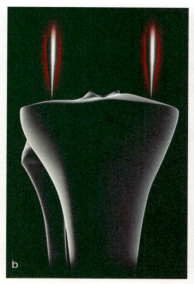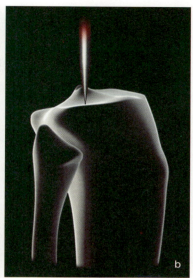

**Abb. 3.2a,b.** Ermittlung der Ebene der Tibiaresektion. *a* Die Spitze des Pointers wird auf dem Punkt des Tibiaplateaus platziert, von dem aus die Tiefe der tibialen Resektion gemessen werden soll. Üblicherweise ist dies der tiefste Punkt auf der am wenigsten geschädigten Seite des Tibiaplateaus. *b* Die Platzierung des Pointers auf dem Tibiaplateau wird auf dem Monitor dargestellt

ren Kondylarachse mithilfe eines Orientierungsblocks verglichen, der an den distalen und posterioren Kondylen anliegt.

Der Palpationsregistrierungsschritt wird abgeschlossen, indem der Pointer zur Lokalisierung der medialen und lateralen Malleoli und der Mitte des Sprunggelenks in der Frontalebene verwendet wird. Diese Angaben werden benutzt, um die Bestimmung des ursprünglich mithilfe der Kinematikregistrierung berechneten Sprunggelenkmittelpunktes zu bestätigen.

Zur Bestimmung der korrekten Ebene der distalen femoralen Resektion müssen die distalen femoralen Kondylen registriert werden. Dies erfolgt mithilfe eines Blockes, der so am distalen Femur positioniert wird, dass seine mechanische Achse zu null Grad wird.

Nach Abschluss des Registrierungsvorgangs ist es möglich, die femoralen und tibialen Bearbeitungsblöcke auszurichten und als Richthilfe für die Resektionsebenen zu positionieren. Vor der Positionierung der Bearbeitungsblöcke werden die präoperative Ausrichtung in der Frontal- und Sagittalebene, die medial-laterale Stabilität in der Extension sowie der Bewegungsbereich gemessen und aufgezeichnet.

### Vorbereitung der Tibia

Auf dem tibialen Bearbeitungsblock wird ein „rigid body" platziert, der anschließend mit einem Tibiaorientierungsinstrument verbunden wird. Dieses Gerät entspricht der externen Tibiaausrichthilfe konventioneller manueller Instrumente. Das Orientierungsinstrument wird mit Pins an der Tibia befestigt.

Anschließend werden die frontale und sagittale Orientierung des Bearbeitungsblocks und die Ebene der tibialen Resektion bestimmt. Ort und Orientierung des Bearbeitungsblocks werden auf dem Computerbildschirm angezeigt. Die gewünschte Orientierung des tibialen Bearbeitungsblocks ist genau senkrecht zu den frontalen und sagittalen mechanischen Achsen der Tibia. Der Umfang der tibialen Resektion kann direkt auf dem Computerbildschirm ermittelt werden (Abb. 3.3a-d).

Sobald sich der tibiale Bearbeitungsblock in der gewünschten Position befindet, wird er mit Pins an der Tibia fixiert. Das Tibiaorientierungsinstrument wird entfernt. Die Position des Bearbeitungsblocks wird mithilfe der Navigationseinrichtung geprüft. Anschließend wird die Tibiaresektion vorgenommen.

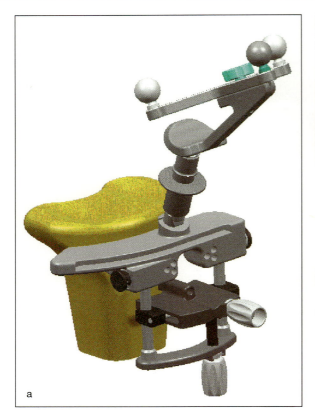

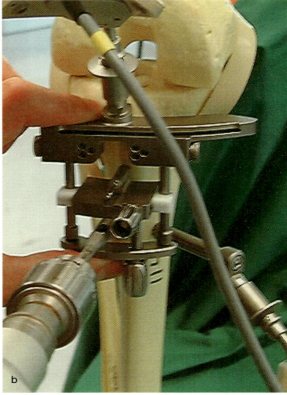

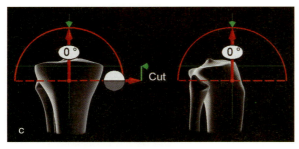

**Abb. 3.3.a-c.** *a, b* Die tibiale Instrumentierung wird mit den angebrachten Sendern auf der Tibia positioniert. *c* Tiefe und Ausrichtung der tibialen Resektion werden auf dem Monitor dargestellt

### Vorbereitung des Femurs

Am Femurbearbeitungsblock wird ein „rigid body" angebracht. Dieser Block wird mit der femoralen Orientierungshilfe verbunden und auf dem distalen Femur platziert. Orientierung und Ebene des Blockes werden anschließend so justiert, dass die gewünschte Position, wie sie auf dem Computerbildschirm zu sehen ist, erreicht wird. Daraufhin wird der Block mit Pins am Femur fixiert und die Orientierungshilfe entfernt. Die Position des Bearbeitungsblockes wird überprüft. Anschließend wird das distale Femur reseziert (Abb. 3.4a-c).

Die femorale Orientierungshilfe wird danach mit einem daran angebrachten „rigid body" neu an der resezierten distalen femoralen Oberfläche positioniert. Die posterioren Platten der Orientierungshilfe werden an den posterioren Oberflächen der medialen und lateralen femoralen Kondylen platziert. Anschließend kann die Rotation der femoralen Komponente in Relation zu den posterioren Kondylen ermittelt werden. Falls gewünscht, kann auch die Epikondylarachse zur Bestimmung der rotatorischen Positionierung der Orientierungshilfe benutzt werden. Danach wird die Orientierungshilfe mit Bohrungen für den femoralen Bearbeitungsblock versehen und anschließend der

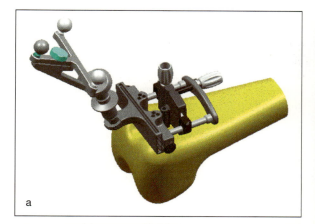

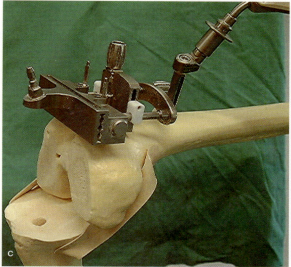

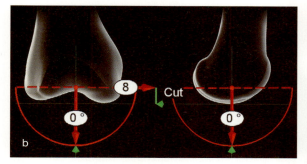

**Abb. 3.4.a-e.** *a* Die femoralen Orientierungs- und Bearbeitungsblöcke werden mit den angebrachten Sendern auf dem distalen Femur platziert. *b* Tiefe und Ausrichtung der distalen femoralen Resektion werden auf dem Monitor dargestellt. *c* Der distale Schnitt wird vorgenommen. *d-e* Rotation und anterior-posteriore Position des Bearbeitungsblocks werden auf dem Monitor dargestellt und dienen als Anleitung für die anteriore und posteriore femorale Resektion

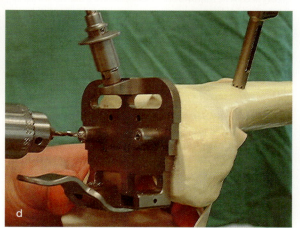

Bearbeitungsblock für die femorale Komponente, deren Größe zuvor ermittelt wurde, am distalen Femur befestigt. Die Position des Blocks wird geprüft und die anterior-posterioren und Schrägresektionen werden vorgenommen (Abb. 3.4d,e).

### Probeprothese

Nach Abschluss der femoralen und tibialen Resektionen wird die Probeprothese eingebracht. Es wird der

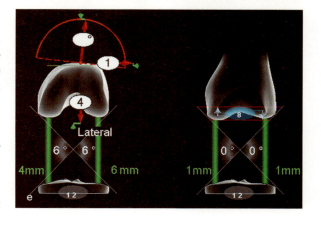

dem Knie in Flexion und Extension am besten entsprechende Polyethyleneinsatz gewählt. Mithilfe des Navigationssystems werden die endgültige Ausrichtung der Extremität, die Größe der medial-lateralen Laxität in der Extension und der endgültige Bewegungsbereich gemessen. Das System kann als Hilfe bei einem medialen, lateralen und posterioren Release kontrakter Weichteile verwendet werden.

**Implantation der Prothese, Dokumentation**

Die eigentlichen Implantate werden nun eingesetzt. Mithilfe des Navigationssystems werden die endgültige frontale und sagittale Ausrichtung der Extremität, die endgültige medial-laterale Stabilität und der endgültige Bewegungsbereich gemessen und im Computer aufgezeichnet.

Anschließend folgt die Entfernung der Fixierungsschrauben für die „rigid bodies". Der Verschluss erfolgt routinemäßig.

**Klinische Resultate**

Das in diesem Kapitel beschriebene System OrthoPilot wurde in über 5000 Kniegelenkersatzfällen verwendet. Die meisten davon wurden in Frankreich und Deutschland durchgeführt, in den Ländern, in denen das System zuerst vorgestellt wurde.. Eine Zusammenfassung dieser Berichte (und der einzige momentan verfügbare amerikanische Bericht) ist in Tabelle 3.1 aufgeführt.

Diese Berichte deuten darauf hin, dass das Navigationssystem sicher ist. Es gibt keinerlei Berichte über Komplikationen, die speziell auf den Einsatz des Gerätes zurückzuführen sind. Überdies wurden die klinischen Ergebnisse durch die Verwendung des OrthoPilot-Systems in keiner Weise nachteilig beeinflusst. Die älteren Versionen des OrthoPilot-Systems verlangten die Platzierung einer Beckenkammschraube zur Überwachung der Beckenbewegung bei der Registrierung des Hüftgelenks.

Berichte, die die mit dem OrthoPilot-System erzielten Ausrichtungsresultate mit denen, die mithilfe manueller Instrumente erreicht wurden, vergleichen, weisen darauf hin, dass die mit dem Navigationssystem erreichte Ausrichtung der Gliedmaßen insgesamt gleich der mit manuellen Instrumenten erreichten oder besser als diese ist. Wenn die Ausrichtung der femoralen und tibialen Komponenten in allen Ebenen verglichen wird, erreicht das OrthoPilot-System wesentlich häufiger eine perfekte Ausrichtung als die manuelle Instrumentierung.

Ein Ziel rechnergestützter TKR-Systeme ist die Erhöhung der Zuverlässigkeit und Reproduzierbarkeit des Verfahrens. Die ersten Erfahrungen mit dem Ortho-Pilot-System weisen darauf hin, dass dieses Ziel erreicht wurde. Bei Verwendung des Navigationssystems treten weniger „Ausreißer" in Bezug auf die Ausrichtung auf.

Außerdem gestatten Navigationssysteme die Bestimmung der Genauigkeit von Beurteilungshilfsmitteln, die gegenwärtig zur Bestimmung der Ergebnisse von Totalknieersatzoperationen benutzt werden. Mithilfe des OrthoPilot-Systems wurde demonstriert, dass prä- und postoperative Radiogramme keine genauen Verfahren zur Bestimmung der Ausrichtung von Implantat und Gliedmaßen darstellen. Das System wurde auch zur Ermittlung der prä- und postoperativen medial-lateralen Ligamentlaxität und des Bewegungsbereiches verwendet. Es konnte eine Korrelation zwischen dem postoperativen Bewegungsbereich und der postoperativen medial-lateralen Stabilität hergestellt werden; ebenso konnte ermittelt werden, dass medial-lateral „straffe" Kniegelenke den gleichen Flexionsgrad wie weniger „straffe" erreichen.

Abschließend wurden Navigationssysteme einschließlich des OrthoPilot-Systems zur Bestimmung der Genauigkeit und Reproduzierbarkeit gegenwärtig verfügbarer manueller Instrumentierungssysteme verwendet. Es wurde gezeigt, dass manuelle intramedulläre Systeme in der Lage sind, genaue und reproduzierbare Ausrichtungen in der Frontalebene zu erzeugen. In Bezug auf die Wiederherstellung der mechanischen Achse in der Sagittalebene sind diese Systeme jedoch weniger zuverlässig. Bei Verwendung eines manuellen Systems und der visuellen Bestätigung der endgültigen Ausrichtung tendiert der Operateur dazu, ein Knie in einer leichten Flexion zu belassen.

**Zusammenfassung**

Rechnergestützte Navigationssysteme zur Verwendung bei Totalknieersatzoperationen wurden mit dem

**Tabelle 3.1.** Berichte über den Einsatz des OrthoPilot-Systems

| Verfasser | Klinik | Titel | Studie | n | Resultate |
|---|---|---|---|---|---|
| M. Böhler, M. Messner, W. Glos, M. Riegler | Herz-Jesu-Krankenhaus, Wien, Österreich | Die computernavigierte Implantation von Knietotalendoprothesen – Eine radiologische Anwenderstudie | Radiologische Langzeitbewertung | 20 | Alle Patienten mit femorotibialen Winkeln von 0-4° |
| S.L. Delp, S.D. Stulberg, B. Davies, F. Picard, F. Leitner | Northwestern University, Chicago, USA; Imperial College, London, U.K.; Universität von Grenoble, Frankreich | Computerunterstützter Knieersatz | Kadaverstudie Bestimmung des femoralen und tibialen Winkels und der mechanischen Achse mit OrthoPilot-Prototypen | 7 | Tibialer Winkel 90° zur mechanischen Achse in allen Fällen; femoraler Winkel innerhalb 90° in 5 Fällen, innerhalb ±3° Abweichung in allen Fällen |
| M. Janecek, P. Bucek, R. Hart | Urazova nemocnice, Brno, Tschechische Republik | OrthoPilot (Aesculap) – Computernavigation der Endoprothese des Kniegelenks | Vergleichende Studie zwischen 30 aufeinander folgenden OrthoPilot-Fällen und 30 zufällig ausgewählten historischen manuellen Fällen | 60 | 0-2° varus oder valgus: OrthoPilot 83%, manuell 37%; 3-4° varus oder valgus: OrthoPilot 17%, manuell 46%; :4° varus oder valgus: OrthoPilot 0%, manuell 17%; |
| JY. Jenny, C. Boeri | Centre de Traumatologie et d'Orthopédie, Straßburg, Frankreich | Navigiert-implantierte Knietotalendoprothesen. Eine Vergleichsstudie mit konventionellem Instrumentarium. | 40 OrthoPilot-Fälle wurden mit einer Kontrollgruppe von 40 manuellen Fällen verglichen. Als „perfekt" wurden Ausrichtungen mit Abweichungen von maximal 3° in der femorotibialen, koronalen und sagittalen Ausrichtung der femoralen und tibialen Komponenten definiert. | 80 | 0-3° varus oder valgus: OrthoPilot 83%, manuell 78%. Perfekte Ausrichtung in allen Kriterien: OrthoPilot 65%, manuell 30%; |
| H. Kiefer, D. Langemeyer, U. Schmerwitz | Lukas-Krankenhaus, Bünde, Deutschland | Computergestützte Navigation in der Knieendoprothetik | Prospektive, kontrollierte Vergleichsstudie von 100 OrthoPilot- und 50 manuellen Fällen | 150 | 0°: OrthoPilot 43%, manuell 19%; 1-2° varus oder valgus: OrthoPilot 32%, manuell 26%; 3-4° varus oder valgus: OrthoPilot 18%, manuell 29%; >4° varus oder valgus: OrthoPilot 7%, manuell 26%; |
| W. Konermann, H. Reimers, F.J. Müller | Orthopädische Klinik Hessisch Lichtenau, Deutschland | Computergesteuerte Navigation in der Knieendoprothetik – Erste Erfahrungen mit dem OrthoPilot-System | Radiologische Untersuchung der ersten 23 OrthoPilot-Patienten | 23 | Mechanische Achse bei allen Patienten innerhalb eines Abweichungsbereiches von 3° varus oder valgus |

**Tabelle 3.1.** Fortsetzung

| Verfasser | Klinik | Titel | Studie | n | Resultate |
|---|---|---|---|---|---|
| R.K. Miehlke, U. Clemens, J.-H. Jens, S. Kershally | St. Josef-Stift, Sendenhorst, Deutschland | Navigation in der Knieendoprothetik – vorläufige klinische Erfahrungen und prospektiv vergleichende Studie gegenüber konventioneller Implantationstechnik | Radiologische Untersuchung der ersten 60 OrthoPilot-Patienten | 60 | 0-2° varus oder valgus: 62%; 3-4° varus oder valgus: 25%; > 4° varus oder valgus: 3% |
| | | | Prospektiver Vergleich der ersten 30 OrthoPilot-Fälle mit 30 manuellen Fällen | 60 | 0-2° varus oder valgus: OrthoPilot 63%, manuell 57%; 3-4° varus oder valgus: OrthoPilot 30%, manuell 33%; > 4° varus oder valgus: OrthoPilot 7%, manuell 10% |
| G. Pflüger, R. Kaar | Evangelisches Krankenhaus, Wien-Währing, Österreich | Erfahrungen mit dem OrthoPilot – ein computerunterstütztes Navigationssystem zur Implantation von Knieendoprothesen | Radiologische Nachuntersuchung | 54 | Alle Patienten innerhalb eines Abweichungsbereiches von 3° varus oder valgus |
| D. Saragaglia, F. Picard, C. Chaussard, E. Montbarbon, F. Leitner, P. Cinquin | Hôpital Sud, CHU de Grenoble, Frankreich | Computerunterstützte Kniearthroplastik: Vergleich mit einem konventionellen Verfahren. Ergebnisse aus 50 Fällen in einer prospektiven, randomisierten Studie. | Prospektive, randomisierte Vergleichsstudie von 25 OrthoPilot- und 25 manuellen Fällen | 50 | 0-3° varus oder valgus: OrthoPilot 100%, manuell 84% |
| S.D. Stulberg, P. Loan, V. Sarin | Northeastern University | Computerunterstützte Totalknieersatzoperation: Eine kritische Analyse erster Erfahrungen mit dem Navigationssystem OrthoPilot | 35 Fälle zur Beurteilung von Sicherheit und Genauigkeit des Systems. Beurteilung der Genauigkeit manueller Instrumente | 35 | OrthoPilot sicher, auffällige Schwankung der Registriergenauigkeit. Manuelle Instrumente in der Frontalebene am genauesten, weniger genau in der Sagittalebene |

Ziel entwickelt, die systemimmanenten Einschränkungen mechanischer Instrumente zu überwinden. Gegenwärtig kommen bei der Totalknieimplantation sowohl bildfreie als auch bildbasierte rechnerunterstützte Systeme zum Einsatz. Wie in diesem Kapitel betont wurde, sind die Zielvorgaben in Bezug auf die Ausrichtung bei diesen rechnerunterstützten und den mechanischen Systemen identisch. Man geht davon aus, dass durch die Erhöhung der Genauigkeit und der Zuverlässigkeit, mit der die frontalen und sagittalen Achsen wiederhergestellt werden, die korrekte femorale und tibiale Implantatrotation und -größe erreicht, die korrekte medial-laterale und anterior-posteriore Ligamentstabilität erzielt, die funktionellen TKR-Resultate verbessert, die Morbidität von TKR-Operationen vermindert und die Langlebigkeit des TKR erhöht werden können. Spätere Langzeituntersuchungen der mithilfe rechnerunterstützter Verfahren durchgeführten TKR-Operationen müssen zur Verfügung stehen, bevor festgestellt werden kann, ob diese Ziele erreicht wurden.

Es gibt weitere, möglicherweise gleich wichtige Vorteile bei der Verwendung der momentan verfügbaren rechnerunterstützten Totalknieersatzsysteme. So können die Konstruktionen mechanischer Instrumente anhand der Informationen verbessert werden, die durch rechnerbasierte Instrumentierungssysteme gewonnen wurden. Seit den ersten Anwendungen computerbasierter Systeme ist es beispielsweise klar, dass es für einen Operateur schwierig zu bestimmen ist, ob die sagittale mechanische Achse korrekt wiederhergestellt wurde. Operateure tendieren dazu, Kniegelenke mit einer leichten Flexion zu belassen. Diese Tendenz kann verringert werden, wenn die mechanischen Systeme bei den femoralen und tibialen Probeprothesen Pins einsetzen, die parallel sind, wenn sich das Knie in voller Extension befindet (vorausgesetzt, die Implantate sind korrekt an den Knochen ausgerichtet). Der Einsatz rechnerunterstützter Systeme weist darauf hin, dass durch eine Reihe relativ kleiner Änderungen an den momentan verfügbaren mechanischen Instrumenten die Genauigkeit dieser Geräte erhöht werden kann.

Darüber hinaus werden die momentan verfügbaren computerunterstützten Systeme wahrscheinlich einen Einfluss auf die Konstruktion der Totalknieimplantate der nächsten Generation haben. Die durch den Einsatz dieser Systeme gewonnenen Informationen werden vermutlich die Größenverteilungen und Abmessungen der Implantate, die Orientierung der patellaren Trackingmechanismen und das Design von posterior stabilisierten Knieprothesen beeinflussen.

Auch die Art und Weise, in der Totalknieimplantate eingesetzt werden, wird durch den Einsatz der gegenwärtig verfügbaren rechnergestützten Systeme beeinflusst. So gestatten die rechnergestützten Systeme dem Operateur beispielsweise festzustellen, wie viel medial-laterale Laxität am Ende der TKR-Operation vorhanden ist. Diese Laxität kann in Bezug zu anderen Resultaten gesetzt werden, z.B. zum Bewegungsbereich. Somit können computerunterstützte Systeme dem Operateur dabei helfen zu ermitteln, wie die Leistungsfähigkeit von TKR-Verfahren bei Verwendung der momentan verfügbaren Implantate verbessert werden kann.

In der näheren Zukunft werden computerunterstützte Systeme über die Fähigkeit verfügen, Informationen über den menschlichen Gang und die Funktion des Kniegelenks zu integrieren, die gegenwärtig gewonnen werden. Durch diese Angaben kann die Genauigkeit, mit der TKR-Verfahren durchgeführt werden, und dadurch auch die Qualität der Resultate weiter gesteigert werden.

## Literatur

1. Aglietti P, Buzzi R (1988) Posterior stabilized total condylar knee replacement. Three to eight year follow-up of 85 knees. J Bone Joint Surg 70B:211-216
2. Aglietti P, Buzzi R, Gaudenzi A (1988) Patellofemoral functional results and complications with the posterior stabilized total condylar knee prosthesis. J Arthroplasty 3:17-25
3. Berger RA, Rubash HE, Seel MJ, Thompson WH, Crossett LS (1993) Determining the rotational alignment of the femoral component in total knee arthroplasty using the epicondylar axis.. Clin Orthop 286:40-47
4. Besl PJ, McKay ND (1992) A method for registration of 3D shapes. IEEE Transaction on Pattern Analysis and Machine Intelligence 14:239-256
5. Canny JA (1986) Computational approach to edge detection. IEEE Transactions on Pattern Analysis and Machine Intelligence PAMI 8:679-698
6. Davies BL, Harris SJ, Lin WJ, Hibberd RD, Cobb JC (1997) Active compliance in robotic surgery – The use of force control as a dynamic constraint. J Eng Med Proc H IMechE 211:H4
7. Delp SL, Stulberg SD, Davies B et al. (1998) Computer assisted knee replacement. Clin Orthop 354:49-56
8. Dorr LD, Boiardo RA (1997) Technical considerations in total knee arthroplasty. Clin Orthop 205:5-11
9. Ecker ML, Lotke PA, Windsor RE et al. (1987) Long-term results after total condylar knee arthroplasty. Significance of radiolucent lines. Clin Orthop 216:151-158
10. Fadda M, Bertelli, D, Martelli S et al. (1997) Computer assisted planning for total knee arthroplasty. Proceedings of the First Joint Conference on Computer Vision, Virtual Reality and Robotics in Medicine and Medical Robotics and Computer Assisted Surgery, Grenoble, France. Springer, Berlin Heidelberg New York Tokyo, pp 619-628
11. Feng EL, Stulberg SD, Wixson RL (1994) Progressive subluxation and polyethylene wear in total knee replacements with flat articular surfaces. Clin Orthop 229:60-71
12. Figgie HE, Goldberg VM, Heiple KG, Moller HS, Gordon NH (1986) The influence of tibial-pallellofemoral location on function of the knee in patients with posterior stabilized condylar knee prosthesis. J Bone Joint Surg 68A:1035-1040
13. Freeman MAR, Todd RC, Bamert P et al. (1978) ICLH-Arthroplasty of the knee: 1968-1977. J Bone Joint Surg 60B:339-344
14. Garg A, Walker PS (1990) Prediction of total knee motion using a three-dimensional computer-graphics model. J Biomech 23:45-58
15. Glozman D, Shoham M, Fischer A (1999) Efficient registration of 3D objects in robotic-assisted surgery proceedings. Comput Aided Surg z
16. Goodfellow JW, O'Connor JJ (1986) Clinical results of the Oxford knee. Clin Orthop 205:21-42
17. Insall JN, Binazzi R, Soudry M et al. (1985) Total knee arthroplasty. Clin Orthop 192:13-22
18. Insall JN, Ranawat CS, Aglietti P et al. (1976) A comparison of four models of total knee-replacement prostheses. J Bone Joint Surg 58:754-765
19. Insall J, Scott WN, Ranawat CS (1979) The total condylar prosthesis. A report of the hundred cases. J Bone Joint Surg Am 61:173-179
20. Jeffery RS, Morris RW, Denham RA (1991) Coronal alignment after total knee replacement. J Bone Joint Surg Br 73:709-714

21. Jenny JY, Boeri C (2000) Computer-assisted total knee prosthesis implantation without preoperative imaging: A comparison with classical instrumentation. Fourth Annual North American Program on Computer Assisted Orthopaedic Surgery, Pittsburgh, PA
22. Kienzle TC, Stulberg SD, Peshkin M et al. (1996) A computer-assisted total knee replacement surgical system using a calibrated robot. In: Taylor RH, Lavallee S, Burdea GC, Mosges R (eds) Computer-integrated surgery: technology and applications. The MIT Press, Cambridge, pp 409-416
23. Krackow KA, Bayers-Thering M, Phillips MJ, Mihalko WM (1999) A new technique for determining proper mechanical axis alignment during total knee arthroplasty: progress toward computer-assisted TKA. Orthopedics 22(7):698-702
24. Laskin RS (1990) Total condylar knee replacement in patients who have rheumatoid arthritis. A ten-year follow-up study. J Bone Joint Surg Am 72:529-535
25. Leitner F, Picard F, Minfelde R et al. (1997) Computer assisted knee surgical total replacement. Proceedings of the First Joint Conference on Computer Vision, Virtual Reality and Robotics in Medicine and Medical Robotics and Computer Assisted Surgery, Grenoble, France. Springer, Berlin Heidelberg New York Tokyo, pp 630-638
26. Matsen III FA, Garbini JL, Sidles JA et al. (1993) Robotic assistance in orthopaedic surgery: A proof of principle using distal femoral arthroplasty. Clin Orthop 296:178-186
27. Merkow RL, Soudry M, Insall JN (1985) Patellar dislocation following total knee replacement. J Bone Joint Surg 67A:1321-1327
28. Miehlke RK, Clemens U, Kershally S (2000) Computer integrated instrumentation in knee arthroplasty: A comparative study of conventional and computerized technique. Fourth Annual North American Program on Computer Assisted Orthopaedic Surgery, Pittsburgh, PA, pp 93-96
29. OrthoPilotTM Users Meeting. Tuttlingen, Germany, 2000
30. Oswald MH, Jacob RP, Schneider E, Hoogewoud H (1993) Radiological analysis of normal axial alignment of femur and tibia in view of total knee arthroplasty. J Arthroplasty 8:419-426
31. Piazza SJ, Delp SL, Stulberg SD, Stern SH (1998) Posterior tilting of the tibial component decreases femoral rollback in posterior-substituting knee replacement. J Orthop Res 16:264-270
32. Picard F, Leitner F, Raoult O, Saragaglia D, Cinquin P (1998) Clinical evaluation of computer assisted total knee arthroplasty. Second Annual North American Program on Computer Assisted Orthopaedic Surgery, Pittsburgh, PA, pp 239-249
33. Picard F, Leitner F, Raoult O et al. (1999) Early clinical results with the Orthopilot System. Comput Aided Surg _z
34. Picard F, DiGioia AM, Sell D, Plakseychuk A, Moody IE, Jaramaz B, Nikoi C, LaBarca RS, Levinson T (z) Computer assisted measurement tool for total knee replacement. Evaluation of traditional instrumentation: Comput Aided Surg
35. Ranawat CS, Adjei OB (1988) Survivorship analysis and results of total condylar knee arthroplasty. Clin Orthop 226:6-13
36. Ritter MA, Faris PM, Keating EM, Meding JB (1994) Post-operative alignment of total knee replacement: Its effect on survival. Clin Orthop 299:153-156
37. Ritter MA, Herbst SA, Keating EM et al. (1994) Radiolucency at the bone-cement interface in total knee replacement. J Bone Joint Surg AM 76:60-65
38. Stern SH, Insall JN (1992) Posterior stabilized prosthesis: Results after follow-up of 9-12 years. J Bone Joint Surg 74A:980-986
39. Stulberg SD, Picard F, Saragaglia D (2000) Computer-assisted total knee replacement arthroplasty. Operative Techniques in Orthopaedics 10(1):25-39
40. Stulberg SD, Sarin V, Loan P (2001) The use of computer assisted navigation in tkr: results of an initial experience in 35 patients. Proceedings of the Fourth Annual American CAOS Meeting, Pittsburgh, PA
41. Stulberg SD, Sarin V (2001) The use of a navigation system to assist ligament balancing in TKR. Proceedings of the Fourth Annual American CAOS Meeting, Pittsburgh, PA
42. Stulberg SD, Sarin V, Loan P (2001) X-ray vs. Computer assisted measurement techniques to determine pre and post-operative limb alignment in TKR surgery. Proceedings of the Fourth Annual American CAOS Meeting, Pittsburgh, PA
43. Teter KE, Bergman D, Colwell CW (1995) Accuracy of intramedullary versus extramedullary tibial alignment cutting systems in total knee arthroplasty. Clin Orthop 321:106-110
44. Townley CD (1985) The anatomic total knee: instrumentation and alignment technique. The knee: papers of the first scientific meeting of the knee society. University Press, Baltimore, pp 39-54
45. Vince KG, Insall JN, Kelly MA (1989) The total condylar prosthesis: 10 to 12 year results of a cemented knee replacement. J Bone Joint Surg 71B:793-797
46. Wasielewski RC, Galante JO, Leighty R, Natarajan RN, Rosenberg AG (1994) Wear patterns on retrieved polyethylene tibial inserts and their relationship to technical considerations during total knee arthroplasty. Clin Orthop 299:31-43

Kapitel 4

# C-Bogen-basierte Navigation

A. Hebecker

## Konzepte der bildbasierten chirurgischen Navigation

Der CT- und der C-Bogen-basierten chirurgischen Navigation ist gemeinsam, dass das medizinische Bild und die chirurgische Aktion miteinander verbunden werden: Der Chirurg sieht sein Instrument virtuell in Echtzeit im medizinischen Bild. Dies wird dadurch erreicht, dass das chirurgische Instrument mit Infrarot- (IR-)Leuchtdioden (aktive Marker) oder mit reflektierenden Kugeln (passive Marker) ausgestattet und damit von einer Kamera „gesehen" wird.

Die Bezeichnungen CT- oder *C-Bogen-basierte* Navigation weisen auf die Herkunft der medizinischen Bilder hin und gelten bis heute als Synonym für die Navigation auf *3D-Datensätzen mit Registrierung* bzw. auf *2D-Projektionsbildern ohne Registrierung*. Zur einfachen Unterscheidung der Konzepte der bildbasierten Navigation ist es nach der Einführung des isozentrischen 3D-C-Bogens SIREMOBIL Iso-C$^{3D}$ (Abb. 4.1) aber hilfreicher, allein von *Navigation mit Registrierung* im Gegensatz zur *Navigation ohne Registrierung* oder *registrierfreien Navigation* zu sprechen, und dort dann zwischen der 2D- und der 3D-Navigation zu differenzieren (Tabelle 4.1).

Diese beiden Konzepte der bildbasierten chirurgischen Navigation lassen sich nun wie folgt beschreiben:

- Navigation mit Registrierung. Navigation auf 3D-Datensätzen, z. B. auf präoperativ aufgenommenen CT-Daten oder auf intraoperativ aufgenommenen 3D-Daten des C-Bogens SIREMOBIL Iso-C$^{3D}$. Die einzelnen Schritte entlang des Workflows sind:

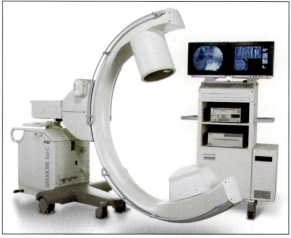

**Abb. 4.1.** SIREMOBIL Iso-C$^{3D}$: Ein mobiler isozentrischer C-Bogen für intraoperative zwei- und dreidimensionale Bildgebung

**Tabelle 4.1.** Überblick über die Konzepte der bildbasierten chirurgischen Navigation

|  | Mit Registrierung | Ohne Registrierung |
| --- | --- | --- |
| 2D-Navigation | – | SIREMOBIL Iso-C$^{3D}$, konventionelle C-Bögen |
| 3D-Navigation | SIREMOBIL Iso-C$^{3D}$CT | SIREMOBIL Iso-C$^{3D}$ |

1. *Bildtransfer*: Die medizinischen Bilder werden über ein Netzwerk oder über mobile Datenträger in den Navigationsrechner geladen.
2. *Tracking*: Die chirurgischen Instrumente werden mit aktiven oder passiven Markern ausgestattet und von einer Kamera verfolgt.

3. *Referenzierung*: Eine aktive oder passive Referenzmarke wird im OP an den Patienten angebracht. Dadurch werden automatisch Relativbewegungen des Patienten und der Kamera erfasst und kompensiert.
4. *Registrierung*: Patient und Bild werden miteinander korreliert. Dabei werden bestimmte markante Punkte im Bild definiert und mit Hilfe eines getrackten Instrumentes, dem sog. Pointer, am Patienten zugeordnet. Man unterscheidet das wenige Korrelationspunkte umfassende so genannte „Paired-point-Matching und das mehr Punkte umfassende und genauere Surface- oder Oberflächenmatching. Die Korrelationspunkte am Patienten beim „Paired-point-Matching" können entweder eindeutige anatomische Punkte sein oder prä- bzw. intraoperativ eingebrachte Marker, sog. Fiducial-Marker. Eine Vereinfachung der Registrierungsprozedur wird durch das 3D/2D-Matching erreicht: Dabei wird ein 3D-Datensatz mit Hilfe von zwei intraoperativ aufgenommenen 2D-C-Bogen Röntgenbildern registriert. Der chirurgische Eingriff kann dabei trotz Registrierung minimal-invasiv erfolgen.
5. *Navigation*: Das chirurgische Instrument ist virtuell (als animiertes Objekt) in Echtzeit in den medizinischen Bildern sichtbar.

● Navigation ohne Registrierung. Navigation auf ein oder mehreren intraoperativ aufgenommenen C-Bogen-2D-Projektionsbildern oder auf intraoperativ aufgenommenen 3D-Daten des C-Bogens SIREMOBIL Iso-C$^{3D}$. Der Workflow ist im Vergleich zur Navigation mit Registrierung vereinfacht, der chirurgische Eingriff kann minimal-invasiv erfolgen:
1. *Tracking*: Die chirurgischen Instrumente werden mit aktiven oder passiven Markern ausgestattet und von einer Kamera verfolgt.
2. *Referenzierung*: Eine Referenzmarke wird im OP an den Patienten angebracht. Dadurch werden automatisch Relativbewegungen des Patienten und der Kamera erfasst und kompensiert.
3. *Bildaufnahme und -transfer*: Bilder werden mit dem C-Bogen aufgenommen und in den Navigationsrechner geladen. Der C-Bogen ist dabei mit aktiven oder passiven Markern ausgestattet und wird während der Bildaufnahme von der Kamera erfasst. Die Registrierung entfällt damit.
4. *Navigation*: Das chirurgische Instrument ist virtuell (als animiertes Objekt) in Echtzeit in den medizinischen Bildern sichtbar.

## Registrierfreie Navigation in zweidimensionalen Projektionsbildern

Beiden Verfahren der registrierfreien Navigation, also der 2D- und der 3D-Navigation, ist gemeinsam, dass nicht nur das chirurgische Instrument, sondern auch der C-Bogen als das bildgebende System von der Kamera des Navigationssystems verfolgt wird.

Bei der registrierfreien 2D-Navigation wird an den Bildverstärker des C-Bogens ein Aufsatz angebracht, der mehrere Funktionen hat (Abb. 4.2).
1. Sichtbarmachen des C-Bogens für das Navigationssystem: Der Aufsatz ist entweder mit aktiven oder passiven Markern ausgestattet. Damit erkennt die Kamera des Navigationssystems die Position des C-Bogens, an der ein Röntgenbild aufgenommen wird. Über die Kalibration sind Ort und Lage des Projektionsbildes somit bekannt.
2. Kompensation von Bildverzerrungen des Bildverstärkers: Durch das Erdmagnetfeld werden Bildverzerrungen in den 2D-Projektionen verursacht. Die Größe dieser Verzerrungen wird mit Hilfe einer Kugelplatte vor dem Eingangsfenster des Bildverstärkers bestimmt und per Software kompensiert.
3. Online- oder Offline-Kalibrierung des C-Bogens: Die Kalibrierung ist notwendig, da sich der C-Bogen in Abhängigkeit von seiner Position in unterschiedlicher Weise mechanisch verwindet. Diese Eigenbewegung des C-Bogens wird entweder während der Bildaufnahme (Online-Kalibrierung) oder

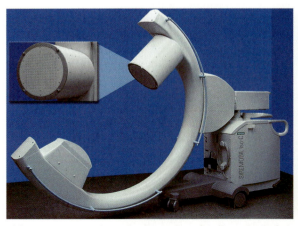

**Abb. 4.2.** C-Bogen mit Navigationsaufsatz für die registrierfreie 2D-Navigation

einmalig bei der Installation des Navigationssystems am C-Bogen (Offline-Kalibrierung) vermessen und in der Software berücksichtigt. Vorteil der Offline-Kalibrierung ist, dass der freie Abstand zwischen Patient und Bildverstärker praktisch nicht verkleinert wird. Allerdings ist die Offline-Kalibrierung bei der Installation des Systems aufwendiger als die Online-Kalibrierung.

Die registrierfreie 2D-Navigation kann sowohl mit isozentrischen als auch mit nichtisozentrischen C-Bögen durchgeführt werden.

## Registrierfreie Navigation in dreidimensionalen Bilddaten

Die registrierfreie 3D-Navigation basiert auf der intraoperativen 3D-Bildgebung mit einem isozentrischen C-Bogen und auf der automatischen Erfassung der Beziehung zwischen der Region of Interest (ROI) des Patienten und dem korrespondierenden 3D-Datensatz durch das Navigationssystem.

### 3D-Bildgebung mit einem mobilen isozentrischen C-Bogen

Die 3D-Bildgebung wird beim SIREMOBIL Iso-C$^{3D}$ durch das isozentrische Design und die 190° Orbitalbewegung in Kombination mit der verdeckten Kabelführung ermöglicht. Im Gegensatz zu nichtisozentrischen C-Bögen befindet sich der Zentralstrahl unabhängig vom Orbitalwinkel stets im Drehpunkt des C-Bogens (Abb. 4.3). Die ROI behält damit immer die gleiche Position, unabhängig vom jeweiligen Projektionswinkel, sodass ein Datenvolumen um das Isozentrum herum generiert werden kann.

Im 3D-Betrieb des C-Bogens erfolgt die Orbitalbewegung motorgesteuert. Dadurch kann während einer automatisierten kontinuierlichen orbitalen Rotation um 190° eine definierte Zahl von Durchleuchtungsbildern in festen Winkelabständen aufgenommen werden. Simultan wird im Isozentrum ein im Submillimeterbereich hochaufgelöster isotroper 3D-Datenwürfel von etwa 12 cm Kantenlänge errechnet. Sofort nach Ende der Rotation können daraus beliebige multiplanare Rekonstruktionen (MPR) in Echtzeit durchgeführt werden (Abb. 4.4). Die Bedienung erfolgt entweder direkt am OP-Tisch mit einer speziellen Maus oder am Monitorwagen.

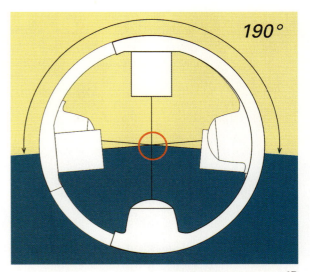

**Abb. 4.3.** Der mobile isozentrische C-Bogen SIREMOBIL Iso-C$^{3D}$ wird zur intraoperativen 3D-Bildakquisition automatisch um 190° gedreht. Der Zentralstrahl bleibt während der Orbitalbewegung stets im Isozentrum des C-Bogens

Der Einsatzbereich des SIREMOBIL Iso-C$^{3D}$ beschränkt sich bisher auf Hochkontrastobjekte wie Knochen und Gelenke, da eine Weichteildifferenzierung wie beim CT fehlt.

### Automatische Registrierung

Bei Installation des Navigationssystems wird in einer Offline-Kalibration die Beziehung zwischen dem 3D-Rekonstruktionsvolumen und einem speziellen Referenzierungspunkt am C-Bogen bestimmt. Dieser Referenzierungspunkt kann von der Kamera des Navigationssystems geortet werden, da er in fester Beziehung zu den aktiven oder passiven Markern eines Markerrings steht, der am C-Bogen befestigt ist.

Intraoperativ erfasst die Kamera des Navigationssystems über den Markerring nun die Lage des Referenzpunktes. Durch die Messungen der Offline-Kalibration kennt der Rechner des Navigationssystems damit sofort Lage und Orientierung des 3D-Daten-

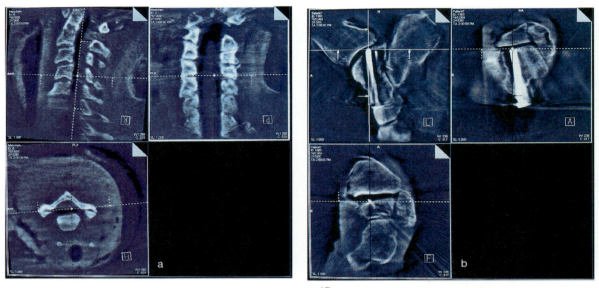

**Abb. 4.4a,b.** Exemplarische Ergebnisdarstellung beim SIREMOBIL Iso-C$^{3D}$: *a* Halswirbelsäule in drei MPR Schnittebenen. *b* Simulierte Schraubenosteosynthese des Talus ohne Fraktur. Darstellung der fehlplatzierten Schraubenspitze im Gelenkspalt in drei MPR-Standardebenen

satzes im OP. Die Lage des von der Kamera ebenfalls erkannten chirurgischen Instrumentes kann somit automatisch ohne Registrierung virtuell im 3D-Bild angezeigt werden (Abb. 4.5).

Die hier dargestellte Lösung zur automatischen Registrierung folgt dem Ansatz einer offenen Schnittstelle, ist also grundsätzlich für alle Hersteller von Navigationssystemen einsetzbar. Unter simulierten klinischen Bedingungen, d. h., Bewegungen des C-Bogens und des Kamerasystems sind zugelassen, wird für den operativen Eingriff eine Gesamtgenauigkeit von unter 2 mm erreicht [13], wobei für diese Messungen die weit verbreitete, aber weniger genaue Polaris-Kamera des Herstellers Northern Digital verwendet wurde. Wird statt der Polaris-Kamera die genauere Optotrak-Kamera des gleichen Herstellers benutzt, ist von einer höheren Genauigkeit des Gesamtsystems C-Bogen/Navigationssystem auszugehen.

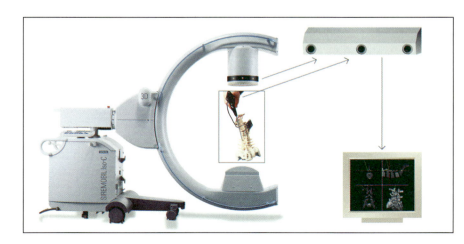

**Abb. 4.5.** Prinzipdarstellung der registrierfreien 3D-Navigation mit dem SIREMOBIL Iso-C$^{3D}$: Der C-Bogen ist mit einem Markerring versehen. Die Positionen des chirurgischen Instrumentes und des C-Bogens werden von der Kamera des Navigationssystems erfasst. Im Navigationsrechner wird das Instrument sofort nach der 3D-Bildakquisition in den drei MPR-Schnittebenen und der SSD („surface shaded display") Oberflächendarstellung des Objektes angezeigt

## Vorteile der registrierfreien Navigation

Der große Vorteil der registrierfreien 2D- und 3D-Navigation besteht darin, dass das chirurgische Instrument sofort, d. h. ohne die aufwendige Registrierungsprozedur im Bild angezeigt wird. Dies wird durch das Prinzip „shoot and navigate" ausgedrückt. Fehlerquellen durch eine mögliche schlechte Registrierung werden erst gar nicht zugelassen. Auch die für die Registrierung notwendigen großen Inzisionen werden vermieden, sodass die registrierfreie Navigation die minimal-invasive Chirurgie in erheblichem Maße unterstützt.

Da die bildbasierte registrierfreie Navigation stets mit Hilfe des C-Bogens durchgeführt wird, können die Röntgenbilder immer intraoperativ, also zeitnah zum chirurgischen Eingriff erzeugt werden.

Der Vollständigkeit halber seien hier noch weitere Vorteile der Navigation erwähnt, die auf der Nutzung des C-Bogens im OP beruhen:
- Erhöhte Genauigkeit des chirurgischen Eingriffs. Bei der 2D-Navigation wird dies durch die gleichzeitige Darstellung der Instrumente in mehreren Projektionsbildern (z. B. a.p. und lateral), bei der 3D-Navigation durch die intraoperativ verfügbare aktuelle 3D-Information, ohne die sonst möglichen Registrierungsfehler erreicht. Im 3D-Datensatz kann jedes beliebige Schnittbild frei für die Navigation gewählt werden. Auch Ansichten wie z. B. axial entlang der Wirbelsäule, die mit Projektionsverfahren nicht generiert werden können, sind möglich.
- Entfernung des C-Bogens nach der Bildakquisition. Dies führt zu verbesserten Platzverhältnissen und zu einem geringeren Infektionsrisiko während der Operation.
- Kontinuierliche Einblendung des chirurgischen Instruments im gespeicherten Bild. Damit kann zusätzliche C-Bogen-Röntgenstrahlung vermieden werden.

## Indikationen der registrierfreien Navigation

Aus den Vorteilen der registrierfreien Navigation ergeben sich die Indikationen, für die diese Art der Navigation prädestiniert ist. Allgemein hilft die registrierfreie Navigation immer bei der minimal-invasiven, präzisen und schnellen Platzierung von Führungsdrähten, Schrauben und Implantaten. Dies wird durch die gleichzeitige Darstellung in verschiedenen Projektionen (z. B. a.p. und lateral) bzw. durch die intraoperativ erzeugten 3D-Bilder erreicht. Es lassen sich aber auch typische Indikationen für die registrierfreie 2D- bzw. 3D-Navigation unterscheiden, wobei die hier versuchte Abgrenzung sicherlich nicht in jedem Fall zutreffen wird. Sie folgt dem Prinzip, immer den für die benötigte Information einfachsten Weg zu gehen. Die 2D-Navigation wird immer dann ausreichen, wenn durch wenige Projektionen bereits eine räumliche Zuordnung möglich ist.

Typische Indikationen für die registrierfreie 2D-Navigation sind:
- Lange Röhrenknochen: Insertion von intramedullären Nägeln inklusive distaler Verriegelung [15, 16],
- Korrekturosteotomien langer Röhrenknochen,
- Hüftendoprothetik, insbesondere die Pfannen- und Schaftnavigation,
- Schenkelhalsverschraubungen [2].

Typische Indikationen für die registrierfreie 3D-Navigation sind:
- Frakturen mit Gelenkbeteiligung: Obere und untere Extremitäten (Ellenbogen, distaler Radius, Skaphoid, Knie, distale Tibia, Kalkaneus, Talus etc.) und Azetabulum.
- Wirbelsäule: Platzierung von Pedikelschrauben in der lumbalen und thorakalen Wirbelsäule, Fixationen in der Halswirbelsäule, z. B. von C1 und C2 [1, 9].
- Becken: Frakturen, ileosakrale Verschraubungen, Osteotomien.

Bereits mit Navigationssystemen auf der Basis präoperativ angefertigter CT-Datensätze konnte die Rate der Fehlplatzierungen bei der Einbringung von Pedikelschrauben zur Stabilisierung von Wirbelsäulenfrakturen erheblich gesenkt werden [11]. Jedoch kann es sein, dass die Lage der Knochen zueinander, z. B. durch die Umlagerung des Patienten oder durch den chirurgischen Eingriff, intraoperativ nicht mehr der im präoperativen CT dargestellten Lage entspricht [6, 8]. Ein weiterer wesentlicher Faktor für Ungenauigkeiten ist die Registrierungsprozedur. Diese Probleme werden durch Nutzung der registrierfreien 2D-Navigation umgangen [12], allerdings zum Preis fehlender 3D-Information. Erst die registrierfreie 3D-Navigation verspricht, die eigentliche Lösung dieser Probleme zu werden.

Alle heute auf dem Markt befindlichen Navigationssysteme sind mit einem weiteren Problem konfrontiert: Sowohl in der Wirbelsäulenchirurgie als auch im Fall der Rekonstruktion von Gelenkfrakturen geben diese Systeme keine exakte intraoperative Kontrolle über das Repositionsergebnis, da Anzahl und Art der navigierten Knochenfragmente derzeit auf wenige große Fragmente limitiert ist und kein intraoperatives Update des Bilddatensatzes zur Verfügung steht. Gerade bei der Lagekontrolle von dislozierten Fragmenten und von Implantaten (z. B. Osteosyntheseplatten und -schrauben) sowie bei der Rekonstruktion von Gelenkflächen bietet schon allein die intraoperative 3D-Bildgebung mit dem SIREMOBIL Iso-C$^{3D}$ ohne Navigation einen erheblichen Informationsgewinn und führt damit zu mehr Qualität und Sicherheit im OP [4, 5, 10, 14]. Entscheidend für den OP-Workflow ist dabei die Möglichkeit, dass das SIREMOBIL Iso-C$^{3D}$ sowohl im herkömmlichen 2D-Betrieb als auch im 3D-Betrieb eingesetzt werden kann, ohne den Zugang zum Patienten einzuschränken und damit logistischen Mehraufwand zu erfordern. Dieser Workflow lässt sich bei einer solchen Fragmentreposition ohne Navigation wie folgt skizzieren [3]:

1. 2D-Betrieb: Fragmentreposition und präliminäre Fixierung durch Kirschner-Drähte,
2. 3D-Betrieb („präliminärer Scan"): Kontrolle in der 3D-Rekonstruktion,
3. 2D-Betrieb: definitive Osteosynthese,
4. 3D-Betrieb („definitiver Scan"): abschließende 3D-Rekonstruktion. Einsparung eines postoperativen CTs und einer Folgeoperation im Falle von Fragment- oder Implantatfehllagen.

Mit der intraoperativen registrierfreien 3D-Navigation kann nun die Navigation in einem aktuellen 3D-Datensatz erfolgen, z. B. für die Durchführung der Osteosynthese nach bereits erfolgter Reposition der Fragmente. Mit Nutzung der Bildsegmentierung ist in Zukunft der Einsatz der 3D-Navigation auch für die Fragmentreposition denkbar.

## Fazit und Ausblick

Mit der registrierfreien 3D-Navigation kommen die Chirurgen ihrem eigentlichen Ziel, nämlich minimal-invasiv unter Online-Visualisierung ihrer Instrumente im immer aktuellen 3D-Datenvolumen des Patienten präzise und schnell zu arbeiten, einen entscheidenden Schritt näher.

Entgegen der CT-basierten Navigation – die auf präoperativ gewonnenen, also „alten", 3D-Datensätzen beruht – kann der 3D-Datensatz mit dem SIREMOBIL Iso-C$^{3D}$ immer wieder intraoperativ aktualisiert werden, und zwar registrierungsfrei und damit minimalinvasiv.

Solches registrierungsfreies Arbeiten war bisher nur mit der C-Bogen-basierten 2D-Navigation auf Projektionsbildern – mit dem damit verbundenen geringeren Informationsgehalt der Bilder – möglich.

In Zukunft werden sich neue Anwendungsmöglichkeiten mit der intraoperativen Nutzung der Bildfusion ergeben. Durch Einbau von Flachbilddetektoren wird sich der Einsatzbereich mobiler C-Bögen gerade in Hinblick auf die dann mögliche Weichteildifferenzierung stark erweitern. Ein virtuelles intraoperatives „in die Knochen und Gelenke Hineinschauen" [7] rückt schließlich in den Bereich des Möglichen.

## Literatur

1. Arand M, Hartwig E, Hebold D, Kinzl L, Gebhard F (2001) Präzisionsanalyse navigationsgestützt implantierter thorakaler und lumbaler Pedikelschrauben. Unfallchirurg 104: 1076-1081
2. Arand M, Schempf M, Kinzl L, Fleiter T, Pless D, Gebhard F (2001) Präzision standardisierter Iso-C-Arm-basierter navigierter Bohrungen am proximalen Femur. Unfallchirurg 104: 1150-1156
3. Euler E, Heining S, Fischer T, Pfeiffer KJ, Mutschler W (2002) Erste klinische Erfahrungen mit dem SIREMOBIL Iso-C3D. electromedica (im Druck)
4. Euler E, Wirth S, Pfeifer KJ, Mutschler W, Hebecker A (2000) 3D-Imaging with an Isocentric Mobile C-Arm. electromedica 68, 122-126
5. Euler E, Wirth S, Linsenmaier U, Mutschler W, Pfeifer KJ, Hebecker A (2001) Vergleichende Untersuchung zur Qualität C-Bogen-basierter 3D-Bildgebung am Talus. Unfallchirurg 104: 839-846
6. Gebhard F, Kinzl L, Arand M (2000) Grenzen der CT-basierten Computernavigation in der Wirbelsäulenchirurgie. Unfallchirurg 103: 696-701
7. Gebhard F, Arand M, Fleiter T et al. (2001) Computer-assistierte Chirurgie, Entwicklung und Perspektiven 2001. Orthopäde 30: 666-671
8. Grützner PA, Vock B, Köhler T, Wentzensen A (2002) Rechnergestütztes Arbeiten an der Wirbelsäule. OP Journal 17/2: 185-190
9. Kandziora F, Stöckle U, König B, Khodadadyan-Klostermann C, Mittlmeier Th, Haas NP (2001) C-Bogen-Navigation zur transoralen atlantoaxialen Schraubenplatzierung. Chirurg 72: 593-599

10. Kotsianos D, Rock C, Euler E, Wirth S, Linsenmaier U, Brandl R, Mutschler W, Pfeifer KJ (2001) 3D-Bildgebung an einem mobilen chirurgischen Bildverstärker (Iso-C-3D): Erste Bildbeispiele zur Frakturdiagnostik an peripheren Gelenken im Vergleich mit Spiral-CT und konventioneller Radiologie. Unfallchirurg 104: 834-838
11. Laine T, Lund T, Ylikoski M, Lohikoski J, Schlenzka D (2000) Accuracy of pedicle screw insertion with and without computer assistance: A randomised controlled clinical study in 100 consecutive patients. Eur Spine J 9: 235-240
12. Nolte LP, Slomczykowski MA, Berlemann U, Strauss MJ, Hofstetter R, Schlenzka D, Laine T, Lund T (2000) A new approach to computer-aided spine surgery: fluoroscopy-based surgical navigation. EuroSpine J 9: 78-88
13. Ritter D, Mitschke M (2001) persönliche Mitteilung.
14. Rock C, Linsenmaier U, Brandl R, Kotsianos D, Wirth S, Kaltschmidt R, Euler E, Mutschler W, Pfeifer KJ (2001) Vorstellung eines neuen mobilen C-Bogen-/CT-Kombinationsgerätes (Iso-C-3D): Erste Ergebnisse der 3D-Schnittbildgebung. Unfallchirurg z: 827-833
15. Suhm N (2001) Intraoperative accuracy evaluation of virtual fluoroscopy – a method for application in computer-assisted distal locking. Comp Aid Surg 6: 221-224.
16. Suhm N, Jacob AL, Nolte LP, Regazzoni P, Messmer P (2000) Surgical navigation based on fluoroscopy – clinical application for computer-assisted distal locking of intramedullary implants. Comp Aid Surg 5: 391-400

# II Hüftendoprothetik

# Die geschichtliche Entwicklung der Hüftgelenkendoprothetik 5.1

H. Mittelmeier und W. Mittelmeier

## Resektions- und autologe Interpositionsarthroplastik, Arthrodese

Bei schmerzhaften Hüftgelenksdestruktionen und Ankylosen wurde im 19. Jahrhundert vereinzelt versucht, durch Oberschenkelhalsosteotomie und Hüftkopfresektion, eine Schmerzbefreiung und Verbesserung der Gelenkstellung sowie Beweglichkeit zu erreichen, später auch durch Kopf-Hals-Resektion und subtrochantäre Bifurkations- und Angulationsosteotomien. Bemerkenswert sind weiter die Versuche Anfang des 20. Jahrhunderts mit Interposition von Fett- und Fasziengewebe. Wegen vielfach unbefriedigender Ergebnisse wurde aber später bis in die Mitte des 20. Jahrhunderts die Arthrodese bevorzugt.

## Wegweisung zum Gelenkersatz durch Themistokles von Gluck

Um 1890 entwickelte Themistokles von Gluck an der Chirurgischen Universitätsklinik Charité in Berlin erstmals die Idee, zerstörte Gelenke, insbesondere auch der Hüfte, durch Einbau von formgerechten Gelenkkörpern aus Fremdmaterial zu ersetzen und hat damit die später so genannte *Gelenkendoprothetik* begründet. Bemerkenswert ist die Verwendung von *Elfenbein* als Biomaterial, wobei es sich hauptsächlich um *Hydroxylapatit* handelt, das in neuerer Zeit als Grundlage für regenerative Knochenersatzmaterialien (Osborn 1984; Mittelmeier et al. z) verwendet wird und seit 1984 auch für *osteokonduktive Beschichtungen* von Endoprothesen eine erfolgversprechende Rolle spielt (Osborn 1984).

Durch von Gluck wurde auch mit dem Ersatz *beider* Gelenkflächen, nämlich durch eine halbkugelige Pfannenschale (mit Stielverankerung) und einem kappenförmigen Hüftkopfüberzug, bereits das Prinzip der sog. *Totalendoprothese* vorgegeben (Abb. 5.1). Von Gluck hat die Implantate als „Tampons" bezeichnet, was wörtlich übersetzt einer „Einlage" bzw. dem späteren Begriff *Implantat* entspricht. (Der Begriff Gelenkendoprothese wurde erst im Zuge der neueren Entwicklungen, nach 1940, eingeführt und weiter verwendet.)

Offenbar waren erste klinische Versuche jedoch mit erheblichen Misserfolgen belastet, sodass Ernst von Bergmann als verantwortlicher Klinikchef und herausragender Vertreter der Deutschen Chirurgie im Interesse des Ansehens derselben seinem Schüler von Gluck die weitere Promotion und Anwendung des Verfahrens untersagte und die Entwicklung über lange Zeit stagnierte.

## Muldeninterpositionsplastik

Ein weiterer Fortschritt erfolgte erst in den 20er-Jahren durch Smith-Peterson in England mit Einführung der sog. „Muldeninterpositionsplastik" („mould arthroplasty"). Dabei wurden der Hüftgelenksform entsprechende schüsselförmige, an den Rändern krempenartig aufgebogene (nichtfixierte) Fremdkörperinterponate in den Gelenkspalt eingesetzt, um die schmerzhafte gegenseitige Knochenreibung im Gelenk zu verhüten (Abb. 5.2). Nach dem Versagen verschiedener Biomaterialien (u.a. Glas und frühe Kunststoffe) erwies sich aber die von Venable u. Stuck in den 20er-Jahren ursprünglich für die Osteosynthese entwickelte Kobalt-Chrom-Legierung „Vitallium" als brauchbar. Sie wurde auch später bei den eigentlichen Endoprothesen erfolgreich weiter verwendet. Die klinischen Ergebnisse der Muldenarthroplastik waren jedoch noch etwa zur Hälfte wegen persistierender Schmerzen und Knochenabrieb unbefriedigend.

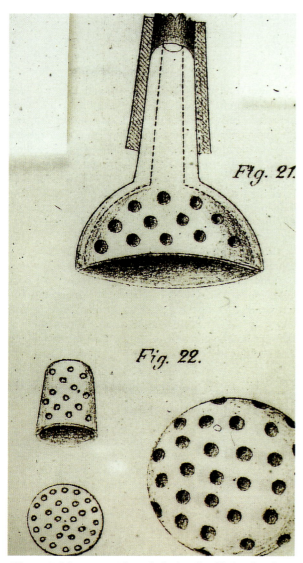

**Abb. 5.1.** Zeichnung von Th. v. Gluck über die Elfenbeinkugelprothese: Pfannenschale mit Stielverankerung und hemisphärische Kopfkappe. (Lochbohrungen zur Eigenfixation durch offensichtlich erwartetes Einwachsen des Knochengewebes)

## Kopfendoprothesen aus Acrylharz, Stielverankerung im Schenkelhals

Obwohl Moore in den USA bereits anfangs der 40er-Jahre erstmals Hüftkopfteilprothesen aus Vitallium mit Stielverankerung im Femurschaft eingeführt hat, wurden nach dem 2. Weltkrieg zunächst vor allem die von den Gebrüdern R. und J. Judet in Frankreich ab 1946 entwickelten pilzförmigen Hüftkopfteilprothesen aus Acrylharz mit Stielverankerung im Schenkelhals eingesetzt (Abb. 5.3). Bei dem Acrylharz handelt es sich um den ursprünglich von der deutschen Firma Röhm und Haas bereits in den 20er-Jahren entwickelten Kunststoff *Polymethylmetacrylat* (PMMA) mit dem Handelsnamen „Plexiglas", der damals in der Technik als „Kunstglas" bereits viel verwendet wurde. Diese Methode wurde Ende der 40er-Jahre auch in Deutschland eingeführt. (1950 hatte der Erstautor, H. Mittelmeier, noch als studentischer Famulus erstmals die Möglichkeit, solche Operationen – und Reoperationen! – bei Max Lange im Versorgungskrankenhaus Bad Tölz persönlich zu sehen.)

## Grundlegende histopathologische Untersuchungen

Während seiner Pathologiezeit (1953-1956) hatte H. Mittelmeier die Gelegenheit, mit Unterstützung seines Pathologielehrers Ludwig Singer derartige Arthroplastikgelenke (Material von Autopsien und Reoperationen) histopathologisch zu untersuchen und 1956 den ersten umfassenden Bericht über die *Reaktionen und Anpassungsvorgänge des Knochengewebes* an ein Kunstgelenk zu publizieren. Dabei wurde zunächst die grundlegende Erkenntnis gewonnen, dass Acrylharz aufgrund mangelnder Oberflächenhärte am Knochen einen erheblichen *Abrieb* erfährt und infolge mangelnder Dauerschwingfestigkeit gehäuft auch *Prothesenbrüche* auftreten, sodass auf die zukünftige Verwendung von abriebfesten und dauerschwingfesten Materialien, insbesondere Metall, verwiesen wurde. Wesentlich war auch die Erkenntnis, dass der mikroskopische Materialabrieb zu *destruktiven* Fremdkörpergranulationen führt, was vor allem später bei den zementierten Metall-PE-Prothesen (Charnley und Modifikationen) in Form aseptischer Prothesenlockerun-

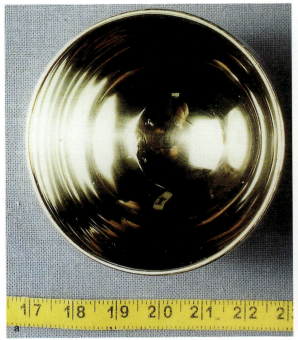 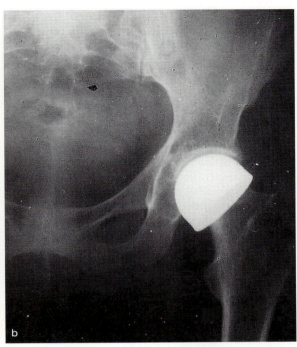

**Abb. 5.2.** *a* Modifizierte Interpositionskappe aus Vitallium nach Smith-Peterson, Mikrorauheit der polierten Gleitflächen (verwaschenes Spiegelbild der Leuchten). *b* Röntgenbild einer derartigen Interpositionsplastik (mit nichtfixierter Metallkappe)

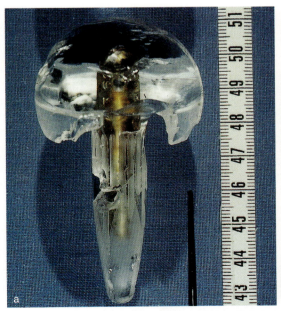 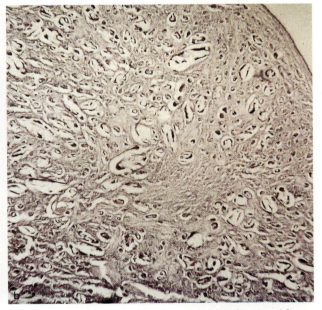

**Abb. 5.3.** *a* Explantierte Hüftkopfprothese nach R. und J. Judet aus Acrylharz mit Bruch der Kopfkrempe und des Verankerungsstieles sowie erheblichem Oberflächenabrieb. *b* Histologie der Fremdkörpergranulation auf die PMMA-Abriebpartikel mit Makrophagen und Riesenzellen. Erste Beschreibung der „*Abriebkrankheit*"(Mittelmeier u. Singer 1956)

gen große Bedeutung erlangte und jetzt als „Abriebkrankheit" bekannt ist.

Wichtig war auch die Erkenntnis der *biomechanischen Knochenumbauprozesse* mit Aufbau einer periprothetischen neuen Trageschicht, aber auch osteoklastischer Abbauprozesse bei Überlastung des Prothesenlagers aufgrund unphysiologischen erhöhten Knochendrucks (entsprechend den Prinzipien von Wolff 1890). Zur Überwindung dieser Probleme und Verbesserung der zementfreien Verankerung wurde deshalb erstmals eine Vergrößerung der knochenseitigen Trageflächen der Prothese zwecks Reduzierung des Knochendrucks in den tolerablen Bereich empfohlen („*Oberflächenvergrößerungsprinzip*", um ein dauerhaftes endoprothetisches *Belastungs-Struktur-Gleichgewicht* zu erreichen, beispielsweise mit Rippen am Verankerungsstiel).

Klinisch zeigten die Plexiglasprothesen zunächst meistens eine deutliche Schmerz- und Funktionsverbesserung. Zunehmende Versagerquoten zwangen aber schließlich zur Aufgabe dieses Prothesentyps.

## Metallteilprothesen mit Stielverankerung im Femurschaft

In den 50er-Jahren verbreiteten sich insbesondere die von Moore entwickelten und 1952 von Thompson modifizierten Hüftkopfteilprothesen mit zementfreier Stielverankerung im Femurschaft (Abb. 5.4). Sie wurden u. a. auch an der Homburger Orthopädischen Universitätsklinik durch Chapchal (1959) eingeführt und dann von H. Mittelmeier (ab 1964) zunächst weiter verwendet. Eine klinikeigene epikritische Ergebnisstudie (Leonhäuser 1975) zeigte nach durchschnittlich 8,6 Jahren nur in etwa der Hälfte der Fälle zufriedenstellende Verhältnisse. Die übrigen Fälle zeigten jedoch teilweise eine Pfannenprotrusion und biomechanisch bedingte aseptische Stiellockerungen mit Absinken der Prothese im Femur und schmerzbedingter Revisionsnotwendigkeit. Die Pfannenprotrusionen wurden später vor allem auf einen azetabulären Knorpel-Knochen-Abrieb durch die mikroskopisch rauen Metallgleitflächen (mit vorstehenden, politurresistenten Blockkarbiden) zurückgeführt („Reibeiseneffekt"), die Stiellockerungen auf ungenügende Oberflächenstrukturierung.

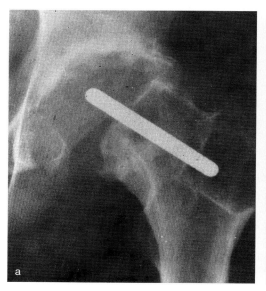
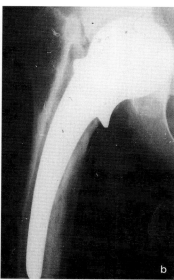

**Abb. 5.4.** *a* Drei Jahre nach Judet-I-Endoprothetik: Starke Ausweitung des knöchernen Stielkanals durch überlastungsbedingten biomechanischen sowie abriebbedingten granulomatösen Abbau des Knochenlagers; aseptische Prothesenlockerung. *b* Röntgen vier Jahre nach Implantation einer metallischen Femurteilprothese nach Thompson. Abbau des Pfannengrundes mit medialer Kopfprotrusion, Ausweitung des femoralen Stielkanals mit Lockerung und Absinken der Prothese durch biomechanischen Knochenabbau trotz erfolgter Knochenverdichtung der Kanalwand

## Zementfreie metallische Totalendoprothesen

Zur Behebung der azetabulären Probleme der Teilprothese wurden in den 50er-Jahren sodann (zunächst immer noch zementfrei) Metall-Metall-Totalendoprothesen mit mehrfacher Stift- bzw. Zapfenverankerung der Pfannen und Stielverankerung im Femurschaft eingesetzt (McKee u. Farrar; Abb. 5.5), die wegen mangelhafter Fixierungsfähigkeit in den 60er-Jahren (in Anlehnung an Charnley) dann auch mit *Zementverankerung* verwendet wurden. Klinisch ergaben sich nach Zementierung zunächst günstigere Verhältnisse (Hackenbroch jun. et al. 1976), aber auch Abriebprobleme mit Metallosen. Spätere klinische Nachuntersuchungen aus der Züricher Universitätsklinik ergaben aber für die bei Sulzer gefertigten Metall-Metall-Prothesen sehr hohe Versagerquoten (75% nach 15 Jahren), die von Semlitsch vor allem auf mangelnde Schmierspaltgestaltung zurückgeführt und später durch höhere „Gelenktoleranz" (Schmierspalt etwa 200 µm) sowie Einführung eines verbesserten Werkstoffes (Metasul) wesentlich verbessert werden konnten (Weber, ab 1988).

Erwähnt sei hier auch noch kurz die von Ring 1956 eingeführte Metalleigenpaarungsprothese mit einer verbesserten *Schraubenstielverankerung* der Pfanne im Becken. (Auch am Femur wurden Schraubenstiele eingeführt [McBride], die jedoch klinische Probleme ergaben.)

Erwähnenswert erscheint auch noch die etwa gleichzeitig von Sivash in Russland entwickelte und in den osteuropäischen Ländern vielfach verwendete *zementfreie Titaneigenpaarungsprothese*, die an der Pfanne mehrere ringförmig angeordnete strahlenkranzähnliche Verankerungsflügel besaß, die bei der Operation gewaltsam in das knöcherne Azetabulum eingeschlagen und bei der die Schäfte am Femur mit *transversalen Knochenschrauben* befestigt wurden. Hier zeigten sich jedoch bald Probleme durch verstärkten Metallabrieb und Gelenkblockierungen sowie Schraubenbrüche (Friedebold u. Groher 1986).

## Zementierte Metall-Polyäthylen-Prothesen

Um 1960 wurden von Charnley in England zwei wesentliche neue Prinzipien in die Hüftendoprothetik

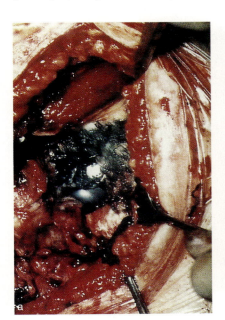 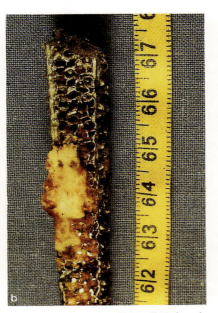 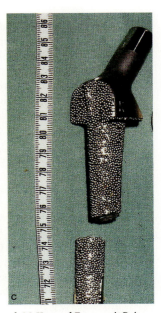

**Abb. 5.5.** Metallprobleme. *a* Revision einer schmerzhaften zementierten Metall-Metall-Hüftprothese nach McKee und Farrar mit Reizerguss und starker metallotischer Umwandlung des Kapselbereichs und Prothesenlagers. *b* Dauerschwingbruch eines Judet-Porometallstiels mit Resten eingewachsenen Knochens (CoCr-Gusslegierung). *c* Dauerschwingbruch einer madriporischen Lord-Prothese (CoCr-Gusslegierung)

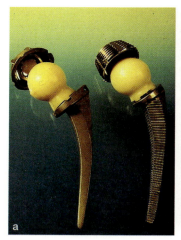 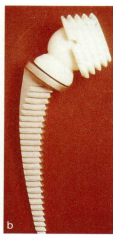

**Abb. 5.6. *a Links*:** Zementierbare Daubenspeck-Prothese (Osteo) mit herkömmlich geformter Metallpfanne, auswechselbares Kopf-Hals-Teil aus PE mit konischer Aufsitzklemmung und zusätzlicher Rasterhaltung am Prothesenkragen; *rechts*: zementfreie „Tragrippenprothese" nach Mittelmeier mit stumpfkegeliger Metallschraubpfanne, austauschbarem PE-Kopf-Hals-Stück und metallischem Tragrippenstiel (Typ I). *b* Keramikeigenpaarungsprothese (Autophor I) mit stumpfkegeliger Schraubpfanne, keramischem Kopf-Hals-Teil mit innerer Konusklemmung auf Tragrippenstiel (Autophor I)

1961 hat Mittelmeier in tierexperimentellen Untersuchungen festgestellt, dass der Kunststoff *Polyäthylen* eine relativ gute Gewebeverträglichkeit und damit Implantateignung zeigt. 1963 hat Charnley dann Polyäthylen zur Pfannengestaltung verwendet. Bemerkenswert erscheint dabei auch noch die Verwendung von *rostfreiem Stahl* für die Femurkomponente und Bevorzugung eines sehr kleinen Kopfdurchmessers (22 mm) und somit dicker Pfannenwand (mit geringeren elastischen und plastischen belastungsbedingten Verformungen).

Vorsorglich empfahl Charnley eine *Beschränkung der Altersindikation* auf alte, körperlich relativ inaktive Patienten über 60 Jahre mit entsprechend begrenzter Lebenserwartung. Damit blieben die vielen jüngeren Patienten zunächst von der Endoprothetik ausgeschlossen und mussten weiterhin mit den stark

eingeführt, nämlich die Zementbefestigung der Prothesenteile am Knochen mit selbsthärtendem „*Knochenzement*" (aus PMMA) sowie die Einführung von *Kunststoffen als Pfannenmaterial*.

Der Knochenzement wurde dabei in teigiger Form zunächst manuell, („digitale Technik") in das Knochenlager eingebracht, in das sodann die Prothesenkomponenten eingedrückt wurden (Abb. 5.6). Nach der Aushärtung des Zements am Knochen wurde hiermit nach wenigen Minuten eine zunächst absolut *stabile Primärverankerung* der Prothesen durch mechanische Verzahnung („dentition") erreicht.

Die Verwendung von Kunststoff im Pfannenbereich erfolgte, nachdem biomechanische Pendelversuche gezeigt hatten, dass damit im Vergleich zur Metalleigenpaarung eine wesentliche *Verminderung der Gelenkreibung* erreicht werden kann („low-friction arthroplasty"). Leider zeigte sich anfangs bei der Verwendung von *Fluorosint-Kunststoff* (Teflonbasis) ein rasch ansteigender Abrieb mit erheblichen destruktiven aseptischen Prothesenlockerungen, sodass zunächst fast alle Fälle in relativ kurzer Zeit operativ revidiert werden mussten.

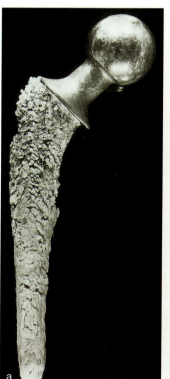 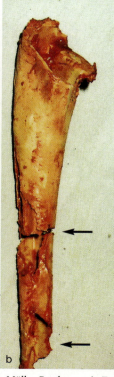

**Abb. 5.7. *a*** Mazerationspräparat einer Müller-Prothese mit Zementmantel; Darstellung der Verankerungsprotrusionen im proximalen spongiösen Schaftbereich. *b* Bei lockerungsbedingter Revision entfernter femoraler Zementköcher mit glatter Oberfläche nach Dauerschwingabbruch der Verankerungsprotrusionen und mechanischer Scheuerglättung sowie distale Zementbrüche (*Pfeile*)

funktionsmindernden Alternativen der Arthrodese oder Resektionshüfte versorgt werden.

Die Primärergebnisse der Charnley-Prothese waren – im Vergleich zu den bislang verwendeten zementfreien Metall-Metall-Prothesen – wesentlich besser. Erst mit diesem bahnbrechenden Erfolg hat die Hüftendoprothetik rasch weltweite Verbreitung gefunden und wurde zur „klassischen Standardtechnik".

Erwähnenswert sind hier zunächst insbesondere die alsbaldigen Modifikationen von Müller und Buchholz u. Gardmann (1972) mit Femurkomponenten aus Kobalt-Chrom-Legierungen sowie größeren Kopfdurchmessern von 32 bzw. 38 mm (mit geringerer Luxationsgefahr; Abb. 5.7).

## Femurprothesenstielbrüche

In der Anfangszeit der Hüftendoprothetik wurden bei verschiedenen Modellen (Charnley, Buchholz, Müller u.a.) Femurstielbrüche beobachtet, die auf Dauerschwingversagen zurückzuführen waren. Ursache dafür war vor allem die unzureichende Dauerschwingfestigkeit der anfänglichen Metalllegierungen (s. Abb. 5.8).

Dies gab Anreiz, verbesserte Endoprothesenmetalle zu schaffen, teils durch Legierungsänderung, teils durch die technische Bearbeitung und zunächst durch Hochtemperaturdruckanwendung („hot isostatic pressing" HIP), vor allem aber durch Schmiedeverfahren.

Besondere Bedeutung haben hier im europäischen Raum die Entwicklung von Protasul 10 (Sulzer) sowie die verbesserte CoCr-Legierung Endocast (Krupp) gebracht. Dadurch konnte die ursprüngliche Dauerschwingfestigkeit der Ausgangsmetalle (rostfreier Stahl sowie der Kobalt-Chrom-Gusslegierungen Vittalium und Wisil (Howmedica/Krupp) auf 400 N/mm$^2$ gehoben werden, durch Titan- sowie Endocast-Schmiedelegierungen sogar auf 600 N/mm$^2$ und mehr. Im Laufe der 80er-Jahre sind damit Metallbrüche zur ausgesprochenen Seltenheit geworden. An der

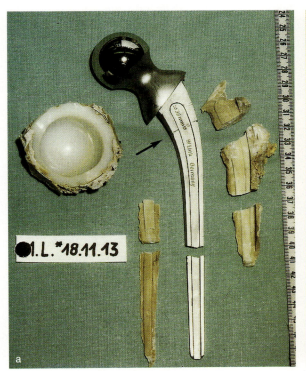 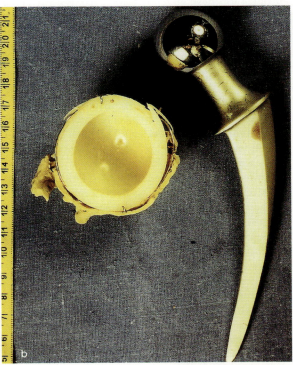

**Abb. 5.8.** *a* Entfernte Buchholz-Prothese mit Pfannenabrieb: Unvollständiger proximaler Dauerschwingbruch des Prothesenstiels (Pfeil), vollständiger distaler Stielbruch. Multipler Bruch des Zementköchers. *b* Gelockerte Müller-Prothese mit elongierter PE-Pfanne (durch Kaltfluss und Abrieb), mechanische Ablösung der relativ dünnen PE-Pfanne von der dünnen Zementschicht

Orthopädischen Univ.-Klinik Homburg haben wir in der Anfangszeit bei den Autophor-I-Stielen (Wisil/CoCr-Guss) 1974 bis 1976 noch zwei Stielbrüche bei 109 Fällen (1,8%) und bei den Autophor-II-Stielen (Endocast-Guss) seit 1976 drei Brüche bei 851 Fällen (0,35%) gesehen. Auch in der neueren Literatur wird über Femurstielbrüche kaum noch berichtet. Bei den gegossenen Autophor-III-Stielen mit metallgranulärer Sinterbeschichtung wurde bei 1664 Fällen (0,06% bzw. 0,6‰) nur noch ein Bruchfall registriert und bei den verrundeten unprofilierten zementierbaren Xenophor-Stielen aus Endocast-Schmiedelegierung bei 1402 Fällen überhaupt kein Stielbruch mehr gesehen.

## Zementprobleme

Schon vor Einführung des Knochenzements hatten H. Mittelmeier und Singer 1956 bezüglich der Judet-Plexiglas-Prothese angeführt, dass das PMMA keine regelrechte Dauerschwingfestigkeit besitzt und es nur „eine Frage der Zeit ist", bis der Kunststoff bei pulsierender Belastung durch Dauerschwingbruch versagt. Schon 1964 hat H. Mittelmeier deshalb die Zementierungstechnik in Frage gestellt, konnte sich jedoch sodann dem wesentlichen Vorteil der Zementierung gegenüber der bisherigen zementfreien Endoprothetik zunächst selbst nicht mehr entziehen und hat seit 1967 hauptsächlich zementierte TEP nach M.E. Müller verwendet.

Die weitere klinische Erfahrung zeigte jedoch, dass im Laufe der Jahre – vor allem bei den Modifikationen von Müller und Buchholz – gehäuft *Zementbrüche* im Pfannen- und Schaftbereich mit aseptischen Prothesenlockerungen auftreten. Dazu hat vor allem die (im Vergleich zur Charnley-Prothese) *mechanisch ungünstige Profilgebung* dieser Prothesenmodifikationen beigetragen. Bei der relativ kurzen, bananenförmig gekrümmten, im Querschnittsprofil keilförmigen Müller-Prothese entstanden biomechanisch ungünstige Sprengwirkungen und bei den scharfkantigen Buchholz-Stielen „stress-riser". An den PE-Pfannen führte die relative Dünnwandigkeit (bei großen Prothesenköpfen) zu belastungsbedingten elastischen und plastischen *Verformungen* mit Ablösung vom Zement und Begünstigung von Brüchen dünnwandiger Zementlager (Abb. 5.8).

Problematisch war vor allem die anfängliche *manuelle Applikationstechnik* dadurch, dass es zu unvollständigen Zementierungen und Lamellierungen (mit Lufteinschlüssen und Blutzwischenlagerung) kam, wodurch die Bruchgefahr des Zementes wesentlich erhöht wurde. Insbesondere hat Gächter an etwa 100 Autopsiefällen die Unvollkommenheit und damit technische Unzulänglichkeit der ursprünglichen Zementierungstechnik statistisch aufgezeigt.

## Verbesserung der Zementierung durch Prothesenumgestaltung

Zunächst hat M.E. Müller versucht, durch *Mikroprofilierung* der Prothesenstiele eine bessere Krafteinleitung in den Zement zu erreichen.

In den 70er-Jahren wurden von Howmedica optimierte *verrundete Schaftprofile* eingeführt, ebenso von H. Mittelmeier 1975 die zementierbare Xenophor-Prothese (Osteo) mit einem nur proximal gekrümmten Geradschaft mit runden medialen und lateralen Stielflächen, die sich über viele Jahre relativ gut bewährt hat (1984).

Ende der 70er-Jahre wurden auch von M.E. Müller und Schneider (Sulzer) zementierte „*Geradschaftprothesen*" promoviert, die jedoch den Femurraum möglichst ausfüllen und die Fixierung mit „nur wenig Zement" ermöglichen sollten. Damit ergaben sich aber zwangsläufig sehr dünnwandige und teilweise unzusammenhängende Zementareale und ungünstigere Ergebnisse als bei Prothesen mit dicker zusammenhängender Zementwandung.

In den 80er-Jahre hat Lubinus (Link) in der sagittalen Richtung S-förmig gekrümmte, der natürlichen Femurform angepasste Prothesenstiele eingeführt („*anatomische Prothesen*"), die die Gestaltung eines allseits ausreichend dicken Zementmantels gewährleisten sollten. Sie zeigen nach der sog. Schweden-Studie besonders günstige „Überlebensquoten".

Bei den zementierbaren Stielen wird auch in der Regel auf die Ausgestaltung eines *Prothesenkragens* Wert gelegt, weil er eine größere Belastungsstabilität gewährleistet (Ungethüm 1976) und auch zur günstigen Verpressung des Zementes beiträgt.

## Verbesserung der Zementierungstechnik

Anfangs der 80er-Jahre wurde von Lee (Exeter) eine Verbesserung der Zementierungstechnik durch Spülung und temporäre Tamponade des Prothesenlagers sowie *Spritzeninjektion* und Pelottenverpressung des Zements empfohlen. Wichtig ist dabei, vor allem bei anterograder Zementinjektion, eine distale Überdruckdrainage, evtl. sogar eine „Vakuumapplikation" des Zements (Draenert) oder (einfacher) die retrograde Zementapplikation bei distaler Drainage.

Hinzu kam eine Verbesserung der *Anmischtechnik* unter Vakuum mit Entfernung der blasigen, schwächenden Lufteinschlüsse. Problematisch erscheint dagegen die von Harris empfohlene Zentrifugierung des Zements beim Anmischen, weil sie nach unseren Untersuchungen eher einen ungünstigen Entmischungseffekt erzeugt.

Wichtig erscheint aber die Feststellung, dass der Knochenzement auch bei idealer Anmischung und Applikation weiterhin eine *unbefriedigende mechanische Dauerfestigkeit* besitzt, wie umfangreiche Dauerschwingversuche in unserem biomechanischen Labor ergeben haben. Während die Dauerschwingfestigkeit bei den ursprünglich verwendeten Prothesenmetallen (rostfreier Stahl und Vitallium) bei etwa 250 N/mm$^2$, bei der verbesserten CoCr-Gusslegierung Endocast (Krupp) bei etwa 400 N/mm$^2$ und bei hochgezüchteten CoCr- und Titanschmiedelegierungen 600 N/mm$^2$ und mehr beträgt, liegt die Dauerschwingfestigkeit des bewährten hochviskösen Knochenzementes Palacos (Merck) nur bei etwa 8 N/mm$^2$ und bei den später empfohlenen niederviskösen Zementen durchschnittlich nur bei etwa 3 N/mm$^2$. Neuere niederviskose Zemente reichen nun zwar fast an die Werte hochvisköser Zemente heran, die Dauerschwingfestigkeit eines ideal gemischten und applizierten Knochenzements beträgt aber schließlich nur etwa 1/30 derjenigen der älteren Metalle und nur etwa 1/80 bis 1/100 der modernen Prothesenmetalle! Somit ist der Zement unverändert das mechanisch schwächste Glied der Endoprothetik und sollte unseres Erachtens wenn möglich, zumindest primär, durch die moderne zementfreie Verankerungstechnik mittels Oberflächen-strukturierung der hochfesten zementfreien Metallkomponenten vermieden werden. Aber auch bei *Wechseloperationen* entstehen Zementierungsprobleme aufgrund der dabei vorliegenden, teilweise schweren Knochenzerstörungen sowie lockerungsbedingten Glättung der Femurkanalwand, die keine ausreichende Sekundärverzahnung des Zementes mehr ermöglicht (Tabelle 5.1).

Ein wesentlicher weiterer Nachteil des Zements besteht auch darin, dass es beim Abbruch von Zementprotrusionen und deren Interposition im Gelenkspalt zu Imprägnationen der Partikel in das Polyäthylen und durch das beigefügte Röntgenkontrastmittel (pulverförmige $ZrO_2$-Keramik) zu *sekundären Kratzbeschädigungen der metallischen Kopfoberflächen* kommen kann, die den PE-Abrieb weiter verschlechtern (Mittelmeier).

**Tabelle 5.1.** Zementdefekte bei Hüft-TEP mit alter manueller Technik bei 80 Autopsiefällen (nach Gächter)

| | |
|---|---|
| Pfanne | 31% |
| Femur | 34% |
| Pfanne und Femur | 27% |
| *Gesamt* | 92% |

Vollständige Zementierung nur 8%!

## Verbesserung des Knochenzements durch Faserverstärkung und HA-Beigabe

Von H. Mittelmeier wurde 1979 die Möglichkeit angegeben, durch Beigabe von Kurzschnittkohlenstofffasern sowie granuläre Hydroxylapatitbeimischung, also Herstellung eines *Verbundwerkstoffes*, die mechanische Festigkeit und Knochenhaftung (durch bioaktive Knochenintegration) zu verstärken. Trotz günstiger biomechanischer und tierexperimenteller Untersuchungen sowie einer klinischen Primärstudie wurde von den Inhabern der Patentrechte (Osteo und Richards) wegen befürchteter Zulassungsschwierigkeiten beim FDA in USA diese aussichtsreiche Zementverbesserung jedoch leider nicht zur Markteinführung gebracht. Die Entwicklung von neueren *Kalziumphosphatzementen* bleibt abzuwarten.

## Gewebliche Abriebprobleme bei Metall-PE-Prothesen („Osteolyse")

Schon wenige Jahre nach Einführung der zementierten Metall-Pe-Totalprothese wurde röntgenologisch

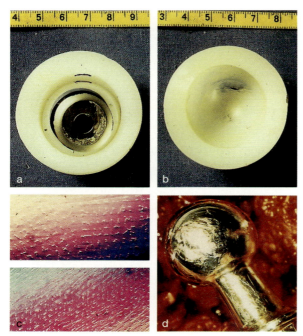

**Abb. 5.9. a** Entfernte Metall-PE-Prothese mit starkem Pfannenabrieb. Erweiterter kranialer Gelenkspalt markiert. **b** Zentral durchgeriebene PE-Pfanne (7 Jahre postop.) **c** Spektralmikroskopische Oberflächenaufnahme einer fabrikneuen CoCr-Müller-Prothese (Sulzer) mit vorstehenden harten Blockkarbiden (Reibeiseneffekt). **d** Starke sekundäre Beschädigung eines metallischen Hüftkopfes und -halses nach Prothesenlockerung und PE-Bruch mit sekundärer Zerkratzung der Oberfläche durch Markierungsdraht und Zementröntgenkontrastmittel (Verstärkung des Abriebeffekts)

**Tabelle 5.2.** Komplikationen bei zementierten Metall-Metall- und Metall-PE- (UHMW-)Hüft-TEP. (Deutsche Sammelstatistik über Hüftprothesen-Ergebnisse nach Griss et al. 1982, basierend auf hochgerechnet 38.000 Fällen aus der Zeit Anfang der 70er-Jahre, 4-7 Jahre postop.)

| | |
|---|---|
| Tiefe Infektionen | 4,2% |
| Aseptische Lockerungen und mechanische Fehler | 19,6% |
| Schwere periartikuläre Verknöcherungen | 6,8% |
| *Gesamt* | *30,6%* |

jedoch wichtig zu wissen, dass die destruktiven Fremdkörpergranulome nicht allein aus dem PE-Abrieb im Gelenk resultieren, sondern auch durch äußeren lockerungsbedingten Abrieb der Pfannen am Zement und Becken sowie durch bruchbedingte mikroskopische Zementpartikel und sekundären Metallabrieb zustande kommen. Es ist deshalb besser, insgesamt von *destruktiver Abriebgranulation* zu sprechen (Abb. 5.10).

eine zunehmende *Exzentrifizierung der Hüftköpfe* in der PE-Pfanne beobachtet, die zum geringen Teil auf Kaltfluss, vor allem aber auf Oberflächenabrieb des PE zurückzuführen ist (Abb. 5.9). Bemerkenswerterweise war dies häufig mit einer röntgenologisch sichtbaren Abgrenzung des Knochenzements vom Knochenlager, den sog. „Osteolysesäumen" begleitet. In vielen Fällen kommt es dabei jedoch zu umfangreichen schwerwiegenden Zerstörungen des Knochenlagers mit aseptischer Prothesenlockerung, die zu schwierigen *Revisionsoperationen* mit Osteosynthesen, speziellen Revisionsprothesen sowie regenerativen Osteoplastiken zwingen. Bei den Nachoperationen ergeben sich teilweise massive Granulombildungen (mit vorwiegend Makrophagen und Riesenzellen, Tabelle 5.2).

Diese Erscheinung wurde teilweise als „Polyäthylenkrankheit" („polyethylene disease") bezeichnet. Es ist

## Die Polyesterkatastrophe

Abriebbedingte Prothesenlockerungen wurden insbesondere bei den um 1970 von Weber und Huggler eingeführten sog. *Rotationsprothesen* unter Verwendung von modularen Hüftköpfen aus Therephthalat-Polyester-Kunststoff (Delrin) beobachtet, sodass die meisten Fälle nachoperiert und dieser Kunststoff aus dem Handel gezogen werden musste (Willert u. Semlitsch 1976; Weber et al. 1974). Es erfolgte hier zunächst ein Rückzug auf eine Ganzmetallversion mit weniger Abrieb und guten Ergebnissen (Weber 1970; Abb. 5.11).

## Infektionen, Prophylaxe und Therapie

Die Entwicklung der zementierten Totalendoprothetik war anfangs mit relativ hohen Infektionsquoten und *septischen Prothesenlockerungen* belastet (nach Charnley 8,6%, nach Huggler 4,6%), die in der Regel zunächst zum Prothesenausbau und dem Status der Resektionshüfte zwangen. Hier handelt es sich hauptsächlich um die Folge einer *intraoperativen Wundkontamination* durch Luft- und Hautkeime.

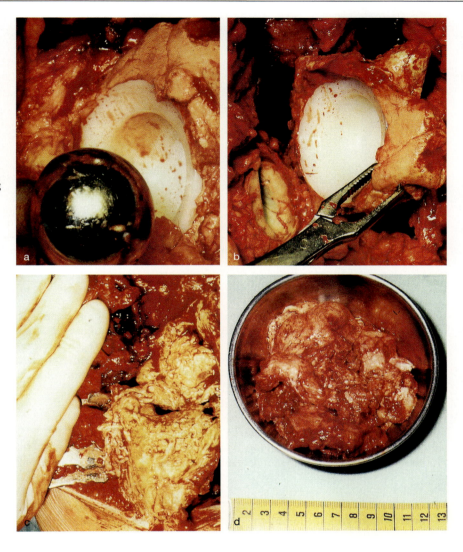

**Abb. 5.10.** *a* Operationssitus bei Revision einer aseptisch gelockerten Metall-PE-Prothese (Müller/Sulzer) mit massivem Granulationswall zwischen PE-Pfanne, Zement und Azetabulum; sekundäre Verkratzung der metallischen Kopfoberfläche. *b* Nach Entfernung der gelockerten Femurkomponente multipler proximaler Bruch des Prothesenköchers sichtbar. Pfannengranulation mit Zange gefasst und vorgezogen. *c* Nach Pfannen- und Zemententfernung riesige destruktive Abriebgranulation im Pfannenlager, Größenvergleich mit Hand, korrespondierender großer Knochendefekt. *d* Riesige Mengen entfernten „pseudotumorösen" Granulationsgewebes in Metallschale bei einem anderen Beobachtungsfall

Große Bedeutung haben hier die um 1970 von Charnley eingeführten Reinluftoperationkabinen sowie die zusätzliche Körperabsaugung des OP-Personals erlangt, womit die Infektionsquote auf etwa 1% gesenkt werden konnte.

In den 70er-Jahren wurde von Buchholz u. Gardmann (1972) *eine Antibiotikabeimengung zum Knochenzement* (mit dem Aminoglykosid Gentamicin/Merck) eingeführt, die zur lokalen Infektionsprophylaxe dienen kann. Sie wurde dann aber auch zum *primären septischen Prothesenwechsel* verwendet. Dabei ist die Antibiotikagabe auf das Antibiogramm auszurichten und ein etwa 70%iger Primärerfolg zu erreichen. Hinzu kamen dann noch antibiotikahaltige Septopal-Zementketten (Merck).

Wir selbst gaben zur Primärprophylaxe einer *perioperativen* systemischen *parenteralen Antibiotikaprophylaxe* den Vorzug, wobei jedoch Penicillin-Aminoglykosid-Gaben nicht befriedigten. Hier hat sich dann allerdings der Einsatz von *Cephalosporin der zweiten*

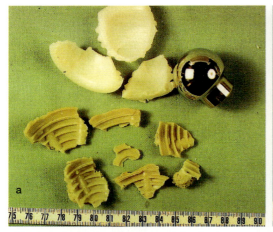 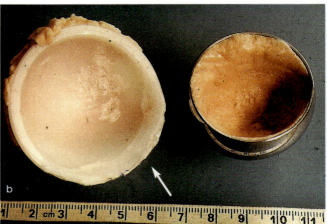

**Abb. 5.11. a** Bruch der PE-Pfanne und des dortigen Zementlagers bei konventioneller zementierter Metall-PE-Prothese, 21/4 Jahre postop. **b** Entfernte gelockerte Doppelschalenprothese nach Wagner. *Links* dünne verformbare PE-Pfannenschale mit zentraler Imprägnation von Zementpartikeln und randständiger PE-Abrieb (*Pfeil*); *rechts* gelockerte Kopfkappe mit geglätteter Zementverankerungsschicht

*Generation* sehr bewährt, der die frühere Infektionsquote an der Homburger Klinik von 3,8% auf unter 1% senkte (Heisel et al. 1984).

Beim *Prothesenwechsel* haben wir mit dem zweizeitigen Vorgehen (primärer Rückzug auf die Resektionshüfte, längere systemische Antibiotikagabe und aufgeschobene Sekundärimplantation der Prothese) fast ausnahmslos gute Ergebnisse erzielt.

Zur Vermeidung einer intermediären Kontraktur werden heute teilweise auch *provisorische „Interimsprothesen"* aus antibiotikahaltigem Zement eingesetzt.

## Periartikuläre Verknöcherungen

Als weitere Frühkomplikation zeigten sich alsbald auch gehäuft periartikuläre Verknöcherungen, entsprechend einer Myositis ossificans, die anfängliche Schmerzhaftigkeit und später Beschwerden durch Bewegungseinschränkung sowie Kontrakturen ergeben können. Sie treten mit verschiedenen Schweregraden in Erscheinung (von ARCQ) und erfordern bei schweren Fällen gleichfalls *Revisionsoperationen mit muskulären Funktionsverlusten*.

Zur Prophylaxe wurde hierfür die medikamentöse Gabe von Bisphosphonaten empfohlen, deren Wirksamkeit jedoch umstritten ist. Bei uns hat sich hier vor allem die orale Verabfolgung von *Indometacin* oder *Ibuprofen* als erfolgreich erwiesen.

Von anderer Seite wurde eine *perioperative Röntgenbestrahlung des Operationsgebietes* angegeben, die jedoch wegen strahlenbiologischer Bedenken, Engpässen in den assoziierten Radiotherapieabteilungen und Transportschwierigkeiten teilweise problematisch ist.

## Statistische Ergebnisse der klassischen zementierten Metall-PE-Endoprothetik

Zur funktionellen Bewertung der Endoprothetik wurden von Charnley, Merle D'Aubigne und Postel grundlegende *Bewertungsschemata* unter Berücksichtigung der wichtigsten klinischen Parameter (Schmerz, Gelenkbeweglichkeit und Gehvermögen) entwickelt und später von Harris noch differenziert. Damit ist eine vergleichende Ergebnisbewertung möglich.

Wesentlich ist aber vor allem das „harte Kriterium" der sog. „Überlebensstatistiken" der Arthroplastiken bzw. (umgekehrt) der im Laufe der Zeit auftretenden Verlustquoten infolge der Notwendigkeit des Prothesenausbaus bzw. -wechsels.

Während Charnley selbst (nach Beherrschung des Infektionsproblems) für sein Krankengut nur sehr geringe aseptische Verlustquoten angab, betrugen diese für die Müller-Prothesen anfangs etwa 1,5%/Jahr (mit steigender Tendenz).

In der großen deutschen Sammelstatistik von Griss et al. (1982) wurden aus der Anfangszeit bei (hoch gerechnet) 38.000 Prothesenfällen in Westdeutschland schon nach sechs bis sieben Jahren Verlustquoten von etwa 30% ermittelt, davon etwa 20% aseptische Lockerungen und der Rest etwa jeweils zur Hälfte Infektionen sowie Verknöcherungen.

Von Harris wurden vor allem für junge Patienten (erwartungsgemäß) wesentlich höhere Verlustquoten (bis 50%) ermittelt.

Über die Original-Charnley-Prothese liegen jetzt international mehrere Berichte mit Verläufen von über 20 Jahren vor, die (im Unterschied zur guten Statistik von Wroblewski et al. [1999] mit nur etwa 3% Versagern) ein progressives Abnehmen der „Überlebensrate" auf etwa zwei Drittel zeigen. Hier sei insbesondere auf die kürzlich veröffentlichte Statistik von Fuchs u. Wieder (2000) aus der Münsteraner Klinik verwiesen (Abb. 5.12).

## Rückkehr zur zementfreien Verankerung

Schon um 1970 haben Judet und H. Mittelmeier auf die wachsende Zementproblematik verwiesen und eine Rückkehr zur zementfreien Verankerung der Metallendoprothesen, jedoch mit *Oberflächenstrukturierung* empfohlen. Die *Poro-Metall-Prothese* von Judet (1970/1975) wurde im Pfannen- und Stielbereich mit einer gusstechnisch erzeugten oberflächlichen Porenbildung gestaltet, wobei die zylindrische Pfanne mit einem modularen PE-Einsatz und der Stiel mit einem großen Trochanterbügel versehen war (Abb. 5.13). Es bestanden jedoch Mängel in der Kobalt-Chrom-Gusslegierung mit einer noch unbefriedigenden Bruchquote. Im Laufe der Zeit kam es auch zu den bekannten PE-Abriebproblemen und schließlich zur Aufgabe der Prothese.

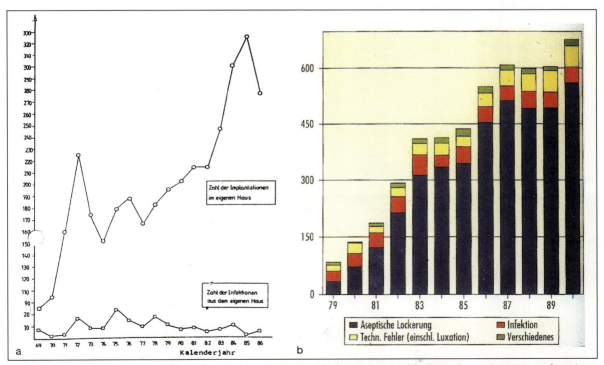

**Abb. 5.12.** *a* Graphische Statistik der Hüftarthroplastik an der Orthopädischen Universitätsklinik Homburg seit 1969, zunächst mit zementierten Metall-PE-Endoprothesen, ab 1974 mit zementfreien und zementierten Keramikendoprothesen. Starker Anstieg nach 1982 (*obere Kurve*). Dessen ungeachtet konnte die Zahl der Infektionen (*untere Kurve*) seit 1979 aufgrund der Infektionsprophylaxe vermindert werden und spielt zahlenmäßig nur noch eine geringe Rolle. *b* Die Abbildung aus der so genannten Schweden-Studie zeigt, dass die Zahl der Revisionsoperationen seit 1979 stark angestiegen ist, wobei der absolute Anteil der Infektionen gleich blieb. Der Anstieg wurde vor allem durch die aseptischen Lockerungen (aufgrund von Abrieb und Zementproblemen) bedingt

Von H. Mittelmeier wurde ab 1972 (mit Osteo) die *"Tragrippenprothese" mit Schraubpfanne* (Autophor/Osteo) entwickelt. Dabei wurde erstmals die kippstabile, sich expansiv verspannende stumpfkegelige Schraubpfanne mit verschiedenen Versionen angegeben, nämlich Metallpaarung, PE-Einlage sowie Keramikgleitfläche mit PE-Unterfütterung (die heute sog. Sandwich-Technik; Abb. 5.14).

Besondere Bedeutung aber erlangte zunächst die zementfreie *Keramikschraubpfanne*, die seit 1974 in Kombination mit Keramikköpfen (Keramikeigenpaarung) zum klinischen Einsatz kam. 1986 erfolgte als Alternative zur Keramikschraubpfanne auch die Einführung einer *Titanschraubpfanne mit Polyäthyleneinlage* und Kombination mit Keramikköpfen für

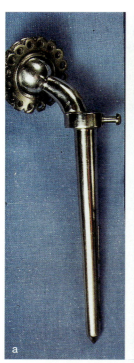 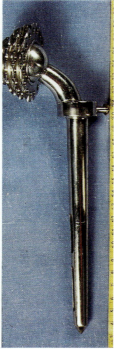 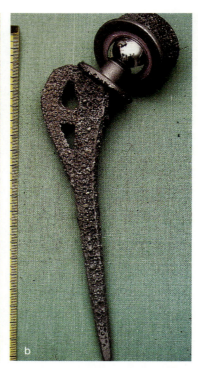

**Abb. 5.13.** *a* Zementfreie Titan-Eigenpaarungsprothese nach Siwash aus Titanlegierung. *b* Porometallprothese nach R. Judet mit PE-Gleiteinlage

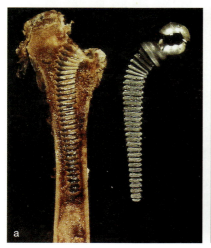 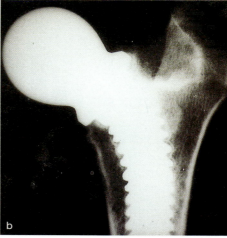

**Abb. 5.14.** *a* Tierexperimentelles Präparat (Hund) 1 Jahr nach zementfreier Implantation eines Tragrippenmetallstiels nach H. Mittelmeier: Abgussartige Anpassung des Knochengewebes unter Oberflächenvergrößerung mit stabiler zementfreier Verankerung. *b* Entsprechendes Röntgenbild. Saumfreie osteoblastische Anpassung des Knochengewebes an die gerippte Oberflächenstruktur

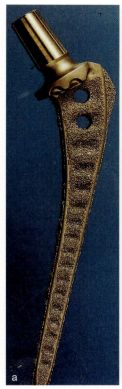
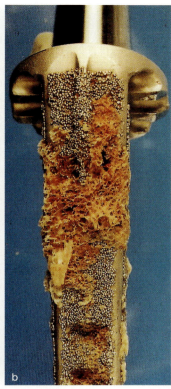

**Abb. 5.15.** *a* Zementfreier Autophor-III-Stiel mit metallgranulärer Oberflächenstruktur aus Endocast/Krupp (seit 1984). *b* Bei Revision entfernter Autophor-III-Stiel mit auf- und eingewachsenem fest haftendem Knochengewebe

ältere Menschen mit kürzerer Lebenserwartung sowie für Prothesenwechsel.

Als Femurkomponente wurde anfangs noch ein gekrümmter Stiel mit Rechteckprofil und transversalen „Tragrippen" verwendet (Stieltyp I). In vorausgehenden Tierversuchen zeigte sich dabei das erwartete *adaptive Einwachsen des Knochengewebes* in die Tragrippenbuchten und der Aufbau einer neuen knöchernen Kraftaufnahmeschicht, desgleichen eine feste Integration der Schraubpfanne (Biehl et al. 1975; Abb. 5.15).

## Ausweitung der Altersindikation

Mit dieser Entwicklung wurde vor allem auch ein Gelenkersatz für junge Patienten angestrebt und 1974 bei den Primäroperationen regelmäßig sowie seit 1978 auch bei Wechseloperationen angewandt. Bei älteren Patienten wurden zunächst noch zementierte Prothesen verwendet, ab 1975 insbesondere die zementierbare Keramikprothese Xenophor (Osteo). Ab 1984 wurden aber die verbesserten zementfreien Autophor-Keramik-Prothesen (Stieltyp II und III) zunehmend und später fast ausnahmslos auch bei älteren Menschen verwendet.

Die erste klinische Anwendung der „Tragrippenprothese" erfolgte in einer Metall-PE-Kombination 1973 und mit Keramikeigenpaarung im Oktober 1974.

## Modularität der Hüftköpfe mit fester Konussteckverbindung

Die ursprünglichen metallischen femoralen Monoblockprothesenkomponenten nach Charnley, Müller und Buchholz aus Hüftkopf, Schenkelhals- und Verankerungsstiel hatten verschiedene Nachteile, in erster Linie jene, dass keine individuelle Größenvariation zwischen Schaft- und Hals-Kopfteil, vor allem aber auch kein kombinierter Materialverbund des Metallschaftes mit einer andersartigen, insbesondere keramischen Kopfkomponente möglich waren.

Erstmals hat Weber um 1970 bei seinen sog. Rotationsprothesen (Sulzer) *austauschbare Hüftkopfhalsteile* aus Polyester und später (wegen der Abriebprobleme) aus Metall verwendet, die günstiger waren. Letztlich aber hat das Kopfrotationsprinzip doch nicht überzeugt und sich nicht dauerhaft durchgesetzt.

Erstmals haben H. Mittelmeier und Daubenspeck (mit Osteo) aber dann 1972 eine modulare Variabilität von Hüftköpfen aus Polyäthylen in Kombination mit zementfreien und zementierbaren Verankerungsstielen mit *festsitzender Konussteckverbindung* geschaffen. Dieses Prinzip wurde 1974 auch auf keramische Hüftköpfe übertragen.

Die Austauschbarkeit der Hüftköpfe hat bereits bei Primäroperationen, insbesondere aber beim Prothesenwechsel, erhebliche Vorteile.

Die anfangs verwendeten verschiedenen pilzförmigen Keramikhüftköpfe mit Halsmanschette wurden 1982 wegen Anschlagproblemen am Pfannenrand (bei Pfannenfehlstellung) zu Gunsten *kugelförmiger Keramikköpfe mit variabler Länge der Zapfenbohrung* aufgegeben, womit praktisch keine Anschlagprobleme mehr aufgetreten sind.

Als *Konuswinkel* wurde der in der Technik bewährte Morsekonus mit 5°43' gewählt, der einem Flankentangens von 1:10 entspricht, insbesondere bei den größtenteils verwendeten Biolox-Köpfen (Feldmühle/CeramTec). Dabei ist jedoch zu bedenken, dass amerikanische Hersteller zum Teil andere Konuswinkel verwenden und insofern Kompatibilitätsprobleme entstehen können! Zur Vermeidung von Problemen erscheint es unbedingt empfehlenswert, Stiele zu verwenden, deren Formkongruenz mit dem Kopfkonus produktionstechnisch und haftungsrechtlich sichergestellt wird (Abb. 5.16).

Es handelt sich bei der Konussteckverbindung um eine elastische Reibverhaftung, die durch eine feine oberflächliche Spiralstruktur des femoralen Verbindungszapfens verbessert wird.

Zum korrekten Aufsetzen ist eine besondere Aufsteckaufschlagstechnik erforderlich. Zum Kopfwechsel sind Spezialinstrumente empfehlenswert.

Klinisch hat sich die Konussteckverbindung als außerordentlich sicher bewährt. Im Homburger Krankengut ist bei etwa 6000 ausgewerteten Fällen über den ganzen Beobachtungszeitraum hinweg keine einzige Lockerung festgestellt worden. In der Literatur sind nur seltenste Lockerungsfälle beschrieben worden. Die Steckverbindung ist insbesondere auch korrosionssicher!

## Aluminiumoxydkeramik als Gleitkörper

Nach Dörre (1976) hat bereits 1935 ein ansonsten unbekannter deutscher Erfinder namens Max Rock ein Patent zur Verwendung von Aluminiumoxydkeramik als Material für Gelenkendoprothesen angemeldet. Aber erst 1970 wurden Hüftendoprothesen mit Köpfen und Pfannen aus Aluminiumoxydkeramik in Eigenpaarung von dem französischen Orthopäden Pierre Boutin in Verbindung mit der Firma Ceraver entwickelt. Die Keramikpfannen bekamen eine Zapfenverankerung und die kugelförmigen Keramikköpfe wurden auf zylindrische Halszapfen aufgeklebt. Wegen der Lockerung der Klebeverbindung mit Lockerung der Hüftköpfe und dadurch bedingtem Metallabrieb am Stielzapfen ist Boutin später auf die von uns mit Osteo und Feldmühle eingeführte mechanische Konussteckverbindung übergegangen.

Hauptsächlich wurde aber von Boutin und Blanquaert in Simulatoruntersuchungen bei der Keramikeigenpaarung eine weit überlegene *Verminderung des Abriebs* festgestellt, was im Hinblick auf die großen Abriebprobleme mit den bisherigen Metall-PE-Prothesen von großer Bedeutung erschien.

Aus diesem Grunde haben sodann in Deutschland, Österreich und der Schweiz deutsche Keramikhersteller (Feldmühle, Friedrichsfeld und Rosenthal) diese Entwicklung aufgegriffen und in Zusammenarbeit mit Orthopäden weiter verfolgt, wobei insbesondere auch eine Zusammenarbeit zwischen der Feldmühle und H. Mittelmeier zustande kam.

Zunächst konnte man darauf aufbauen, dass die ausgewählte polykristalline Aluminiumoxydkeramik

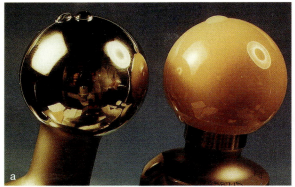

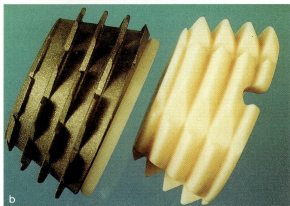

**Abb. 5.16.** Fotovergleich konventioneller Metallkopfprothese (CoCr, M.E. Müller/Protec) und Alumina-Keramik (Biolox /Feldmühle-CeramTec). Die Metallkugel zeigt infolge mikroskopischer Oberflächenrauhigkeit unscharfe Lichtspiegel. Bei der Keramik dagegen randscharfe Lichtspiegel aufgrund größerer Oberflächenglätte. Bessere Benetzung der Keramik (flachere Wassertropfen als bei Metall)

(Al$_2$O$_3$/Alumina) bei optimaler Herstellung (feines Korn, hohe Reinheit und Dichte) sich in der Technik bereits bewährt hat, eine hohe Druckfestigkeit und überlegene Oberflächenhärte besitzt, sich auch mit optimierter Oberflächenglätte herstellen lässt sowie auch eine bessere Benetzbarkeit und damit Selbstschmierung aufweist. Allerdings besteht aufgrund geringer Duktilität (Zähigkeit) eine begrenzte Biegefestigkeit, sodass sich diese Keramik sehr gut als Gelenkkörpergleitmaterial, nicht jedoch zur Herstellung langer Prothesenstiele mit hoher Biegebelastung eignet. Damit war von vorneherein die Anwendung als *„Verbundprothese"* mit hochfesten metallischen Verankerungsstielen vorgezeichnet. Die hohe Formfestigkeit ergab auch eine gute Eignung für die Konussteckverbindung, die jedoch zur Vermeidung von schädlichen Bruchspannungen mit hoher Präzision hergestellt werden muss.

Insbesondere konnten damit auch *stumpfkegelige Schraubpfannen* hergestellt werden, die allerdings aus Festigkeitsgründen mit breitbasigen Dreiecksprofilen gestaltet werden mussten und – trotz Anbringung von Schneidnuten für das Eindrehen in harte Pfannenkortikalis – eines Vorschneidens des Gewindes (mit entsprechenden metallischen Gewindeschneidern) bedurften.

In tribologischen Untersuchungen konnte vor allem im *Hüftsimulator* eine niedrige Reibung (in der Größenordnung der Charnley-Prothese) festgestellt werden, sodass es sich auch bei der Keramikeigenpaarung um eine „Low-friction-Arthroplastik" handelt. Im wesentlichen Unterschied zur Materialpaarung Metall-Polyäthylen ergab sich aber bei physiologi-

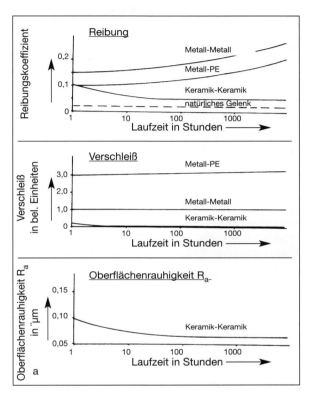

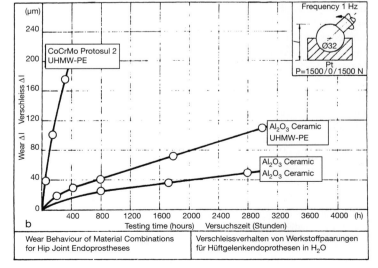

**Abb. 5.17.** *a* Ergebnis von Simulatoruntersuchungen (Dörre et al. 1975/Feldmühle): Die Metalleigenpaarung zeigt zunehmenden Reibungsanstieg. Die Metall-PE-Paarung ist deutlich günstiger, weist aber zunehmende Verschlechterung auf. Die Keramikeigenpaarung zeigt dagegen einen Reibungsabfall auf anhaltend niedrigem Niveau, nahe dem natürlichen Gelenk. Entscheidend ist die wesentliche Verminderung des Abriebs gegenüber der konventionellen Metall-PE-Paarung sowie der Metalleigenpaarung durch Verwendung der Keramikeigenpaarung. Die Oberflächenrauhigkeit bei der Keramikeigenpaarung zeigte damals eine Oberflächenglättung durch „Einlaufen". *b* Simulatoruntersuchung durch Semlitsch et al. 1975 (Sulzer). Bestätigung rasch ansteigenden PE-Abriebs bei Kombination mit CoCr-Mo-Legierung Protasul II (Müller-Prothese/Sulzer). Wesentliche Verminderung des PE-Abriebs bei Kombination mit Keramikkugeln. Überlegen niedriger Abrieb bei Keramikeigenpaarung (Biolox)

scher Gelenkstellung und Bewegung und Belastung ein extrem niedriger Abrieb. Während für die Metall-PE-Paarung lineare Abriebraten von etwa 150-200 µm ermittelt wurden, lagen sie bei der Keramikeigenpaarung unter 10 µm (Dawihl et al. 1979; Abb. 5.17).

*Biologische Verträglichkeitsuntersuchungen* des Keramikmaterials erfolgten in Zellkulturen und tierexperimentellen Untersuchungen in umfangreicher Form bei der Biolox-Keramik (Feldmühle/CeramTec) durch Harms u. Mäusle (1976) sowie bei der Frialit-Keramik (Friedrichsfeld) durch Griss. Dabei ergab sich eine gegenüber Metall und Polyäthylen überlegene Gewebeverträglichkeit ohne wesentliche Fremdkörperreaktion. Allerdings ergab sich keine bioaktive osteokonduktorische Wirkung (Tabelle 5.3).

Tabelle 5.3. Durchschnittliche lineare Abriebwerte bei Hüftendoprothetik mit verschiedenen Materialpaarungen

| Materialpaarung | Ø Abrieb (µm)/Jahr |
| --- | --- |
| Metall-Metall (CoCr/Vitallium) | 20-50 |
| Metall-PE (UHMW) | 150-200 |
| Keramik-PE (Biolox/UHMW) | 100 |
| Keramik-Keramik (Biolox) | < 10 |
| Metall-Metall (Metasul) | < 10 |

Die klinische Anwendung der Keramik erfolgte ab 1974 in Form der zementfreien Autophor-Prothese und der zementierbaren Xenophor-Prothese, wobei auch noch eine Kombinierbarkeit der zementfreien und zementierbaren Komponente als sog. Hybridprothese bei besonderen Indikationen möglich war, hauptsächlich beim partiellen Prothesenwechsel.

Für Schenkelhalsfrakturen alter Menschen mit gut erhaltenem Azetabulum wurden auch *Keramikteilprothesen* mit großen Keramikköpfen hergestellt und verwendet.

## Gleitpaarung Keramik-Polyäthylen

In der Befürchtung von Keramikbrüchen bei Eigenpaarung aufgrund ungedämpfter Schlagwirkung wurde von Heipertz und Willert u. Semlitsch die Möglichkeit einer Paarung der Keramikkugeln mit Polyäthylenpfannen geprüft. In Simulatoruntersuchungen (Sulzer) ergab sich dabei gleichfalls eine wesentliche Verbesserung gegenüber der Metall-PE-Paarung, sodass auch damit eine wesentliche klinische Verbesserung der Totalendoprothetik erwartet werden konnte. Wir selbst (H. Mittelmeier) empfahlen diese Paarung jedoch nur für ältere Patienten (Keramik-PE-Version der Xenophor-Prothese) und bei jungen Patienten die doch noch wesentlich abriebfestere Keramikeigenpaarung.

## Klinische Erfahrungen und Ergebnisse mit Keramikhüftprothesen

Abgesehen von den anfänglichen Problemen mit den zementfreien Femurstielen verliefen die Erfahrungen mit der Biolox-Keramik im Wesentlichen gut, insbesondere auch, was die Stabilisierung und Einheilung der keramischen Schraubpfanne betraf (Abb. 5.18).

Röntgenologisch erfassbare Abrieberscheinungen sind bei den Keramikprothesen nur sehr selten erkennbar geworden, vor allem bei primären oder sekundären Gelenkfehlstellungen (Steilpfannen mit Kantentrageffekt). Auch Keramikbrüche sind an unserem Krankengut nur im Promillebereich aufgetreten, teils nach schwerem Trauma, teils durch Pfannenrandanschlag bei primärer operationsbedingter oder sekundärer lockerungsbedingter Gelenkfehlpositionierung, die sowohl die Hüftköpfe als auch -pfannen betrafen, und selten spontan.

Stärkerer Keramikabrieb und gehäuftes Auftreten von Brüchen bei Konkurrenzprodukten (Friedrichsfeld, Rosenthal) haben aber für die Keramikeigenpaarung zunächst einen schlechten Ruf ergeben. Diese Schäden entstanden vor allem aufgrund unbefriedigender Keramikqualität.

Giunti hat in einer großen Literaturzusammenstellung nachgewiesen, dass die qualitativ hochwertige Biolox-Keramik auch bei vielfacher internationaler Anwendung nur sehr selten zu Keramikbrüchen geführt hat. Dies galt insbesondere nach Verbesserung der Keramik in Form von Biolox forte durch Willmann.

Die ersten eigenen 10 Jahre Erfahrung mit Keramikhüftendoprothesen wurden 1984 in einem „*Keramik-Symposion*" ausführlich dargestellt und publizistisch herausgegeben (Mittelmeier u. Heisel 1986).

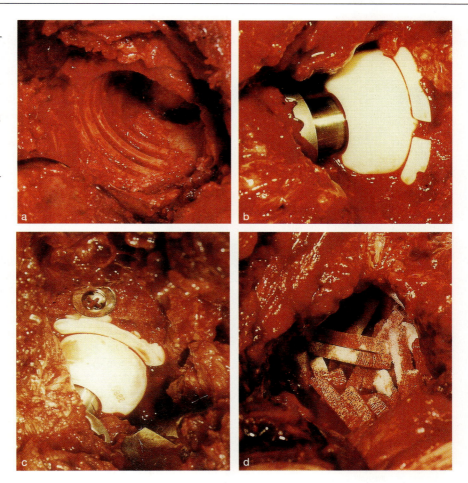

Abb. 5.18. *a* Azetabulum mit Gewindeschnitt in der Pfannenkortikalis zur Aufnahme einer keramischen Schraubpfanne. *b* Operationssitus nach Eindrehen einer Keramikschraubpfanne und Implantation des metallischen Femurstiels mit Konuszapfen und keramischem Kugelkopfaufsatz (Autophor-Prothese). *c,d* Operationssiten mit ergänzenden Osteoplastiken: c Autophor-Prothese mit zusätzlicher autologer Pfannendachplastik (mit Schraubenosteosynthese). *d* Granulomatös zerstörtes Azetabulum nach primärer zementierter Metall-PE-Prothese und aseptischer Lockerung; Pfannengrundplastik mit dem spongiösen Knochenersatzmaterial Pyrost (HA-Keramik)

In den letzten Jahren wurden in den von CeramTec organisierten Stuttgarter Keramik-Symposien weitere Erfahrungen mitgeteilt. Bei insgesamt etwa 1,5 Mio. Biolox-Implantationen liegt die rapportierte Bruchquote nur noch bei etwa 1:10.000.

## Abriebvermessungen explantierter Keramikprothesen

1982 wurden aus der Homburger Klinik von Mittelmeier et al. (1986) auch *Laborabriebvermessungen* explantierter Keramikkomponenten vorgenommen und jährliche lineare Abriebquoten von nur 2,66 µm an der Pfanne und 5,56 µm an den Hüftköpfen festgestellt, was nur 1/80 bzw. 1/40 des linearen PE-Abriebes der Metall-PE-Prothesen beträgt.

Spätere Vermessungen eines größeren Explantationsgutes durch Seil et al. (1996) ergaben bei revidierten *Lockerungsfällen* allerdings auch größere Abriebwerte, was durch abnorme Sekundärfehlstellung und Schlotterwirkungen zu erklären ist. Auch Sedell hat kürzlich für die Ceraver-Keramik extrem niedrige Abriebgrößen bestätigt.

## Histopathologische Untersuchungen an revidierten Keramikhüftplastiken

Hier haben wir frühzeitig festgestellt, dass der Keramikabrieb in der Regel sehr gering, im Unterschied zum Polyäthylen durchweg äußerst feinkörnig und gut verträglich ist, indem Makrophagen offensichtlich problemlos zahlreiche mikroskopische Keramikpartikel zu sammeln vermögen und teilweise auf dem Lymphweg abtransportieren können.

Da die Materialbrüche bei Keramikprothesen unvergleichlich geringer als die Materialbrüche bei zementierten Metall-PE-Prothesen sind, wurden klinisch praktisch kaum noch granulomatöse Knochendestruktionen mit entsprechenden aseptischen Lockerungen beobachtet. Somit erscheinen zementfreie Keramikeigenpaarungsprothesen heute als überlegenes System (Abb. 5.19 und 5.20).

## Abrieb bei Keramik-PE-Paarung

Aufgrund der Radioluzenz von PE-Pfannen und guter Kontrastgebung der Keramik kann bei dieser Paarung die hauptsächlich abriebbedingte Exzentrifizierung der Hüftköpfe (wie bei Metall-PE-Pfannen) radiologisch vermessen werden. Hier zeigte sich aber in den Untersuchungen von Zichner u. Willert (1992), dass die ursprünglichen Simulatorwerte nicht erreicht werden und der PE-Abrieb gegenüber Metallköpfen nur etwa um die Hälfte vermindert ist. Dies bedeutet zwar aus der Sicht des Abriebs eine Verdoppelung der „Abriebstandzeit" gegenüber den konventionellen Prothesen, erscheint jedoch für junge Patienten mit jahrzehntelanger Lebenserwartung nicht ausreichend.

## Zirkonoxydkeramik

1985 wurden von Cales (Desmarquest Saint Gobain/Frankreich) und später auch von anderen Herstellern Hüftkugeln auch aus Zirkonoxydkeramik (Zirkonia) zur Anwendung gebracht, weil dieses Material aufgrund des feineren Korns des Ausgangsmaterials eine höhere Belastungsfestigkeit ergibt und die Keramikendoprothetik damit bruchsicherer sowie mit kleineren Dimensionen gestaltet werden kann. Es wird auch hier nach der Verwendung mit PE-Pfannen jetzt Keramikeigenpaarung mit Alumina- oder Zirkonia-Pfannen erprobt. Simulatoruntersuchungen ergaben hier teilweise noch günstigere Abriebwerte als bei der Aluminiumoxydeigenpaarung. Die anfänglichen Vorbehalte gegen die Zirkonia-Keramik (Radioaktivität, Kristallphasenumwandlung mit Materialschwächung) konnten offensichtlich behoben werden. Nach anfäng-

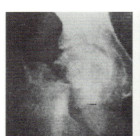
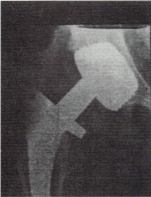
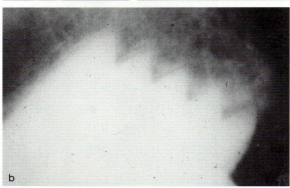
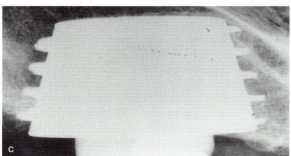

**Abb. 5.19.** *a* Röntgenbild der ersten zementfreien Tragrippenprothese mit stumpfkegeliger Metall-Schraubpfanne und PE-Kopf n. H. Mittelmeier bei posttraumatischer Hüftkopfnekrose (1973). *b* Röntgenbild der Integration einer keramischen Autophor-Schraubpfanne, kranialer Teil. An der Stirnfläche (*links*) und im Bereich der Gewindezüge dichtes Anwachsen des Knochens mit belastungsbedingter Knochenverdichtung: Aufbau einer neuen, pseudokortikalen Trageschicht. *c* Ausgezeichnete knöcherne Integration einer Titanschraubpfanne CST (postoperatives Autopsiepräparat)

**Abb. 5.20a,b.** Kranialer Randbruch einer Keramikschraubpfanne bei fehlerhafter Steilstellung und kaudalem Kopf-Hals-Anschlag bei den ursprünglichen pilzförmigen Keramikköpfen mit Halsteil.
*a* Operationsitus bei Revision, *b* Pfannenbruchpräparat

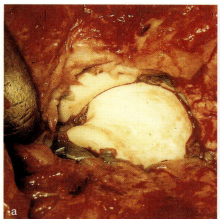
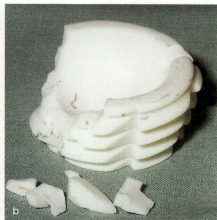

lichen geringen Bruchinzidenzen sind die Jahre 1995 bis 1996 völlig bruchfrei verlaufen. Diese Entwicklung wurde allerdings in den letzten beiden Jahren durch höhere Bruchzahlen bei einer kleinen Serie mit offensichtlichem Fertigungsfehler getrübt, was aber sicherlich behebbar ist.

Hochwertige Zirkonia-Keramik wird auch von anderen Herstellern (Kyozera, Morton-Matrock u.a.) angeboten.

## Polyäthylenschraubpfannen (Endler)

Ende der 70er-Jahre wurden von Endler (Sulzer) auch konische Schraubpfannen aus Polyäthylen eingeführt, die jedoch durch Abrieb am azetabulären Lager und zellulärer Resorptionsprozesse mit Granulombildungen zunehmend versagt haben und deshalb zurückgezogen wurden.

## Metallische Schraubpfannen mit PE- und Keramikeinlage

Stumpfkegelige *CoCr-Schraubpfannen mit PE-Einlage* wurden erstmals 1975 von Lord (1980) empfohlen, beinhalteten jedoch bei Paarung mit metallischen Hüftköpfen langfristig Abrieb- und Lockerungsprobleme. Hingegen sind die Ergebnisse von *Titanschraubpfannen mit PE-Einlage* bei stumpfkegeliger Grundform in der Regel gut. Allerdings wurden von verschiedenen Herstellern auch nur segmentäre *Schraubringe* verwendet (z. B. Mecron Protec) oder solche mit relativ glatten Oberflächen, die höhere Versagerquoten aufwiesen (Abb. 5.21). Es sollten deshalb möglichst geschlossene Titanschraubpfannen mit weitgehender

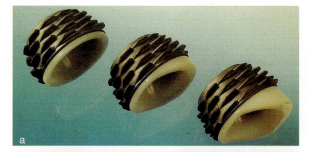
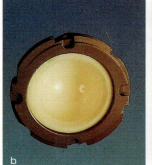
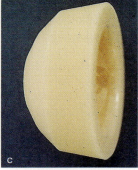

**Abb. 5.21.** *a* Titanschraubpfanne (Typ Autophor-CST mit variablen PE-Einsätzen mit „Antiluxationsschulter"). *b* Alternativer Keramikgleiteinsatz für Titanschraubpfanne. *c* Keramikgleiteinsatz (Konussteckverbindung)

Kegelform und *knochenseitiger Raustrahlung* verwendet werden, ähnlich der von uns jahrelang verwendeten CST-Pfanne (Osteo), z. B. die vielfach verwendete Zweymüller-Pfanne oder die parabol angeformte Hofer-Pfanne u.a.

Das Vorurteil, das vor Jahren in den USA gegen die Schraubpfannen insgesamt aufgrund der Verwendung von hemisphärischen und glattwandigen Schraubpfannen mit schlechten klinischen Ergebnissen entstand, ist nicht zu verallgemeinern.

Seit 1988 werden zunehmend *Titanschraubpfannen* mit Keramikgleiteinsätzen verwendet, die eine gute Stabilität mit geringstmöglichem Abrieb verbinden.

## Hemisphärische Pressfit-Pfannen

Ende der 70er-Jahre hat Morscher runde Pressfit-Pfannen aus Polyäthylen mit randständiger Knochenschraubenfixation zur Anwendung empfohlen, diese dann aber 1984 wegen PE-Arrosionen mit Granulationsdemarkierung wie auch Schraubenproblemen aufgegeben. Günstiger verhielten sich anscheinend die knochenseitig mit HA-Granulat beschichteten PE-Pfannen (Matthys).

In der Folge wurden von Morscher jedoch dann hemisphärische Pressfit-Metallpfannen mit knochenseitiger Oberflächenstrukturierung und PE-Einlage mit und ohne Knochenschraubenfixation empfohlen, die uns vor allem für Pfannenrevisionen geeignet erscheinen.

## Modifikationen der oberflächlichen Verankerungsstrukturen der Metallkomponenten

Nach Einführung der gusstechnisch hergestellten oberflächlichen Porenstruktur durch Judet und Tragrippen- bzw. Gewindestruktur hat Lord 1975 die gusstechnisch hergestellte *„madreporische Prothese"* (CoCr-Legierung) mit stecknadelkopfgroßen oberflächlichen Protrusionen (ähnlich einer Madrepor-Koralle) eingeführt, bei denen der Lagerknochen in die Poren zwischen den Protrusionen einwachsen konnte. Die klinische Erfahrung zeigte jedoch, dass die damit entstehende feste Verhaftung des Knochens mit der relativ langstieligen Prothese zu einer Versteifung und damit elastischen Minderbeanspruchung der Kortikalis („stress protection") und deshalb zu einer erheblichen biomechanischen porosierenden *Knochenatrophie* führt. Langfristige klinische Beobachtungen zeigten aber, dass die aseptischen Verlaufsfälle in der Regel gut blieben. Problematisch wurden jedoch die im Laufe der Zeit aufgrund der Metall-PE-Gleitpaarung auftretenden Pfannenlockerungen sowie Brüche und Infektionen, weil die Entfernung der Prothesen nur mit einer erheblichen Knochenzerstörung möglich war. Lord hat deshalb 1983 die madreporische Struktur aufgegeben und ist zu einer Makroprofilierung des Stieles mit Längsrippen (multipler Kanelierung) zurückgekehrt.

Eine ähnliche, etwas kleinere oberflächliche Protrusionsstruktur wurde in den 80er-Jahren von Lanceford (mit DePuy) für die *AML-Prothese* geschaffen, wobei (relativ kleine) CoCr-Metallgranula auf den ursprünglich glatt gegossenen Stiel thermisch aufgesintert wurden.

Zur Vermeidung einer adhäsiven Kortikalisatrophie des Femurs wurde die ursprünglich bis zur Stielspitze hinunterreichende Beschichtung auf den proximalen 2/3-Bereich beschränkt. Später wurden hierfür jedoch annähernd gleich gute Ergebnisse mitgeteilt.

Teilweise wurde später auch eine metallgranuläre Sinterbeschichtung mit *Titanium* versucht. Es zeigte sich aber, dass es durch die sekundäre thermische Sinterbehandlung zu einer die mechanische Festigkeit schwächenden Vergrößerung des metallischen Korngefüges der Stiele mit erhöhter Bruchgefahr kommt, bei Titan mehr als bei Kobalt-Chrom. Dies wird mit der Plasma-Spray-Metall-Pulver-Beschichtung vermieden, beispielsweise bei der sog. *Bicontact-Prothese* (Weller/Aesculap), mit der gute Ergebnisse berichtet werden.

In eigenen tierexperimentellen Untersuchungen (mit Krupp) haben H. Mittelmeier und Mitarbeiter Ende der 70er-Jahre auch mit der verbesserten CoCr-Legierung Endocast mit metallgranulärer Sinterbeschichtung tierexperimentell ein günstigeres Einwachsverhalten als mit oberflächlicher Stielporosierung ermittelt. Dementsprechend wurden dann 1984 die zementfreien Autophor-Stiele Typ II (mit ursprünglicher Makrorippenwabenstruktur) mit mikrogranulärer Metallaufsinterung als *Autophor-Stiel Typ III* in die Klinik eingeführt, wodurch wesentlich schnellere und bessere Fixierungen erreicht wurden.

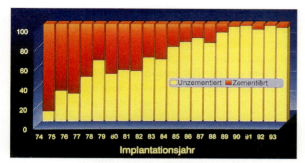

**Abb. 5.22.** Prozentuale Aufteilung zementierter (*rot*) und zementfreier (*gelb*) Hüftendoprothesen (Xenophor/Autophor) beim Krankengut der Orthopädischen Univ.-Klinik Homburg bei 3547 ausgewerteten Fällen. Im Laufe der Jahre zunehmende Verdrängung der zementierten Version zu Gunsten der zementfreien Form durch Ausweitung der Indikation auf alte Patienten (Statistik: E. Fritsch)

Während beim ursprünglichen Stieltyp I (mit nur transversalen Tragrippen) im Gesamtverlauf von 20 Beobachtungsjahren etwa 35% und beim Stieltyp II (Makrowabenprofil) mit 16 Beobachtungsjahren etwa 15% Stiellockerungen aufgetreten sind wurden mit dem Stieltyp III bei 8-jähriger Beobachtungszeit nur noch 4% aseptische Prothesenlockerungen beobachtet (Abb. 5.22).

Mit Einführung des endgültigen Stieltyps sind insbesondere auch die früher noch öfter vorhandenen *Femurschmerzen* weitgehend verschwunden, sodass die Patienten in der Regel eine gute schmerzfreie Belastungsfunktion erreichen.

In den 80er-Jahren wurde von Henssge (mit Schütt & Grundei) eine gusstechnisch hergestellte CoCr-Spongiosastrukturbeschichtung entwickelt und als „Spongiosa-Metall-Prothese" herausgebracht. Hier wurde röntgenologisch und bei Nachoperationen eine gute Einwachsfixierung festgestellt, ähnlich wie bei der später von Gradinger (mit Eska) entwickelten oberflächlichen Tripodensinterstruktur.

1983 hat Spotorno (mit Sulzer) den *CSL-Stieltyp* (Titan) mit ventralen und dorsalen *Vertikalrippenstrukturen* (sowie Mikrorauhigkeit) eingeführt, mit dem auch vielfach sehr befriedigende Dauerergebnisse erzielt wurden.

Ähnlich verhielt sich die sog. *Lamellenprothese* von Stühmer, die relativ hohe und dünne Längsrippen aufweist und bei der auch die Schraubpfannengewinde entsprechend gestaltet sind. Erstaunlicherweise wurden auch mit der Zweymüller-Prothese mit aufgerauten Titanstielen und rechteckiger Querschnittsform sowie multiplen proximalen durchgehenden sagittalen Lochbohrungen auch ohne Rippengebung oder Beschichtungen sehr gute Einheilungsergebnisse berichtet.

Letztlich können wir hier noch anmerken, dass insbesondere auch mit den bei Stryker hergestellten zementfreien Titanschäften, die immer noch die ursprüngliche rechteckige Querschnittsgestaltung und *flache Rippenprofile* aufweisen, gleichfalls nahe an 100% heranreichende Zehnjahresergebnisse berichtet werden, insbesondere mit der zusätzlich HA-beschichteten *Corail-Prothese* (Vidalain 1998).

## Oberflächenersatz mit Doppelschalenprothesen

In den 70er-Jahren entwickelten unabhängig voneinander Freeman und Wagner die Idee, anstelle der regulären Totalprothesen nur einen Oberflächenersatz des Pfannenknorpels durch eine dünne zementierte Polyäthylenschale auf der Pfannenseite und des Kopfknorpels durch eine zementfixierte Metallkappe zu ersetzen. Später hat Wagner im Femurbereich auch dünne zementierbare *Keramikschalen* verwendet (Abb. 5.23).

Die Idee war, *im Vorfeld* der längerfristig problematisch klassischen zementierten Metall-PE-Prothesen eine rückzugsfähige Vorläuferlösung zu verwenden.

Wie unsererseits befürchtet, kam es hier jedoch aufgrund der dünnen deformierbaren Kunststoffschichten zu einem raschen häufigen Versagen durch Prothesenlockerung und Brüche der dünnen Zementschichten. Bei dem von Wagner angegebenen *ventralen Zugang* mit großer Glutaealmuskelablösung wurden verschiedentlich auch gehäuft schwere periartikuläre Glutaealmuskelverknöcherungen beobachtet. Aus der Klinik Bergmannsheil wurden von Muhr et al. nach wenigen Jahren 41% Revisionsfälle berichtet. An der Warschauer Orthopädischen Universitätsklinik mussten sämtliche Fälle revidiert werden, sodass diese Entwicklung zunächst aufgegeben wurde.

Denkbare spätere Ansätze mit zementfreien Doppelschalenversionen haben bislang jedoch nicht überzeugt.

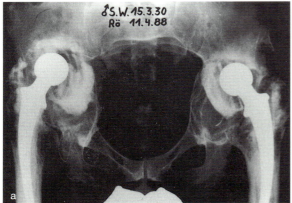
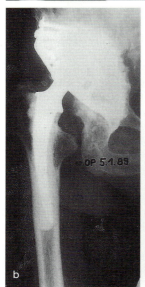
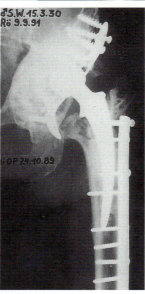

**Abb. 5.23.** *a* Aseptische Pfannenlockerung beiderseits nach zementierter Metall-PE-Prothese mit Zementbruch. Ausgedehnte Destruktion des Azetabulums. *b* Korrektur durch Wechseloperation mit Osteoplastik des Pfannendefektes durch Pyrost und Verwendung von osteosynthetischer Pfannenabstützung (Schraub- Laschen-Ring). *Links* auch femorale Plattenstützosteosynthese. Jahrelanger guter weiterer Verlauf

## Bipolare Prothese

Schon in den 70er-Jahren erfolgte in Kanada die Entwicklung einer Femurteilprothese mit äußerer, am Azetabulum gleitfähiger Metallschale und einem PE-Einsatz, der mit einem üblichen metallischen Femurkopf artikuliert, sodass sich die Bewegungen auf zwei Gleitflächen verteilen können. Diese Prothese hat sich nicht generell durchgesetzt, ist jedoch in den 80er-Jahren von Maronna (mit Osteo) in verbesserter Form, vor allem mit der Indikation von Schenkelhalsfrakturen bei alten Patienten, wieder aufgegriffen worden, wobei befriedigende Frühergebnisse erzielt wurden.

## Rückkehr zur Metalleigenpaarung

1988 wurde von Weber (mit Sulzer) die Metalleigenpaarung unter Verwendung einer verbesserten CoCr-Metall-Legierung (Metasul) sowie breiterer Gelenkspaltgestaltung wieder aufgegriffen, wofür modulare (festsitzende) Metallköpfe und *metallische Pfannengleitschalen* verwendet werden, die in eine *Polyäthylenpfanne mit knochenseitigem Metallnetzüberzug* (Sulmesh) eingefügt sind, wobei von Weber eine Zementbefestigung bevorzugt wird. Inzwischen gibt es aber auch Modifikationen mit Einlagerung der Metasul-Pfannengleitschalen in PE-Lager von Schraub- oder Pressfit-Pfannen.

Es wird hier über Abriebwerte unter 10 μm/Jahr sowie gute Frühergebnisse berichtet. Allerdings sind dabei klinisch erhöhte Metallserumspiegel beschrieben worden. Auch haftet der zementierten Version von Weber langfristig noch das Zementproblem an.

## Druckscheibenprothese und Rückkehr zur Schenkelhalsverankerung

Zur Vermeidung einer Prothesenverankerung im Femurschaft wurde von Huggler und Jacobs die sog. Druckscheibenprothese entwickelt, bei der die Verankerung nur im Schenkelhalsbereich erfolgt, allerdings unter Vorspannung einer kragenartigen Druckscheibe an der medialen Resektionsfläche und lateraler oberflächlicher Zuggurtungsplatte. Hier wurden teilweise gute Ergebnisse bekannt gegeben. Es sollen jedoch auch gehäuft Beschwerden im lateralen Verankerungsbereich auftreten. Von Thomas wurde deshalb neuerdings eine *Schenkelhalsprothese ohne Druckscheibe und laterale Verankerung* unter Verwendung der metallischen Tripodenbeschichtung (Eska) entwickelt, die erfolgversprechend erscheint.

## Isoelastische Prothese

Aufgrund der Auffassung, dass die femorale Stielverankerung der Knochenelastizität besser angepasst werden sollte, wurde von Matthys mit Bombelli und Morscher in den 80er-Jahren eine „isoelastische Prothese" aus POM-Kunststoff (mit metallischer Kopfkappe) und konventioneller zementierter PE-Pfanne entwickelt. Diese Prothese hat sich jedoch auch nicht durchgesetzt (Abb. 5.24, 5.25 und 5.26).

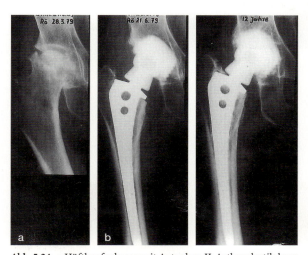

**Abb. 5.24.** *a* Hüftkopfnekrose mit Autophor-II-Arthroplastik kurz nach Operation und 12-jährigem Verlauf: *b* gute Integration, keine Lockerung, kein Abrieb

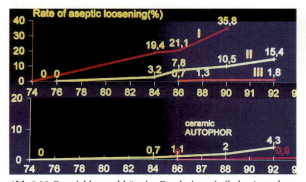

**Abb. 5.25.** Entwicklungsabhängige Ergebnisstatistik der Autophor-Prothesenstiele Typ I, II und III sowie (*unten*) der Pfannen (*weiß*: Keramik, *rot*: Titan mit PE-Einlage/CST)

## Hydroxylapatit- (HA-)Beschichtungen

Aufgrund der guten vorgängigen Erfahrungen mit Knochenersatzmaterialien auf Hydroxylapatitbasis, die eine saumfreie direkte biochemische Bindung mit dem Knochenlager eingehen, entstand die Idee, das Hydroxylapatit auch bei der Endoprothetik *als bioaktive osteokonduktorische Verankerungsschicht* aufzubringen.

Hierzu wurde von Osborn und Dörre (Feldmühle/CeramTec) eine Pulverbeschichtung im Plasmaspray-Verfahren entwickelt. Unter Berücksichtigung allgemeiner Beschichtungsprobleme (Gefahr des Abplatzens) auch einer möglichen langfristigen Resorption der HA-Schicht und damit Verlust des Bindungsprinzips, aber auch aufgrund der Erfahrung, dass gut oberflächenstrukturierte Metallprothesen auch ohne HA-Beschichtung ein stabiles Einwachsverhalten zeigen, haben wir selbst diese Möglichkeit nicht erprobt (Abb. 5.27).

Insbesondere hat Furlong in England dieses Prinzip übernommen und über umfangreiche gute Primärergebnisse berichtet. Die HA-Beschichtung ist auch von anderen Herstellerfirmen aufgegriffen worden, insbesondere von Stryker mit hervorragenden Zehnjahresergebnissen bei der Corail-Prothese.

Tierexperimentell hat sich gezeigt, dass die HA-Beschichtung das osteokonduktive Einwachsen in strukturierte Titanprothesen begünstigt. Von Griss sind jedoch tierexperimentell Resorptionserscheinungen berichtet worden. Von Mittelmeier und Schmitt sind klinisch bei Revisionsoperationen ausgedehnte *Ablösungen und Resorptionen der HA-Schichten* an Titanpfannen und im proximalen Femurstielbereich beobachtet worden. Eine Resorption im gelenknahen Bereich ist vor allem durch die Einwirkung der Hyaloronsäure der Gelenkflüssigkeit mit chemischer Auflösung des HA und aktiver zellulärer Resektion zu erklären.

## Revisionsprothesen

Zur Behandlung aseptischer Prothesenlockerung mit größeren granulomatösen Knochendefekten am Azetabulum und Femur sind die Standardprothesen für die Primärprothetik oft nicht ausreichend. Die Verwen-

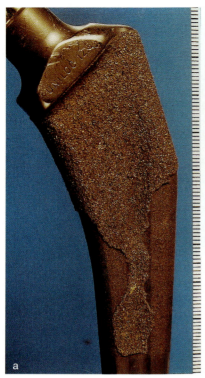
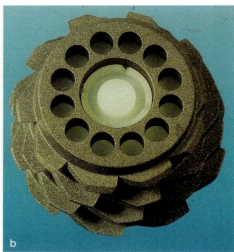

**Abb. 5.26.** *a* Versagensfall einer Plasma-Titan-Pulverbeschichtung (Uniloc-Prothese/Cremascoli). *b* Grob raugestrahlte Titanverankerungsfläche

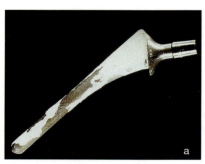
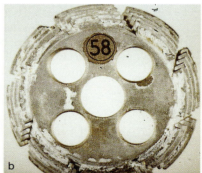
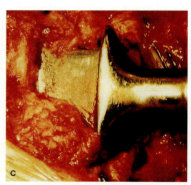

**Abb. 5.27.** *a* HA-Beschichtung (Osprovit/CeramTec): Großflächig abgeplatzte Beschichtung, Freiliegen des Metallstieles (Beobachtung O. Schmitt/Bonn). *b* Explantierte Titanpfanne mit weitgehend resorbierter HA-Beschichtung. *c* Operationssitus bei Revision einer schmerzhaften HA-beschichteten Furlong-Prothese: Weitgehende HA-Resorption im proximalen Stielbereich

dung größerer substituierender Zementmengen überzeugt auch nicht. Es kommt danach frühzeitig und häufig zu neuerlichen Lockerungen. Bei Verlust der Pfannenbodenabstützung wurde von Eichler schon frühzeitig ein (anschraubbarer) *Stützring* für die neuerliche Zementierung geschaffen. Bei uns hat sich in solchen Fällen vor allem der Burch-Schneider-Ring mit Laschenfortsätzen und proximaler Verschraubung am Darmbein bewährt. Brauchbar sind teilweise auch noch Metallpfannen mit Befestigung durch kraniale Pfahlschrauben bzw. Titanpfannen für Pfahlschrauben mit zusätzlicher Femurlasche (Revisal/Sulzer) bzw. Pfahlschraubenpfannen mit zusätzlicher Beschichtungsstruktur.

Für die femoralen Revisionen wurden zunächst *zementierbare Langstielprothesen* angegeben (Buchholz; Müller), die weiter unten im Femurschaft zementierbar sind. Bei erneuter Lockerung ergibt sich jedoch damit eine ungünstige „Distalisierung der Lockerungsprobleme".

Heute werden vielfach *langstielige, zementfreie Femurschäfte* mit variablen proximalen metaphysären Interpositionsmodulen und eventueller übergreifender Plattenlasche verwendet. Bei der Notwendigkeit proximaler Tumorresektion sind auch spezielle *modulare Tumorprothesen* nützlich (Kotz; Gradinger).

Zur Vermeidung distaler Knochenüberlastung sollte möglichst auch noch ein proximaler Wiederaufbau der Knochenstrukturen durch Osteoplastik erfolgen. Für langgestreckte infektiöse Femurzerstörungen stehen auch Femurtotalprothesen zur Verfügung (Buchholz; Kotz).

## Computerassistierte Totalprothesen

Von Aldinger (1983) wurde in den 80er-Jahren die Idee von speziell nach Computertomographien gefertigten „Individualprothesen" entwickelt. Hier wird eine größtmögliche unmittelbare Abstützung an der Femurkortikalis angestrebt, wobei auch transversale Rippenstrukturen zur Anwendung gelangten. Uns erschien die damit verbundene „Ausrottung der natürlichen, biomechanisch wichtigen Spongiosastrukturen" nicht sinnvoll. Sinnvollerweise sind hier inzwischen günstigere Modifikationen mit Erhaltung der proximalen Spongiosastruktur erfolgt. Wegen der hohen Kosten scheinen Individualprothesen unseres Erachtens nur in Ausnahmesituationen gerechtfertigt, vor allem bei großen Beckenzerstörungen (Gradinger).

## Quervernetztes Polyäthylen als neues Pfannenmaterial

Das herkömmlich hoch molekulargewichtige Polyäthylen (UHMPE) besitzt eine überwiegend längsgerichtete Molekularstruktur mit begrenzter mechanischer Festigkeit. Durch Röntgenbestrahlung ist es möglich, eine Quervernetzung der Fadenmoleküle und damit eine wesentlich größere mechanische

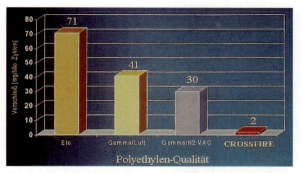

**Abb. 5.28.** Wesentliche Abriebverminderung von quervernetztem Polyäthylen (Crossfire/Stryker) im Simulatorversuch im Vergleich zum herkömmlichen UWMH-Polyäthylen. Diese Abriebverminderung von „bis zu 90%", (also bestenfalls 20 μm linear/Jahr) reicht jedoch nicht an die Werte der Keramikeigenpaarung heran

Festigkeit sowie Abriebverminderung zu erreichen (Harris; Streicher). Diese Entwicklung erscheint aussichtsreich, wenngleich das Polyäthylen bezüglich der Gewebeverträglichkeit nicht an die Keramik herankommt (Abb. 5.28).

## Schlussbetrachtung der Entwicklung

Die Hüftendoprothetik hat in den letzten Jahrzehnten eine stürmische und erfolgreiche Entwicklung erfahren und ist zu einer der segensreichsten Methoden der Orthopädie und modernen Medizin überhaupt geworden.

Die Entwicklung neigt sich immer mehr der zementfreien Verankerung und Verwendung von Keramikgleitkörpern zu. Durch Vermeidung des Knochenzements und hohe Abriebfestigkeit ist auch der Gelenkersatz bei jungen Patienten durchaus gerechtfertigt (Mittelmeier 1984). Dennoch wird der Zement für besondere Indikationen (schwere Osteoporose und Wechseloperationen bei alten Menschen eine gewisse Bedeutung behalten.

Eine planvolle Operationstechnik spielt für das Gelingen der Endoprothetik eine wesentliche Rolle, insbesondere bezüglich der Prothesenpositionierung im Pfannen- und Femurbereich. Dies ist vor allem bei zementfreier Endoprothetik wesentlich. Mit der konventionellen chirurgischen manuell-instrumentellen Knochenbearbeitung und einfachen Orientierungsinstrumenten (Pfannenzielgerät, Probierprothesen) kann in der Regel ein Knochenlager geschaffen werden, das bei passenden Prothesenformen und guter Oberflächenstruktur eine ausreichende Primärstabilität und durch sekundäre Knochenan- und -umbauprozesse eine stabile Protheseintegration erfährt. Dies erfordert jedoch zweifelsohne Erfahrung bezüglich der Prothesenwahl und der Operationstechnik. Dabei ist die ideologische Anpassungsfähigkeit des Knochengewebes an die vorgegebenen Prothesenformen hilfreich.

Unbeschadet der damit gegebenen Praktikabilität erscheint es jedoch sinnvoll und zeitgemäß, dem Operateur technische Hilfe durch computerassistierte Prothesenbestimmung und navigatorische sowie bearbeitungstechnische Hilfsmittel anzubieten, um zu einer möglichst idealen Gestaltung des Knochenlagers und Implantation zu kommen. Die Entwicklung ist hier aber noch im Fluss und es bleibt abzuwarten, inwieweit dieses Vorgehen und insbesondere auch der technische Kostenaufwand die klassisch konventionelle Endoprothesenchirurgie abzulösen vermögen. Eine moderne Standortbestimmung auf diesem Gebiet stellt aber gewiss eine wesentliche wissenschaftliche Ausgangsbasis für die zukünftige Entwicklung dar.

Insgesamt ist damit festzustellen, dass auch die moderne zementfreie Stielverankerung (ohne Zementprobleme) ohne und mit HA-Beschichtung zu hervorragenden Dauerergebnissen führt und längerfristig den zementierten Prothesen überlegen erscheint.

## Literatur

Aldinger G, Fischer A, Kurtz B (1983) Computer assisted manufacturing od individual endoprotheses (preliminary report). Arch Orthop Traumatol Surg 102: 31

Biehl G, Harms J, Mäusle E (1975) Tierexperimentelle und histopathologische Untersuchungen über die Anpassungsvorgänge des Knochens nach der Implantation von Tragrippen-Endoprothesen. Arch Orthop Unfall-Chir 81: 105

Boutin P (1972) Arthroplastic totale de la hanche par prothèse en alumine fritée. Rev Chir Orthop 58: 229

Brill W (1986) Gleitflächenuntersuchungen an ausgebauten Hüftendoprothesen mittels Rasterelektronen-, Interferenz- und Stereomikroskopie. In: Mittelmeier H, Heisel J (Hrsg) 10 Jahre Erfahrungen mit Keramik-Hüftendoprothesen. ML-Verlag, Uelzen, S 143

Buchholz HW, Gardmann HD (1972) Infektionsprophylaxe und operative Behandlung der schleichenden tiefen Infektion bei der totalen Endoprothese. Chirurg 43: 446

Charnley J (1970) Total hip replacement by low friction arthroplasty. Clin Orthop 72: 7

Charnley J, Halley KD (1975) Rate of wear in total hip replacement. Clin Orthop 112: 170

Charnley J (1979) Low friction arthroplasty of the hip. Theory and practice. Springer, Berlin Heidelberg New York

Charnley J (1979) Arthroplasty of the hip. Theory and practice. Springer, Berlin Heidelberg New York

Dawihl W, Mittelmeier H, Dörre E, Altmeyer G, Hanser U (1979) Zur Tribologie von Hüftgelenksendoprothesen aus Aluminium-Oxyd-Keramik. MOT 99: 114

Dörre E, Beutler H, Geduldig D (1975) Anforderungen an oxidkeramische Werkstoffe als Biomaterial für künstliche Gelenke. Arch Orthop Unfallchir 83: 269

Dörre E (1976) Aluminium-Oxyd-Keramik als Implantatwerkstoff. MOT 96: 104

Esper FJ, Gohl W, Harms J, Mittelmeier H (1986) Resiform TCF – ein neuer Werkstoff für Endoprothesen. Bosch, Techn Berichte 8: 132

Friedebold G, Groher W (1986) Indikation und Ergebnisse des endoprothetischen Hüftgelenkersatzes mit der Autophor-Endoprothese (1975 bis 1984). In: Mittelmeier H, Heisel J (Hrsg) 10 Jahre Erfahrungen mit Keramik-Hüftendoprothesen. ML-Verlag, Uelzen, S 55

Fritsch E, Gleitz M (1996) Ceramic femoral head fractures in total hip arthroplasty. Clin Orthop Rel Res 328: 129-136

Fritsch E, Remberger K, Mittelmeier H (1996) Biocompatibility of alumina-ceramic in total hip replacement. Macroscopic and microscopic findings on capsular tissues after long-term implantation. In: Puhl W (Hrsg) Die Keramikpaarung BIOLOX in der Hüftendoprothetik. Enke, Stuttgart, S 12-17

Fuchs S, Wieder J (2000) Überlebensraten von zementierten Charnley-Hüfttotalendoprothesen. Biomed Techn 45: 48

Gluck T (1891) Referat über die durch das moderne chirurgische Experiment gewonnenen positiven Resultate, betreffend die Naht und den Ersatz von Defecten höherer Gewebe sowie über die Verwerthung resorbirbarer und lebendiger Tampons in der Chirurgie. Vortr XIX. Kongr Dtsch Ges Chir, Berlin, 12.4.1890). Arch Klin Chir 41: 187-239

Griss P, Krempien B, v. Andrian-Werburg H, Heimke G, Fleiner R (1973) Experimentelle Untersuchung zur Gewebeverträglichkeit oxidkeramischer (Al2O3) Abriebteilchen. Arch Orthop Unfallchir 76: 270

Griss P, Werner E, Buchinger P, Heimke G (1977) Die Mannheimer Oxid-Keramik/Metallverbund-Prothesen. Arch Orthop Unfallchir 87: 73

Griss P, Hackenbroch MH, Jäger M, Preussner B (1982) Therapie-Ergebnisse der Totalendoprothetik am Hüftgelenk (Multizentrische Studie über 10 Beobachtungsjahre). Forschungsbericht Bundesministerium f. Forschung und Technik 1980. In: Griss P, Hackenbroch MH, Jäger M, Preussner B, Schäfer T, Seebauer R, van Eimeren W, Winkler W (Hrsg) Findings on total hip replacement for ten years. Aktuelle Probleme in Chirurgie und Orthopädie, Bd 21. Huber, Stuttgart Wien

Haasters J, Bensmann G, v Salis G (1981) Prothesenschaftbrüche bei Hüftgelenksendoprothesen. Technische Untersuchungsergebnisse. MOT 101: 161

Hackenbroch MH, Bruns H, Holbe R, Lechleuthner H (1976) Unsere Ergebnisse mit der Totalprothese des Hüftgelenkes 3 bis 6 Jahre postoperativ. Orth Prax 12: 586

Harms J, Mäusle E (1976) Biologische Verträglichkeitsuntersuchungen von Implantatwerkstoffen im Tierversuch. MOT 96: 103

Harms J, Mittelmeier H (1980) Statistische Auswertung von 4 Jahren klinischer Prüfung der Hüft-Alloplastik mit Keramik-Tragrippen-Endoprothesen. MOT 100: 25

Harms J, Mittelmeier H (1981) Die Endoprothetik der Hüfte. Dtsch Ärzteblatt 78: 67

Harms J (1986) Gewebereaktion auf Aluminiumoxid im Tierversuch und bei klinischer Anwendung. In: Mittelmeier H, Heisel J (Hrsg) 10 Jahre Erfahrungen mit Keramik-Hüftendoprothesen. ML-Verlag, Uelzen, S 139

Heisel J, Mittelmeier H, Steyns H (1984) Ergebnisse der Infektionsprophylaxe bei Hüftgelenksarthroplastik mit Cefamandol. Z Orthop 122: 723

Heisel J, Mittelmeier H, Schmitt E (1985) Prothesenwechsel mit zementfreier Keramik-Prothese. In: Spranger M, Eder H (Hrsg) Zementfreie Hüftendoprothesen-Systeme. Huber, Bern Stuttgart Toronto, S 47

Heisel J, Schmitt E (1986) Erfahrungen mit der *Autophor*-Prothese bei Wechseleingriffen. In: Mittelmeier H, Heisel J (Hrsg) 10 Jahre Erfahrungen mit Keramik-Hüftendoprothesen. ML-Verlag, Uelzen, S 83

Heisel J, Schmitt E (1986) 10-Jahres-Ergebnisse mit der zementfreien Autophor-Hüftendoprothese bei primärer Arthroplastik. In: Mittelmeier H, Heisel J (Hrsg) 10 Jahre Erfahrung mit Keramik-Hüftendoprothesen. ML-Verlag, Uelzen, S 33

Heisel J, Schmitt E (1987) Implantatbrüche bei Keramikhüftendoprothesen. Z Orthop 125: 317

Higgs R (1994) Konische Schraubpfanne versus Rundpfanne. Pauwels Gedächtnis-Vorlesung DGOT-Kongress, Wiesbaden

Huber E-M (1996) Röntgenologische Langzeitbeobachtung der keramischen Pfannenkomponente bei primärer Hüftalloplastik mit dem Prothesentyp Autophor. Untersuchung am Krankengut der Orthop Univ-Klinik Homburg-Saar der Jahre 1974 bis 1992. Inaug Diss, Homburg-Saar

Hruschka KB (1996) Vergleich der Mittel- und Langzeitergebnisse der Keramik-Schraubpfanne Autophor sowie der Titan-Schraubpfanne „CST" bei Hüft-Revisionsoperationen. Inaug Diss, Homburg-Saar

Judet J, Judet R (1949) Essais de réconstruction prothétique de la hanche après résection de la tête fémorale. J Chir 65: 17

Judet R (1975) Totale Hüftendoprothesen aus Porometall ohne Zementverankerung. Z Orthop 113: 828

Kuppig P (2001) Mittelfristige Ergebnisse des primären Hüftgelenksersatzes mit der selbstschneidenden Titan-Schraubpfanne CST mit PE-Einlage. Inaug Diss, Homburg-Saar

Leonhäuser I (1975) Nachuntersuchungsergebnisse der partiellen Hüftalloarthroplastik. Inaug Diss, Homburg-Saar

Lord G (1980) Erfahrungsbericht über 400 zementlose Hüfttotalprothesen. MOT 100: 39

Mittelmeier H, Singer L (1956) Anatomische und histopathologische Untersuchungen von Arthroplastikgelenken mit Plexiglasendoprothesen. Arch Orthop Unfallchir 48: 519

Mittelmeier H (1974) Zementlose Verankerung von Endoprothesen nach dem Tragrippenprinzip. Z Orthop 112: 27

Mittelmeier H, Harms J (1977) Die Anwendung von Keramik in der Gelenkersatzchirurgie. MOT 97: 55

Mittelmeier H, Harms J (1979) Derzeitiger Stand der zementfreien Verankerung von Keramik-Metall-Verbundprothesen. Z Orthop 117: 478

Mittelmeier H (1980) 4 Jahre klinische Erfahrung mit Autophor-Keramik-Hüftprothesen. MOT 100: 19

Mittelmeier H, Hanser U, Harms J (1980) Zur Lösung des Zementproblems mittels Apatit-Carbonfaser-Knochenzement. Z Orthop 118: 658

Mittelmeier H (1983) Derzeitiger Stand der Alloarthroplastik des Hüftgelenkes (unter besonderer Berücksichtigung von Keramik-Endoprothesen). Krankenhausarzt 56: 481

Mittelmeier H (1983) Keramik-Hüftgelenksendoprothesen mit zementfreier Verankerung. In: Morscher E (Hrsg) Die zementlose Fixation von Hüftendoprothesen. Springer, Berlin Heidelberg New York

Mittelmeier H (1984) Hüftgelenksersatz bei jungen Menschen. Z Orthop 112: 20

Mittelmeier H (1986) Material und Konstruktion der stumpfkegeligen Schraubpfanne aus Keramik und anderen Werkstoffen. In: Refior HJ, Hackenbroch MH (Hrsg) Der alloplastische Ersatz der Hüftpfanne. Ergebnisse praxisbezogener Grundlagenforschung. Thieme, Stuttgart, S 93

Mittelmeier H, Heisel J (Hrsg) (1986) 10 Jahre Erfahrungen mit Keramik-Hüftendoprothesen (Symposionsbericht vom 15.12.1984). Orthopädie und orthopädische Grenzgebiete, Bd 12. Med Lit VerlGes, Uelzen

Mittelmeier H, Hanser U, Sitz W (1986) Materialfehler und Abriebverhalten der Keramik-Prothesen (Simulatortests, klinische Beobachtung und Messung an explantierten Prothesen). In: Mittelmeier H, Heisel J (Hrsg) 10 Jahre Erfahrungen mit Keramik-Hüftendoprothesen. ML-Verlag, Uelzen, S 127

Mittelmeier H (1986) Grundlage und allgemeine Erfahrungen mit dem Keramik-Prothesen-System *Autophor /Xenophor*. In: Mittelmeier H, Heisel J (Hrsg): 10 Jahre Erfahrungen mit Keramik-Hüftendoprothesen. ML-Verlag, Uelzen, S 9

Mittelmeier H, Hopf T, Zell J, Sellier T, Schmitt E (1986) Der faserverstärkte bioaktive Knochenzement *Osteobond*. In: Mittelmeier H, Heisel J (Hrsg) 10 Jahre Erfahrungen mit Keramik-Hüftendoprothesen. ML-Verlag, Uelzen, S 147

Mittelmeier H (1986) Keramik-Hüftendoprothesen – Weiterentwicklungen und Ausblick. In: Mittelmeier H, Heisel J (Hrsg) 10 Jahre Erfahrungen mit Keramik-Hüftendoprothesen. ML-Verlag, Uelzen, S 149

Mittelmeier H, Hanser U, Sitz W (1986) Materialfehler und Abriebverhalten der Keramik-Prothesen (Simulatortests, klinische Beobachtung und Messung an explantierten Prothesen). In: Mittelmeier H, Heisel J (Hrsg) 10 Jahre Erfahrungen mit Keramik-Hüftendoprothesen. ML-Verlag, Uelzen, S 127

Mittelmeier H, Heisel J, Mittelmeier W, Schmitt E, Esper FJ, Gohl W (1988) Tierexperimentelle Untersuchungen zum Einwachsverhalten von zementfreien Kohlenstoff-faserverstärkten Triazinharz-Hüftendoprothesen (TCF) mit Hydroxylapatit-Beschichtung (HA). H Unfallheilk 200: 96

Mittelmeier H, Heisel J, Schmitt E, Mittelmeier W (1989) Elastizitätsanpassung und bioaktive Beschichtung von Hüftgelenksendoprothesen – tierexperimentelle Untersuchungen und klinische Anwendung von TCF. In: Hackenbroch MH, Refior HJ, Wirth CJ (Hrsg) Fortschritte in der Orthopädie. Ergebnisse praxisbezogener Grundlagenforschung. Thieme, Stuttgart New York, S 129

Moore AT (1952) Metal hip joint. A new selflocking vitallium prosthesis. South Med J 45: 1015

Moore AT (1957) The selflocking metal hip prosthesis. J Bone Jt Surg 39A: 811

Morscher E, Dick W (1983) Cementless fixation of „Isoelastic" hip endoprosthesis manufactured in plastic materials. Clin Orthop 176: 77

Morscher E (1983) Die zementlose Fixation von Hüftendoprothesen. Springer, Berlin Heidelberg New York

Müller ME (1963) Hüftkopf- und Totalprothesen in der Hüftchirurgie. Dtsch Z Chir 305: 48

Müller ME (1970) Total hip prosthesis. Clin Orth 72: 46

Parhofer R, Mönch W (1982) Erfahrungen über den Ersatz einzementierter gelockerter Hüft-Totalendoprothesen durch zementlos implantierte Totalendoprothesen. Med Orth Techn 102: 49

Puhl W (Hrsg) (1996) Die Keramikpaarung BIOLOX in der Hüftendoprothetik. Proceedings des 1. CERASIV-Symposiums am 23.3.1996 in Stuttgart. Enke, Stuttgart

Rossak K, Brinkmann KE (1977) Erste Erfahrungen mit einer zementlos zu verankernden Keramikprothese zur Austauschoperation ausgelockerter Totalendoprothesen. Z Orthop 115: 290

Salzer M, Zweymüller K, Locke H, Plenk H Jr, Punzet G (1975) Erste Erfahrungen mit einer Hüfttotalendoprothese aus Biokeramik. MOT 95: 162

Seil R, Fritsch E, Willmann G, Hanser U, Mittelmeier H (1996) In vivo wear and fretting corrosion of ceramic femoral heads articulating with ceramic cups in total hip replacement after long term implantation. Analysis of 448 retrieved components. J Bone Joint Surg 20: 110

Semlitsch M, Willert HG (1971) Gewebeveränderungen im Bereich metallischer Hüftgelenke — mikroanalytische Untersuchungen mittels Spektralphotometrie, Elektronenmiksroskopie und der Elektronenstrahlmikrosonden. IV. Intern Symp Microchemie. Microchem Acta H 1: 21

Semlitsch M (1973) Oberflächenuntersuchungen an Metall und Kunststoffen für künstliche Hüftgelenke mit dem Rasterelektronenmikroskop. In: Cotta H, Schulitz KP (Hrsg) Der totale Hüftgelenksersatz. Thieme, Stuttgart

Teusch K-H, Schmitt E (1986) Ergebnisse der Alloplastik mit der Tragrippen-Endoprothese bei Dysplasie-Koxarthrose. In: Mittelmeier H; Heisel J (Hrsg) 10 Jahre Erfahrungen mit Keramik-Hüftendoprothesen. ML-Verlag, Uelzen, S 103

Thompson FR (1952) Vitallium intramedullary hip prosthesis. NY State J Med 52: 3011

Thompson FR (1954) Two and half years experience with a vitallium intramedullary hip prosthesis, J Bone Jt Surg 36A: 3

Ungethüm M (1976) Reibung, Verschleiß und Schmierung bei verschiedenen Endoprothesenwerkstoffen. MOT 96: 100

Ungethüm M, Blömer W (1986) Biomechanische Aspekte zementfreier Hüftpfannen-Implantate mit Schraubverankerung. MOT 106 : 194

Vidalain JP et al. (1998) 10 years survirship of Corail-hipprosthesis. Proceedings from the European Hip Society

Weber BG (1970) Die Rotations-Totalendoprothese des Hüftgelenkes. Z Orthop 107: 304-315

Weber BG, Stühmer G, Semlitsch M (1974) Erfahrungen mit dem Kunststoff Polyester als Komponente der Rotationsprothese des Hüftgelenkes. Z Orthop 112: 1106

Willert HG, Puls P (1972) Die Reaktion des Knochens auf Knochenzement bei der Allo-Arthroplastik der Hüfte. Arch Orthop Unfallchir 72: 33

Willert H-G, Semlitsch M (1976) Kunststoffe als Implantatwerkstoffe. MOT 96: 94

Wroblewski BM et al. (1999) Charnley low frictional arthroplasty if the hip. 20 to 30 years results. J Bone Jt Surg 81 B: 328

Zichner LP, Willert HG (1992) Comparison of alumina-polyethylene and metal-polyethylene in clinical trials. Clin Orthop Rel Res 282: 86

Kapitel 5.2

# Herkömmliche chirurgische Navigation und Bearbeitung des Prothesenlagers

## 5.2

H. MITTELMEIER

Zur *präoperativen Orientierung* über die individuellen pathologischen Hüftgelenksverhältnisse sind zumindest standardisierte *Röntgenaufnahmen* des ganzen Beckens (mit beiden Hüftgelenken) im a.p.-Strahlengang und möglichst noch eine so genannte axiale Aufnahme des zur Operation vorgesehenen Hüftgelenkes, eventuell noch eine Lauenstein-Aufnahme, erforderlich. *Computertomographien* verbessern zwar die Orientierung, sind aber für übliche Primäroperationen im Allgemeinen nicht unbedingt erforderlich, nach deformierenden Hüftgelenksfrakturen sowie bei schweren granulomatösen Pfannendestruktionen aber sehr zweckdienlich.

Im Übrigen sind sodann *Röntgenschablonen der Implantate* zur operativen Planung bzw. Auswahl der Implantate notwendig.

Die *operative Einbringung* der relativ großen Pfannen- und Femurimplantate erfordert einen entsprechend großen offenen Zugang (Hautschnitt mindestens etwa 12 cm). Der *Zugang* kann von vorne, mediolateral, lateral und dorsal erfolgen. Er ist mit partiellen (temporären) Muskelablösungen sowie teilweiser Kapselresektion verbunden. Insbesondere durch die übliche Kopf-Hals-Resektion des Femur entsteht in Verbindung mit Retraktionshebeln ein guter Einblick auf das Azetabulum sowie die Eingangspforte für den femoralen Verankerungsstiel und Kontrollmöglichkeit der Kopf-Hals-Position.

Zur korrekten *Pfannenpositionierung* ist jedoch wegen primärer dysplastischer oder sekundärer degenerativer und posttraumatischer Formveränderungen die Orientierung am Azetabulum selbst vielfach nicht ausreichend möglich, auch nicht aufgrund der Lagerung des abgedeckten Körpers auf dem OP-Tisch und einfache, nicht am Becken selbst angesetzte Zielgeräte. Eine zuverlässige Orientierung für alle Fälle mit *visueller Navigation* für eine korrekte Stellung der Kunstpfanne ist unseres Erachtens nur mit einem *beckenorientierten Zielgerät* gewährleistet, das an deutlichen anatomischen Markierungspunkten des Beckens angesetzt werden kann. Hierfür haben wir schon in den 70er-Jahren ein entsprechendes Gerät entwickelt und insbesondere bei schwierigen Fällen „zielstrebig" und nutzbringend angewandt (H. Mittelmeier/Osteo). Es ist beidseitig verwendbar und wird bei der Operation nur kurzzeitig während der Pfannenbearbeitung aufgesetzt, womit die *Beckenquerachse* bestimmt wird. Ein seitlich am Rumpf des Patienten (parallel zur Tischneigung) rechtwinkelig angelegter Stab orientiert über die *Hochachse des Beckens*. Der wesentliche *Richtungszeiger* ermöglicht dann die Einstellung der *Pfannenachse* bezüglich der gewünschten Pfannenneigung und Anteversion. Die Bearbeitungsinstrumente für die Pfanne (Fräsen, eventuell Gewindeschneider und Einsatzinstrumente) sind dabei parallel zum Richtungszeiger anzusetzen. Üblicherweise wird derselbe parallel zur Pfannenachse so eingestellt, sodass mit 50° Abduktion und 15° Vorhalte eine Neigung der Pfanneneingangsebene zur Horizontalen von 40° und eine Anteversion von etwa 15° entsteht. Die geringe Abweichung dieser Zielvorgaben gegenüber den natürlichen Azetabulumwerten (45° Neigung und 25° Anteversion) wurde von uns zur besseren Luxationssicherung empfohlen. Zwecks ständiger intraoperativer Orientierung kann man das Zielgerät auch schon nach dem Abdecken ansetzen, in die Beckenschaufel einen dicken Kirschner-Draht parallel zum Richtungszeiger einbohren und das Zielgerät abnehmen (Abb. 5.29).

Eine korrekte intraoperative *Anpassung* der Kunstpfanne an das Azetabulum ist durch die Verwendung eines formkongruierten Fräsersatzes mit verschie-

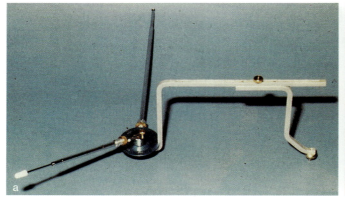 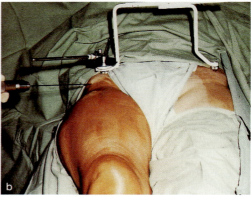

**Abb. 5.29.** *a* Beckenorientiertes Zielgerät (für den ventrolateralen Zugang bei Rückenlage): In der Breite verstellbarer Beckenbügel, rechtwinklig nach kranial verlaufender Hochachsenstab, Richtungsanzeiger in 50°-Abduktion und 15°-Vorhalte. Üblicherweise Anwendung während der Pfannenbearbeitung. *b* Alternativ Zielgerät bei Operationsbeginn am Becken aufgesetzt, Einbohrung eines dicken Kirschner-Drahts in die Beckenschaufel zur Richtungsanzeige während der Operation (Drahtentfernung nach Beendigung der Pfannenimplantation).

nen Größen und durch direkte visuelle Kontrolle des azetabulären Prothesenbettes gut möglich.

Am *Femur* ist die Orientierung durch die Betrachtung des frei beweglich abgedeckten Beins mit entsprechender intraoperativer Positionierung sowie die intraoperativ gegebene Sicht auf die exponierten Rollhügel und die Resektionsfläche an der Schenkelhalsbasis möglich. Diese soll am besten medial etwa 1 QF oberhalb des Trochanter minor, beginnend mit 40° Anstieg nach lateral zur Basis des Trochanter major mit dort anzulegendem kleinem stufenförmigem Vertikalschnitt (von etwa 1 cm) verlaufen.

Als ideale Position der Femurkomponente wird Parallelität des Verankerungsstiels zur proximalen Femurachse und eine Antetorsion von etwa 10° empfohlen. Dies ist am einfachsten dadurch zu erreichen, dass das zu operierende Bein von einem kontralateral stehenden Assistenten (über dem kontralateralen Bein) in größtmöglicher Adduktion und bei rechtwinklig abgebeugtem Knie sowie horizontal gehaltenem Unterschenkel als Hebel und Zeiger in 90° Außenrotation gebracht wird, sodass die mediale Femurseite nun himmelwärts und die laterale Seite bodenwärts steht. Damit können die Femurfräsen, Probierprothesen und die Implantate selbst aufgrund ihrer Abwinklung zwischen Schaft und Schenkelhals bezüglich Stielachsenstellung, Antetorsion sowie Einschlagtiefe visuell gut angesetzt und kontrolliert werden (Abb. 5.30).

Um bei zementfreien Femurstielen eine primäre stabile „Pressfit-Verankerung" und Rotationsstabilität zu erreichen, erfolgt die Eröffnung der Femurmarkhöhle am zweckmäßigsten durch rechteckige Ausmeißelung der metaphysären Spongiosa so, dass die Rechteckkanten die Kortikalis innen berühren, an den Flächen aber noch eine Spongiosaschicht zur inneren Blutversorgung des Knochens und für osteoplastische Adaptations- und Einwachsprozesse verbleibt. Die Orientierung über den weiteren Verlauf der Femurmarkhöhle ergibt sich schon bei der nachfolgenden (zur Vermeidung einer Fettembolie empfohlenen) Kürettage des Markfettes mit einem (etwa 40 cm langen) scharfen Löffel (Löffelbreite 8 mm) sowie die nachfolgende Anwendung der Stielfräsen bis zum korrekten Sitz der *Probierprothesen*. Die Verpressung der endgültigen Prothese erfolgt am besten dadurch, dass sie im Vergleich zur Probierprothese eine geringfügige (formkongruente) Überdimensionierung aufweist, sodass der Stiel nach dem manuellen Einsetzen mit dem Kragenbereich zunächst etwa 1 QF übersteht und sich beim endgültigen Einschlagen aufgrund einer Konusform im Knochen verklemmt, wobei der dabei erreichte Aufsitz des Prothesenkragens auf der Resektionsfläche ein zu tiefes Eindringen in die Femurhöhle und damit eine Berstungsfraktur des Femur verhindert. Dabei sei erwähnt, dass Prothesen mit einem ventromediodorsalen Aufsitzkragen gegenüber kragenlosen Prothesen auch biomechanisch deutliche Vorteile haben.

Eine *Röntgenkontrolle* während der operativen Einpassung der Prothese ist bei dieser Technik in der Regel

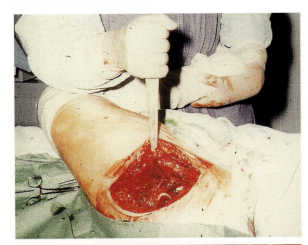

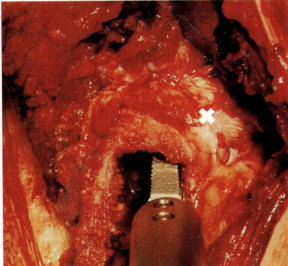

**Abb. 5.30.** *a* Orientierungsposition des Beines zur Femurbearbeitung bei ventrolateralem Zugang linke Hüfte: Oberschenkel in maximaler Adduktion sowie 90° AR, rechtwinkelige Kniebeugung und Horizontalhaltung des Unterschenkels. *b* Operationssitus proximaler Femur bei 90°AR: Mediale Femurseite oben (*Kreuz*: Trochanter minor). Nach rechteckiger Ausmeißelung der metaphysären Spongiosa und Kürettage des Markraumes manuelle Ausfräsung des Lagers für den femoralen Verankerungsstiel

nicht erforderlich, wohl aber unbedingt nach dem Protheseneinbau und funktioneller Bewegungsprüfung vor dem nachfolgenden Wundschluss, sodass im Falle ausnahmsweise doch unterlaufener Fehler noch eine intraoperative Korrektur vor Wundschluss möglich ist.

Dieses operative Vorgehen hat sich an der Homburger Orthopädischen Universitätsklinik seit Einführung der neueren zementfreien Prothesen vom Typ Autophor (von 1974 bis 1996) in etwa 5000 Fällen durchaus bewährt.

Zwecks besserer und rascherer Anpassung des Lagerknochens an die Prothesenform ist es bei abnormen periprothetischen *Knochendefekten* (Protrusio acetabuli, starke Varusstellung der Schenkelhalsbasis an der Resektionsstelle sowie eine relativ weite Femurhöhle) empfehlenswert, vor bzw. während der Prothesenimplantation in diesem Bereich noch *Spongiosa* mit einzubringen, die schnell einheilt und rasche biomechanische Umbauaktivität ergibt. Die Spongiosa kann bei Primäroperationen problemlos aus dem Hüftkopf und Schenkelhals gewonnen werden. Bei dysplastischen Pfannendachdefekten empfehlen wir die Einbringung entsprechend zugeschnittener kortikospongiöser Knochensegmente aus dem resezierten Hüftkopf nach der Pfannenimplantation (eventuell mit Knochenschraubenfixierung).

Bei *Wechseloperationen* mit größeren Defekten kann autologes Knochenmaterial aus dem über dem Hüftgelenk liegenden Darmbein gewonnen werden (zur Schonung des wichtigen Glutaealmuskelursprungs jedoch am besten vom Beckenkamm und der Innenseite der Beckenschaufel unmittelbar hinter der Spina ilica ventralis). Bei Prothesenwechseln mit größeren Knochendefekten ist diese autologe Knochenquelle oft nicht ausreichend. Hier ist es empfehlenswert, HA-haltiges spongiöses *Knochenersatzmaterial*, z.B. Pyrost (mit vorheriger Markblutdurchtränkung zwecks Besiedlung mit Osteoblasten), zur zusätzlichen Anwendung zu bringen. Vielfach wird auch allogenes Knochentransplantat aus der Gefrierknochenbank empfohlen.

# II A  Navigation: Hüftendoprothetik

# Computernavigation in der Hüftendoprothetik

A.M. DiGioia III, A.Y. Plakseychuk, B. Jaramaz

## Einleitung

Noch vor der Ära der Computernavigation war man der Ansicht, dass sich die Hüftendoprothetik zu einem der effizientesten und reproduzierbarsten Eingriffe in der operativen Orthopädie entwickelt hat. Klinische Erfahrungen mit computerunterstützten Hüftsystemen haben jedoch in den letzten Jahren gezeigt, dass durch einen Synergismus aus Orthopäden und computergesteuerten Maschinen bessere Ergebnisse erzielt werden können. Unsere klinischen Erfahrungen mit der Hüftnavigation basieren auf dem HipNav System [2, 3], das nicht nur entwickelt wurde, um genaueste Positionierungen der Implantate zu gewähren, sondern das auch präoperative Planungen während der Operation präzise integriert. Zudem bietet das System intraoperative Informationen über die Lage der Instrumente, der Führungslehren, der knöchernen Skelettanteile und Implantate. Das Navigationssystem beinhaltet zwei Komponenten: einen präoperativen Planer mit einem Bewegungssimulator und eine intraoperative bildgesteuerte Navigation. In der Planungsphase wird das CT des Patienten elektronisch zum Planungsmodul übertragen und die Knochenkonturen extrahiert. Eine große Anzahl verschiedener Implantate kann aus der Datenbank abgerufen werden; dabei werden Design, Größe, Orientierung, Beinlänge und Offset interaktiv eingeblendet. Ein vollständiges dreidimensionales (3D) anatomisches Modell des Beckens und des Femurs werden rekonstruiert und stehen der virtuellen Implantation und einer Prüfung der Beweglichkeit und Stabilität zu Verfügung (Abb. 6.1). Hierbei wird die Kinematik des Hüftgelenkes mit Hinblick auf das Bewegungsausmaß simuliert und optimiert, um ein Impingement der Prothesenanteile und/oder der knöchernen Anteile zu minimieren. Nachdem der Chirurg die optimale Lage aller Komponenten geplant hat, werden diese individuell für die Operation gespeichert. Das intraoperative HipNav-Navigationssystem registriert und überlappt präoperative CT-Daten mit der Position des Patienten auf dem Operationstisch, dabei verwendet es ein infrarotoptisches LED-Kamerasystem (Optotrak, Northern Digital Inc, Waterloo, Ontario, Kanada), das die Lage aller Instrumente und die Position des Patienten kontinuierlich abgleicht. Frühere Validationssysteme haben eine Messgenauigkeit dieser Navigation von einem Millimeter und einem Grad ergeben [1, 7, 12]. Das HipNav-Navigationssystem wurde derart entwickelt, dass es lediglich fünf bis zehn Minuten zur konventionellen Operationszeit hinzufügt.

In unserer klinischen HipNav-Navigationsstudie konnten über 250 Hüftendoprothesen einbezogen werden. Alle Daten der Fälle wurden in einem spezielen

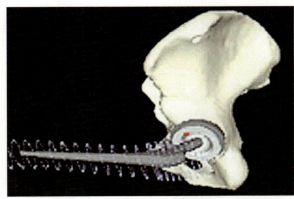

**Abb. 6.1.** Simulation für präoperatives Bewegungsausmaß der virtuellen Implantate

len Hüft-TEP-Nachsorgeuntersuchungsregister gespeichert. Im Folgenden werden die HipNav-Navigationsresultate bezüglich Genauigkeit der Pfannenpositionierung und funktioneller Resultate im Vergleich zu konventionell instrumentierten Pfannen (Miniarthrotomietechnik) verglichen und diskutiert.

### Genauigkeit azetabulärer Positionierungsinstrumente bei Hüfttotalendoprothesen

Die Positionierung der Pfanne ist der wichtigste Faktor in der Hüftendoprothetik, der für folgende Komplikationen mit verantwortlich ist: Hüftluxation, Impingement, Pfannenmigration und Polyethylenabrieb. Zahlreiche Arbeiten berichten über verschiedene optimale Positionierungen der Hüftpfanne [14]. Harris [5] empfiehlt einen Abduktionswinkel von 30° und einen Antversionswinkel von 20°; Harkess [4] einen Abduktionswinkel von 45° und einen Antversionswinkel von 15° ± 5°; Lewinnek et al. [9] betrachten einen Abduktionswinkel von 40° ± 10° und einen Antversionswinkel von 15° ± 10° für optimal. Obwohl es kontinuierliche Verbesserungen bezüglich des Implantatdesigns, der Fixierungsmethode und der Entwicklung widerstandfähigerer Materialien gegeben hat, hinkte die Entwicklung hilfreicher Instrumente für eine gesteigerte Prothesensitzreproduzierbarkeit hinterher. Die Ausrichtung der Hüftpfanne hängt von mehreren Faktoren ab und ist sehr variabel bezüglich der Lagerung und Fixierung des Patienten auf dem Operationstisch. Trotz mehrerer Positionierungshilfen muss jeder Chirurg gestehen, dass es weiterhin schwierig bleibt, das Becken während der Operation zu befestigen. McCollum u. Gray [11] konnten in ihrer Arbeit zeigen, dass es keine reproduzierbare Seitenlagerung gibt, die zu einer inkorrekten Positionierung der Hüftpfanne führen kann. Die Nomenklatur azetabulärer Ausrichtungen ist unterschiedlich und beinhaltet unter anderem die Begriffe Inklination, Antversion, Abduktion, Abschluss, Kippung, Öffnung und Flexion [1,6]. Murray befürwortete eine radiographische, operative und anatomische Definition der Pfannenausrichtung, abhängig von der jeweiligen Methode. Der Unterschied der drei Definitionen resultiert im Wesentlichen durch die Orientierung der Pfanne im dreidimensionalen Raum nach initialer Abduktion des Azetabulums, beginnend mit der horizontalen Lage (Abb. 6.2a). Die operative Ausrichtung ist mit der mechanischen Achse während der Operation assoziiert. Dies beträgt bei korrekter Lage des Beckens eine initiale Abduktion von 45° in sagittaler Ebene (Abb. 6.2b) und einer Drehung (Antversion) in der transversalen Ebene (Abb. 6.2d). Die anatomischen Orientierung kann mittels CT oder MRI Daten rekonstruiert werden und stimmen mit den oben genannten überein (Abb. 6.2c).

Abduktion and Antversion sind die am häufigsten benutzte Terminologie um die anatomische Lage des Azetabulums zu beschreiben, jedoch wird sie von den meisten Operateuren nicht erreicht. Der Unterschied zwischen den Nomenklaturen kann zu Missverständnissen führen, deshalb wurden in dieser Studie die anatomische im Vergleich zur operativen Orientierung anhand eines veröffentlichen Nomogramms umgerechnet (Abduktion und Flexion).

Zielsetzung dieser Studie war es, die interindividuellen Variationen der Pfannenorientierungen bei Benutzung konventioneller Instrumente in Abhängigkeit der Beckenlage auf dem Operationstisch zu bestimmen. In einer ersten klinischen Studie seit 1996 wurde das Hüftnavigationssystem ausschließlich als intraoperatives Messinstrument in 82 Hüft-TEPs (vier Patienten hatten bilaterale Implantation) benutzt. Dem Operateur wurden keine Führungshilfen angeboten. Das Durchschnittsalter betrug 63 Jahre (37-81), 40 Patientin waren weiblich, 38 männlich, in 50 Fällen wurde die rechte, in 32 die linke Seite operiert. Die Trilogy-Pressfit-Pfanne wurde in allen 82 Hüften mit üblichen Zimmer Einschlaginstrumenten und einem so genannten „A-Frame" eingeschlagen (Zimmer Inc, Warsaw, IN, USA). In 74 von 82 Hüften wurde die Pfannenposition mit Hilfe von Navigationsinstrumenten quantitativ ermittelt. Acht Messungen konnten anhand von Softwareproblemen und optischen Schwierigkeiten nicht ermittelt werden.

Alle Patienten wurden in Seitenlage auf dem Operationstisch mittels anterioren und posterioren Stabilisatoren positioniert, dabei verlief die Körperachse parallel zur Tischachse und das Becken senkrecht zur Tischebene. Das Becken wurde zusätzlich durch ein Unterdruckpolster stabilisiert. Die Stützen wurden exakt auf Höhe des Os pubis und über der Mitte des Os sacrum angelegt, weitere Stützen befanden sich am Thorax um jegliche Lageveränderungen des Torso zu minimieren. Das Hüftgelenk wurde von einem erfahrenen Orthopäden (AMD) mittels eines posterolatera-

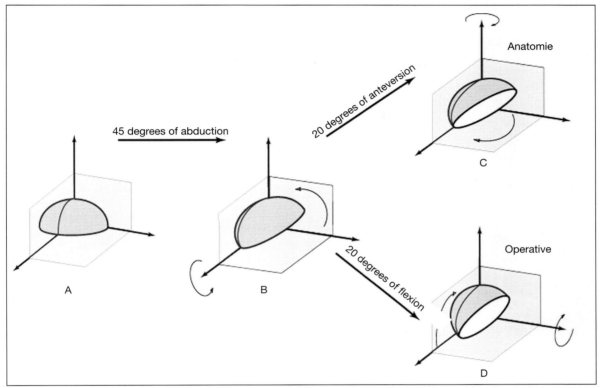

**Abb. 6.2.** Unterschiede in anatomischer und operativer Pfannenausrichtung

len Zuganges eröffnet. Die Zimmer-Trilogy-Pressfit-Pfanne mit mehreren Bohrlöchern wurde in allen 82 Fällen benutzt.

Die Pfanne wurde zunächst mit Hilfe des konventionellen Impaktionsinstrumentarium platziert, dabei wurde eine Position von 45° Abduktion und 20° Flexion angestrebt (Abb. 6.3). Dies wird bei optimaler Positionierung des Beckens erreicht, wenn der A-Frame parallel zum Operationstisch und ein angebrachter 20-Grad-Flexionshilfsstab parallel zur Körperachse ausgerichtet wird. Nachdem der Operateur mit der manuellen Ausrichtung zufrieden war, wurde die Position der Pfanne navigatorisch überprüft und dokumentiert. Diese Informationen wurden dem Operateur vorenthalten. Erst anschließend wurde der Operateur über die computerkalkulierte Positionierung der Pfanne informiert und es stand ihm frei, den Pfannensitz entsprechend zu korrigieren. Alle Daten, die für die Pfannenpositionierungen von Wichtigkeit sind, orientierten sich an einem Beckenkoordinatensystem, das exakt parallel zum tatsächlichen Becken stand (Abduktion 0°, Flexion 0°, Version 0°). Die Mehrzahl der üblichen mechanischen Orientierungshilfen nutzen gleichsam die Frontalebene des Beckens zur anatomischen Orientierung. Die vordere Beckenebene wurde im CT durch die vordersten Spinae definiert: Spina iliaca anterior superior (A und B) und beide vorderen Tubercula pubica (C und D) (Abb. 6.4). Die gleiche Ebene wurde benutzt, um die longitudinale und transversale Achse des Beckens zu definieren. Die absolute Orientierung des Beckens auf dem Operationstisch wurde ebenfalls während der Hüftdislokation und nach der azetabulären Ausrichtung der Pfanne gemessen. Die erste Messung reflektiert die tatsächliche Orientierung des Becken auf dem Operationstisch, da sie vor jeglicher Manipulation durchgeführt wurde. Die zweite Messung zeigte die Lage des Beckens nach der Implantation der Prothese. Die Veränderung der Beckenlage wurde in Abduktion, Adduktion, Flexion, Extension, Anteversion und Retroversion festgehalten.

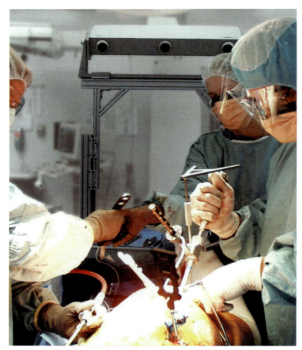

**Abb. 6.3.** Positionierung des Zimmer-Azetabulum-Pfannenimpaktors mit A-frame und computerunterstützten Geräten

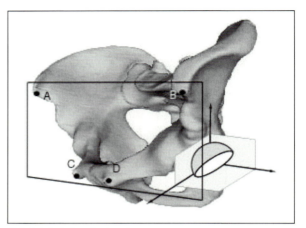

**Abb. 6.4.** Anteriore Beckenebene

Eine unveränderte Lage des Beckens postoperativ würde sich in null Grad aller Ebenen widerspiegeln. Ein gepaarter t-Test wurde statistisch angewandt (SAS-Version 6.12 Statistical Software, Cary, NC), um Signifikanzen auszudrücken. Ein p-Wert unter 0,05 wurde als Signifikanz definiert.

Es lagen für 74 Hüften Daten für die Orientierung der manuell implantierten und mittels HipNav errechneten azetabulären Komponenten vor. Die Ausrichtung der rein manuell implantierten Pfannen lag zwischen 35 und 59 Grad Abduktion mit einem Durchschnitt von 44° (SD: 4°) sowie von 33° Anteflexion und 26° Extension mit durchschnittlich einem Grad Anteflexion (SD: 10°). Abduktion (45°) und Flexion (20°) wurden als Idealwert gesehen. Alle Daten wurden statistisch analysiert. Die Abweichung der Pfannenausrichtung von der gewünschten Positionierung lag zwischen −10° und +14° Abduktion (Durchschnitt: 1°, p=0,13) und −46° und +13° Flexion (Durchschnitt: −19°, p<0,001). Keine der 74 Pfannen war mit 45° Abduktion und 20° Flexion implantiert. Des Weiteren war keine Pfanne annähernd in 20° Flexion positioniert.

Insgesamt waren 62 der 74 Fälle (84%) außerhalb der Sicherheitszone implantiert, wenn man die Definition nach Lewinnek et al. [9] heranzieht: 40° ± 10° Abduktion und 15° ± 10° Anteversion. Demnach war eine Pfanne in zu großer Abduktion und 63 Pfannen in zu starker Flexion implantiert. Der durchschnittliche Unterschied der Beckenorientierung zum Zeitpunkt der Hüftdislokation sowohl in der anterioren Ebene als auch in der longitudinalen Achse auf dem Operationstisch wich um 6° Flexion (−7° bis 23°) und in 3° Abduktion von der idealen Position ab (−9° bis 19°), dieser Unterschied war signifikant (p<0,05). Während der azetabulären Ausrichtung wich das Becken um 18° Anteversion (4° bis 28°, p<0,05) und 3° Abduktion (−11° bis 11°, p<0,05) ab. Der Unterschied von Beckenflexion und -extension war mit einem Grad nicht signifikant unterschiedlich.

Die Ergebnisse dieser Studie zeigen, dass die verwendeten manuellen Instrumente unakzeptable Abweichungen von der erwünschten Pfannenausrichtung aufwiesen. Die Abweichung der Positionierungen reichte von −10° bis +14° Abduktion und insbesondere von −46° bis +13° Flexion. Von 74 Pfannen waren 63 außerhalb der gewünschten Anteversion 20° ± 10° und nur eine Pfanne war außerhalb der gewünschten Abduktion von 45° ± 10° implantiert. Weder während der Positionierung noch während der Hüftdislokation lag das mit Blöcken fixierte Becken der Patienten in einer akzeptablen Positionierung. Die Positionierung wurde signifikant nach der Dislokation verschlechtert. Insgesamt befand sich kein Becken während der gesamten

Operationsdauer in der gewünschten Positionierung. Es konnte ein Trend zur gesteigerten Flexion und anterioren Neigung beobachtet werden. Die interindividuellen Variationen und das Spektrum der Lageabweichungen mit Hilfe der konventionellen und manuellen Zimmer-A-Frame-Methode erschienen weder akzeptabel noch verlässlich. Unsere Ergebnisse lassen sich in Einklang bringen mit denen von McCollum u. Gray [11], die über eine erhöhte Gefahr von postoperativen Hüftdislokationen bei schlecht positionierten Hüftpfannen berichten. Die Grenzen dieser Studie sind sicherlich in der Tatsache zu suchen, dass es die Ergebnisse eines einzelnen Operateurs mit einem Zugang beschreibt.

## Minimal-invasive Technik in der Hüftendoprothetik

Jedem unerfahrenen Orthopäden wurde beigebracht, dass ein großer Zugang einer der besten Voraussetzungen in der erfolgreichen Hüftchirurgie ist. Es war traditionell unmöglich, eine korrekte Orientierung und knöcherne Befestigung der Implantate ohne ausreichende Sicht auf knöcherne Landmarken zu gewährleisten. Ein großzügiger Zugang erlaubt zwar eine gute Orientierung der Prothese, jedoch auf Kosten einer invasiveren Technik. Wir verfolgen deshalb das Ziel, das Operationstrauma so gering wie möglich zu gestalten, ohne auf eine exakte Positionierung der Komponenten zu verzichten. Per definitionem resultieren bei jedem weniger invasiven Verfahren eine geringere Weichteilverletzung, eine schnellere Heilung und Rekonvaleszenz mit einer potentiell erniedrigten Komplikationsrate. Die Entwicklung computernavigierter Instrumente in der Hüftprothetik ergibt neue Möglichkeiten, weniger invasive Operationstechniken zu entwickeln, die eine Orientierung und Befestigung der Komponenten ohne knöcherne Landmarken erlauben [2, 3]. Die Autoren dieser Studie haben eine nach Moore modifizierte Miniinzisionstechnik entwickelt, die die Verwendung neuer Navigationsinstrumente erlaubt. Diese Technik wurde zuerst im Oktober 1998 angewandt und bis heute an 137 Hüften von 121 Patienten erfolgreich verwendet. Davon wurden 35 Hüftprothesen (33 Patienten) von 121 Patienten zur Gruppe I zusammengefasst. Eine Kontrollgruppe II mit 33 Hüftprothesen (Geschlecht, Diagnose, Alter und präoperativer Harris Hip Score) wurde gegenübergestellt, die einen konventionellen posterioren Zugang unterliefen. Der selbe Operateur (AMD) führte alle Operationen mit dem Navigationssystem durch. Alle Patienten wurden durch einen unabhängigen Beobachter prospektiv in einem Hüftprothesenregister evaluiert. Die Evaluation erfolgte präoperativ sowie jeweils nach 3, 6 und 12 Monaten postoperativ. Die Anzahl der Bluttransfusionen, der postoperativen Komplikationen und der Krankenhausaufenthalte wurde ebenfalls statistisch verglichen.

**Tabelle 6.1.** Vergleich beider Gruppen

| Gruppe I<br>Miniinzision<br>33 Punkte, 35 Hüften | Gruppe II<br>Traditionelle Inzision<br>33 Punkte, 35 Hüften | t-Test |
|---|---|---|
| 19 | 19 | |
| 14 | 14 | |
| 2 | 2 | |
| 65 (49-80) | 65 (49-76) | p=0,86 |
| 54 (24-74) | 53 (22-76) | p=0,881 |
| 85 (63-96) | 81 (63-95) | p=0,045 |
| 92 (84-100) | 87 (71-100) | p=0,017 |
| 93 (86-100) | 94 (79-100) | p=0,081 |

Beide Gruppen beinhalteten lediglich Koxarthrosen (19 Frauen, 14 Männer, Tabelle 6.1). Das Durchschnittsalter in Gruppe I (Miniinzision) und Gruppe II (traditioneller Zugang) lag bei 65 Jahren, mit vergleichbarer Verteilung (p=0,86). Der durchschnittliche prä- operative Score lag in Gruppe I bei 52,3 Punkten (24-74) und in Gruppe II bei 53,4 Punkten (22-76, p=0,88). Betroffen waren in Gruppe I und II 15- und 20-mal die linke und 18- und 17-mal die rechte Seite. In beiden Gruppen gab es zwei Patienten mit bilateralem Prozedere. Das durchschnittliche Gewicht lag in Gruppe I bei 79,8 kg und in Gruppe II bei 79,5 kg, die Körpergrößen lagen bei durchschnittlich 170,6 und 167,8 cm. Der Body Mass Index (BMI) war 27 in der Miniinzisionsgruppe und 28 in der konventionellen Gruppe (p>0,5). Die Trilogy-Pressfit-Pfannenkomponente mit Fixierungslöchern (Zimmer Inc., Warsaw, IN) wurde in allen Fällen angewandt. In Gruppe I und II wurden jeweils 27 zementierte und 6 zementfreie Implantate (Meridian, Howmedica, Allendale, NJ) eingebaut.

Der Students t-Test wurde zur statistischen Vergleichsanalyse benutzt (SAS, Version 6.12) mit einem Konfidenzintervall von p<0,05.

Der minimal-invasive Zugang in dieser Studie wurde vom traditionellen hinteren Zugang nach Moore modifiziert. In dieser Technik wird die Hautinzision als verschiebbares Fenster benutzt, um eine Einsicht in tiefer liegende Strukturen zu gewähren. Anatomische Landmarken für den Hautschnitt variieren merklich vom traditionellen Schnitt. Die Moore-Inzision beginnt ungefähr 10 cm unterhalb der Spina iliaca superior posterior, verläuft distal und lateral mit den Fasern des M. glutaeus maximus und endet am Hinterrand des Trochanter major femoris, um weitere 10-13 cm entlang des Femurschaftes zu verlaufen. Dies führt zu einer Schnittlänge von 25-35 cm. Minimal-invasive Zugänge sind in der Literatur beschrieben, A.H. Crenshaw (Modifikation von Sequeira and Khanuja) beschreibt eine 13 cm lange geradlinige Inzision, die an der Femurspitze beginnt und bei 90° flektiertem Hüftgelenk nach posterior zieht, dabei liegt der Trochanter major in der Mitte. Unserer Meinung nach sollte jedoch der Femur um nur 70-80° flektiert sein, wodurch sich ein optimal verschiebbares Zugangsfenster ergibt (Abb. 6.5). Das Bein bleibt während Dislokation, azetabulärer Präparation und Implantation in dieser Position. Nach Palpation des Trochanter major wird ein 8-10 cm langer Hautschnitt parallel zur Verlängerung der Femurachse nach posterior angelegt,

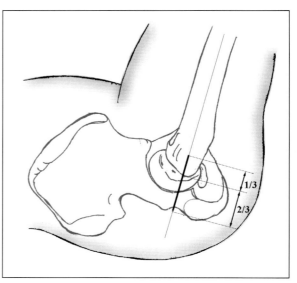

**Abb. 6.6.** Minimal-invasive Inzision

wobei ein Drittel nach distal und zwei Drittel nach proximal ziehen (Abb. 6.6).

Die Faszie des Tensor fasciae latae und die Fasern des M. glutaeus maximus werden längs gespalten, danach wird das Bein in maximale Innenrotation und neutrale Extension gelagert. Die Lücke zwischen M. piriformis und M. glutaeus medius wird getastet und die Abduktoren vorsichtig nach superior gestreift. Anschließend wird der Zugang wie üblich mit normalen Retraktoren ausgeführt. Vor der Dislokation wird ein kleiner Flügel zwecks Befestigung der Referenzklemme am Ileum freigelegt. An diese Klemme wird die optische Navigationshilfe befestigt, um die Beckenposition zu verfolgen. Es folgen dann Dislokation, Femurhalsresektion und Präparation des Azetabulums. Die mediale Wand des Azetabulums wird vom Navigationssystem angezeigt, um die Frästiefe zu optimieren. Auch die Position und die Eindringtiefe der Pfanne werden überwacht. Eine Sicherheitsverschraubung des Azetabulums ist optional. In dieser Serie wurde das Einschlagen der Pfanne noch nicht navigiert; das neuere System ermöglicht dies und zeigt die Beinlänge an. Das Rehabilitationsprotokoll aller Gruppen in dieser Studie war gleich mit zwei Physiotherapieeinheiten pro Tag bei schmerzgesteuerter Gewichtsbelastung ab dem ersten postoperativem Tag.

Die durchschnittliche Narbenlänge in Gruppe II (konventioneller Zugang) betrug 20,2 cm (14,8-26,0

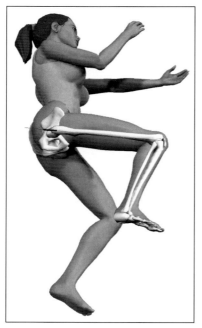

**Abb. 6.5.** Miniinzision in 70-80° Hüftflexion

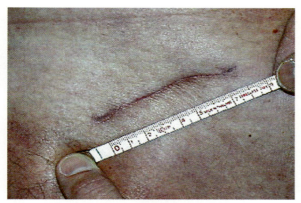

Abb. 6.7. Minimal-invasiver Hautschnitt nach Hüft-TEP

nem Jahr betrug der HHS-Score 96 Punkte (86 auf 100) in Gruppe I und 94 Punkte (79 auf 100) in Gruppe II ohne signifikanten Unterschied (p=0,08).

Weiter detaillierte Faktoren wie Schmerz, Hinken, Wegstrecke, Stützen, Treppengehen und Beweglichkeit wurden ebenfalls nach 3, 6 und 12 Monaten statistisch verglichen. Nach drei Monaten waren Hinken (p=0,04) und Treppengehen (p=0,009) signifikant in der minimal-invasiven Gruppe gebessert (s. Tabelle 6.2). die anderen Faktoren zeigten keinen signifikanten Unterschied. Nach sechs Monaten gab es signifikante Unterschiede in der minimal-invasiven Gruppe in Bezug auf Hinken (p=0,01), Wegstrecke (p=0,001), und Treppengehen (p<0,001). Es gab keine Unterschiede bezüglich Schmerz, Hinken, Stützen, Treppengehen und Beweglichkeit nach einem Jahr postoperativ (p:0,05).

cm), in Gruppe I (minimal-invasiv) dagegen war sie signifikant kürzer mit durchschnittlich 11,7 cm (7,3-13,0 cm, p<0,001) (Abb. 6.7). Die durchschnittliche Operationsdauer betrug 2 Stunden in der minimal-invasiven Gruppe und 1 Stunde 40 Minuten in der konventionellen Gruppe. Die Positionierung der Pfanne wurde präoperativ mit 45° Abduktion und 20° Flexion geplant. Die postoperative Lageabweichungen der Pfannen in beiden Navigationsgruppen lagen innerhalb 5 Grad. Die durchschnittliche Platzierung war 46° Abduktion (42-48°) und 22° Flexion (18-25°). Der HHS-Score verbesserte sich statistisch signifikant (p=0,045) um 34 Punkte (63 auf 96) in der minimal-invasiven Gruppe und um 27 Punkte in Gruppe II (63 auf 95) (Tabelle 6.2). Nach 6 Monaten verbesserte sich der HHS-Score statistisch signifikant (p=0,017) um 41 Punkte (84 auf 100) in der minimal-invasiven Gruppe und um 34 Punkte in Gruppe II (86 auf 100). Nach ei-

Patienten mit minimal-invasivem Zugang benötigten durchschnittlich 0,7 Erythrozytenkonzentrate (0-2), in der konventionelle Gruppe wurden mit 1,1 (0-2) Konserven signifikant mehr benötigt (p<0,05). Die Verweildauer im Krankenhaus war nicht signifikant unterschiedlich mit durchschnittlich 3,8 und 3,9 Tagen (p=0,6). In keiner Gruppe gab es Hüftdislokationen oder Nervenverletzungen nach Ablauf eines Jahres.

Es gibt wenige Daten in der Literatur über postoperative Komplikationen und Funktion in Bezug auf den Zugang. Das norwegische Arthroplastikregister berichtet von einer 0,8%-Mortalität („standardized mortality ratio" = 1,39) in 39.543 Patienten während der ersten 60 postoperativen Tage nach Hüft-TEP [10]. Des Weiteren kann die Rekonvaleszenzzeit auch bei allgemein guten Resultaten recht lang sein. Knutsson u. Engberg [8] berichten über signifikant gebesserte physische und psychosoziale Lebensqualität bereits sechs Mona-

Tabelle 6.2. Funktionelle Ergebnisse nach Hüft-TEP

|  | Präoperativ | | | 3 Monate | | | 6 Monate | | | 1 Jahr | | |
| --- | --- | --- | --- | --- | --- | --- | --- | --- | --- | --- | --- | --- |
|  | TI | MI | t-Test | TI | MI | t-Test | TI | MI | t-Test | TI | MI | t-Test |
| Schmerz | 18 | 19,7 | p=0,25 | 38 | 40 | p=0,1 | 40,7 | 41,8 | p=0,28 | 43 | 43 | p=0,59 |
| Hinken | 4,6 | 3,91 | p=0,31 | 7* | 8,3* | p=0,04 | 7,9* | 9,36* | p=0,01 | 10 | 10 | p=0,8 |
| Stützen | 8,4 | 8,8 | p=0,6 | 8,8 | 9,7 | p=0,1 | 9,8 | 10,2 | p=0,48 | 11 | 11 | p=0,3 |
| Wegstrecke | 6,2 | 5,2 | p=0,1 | 7,9 | 8,6 | p=0,2 | 8,4* | 10,1* | p=0,001 | 9,2 | 10 | p=0,1 |
| Treppengehen | 1,5 | 1,4 | p=0,6 | 2,1* | 2,8* | p=0,009 | 2,2* | 3,2* | p<0,001 | 3,1 | 3,5 | p =0,1 |
| Strümpfe anziehen | 1,8 | 1,7 | p=0,6 | 2,5 | 2,4 | p=0,6 | 2,8 | 2,9 | p=0,7 | 3,3 | 3,5 | p=0,4 |
| Sitzen | 4,3 | 4,2 | p=0,7 | 4,7 | 4,9 | p=0,2 | 4,8 | 4,9 | p=0,3 | 4,9 | 5 | p =1 |
| Transportieren | 0,8 | 0,9 | p=0,5 | 0,9 | 1 | p=0,08 | 1 | 1 | p=0,9 | 1 | 1 | p=1 |
| Beweglichkeit | 86,4 | 83,8 | p=0,6 | 95 | 94,3 | p=0,6 | 94,94 | 96,78 | p=0,16 | 96,7 | 97,9 | p=0,15 |

*Diese Unterschiede sind signifikant (p<0,05). TI traditioneller Zugang, n=34; MI minimal-invasiver Zugang, n=34.

te postoperativ, jedoch sind Schmerzen und Komfort sechs Wochen nach der Operation verschlechtert. In unserer Studie konnten wir demonstrieren, dass weniger invasive Chirurgie die Rekonvaleszenzzeit der Patienten erheblich beschleunigen kann – ein Ziel, das hilft, ein qualitätsorientiertes Gesundheitssystem zu ökonomisieren. Operative Navigationstechnologie bietet ein weites Anwendungsspektrum für die klinische Forschung. Die Möglichkeit, Prothesenkomponenten präzise zu implantieren, wird es in Zukunft erlauben, weniger invasive Verfahren und akkurate Techniken einzusetzen.

## Literatur

1. Ackland M, Bourne W, Uhthoff H (1986) Anteversion of the acetabular cup: Measurement of angle after total hip replacement. J Bone Joint Surg 68B: 409-413
2. DiGioia AM, Jaramaz B, Blackwell M et al. (1998) Image guided navigation system to measure intraoperatively acetabular implant alignment. Clin Orthop Rel Res 355:8-22
3. DiGioia AM, Jaramaz B, Colgan B (1998) Computer assisted orthopaedic surgery: image guided and robotic assistive technologies. Clin Orthop Rel Res 354:8-16
4. Harkess WJ (1992) Arthroplasty of the hip: dislocation and subluxation. In: Crenshaw AH, ed. Campbell's Orthopaedics. Mosby, St. Louis, pp 541-547
5. Harris WH (1980) Advances in surgical technique for total hip replacement: Without and with osteotomy of the greater trochanter. Clin Orthop Rel Res 146:188-204
6. Herrlin K, Pettersson H, Selvik G (1988) Comparision of two- and three-dimensional methods for assessment of orientation of the total hip prothesis. Acta Radiologica 29:357-361
7. Khadem R, Yeh CC, Sadeghi-Tehrani M et al. (2000) Comparative tracking error analysis of five different optical tracking systems. Comp Aided Surg 5:98-107
8. Knutsson S, Engberg S (1999) An evaluation of patients' quality of life before, 6 weeks and 6 months after total hip replacement surgery. J Adv Nurs 30:1349
9. Lewinnek GE, Lewis JL, Tarr R, Compere CL, Zimmerman JR (1978) Dislocations after total hip replacement arthroplasties. J Bone Joint Surg 60A:217-220
10. Lie S, Engesaeter L, Havelin L, Gjessing H, Vollset S (2000) Mortality after total hip replacement: 0-10-year follow-up of 39.543 patients in the Norwegian Arthroplasty Register. Acta Orthop Scand 71:19
11. McCollum DE, Gray WJ (1990) Dislocation after total hip arthroplasty: Causes and prevention. Clin Orthop Rel Res 261:159-170
12. Rohling R, Munger P, Hollerbach JM et al. (1995) Comparison of relative accuracy between a mechanical and an optical position tracker for image-guided neurosurgery. J Image Guided Surg 1:30-34
13. Simon D, Hebert M, Kanade T (1995) Techniques for fast and accurate intrasurgical registration. J Image Guided Surg 1:17-29
14. Visser J, Konings J (1981) A new method for measuring angles after total hip arthroplasty. J Bone Joint Surg 63B: 556-559

# Hüftpfannennavigation mit dem *OrthoPilot*-System

H. Kiefer

## Einführung in die Systemphilosophie

Eine optimal aufeinander abgestimmte Position von Pfanne und Schaft sind für die Luxationssicherheit einerseits und die Langzeitstabilität andererseits wesentliche Voraussetzungen [1]. In den letzten fünf Jahrzehnten wurden zwar gravierende Fortschritte beim Hüftgelenksersatz im Hinblick auf Materialentwicklung, Verankerungstechnik, Abriebminimierung und Überlebenszeit erzielt [1, 20], dennoch ist bis heute eine präzise, individuell optimierte Pfannenpositionierung nicht sicher zu erreichen und immer von der Erfahrung und dem Augenmaß des Operateurs abhängig. Ungünstige Pfannenstellungen können zu Bewegungseinschränkung, Impingement [8], erhöhter Abriebrate [3, 11] und zum Risiko der postoperativen Luxation führen, deren Häufigkeit je nach Autor mit 1–9% angegeben wird [1, 6]. Die „safe zone" [16] mit 40 ± 10° für die Inklination und 15 ± 10° für die Anteversion wird in konventioneller Technik selbst von erfahrenen Operateuren in bis zu 42% nicht erreicht [9]. Dabei kann die Winkelstellung der Pfanne von 14–65° für die Inklination und von 27° Retro- bis 47° für die Anteversion betragen [15]. Wesentlicher Grund hierfür ist die fehlende Information des Operateurs über die tatsächliche räumliche Lage des Beckens [5]. Die Orientierung bei vermeintlich gerade liegenden Patienten ist nur an der Stellung des OP-Tisches möglich. Der Lordosierungsgrad der LWS kann erheblich variieren und ist kaum zu erkennen. Selbst unter Verwendung der Fluoroskopie sind die Inklinations- und vor allem Anteversionswinkel nur ungenau zu definieren.

Moderne Navigationstechniken bieten die Möglichkeit, intraoperativ eine besser Kontrolle über die räumliche Lage des Beckens sowie eine präzise Positionierungskontrolle der eingebrachten Implantate zu erhalten. Dabei lassen CT-gesteuerte Verfahren theoretisch eine hohe Präzision erhoffen [4, 10]. Sie sind jedoch ressourcenverzehrend, insbesondere zeitaufwendig, strahlenbelastend und teuer. Kinematische Verfahren [2] haben zwar den Nachteil einer eingeschränkten Information über individuelle anatomische Besonderheiten, sie besitzen jedoch den Vorteil der Einfachheit und Schnelligkeit.

Das kinematische Navigationssystem OrthoPilot [2] hat sich in den ersten drei Jahren in der Kniearthroplastik in über 3000 Anwendungen bezüglich einer Präzisionsverbesserung bewährt [12, 14, 17]. Es lag daher nahe, diese Technologie auch für eine Anwendung am Hüftgelenk weiterzuentwickeln. Da die Pfannenposition im Vergleich zum Prothesenschaft kritischer zu bewerten ist [9, 15], wurde in einem ersten Schritt zunächst ein Navigationsmodul für die Hüftpfanne entwickelt. Mit diesem wurden seit nunmehr einem Jahr Erfahrungen gesammelt [13].

## Material und Methoden

### Prinzip

Beim aufrecht stehenden Menschen verläuft eine durch beide Spinae anterior superior und die Symphyse definierte Ebene parallel zur Frontalebene. Bei normal geformtem Becken steht das Azetabulum zu dieser Ebene in einer nur gering variablen gesetzmäßigen anatomischen Beziehung. Diese Beckenebene wird durch ein intraoperatives Oberflächenmatching mit einem Pointer palpatorisch durch Abgreifen beider Spinae und der Symphysenmitte erfasst. Das Navigationsprinzip besteht darin, dass die Pfannenfräs- und -setzinstrumente gemäß einer Bildschirmanzeige in ihrer Position gesteuert und so die Pfanne präzise in der gewünschten Position in Bezug auf Beckenreferenzebene verankert werden kann. Dadurch werden die mit dem Auge unsicher erkennbare Lage des Patienten auf dem OP-Tisch und die OP-Tischstellung bedeutungslos.

### OrthoPilot

Das System besteht aus optoelektronischen Polaris-Stereokameras zur Erfassung der Infrarotsignale so genannter „rigid-bodies", Sendern, die knöchern fest am Becken kranial des Azetabulums und an dem jeweils verwendeten Operationsinstrument (Pointer, Azetabulumfräse, Pfannensetzinstrument) fixiert sind. Eine Computerworkstation berechnet das Hüftgelenkzentrum mit einer speziell entwickelten Software, aus den kinematisch und durch Oberflächenregistrierung gewonnenen Daten. Anhand eines Algorithmus werden nun Azetabulumposition, Fräsrichtung und -tiefe sowie die Ausrichtung der Probe- und der endgültigen Pfanne berechnet und dem Operateur jeweils für den nächsten Navigationsschritt auf dem Bildschirm angezeigt [2]. Das Monitorbild enthält anschauliche graphische und numerische Elemente, die dem Operateur bestmögliche Orientierung bieten. So wird beispielsweise das virtuelle Pfanneneinsetzinstrument graphisch dargestellt, seine Richtung in Bezug auf das Becken ist direkt sichtbar. Die Einsetztiefe und die Winkelstellungen der Pfanne sind zusätzlich digital in Grad angezeigt.

Bei einem technischen Defekt kann zu jedem Zeitpunkt konventionell ohne Zeitverzögerung weiteroperiert werden.

### Operationstechnik

Bei Rückenlage des Patienten wird der OrthoPilot-Wagen auf der gegenüberliegenden Seite am Fußende positioniert; die Stereokamera wird auf das zu operierende Hüftgelenk ausgerichtet. Nach einem Standardzugang wird ein spezieller Vierkant-Steinmann-Nagel als so genannter Beckenreferenzrahmen kranial des Azetabulumdachs fest in die Spongiosa bis zur Lamina interna eingeschlagen. Er wird über einen Adapter mit einem Infrarotsender bestückt, folgt jeder Beckenbewegung und dient gleichzeitig als Weichteilretraktor zur Exposition der Pfanne. Das Drehzentrum des Azetabulums wird durch rotierende Bewegungen eines mit einer Probepfanne verbundenen ebenfalls senderbestückten Einsetzinstruments ermittelt. Mit einem Pointer erfolgt ein zusätzliches Oberflächenmatching der Fossa acetabuli, bevor mit kalibrierten Fräsen das Azetabulum bearbeitet wird. Frästiefe und -richtung lassen sich dabei am Bildschirm kontrollieren. Eine unbeabsichtigte Lockerung des Beckenreferenzrahmens am Knochen kann durch eine zwischenzeitliche Überprüfung eines markanten knöchernen Referenzpunktes erkannt bzw. ausgeschlossen werden. Nach Definition der gewünschten Inklinations- und Anteversionswinkel für die Cup-Position in der „safe zone" mittels der Probepfanne wird das definitive Implantat unter Bildschirmkontrolle in diesen Winkelstellungen im Becken fixiert.

### Klinische Anwendung

Von April 2001 bis Januar 2002 wurden 147 Patienten mit primären Koxarthrosen mit der kinematischen Navigationstechnik operiert. Alle erhielten einen zementfreien Gelenkersatz mit einem Plasmacup- und einem Bicontact-Schaft in Pressfit-Technik implantiert. Postoperativ wurden alle Patienten ab dem ersten Tag mobilisiert und durften schmerzabhängig an Gehstöcken voll belasten. Das durchschnittliche Lebensalter der 62 Männer und 86 Frauen betrug $68 \pm 8$ (48-88) Jahre, der Body Mass Index $26,3 \pm 3,7$ (21,5-39,1) $kg/cm^2$.

Vor allem in der Anfangszeit musste insgesamt neunmal die Navigation aus hard- und softwaretechnischen Gründen abgebrochen und die Operation konventionell zu Ende geführt werden. Die aufgetretenen Probleme sind zwischenzeitlich durch eine verbesserte Kamerasoftware und instrumentelle Verbesserungen weitgehend gelöst.

Die Pfanneninklinationswinkel sind auf prä- und postoperativen Röntgenaufnahmen (tiefe Beckenübersichtseinstellung) direkt mit dem Winkelmesser, bezogen auf eine an den Sitzbeinhöckern angelegte

Tangente ablesbar, während die Antetorsionswinkel über eine Rechenformel [19] evaluiert werden müssen (Abb. 7.1).

## Ergebnisse

Ausgewertet wurden die Daten der verbleibenden 138 Patienten. Ursachen für den Ausschluss der neun Patienten waren viermal eine unpräzise Referenzierung bei Adipositas mit der Notwendigkeit späterer Pfannenkorrektur nach Navigationsende, zweimal war der Vierkant-Steinmann-Nagel bei zu dicker Subkutanschicht zu kurz, zweimal lockerte sich der Vierkantnagel im osteoporotischen Knochen und zweimal lag ein Kabeldefekt eines Senders vor. Intraoperative Komplikationen traten nicht auf. Der durchschnittliche Cell-Saver-Inhalt aus Blutverlust und Spülflüssigkeit belief sich auf 1350 ml. Die Operationszeit war mit 90 ± 19 (55-130) min gegenüber 81 min in einem konventionell operierten Vergleichskollektiv um 9 min verlängert. Während die präoperative Messung des Pfanneninklinationswinkels einen Medianwert von 50 ± 7° ergab, lagen die Medianwerte der intraoperativen Messungen mit 40 ± 4° für die Probepfanne und 41 ± 5° für das Originalimplantat dicht bei dem postoperativ ermittelten Median von 42 ± 5° (Tabelle 7.1).

Die Streuung der Einzelwerte variierte dabei intraoperativ von 29-54°, postoperativ von 32-55° (Abb. 7.2).

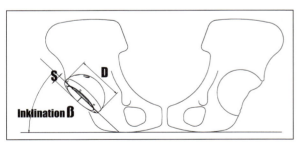

**Abb. 7.1.** Beckenschema mit den Hilfslinien zur Messung des (projektorischen) Inklinationswinkels und zur Berechnung des Anteversionswinkels. Die Pfanneninklination ist direkt als Winkel zwischen der Tangente an den Sitzbeinen und den Azetabulumpolen (abzüglich der Osteophyten) auf präoperativen bzw. den Pfannenpolen auf postoperativen Beckenübersichtsaufnahmen zu messen. Der Anteversionswinkel a des Cups berechnet sich nach der Formel von Pradhan [19]: $a = \arcsin \frac{S}{D/2}$

**Tabelle 7.1.** Pfanneninklinationswinkel

| Inklination (Grad) | Median | Standardabweichung | Streuung |
|---|---|---|---|
| Präoperativ | 50 | 7 | 30-70 |
| Planung | 42 | 5 | 38-55 |
| Probeimplantat | 40 | 4 | 26-50 |
| Cup intraoperativ | 41 | 5 | 29-48 |
| Cup postoperativ | 42 | 5 | 34-50 |

Die ermittelten Medianwerte für die Anteversion lagen mit 15° intra- und 11° postoperativ zwar ähnlich konstant beieinander (Tabelle 7.2), die Einzelwerte wiesen jedoch eine relativ gesehen höhere Streuung auf (3-22°, Abb. 7.3).

**Tabelle 7.2.** Pfannenanteversionswinkel

| Anteversion (Grad) | Median | Standardabweichung | Streuung |
|---|---|---|---|
| Probeimplantat | 15,4 | 4,8 | 0-30 |
| Cup intraoperativ | 15,9 | 4,5 | 3-29 |
| Cup postoperativ | 10,9 | 4,8 | 3-22 |

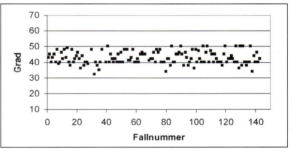

**Abb. 7.2.** Streuung der postoperativen Inklinationswerte bei 138 Patienten von 34-50°, Median 42°, direkt an der Beckenaufnahme gemessen

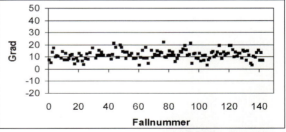

**Abb. 7.3.** Streuung der postoperativen Anteversionswerte bei 138 Patienten von 3-22°, Median 11°, berechnet nach Pradhan [19]

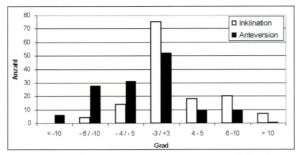

**Abb. 7.4.** Abweichung intraoperativ gemessener Winkelgrade von den postoperativ anhand der Röntgenaufnahmen ermittelter Daten der projizierten Werte. Darstellung der jeweiligen Fallzahlen in Abweichungsgruppen. Die Präzision bezüglich der Übereinstimmung jeweils beider Werte ist für die Anteversion etwas niedriger als für die Inklination

Fasst man die Fallzahlen mit jeweils gleich hoher Abweichung der postoperativ gemessenen bzw. berechneten Winkelgrade von den intraoperativ durch den OrthoPilot angezeigten Werten in Gruppen zusammen, so ergeben sich die Ergebnisse aus Abbildung 7.4.

Zwei Luxationen ereigneten sich postoperativ nach Entlassung in eine Reha-Klinik während der Rehabilitationsphase durch Patientenfehlverhalten: Ein Patient rutschte drei Wochen postoperativ beim Verlassen der Dusche auf glattem Boden aus und luxierte das Gelenk beim Sturz. Bei einem zweiten Patienten (alkoholkrank) war ein ungeklärter Mechanismus im Klinikgarten nach vier Wochen für die Luxation verantwortlich. Die postoperativen Pfanneninklinationswerte befanden sich bei seitengleicher Beinlänge mit 42° und 46°, die Anteversionswerte mit 16° bzw. 12° jeweils innerhalb der „sicheren Zone".

Alle Patienten zeigten postoperativ einen ungestörten Verlauf hinsichtlich Wundheilung, Beweglichkeit und zeitgerechter Mobilisation. In Abbildung 7.5 ist ein radiologisches Fallbeispiel hinsichtlich prä- und postoperativem Befund sowie der geplanten und gemessenen Inklinations- und Anteversionswerte dargestellt.

## Diskussion

Die Erfahrung aus drei Jahren Anwendung der Ortho-Pilot-Navigationstechnik [14] bei inzwischen über 350 Knieprothesen war eine hilfreiche Grundlage bei der Einführung der Pfannennavigation. Abgesehen von kleineren anfänglichen technischen Schwierigkeiten ist die Nutzung des OrthoPiloten für die Pfannennavigation völlig einfach und unproblematisch. Es sind nur sehr wenige zusätzliche und einfache Operationsschritte notwendig. Die Lernkurve verläuft steil, bereits nach wenigen Fällen ist der Zeitmehraufwand mit nur noch ca. 7-10 min gering. Aufwendige bildgebende Verfahren

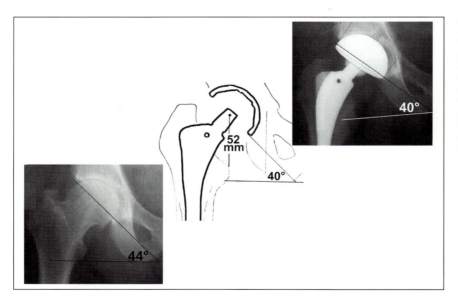

**Abb. 7.5.** 61-jähriger Patient mit Koxarthrose rechts, präoperativen Inklinationswinkel 44°. Der gemäß präoperativer Planung angestrebte Winkel von 40° wurde intraoperativ durch Navigation exakt erreicht, wie die postoperative röntgenologische Auswertung bestätigt. Die intraoperativ navigierte Anteversion betrug 13°, die postoperative Berechnung ergab 11°

[10] und zusätzliche Kosten fallen mit der kinematischen Navigationstechnik nicht an. Eine besondere präoperative Planung ist nicht erforderlich. Es genügen die herkömmlichen Schritte mit Planungsschablonen, Transparentpapier, Winkelmesser und Zeichenstift.

Initiale technische Unzulänglichkeiten, wie das durch unbemerkte hammerschlaginduzierte Vibrationen verursachte Lösen von Verbindungsschrauben zwischen den „rigid bodies" und dem Beckenreferenzrahmen (Adapter zum Vierkantnagel) bzw. dem Pfanneneinsetzinstrument konnten zwischenzeitlich überwunden werden. Anfängliche Ungereimtheiten in der Software sind ebenfalls in dem jetzt aktuellen Update beseitigt.

Die bisherigen vorläufigen Ergebnisdaten bestätigten die Erwartung, dass sich auch bei asymmetrischer Patientenlage auf dem OP-Tisch die gewünschte Pfannenposition innerhalb der „safe zone" [7,16] erreichen lässt, da die Pfannenposition immer direkt auf das Becken bezogen wird. So betrug die durchschnittliche Abweichung der postoperativen radiologischen Daten im Vergleich zu den intraoperativ angezeigten Werten $1° \pm 4,8°$ für die Inklination und $-4° \pm 6,1°$ für die Anteversion. Dabei reichte die Streuung der Inklinationswerte von 34°–55°, die der Anteversionswinkel von 3–22°, was einer signifikanten Verbesserung in Bezug auf Pfannenfehlpositionierungen entspricht [9, 15].

Der auf die a.p.-Ebene projizierte postoperative Inklinationswinkel fällt geringfügig größer als der intraoperativ navigierte „Realwert" aus. Für die Anteversion gilt, dass die Pfanne tendenziell flacher navigiert wird als der rechnerisch ermittelte postoperative Wert (Rechenformel [19]).

Spezifische Komplikationen sind kaum zu erwarten. Der Vierkantnagel (Beckenreferenzrahmen) darf nur bis in die Lamina interna des Beckens eingeschlagen werden, was gut am knöchernen Widerstand und der Klangfarbe zu erkennen ist. So kann eine Verletzung der Iliakalgefäße vermieden werden. Bei Auslockerung des Nagels muss und kann die Navigation wiederholt oder die Operation konventionell fortgesetzt werden.

Die beiden Luxationen ereigneten sich durch völlig inadäquates Patientenverhalten. Beide sind keinesfalls weder einem Navigationsfehler durch Fehlanzeige des OrthoPiloten noch einem Nichterreichen der gewünschten Pfannenstellung anzulasten.

Die Grenzen der kinematischen Navigation liegen in der Tatsache begründet, dass keine Bilddaten von den individuellen knöchernen Gegebenheiten vorliegen: Während die „normalgeformten" Becken Azetabulumpositionen besitzen, die mit $45 \pm 10°$ für die Inklination und $15 \pm 10°$ für die Anteversion aufweisen, ist die Pfannenstellung bei „dysplastischer" Becken- bzw. Hüftgelenksformation keinesfalls einheitlich und vor allem bezüglich der Anteversion auf Standardröntgenaufnahmen nur annähernd abschätzbar [5]. Die für den einzelnen Patienten optimalen Pfannenwinkel sind daher vor allem bei dysplastischen Hüften ohne CT-Daten nur unsicher zu beurteilen [10].

Mit der OrthoPilot-Navigationstechnik lässt sich das vom Operateur angestrebte Zielergebnis bei normalkonfigurierten Hüften jedoch mit hoher Wahrscheinlichkeit erreichen. Ausgeprägte Pfannenfehlpositionierungen, wie sie auch bei erfahrenen Operateuren bei Standardfällen immer wieder vorkommen [9,15], können zuverlässig vermieden werden. Auch die Streuung der erzielbaren Einzelwerte wird deutlich vermindert.

## Zusammenfassung

Die kinematische Pfannennavigation stellt ein operationstechnisch einfaches Verfahren dar, mit dem eine Präzisionsverbesserung hinsichtlich der Pfannenposition erreichbar ist. Das CT-freie System erlaubt eine Reduzierung von Pfannenfehlstellungen und eine präzisere Einstellung der gewünschten Inklinations- und Anteversionswinkel, was die ersten Ergebnisse von 147 navigierten Pfannen erkennen lassen. Der vom Operateur gewünschte Inklinationswinkel lässt sich mit guter Genauigkeit erreichen; die Präzision bezüglich der Anteversion ist geringgradig niedriger. Die endgültige Pfanneninklination fällt minimal steiler, die Anteversion tendenziell niedriger aus, als es der intraoperativen OrthoPilot-Anzeige entspricht. Spezifische Komplikationen sind nicht zu erwarten. Prothesenluxationen lassen sich weitgehend vermeiden. Die kinematische Cup-Navigation mit dem OrthoPilot stellt eine wertvolle Bereicherung für die Hüftendoprothetik dar. Das Verfahren ist schnell, komplikationsfrei, wenig aufwendig, kostengünstig und kommt ohne zusätzliche Bilddaten aus.

## Ausblick

In naher Zukunft werden weitere kinematische Navigationsschritte zur Schaftnavigation folgen. So sind eine navigierte Optimierung von Beinlänge, Schaftantetorsion und axialer Ausrichtung im Femur in Entwicklung. Mit einer intraoperativen Bewegungssimulation des Hüftgelenks vor der Endpositionierung von Pfanne und Schaft könnte sich die individuelle Position beider Implantate als Kompromiss zwischen anatomischem und funktionellem Idealwert optimal aufeinander abstimmen lassen, wodurch Luxations- und Impingementphänomene weitgehend vermindert werden könnten.

Die Vorteile bilddatengestützter Navigationstechnik werden künftig auch mit dem kinematischen OrthoPilot-System nutzbar sein, wenn vorliegende CT-Daten in die Berechnungen integrierbar sind. Eine besondere Rolle könnte hierbei die Nutzung intraoperativ gewonnener Bilddaten in annähernder CT-Qualität aus der Nutzung der wegweisenden dreidimensionalen Fluoroskopie spielen.

## Schlussfolgerung

Erste Erfahrungen und klinische Ergebnisse mit dem kinematischen Navigationssystem OrthoPilot in der Hüftnavigation zeigen, dass mit diesem einfach zu handhabenden Hilfsmittel zeitökonomisch eine Optimierung der Pfannenposition möglich ist. Eine niedrigere Luxationsrate, verbesserte Beweglichkeit mit seltenerem Impingement und ein vielleicht verminderter Abrieb dürfen theoretisch erwartet werden.

## Literatur

1. Berry DJ (1999) Dislocation. In: Steinberg ME, Garino JP (eds) Revision total hip arthroplasty. Lippincott, Williams & Wilkins, Philadelphia, pp 463-481
2. Blömer W (2000) Knieendoprothetik – Herstellerische Probleme und technologische Entwicklungen. Orthopäde 29: 688-696
3. Del Schutte H Jr, Lipman AJ, Bannar SM, Livermore JT, Ilstrup D, Morrey BF (1998) Effects of acetabular abduction on cup wear rates in total hip arthroplasty. J Arthroplasty 13: 621-626
4. DiGioia AM, Jaramaz B, Blackwell M et al. (1998) The Otto Aufranc Award. Image guided navigation system to measure intraoperatively acetabular implant alignment. Clin Orthop 355: 8-22
5. Eddine TA, Migaud H, Chantelot C, Cotten A, Fontaine C, Duquennoy A (2001) Variations of pelvic anteversion in the lying and standing positions: analysis of 24 control subjects and implications for CT measurement of position of a prosthetic cup. Surg Radiol Anat 23: 105-110
6. Ekelund A, Rydell N, Nilsson OS (1992) Total hip arthroplasty in patients 80 years of age and older. Clin Orthop 281: 101-106
7. Hirakawa K, Mitsugi N, Koshino T, Saito T, Hirasawa Y, Kubo T (2001) Effect of acetabular cup position and orientation in cemented total hip arthroplasty. Clin Orthop 388: 135-42
8. Gondi G, Roberson JR, Ganey TM, Shahriari A, Hutton WC (1997) Impingement after total hip arthroplasty related to prosthetic component selection and range of motion. J South Orthop Assoc 6: 266-272
9. Hassan DM, Johnston GH, Dust WN, Watson G, Dolovich AT (1998) Accuracy of intraoperative assessment of acetabular prosthesis placement. J Arthroplasty 13: 80-84
10. Jaramaz B, DiGioia AM 3rd, Blackwell M, Nikou C (1998) Computer assisted measurement of cup placement in total hip replacement. Clin Orthop 354: 70-81
11. Kennedy JG, Rogers WB, Soffe KE, Sullivan RJ, Griffen DG, Sheehan LJ (1998) Effect of acetabular component orientation on recurrent dislocation, pelvic osteolysis, polyethylene wear, and component migration. J Arthroplasty 13: 530-534
12. Kiefer H (2000) Navigation gibt Sicherheit. Gibt die Navigation einen wirklichen Vorteil im Implantate-Einbau? Implant 1: 5-6
13. Kiefer H (2001) Navigationssystem OrthoPilot: Erste Ergebnisse und Erfahrungen in der Hüftnavigation. Implant 2: 5-7
14. Kiefer H, Langemeyer D, Schmerwitz U (2001) Computergestützte Navigation in der Knieendoprothetik. Eur J Trauma (Suppl 1): 128-132
15. Lahmer A, Wiesel U, Börner M (2000) Besteht eine Notwendigkeit der rechnerunterstützten Implantation der Pfanne bei der Hüfttotalendoprothese? Deutscher Orthopädenkongress, Wiesbaden, 11.-15. Oktober 2000
16. Lewinnek GE, Lewis JL, Tarr R, Compere CL, Zimmerman JR (1978) Dislocations after total hip-replacement arthroplasties. J Bone Joint Surg 60A: 217-220
17. Mielke RK, Clemens U, Jens JH, Kershally S (2001) Navigation in der Knieendoprothetik – vorläufige klinische Erfahrungen und prospektiv vergleichende Studie gegenüber konventioneller Implantationstechnik. Z Orthop 139: 109-16
18. Paterno SA, Lachiewicz PF, Kelley SS (1997) The influence of patient-related factors and the position of the acetabular component on the rate of dislocation after total hip replacement. J Bone Joint Surg 79A: 1202-1210
19. Pradhan R (1999) Planar anteversion of the acetabular cup as determined from plain anteroposterior radiographs. J Bone Joint Surg 81B: 431-435
20. Soderman P, Malchau H, Herberts P (2001) Outcome of total hip replacement: a comparison of different measurement methods. Clin Orthop 390: 163-172

# Hüftpfannennavigation mit dem *SurgiGATE-System*

M. Stockheim

Erste Erfahrungen mit der Pedikelschraubennavigation zu Beginn der neunziger Jahre führten zur Übertragung des hier gewonnen Wissens auch auf andere Gebiete. DiGioia et al. [4] stellten 1998 ein System vor, mit dem CT-basiert geplant eine optimale Position der Azetabulumkomponente, auch im Hinblick auf ein mögliches Impingement erreicht wird. Mit Hilfe einer Simulationssoftware wird die Position geplant und durch ein intraoperatives Navigationssystem exakt reproduziert [5]. Darüber hinaus verwendeten sie ihre Entwicklung für eine Reihe von Genauigkeitsstudien, durch die gezeigt werden konnte, dass konventionelle Hilfsmittel wie Lehren und Schablonen ungeeignet sind, auch nur Minimalanforderungen an die Positioniergenauigkeit zu erfüllen [5]. Das Wissen um die optimale Positionierung der Hüftpfanne war in der Literatur vorhanden [1, 6, 9, 13-15], nur die Umsetzung konnte mit den bisherigen Hilfsmitteln nur in höchst unbefriedigendem Umfang gelingen. Ein ähnliches System entwickelten schließlich 1999 Langlotz et al. am Maurice E. Müller Institut in Bern [10]. Die neuentwickelte Software wurde in das SurgiGATE-System der Firma Medivison als Hip-Modul integriert und in den Markt eingeführt.

Über die ersten klinischen Erfahrungen mit dem CT-basierten SurgiGATE-Hip-Modul berichteten Bernsmann et al. im Jahr 2000 [2]. In der Arbeit wurden 70 computerunterstützte Hüftpfannenimplantationen untersucht, und es konnte gezeigt werden, dass die Anwendung des SurgiGATE-System die Operationszeit um etwa 15-20 min verlängert, der Blutverlust nicht von den in der Literatur genannten Werten abweicht, sondern im Gegenteil sogar eher gering war (630 ml), und es keine für die Computerunterstützung spezifischen Komplikationen gab. In einer weiteren Untersuchung differenzierten Bernsmann et al. die Untersuchungen im Bezug auf verschiedene Implantattypen [3] und konnten auch hier über eine insgesamt gute Genauigkeit der Prozedur berichten.

Die weitere Entwicklungsarbeit brachte dann Software hervor, die sich an einer anatomischen Beckenebene orientiert, die durch die Spinae iliacae superiores anteriores und die Tuberculae pubica bestimmt wird. Diese Ebene wird als 90° Anteversion definiert. Die Implantatlage wird ausgehend von dieser Ebene, also in direkter Abhängigkeit der Patientenanatomie bestimmt.

Das SurgiGATE-System der Fa. Medivision besteht aus einer Northern Digital Infrarotkamera, einer Unix-Workstation mit dem SUN-Betriebssystem Solaris, auf der die Medivision-Applikationen laufen. Die Applikationen sind modular, was es den Anwendern erlaubt, das System ihren Bedürfnissen anzupassen. Mit einer Hardwareausstattung können also verschiedene Applikationen, unter denen das Pfannenmodul nur eine von vielen ist, zur Anwendung kommen (Abb. 8.1).

Das Instrumentarium für die computerunterstützte Pfannenimplantation ist dem konventionellen Instrumentarium vergleichbar. Die Instrumente sind mit Infrarotdioden ausgestattet, die die Instrumente für die Infrarotkamera sichtbar machen. Die Instrumente sind mit Kabeln über eine spezielle Mehrfachsteckerbox (Strober-Box) mit dem Computersystem verbunden. Das Computersystem kann die Instrumente so gezielt ansprechen und diese über die ausgelösten Lichtsignale identifizieren. Die Lage der Instrumente im Raum kann so präzise bestimmt werden.

Drei spezielle Instrumente werden zusätzlich im Vergleich zur konventionellen Operationstechnik in das Operationsinstrumentarium eingeführt. Außer-

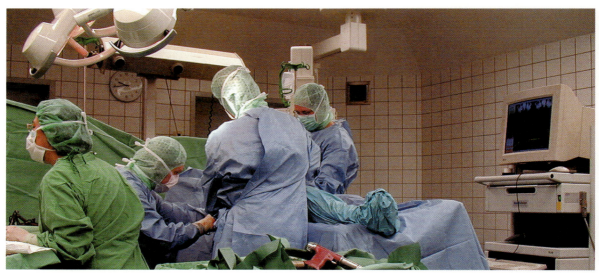

**Abb. 8.1.** Das SurgiGATE-System

dem ist ein Fußschalter für die Bedienung des Computersystems vorhanden.

Der Pointer, ein Zeigeinstrument, das ebenfalls mit Infrarotdioden ausgestattet ist, erlaubt es, intraoperativ gezielt Strukturen am Skelett des Patienten auszusuchen, um diese dem SurgiGATE-System zu zeigen. Die virtuelle Tastatur ist eine Aluminiumplatte, auf der „Funktionstasten" zur Steuerung des SurgiGATE-Systems aufgezeichnet sind. Die virtuelle Tastatur („virtual keyboard") identifiziert sich gegenüber dem System ebenfalls über Infrarotdioden, die auch die Positionsbestimmung im Raum möglich machen. Tatsächlich handelt es sich nicht um eine Tastatur im herkömmlichen Sinn, sondern lediglich um eine Markierung von bestimmten Feldern im Raum, die, wenn vom Pointer tangiert, bestimmte Befehle zur Bedienung des Computersystems auslösen. Das virtuelle Keyboard, in Verbindung mit einem Fußschalter, gibt dem Operateur vollständige Kontrolle über das SurgiGATE-System, ohne dass Hilfe durch Dritte notwendig ist oder die sterilen Bedingungen des Situs beeinträchtigt werden.

Ebenso wie das SurgiGATE-System die Position der Instrumente im Raum verfolgt, muss die Position des Patientenbeckens dem Computersystem bekannt sein. Zu diesem Zweck wird am Patientenbecken eine dynamische Referenzbasis (DRB) fest mit dem Beckenskelett des Patienten verbunden. Die dynamische Referenzbasis ist eine mit Infrarotdioden bestückte Trägerplatte aus Metall, so wie sie an allen anderen Instrumenten auch befestigt ist (sog. „rigid body"), die starr mit dem Beckenknochen verbunden wird. Diese Verbindung wird üblicherweise mittels Steinmann-Nagel etwa 2 cm oberhalb des Pfannenerkers lateral eingebracht (unter Verwendung des lateralen, transglutealen Zugangs). Möglich ist aber auch das Befestigen der DRB an einer der Spinae iliacae superiores. Der Befestigungsort ist grundsätzlich variabel, je nach bevorzugter Lagerung und bevorzugtem Zugang. Wichtig ist, dass die DRB fest mit dem Becken verbunden und vor Manipulationen geschützt wird (Abb. 8.2).

Die eigentliche Computernavigation unterteilt sich in eine präoperative Planung und die intraoperative Navigation. Dabei sind in der präoperativen Planung folgende Planungsschritte erforderlich.

Zunächst wird von der Computersoftware anhand eines CT des Patientenbeckens, das in 3-mm-Schichten, 6-mm-Vorschub und 2-mm-Rekonstruktionsinkrement gefahren werden muss, ein 3D-Modell erstellt. Die CT-Daten werden entweder auf einem magnetooptischen Datenträger oder über das Krankenhausnetzwerk in die SurgiGATE-Station übertragen. In diesem 3D-Modell muss der Hüftkopf von Hand aus der Hüftpfanne separiert werden. Das erfordert die Entfernung des Hüftkopfes aus etwa 20 CT-Schnitten. Das System unterstützt den Benutzer dabei nicht. In den in Frage kommenden Schnitten muss der Hüftkopf mit der Maus umfahren und entfernt wer-

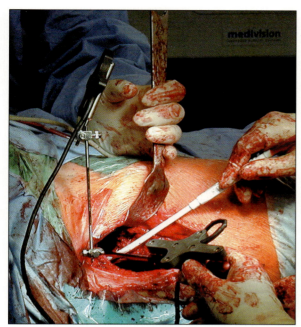

**Abb. 8.2.** Situs. *Links* im Bild die am Becken befestigte DRB. Pointer im Situs

den. Seperationsalgorithmen wären hier zwar wünschenswert und hilfreich, würden die Handarbeit aber lediglich minimieren und nicht überflüssig machen. Die Koxarthrose mit fortgeschrittenem Knorpelaufbrauch lässt die knöchernen Strukturen von Femurkopf und Azetablum im CT ineinander übergehen. Die bisher bekannten computergestützten Seperationsalgorithmen suchen den Kontrastgrenzenverlauf und sind daher bei stark arthrotisch veränderten Gelenken nur begrenzt leistungsfähig.

Anschließend werden auf dem 3D-Modell des Beckens zwei Sätze so genannter „landmarks" gewählt. Die erste Gruppe der „landmarks", die „reference landmarks", bestimmen die Beckeneingangsebene. Die Punkte werden auf die Spinae iliacae anteriores superiores und auf die Tubercula pubica gesetzt. Das Computersystem bestimmt dann eine Ebene, die durch alle vier Punkte geht. Diese Ebene ist die Referenzebene für die Bestimmung der Anteversion und Inklination der Hüftpfanne. Nur wenn die Referenzebene bestimmt worden ist, wird die Pfannenposition mit Bezug zur Patientenanatomie bestimmt. Wird dieser Planungsschritt übersprungen, arbeitet das System automatisch mit dem CT- resp. OP-Tisch als Bezugsebene. Als zweites wird die Gruppe der „Paired-point-landmarks" bestimmt. In unserer Klinik hat es sich bewährt, die beiden Spinae, zumindest jedoch eine Spina iliaca anterior superior zu wählen. Weitere Punkte werden in der Hüftpfanne gesetzt. Hier müssen Strukturen auf der Knochenoberfläche markiert werden, die intraoperativ leicht wieder aufzufinden sind. Gut brauchbare Strukturen finden sich regelmäßig auf dem Übergang vom Pfannengrund zur Fovea: einen Punkt an der Hinterkante der Fovea, einen an der ventrokaudalen Foveakante und einen an den tiefsten Punkt in der Mitte der Fovea acetabuli.

Aus dem 3D-Modell werden zusätzlich Röntgenprojektionen erstellt, und zwar eine axiale und eine a.p.-Röntgenprojektion. In diese „virtuellen Röntgenbilder" wird intraoperativ sowohl die geplante Anteversions- und Inklinationsachse als auch die aktuelle Position des gerade in Verwendung befindlichen Werkzeugs projiziert. Diese Projektionen geben dem Operateur intraoperativ einen schnellen Überblick über die Differenz zwischen Planung und aktueller Instrumentenposition.

In einem weiteren Planungsschritt wird das Hüftkopfzentrum bestimmt. Dieser Planungsschritt ist in die aktuelle Software im Vorgriff auf die Schaftnavigation eingeführt worden und für die ausschließliche Pfannennavigation nicht von Bedeutung. Für die Schaftnavigation mit dem SurgiGATE-System sei an dieser Stelle auf das Kapitel 12 verwiesen.

Als nächstes wird die Sagittalebene über die Azetabulumseingangsebene gelegt, wobei Sagittal-, Frontal- und Axialschnitte die 90°-Orientierung zueinander beibehalten. Dieser Arbeitsschritt erlaubt es dem System, dem Operateur auf den Situs abgestimmte Ansichten zu präsentieren.

Nach diesen Arbeitsschritten kann der virtuelle Cup positioniert werden. Die initiale grobe Position des Implantats wird durch zwei Mausklicks auf den Frontalebenenschnitt bestimmt und anschließend das gewünschte Implantat aus der Datenbank des SurgiGATE-Systems gewählt und eingefügt. Die virtuelle Hüftpfanne wird dann in Größe und Position feinpositioniert. Der Operationsplan ist jetzt komplett und kann abgespeichert werden (Abb. 8.3).

Die Reihe der zur Verfügung stehenden Implantate, die in die Software des SurgiGATE-Navigationssystems eingespielt sind, wächst ständig. Das Navigationssystem ist ein offenes System und nicht an bestimmte Implantate gebunden. Prinzipiell können die

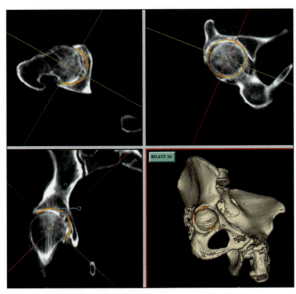

**Abb. 8.3.** Screenshot einer fertigen Planung mit virtueller sphärischer Pfanne

vom Anwender bevorzugten Implantate in das System durch die Firma Medivision eingefügt werden. An Schraubringen haben wir gute Erfahrungen mit dem Schraubring PPF der Fa. Stratec (Böschpfanne) und dem Schraubring nach Hofer-Imhoff der Fa. Pentamedical gemacht. Als Pressfit-Pfannen nutzen wir regelmäßig die PTP-Monoblock- und die ECM-Pfanne der Fa. Stratec sowie die DePuy Duraloc-Pfanne. Ist die zementierte Versorgung indiziert, nutzen wir die Stratec-Müller-PE-Pfanne.

Bei der Winkelbestimmung wird hier regelmäßig der anatomische Winkel verwendet. Bei der Betrachtung muss berücksichtigt werden, dass radiologische, anatomische und intraoperative Betrachtungen nicht zu identischen Zahlenwerten für die Implantatpositionen führen, weil sie von unterschiedlichen räumlichen Bezügen ausgehen. Für die Zusammenhänge zwischen den verschiedenen räumlichen Bezügen seien die Arbeiten von Murray [14] und Jaramaz et al. [8] empfohlen. Murray [14] zeigte die mathematischen Zusammenhänge, die es erlauben, die Winkel der verschiedenen Definitionen umzurechnen.

Die intraoperative Navigation beschränkt sich dann auf zwei Arbeitsschritte. Zunächst erfolgt die Prüfung der Instrumente und der Referenzbasis sowie die Einstellung der Infrarotkamera auf den Situs. Die dynamische Referenzbasis (DRB) wird am Becken des Patienten befestigt. Anschließend erfolgt dann das sogenannte Paired-point-Matching, bei dem die präoperativ geplanten Identifikationspunkte (in der Regel die beiden Spinae sowie drei Punkte im Bereich des Pfannenbodens, wie oben beschrieben) aufgesucht werden. Anschließend erfolgt das sog. Surface-Matching, bei dem mindestens 12 Punkte auf der Oberfläche des Beckens aufgesucht werden. Diese Punkte zeigen dem SurgiGATE-System Teile der Beckenoberfläche. Vorzugsweise setzen wir diese Punkte den Empfehlungen des Herstellers folgend im Bereich der Spinae, des Erkers sowie des rückwärtigen (dorsalen) Pfannenanteils innerhalb und außerhalb der Hüftpfanne sowie in den ventralen Pfannenabschnitten. Für diesen Arbeitsschritt wird der Pointer benutzt.

Die intraoperativ aufgesuchten Paired-point-Punkte auf dem tatsächlichen Skelett werden vom Computersystem mit den präoperativ auf dem virtuellen Becken bestimmten „paired points" verglichen, die größtmögliche Übereinstimmung gesucht und das Ergebnis als dimensionslose Zahl, dem sog. Qualitätsindex, angegeben, die nach Herstellerempfehlung kleiner als 10 sein sollte. Es hat sich als empfehlenswert erwiesen, für das Paired-point-Matching fünf Punkte bei der Planung festzulegen, da das SurgiGATE-System nach der ersten Berechnung der initialen Übereinstimmung anbietet, den Punkt mit der schlechtesten Übereinstimmung zu löschen und eine Neuberechnung durchzuführen. Da das Paired-point-Matching mindestens vier Punkte erfordert, können bei fünf Paired-point-Punkten Ausreißer durch ein einfachen Klick auf das virtuelle Keyboard entfernt und das Ergebnis ohne Mehraufwand verbessert werden.

Der zweite Abgleichschritt ist das Oberflächenmatching. Dabei müssen mindestens zwölf Punkte auf der Beckenoberfläche abgetastet werden, die relativ frei über das knöcherne Becken des Patienten verteilt werden können. Der Hersteller empfiehlt, diese Punkte vorzugsweise auf dem Corpus ossis ilii im Bereich der Fossa supraacetabularis, dem Corpus ossis pubis paraazetabulär, im Bereich der Spina iliaca anterior und im Azetabulum selbst zu verteilen. Auch hier empfiehlt es sich, mehr als zwölf Punkte zu setzen, da es auch bei diesem Arbeitsschritt möglich ist, die am schlechtesten übereinstimmenden Punkte zu entfernen und eine Neuberechnung durchführen zu lassen. Bei der Berechnung zum Surface-Matching werden die vom Operateur aufgesuchten Punkte über das virtuelle, dreidimensionale Beckenmodell, das aus dem Becken-CT rekonstruiert wurde, „gezogen". Die Genauigkeit, in der es dem Computersystem gelingt, das reale und das virtuelle Becken zur Deckung zu bringen, wird ebenfalls mit einer dimensionslosen Zahl ausgedrückt. Nach dem Surface-Matching sollte ein Wert kleiner zwei als Maß für die Übereinstimmung zwischen virtuellem und reellem Becken erreicht werden.

Es folgt eine Genauigkeitsprüfung, das „Verify". Da das Matching ein rein mathematischer Vorgang ist, in dem nach der besten Lösung für das Problem „Bringe virtuelles und tatsächliches Becken zur Deckung" gesucht wird, kann es in selten Fällen vorkommen, dass der Rechner Qualitätsindizes innerhalb der Herstellerempfehlung meldet, tatsächlich aber die Übereinstimmung schlecht ist. Als Veranschaulichung mag das Handschuhbeispiel dienen: Einen rechten Handschuh kann man erst auf links umkrempeln und ihn dann auf die linke Hand ziehen. Passt tadellos, ist aber nicht die Lösung, die angestrebt wurde.

Beim Verify sucht der Operator mit dem Pointer verschiedene markante Punkte im Bereich der Hüftpfanne und des Beckenskelettausschnitts im OP-Situs auf und überprüft die Übereinstimmung mit der auf dem Computerbildschirm angezeigten Pointerposition. Wird der Pointer regelmäßig vom System an Stellen angezeigt, an denen er auch tatsächlich vom Operator positioniert wurde, war das Matching mathematisch präzise und erreichte eine gute Übereinstimmung mit der Realität. Um in dem oben genannten Beispiel zu bleiben: der rechte Handschuh wird auch rechts getragen.

Da die dynamische Referenzbasis (DRB) in Reichweite der Instrumente und Wundhaken ist, kann es im Verlauf der Operationen zu Dislokation der DRB kommen. Wird die DRB disloziert, geht die Referenzierung verloren. Geringe Manipulationen fallen unter Umständen nicht sofort auf. Deshalb ist es sinnvoll, einen „confidence point" zu markieren. Dabei wird der Pointer an eine sicher zu identifizierende Struktur gesetzt und diese Position gespeichert. Ist es nun zu Veränderungen der DRB-Position gekommen oder hat man nur den Eindruck, dass es zu einer Dislokation der DRB aus ihrer originären Position gekommen ist, kann man den „confidence point" erneut mit dem Pointer markieren und den „accuracy check" durch das Computersystem durchführen lassen. Weicht die aktuell markierte Position mehr als 3 mm von der gespeicherten ab, hat die DRB-Manipulation das zulässige Maß überschritten und die Referenzierungsschritte müssen wiederholt werden. Die Erfahrung hat gezeigt, dass es mitunter schwer ist, die Struktur auf der der Pointer ursprünglich positioniert war, wiederzufinden. Es empfiehlt sich daher aus unserer Sicht, den „confidence point" an den Eintrittspunkt der DRB-Befestigung am Knochen zu setzen, oder, noch besser, den „confidence point" mit einer kanülierten Kleinfragmentschraube zu markieren.

Anschließend kann mit der eigentlichen Navigation begonnen werden. Dabei wird in herkömmlicher Art operiert, nur dass Fräsrichtung und -tiefe in Echtzeit auf dem Monitor angezeigt werden.

Die Visualisierung der Fräs- bzw. Einschlag- oder Eindrehrichtung erfolgt auf unterschiedliche Arten. Der größte Teil des Monitors wird von der Darstellung dreier „Fadenkreuze" eingenommen, die für die drei Achsen im Raum stehen. Werden diese zur Deckung gebracht, läuft das Instrument auf die präoperativ geplante Position zu. Außerdem werden für die Anteversion und die Inklinationen Skalen angezeigt, die die aktuelle Abweichung von der geplanten Position in Grad anzeigen. In die präoperativ angefertigten Röntgenprojektionen des gesamten Beckens werden geplante Winkel und aktuelle Winkel als rote und grüne Linien eingeblendet. Außerdem generiert das SurgiGATE-System aus den CT-Daten eine a.p.- und eine axiale Sicht des Azetabulums in die die geplanten und aktuellen Winkel ebenfalls als verschieden farbige Linien eingeblendet werden (Abb. 8.4).

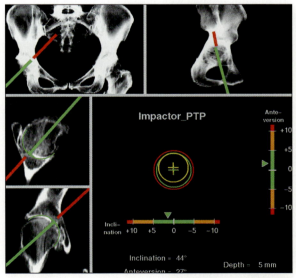

**Abb. 8.4.** Screenshot des Navigators. *Rot* die geplanten Implantatachsen, *grün* die aktuelle Instrumentenposition. Im großen Fenster das „Dreifach-Fadenkreuz" für jede Ebene im Raum

Nach Abschluss der Pfannenimplantation wird mittels „accuracy check" geprüft, ob die Referenzierung noch innerhalb der Toleranzgrenzen liegt. Ist das der Fall, wurde die computerunterstützte Pfannenimplantation erfolgreich abgeschlossen.

Die Firma Medivision hat in 2001 die CT-freie Pfannennavigation vorgestellt [11], bei der die zur Navigation notwendigen Bilddaten intraoperativ durch C-Arm-Aufnahmen gewonnen werden. Vor dem Bildverstärker des C-Arms wird ein Kalibrierungsgitter angebracht, das Größenbestimmung und Distorsionskorrektur ermöglicht. Nach einer a.p.-Aufnahme und einer Aufnahme mit lateralem Strahlengang stehen die für die Operation notwendigen Bilddaten zur Verfügung. Die weitere Operation erfolgt dann mit virtuellen fluoroskopischen Bildern. Diese Verfahren des fluoroskopischen, bildgestützten Operierens wurden bereits 1999 von Hofstetter et al. vorgestellt [7].

Bei der CT-freien Pfannennavigation entfallen die präoperative Planung und das intraoperative Matching. Zur Bestimmung der Beckeneingangsebene werden bei der CT-freien Pfannennavigation die Spinae iliacae anteriores superiores mit dem Pointer markiert, und die Tubercula pubica mit zwei weiteren stereoskopischen, fluoroskopischen Aufnahmen virtuell markiert. Die so bestimmte Beckeneingangsebene entspricht analog der CT-gestützten Pfannennavigation 90° Anteversion. Zur Verfolgung der Bewegungen des Patientenbeckens muss am Becken wie bei der CT-gestützten Navigation eine dynamische Referenzbasis (DRB) angebracht werden. Die Vorteile der fluoroskopischen Navigation liegen auf der Hand. An erster Stelle ist die deutlich geringere Strahlenbelastung für den Patienten zu nennen. Außerdem sind die Entlastung der Krankenhauslogistik und die Kostenreduktion wichtige Faktoren, da kein CT vor der Operation gefahren werden muss und kein Datentransfer aus der Radiologie notwendig ist (Abb. 8.5).

Neben diesen erheblichen Vorteilen ist der Wegfall der präoperativen Planung bei speziellen Indikationen sicherlich von Nachteil. Dabei ist insbesondere an die Planung der Versorgung ausgeprägter Dysplasien zu denken, wie in Kap. 10 beschrieben. Hier erlaubt die CT-gestützte Navigation die präzise Planung von Implantat, Abstützschalen und Pfannendachplastiken.

Sowohl im CT-basierten als auch im CT-freien Hip-Modul wird in Zukunft die Schaftnavigation verfügbar sein (s. Kap. 12).

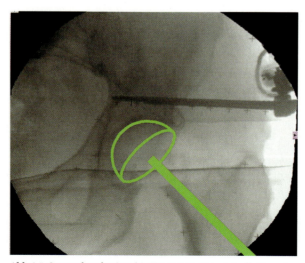

**Abb. 8.5.** Screenshot des SurgiGATE-C-Arm. Der virtuelle Cup, eingeblendet in die fluoroskopische Ansicht

## Literatur

1. Bader R, Willmann G (1999) Ceramic acetabular cups for hip endoprothesis. How do position of the center of rotation and CCD angle of the shaft modify range of motion and impingement? Biomed Tech (Berl) 44(12): 345-351
2. Bernsmann K, Langlotz U, Ansari B, Wiese M (2000) Computer-assisted navigated acetabulum placement in hip prosthesis implantation – application study in routine clinical care. Z Orthop Grenzgeb 138(6): 515-521
3. Bernsmann K, Langlotz U, Ansari B, Wiese M. Computer-assisted navigated cup placement of different cup types in hip arthroplasty – a randomised controlled trial. Z Orthop Grenzgeb 139(6): 512-517
4. DiGioia AM, Jaramaz B, Nikou C, LaBarca RS, Moody JE, Colgan BD (2000) Surgical navigation for total hip replacement with the use of HipNav. Oper Tech Orthop 10: 3-8
5. DiGioia AM, Jaramaz B, Blackwell M, Simon DA, Morgan F, Moody JE, Nikou C, Colgan BD, Aston CA, LaBarca RS, Kischell E, Kanade T (1998) Image guided navigation system to measure intraoperatively acetabular implant alignment. Clin Orthop 355:8-22
6. Fontes D, Benoit J, Lortat-Jacob A, Didry R (1991) Luxation of total hip endoprothesis. Statistical validation of a modelization, apropos of 52 cases. Rev Chir Orthop Reparatrice Appar Mot 77(3): 163-170
7. Hofstetter R, Slomczykowski M, Sati M, Nolte L-P (1999) Fluoroscopy as an imaging means for computer-assisted surgical navigation. Comput Aided Surg 4: 65-76
8. Jaramaz B, DiGioia A, Blackwell M, Constantinos N (1998) Computer assisted measurement of hip cup placement in THR. Clin Orthop 354: 70-81

9. Jerosch J, Steinbeck J, Stechmann J, Güth V (1997) Influence of a high hip center on abductor muscle function. Arch Orthop Trauma Surg 116: 385-389
10. Langlotz U, Grützner PA, Bernsmann K, Wälti H, Rose E, Bächler R, Korber J, Tannast M, Nolte L-P (2002) A hybrid CT-free navigation system for acetabular cup placement. J Arthroplasty (to be published)
11. Langlotz U, Lawrence J, Hu Q, Langlotz F, Nolte LP (1999) Image guided cup placement. In: Lemke HU, Vannier MW, Inamura K, Farman AG (eds) Computer assisted radiology and surgery. Amsterdam: Elsevier, 717-721
12. Lengsfeld M, Bassaly A, Boudriot U, Pressel T, Griss P (2000) Size and direction of hip joint forces associated with various positions of the acetabulum. J Arthroplasty 15(3): 314-320
13. Lewinnek GE, Lewis JL, Tarr T, Compere CL, Zimmermann JR (1978) Dislocations after total hip-replacement arthroplasties. J Bone Joint Surgery Am 60(2): 217-220
14. Murray DW (1993) The definition and measurement of acetabular orientation. J Bone Joint Surg Br 75(2): 228-232
15. Seki M, Yuasa N, Ohkuni K (1998) Analysis of optimal range of socket orientation in total hip arthroplasty with use of computer-aided design simulation. J Orthop Res 16(4): 513-517

# 9 Hüftpfannennavigation mit dem *VectorVision*-System

W.H. Kluge, J. Babisch, R.A. Venbrocks

## Einleitung

Trotz zahlreicher Fortschritte auf dem Gebiet der Hüftendoprothetik sind Fehlschläge mit erforderlicher Revision des Implantats nicht sicher auszuschließen. Als Ursache kommen u. a. Fehlpositionen des Implantats und Luxationen in Betracht [2, 3]. Insbesondere die anatomiegerechte Einstellung der Pfannen-, aber auch der Schaftantetorsion kann bei unterschiedlicher Lagerung des Patienten auf dem Operationstisch Probleme bereiten. Dank neuer CT-gestützter Verfahren ist eine dreidimensionale Darstellung der individuellen Beckengeometrie möglich, die den Ausgangspunkt für die Entwicklung moderner Navigationsverfahren darstellt. Die Entwicklung des Navigationssystem der Firma BrainLab für Hüftendoprothesen begann im Jahre 2000 und wurde in unserer Klinik mit begleitet. Die Soft- und Hardware ist zum gegenwärtigen Zeitpunkt auf dem Stand der Version VectorVision hip 1.1.

## Operationsplanung

Die Patientendaten werden nach einem von der Firma BrainLab zur Verfügung gestellten Protokoll CT-gestützt ermittelt (*Datenaquisition*). Hierbei werden das gesamte Becken, das proximale Femur und bei geplanter Schaftnavigation die Femurkondylen gescannt. Das Datenset wird auf einer Transferstation durch zwei Programme für das Navigationssystem kompatibel gestaltet, mittels externem Datenträger gespeichert und auf die Navigationsplattform VectorVision übertragen. Eine Nachbearbeitung der Bilddaten über Modifikation der Graustufen und Schwellwerte ist gegeben. Im so erstellten 3D-Beckenmodell

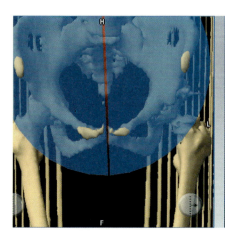
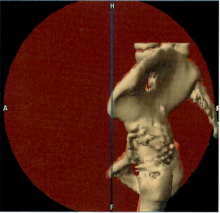

**Abb. 9.1.** Festlegen der Frontal- und Sagittalebene des Beckens

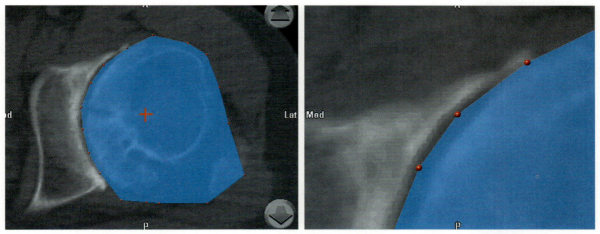

**Abb. 9.2.** Manuelle Anpassung der Segmentierung erlaubt eine genaue Erfassung knöcherner Anbauten im individuellen Fall

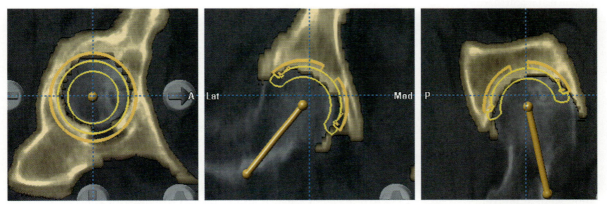

**Abb. 9.3.** Operationsplanung Pfanne: Implantationstiefe, kraniokaudale und anterior-posteriore Orientierung sowie Pfannengröße

wird eine Definition des Koordinatensystems vorgenommen, wobei die Frontalebene durch die Spina anterior superior beider Seiten und die anteriore knöcherne Begrenzung der Symphyse festgelegt wird (Abb. 9.1). Die *Segmentierung* von Becken und Femora schließt sich an, um beide Strukturen getrennt bearbeiten zu können. Trotz halbautomatischer Prozessabläufe besteht die Möglichkeit der manuellen Bearbeitung einzelner Schnittbilder. So wird zur präzisen räumlichen Trennung von Hüftkopf und Azetabulum eine genaue Erfassung und Separation femoraler wie auch azetabulärer knöcherner Anbauten im individuellen Fall garantiert (Abb. 9.2). Die Segmentierung erfolgt in unkritischen Bereichen automatisch, kann am dreidimensionalen Bild überprüft und bei Bedarf wiederholt werden. Die Planung beschränkt sich nicht auf die Pfannenpositionierung, sondern integriert die Schaftposition in den Planungsprozess mit ein. *Positionierung und Prothesencharakteristika* müssen manuell an die individuellen Gegebenheiten adaptiert werden. Hierzu steht die Funktion „cup fine tuning" für die Prothesenpfanne zur Verfügung. An zweidimensionalen Schnittbildern, die frei alle gescannten Ebenen durchlaufen, werden zunächst Implantationstiefe, kraniokaudale und anterior-posteriore Pfannenposition sowie die Pfannengröße präzisiert (Abb. 9.3). Anteversions- und Inklinationswinkel des Implantats können im dreidimensionalen Bild bezogen auf das definierte Beckenkoordinatensystem angepasst werden (Abb. 9.4). Wir orientieren uns dabei an der von Lewinneck [4] definierten „sicheren Zone" der Pfannenposition.

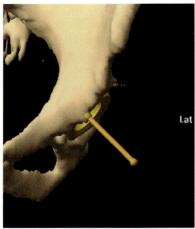 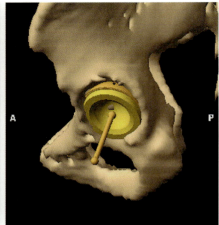 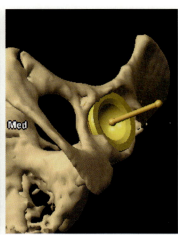

**Abb. 9.4.** Anteversions- und Inklinationswinkel des Implantats (bezogen auf die anatomischen Beckenebenen) können im dreidimensionalen Bild angepasst werden

*Anmerkung:* Auch bei geplanter alleiniger Navigation der Pfanne sollte die Operationsplanung des Schafts an dieser Stelle angeschlossen werden, um die Vorteile der Berechnung von Beinlängenunterschieden und Bewegungsausmaßen des Kunstgelenks zu nutzen. Ein neu entwickeltes Modul zur Berechnung von Beweglichkeit und eventueller Impingementsituatiuonen der Prothese kann die Planung optimieren.

Die Operationsplanung wird mit der Festlegung der Areale für die *Oberflächenregistrierung* („surface matching") am Beckenkamm und am Ilium kranial des Azetabulums abgeschlossen. Die Daten der Planung werden gespeichert und automatisch auf dem externem Datenträger (zip-Diskette) abgelegt.

## Navigation

Die Navigationsplattform VectorVision wird im Operationssaal in optimaler Entfernung zum Operationsfeld mit Abstand der Kamera von ca. 2 m zum in Rückenlage befindlichen Patienten platziert. Der Operationsplan wird aktiviert. Der steril abgedeckte Touchscreen befindet sich in Reichweite des Operateurs bzw. seines Assistenten. Es erfolgt der chirurgische Routinezugang zum Hüftgelenk. Bei alleiniger Pfannennavigation wird der Hüftkopf reseziert, die Pfanneneingangsebene und eine ca. 10 cm² messende kranial des Azetabulums gelegene Fläche des Os ilium wird präpariert. In diesem Bereich fixiert der Operateur die dynamische Referenzbasis (DRB, Beckenregistrierstern) in etwa 3 cm Abstand zum kranialen Pfannenrand. Die knöcherne Verankerung erfolgt mit einer Schanz-Schraube, die die äußere und innere Kortikalis erfasst. Eine spezielle Fixationshülse muss einen festen Sitz des Registriersterns gewährleisten. Die Beckenregistrierung („*matching*"), d. h. der Abgleich des virtuellen Bildes mit der realen Anatomie des Patienten, erfolgt über die bei der Operationsplanung festgelegten Oberflächenareale an der Crista iliaca, wahlweise kranial des Azetabulums oder innerhalb desselben („surface matching") und zusätzlich über ein Punkt-zu-Punkt-Abgleich an der Spina iliaca anterior superior der kontralateralen Seite. Die genannten anatomischen Landmarken werden mit dem Pointer abgetastet. Die erzielte *Registriergenauigkeit* wird vom System ermittelt und muss unter einem kritischen Schwellenwert liegen, der vom Hersteller mit 3 mm Abweichung angegeben wird. Erst dann ist der weitere Navigationsvorgang aktivierbar. Die Genauigkeit der Registrierung kann mit dem Pointer am zwei- und dreidimensionalen Bild überprüft werden. Mittels Kalibrierungsblock wird nunmehr die *Kalibrierung* der Pfannenfräse des kleinsten gewählten Durchmessers vorgenommen und das navigierte Fräsen begonnen. Der Kalibrierungsvorgang wird bei Wechsel des Fräserdurchmessers nicht wiederholt, sondern manuell am Bildschirm angepasst. Während der navigierten Bearbeitung des Azetabulums vermittelt das Display die aktuelle Positionierung des Instrumentes im Becken einschließlich der Anteversions- und Inklinationswinkel (Abb. 9.5 und 9.6).

**Abb. 9.5.** Die flexible Infrarotkamera erfasst die Reflexionen der Registrierkugeln am Becken und an den Instrumenten.

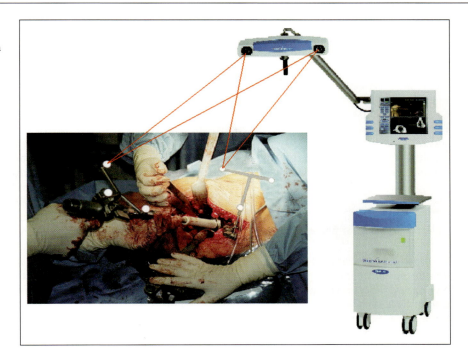

**Abb. 9.6.** Während der navigierten Bearbeitung des Azetabulums vermittelt das wahlweise zwei- oder dreidimensionale Display online die aktuelle Positionierung des Instrumentes im Becken einschließlich der Anteversions- und Inklinationswinkel

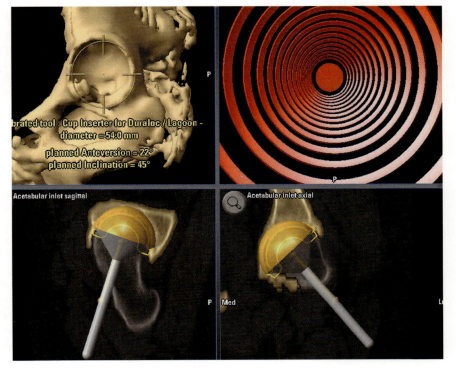

*Merke*: Die Nutzung eines Navigationssystems enthebt den Operateur nicht von der Pflicht einer direkten visuellen Kontrolle des Operationsvorganges.

Sobald das Pfannenlager korrekt gefräst wurde, kann die Kalibrierung des Pfannensetzinstruments erfolgen. Auch dieser Vorgang muss für Probe- und Originalimplantat nur einmal durchgeführt werden. Die entsprechenden Pfannengrößen werden am Bildschirm manuell eingestellt. Das Einschlagen der Originalpfanne erfolgt unter Echtzeitkontrolle der Anteversion und Inklination sowie der Implantationstiefe.

### Verifizierung der finalen Implantatposition

Die Position des Implantats wird durch Abtasten der Pfanne mit dem Pointer unabhängig vom Navigationsvorgang überprüft. Das Navigationsergebnis wird hinsichtlich der Neigungswinkel und der Implantationstiefe automatisch mit dem Planungsziel verglichen. Ein Planungs- und Operationsprotokoll wird automatisch erstellt und dokumentiert alle wichtigen Schritte des Eingriffs.

### Bisherige Erfahrungen und Empfehlungen

Die Pfannennavigation mit dem Navigationssystem VectorVision hip 1.1 kann nach einer relativ kurzen Entwicklungsphase als zuverlässig bezeichnet werden. Durch Zusammenarbeit mit Prothesenherstellern und klinischen Anwendern ist es gelungen, das Hüftmodul von BrainLab soweit zu entwickeln, dass der Chirurg die Operationsplanung und Navigation *ohne* Anwesenheit eines Firmentechnikers oder zusätzlichen Personals selbständig durchführen kann. Eine zügige und genaue Planung des Eingriffs bei komplizierter Anatomie konnte durch die Möglichkeit manueller Anpassung des Segmentierungsprozesses sowie sicherer Implantatpositionierung am wahlweise zweidimensionalen CT-Schnittbild oder dreidimensionalen Beckenmodell gewährleistet werden. Die im Planungsprozess ermittelten anatomischen Bezugsebenen des Beckens dienen einer von der Lagerung des Patienten und der Beckenkippung *unabhängigen* Berechnung der Pfannenpositionierung. Die Neigungswinkel des Implantats werden durch die Anwendung der Navigation genau kalkulierbar. Es ist absehbar, dass sich aus den durch das Navigationssystem schrittweise protokollierten Pfannen- und Schaftpositionen mit zunehmenden Operationszahlen detailliertere *Empfehlungen zur optimalen Implantatpositionierung* ableiten lassen und mit bisherigen Angaben [4] verglichen werden müssen.

Da für den Operateur die Beurteilung der Implantatposition im nichttransparenten 3D-Beckenmodell problematisch sein kann, stehen zur Überprüfung des Operationsplanes anterior-posteriore und laterale Ansichten im Sinne von aus CT-Bildern generierten zweidimensionalen „Röntgenbildern" zur Verfügung.

Die *Erfassung* der im Operationsgebiet und an den Instrumenten platzierten Registriersterne durch die Kamera kann durch eine abrufbare dreidimensionale Darstellung des Kameramessvolumens überprüft werden. Die Infrarotkamera besitzt eine hohe Empfindlichkeit und registriert die *passiven* Marker ohne Verzögerung, was eine Echtzeitwiedergabe der Bewegungen des Beckens bzw. der Instrumente gewährleistet.

Es hat sich bewährt, die Genauigkeit der Beckenregistrierung durch einen Punkt-zu-Punkt-Abgleich an der dem Operationsgebiet fernen kontralateralen Spina iliaca anterior superior zu verbessern. Das so genannte „Pivoting" – die Verwendung des imaginären Drehpunktes des Hüftgelenkes als Registrierpunkt – ist nur bei gleichzeitig durchgeführter Schaftnavigation erforderlich. Die Entwicklung der Schaftnavigation ist jedoch noch nicht abgeschlossen und beschränkt sich derzeit auf den Einsatz einer navigierten oszillierenden Säge für die beinlängengerechte Schenkelhalsresektion. Wir verwenden zur Registrierung der Beckenanatomie selten das kranial des Azetabulums befindliche Ilium. Alternativ hat sich als Bereich für das Oberflächenmatching die *innere* Fläche des Azetabulums nach Entfernung des Hüftkopfes als vorteilhaft erwiesen. Während der Patientenregistrierung wird vom System nur das Aufsuchen einer bestimmten Anzahl von Registrierpunkten mittels Pointer im markierten Areal verlangt. Die *Genauigkeit* der Registrierung kann bei Bedarf durch Abtasten zusätzlicher Punkte je Oberflächenareal erhöht werden. Das Navigationssystem akzeptiert prinzipiell eine unbegrenzte Anzahl von Registrierpunkten.

Die intraoperative Kalibrierung starrer Instrumente wie des Pfanneneinschlägers ist schnell und genau durchführbar. Relativ flexible Instrumente (Pfannenfräser) sind zwar primär ebenfalls problemlos zu kalibrieren, weisen jedoch an der Kopplung zwischen Maschine und eigentlichem Instrument ein nicht unbeträchtliches Spiel auf. Da der Registrierstern bisher an der Maschine und nicht direkt am Instrument befestigt wird, entstehen Ungenauigkeiten bei der Wiedergabe der Instrumentenposition. Die Befestigung des Registriersternes wird deshalb künftig durch den Hersteller auf eine direkt am rotierenden Instrument befindliche starre Hülse verlegt.

Im Anschluss an die navigierte Implantation der Pfanne wird unabhängig vom Navigationsvorgang eine Überprüfung der Implantatposition (Verifizierung) angeboten. Die automatische Berechnung der Abweichungen zwischen Operationsplanung und erzieltem Operationsergebnis ermöglicht eine strenge Qualitätskontrolle. Die Option, ein Operationsprotokoll mit festgelegten Screenshots und Positionierungsdaten zu speichern, sollte vom Anwender unbedingt wahrgenommen werden.

Wir führten an unserer Klinik bisher 22 Pfannennavigationen (Duraloc der Firma DePuy, Johnson & Johnson) mit dem System VectorVision hip durch. Zusätzlich wurde bei 8 der 22 Eingriffe eine Schaftnavigation (Vision 2000 der Firma DePuy, Johnson & Johnson) versucht. Den klinischen Erfordernissen entsprechende Verbesserungen der Soft- und Hardware erlauben gegenwärtig eine präzise und gut handhabbare Operationsplanung und Navigation der Pfannenimplantation. Während die standardmäßig von uns durchgeführte Planung der Schaftposition als besonders vorteilhaft einzuschätzen ist, befindet sich die Navigation der Schaftimplantation im Stadium der Entwicklung.

Abbildung 9.7 veranschaulicht die Operationszeiten im Verlauf der Anwendung des Systems an unserer Einrichtung. Eine Verkürzung der Operationszeiten im Verlauf (Lernkurve) fanden wir nicht, da im beobachteten Zeitraum unterschiedliche Weiterentwicklungen der Hard- und Software zu berücksichtigen waren. Die längeren Operationszeiten ergeben sich in erster Linie aus den intraoperativ individuell verschiedenen Registriergenauigkeiten und den deshalb erforderlichen Wiederholungen des Registrierprozesses. Die präoperative Diagnostik und Planung des Eingriffes nimmt mittlerweile maximal 45 min in Anspruch, wobei wir grundsätzlich die Schaftimplantation einbeziehen. Wir vertreten die Auffassung, dass die Anwendung der Pfannennavigation mit dem System VectorVision hip bei komplizierter Pathoanatomie des Hüftgelenks entscheidende Vorteile hinsichtlich der

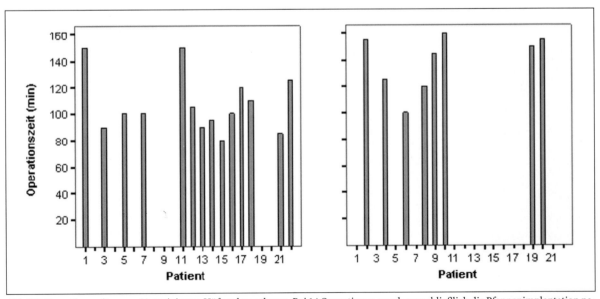

**Abb. 9.7.** Operationszeiten von 22 navigierten Hüftendoprothesen. Bei 14 Operationen wurde ausschließlich die Pfannenimplantation navigiert (mittlere Operationszeit ± Standardfehler: 107 ± 6 min). Bei 8 Eingriffen wurde zusätzlich eine Schaftnavigation versucht (mittlere Operationszeit ± Standardfehler: 139 ± 8 min). Die Eingriffe von Patient 1 bis 22 sind zeitlich nacheinander im Verlauf von 12 Monaten mit unterschiedlichen Software-Versionen durchgeführt worden

Wiederherstellung biomechanisch günstiger Gelenkverhältnisse bietet. Klinische Studien müssen belegen, dass die Navigation trotz größerem zeitlichen und technischen Aufwand zu Verbesserungen des für den Patienten ereichten Gesamtergebnisses führen kann. Bei biomechanisch optimal geplanter und exakt navigierter Implantatposition ist in Ganganalysen bereits innerhalb von sechs Monaten eine postoperativ schnelle Normalisierung des Gangbildes abzuleiten [1].

Vergleichende röntgenologische Untersuchungen können zwar einen Eindruck über die Genauigkeit der Implantatpositionierung vermitteln, erlauben jedoch keine präzise Angaben. CT-gestützte postoperative Untersuchungen lassen erkennen, dass Abweichungen von bis zu 10° Inklination bzw. Anteversion zwischen dem geplanten Pfannensitz und der erreichten Endposition bei Verwendung einer Press-fit-Pfanne möglich sind (unveröffentlichte eigene Beobachtung). Dennoch zeigen die bisherigen Erfahrungen, dass der operative Eingriff insbesondere bei schwieriger Ausgangsanatomie durch die Navigation erleichtert werden kann, da Komplikationen im Sinne einer Fehlpositionierung des Implantates vermieden werden. Mit der Integration weiterer Prothesenmodelle ist in Zukunft einem prinzipiell uneingeschränktem Einsatz der Hüfnavigation entgegenzusehen.

## Literatur

1. Babisch J, Seidel EJ, Conradi S (2001) 3D-Ultraschall-Ganganalyse ZEBRIS bei Dysplasiekoxarthrose vor und nach der Hüft-TEP-Inplantation. Phys Med Rehab Kuror 11:139
2. Grossmann P, Braun M, Becker W (1994) Dislocation following total hip endoprosthesis. Association with surgical approach and other factors. Z Orthop Ihre Grenzgeb 132: 521-526
3. Hassan DM Johnston GH, Dust WN, Watson G, Dolovich AT (1998) Accuracy of intraoperative assessment of acetabular prosthesis placement. J Arthroplasty 13: 80-84
4. Lewinnek GE, Lewis JL, Tarr R, Compere CL, Zimmermann JR (1978) Dislocations after total hip-replacement arthroplasties. J Bone Joint Surg Am 60: 217-220

# Hüftpfannennavigation mit dem *SurgiGATE-System* in Dysplasie- und Wechselsituationen

R. Haaker

## Einleitung

Gegner der CT-gestützten Computernavigation der Hüftpfanne werfen dem Verfahren derzeit noch eine zu geringe Problemorientierung vor und halten es für zu aufwendig bei der Routineimplantation. Deshalb haben sich bereits Softwareversionen entwickelt, die auf der zwei- oder dreidimensionalen Röntgendurchleuchtung basieren – abgesehen von den ebenfalls vorhandenen rein kinematischen Navigationssystemen für die Hüftpfanne (z. B. OrthoPilot, Fa. Aesculap).

Gestützt auf die Erfahrungen, die wir bei der Navigation der Hüftpfanne in 150 CT-kontrollierten Fällen im Rahmen zweier prospektiv randomisierter Studien zur Implantationsgenauigkeit des Systems bei Routineoperationen gewinnen konnten, setzen wir die Hüftpfannennavigation mit dem SurgiGATE-System nun auch bei Dysplasiekoxarthrosen und in Wechselsituationen ein.

Dabei gingen bisher 20 Fälle von Dysplasiekoxarthrosen in die genannte 2. Studie mit postoperativer CT-basierter Überprüfung der Implantationsgenauigkeit ein. Im Wechselbereich sind die Erfahrungen durch die CT als Eingangsbildgebung limitiert. Aufgrund der starken Artefaktüberlagerung eignen sich nur gelockerte Zementpfannen für eine CT-basierte Navigationsplanung und auch hier sind die regelmäßig in derartigen Fällen zur Anwendung gekommenen Metallköpfe ein Hindernis in der Planung (vgl. Abb. 10.2).

## Pfannennavigation bei Dysplasiekoxarthrosen

Insbesondere bei den Dysplasiekoxarthrosen kann die CT-basierte Planung den Vorteil der exakten Tiefenbestimmung der endgültigen Pfannenposition prä- und postoperativ für sich verbuchen. Dies ist mit der Software für die zweidimensionale Durchleuchtung ebenso wenig wie mit den kinematischen Systemen in dieser Genauigkeit möglich.

Bedingt durch die dysplastische Pfannensituation und die damit verbundene häufig ebenfalls pathologische Schaftantetorsion ist bei der Navigation der Hüftpfanne im Einzelfall ein Abweichen von Anteversions- und Inklinationswinkeln erforderlich, wie sie sich im Routinefall zum Erreichen einer idealen „range of motion" bereits etabliert haben. Selbstverständlich ist zur optimalen Versorgung dieser Fälle auch eine ausreichende „Implantatbibliothek" vonnöten, da manchmal eine zierliche Schraubpfanne gegenüber einer Pressfit-Pfanne Vorteile bietet und demzufolge ein so genanntes offenes Navigationssystem mit möglichst breiter Implantatauswahl zu bevorzugen ist.

## Fallbeispiel 1

Vorgestellt wird eine Dysplasiesituation bei einem Zustand nach Chiarri-Beckenosteotomie vor 20 Jahren und jetzt aufgetretener sekundärer Koxarthrose. Vier Jahre zuvor war bereits auf der Gegenseite eine Versorgung mit einem Burch-Schneider-Ring, konventionell erfolgt (Abb. 10.1).

Ziel der navigierten Planung auf der nun zu versorgenden Seite sollte die Verwendung eines Schraubpfannenimplantats mit zusätzlicher autologer Pfannendachplastik sein. Im präoperativen Planungsbild ist neben der Artefaktüberlagerung durch den starken Metallgehalt der Gegenseite die mangelnde geometrische Ausstattung der Planungssoftware (z. B. im Ver-

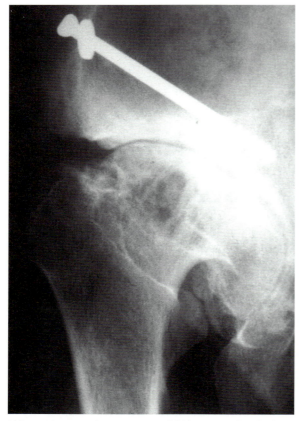

**Abb. 10.1.** Präoperatives a.p.-Röntgenbild bei Zustand nach Chiarri-Osteotomie vor 20 Jahren

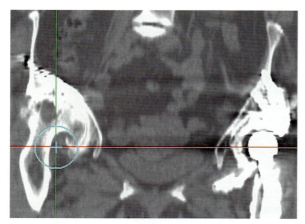

**Abb. 10.2.** Präoperatives Planungsbild im SurgiGATE-Modus mit Artefaktüberlagerung durch die Gegenseite und Festlegung des Rotationszentrums

gleich zum mediCAD-System) zur Realisierung des Rotationszentrums erkennbar (Abb. 10.2).

Die Einplanung des virtuellen Pfannenimplantats lässt jedoch ausreichende Rückschlüsse für die Größe des zu verwendenden Kopfsegments für die Pfannendachplastik zu (Abb. 10.3).

Aufgrund der pathologischen Kongruenz musste in diesem Fall von der „idealen" Anteversion im Bereich von 25° bereits in der Planung abgewichen werden, so wurde präoperativ ein Winkel von 15° bei 45° Inklination geplant. Die Tiefenplanung richtet sich nach der Tiefe des nicht mehr differenzierbaren zweiten Pfannenbodens.

Das heißt, die sonst für das so genannte „paired-point-matching" zur Verfügung stehende Fovea fehlt in diesem Fall (Abb. 10.4).

Da ein intraoperatives Matching ja auch der pathologischen Pfanne in der in Kap. 8 beschriebenen Form erfolgen muss, stehen damit nicht die markanten Punkte im Bereich der Fovea für das „paired-point-matching" zur Verfügung. Umso mehr müssen präoperative Planung und intraoperatives Matching in einer Hand liegen, um eine ausreichende Genauigkeit zu erreichen (Abb. 10.5).

Intraoperativ sind dann nicht nur die Richtungsangaben in zwei Ebenen für die Navigation entscheidend, sondern insbesondere die ebenfalls angegebene Fräs- und spätere Implantationstiefe. Bei Gegenüberstellung von präoperativer Planung und postoperativem Ergebnis wird die exakte Übereinstimmung offensichtlich (Abb. 10.6). Dem Operateur bietet sich zudem die Möglichkeit, intraoperativ durch wiederholte „accuracy checks" die Genauigkeit der Systemangaben zu überprüfen. In unseren Händen hat sich dabei die Implantation einer 2,7-mm-Kleinfragmentschraube mit Imbuskopf im Bereich oberhalb des Pfannenerkers bewährt. Innerhalb des Schraubenimbuskopfes steht ein reproduzierbar aufzusuchender Punkt für den Pointer zur Durchführung des „accuracy check" zur Verfügung.

### Fallbeispiel 2

In einem zweiten Fall bestand präoperativ eine hohe Luxation mit Beinverkürzung um 5 cm auf der rechten Seite bei normal entwickelter Gegenseite (Abb. 10.7). Die muskulären Voraussetzungen ließen eine Wiederherstellung des Rotationszentrums und damit Verlän-

**Abb. 10.3.** Präoperative Planung des virtuellen Impantats (hier: Schraubring Typ PPF, Stratec) in drei Ebenen und im dreidimensionalen Beckenmodell

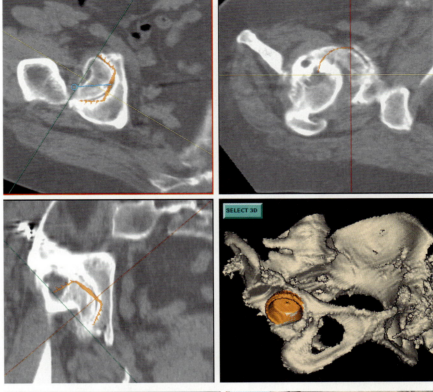

**Abb. 10.4.** Tiefenplanung der Pfanne beim Setzen der Landmarks

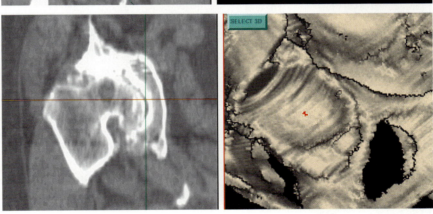

gerung des Beins um 5 cm nicht zu. Eine präoperative Extensionsbehandlung wurde von dem Patienten abgelehnt. Nach Literaturangaben unterscheidet sich die Wahl des Rotationszentrums (Primärpfanne, Erkerbereich der Primärpfanne oder Sekundärpfanne) im postoperativen Harris Hip Score mittelfristig nicht wesentlich.

Ziel der Operation sollte die Verwendung eines Pressfit-Implantats (Stratec-ECM-Pfanne) sein, das zudem die Möglichkeit bieten sollte, durch die Armierungslöcher im Pfannendachbereich der Pressfit-Pfanne die autologe Pfannendachplastik mittels Spongiosaschrauben zu fixieren. Die möglichst senkrechte Verankerung dieser Schrauben schränkte

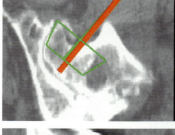
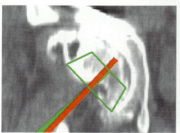
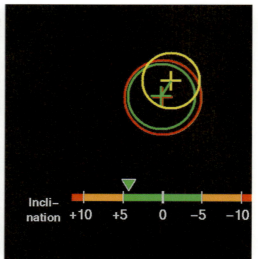

**Abb. 10.5.** Intraoperatives Navigieren der Pfanne in zwei Ebenen bei bereits impaktierter Pfannendachplastik (eine Anteversion von 26° wird erreicht)

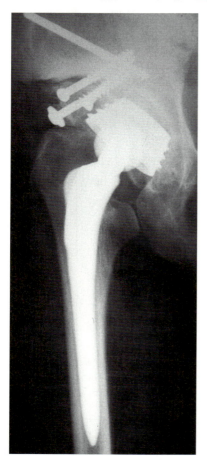

**Abb. 10.6.** Postoperative Röntgenkontrolle sechs Monate postoperativ mit gutem Sitz von Implantat Einheilung der Pfannendachplastik

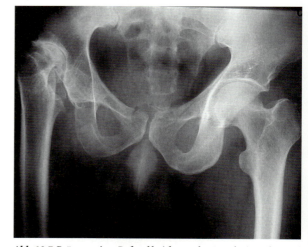

**Abb. 10.7.** Präoperativer Befund bei femoraler Dysplasie rechts und Beinverkürzung um 5 cm

die Möglichkeit der Inklination der Pfanne auf 45°-50° und die Anteversion auf 15° ein. Die präoperative Planung der Pfanne zeigt den Kompromiss in der Wahl des Rotationszentrums im Vergleich zur Gegenseite und die geringe Anteversion wegen pathologischer Schaftantetorsion (Abb. 10.8). Nach Literaturangaben empfehlen einige Autoren trotz der Resorptionsgefahr der autologen Pfannendachplastik deren Durchführung und akzeptieren dabei durchaus Inklinationswerte der Pfanne um 50°, wenn dadurch ein knöcherner Einschluss der Pfan-

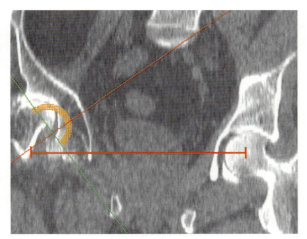

Abb. 10.8. Präoperative Planung im SurgiGATE-Modus und Ermittlung des Rotationszentrums

ne in Dysplasiesituationen zu erreichen ist [5, 8]. Resorptionen fanden sich in größeren Kollektiven (77 Fälle) mehrheitlich autologer Pfannendachplastiken in nur 7 Fällen [6]. Ein Verschraubungsbedarf der Knochenspäne für die Pfannendachplastik wird kontrovers diskutiert.

Intraoperativ zeigte sich wiederum eine gute Realisierung der geplanten Pfannenposition ohne Gefährdung des im präoperativen CT deutlich erkennbaren dysplastischen vorderen und hinteren Pfeilers (eine bei von Hand ausgeführter Fräsarbeit nicht zu unterschätzende Komplikation; Abb. 10.9 a,b). Der entscheidende Vorteil der dreidimensionalen präoperativen Planung ist darin zu sehen, dass trotz schlechter werdender Knochensubstanz oberhalb des primären Pfannenzentrums eine Zentrierung der Kunstpfanne möglich ist.

Die aufgrund der pathgologischen Kongruenz erforderliche Kompromisslösung wird gut reproduziert. Auch hier gilt die besondere Aufmerksamkeit der intraoperativen Tiefenangabe des Systems (Abb. 10.10 und 10.11).

Bei den übrigen 18 Dysplasiefällen zeigte sich eine gute Übereinstimmung der erreichten Pfannentiefe im Vergleich zur präoperativen Planung im Bereich ± 2 mm. Dieser Wert ist sicher durch exaktere präoperative Einplanung des virtuellen Pfannenimplantats noch zu verbessern. Im Einzelfall wurde eine geringe Perforation des kaudalen Pfannenbodens bei Verwendung eines Schraubringes präoperativ geplant und intraoperativ dann doch nicht erforderlich. Die geplante Inklination und Anteversion der Pfannen konnte im Bereich der Systemgenauigkeit (2-3°) realisiert wer-

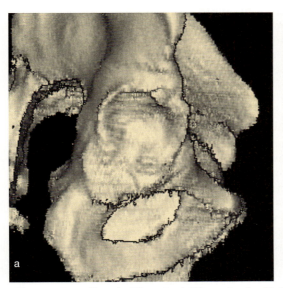
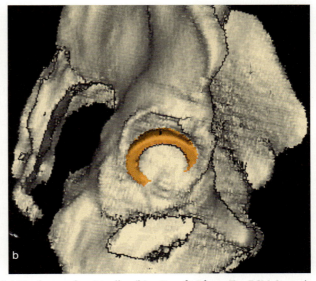

Abb. 10.9. *a* Darstellung der Pfanne im dreidimensionalen Modell. *b* Einplanung der virtuellen (hier: Pressfit-Pfanne Typ ECM, Stratec). Am oberen Rand ist der Raum für die geplante Pfannendachplastik erkennbar

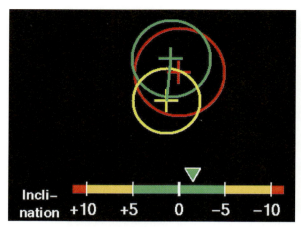

**Abb. 10.10.** Intraoperative Navigation mit Tiefenangabe (unten rechts − 1 mm)

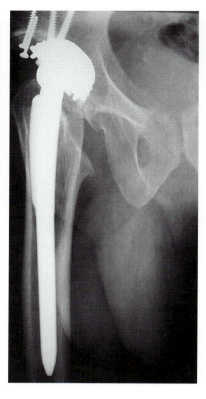

**Abb. 10.11.** Postoperatives Röntgenbild mit deutlicher Außenrotation des Schaftes aufgrund des starken Muskelzuges bei Beinverlängerung um 3,5 cm

den. Hier fand sich jedoch eine größere Bandbreite der Werte in Abhängigkeit von der pathologischen Kongruenz und der Schaftantetorsion insbesondere bezüglich deutlich geringerer Werte für die Anteversion im Vergleich zu unserem Normalkollektiv.

## Hüftpfannennavigation in Wechselsituationen

In den Wechselsituationen ist insbesondere das präoperative Matching infolge der Artefaktüberlagerung durch inliegende Implantate erschwert. Hier ist insbesondere auch der Markierungsring der Zementpfannen zu nennen. Zusätzlich erschwert wird das intraoperative Matching dadurch, dass die gelockerte Zementpfanne selbst dem Oberflächenmatching standhalten muss, da eine knöcherne Pfannenfläche nicht mehr zur Verfügung steht. Dies bedeutet, dass eine starke Lockerung des Implantats und Dislokation bereits bei Luxation die Navigation anhand der präoperativen Planung unmöglich macht. Hier ist ein anderes Oberflächenmatching (z. B. durch Laseroberflächenmatching der intraoperativen Situation, wie in der Neurochirurgie bereits etabliert) sicherlich hilfreich. Auch die bereits zur Verfügung stehende Software für den 3D-C-Arm wird hier Vorteile bieten.

Wie der beispielhaft dargestellte Navigationsfall zeigt, ist sowohl bei Verwendung einer Abstützschale als auch bei erneuter alleiniger Implantation einer Zementpfanne die navigierte Reproduktion der Anteversions- und Inklinationswinkel ebenso wie bei der Primärimplantation der Zementpfanne möglich. Hier ist mit den bisher existierenden Softwaremodulen eine befriedigende Lösung noch nicht erreicht.

Zusammenfassend bietet die CT-basierte Navigation der Hüftpfanne mit dem SurgiGate-System für die Implantation der Dysplasiepfanne ausgezeichnete Möglichkeiten. Wünschenswert wäre hier die Aufnahme geometrischer Planungsmöglichkeiten in das präoperative Planungsmodul, wie beispielsweise das zukünftig in dreidimensionaler Form erhältliche mediCAD-System (vgl. Kap. 11). Damit wäre eine exaktere Reproduktion des Rotationszentrums möglich. Zusätzlich muss die virtuelle Einplanung eines autologen Pfannendachimplantats aus dem resezierten Hüftkopf ermöglicht werden, um eine genaue präoperative Größenplanung für das knöcherne Transplantat zu ermöglichen.

In Wechselsituationen ist derzeit eine breite Anwendung des SurgiGate-Navigationssystems noch nicht möglich.

## Zukunftsperspektiven

Erst die Kombination von Pfannen- und Schaftnavigation führt zu dem gewünschten Ergebnis eines Weichteil-Balancings auch an der Hüfte. Daten für die Pfannenpositionierung basieren auf den alten Veröffentlichungen von Lewinnek (1978) zur so genannten „save zone", in der ein geringeres Luxationsrisiko besteht und auf neueren Veröffentlichungen [2, 11] zur besten „range of motion" in der Stellung Inklination 40°, Anteversion 26° bzw. zum Konusimpingement, das ebenfalls in dieser Stellung bei ca. 15° Schaftantetorsion am geringsten sein soll.

Gerade in Dysplasiefällen findet sich jedoch häufig eine vermehrte Antetorsion des Schaftes. Die Frage ist, ob diese dann auf ein „normales" Maß reduziert oder die Ausgangssituation mit den darauf eingestellten kurzen Hüftrotatoren wiederhergestellt werden sollte, um ein muskuläres Weichteil-Balancing an der Hüfte zu erzielen. All diese noch offenen Fragen werden sich in Kürze beantworten lassen, wenn nicht nur Rotationszentrum und Pfannenneigung in der gewünschten Position zu reproduzieren sind, sondern auch die Schaftantetorsion, das „off set" und die Einbautiefe mit der Pfanne gemeinsam geplant und navigiert positioniert werden können.

## Literatur

1. Bader R, Willmann G (1999) Ceramic acetabular cups for hip endoprothesis: How do position of the center of rotation and CCD angle of the shaft modify range of motion and impingement? Biomed Tech (Berl) 44 (12): 345-351
2. Bader R, Willmann G (2000) Einfluss von Implantatdesign und -lage auf Range of Motion und Impingement bei künstlichem Hüftgelenksersatz. Z Orthop 138 (S1): 19-20
3. Bernsmann K, Langlotz U, Ansari B, Wiese M (2000) Computerassistierte navigierte Pfannenplatzierung in der Hüftendoprothetik – Anwendungsstudie im klinischen Routinealltag. Z Orthop 138: 515-521
4. Bernsmann K, Langlotz U, Ansari B, Wiese M (2001) Computerassistierte navigierte Platzierung von verschiedenen Pfannentypen in der Hüftendoprothetik – eine randomisierte kontrollierte Studie. Z Orthop 139: 512-516
5. Büttner-Janz K, Jessen N (1998) Dysplasie-Coxarthrose mit Sekundärpfanne – Endoprothesen-Implantation in die Primär- oder Sekundärpfanne? Z Orthop 136: A47
6. Gleißner F, Wessinghage D, Fitzek JG (1991) Der Pfannenerkeraufbau – eine spezifische Ergänzung des totalendoprothetischen Hüftgelenkersatzes Z Orthop 129: 188-193
7. Haaker R, Stockheim M, Rubenthaler F (2001) Vorteile der CT-gestützten Hüftpfannennavigation bei Dysplasiecoxarthrosen und Wechselsituationen. Z Orthop 139: S 59
8. Hauser R (1991) Die Balgrist-Pfanne in der zementfreien Endoprothik von Dysplasiecoxarthrosen und von anderen Acetabulumdefekten. Z Orthop 129: 183-187
9. Jerosch J, Hasselbach C, Filler T, Peuker E, Rahgozar M, Lahmer A, Witzel U (1999) Roboterassistierte Implantation der femoralen Komponente einer Hüftendoprothese – eine experimentelle Untersuchung. Orthop Praxis 35: 632-641
10. Jerosch J, Steinbeck J, Stechmann J, Güth V (1997) Influence of a high hip center on abductor muscle function. Arch Orthop Trauma Surg 116: 385-389
11. Widmer KH, Ackermann JP, Bereiter H (2001) Ergebnisse der manuellen und computernavigierten Implantation einer Monoblock-press-Fit-Pfanne mit Tantalumoberfläche. Z Orthop 139: S 59

# 11 Computerassistierte Planung und Navigation der Hüftendoprothesenimplantation mit dem *Navitrack-System* und *mediCAD*

J. BABISCH, F. LAYHER, R.A. VENBROCKS

## Einleitung

An die chirurgisch-orthopädische Diagnostik und Therapie wird in zunehmendem Maße die Forderung nach höherer Präzision gestellt, die durch Weiterentwicklung moderner bildgebender Verfahren (CT, MRT) und immer bessere Bildverarbeitungsprogramme mit qualitativ hochwertiger zwei- und insbesondere dreidimensionaler Darstellbarkeit anatomischer Strukturen erfüllbar erscheint. Die gewonnenen Bilddatensätze erlaubten schon vor einigen Jahren die Rekonstruktion von Kunstknochenmodellen für die weitere Therapieplanung und die individuelle Herstellung von Implantaten [1]. Mit den neuen Methoden der dreidimensionalen Bilddarstellung scheinen die Probleme der konventionellen Röntgentechnik, resultierend aus Ungenauigkeiten bei der Bestimmung des Röntgenvergrößerungsfaktors und der Knochenmorphologie, überwindbar zu sein. Therapieplanung und Operationssimulation an einem dreidimensionalen CT-Knochenmodell ermöglichen eine noch präzisere Vorhersage und damit auch eine bessere Lösung intraoperativ zu erwartender Probleme. Sie sind die Grundlage für das „rechnergestützte Operieren", die „computerassistierte Chirurgie (CAS)", die sich als ein neues Teilgebiet der orthopädisch-chirurgischen Therapie zu etablieren scheint [7, 12, 13]. Zu den bedeutendsten Innovationen zählt dabei die Entwicklung des Operationsroboters und moderner Navigationssysteme [5, 17].

## Konzepte der Navigation

Das Prinzip der intraoperativen CT-gestützten Navigation besteht in einer neben dem wirklichen Operationsfeld „virtuellen" Darstellung der chirurgischen Instrumente und Handlungen in einem dem reellen Objekt entsprechenden 3D-CT-Bilddatensatz. Über diese zusätzliche visuelle Kontrolle ist die chirurgische Aktion am Computerbildschirm zu verfolgen, auf dem die „Ist-Position" des Instruments oder Implantats angezeigt wird. Hauptanliegen ist dabei jedoch die präzise intraoperative Umsetzung eines in diesem Bilddatensatz vorher erstellten Behandlungsplans (Abgleich von „Ist-" und „Soll-Position").

Wird das chirurgische Instrument vom System (Navigator) räumlich in Relation zum Patienten erfasst und im 3D-Bild dargestellt, vom Operateur aber in Freihandtechnik geführt, handelt es sich um eine passive Navigation mit einem Navigationssystem. Wird dagegen das chirurgische Instrument selbst aktiv und nimmt die entscheidende Aktion (Fräsen/Schneiden) „ohne" die Hand des Chirurgen vor, handelt es sich um eine aktive Navigation mit einem Operationsroboter.

## Navigation in der Hüftendoprothetik

### Warum Navigation? — Probleme und Zielstellungen

Trotz zahlreicher Fortschritte auf dem Gebiet der Materialentwicklung, des Prothesendesigns und der Verankerungstechnik mit Überlebensraten der modernen Endoprothesen von über 90 % in 10 Jahren sind nicht alle Probleme gelöst. Anfallende Revisionseingriffe werden in über 75% wegen aseptischer Lockerung und in 7% wegen septischer Komplikationen erforderlich. Bereits an dritter Stelle dieser Versagensanalyse stehen neben den Frakturen (5%) die Prothesenluxationen mit durchschnittlich 5%, gefolgt von technischen Implantationsfehlern mit einer Quote von über 3% aller Komplikationen [8, 9, 15, 16]. Mit Hilfe einer verbesserten Operationsplanung mit genauerer Determinierung von Implantatgröße und Prothesenposition und einer navigationsgesteuerten präzisen intraoperativen Umsetzung dieser Planung (Abgleich „Soll" mit „Ist") sollen solche Fehlpositionen zukünftig vermieden werden. Im Einzelfall sind damit Verbesserungen der Prothesenfunktion zu erwarten.

So ist im Bereich der Pfanne eine Pfannenpositionierung, unabhängig von der momentanen Lagerung des Beckens auf dem Operationstisch, in eine von Lewinneck et al. [15] definierte und bisher allgemein anerkannte „sichere Zone" von 40° ± 10° Inklination und 15° ± 10° Anteversion anzustreben. Die Umsetzung dieser Forderung wird bei konventionellem Vorgehen ohne Navigation durch eine vom Operateur für den Einzelfall nicht abschätzbare hohe Variabilität der Beckenkippung auf dem Operationstisch erschwert und kann zu Fehlplatzierungen der Pfannenkomponente führen [7, 9]. Neben einer in Bezug auf Inklination und Anteversion winkelgenauen Implantation sind auch Positionsverschiebungen des Pfannendrehzentrums für die Navigation von Bedeutung. So verspricht bei Sekundärarthrosen die Rekonstruktion des primären Rotationszentrums bis auf wenige Ausnahmen die besten Langzeitergebnisse [19] und ist damit ebenso als eine Zielstellung der CAS zu nennen.

In den ersten Jahren der Entwicklung konzentrierte sich die Navigation im Bereich der Hüftendoprothetik auf die Planung und Platzierung der Pfannenkomponente [7,14]. Inzwischen befindet sich bei den unterschiedlichen Systemen auch die Prothesenschaftnavigation in der Erprobung. Sie soll eine dem Femurmarkraum entsprechende achsgerechte sowie eine in Verbindung mit der Pfannenimplantation abgestimmte, antetorsionsgenaue und zugleich beinlängengerechte Femurschaftimplantation ermöglichen. Es besteht die Aufgabe, insbesondere bei schwieriger Ausgangsanatomie dem Operateur eine bessere visuelle Zusatzinformation zu liefern und so schneller, sicherer und möglichst auch weniger invasiv zu operieren.

## Wie wird navigiert?

### Navigation mit dem Navitrack-System

Die Navigation im Bereich der Hüftendoprothetik begann mit der Einführung CT-gestützter Navigationsverfahren. Der präoperative Aufwand einer CT-Untersuchung mit anschließender dreidimensionaler Planung sowie die zusätzliche Strahlenbelastung für den Patienten führte in der jüngsten Zeit zur Entwicklung CT-freier Pfannennavigationssysteme, die eine Operation ohne präoperative Planung ermöglichen sollen (fluoroskopiegestütze Navigation des SurgiGATE-Systems, kinematisches System OrthoPilot). Trotz dieser neuen Entwicklungsrichtung erlaubt die CT-basierte Navigation nach wie vor die beste Visualisierung der individuellen anatomischen Besonderheiten des Patienten. Ihre Anwendung ist darum in schwieriger Ausgangssituation, wie bei Dysplasiearthrosen oder posttraumatischen Zuständen, besonders vorteilhaft. Das Hüftmodul des Navitrack-Systems ist ein CT-basiertes optoelektronisches Navigationssystem, das für die Implantation der Pfannenkomponente im Juli 1999 erstmals eingesetzt wurde. Gegenwärtig befindet sich die Navigation des Prothesenschafts in der Entwicklung. Planung und Navigation werden an der gleichen Computereinheit realisiert. Die Position der chirurgischen Instrumente wird während der Navigation von einer frei im Operationssaal positionierbaren Infrarotkamera über passive (infrarotlichtreflektierende), am Instrument fixierte Marker geortet. Die einzelnen Arbeitsschritte können wie folgt skizziert werden (Abb. 11.1):

– Planung:

1. CT-Untersuchung entsprechend einem speziellen CT-Protokoll und Datentransfer vom CT zur Navigationsworkstation über Netzwerk oder Diskette; Bildnachbearbeitung durch Modifikation des Schwellwertes („threshold") und Grauwertes des Bilddatensatzes.
2. *Segmentierung: Erstellen des 3D-CT Beckenmodells* (bei der Schaftnavigation zusätzlich des Femurmodells) aus den einzelnen Schnittbildern. Isolierte Darstellung von Becken und Femur mit Markraum. Definition des räumlichen Koordinatensystems des Beckens. Derzeit wird einheitlich die Frontalebene durch typische anatomische Referenzpunkte (Spina iliaca anterior rechts und

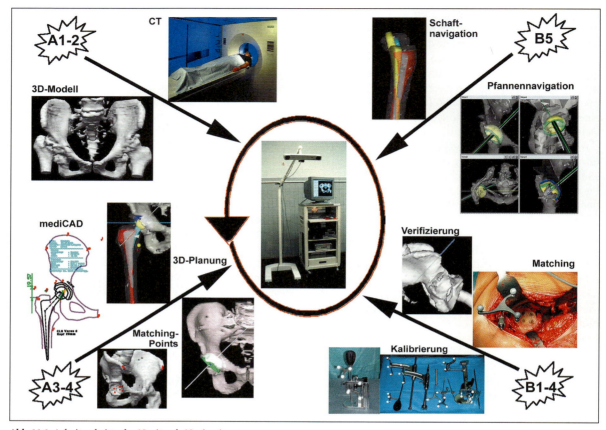

**Abb. 11.1.** Arbeitsschritte der Navitrack-Navigation

links, Symphysenvorderkante) determiniert. Das Koordinatensystem kann in allen Planungsschritten am Beckenmodell ein- oder ausgeblendet werden.
3. *Operationsplanung* mit virtueller Größenauswahl und Positionierung der Pfanne im 3D-CT-Bild. Optional ist ein Vergleich mit der 2D-Planung sinnvoll (s. unten). Im Unterschied zu anderen Systemen wird das Implantat in das dreidimensionale Beckenmodell platziert. Das Ergebnis kann optisch durch eine freie Rotation des Modells von verschiedenen Ansichten und durch Einfügen einer virtuellen Schnittebene in jeder gewünschten Position auch als Schnittbild begutachtet werden (s. Abb. 11.4b). Streckenmessungen sind im Schnittbild möglich. Bestimmung des Antetorsions- und Inklinationswinkels im Koordinatensystem. Ist die Navigation des Prothesenschafts vorgesehen, gleichzeitig Schaftpositionierung im virtuellen Femurbilddatensatz. Bestimmung der resultierenden Beinlängendifferenz zur Gegenseite. Die einzelnen Prothesenkomponenten sind in einer Datenbank digital hinterlegt und vom Operateur frei auszuwählen.
4. Markierung von markanten, räumlich verteilten Oberflächenpunkten („matching points") für die spätere Registrierung/Matching (Abb. 11.2) im Bereich der Pfanne und im Bereich der Spina iliaca anterior der betroffenen und gegenseitigen Hüfte. Für die Schaftnavigation dienen die beiden Femurkondylen und proximale Femurlandmarken als Bezugspunkte.

– Navigation:
1. *Kalibrierung der Instrumente* (Pfriem, Pfannenfräser, Pfanneneinschläger, Raspel) im Operati-

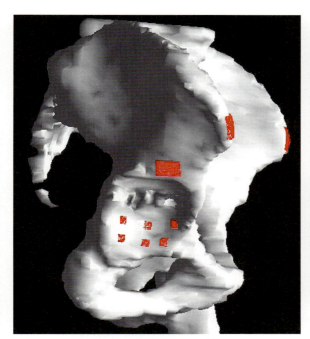

**Abb. 11.2.** Registrierungspunkte am 3D-Modell

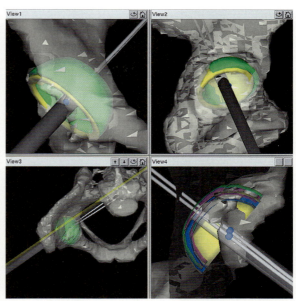

**Abb. 11.3.** Pfannennavigation (Pfannenplanung – *grün*, Pfannenendposition – *gelb*)

onssaal vor der Operation. Durch Einlegen in einen Kalibrierungsblock wird die Geometrie des Instruments und des daran fixierten Referenzsterns mit jeweils drei reflektierenden Markern im räumlichen Koordinatensystem erkannt.
2. *Fixierung der dynamische Referenzbasis* (DRB) am Beckenknochen mittels Schanz-Schraube. Die DRB registriert alle während der Operation auftretenden Relativbewegungen des navigierten Objekts (Becken) und muss daher stabil am Knochen fixiert sein. Bei der Schaftnavigation minimal-invasive Fixation der DRB am mittleren Femurdrittel.
3. *Registrierungs(matching)*: Abgleich des erstellten virtuellen 3D-Bildes mit dem tatsächlichen Beckenknochen durch genaues Abtasten der in der Planung unter Punkt 4 festgelegten markanten Knochenpunkte („paired-point matching") mit dem kalibrierten Pfriem.
4. *Verifizierung*: intraoperative *Plausibilitätskontrolle* des Gesamtsystems durch Abtasten markanter knöcherner Landmarken mit einem Instrument (Pfriem) und Vergleich mit der virtuell angezeigten Position dieses Instruments im 3D-Bild. Bei ersichtlichen Ungenauigkeiten Überprüfung der oben genannten Punkte 1 bis 3.
- *Navigation*: Fräsen des Pfannenlagers und Implantation der Pfanne unter ständigem Vergleich mit der virtuellen Anzeige. Der auf dem Bildschirm simultan angezeigte Pfannenfräser/Pfanneneinschläger wird mit der geplanten Pfannenposition auf dem 3D-Planungsbild (Abb. 11.3) zur Deckung gebracht. Analog ist bei der Schaftnavigation das Einführen der Raspel in den Femurmarkraum navigierbar.

## Wann ist die Navigation der Hüftendoprothesenimplantation indiziert?

Unter Berücksichtigung der eingangs genannten Zielstellungen ist die Navigation der Hüftendoprothesenimplantation prinzipiell in allen Fällen durchführbar. Gegenüber dem konventionellen Vorgehen zu beachtende zusätzliche Faktoren wie der prä- und intraoperative Zeitaufwand, die Röntgenstrahlenbelastung, der begrenzte Umfang von im Navitrack-System integrierten Endoprothesenmodellen als auch die zu kalkulierenden Mehrkosten rechtfertigen aus unserer Sicht eine Einschränkung des Indikationsspektrums. So kommt die Navitrack-Navigation bei uns vorerst nicht in Standardsituationen, sondern nur in ausgewählten Fällen zur Anwendung. Nach Überwindung der Lernkurve sind insbesondere sekundäre Koxarthrosen mit schwieriger Ausgangsanatomie und daraus möglicherweise zu erwartenden intraoperativen Problemen eine besonders geeignete Indikation für die 3D-Planung und Navigation der Operation. Speziell in diesen Fällen ist die exakte Prothesenpositionierung und Beinlängenkorrektur schwierig. So kann eine räumliche Orientierung an knöchernen Landmarken (Pfannenrand, Schenkelhals) infolge pathologischer Anatomie problemreich sein und die Position des Implantats teilweise sehr deutlich von der ursprünglichen Gelenkgeometrie abweichen. Der erfahrene Operator wird durch die aus unserer Sicht unbedingt erforderliche präoperative Planung und folgende Navigation bei der Implantatpositionierung wesentlich unterstützt.

### Wohin planen und navigieren wir das Implantat? – Prinzip des mediCAD-Systems

Eigene Untersuchungen haben gezeigt, dass gerade bei schwierigen beiderseitigen Sekundärarthrosen die „intuitiv" vom Operator am zwei- oder dreidimensionalen Bild gewählte und subjektiv vermutet beste Prothesenposition einer individuell unerwartet großen Variabilität unterliegt. Bei der auf den subjektiven Erfahrungen des Operateurs basierenden Rekonstruktion einer möglichst optimalen, neuen Gelenkgeometrie können Stellungen der Pfanne in Relation zur Schaftantetorsion in ihren Auswirkungen auf die Gelenkbeweglichkeit, Impingementsituationen und Fehlbelastungen nicht präzise vorhergesagt werden. Potentielle Änderungen der Gelenkbelastungen, die aus der neu definierten Prothesenposition mit möglichen Verschiebungen des Gelenkdrehzentrums, des femoralen Offsets oder der Trochanterhöhe resultieren, sind nicht ohne zusätzliche Hilfsmittel abzuschätzen. In Kombination mit einem angestrebten Beinlängenausgleich bedürfen sie einer präoperativen Planung, die sowohl bei konventioneller Operationstechnik als auch bei CT-freier Navigation nicht unterlassen werden sollte.

Computergestützte Analysen der Hüftgelenkbiomechanik haben infolge des hohen technischen und zeitlichen Aufwandes bisher nur in speziellen Studien [6, 10, 11], nicht aber in der täglichen Routine Bedeutung erlangt. Da muskuloskelettale Modelle der Gelenkbelastung nur sehr selten in die Planung hüftchirurgischer Eingriffe, insbesondere die Hüftendoprothesenimplantation einbezogen werden, führten wir neben der 3D-Bildanalyse seit einigen Jahren eine zusätzliche nach biomechanischen Gesichtspunkten optimierte Planung an digitalisierten und im Vergrößerungsmaßstab auf 1:1 skalierten Röntgenbildern durch. Die speziell entwickelte Software mediCAD gestattet es, die mit der Prothesenimplantation neu entstandene extramedulläre Gelenkkonstellation hinsichtlich potentieller Belastung und Geometrie in der Frontalebene zu analysieren und unter Kenntnis der „physiologischen Norm" zu bewerten [2]. Es wird zunächst die Schaftimplantation simuliert. Unter Berücksichtigung von Körpergröße, Körpergewicht und der neuen Femurgeometrie des Patienten erfolgt die Berechnung einer Region für die optimale Pfannenposition. Als sichtbares Maß für eine gut geplante Implantatlage wird das optimale Rotationszentrum am Monitor farbig (grün) im Röntgenbild markiert und soll sich im Idealfall mit dem Prothesenkopf- bzw. Pfannenzentrum decken (Abb. 11.4a). Die berechneten Hebel- und Belastungsverhältnisse werden orientierend automatisch mit einem biomechanischen 12-Punkte-Score bewertet (BLB-Score) [2]. Auf diesem Wege wird eine Vorausberechnung der optimalen Pfannen- und Schaftposition möglich. Im Unterschied zu den bekannten Navigationssystemen konnten in die Datenbank der vorerst nur zweidimensionalen Planungssoftware mediCAD die Endoprothesenfiles nahezu aller bekannten Prothesenhersteller integriert werden.

Die so erstellte 2D-Planung dient uns als Grundlage für die sich anschließende 3D-Betrachtung in der Navigationsworkstation. Die frei auswählbare Schnittbildfunktion in der 3D-Navitrack-Planung erlaubt die Darstellung eines frontalen Schnittbildes mit Abstandsmessungen zwischen typischen Landmarken und damit einen sehr guten Vergleich mit der Röntgenbildplanung (Abb. 11.4b). Abschließend können das im Navigationssystem erstellte Planungsbild und ebenso das postoperative Röntgenbild in das mediCAD-Programm importiert und das Resultat hinsichtlich Pfannenposition und Gelenkgeometrie bewertet werden (Abb. 11.4c).

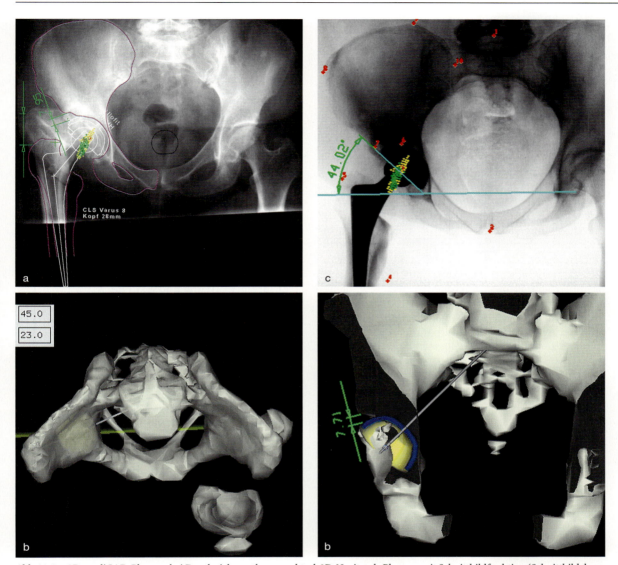

**Abb. 11.4.** *a* 2D-mediCAD-Planung bei Dysplasiekoxarthrose rechts. *b* 3D-Navitrack-Planung mit Schnittbildfunktion (Schnittbildebene – *gelbe Linie*); geplante Inlination/Anteversion: 45°/23°. *c* Postoperative 2D-medoCAD-Kontrolle (Inklination 44°); ideale Rekonstruktion der Gelenkgeometrie (BLB-Score = 12)

### Material und bisherige Ergebnisse

Wir haben die Entwicklung der Hüftnavigation mit den Navitrack-System seit Juli 1999 mitverfolgt und unter den oben genannten Indikationskriterien bei 35 Patienten im Alter zwischen 31 und 76 Jahren 35 Hüftendoprothesen mit Navigationskontrolle im Pfannenbereich implantiert. Das Durchschnittsalter betrug 52 Jahre. In der Anfangsphase wurde die Indikation zur navigierten Operation bei primären Koxarthrosen (n=9) und idiopathischen Hüftkopfnekrosen (n=2) gestellt. Danach versorgten wir ausschließlich Dysplasiekoxarthrosen (n=24) mit schwieriger Ausgangsanatomie des Gelenks. Bei 12 Patienten erforderte die stabile Pfannenimplantation eine autologe Pfannendachplastik unter Verwendung des resezierten Hüftkopfes. Die ersten 10 Patienten wurden in Seitlagerung, alle anderen in Rückenlagerung operiert.

Bei allen 35 implantierten Pressfit-Pfannen vom Typ Allofit lagen die in der finalen Endposition vom System registrierten Winkel in der gewünschten „safe zone" [9] mit einer Inklination zwischen 35° und 55° sowie einer Anteversion zwischen 5° und 25°. In drei Fällen zeigte das Navigationssystem virtuell Fehler in der Tiefenregistrierung mit angeblicher Perforation des Pfannenbodens, obwohl diese in vivo nicht vorlagen. Differenzen zwischen dem geplanten „Soll" und der erreichten „Ist-Position" kamen operationstechnisch durch Verwacklungen beim Einschlagen der Pressfit-Pfanne und durch bewusst vom Operateur intraoperativ akzeptierte Abweichungen vom Plan in Verbindung mit den Knochenaufbauplastiken zustande. Theoretisch mögliche, retrospektiv nicht genau determinierbare Prozessfehlerquellen, wie Ungenauigkeiten in der Kalibrierung und Registrierung, wurden in postoperativen CT-Scans analysiert. Messungen an postoperativen Becken-CT-Aufnahmen zeigen Abweichungen zwischen der intraoperativ registrierten und im CT gemessenen Endposition von maximal 5° für die Inklination und maximal 10° für die Anteversion. Mit Übergang zur Rückenlagerung des Patienten war es möglich, zusätzliche „matching points" an der gegenseitigen Spina iliaca anterior als „Fernpunkte" in den Registrierungsprozess einzubeziehen. Damit reduzierte sich diese anfangs größere Abweichung der erreichten Anteversion.

Die in der 3D-Planung vorherbestimmte Implantatgröße konnte bei 19 Pfannen exakt und 16-mal mit einer Abweichung von einer Größe (2 mm) implantiert werden.

Erfahrungsgemäß können mit zunehmender Sicherheit im Umgang mit dem System und Überwindung der erkennbaren Lernkurve anfängliche Ungenauigkeiten und der höhere Zeitbedarf für Planung und Navigation schrittweise minimiert werden. Präoperativ sind für die CT-Untersuchung, 3D-CT-Bilderstellung und -Pfannenplanung durchschnittlich 40-50 min, intraoperativ für die Navigation durchschnittlich 15 min zusätzlicher Zeitaufwand gegenüber der konventionellen Operationstechnik einzukalkulieren.

Infolge der „negativen Auslese" an Sekundärarthrosen war bei den 35 navigierten Hüftendoprothesen in der überwiegenden Anzahl der Fälle eine Neurekonstruktion der Gelenkgeometrie mit Verschiebung des Rotationszentrums und Femurs gegenüber dem präoperativen Zustand erforderlich. Die Analyse der postoperativen Röntgenkontrollen in mediCAD ergab bei 23 Patienten ein optimales Ergebnis mit erreichten 11-12 Punkten und bei 12 Patienten ein gutes Resultat mit 8-10 Punkten des berechneten BLB-Scores. Erste ganganalytische Untersuchungen weisen auf einen Zusammenhang zwischen Muskelfunktion und berechnetem BLB-Score hin [3].

Im August 2001 wurde mit der Schaftnavigation begonnen. Das Schaftplanungsmodul lässt erwartungsgemäß die Vorteile einer vorausschauenden Betrachtung beider Prothesenkomponenten erkennen. Das Schaftnavigationsmodul bedarf hingegen einer noch weiteren Entwicklung.

## Zusammenfassung und Ausblick

Das Navitrack-Hüftnavigationssystem erlaubt in Vorbereitung auf die Operation eine genaue dreidimensionale Planung und Navigation der Pfannenimplantation. Während des Eingriffs erhält der Operateur durch visuelle Zusatzinformationen eine bessere räumliche Orientierung, ein Feedback seines Handelns und damit die Möglichkeit zur Umsetzung seiner Planung mit nur kleinen, tolerierbaren Winkelabweichungen. Die Erfahrungen des Operateurs sind nach wie vor Grundlage für ein gutes Operationsergebnis und werden von der Navigation wesentlich unterstützt. So sind beispielsweise die Prothesenauswahl und die präoperativ am virtuellen Bild durchgeführte Operationsplanung immer einer intraoperativen Plausibilitätskontrolle zu unterziehen, die sich nicht nur an der Knochen-, sondern auch an der Weichteilsituation orientiert. In anatomisch schwierigen Grenzfällen ist gegebenenfalls ein Kompromiss, im Idealfall aber die Kombination zwischen einer sicheren und präzisen knöchernen Verankerung, der Refixation eventuell abgelöster Muskelansätze und dem gewünschten Beinlängenausgleich anzustreben.

Qualitätsverbesserungen in der chirurgischen Behandlung sind mit Einführung der Navigation durch Vermeidung von Prothesenfehlpositionen im Einzelfall zu erwarten, müssen aber in Langzeitstudien verifiziert werden. Das Entwicklungspotential computergestützter Verfahren im Bereich der Hüftgelenksendoprothetik ist noch nicht ausgeschöpft. Weitere Verbesserungen sind insbesondere bei der Planung als auch bei der eigentlichen Navigation erkennbar. So sollten zusätzliche biomechanische Planungstools wie Bewegungs-, Impingement- oder Belastungsanalysen [2, 4, 18] integriert werden, da sie den Operateur bei seiner „intuitiv" auf Erfahrungen beruhenden, aber keineswegs immer zweifelsfrei optimalen Prothesenpositionswahl unterstützen können. Erfahrungen mit dem zweidimensionalen Planungssystem mediCAD bieten uns hierfür erste zukunftsweisende Lösungsansätze.

Der Zeit- und Kostenaufwand als auch die begrenzte Zahl bisher integrierter Prothesensysteme verhindern gegenwärtig eine uneingeschränkte Anwendung, werden aber vermutlich in Zukunft einer weiteren Entwicklung der CAS nicht im Wege stehen. So sind neue, CT-freie Systeme in der Erprobung und werden bei primären Koxarthrosen mit nur gering veränderter Anatomie zunehmend eingesetzt. In schwierigen Fällen garantiert jedoch ein CT-gestütztes Verfahren immer eine bessere räumliche Orientierung. Der Nachweis einer sinnvollen Relation zwischen Aufwand und Nutzen der Methode muss in Langzeitstudien überprüft werden.

## Literatur

1. Aldinger G, Fischer A, Kurtz B (1983) Computer assisted manufacturing of individual endoprostheses (preliminary report). Arch Orthop Traumatol Surg 102: 31
2. Babisch J, Layher F, Ritter B, Venbrocks R (2001) Computergestützte biomechanisch fundierte zweidimensionale Operationsplanung hüftchirurgischer Eingriffe. Orthop Praxis 37: 29-38
3. Babisch J, Seidel EJ, Conradi S (2001) 3D-Ultraschall-Ganganalyse ZEBRIS bei Dysplasiecoxarthrose vor und nach der Hüft-TEP-Inplantation. Phys Med Rehab Kuror 11: 139
4. Bader B. Willmann G (1999) Keramische Pfannen für Hüftendoprothesen. Teil 6: Pfannendesign, Inklinations- und Antetorsionswinkel beeinflussen Bewegungsumfang und Impingement. Biomed Technik 44: 212-219
5. Börner M, Wiesel U (1999) Einsatz computerunterstützter Verfahren in der Unfallchirurgie. Trauma Berufskrankh 1: 85-90
6. Steffan H, Breitenhuber W, Sodia F, Reimann R, Moser A (1997) Angewandte Biomechanik – Dreidimensionale Kräfteanalyse und interaktive Operationsplanung. In Tschauner C (Hrsg) Die Hüfte. Enke, Stuttgart, S 13-18
7. DiGioia AM, Simon D, Jaramaz B et al. (1998) Intraoperative measurement of pelvic and acetabular component alignment using an image guided navigational tool. Trans Orthop Res Soc 23:198
8. Dorr LD, Wan Z (1998) Causes of and treatment protocol for instability of total hip replacement. Clin Orthop 355: 144-151
9. Hassan DM et al. (1998) Accuracy of intraoperative assessment of acetabular prosthesis placement. J Arthroplasty 13: 80-84
10. Johnston RC, Brand RA, Crowninshield RD (1979) Reconstruction of the hip. A mathematical approach to determine optimum geometric relationships. J Bone Joint Surg 61-A: 639-652
11. Kummer B (1991) Die klinische Relevanz biomechanischer Analysen der Hüftregion. Z Orthop 129: 285-294
12. Kurth A, Wassum P, Dietz U, Scale D (1997) Dreidimensionale Darstellung der Becken- und Hüftregion am Computer zur präoperativen Planung von orthopädischen Eingriffen und Operationssimulation. Z Orthop 135: 120-123
13. Lahmer A, Börner M, Kappus M, Skibbe H (1999) ORTHODOC-ein Planungssystem für das rechnergestützte Operieren und zur Visualisierung von Befunden am Skelettsystem. Trauma Berufskrankh 1: 96-103
14. Langlotz U, Lawrence J, Hu Q, Langlotz F, Nolte LP (1999) Image guided cup placement. CARS'99: 717-721
15. Lewinnek GE, Lewis JL, Tarr R et al (1978) Dislocations after total hip-replacement arthroplasties. J Bone Joint Surg 60A: 217-220
16. Malchau H et al. (2000) Prognose der totalen Hüftarthroplastik. 67rd Annual Meeting AAOS 2000
17. Nolte LP (1995) Computer-aided fixation of spinal implants. J Imag Guid Surg 1: 88-93
18. Robinson RP, Simonian PT, Gradisar IM et al. (1997) Joint motion and surface contact area related to component position in total hip arthroplasty. J Bone Joint Surg 79B : 140-146
19. Yoder SA, Brand RA, Pederson DR, Gormann TW (1988) Total hip acetabular component position affects component loosening rates. Clin Orthop 228: 79-87

# 12 Prothesenschaftnavigation mit dem *SurgiGATE-System*

F. LANGLOTZ, A. MARX, M. KUBIAK-LANGER, G. ZHENG, U. LANGLOTZ

## Einleitung

Im Gegensatz zur Robotic, die sich vornehmlich mit der Fräsung der Schaftprothese beschäftigt, liegen die Anfänge der Freihandnavigation im Bereich der Pfannenplatzierung. Ein eindeutiges pelvines Koordinatensystem wurde anhand knöcherner Landmarken definiert, das eine computergestützte Ausrichtung der Prothese ermöglicht. Unterschiedliche Ansätze wurden verfolgt, um die Pfannenplatzierung zu optimieren. Neben Systemen, die einen präoperativ erstellten CT-Datensatz benötigen, liegen auch solche mit dem Versuch der direkten Landmarkengewinnung mittels direkter Digitalisierung oder kinematischer Analyse vor. Die neuere Entwicklung stellt ein CT-freies Navigationssystem basierend auf registrierten Fluoroskopiebildern und direkter Landmarkenregistrierung dar, bei dem auf präoperative Planungen und die intraoperativen Registrierschritte verzichtet werden kann. Mit jedem der existierenden System ist die Gewinnung eines pelvinen Referenzkoordinatensystems möglich, das eine winkelgenaue Einstellung der Pfanne nach Anteversion und Inklination unabhängig von der intraoperativen Lagerung des Patienten ermöglicht.

In verschiedenen Studien konnte ein direkter Zusammenhang zwischen Hüftprothesenfehlplatzierung und dem Risiko für Komplikationen wie Luxation, Abrieb und vorzeitiger Lockerung der totale Hüftendoprothese gezeigt werden [6]. Computerintegrierte Techniken haben die Navigation für die totale Hüftendoprothetik nutzbar gemacht und erste erzielte Ergebnisse der CT-basierten Pfannennavigation wurden berichtet [6, 7].

Die Entwicklung der beiden für die Schaftnavigation zur Verfügung stehenden Systeme der Firma Medivision basierte in großem Maße auf den gewonnenen Erfahrungen aus dem Bereich Pfannenplatzierung. Zwei unterschiedliche Wege wurden eingeschlagen, um in Ergänzung zu den im Kap. 8 vorgestellten Pfannennavigationssystemen die computerunterstützte Implantation von Femurschäften zu ermöglichen. Die im Folgenden dargestellten Überlegungen bildeten die Entwicklungsgrundlagen beider Systeme zur Schaftimplantation.

## Anforderungen an ein System zur Prothesenschaftnavigation

Keines der Systeme sollte maßgeblichen Einfluss auf bisherige Operationstechniken nehmen. So sollen durch den Operateur sowohl Lagerung als auch chirurgischer Zugang zum Hüftgelenk frei wählbar bleiben. Die Navigation darf keinen Einfluss nehmen bzw. spezielle Operationstechniken verbieten. Rückenlagerung wie auch variierte Seitenlagerung müssen möglich sein. Die Art des Zugangs muss, wie bisher, der anatomischen Situation bzw. der chirurgischen Präferenz folgen. Dies schließt auch die vom Operateur frei wählbare Schenkelhalsosteotomie ein. Auf eine Navigationshilfe des Sägeschnittes wurde in den beiden hier vorgestellten Systemvarianten verzichtet. Als Vorteil gegenüber der Robotic sollte durch die Einführung der Navigation der Zugang eher verkleinert und damit Invasivität und Traumatisierung durch den Eingriff verringert werden können. Darüber hinaus soll der Chirurg als Operateur den Computer aktiv als eine Orientierungshilfe nutzen, und die Durchführbarkeit des Eingriffs darf nicht durch einen Ausfall des Systems in Frage gestellt sein.

Für die alleinige Pfannennavigation ist eine Ausrichtung des Implantats in Frontal- und Transversalebene ausreichend. Der Hauptschwerpunkt ist die exakte Winkelbestimmung für Inklination und Anteversion. Durch die kombinierte Erfassung von erreichter femoraler und pelviner Prothesenposition lässt sich die Verlagerung des Hüftdrehzentrums auf der longitudinalen Achse berechnen. Der jeweils eingebrachten Prothesengröße bzw. der verwendeten Inlay- und Hüftkopfgröße kann dabei Rechnung getragen werden. Die exakte Korrektur einer präoperativen Beinlängendifferenz kann durch die entsprechende Implantatwahl bzw. navigierte Tiefeneinbringung der Prothese erfolgen. Ebenso kann die Verlagerung des Drehzentrums in der Transversalebene erfasst und somit das veränderte Offset bestimmt werden, wodurch sich auch der mögliche Einfluss auf die Funktion der Glutealmuskulatur abschätzen lässt. Die intraoperative graphische Visualisierung eines möglichen postoperativen Ergebnisses ermöglicht jederzeit eine direkte Anpassung an die gegebene Situation.

Extreme Beinlängenveränderungen können bei der endgültigen Implantation der Prothese berücksichtigt und eine mögliche Insuffizienz der hüftumspannenden Muskulatur kann ausgeglichen werden.

Ein rein schaftspezifischer Parameter ist die exakte Ausrichtung der Prothese in der femoralen Frontalebene. Varus- wie auch Valgusfehlstellungen der Schaftprothese sind zu vermeiden. Deutlich häufiger und somit klinisch relevanter sind Varusfehlstellungen. Bedingt durch eine nicht ausreichend lateral eingebrachte Schaftprothese im Bereich des Trochantermassivs ist die Gefahr einer biomechanisch ungünstigen Varusfehlstellung der Schaftprothese gegeben. Die Navigation soll hier eine exakte Ausrichtung zu erreichen helfen und zudem eine genaue Rotationsausrichtung in der Transversalebene ermöglichen. Die femorale Antetorsion nimmt in Kombination mit der Pfannenneigung entscheidenden Einfluss auf die „range of motion" der Prothese. Diese Information bildet die Basis der Entwicklung einer Simulationssoftware, die die Gefahr des postoperativen Impingement minimieren soll und deren Entwicklung für beide Systeme geplant ist. Damit wird in Zukunft ein prä- bzw. intraoperatives Diagnostiktool zur Verfügung stehen, mit dem Bewegungseinschränkungen für die Prothese erfasst werden können.

## Aufbau der Systeme

### Hardware

Die Computerhardware, die in den beiden am Maurice E.. Müller-Institut für Biomechanik in Zusammenarbeit mit der Firma Medivision entwickelten Modulen zum Einsatz kommt, entspricht der SurgiGATE-Standardausstattung (Medivision, Oberdorf, Schweiz). Eine optoelektronische Kamera (Optotrak 3020, Northern Digital Inc., Waterloo, Ontario, Kanada), angebracht auf einem fahrbaren Wagen, wird benutzt, um die Position von Objekten mit Infrarotlicht emittierenden Dioden (LED) zu erfassen. Auf diesem Weg ist es möglich, chirurgische Instrumente, die operierte Anatomie und – im Falle der fluoroskopiebasierten Navigation – den C-Bogen (s. unten) hochgenau im Raum zu verfolgen. Die Navigationssoftware läuft auf einer Ultra-10-Workstation (Sun Microsystems, Volketswil, Schweiz), die neben der graphischen Aufbereitung der Navigationsdaten auch alle Userinteraktionen kontrolliert und die Ansteuerung der Kamera übernimmt.. Alle Hardwarekomponenten sind in einem mobilen Wagen untergebracht, der den flexiblen Einsatz in verschiedenen Operationsräumen ermöglicht.

### Instrumentarium

Neben den in allen SurgiGATE-Modulen vorhandenen Instrumenten Pointer, dynamische Referenzierungsbasis (DRB) [11], und virtuelle Tastatur [12] kommt den navigierten Femurraspeln (Abb. 12.1) eine besondere Bedeutung zu. In ihren jetzigen Implementationen wird von beiden Modulen die Navigation von PPF-Prothesenschäften (Biomet-Merck, Darmstadt, Deutschland; vormals Stratec Medical, Oberdorf, Schweiz) unterstützt. Bedingt durch das Prothesendesign muss auf eine direkte Navigation des Implantats wegen der Gefahr eines Schadens durch Metall-Metall-Kontakt zwischen Prothese und für die Navigation notwendigem LED-Schild verzichtet werden. Als alleinige gefahrlose Fixierungsmöglichkeit stehen die Raspeln zur Verfügung, für die ein entsprechender Navigationsaufsatz entwickelt wurde. Die Notwendigkeit, verschiedene Raspelgrößen während einer Operation

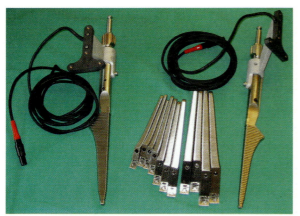

**Abb. 12.1.** Für die navigierte Aushöhlung kommen neu entwickelte modulare Raspeln des PPF-Systems zum Einsatz. Die verschiedenen Größen werden über einen spielfreien Schnellverschluss mit dem Kupplungsstück verbunden, das an seinem raspelabgewandten Ende eine Aufnahme für den Hand- oder Pneumatikhammer bietet. Darüber hinaus dient es als Träger für die Infrarot-LEDs, mit deren Hilfe die Raspelposition verfolgt wird. Je nach operierter Seite kann das LED-Schild in unterschiedlicher Ausrichtung fixiert werden

nacheinander navigieren zu können, hat zur Neuentwicklung eines Kupplungsstückes der modularen PPF-Raspeln geführt. Dieses Bauteil ist mit LED-Schildern ausgestattet und ermöglicht es, über einen spielfreien Schnellverschluss die verschiedenen Raspeln anzuschließen. Auf der der Raspel abgewandten Kupplungsseite kann wahlweise der Hand- oder Pneumatikhammer angeschlossen werden. Auf die navigiert eingebrachte Schaftraspel können ein frei wählbarer Hals und Kopf aufgesetzt werden, um nach Reposition das Gelenkspiel zu testen, ohne ein Probeimplantat einsetzen zu müssen.

Für die Fixation der DRB am Knochen mussten ebenfalls neue Methoden entwickelt werden. Getrennt für Becken und Oberschenkelknochen werden zwei Markerschilder fixiert. Als äußerst stabil während der Dauer der Operation hat sich die Anbringung einer in allen Ebenen verstellbaren Markereinheit mittels zweier selbstbohrender Schanzschrauben oder 4-mm-Kirschner-Drähten erwiesen. Mangels solider Knochenqualität im Bereich des großen Trochanters bzw. durch die Einschränkung der Handlungsfreiheit erfolgt im Rahmen der CT-freien Navigation die Befestigung im Bereich des distalen Femurs. Sowohl Ausrichtung als auch Position kann entsprechend der Lagerung variiert werden. Für das CT-basierte System ist eine femorale DRB-Fixierung erst nach Femurhalsosteotomie und Umlagerung des Beines nötig. Dies ermöglicht, speziell in Seitenlagerung, auch eine Fixierung im Bereich des kleinen Trochanters, die eine Zweitinzision am distalen Femur unnötig macht. Abhängig vom verwendeten Modul, der Art des Zugangs und der Operationsdurchführung muss die Position der Kamera variiert werden, um eine möglichst ungehinderte Einsicht in das Operationsfeld zu ermöglichen.

### Individuelles Patientenkoordinatensystem

Noble et al. [10] zeigten auf, dass kein universeller Femurkanal existiert, sondern große Variabilität in der individuellen femoralen Anatomie beobachtet werden kann. Aus diesem Grund ergibt sich die Notwendigkeit, ein individuelles femorales Koordinatensystem zur korrekten Durchführung der Femurkanalpräparation zu definieren, das durch anatomische Landmarken für jeden Patienten eindeutig beschrieben ist. Bisherige Veröffentlichungen zur Definition eines femoralen Koordinatensystems lassen eine patientenspezifische Bestimmung der proximalen Femurschaftachse vermissen. Bedingt durch die Methode der Landmarkenregistrierung wurden unterschiedliche Wege verfolgt. Auf prä- oder intraoperative Bilddatengewinnung kann jedoch in keinem Fall verzichtet werden. Die genaue direkte Digitalisierung von anatomischen Regionen im Bereich des Femurs, wie sie bei der Pfannenplatzierung praktiziert wird, ist hier nur bedingt möglich. Die beiden Systeme unterscheiden sich in diesem Punkt vollständig. Der jeweils realisierte Ansatz wird in den entsprechenden Abschnitten (s. unten) erläutert.

Die Individualität des erstellten Referenzkoordinatensystems ist für beide Module die wesentliche Bedingung für die naturgetreue navigierte Prothesenimplantation. Nur mittels achsgerechter Navigationstechnik können schaftspezifische Komplikationen wie Kortikalisperforationen vermieden werden.

Im Folgenden sollen die beiden mehrfach erwähnten alternativen Module im Detail vorgestellt werden. Als Ergänzung sei nochmals auf die Beschreibung der entsprechenden Module zur computerassistierten Pfannennavigation mit dem SurgiGATE-System in Kap. 8 und 10 verwiesen.

## CT-basierte Prothesenschaftnavigation

Basierend auf den Erfahrungen mit dem CT-basierten Pfannennavigationssystem wurde ein entsprechendes Modul zur navigierten Implantation der Femurkomponente entwickelt. Präoperativ ist ein CT-Scan der zu operierenden Hüfte vonnöten, wobei neben dem azetabulären und proximalen Femurbereich auch ca. 3-4 cm des distalen Femurs geschichtet werden müssen, um durch die Abbildung der posterioren Aspekte der Femurkondylen das individuelle Patientenkoordinatensystem definieren zu können.

### Individuelles Patientenkoordinatensystem

Für das CT-basierte Modul wird ein Femurkoordinatensystem durch die präoperative Auswahl von fünf Punkten bestimmt, die im CT-Datensatz digitalisiert werden. Die Femurschaftachse wird durch zwei Punkte bestimmt, die proximal in zwei möglichst weit auseinander liegenden CT-Schichten ausgewählt werden. Zur Ermittlung der transkondylären Achse, auf der die Berechnung der femoralen Antetorsion beruht, wird auf eine von Dunlap et al. [4] vorgestellte Definition zurückgegriffen, die eine femorale Ebene durch die posterioren Aspekte der Femurkondylen und den posterioren Aspekt des kleinen Trochanters bestimmt.

### Präoperative Planung

Ein großer Vorteil CT-basierter Navigation besteht darin, den beabsichtigten Eingriff im dreidimensionalen Datensatz präoperativ präzise planen zu können. Für die Ermittlung der korrekten Femurschaftgröße, -position und -ausrichtung und aller navigationsrelevanten Parameter wurde das bestehende Planungsmodul [7] erweitert. Nach erfolgter Bestimmung der beckenseitigen Daten können nun die entsprechenden Größen für das Femur geplant werden, wobei die folgenden Schritte erforderlich sind.

### Bestimmung von anatomischen Landmarken

Zwei Sätze von Landmarken müssen definiert werden. Fünf Punkte entsprechend den oben beschriebenen werden als Referenzlandmarken gespeichert, mit deren Hilfe das individuelle Patientenkoordinatensystem erstellt und Antetorsion bzw. Varus-/Valgusstellung berechnet werden können. Für die intraoperative Registrierung [9] des CT-Datensatzes mit der intraoperativen Lage des Femurs werden zusätzlich anatomisch markante Punkte definiert, die die Grundlage für ein „paired-point matching" in Kombination mit einem „restricted surface matching" [1] bilden.

### Planung von Prothesengröße, -position und -ausrichtung

In Analogie zur beckenseitigen Planung des Implantats wird ein dreidimensionales Modell des Prothesenschafts in die Software eingelesen. Durch Manipulation mit der Maus ist es möglich, die Implantatkontur – ähnlich den bei der konventionellen Operationsplanung verwendeten Schablonen – über dem CT-Datensatz frei zu bewegen und damit die optimale Größe und räumliche Lage zu bestimmen. Da die Planung des Femurschafts nach der erfolgten Pfannenplanung statt- findet, kann von der Software die postoperative Lage des Hüftrotationszentrums vorhergesagt werden. Als wichtige Planungshilfe werden daraus abgeleitete Größen wie Antetorsion, Varus-/Valgusausrichtung, Beinlängenveränderung und Lateralisierung des Hüftkopfzentrums kontinuierlich angezeigt.

Nach erfolgter vollständiger Planung des totalen Gelenksersatzes werden die Daten für die intraoperative Navigation abgespeichert.

### Intraoperative Anwendung

Nach konventionellem Zugang und Schenkelhalsosteotomie wird zunächst die Pfanne, wie in Kap. 8 beschrieben, navigiert eingebracht. Es folgt die Fixation der DRB (Abb. 12.2), wobei eine Platzierung der zur Befestigung notwendigen Schrauben oder Drähte im proximalen Femur anzustreben ist, um die erhöhte Invasivität einer distalen transmuskulären Verankerung

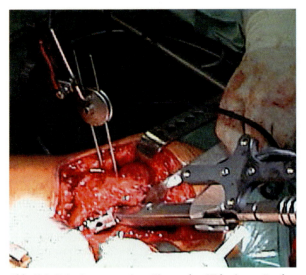

**Abb. 12.2.** Beim intraoperativen Einsatz des CT-basierten Prothesenschaftnavigationssystems (hier in Seitenlage angewendet) ist eine Fixation der DRB im Bereich des kleinen Trochanters möglich, wodurch eine transmuskuläre Befestigung im distalen Femur vermieden werden kann

zu vermeiden. Mit Hilfe des Pointers werden danach diejenigen Landmarken abgetastet, die in der Planungsphase für das „paired-point-matching" vorgesehen wurden. Aufgrund des Mangels frei zugänglicher und hochgenau digitalisierbarer Landmarken kann die für die Navigation erforderliche Genauigkeit im Normalfall nur durch eine nachfolgende Oberflächenregistrierung erzielt werden, bei der 12-20 Punkte auf der zugänglichen Femuranatomie abgetastet werden. In beiden Registrationsschritten ist es zudem angezeigt, Punkte in dem im CT-Scan abgebildeten distalen Bereich des Femurs abzugreifen. Vorversuche haben gezeigt, dass die Ungenauigkeit, die aus einer Digitalisierung auf der Hautoberfläche resultiert, durch den Genauigkeitsgewinn aufgehoben wird, der sich aus der großen Distanz dieser Punkt vom Operationsfeld ergibt.

Nach erfolgreicher Registrierung und anschließender Verifizierung derselben bietet das System die Möglichkeit, die postoperative Implantatlage, die sich aus der aktuellen Raspelposition ergäbe, in verschiedenen Schnitten durch das CT-Volumen darzustellen. Eine entsprechende Bildschirmansicht ist in Abbildung

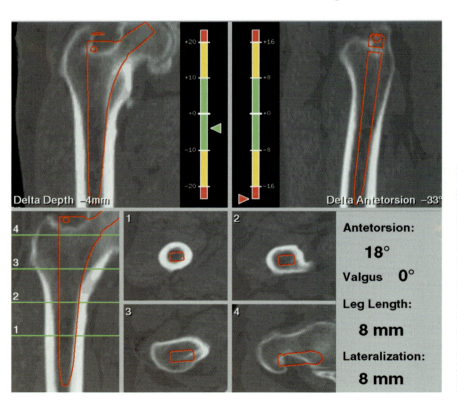

**Abb. 12.3.** Im linken Bereich der Bildschirmanzeige sind die geplanten Prothesenparameter und die aktuell ausgewählte Raspelgröße numerisch dargestellt. Das linke untere CT-Fenster zeigt die geplante Position des Femurimplantats sowie die Lage der Horizontalschnitte 1 bis 4. In der oberen Bildschirmhälfte sind die aktuelle Raspelposition (dargestellt als Implantatumriss) und die Abweichung zur geplanten Lage zu sehen. Eine Zusammenfassung in numerischer Form sowie die sich aus der aktuelle Situation ergebenden postoperativen Gelenkparameter sind im unteren rechten Bildschirmbereich gegeben

12.3 zu sehen. Die jeweils aktuelle Raspelgröße kann mit Hilfe eines Fußschalters ausgewählt werden. Neben dieser sehr intuitiven Darstellung werden die Abweichungen der aktuellen Instrumentenposition von der geplanten Implantatlage numerisch und mit Hilfe von graphischen Zielhilfen angezeigt.

## Fluoroskopiebasierte Prothesenschaftnavigation

Kürzlich erfolgte die Einführung eines CT-freien Navigationssystems, das eine verlässliche Lösung zur Pfannenplatzierung durch Kombination intraoperativer Fluoroskopie mit moderner chirurgischer Freihandnavigation bietet [8]. Die unten beschriebene hybride Strategie für die Erfassung von Landmarken wurde darin erstmals erfolgreich eingesetzt und mit der transkutanen, pointerbasierten Punktdigitalisierung kombiniert. Damit ergab sich die Möglichkeit der nichtinvasiven räumlichen Landmarkenrekonstruktion unter Ausnutzen von registrierten Fluoroskopiebildern. Mit der hier vorgestellten Anwendung wurde diese Konzepte auf den Prothesenschaft erweitert. Die Kombination beider Systeme ermöglich nun das CT-freie navigierte Einbringen beider Implantatkomponenten.

## Hardware

Die Hardware, die in diesem System zu Einsatz kommt, unterscheidet sich nur geringfügig vom oben beschriebenen Setup. Für die C-Bogen-basierte Navigation sind eine Instrumentierung des Fluoroskops mittels Infrarot-LEDs sowie eine nachfolgende Kalibrierung erforderlich [5]. Vom Videoausgang des C-Bogens werden Bilddaten abgegriffen und mit Hilfe einer Osprey-150 Framegrabber-Karte (Osprey Systems, Cary, North Carolina, USA) in die Workstation geladen.

## Konzept der hybriden Landmarkendigitalisierung

Obwohl die stereotaktischen Grundlagen bereits Anfang des 20. Jahrhunderts etabliert [3] wurden, lassen sich ihre Prinzipien auch auf die heutigen computerassistierten Navigationssysteme übertragen [2]. Generell wird eine Repräsentation des chirurgischen Objekts in Form eines virtuellen Modells benötigt. Diese Repräsentation kann nicht nur – wie bei dem oben beschriebenen Modul – in Form von dreidimensionalen, präoperativen CTs vorliegen, sondern alternativ auch erst intraoperativ durch die Aufnahme von Fluoroskopiebildern entstehen. Da durch die inhärente Registrierung eines kalibrierten C-Bogens eine mathematische Verbindung zwischen therapeutischem und virtuellem Objekt [2] entsteht, ist es möglich, für die Navigation benötigte Landmarken alternativ in einer der beiden Welten zu digitalisieren. Am Patienten geschieht dies mit Hilfe des Pointers.

Die Digitalisierung einer Landmarke in C-Bogen-Aufnahmen erfolgt durch Anklicken des entsprechenden Punktes in zwei Bildern. Räumlich gesehen entsprechen diese beiden Punkte Linien in der Projektionsrichtung der Aufnahmen, die sich in der gewünschten Landmarke schneiden. Mit dieser Methode ist es möglich, nichtinvasiv Stellen zu digitalisieren, die auch im unzugänglichen Innern von Knochenstrukturen liegen können.

Für die Cursorsteuerung bei der Punkteauswahl in einer sterilen Umgebung wurde die virtuelle Tastatur [12] um einen „virtuellen Joystick" erweitert: Die Schwenkbewegungen des Pointers, der in eine spezielle Vertiefung auf der virtuellen Tastatur eingesteckt wird, werden synchron in Cursorbewegungen umgesetzt. Die Punkteselektion erfolgt mittels Fußschalter.

## Individuelles Patientenkoordinatensystem

Während das auf einem präoperativen CT-Datensatz basierende System intraoperativ direkt erreichbare Landmarken zum Matching benötigt, wurde für die CT-freie Navigationstechnik auf Pointer-basierte Punkterekonstruktionen gänzlich verzichtet. Das Patientenkoordinatensystem wird ausschließlich auf mit der oben beschriebenen Methode bestimmten Punkten aufgebaut.

Fünf Punkte definieren das individuelle Patientenkoordinatensystem: Die posterioren Kondylen $c_1$ und $c_2$, die Medullarkanalachse des proximalen Femurs (bestimmt durch $a_2$ und $a_1$) sowie das Rotationszentrum des Hüftgelenks (h). Die transkondyläre Fläche ist definiert als die Fläche durch die hinteren Kondylenpunkte bzw. parallel zur Medullarkanalachse des proximalen Femurs. Die Beinlängenmessung erfolgt entlang der Achse vom Mittelpunkt der Kondylenachse ($c_1$, $c_2$) zum Gelenkrotationszentrum (h).

### Intraoperative Anwendung

Nach Fixierung der dynamischen Referenzierungsbasis (DRB) mittels zweier Schanz-Schrauben transmuskulär im distalen Femur werden drei Paare registrierter Fluoroskopiebilder jeweils in anterior-posteriorer (a.p.) sowie lateral-medialer (l.m.) Richtung aufgenommen, mit deren Hilfe die o.g. fünf Raumpunkte ermittelt werden und womit die Festlegung des individuellen Patientenkoordinatensystems ermöglicht wird (Tabelle 12.1).

**Tabelle 12.1.** Zur Bestimmung des individuellen Patientenkoordinatensystems werden bei der fluoroskopiebasierten Navigation drei Bildpaare aufgenommen, in denen interaktiv fünf Punkte digitalisiert werden. Aus diesen Punkten lassen sich dann abgeleitete Größen berechnen, die als Navigationshilfen angezeigt werden

| Abgebildete Anatomie | Digitalisierte Punkte | Abgeleitete Größen |
|---|---|---|
| Femurkopf | Femurkopfzentrum | Verlagerung des Hüftdrehzentrums, Beinlängenveränderung |
| Proximales Femur | Proximaler und distaler Punkt im Bereich der Femurkanalmitte | Frontalebene, Varus-/Valguswinkel |
| Distales Femur | Lateraler und medialer posteriorer Kondylenpunkt | Antetorsion |

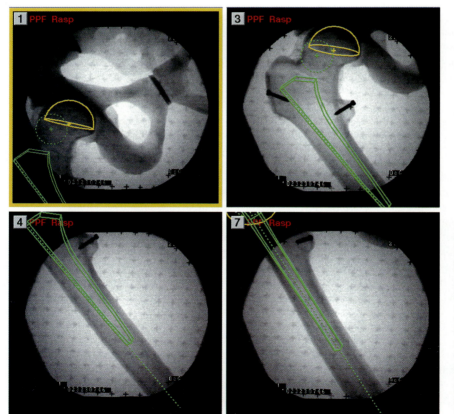

**Abb. 12.4.** Die endgültige Position der implantierten azetabulären Komponente wird in korrekter Größe und Position während der Femurkanalpräparation dargestellt. Im linken Bereich des Bildschirm werden numerisch die femorale Antetorsion, die postoperative Beinlängendifferenz, die Lateralisierung des Femurkopfes und der aktuelle Varus-/Valguswinkel angezeigt. Die Schrauben, die in diesem Plastikmodell in den beiden Trochantern zu sehen sind, dienten einer Genauigkeitsanalyse

Während der chirurgischen Präparation des Femurkanals wird eine Gitternetzdarstellung der Raspelgeometrie gleichzeitig auf vier verschiedene Fluoroskopiebilder der Becken- und proximalen Femurregion projiziert (Abb. 12.4). Zusätzlich werden die femorale Antetorsion der Prothese, die Lateralisierung des Femurrotationszentrums, der Varus-/Valguswinkel des Raspelinstruments bezüglich der Femurachse und die Beinlängendifferenz kontinuierlich berechnet und als numerische Navigationshilfe angezeigt.

## Ausblick

Die vorgestellten Systeme für die Prothesenschaftnavigation ermöglichen es, zusammen mit ihren Pendants für die Pfannenplatzierung erstmalig den totalen Hüftgelenksersatz vollständig zu navigieren bzw. im Falle des CT-basierten Systems auch zu planen. Damit kann nicht nur auf die individuelle postoperative Lage der Einzelkomponenten Einfluss genommen werden, sondern auch das gute Zusammenspiel beider Gelenkpartner ist gewährleistet. Nichtsdestotrotz sind im jetzigen Entwicklungsstand noch weitere Verbesserungen abzusehen. Die Simulation eines Impingements des Konus wird dazu beitragen, eine maximale Beweglichkeit des künstlichen Gelenks zu erreichen. Hardwareseitig ist die Integration weiterer Prothesenmodelle anzustreben, wobei zum jetzigen Zeitpunkt einzig eine modulare Konstruktion der Raspeln die Verwendung bei der Navigation zu ermöglichen scheint. Vor der Erweiterung auf zementierte Prothesentypen müssen Vorkehrungen getroffen werden, die den direkten Kontakt der Prothese mit dem Navigationsaufsatz ermöglichen, um nach erfolgter Aushöhlung des Markraums ein zentrales Einbringen des Implantats und einen gleichmäßig dicken Zementmantel zu garantieren.

## Literatur

1. Bächler R, Bunke H, Nolte LP (2001) Restricted surface matching – numerical optimization and technical evaluation. Comput Aided Surg 6:143-152
2. Browersox JC, Bucholz RD, Delp SL, Grönemeyer D, Jolesz FA, Nolte L-P, Stulberg D, Taylor R (1997) Excerpts from the final report for the second international workshop on robotics and computer assisted medical interventions. Comput Aided Surg 2: 69-101
3. Clarke RH, Horsley V (1906) On a method of investigating the deep ganglia and tracts of the central nervous system (cerebellum). Br Med J 2: 1799-1800
4. Dunlap K, Shands AR, Hollister LC, Gaul JS, Streit HA (1953) A new method for determination of torsion of the femur. J Bone Joint Surg 35A: 289-311
5. Hofstetter R, Slomczykowski M, Sati M, Nolte L-P (1999) Fluoroscopy as an imaging means for computer-assisted surgical navigation. Comput Aided Surg 4: 65-76
6. Jaramaz B, DiGioia AM, Blackwell M, Nikou C (1998) Computer assisted measurement of cup placement in total hip replacement. Clin Orthop 354: 70-81
7. Langlotz U, Lawrence J, Hu Q, Langlotz F, Nolte L-P (1999) Image guided cup placement. In: Lemke HU, Vannier MW, Inamura K, Farman AG (eds) Computer assisted radiology and surgery. Elsevier Science B.V., Amsterdam Lausanne New York Oxford Shannon Singapore Tokyo, pp 717-721
8. Langlotz U, Grützner PA, Bernsmann K, Wälti H, Rose E, Bächler R, Korber J, Tannast M, Nolte L-P (2002) A hybrid CT-free navigation system for acetabular cup placement. J Arthroplasty (to be published)
9. Lavallée S (1996) Registration for computer-integrated surgery: methodology, state of the art. In: Taylor RH, Lavallée S, Burdea GC, Mösges R (eds) Computer-integrated surgery. The MIT Press, Cambridge, pp 77-97, 1996.
10. Noble PC, Alexander JW, Lindahl LJ, Yew DT, Granberry WM, Tullos HS (1988) The anatomic basis of femoral component design. Clin Orthop 235: 148-165
11. Nolte L-P, Zamorano L, Visarius H, Berlemann U, Langlotz F, Arm E, Schwarzenbach O (1995) Clinical evaluation of a system for precision enhancement in spine surgery. Clin Biomech 10: 293-303
12. Visarius H, Nolte L-P, Berlemann U, Ozdoba C, Schwarzenbach O, Arm E, Jost B (1995) Computer-assisted orthopaedic surgery – an application in spine surgery. In: Lemke HU, Inamura K, Jaffe CC, Vannier MW (eds) Computer assisted radiology. Springer, Berlin Heidelberg New York Tokyo, pp 838-843

## II B  Robotic: Hüftendoprothetik

# Roboterassistierte Hüftchirurgie – Das *ROBODOC-System*

W. Bargar

## Einleitung

Warum sollte man einen Roboter in der Hüftchirurgie benutzen? Die Antwort auf diese Frage liegt beim Orthopäden, der die Operation am Computer planen kann. Der Roboter hilft später bei der Ausführung, um einen optimalen Komponentensitz zu erzielen.

Das ROBODOC-System war der erste aktive Roboter auf dem Markt. Obwohl es das erste „aktive" Instrument war und zu den Vorreitern der computerassistierten Chirurgie (CAS) zählt, scheint es das am stärksten eingreifende Werkzeug aller digitalen Hilfen zu sein. Warum sollte der Orthopäde sich also damit auseinandersetzen? In der Regel werden die wenigsten Prothesen präzise geplant. Die meisten Operateure verlassen sich auf ihre intraoperativen Fähigkeiten. Präoperative Planungen an einem konventionellen Röntgenbild sind zudem ungenau bezüglich Rotationseffekten und Größenverzerrungen, die eine korrekte Planung der Prothesengrößen kaum zulassen.

Wer sich ausschließlich auf intraoperative Fähigkeiten verlässt, riskiert jedoch eine nichtoptimale Größenbestimmung und Positionierung. Dieses Risiko wird durch das eingeschränkte Operationsfeld und nicht kalkulierbare Orientierungen des Beckens und des Femurs begünstigt.

Die Ziele zementloser Hüftendoprothesen beinhalten:
– *Femoral*: Das Implantat sollte im endostalen Kanal so optimal wie möglich passen, um eine stabile Primärfixierung und eine gleichmäßige Kraftverteilung zu gewährleisten. So können Scherkräfte und damit verbundene Oberschenkelschmerzen reduziert werden. Der prothetische Hüftkopf sollte so anatomisch und biomechanisch wie möglich das Offset, die Anteversion und die Beinlänge reproduzieren.
– *Azetabulum*: Das neue Hüftzentrum sollte auch hier die anatomische Position widerspiegeln und die Kontaktfläche einen maximalen Kontakt mit blutender Spongiosa unter Erhalt von Knochensubstanz erreichen. Die Ausrichtung sollte eine maximale Beweglichkeit ohne Impingement oder Luxation erlauben.

Obwohl diese Faktoren von den meisten Operateuren akzeptiert werden, variieren die praktischen Umsetzungen teilweise erheblich. Es besteht ein Konsens bezüglich der Wichtigkeit präoperativer Planung, die jedoch bei wenig optimalen Bildqualitäten nicht unbedingt besser als das intraoperative Schätzen ist.

Schlüssel zum Erfolg sind die präoperative Planung mit Hilfe eines akkuraten dreidimensionalen CT sowie die konsequente Planung und Durchführung der Operation durch einen aktiven Operationsroboter, wie es beim ROBODOC-System der Fall ist.

## Entwicklung

Das ROBODOC-System hat enorm von der dramatischen Entwicklung der medizinischen Bildqualitäten in den letzten 20 Jahren profitiert. Dennoch darf nicht die eindimensionale Bildqualität mit einer dreidimensionalen Qualität verwechselt werden. Als das ROBODOC-System entwickelt wurde, lagen die dimensionalen Ungenauigkeiten der von den Rohdaten berechneten Bilder im Bereich von bis zu 3 mm. Diese Fehlerquelle hatte wenig Konsequenzen für die optische Betrachtung, stellt jedoch einen unakzeptablen

Faktor für CT gesteuerte Hüftoperationen dar. Wir konnten errechnen, dass die Rohdaten eines CT auf die Genauigkeit von einem Pixel angehoben werden kann. Mit der Hilfe von eigenständig entwickelter Software war es möglich, ein dreidimensionales Bild zu erstellen, mit dem der Operateur die Implantation planen kann, ohne einen Qualitätsverlust der Rohdaten hinnehmen zu müssen.

Das Anwendungsgebiet der Roboter in der orthopädischen Chirurgie hat in den letzten 30 Jahren eine vergleichbar rasante Entwicklungen bezüglich Geschwindigkeit und Genauigkeit zu verzeichnen wie die Industrieroboter. Als das ROBODOC-System in den achtziger Jahres entwickelt wurde, hinderte eine fehlende Programmierung die effiziente Steuerung. IBM entwickelte derzeit eine experimentelle Programmiersprache, mit der man in der Lage war, ROBODOC-komplexe Operationen in der Chirurgie auszuführen zu lassen.

Die genaue Geschichte der ROBODOC-Chronologie lässt sich in der Literatur verfolgen, insbesondere in der von Dr. Howard A. Paul, DVM (verstorben), und mir publizierten Arbeit, die ihren Ursprung 1987 hat (IBM Thomas Watson Research Center, Yorktown Heights, NY, USA). Mit Erfolg konnten zwei zweijährige Forschungsaufträge von IBM an den California Davis Orthopaedic Research Laboratories durchgeführt werden. Der Implantation von Hüftprothesen im Kaninchen folgte am 12. November 1992 die erste Roboterhüftprothese in einem Menschen. Bereits 1991 wurde zwecks Kommerzialisierung die Firma Integrated Surgical Systems, Inc. gegründet. Es folgte 1992 eine Studie an 10 Patienten sowie eine FDA-Multicenter-Studie von 1994 bis 1996, die eine Nachuntersuchungszeit von mindestens zwei Jahren erforderte und deren Ergebnisse bereits veröffentlicht sind.

1994 erhielt das ROBODOC-System die europäische Anwendungserlaubnis und Prof. Börner von der Unfallchirurgischen Klinik in Frankfurt vollzog die erste Operation mit dem ROBODOC-System. In dieser Klinik werden derzeit drei Roboter eingesetzt und sie dient als Ausbildungszentrum der ISS. Es gibt 40 Installationen in Europa und weitere sieben in Japan, die insgesamt über 9000 roboterassistierte Gelenkprothesen ausgeführt haben.

Durch die in Deutschland und aus den FDA-Forschungsprojekten in den USA gesammelten Erfahrungen entwickelte sich das ROBODOC-System zu einem bedienungsfreundlicheren Instrument. Die erste Version erforderte noch eine Voroperation, in der unter Lokalanästhesie zwei Knochenmarker vor der CT-Untersuchung in das Femur (proximal und distal) implantiert werden mussten, um dem ROBODOC-System verlässliche Referenzpunkte während der Operation zu bieten. Durch die moderne Digimatch-Software des ROBODOC-Systems erübrigt sich diese Voroperation, da die individuelle Knochenanatomie ausreichend genaue Informationen über die Orientierung des Femurs und des Pelvis bieten.

## „Pinloses" ROBODOC-System

Die von ISS entwickelte Digimatch-Software orientiert sich an der einmaligen und individuell unterschiedlichen Anatomie jedes Patienten während der eigentlichen Operation. Aus den CT-Daten werden markante Stellen des Femurs definiert und während der Implantation durch einen Standardzugang mittels einer Sonde identifiziert. In der Höhe der Femurschaftmitte werden drei ca. 1 cm lange Zugänge zur Anbringung der Marker benötigt. Es werden sowohl proximal als auch distal entsprechende Oberflächenpunkte mit einem Erkennungsprogramm abgeglichen und mit dem CT-Modell in Übereinstimmung gebracht. Zusätzliche Punkte verifizieren die errechnete Anatomie. Zwei temporäre Orientierungsmarker werden in das Femur geschraubt, einer in den Trochanter major und ein zweiter durch den distalen Zugang, um eine ungewollte Knochenbewegung zu registrieren. Diese Marker werden nach dem Fräsvorgang explantiert.

Über 3000 Fälle wurden in Europa mit dieser Technologie durchgeführt. Eine neue randomisierte FDA Studie läuft derzeit in den USA, um die Effizienz dieser Methode mit der vorherigen zu vergleichen. Andere Modifikationen beinhalten schnellere Fräszeiten und ein genaueres Fehlererkennungssystem. Nach unserer Erfahrung benötigt das ROBODOC-System ca. 20 min zusätzliche Operationszeit bei vergleichbarem Blutverlust im Vergleich zu einer konventionellen Technik.

## Weitere Anwendungsgebiete

Zusätzliche Indikationen sind das schnellere und genauere Entfernen von femoralem Zement bei gleichzeitiger Präparation des Femurs für den Revisionsschaft. Die Inzidenz von Schaftfrakturen und Perforationen konnte unter Verwendung von Robotern erheblich reduziert werden. Im Anschluss an die maschinelle Zemententfernung liegt ein Femur vor, in das eine Revisionskomponente unmittelbar implantiert werden kann. Dies erspart im Vergleich zu konventionellen Techniken signifikant Zeit bei gleichzeitiger Reduktion von Komplikationen.

Das zweite Anwendungsfeld ist die Kniegelenkendoprothetik, in der die Ausrichtung und die optimale Größe der Komponenten eine der wichtigsten Voraussetzungen für gute Langzeitresultate darstellen. Präoperative Planungen, intraoperative Durchführung und das ROBODOC-System sichern, dass diese Ziele erreicht werden. Zusätzliche Vorteile sind die Genauigkeit der Fräsen gegenüber der manuelle Sägetechnik. Dies ist besonders attraktiv zur Sicherung der Stabilität und Passgenauigkeit bei Verwendung von zementfreien Komponenten. Beide Anwendungsgebiete erzielten klinische Erfolge und werden im Beitrag von Professor Börner diskutiert (Kap. 16). Klinische FDA-Studien beider Systeme sind in den USA nach erfolgter Austestung unseres Digimatch-Systems geplant.

## Minimal-invasive Chirurgie

MIC in der Knie- und Hüftendoprothetik verspricht eine schnellere Genesung bei kleinerem Trauma. Um dies zu erreichen, sollte die Technik in der Tat minimal-invasiv sein, keinen Kompromiss in der Genauigkeit eingehen und nicht nur eine kleine Inzision aufweisen. Auf die Überlegenheit des ROBODOC-Systems bezüglich der Ausrichtung und Sitz der Komponenten haben wir bereits hingewiesen. Ein weiterer Vorteil bei Anwendung der MIC-Technik und des ROBODOC-Systems ist die Durchführung des Fräsens unter erschwerten Zugangsbedingungen im Vergleich zur manuellen Techniken.

Derzeitige MIC-Systeme benutzen fluoroskopische Instrumente zur Orientierung, die für den Operator und Patienten ein erhöhtes Strahlenrisiko bedeuten und ein permanentes Umdenken von zwei- zu dreidimensionalen Objekten erfordern. Obwohl die computerassistierte Navigation die Genauigkeit der MIC-Technik potentiell erhöht, ist der Operateur gezwungen, seine Instrumente manuell entlang einer vorgegebenen Richtung im 3D-Raum zu führen, um Fehler zu vermeiden. Nur ein chirurgischer Roboter bietet die Möglichkeit, eine reproduzierbare und verlässliche Ausführung der Operation unter erschwerten optischen Verhältnissen bei MIC durchzuführen. Anwendungsbereiche der MIC in Verbindung mit dem ROBODOC-System sind bereits entwickelt.

## Ausblick

Derzeit beobachtet man eine drastische Zunahme in dem Anwendungsgebiet der chirurgischen Roboter. Viele Zentren weltweit arbeiten und entwickeln neue Geräte, wie zum Beispiel aktive Systeme (ROBODOC- und CASPAR-System), „passive" Systeme (Navigation and CAS) und „semiaktive" Systeme (Roboter-Instrumente). Es entstehen neue Gesellschaften, die sich unter den Abkürzungen verbergen: CAOS, MRCAS, MICCAI, CARS, um nur einige zu nennen. Die Anwendungsbereiche des ROBODOC-Systems sind nicht nur auf die Endoprothetik beschränkt, sondern lassen sich nahezu beliebig auf Osteotomien, vordere Kreuzbandrekonstruktionen, Arthroskopien, Becken- und Extremitätenfrakturen sowie in die Wirbelsäulenchirurgie erweitern.

Es wird wohl zwei Kategorien zukünftiger Entwicklung geben: solche, die bestehende Operationen mittels Roboter verbessern helfen, und solche, die ohne den Einsatz von Robotern erst gar nicht möglich wären. Es gibt jedoch auch Einschränkungen, allen voran die natürliche Ablehnung der meisten Orthopäden gegen den Einsatz dieser modernen Technologie im Operationssaal. Diese Haltung ist sicherlich gerechtfertigt in Anbetracht der Vielzahl der Technologien, die nicht ihr Versprechen halten konnten oder gar in schlechteren Ergebnissen mit mehr Komplikationen resultierten. Weiterer Widerstand ergibt sich aus dem zurückhaltenden Verhalten von Versicherungsgesellschaften und dritten Parteien gegenüber dieser Technologie und zuletzt von den Regierungen. Es sind nun zehn Jahre verstrichen seit der ersten ROBODOC-Operation und dennoch benötigt die Zulassung der zuständigen FDA-Behörde in den USA noch ein weiteres Jahr. Diese Verzögerungen sind extrem kostenaufwendig und viele Gesellschaften können dies nicht finanziell kompensieren. Schlussendlich werden politische und ökonomische Prozesse das gesamte Gebiet der Medizin kontrollieren.

Der wahre Weg zum Erfolg in der Zukunft wird die klinische Anwendungsfreundlichkeit („clinical utility") sein, ein Begriff, der von der Clinton-Administration eingeführt wurde und nun einen Teil der FDA-Regulierungen für neue Geräte darstellt. Er stellt keine definierte Bestimmung dar, wird jedoch angewandt. Meiner Ansicht nach zielt er auf eine Kostendämpfung. Im Wesentlichen bedeutet klinische Anwendungsfreundlichkeit auch eine Marktfreundlichkeit und um diese zu gewähren muss jede neue Innovation vier Fragen beantworten:
– Löst sie ein echtes Problem in der klinischen Medizin?
– Verbessert sie das klinische Ergebnis?
– Senkt sie die Kosten, ohne die Qualität zu beeinträchtigen?
– Lohnt sich die Investition?

Sind diese Fragen mit Ja zu beantworten, kann man von klinischer Anwendungsfreundlichkeit sprechen. Um eine im Englischen gebräuchliche Phrase zu strapazieren: „If you prove it, they will come".

Kapitel 14

# Vergleich von robotergefrästen und konventionell präparierten Femora in der Hüftendoprothetik

M. Thomsen

## Einleitung

Langzeitergebnis und klinischer Erfolg eines zementfrei implantierten Prothesenschaftes hängen entscheidend von der Primärstabilität im Knochenlager ab. Zu große Mikrobewegungen wirken der Osteointegration [2] durch Anlagerung von Bindegewebe an das Knochen-Implantat-Interface [9, 22] entgegen. Rotationskräfte entstehen besonders beim Treppensteigen, Aufstehen und Laufen [4]. Nach Noble et al. [15] sind das Prothesendesign und die Operationstechnik, insbesondere die Präparation des knöchernen Prothesenlagers, die entscheidenden Faktoren für das Ausmaß des erreichbaren Pressfits und damit für den Erfolg eines Implantates.

Um die Präparation und den Sitz von Endoprothesen zu verbessern, wurden nach experimentellen Voruntersuchungen [18, 21] in Deutschland zwei Fräsroboter klinisch etabliert. Das ROBODOC-System von Integrated Surgical Systems (ISS) und der CASPAR von URS/Ortomaquet.

Neben dem unübersehbaren Vorteil der exakten präoperativen Planung anhand der individuellen CT-Daten des Patienten und deren intraoperativen Umsetzung durch den Roboter wird von den Herstellerfirmen eine verbesserte Passung des Prothesenschaftes im präparierten Implantatbett und dadurch eine höhere Primärstabilität postuliert [6, 7, 12]. Die an der Planungsstation simulierte Einbringung des Schaftes berücksichtigt allerdings eine Fräsbahn, die in einigen Punkten von der Kontur der sonst bei der Handimplantation verwendeten Raspel abweicht [23].

Anhand unserer Untersuchungen [23, 24] soll ein Vergleich von robotergefrästen und konventionell präparierten Prothesenimplantationen im Hinblick auf die primäre Rotationsstabilität und die Kontaktflächen dargestellt werden.

## Untersuchung

Die Untersuchungen wurden nach einem standardisierten Protokoll durchgeführt, das zur Charakterisierung von Hüftprothesenschäften entwickelt wurde

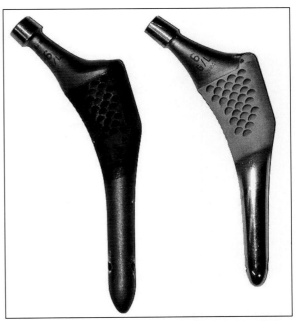

**Abb. 14.1.** Unterschiede zwischen der ABG 1 (*links*) und der kürzeren ABG 2 (*rechts*) Der proximale Anteil ist bei beiden Prothesen vergleichbar. Der Konus wurde bei der ABG 2 auf den 12/14-Eurokonus geändert

[22]. Um vergleichbare Untersuchungsbedingungen zu schaffen, wurde ein Kunstknochen, der „composite bone" der Firma Pacific Research Lab (Vashon Island, WA, USA; E-Modul: 14.200 N/mm2, Schubfestigkeit: 276 N/mm2, Zugfestigkeit: 172 N/mm2; Geometrie: Länge: 46,0 cm [± 0,2 cm], CCD-Winkel: 136,3° [± 1,2°], AT-Winkel: 8,2° [± 0,9°], Schaftdurchmesser: 3,1 cm [± 0,3 cm]), zu dem biomechanische Untersuchungen und Daten vorliegen [5, 8], verwendet.

Bei allen synthetischen Femora wurde eine Schenkelhalsosteotomie auf der gleichen Ebene, beginnend 1 cm über dem Trochanter minor schräg aufsteigend zum Trochanter major ziehend, durchgeführt. Die für die Handpräparation vorgesehenen Femora (jeweils drei ABG 1, ABG 2, Antega, G2, S-ROM, Osteolock, Versys und Vision 2000) wurden alle vom Autor oder einem Anwender zusammen mit einem Firmenvertreter durchgeführt. Bei der G2 wurde das Raspelset der zweiten Generation verwandt. Die ABG 2 war von besonderem Interesse, da die Prothese kürzer als die ABG 1 ist (Abb. 14.1) und hierzu eine eigene Fräsbahn definiert worden war.

Die Roboterfräsung wurden bei Ortomaquet zusammen mit den Autoren geplant und durchgeführt oder von den Klinikern, die den Schaft im klinischen Robotereinsatz verwenden, geplant und gefräst. Von allen Knochen, die für die Roboterfräsung vorgesehen waren, wurde vor der Präparation eine Computertomographie angefertigt.

Für die Roboterfräsungen der ABG-1- und -2-, Antega- und S-ROM-Schäfte wurde das ROBODOC-System verwendet, für die G2-, Versys- und Vision-2000-Schäfte das CASPAR-System. Beide Systeme fräsen nach Angaben der Hersteller mit einer vergleichbaren Genauigkeit (ca. 1/10 mm). Während das ROBODOC-System eine nach distal gerade Fräsung durchführt, muss der CASPAR in einem 0,5°-Winkel fräsen. Dies spielt für die Definition der Fräsbahn und des Fräsweges eine Rolle. Das Prothesenlager für die Osteolock-Schäfte kann von beiden Systemen gefräst

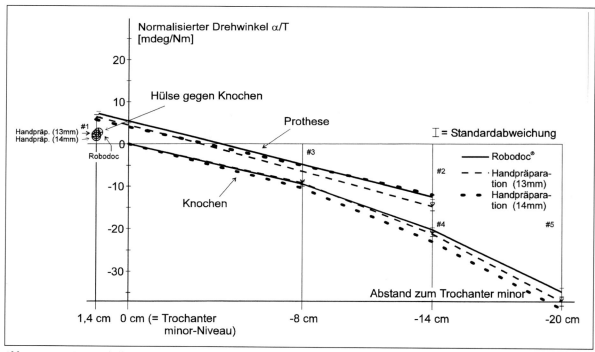

**Abb. 14.2.** Rotationswinkelkurven der S-ROM-Prothese, Größe 18 F. Die *gestrichelte Linie* stellt die Ergebnisse der drei manuellen Fräsungen, die durchgehende die der drei ROBODOC-Fräsungen dar. Als Besonderheit dieser Untersuchung ist die zusätzliche Messung der Manschette bei #1. Die Standardabweichung ist sehr klein, was ein hohes Maß an Reproduzierbarkeit zeigt. 0 cm zeigt die Ebene des Trochanter minor und #1-5 die Ebene der Messungen. Die femorale Rotationskurve (*untere Linie* „Knochen") beginnt bei 0° Rotation. Die Erweiterung distal gleicht an das Ergebnis der Roboterfräsung an

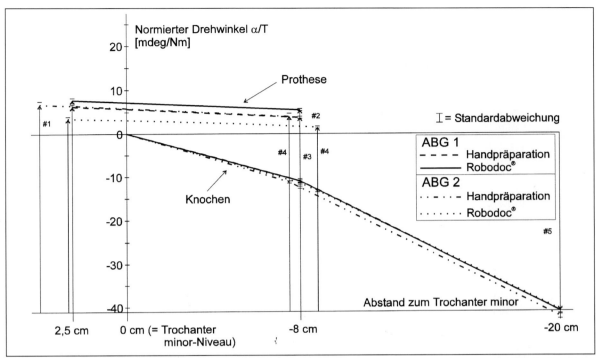

**Abb. 14.3.** Rotationswinkelkurven der ABG-Schäfte, Größe 6. Die *gestrichelte* und die *gestrichelt/gepunktete Linien* stellen die Ergebnisse der jeweils drei manuellen Raspelungen dar. Die *durchgehende Linie* stellt die der drei ROBODOC-Fräsungen für die ABG 1 und die *gepunktete* für die drei ABG 2 dar. Das Bewegungsmuster der Prothese ist bei beiden Gruppen identisch, wobei die Roboterfräsung ABG 1 schlechter, die der ABG 2 besser abschneidet

werden, weshalb auch beide Systeme eingesetzt wurden

Die einzelnen Schritte der Untersuchung wurden bereits publiziert [14, 22, 23].

## Ergebnisse

### Rotationsstabilität

Alle drei Messreihen eines Schafttyps ergaben reproduzierbare Daten mit einer Standardabweichung von 0,1-1,2 mdeg/Nm. Der S-ROM-Schaft zeigte auf beiden Messebenen die geringsten Rotationsbewegungen im Verhältnis zum synthetischen Femur (Abb. 14.2). Die Form der S-ROM-Torsionskurve lag unabhängig von der Methode der Schaftpräparation im Vergleich zu allen anderen untersuchten Schäften am engsten an der Torsionskurve des synthetischen Femurs. Es trat eine Rotation von 4 mdeg zwischen dem proximalen Sleeve und dem innen liegenden Schaftelement auf. Die Handpräparation ergab eine größere Rotationsstabilität; proximal stärker betont als distal (Messhöhen #1, #3, #4). Die Minderung der Rotationsstabilität (proximaler Slip) lag bei 25% (p<0,01). Zusätzlich brachte die Roboterfräsung eine Verlagerung des Zentrums der Drehmomentübertragung nach distal. Eine zusätzlich durchgeführte distale Überfräsung, wie sie von einigen Anwendern bei der konventionellen Präparation durchgeführt wird, näherte die Vergleichskurven wieder an (s. Abb. 14.2). Offensichtlich wurde dies bei der Fräsbahngenerierung berücksichtigt.

Unabhängig von der Präparationsart des Femurs zeigten ABG 1 und 2, Antega, Osteolock und Vision 2000 eine vergleichbare proximale Drehmomentübertragung (Verankerung).

Im Vergleich mit den robotergefrästen Präparaten war in der handgeraspelten Version der proximale Slip

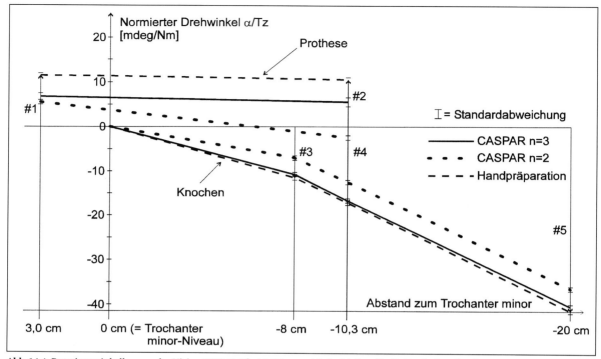

**Abb. 14.4.** Rotationswinkelkurven der Vision 2000, Größe 13. Die *gestrichelte Linie* stellt die Ergebnisse der drei manuellen Raspelungen (erste Raspelgeneration), die *durchgehende Linie* die der drei CASPAR-Fräsungen (Fräsungen 1, 4 und 5) dar. Die Fräsung mit dem Roboter führt zu einer stabileren Verankerung der Prothese bei gleichem Bewegungsmuster. Die *gepunktete Linie* repräsentiert die Fräsungen 2 und 3. Hier zeigte sich eine Änderung des Bewegungsmusters, mit einer stabileren, aber auch deutlich distaleren Verankerung. Die Prothese wird distal festgehalten

zwischen Schaft und Kortex für den S-ROM- (s. Abb. 14.2) und den ABG-1-Schaft (Abb. 14.3) verringert. Beim ABG-2-Schaft brachte die Fräsbahnänderung aber eine auffallende Erhöhung der Rotationsstabilität für die Roboterpräparation, während sich das Bild bei der konventionellen Raspelung nicht unterschied (s. Abb. 14.3). Für den G2-Schaft, den Osteolock-Schaft (ROBODOC-System, nur proximal), dem Versys-Schaft und den Vision-2000-Schaft war der Slip bei der konventionellen Präparation erhöht. Bei der Osteolock zeigte sich bei allen neun Präparationen ein fast identisches Bild, bei der CASPAR-Präparation war die Primärstabilität marginal kleiner, dafür fand sich eine Minimalverschiebung der Verankerung nach proximal.

Die G2-Gruppe und die Versys-Gruppe zeigten in der graphischen Darstellung eine Erhöhung der Rotationsstabilität in der Roboterfräsung und eine Verschiebung der Verankerung nach proximal.

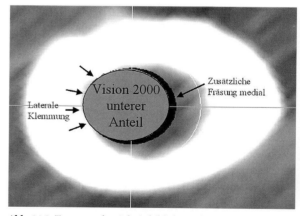

**Abb. 14.5.** Transversales Schnittbild der Roboterplanung des Vision-2000-Schaftes im distalen Bereich. Die *schwarze Fläche* zeigt die Knochenhöhle, die durch die Roboterfräsung entsteht. Die *graue Fläche* zeigt die Kontur des Schaftes. Seitlich wird ein direkter Kortikaliskontakt erzeugt (*Pfeile*), wogegen nach medial Platz entsteht

In der Vision-2000-Gruppe fanden sich zunächst zwei unterschiedliche Bewegungsmuster innerhalb der robotergefrästen Kavitäten (Abb. 14.4). Die erste CASPAR-Fräsung entsprach dem Bewegungsmuster der Handimplantation mit einer höheren Primärstabilität. Die Roboterfräsungen 2 und 3 dieser Gruppe ergaben das Bild einer noch stabileren Verankerung (ein um 50% reduzierter Slip) und ein nach distal verlagertes Verankerungszentrum. Dieses distal gelegene Verankerungszentrum war vergleichbar mit dem des S-ROM-Schaftes (s. Abb. 14.2). Eine Analyse der Planung und der für diesen Typ vorgesehenen, definierten Fräsbahn ergab, dass die Fräsbahn im distalen Teil des Schaftes so gestaltet ist, dass es bei sehr lateraler Planung der Prothese in der Spongiosa zu einer Art Einklemmung kommen kann (Abb. 14.5). Weitere CASPAR-Fräsungen, die nun zentraler geplant wurden, bestätigten diesen Verdacht: Sie ergaben das identische Bewegungsmuster zu Fräsung 1.

### Makroskopische Erscheinung (Kontaktflächen)

Bei allen Präparaten wurde in Bezug auf die makroskopische Beschaffenheit des Implantatbettes ein zum Teil deutlicher Unterschied zwischen Handpräparation und Roboterfräsung festgestellt. Bei der S-ROM-Prothese sieht man einen Unterschied in der Oberflächenbeschaffenheit. Die Kontaktfläche bei der Handfräsung erscheint homogener, der Abdruck der Roboterfräsung spiegelt den Weg des 9-mm-Fräskopfes wider.

Beim ABG-1-Schaft wird ganz besonders bei der proximalen ROBODOC-Fräsung die anatomische Form der Prothese berücksichtigt. Dies führt dazu, dass im oberen Anteil der Prothesenschulter eine sehr homogene, feine Kontaktfläche erzeugt wird (Abb. 14.6, oben rechts), die bei der Handimplantation mit gerader Raspel nicht zu sehen ist (s. Abb. 14.6, oben links). Etwas distaler kommt es bei der Roboterfräsung zu einem Kontaktabbruch.

Bei der ABG-2-Prothese sieht das Bild der konventionellen Raspelung vergleichbar mit dem der ABG 1 aus (s. Abb. 14.6, unten links). Der Abdruck des robotergefrästen Prothesenlagers zeigt mehr Kontaktfläche auch unterhalb der Krümmung (s. Abb. 14.6, unten links).

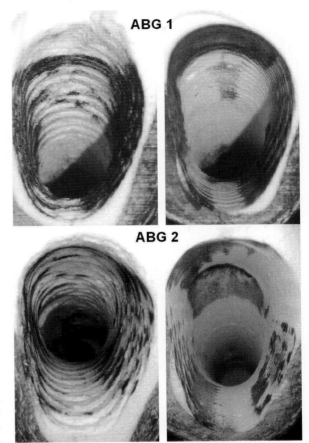

**Abb. 14.6.** Fotos der ABG-Kontaktabdrücke (ABG 1 *oben*, ABG 2 *unten*), die die augenscheinlichen Unterschiede der Kontaktflächen zwischen Roboter- (*rechts*) und Handpräparation (*links*) zeigen. Bei der handgeraspelten Version wird eine größere Höhle erzeugt, die weiter nach lateral reicht. Dies entsteht durch die Raspel. Die Kontaktfläche der Roboterfräsung, die die anatomische Form berücksichtigt, ist glatter. An der lateralen Schulter des Schaftes bricht bei der ABG-1- Roboterfräsung die Kontaktfläche ab, wogegen in der handgeraspelten Version eine größere Kontaktfläche entsteht. Bei der ABG-2- Roboterfräsung bildet sich eine gute Kontaktfläche an drei Positionen aus auch unterhalb der lateralen Schulter

Die Antega-, Versys-, Vision-2000- und Osteolock-Schäfte unterschieden sich nur im Hinblick auf die Oberflächenrauigkeit des Implantatbettes.

Der G2-Schaft zeigte besonders an der lateralen Schulter in der CASPAR-Fräsung eine größere Kontaktfläche (Abb. 14.7, oben rechts). Auch hier erkennt man den Weg des 9-mm-Fräskopfes. Hier wurde bei der Definition der Fräsbahn mehr Wert auf die latera-

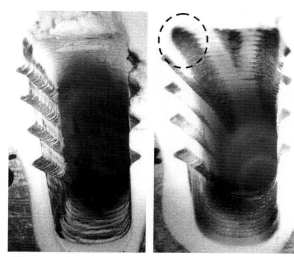

**Abb. 14.7.** Aufgeraute Struktur medial und nur geringe proximale Kontaktfläche lateral bei der manuellen Raspelung der G2 (*links*). Deutlicher Unterschied zur CASPAR-Fräsung, mit Pressfit an den Ecken der Prothese und an der lateralen Fläche, das durch den runden Fräskopf entsteht (*rechts*)

len Kanten der Prothese gelegt, wodurch sich das Kontaktmuster auch sehr deutlich von dem der Handimplantationen unterscheidet.

## Diskussion

Computernavigation und Robotereinsatz wurden unter der Vorstellung, eine bessere Schaftpositionierung und eine verbesserte primäre Pressfit-Verankerung zu erreichen, eingeführt [1, 3, 6, 7, 10, 11, 17], was sicher wichtige Argumente für den Einsatz solcher Systeme sind.

Die primäre Rotationsstabilität wird als eines der wesentlichsten Kriterien für die Implantatstabilität sowie auch der Implantatlockerung angesehen [13, 15] und wurde deshalb von uns untersucht.

Als biomechanisches Modell des Femurs wurde der „composite bone" (Pacific Research Lab, Vashon Island, WA, USA) verwendet. Dieser Femur zeigt die geringste Inter-Femur-Variabilität [5] und ist mit dem humanen Femur in Bezug auf die mechanischen und geometrischen Eigenschaften nach Untersuchungen von Bianco et al. [5] und Christofolini et al. [8] vergleichbar. Synthetischer Knochen bietet, im Gegensatz zu menschlichem Gewebe, kein Potential, durch biologische Umbauprozesse die Stabilität zu verbessern. Jedoch sind biologische Umbauprozesse auch in Leichenfemora nicht messbar. In den aufgeschäumten synthetischen Knochen wird beim Raspeln kein wirklicher spongiöser Debris produziert. Daher ist der Faktor der Kompaktierung in dem Modell schwierig zu beurteilen. Das vorliegende Modell ermöglicht einen standardisierten Vergleich von Prothesensystemen, verschiedenen Präparationsarten und eine Charakterisierung der Bewegungsmuster.

Wir konnten für alle untersuchten Schaftdesigns typische Verankerungsmerkmale bestimmen. ABG 1 und 2, Antega G2, Osteolock, Versys und Vision 2000 zeigten ein proximales Verankerungsmuster mit minimaler Schaftverwindung und relativ hoher Rotationsverschiebung distal. Interessanterweise verschob eine lateralere Schaftpositionierung der Vision 2000 das Verankerungszentrum von proximal nach distal. Um dieses Phänomen zu erklären, muss berücksichtigt werden, dass die Geometrie der robotergefrästen Kavität in kleinen 5-mm-Schritten vom Hersteller in Zusammenarbeit mit den Autoren der Prothese definiert wird. Im Gegensatz zum Osteolock-Schaft, bei dem die distale Höhle kreisrund und etwas größer als der distale Sleeve ist (um eine distale Verankerung zu vermeiden), fanden wir beim lateral platzierten Vision-2000-Schaft mit Anliegen des mittleren Schaftanteils an der lateralen Kortikalis, dass es zu einer Art Einklemmung kommen kann (s. Abb. 14.5). Insgesamt haben wir eine erhöhte Rotationsstabilität bei ABG 2, G2, Osteolock (ROBODOC-System), Versys und Vision 2000 mit der Roboterfräsung festgestellt (Tabelle 14.1). Dass diese Untersuchung unter optimalen Bedingungen für die manuelle Implantation ablief, muss bei der Wertung der Ergebnisse berücksichtigt werden.

Unsere Ergebnisse zeigen Probleme mit dem Fräsweg bei der Roboterfräsung anatomischer Prothesen, wie dem ABG-1-Schaft, auf. Der Roboter braucht, um der individuellen Form (z.B. Hinterschneidungen) gerecht zu werden, zusätzlichen Raum, um den Fräskopf zu manövrieren, was sich in Lücken zwischen Prothesenschaft und Knochenlager bemerkbar macht (s. Abb. 14.6). Dies erklärt die verringerte proximale Rotationsstabilität in der ROBODOC-Gruppe. Dieses Problem wurde in der Generierung der Fräsbahn für die ABG 2, zumindest nach unseren Untersuchungen, gelöst.

Der S-ROM-Schaft zeigte ein langstreckiges Muster von proximaler und distaler Verankerung mit einer

Tabelle 14.1. Darstellung der untersuchten Prothesen (Hersteller), welches Robotersystem zum Einsatz kam, wo es zu einer Proximalisierung der Verankerung kam und ob sich die primäre Rotationsstabilität durch die Roboterfräsung verbesserte

| Prothese (Hersteller) | Größe | CASPAR | ROBODOC | Proximalisierung der Verankerung | Erhöhung der Primärstabilität | Besonderheiten |
|---|---|---|---|---|---|---|
| ABG 1 | 6 | x | | | x | Geänderte Kontaktflächen |
| ABG 2 (Styker/Howmedica) | 6 | x | | | | |
| Antega (Aesculap) | | | x | | | |
| G2 (DePuy/J&J) | 7 | x | | x | x | |
| Osteolock (Styker/Howmedica) | 3 x | x | x | | (x) | |
| S-ROM (DePuy/J&J) | 18 F | | x | | | Distale Überfräsung! |
| Versys ET (Zimmer) | 13 | x | | x | x | |
| Vision 2000 (DePuy/J&J) | 13 | x | | | x | Cave laterale Positionierung! |

hohen Schaftverwindung bei einer reduzierten Schaftsteifigkeit, was sich durch eine Deformationskurve, die näher am synthetischen Knochen liegt, zeigt. Die Mikrobewegungen zwischen proximalem Sleeve und innerem Schaftanteil des S-ROM-Systems können Fretting und Metallabrieb generieren.

Die Prothese wird in der manuellen Präparation gefräst und ist mit den Zielhülsen ein sehr genaues System. In der Untersuchung schnitt diese manuelle Präparation etwas besser ab als die Roboterfräsung. Eine Erklärung für den 1,1 mdeg/Nm höheren distalen Slip in der ROBODOC-Gruppe müsste die distale Überfräsung sein, wie sie von einigen Anwendern praktiziert wird und bei der Generierung der Roboterfräsbahn laut Hersteller umgesetzt wurde. Das Überfräsen führte bei unseren Untersuchungen zur Homogenisierung der Ergebnisse.

Für den Osteolock-Schaft zeigte sich ein verringerter proximaler Slip in der ROBODOC-Gruppe, ausgeprägter als in der CASPAR-Gruppe. Alle drei Gruppen der Osteolock-Präparation liegen eng beieinander. Obwohl beide Roboter unterschiedliche Fräsbahnen haben, kann man allenfalls von einer minimalen Proximalisierung des Verankerungsmusters bei der CASPAR-Fräsung sprechen. Alexander et al. [1] zeigten unter Verwendung einer servohydraulischen Bionix-Testeinrichtung mit einem Moment von 15 Nm, dass durch die Roboterfräsung keine erhöhte Rotationsstabilität des Osteolock-Schaftes in humanen Femora im Vergleich zu handgeraspelten Präparaten nachgewiesen werden kann. Die Autoren nehmen an, dass sowohl die Kompaktierung des Knochenlagers als auch kritische Kontaktflächen in den handgeraspelten Präparaten zu diesen Ergebnissen führten. Interessanterweise beschreiben diese Autoren eine große Variabilität in der handgeraspelten Gruppe, was das Ergebnis an sich noch verschlechtern müsste.

Die G2-Prothese war für uns die interessanteste Untersuchung, da hier die Fräsbahn mit den Erkenntnissen aus Teilen dieser Untersuchung generiert wurde.

Das Kontaktmuster und die verbesserte Rotationsstabilität bei der Roboterfräsung zeigen, dass es bei dem Roboter mit einem 9-mm-Fräskopf möglich ist, eine vom Design her rechteckige Prothese optimal zu fassen. Dies wird besonders deutlich bei den lateralen Kontaktflächen (s. Abb. 14.7). Sowohl bei der G2 wie auch bei der Vesys kam es zu einer Proximalisierung der Verankerung.

Die „Roboterphilosophie" verlässt sich auf die Genauigkeit des Fräsvorgangs und die genaue Übereinstimmung von Implantatbett und Implantat, wodurch eine maximale Kontaktfläche hergestellt werden soll. Lücken zwischen Implantat und Knochen durch ungenaue Knochenpräparation können zur Implantatinstabilität und zu verringertem Anwachsen des Knochens an das Implantat führen [15]. Paravic et al. [17]

verglichen die Genauigkeit von Hand- und Roboterfräsungen und stellten signifikant mehr Lücken von bis zu 1 mm in den mittleren und distalen Schaftregionen in der Handgruppe fest. Sugiyama et al. [20] fanden eine signifikant verbesserte Rotationsstabilität in Femora, die weniger aufgeraspelt wurden, im Vergleich zur exakten „Line-to-line-Raspelung".

Unsere Versuchsreihe konnte bei fünf von acht Schäften eine verbesserte primäre Rotationsstabilität in der jeweiligen robotergefrästen Gruppe nachweisen.

Einige unserer Ergebnisse zeigen die Schwierigkeiten einer perfekten Roboterfräsung, die durch die Größe des Fräskopfes und die Manövrierschwierigkeiten des Roboterarmes entstehen können. Der Schlüssel für den guten Sitz einer vom Roboter unterstützten TEP-Implantation ist die optimal generierte Fräsbahn. Dazu sind Erfahrungen aus In-vitro-Untersuchungen sehr wichtig. Es scheint ratsam, vor der Freigabe eines Schaftes zur In-vivo-Roboterimplantation In-vitro-Versuche durchzuführen, um individuelle Verankerungsmerkmale zu erkennen und die Fräsbahn eventuell zu optimieren.

## Literatur

1. Alexander JW, Kamaric E, Noble PC, McCathy JC (1999) Does robotic machining reduce the micromotion of cementless femoral stems? 45th Annual Meeting, Orthopedic Reseach Society, Anaheim
2. Albrektsson T, Bränemark PI, Hansson HA, Lindström J (1981) Osseointegrated titanium implants. Acta Orthop Scand 52: 155-170
3. Bargar WL, Bauer A, Borner M (1998) Primary and revision total hip replacement using the Robodoc system. Clin Orthop 354: 82-91
4. Bergmann G, Graichen F, Rohlmann A (1993) Hip loading during walking and running measured in two patients. J Biomech 26: 969-990
5. Bianco PT, Bechthold JE, Kyle RF, Gustilo RB (1989) Synthetic composite femurs for use in evaluation of torsional stability of cementless femoral prostheses. Präsentiert beim Joint Session of the ACE/ASME, San Diego
6. Boerner M, Bauer A, Lahmer A (1997) Computerunterstützter Robotereinsatz in der Huftendoprothetik. Unfallchirurg 100 (8): 640-645
7. Callaghan JJ, Dysart SH, Savory CG (1988) The uncemented porous-coated anatomic total hip prosthesis. Two-year results of a prospective consecutive series. J Bone Joint Surg 70A: 337
8. Cristofolini L, Viceconti M, Cappello A, Toni A (1996) Mechnical validation of whole bone composite femur models. J Biomech 29(4): 525-535
9. Engh, CA, O'Connor D, Jasty M, McGovern TF, Bobyn D, Harris WH (1992) Quantification of implant micromotion, strain shielding, and bone resorption with porous-coated anatomic locking femoral prostheses. Clin Orthop 285: 13-29
10. Hasselbach von C, Lahmer A, Witzel U, Rahgozar M (1999) Operationsroboter beim Hüftendopretheseneinbau. 116. Treffen der Deutschen Gesellschaft für Chirurgie, München
11. Honl M, Mueller V, Dierk O, Hille E (1999) The modular S-ROM prostheses – planing and implantation optimizing by robot. Clinical comparison with handimplantation. 47. Jahrestagung der Vereinigung Süddeutscher Orthopäden, Baden-Baden
12. Jerosch J, von Hasselbach C, Filler T, Peuker E, Rahgozar M, Lahmer A (1998) Qualitässsteigerung in der präoperativen Planung und intraoperativen Umsetzung durch die Verwendung von computerassistierten Systemen und Operationsrobotern – eine experimentelle Untersuchung. Chirurg 69: 973-976
13. Morscher E (Hrsg) (1983) Die zementlose Fixation von Hüftendoprothesen. Springer, Berlin Heidelberg New York Tokyo
14. Nägerl H, Kubein-Meesenburg D, Schäfer W et al. (1996) Measuring spatial micro-movement of the femur shaft of endoprostheses in relation to the spatial force system. Z Orthop 134: 99-110
15. Noble PC, Alexander JW, Lindahl LJ, Yew DT, Granberry WM, Tullos HS (1988) The anatomic basis of femoral component design. Clin Orthop 235: 148-165
16. Nourbash PS, Paprosky WG (1998) Cementless femoral design concerns. Rationale for extensive porous coating. Clin Orthop 355: 189-199
17. Paravic V, Noble PC, McCarthy JC (1999) The impact of robotic surgery on the fit of cementless femoral prostheses. 45th Annual Meeting, Orthopedic Research Society, Anaheim
18. Paul HA, Bagar WL, Mittelstadt B, Musits B, Taylor RH, Kazanzides P, Zuhars J, Williamson B, Hanson W (1992) Development of a surgical robot for cementless total hip arthroplasty. Clin Orthop 285: 57-66
19. Pilliar RM, Lee JM, Maniatopoulos C (1986) Observation on the Effect of Movement on Bone Ingrowth into Porous-Surfaced Implants. Clin Orthop 208: 108-113
20. Suguiyama H, Whiteside LA, Engh CA (1992) Torsional fixation of the femoral component in total hip arthroplasty: The effect of surgical press-fit technique. Clin Orthop 275: 187-193
21. Taylor RH, Paul HA, Mittelstadt BD, Glassman E Musits BL, Bagar WL (1989) A robotic system for cementless total hip replacement surgery in dogs. 2nd Workshop on Medical and Healthcare robotics, Newcastle-on-Tyne
22. Thomsen M, Görtz W, Nägerl H (1999) Charakterisierung moderner Hüftendoprothesen. Z Orthop Ihre Grenzgeb 137: A32
23. Thomsen M, Aldinger P, Görtz W, Lukoschek M, Lahmer A, Honl M, Birke A, Nägerl H, Ewerbeck V (2001) Die Bedeutung der Fräsbahngenerierung für die roboterassistierte Implantation von Hüftendoprothesenschäften. Vergleichende experimentelle Studie: Hand- vs. Roboterpräparation. Unfallchirurg 104: 692-699
24. Thomsen M, Breusch SJ, Aldinger PR, Görtz W, Lahmer A, Honl M, Birke A, Nägerl H (2002) Robotically-milled bone cavities. A comparison with hand-broaching in different types of cementless hip stems. Acta Orthop Scand 73 (2): im Druck

# Ein anatomisch geformter Prothesenschaft
In-vitro-Vergleich zwischen roboterunterstützter und manueller Implantation

K. Knabe, C. Stukenborg-Colsmann, F. Gossé

## Einleitung

„Wir hatten diese wunderbaren Implantate, die für eine exakte individuelle Passgenauigkeit gemacht waren. Wir hatten dazu Raspeln in der gleichen Größe wie das Implantat ...

... aber dann mussten wir einen 2 1/2 „Pfund" schweren Hammer nehmen, um mit diesem die Raspeln in den Knochen zu schlagen und ihn auszufräsen. Manchmal kam es zu Frakturen, das Implantat saß zu hoch oder zu tief ...

Wir fanden heraus, dass andere Chirurgen im Lande das gleiche Problem hatten ..." (Howard A. Paul)

„... Roboter können glücklicherweise alles dies besser." (Russel H. Taylor)

Diese Zitate von zwei der größten Pioniere der Roboterchirurgie waren unter anderem Motivation genug für die im Folgenden dargestellte Vergleichsstudie.

Mit der Einführung computergesteuerter Operationsroboter ist in der Chirurgie und Orthopädie ein neues, aufregendes Kapitel aufgeschlagen und gleichzeitig zu einem Forschungsschwerpunkt geworden. Inzwischen gibt es viele vergleichende Studien, die mögliche Vor- und Nachteile der roboterunterstützten Chirurgie gegenüber der bisher meistens erfolgreich angewandten konventionellen händischen Technik aufzeigen sollen.

Motivationen für den Einsatz von Robotern sind Präzisionserhöhung und damit verbunden Qualitätsverbesserung, Verbesserung der Planungsmöglichkeiten sowie eine bessere Reproduzierbarkeit von geplanten Daten.

Zu unterscheiden sind hierbei *Display-Systeme*, *Tracking-* oder *passive Navigationssysteme*, *semiaktive* und *aktive Navigationssysteme*, wovon eines in der vorliegenden Studie angewandt wurde. Diese betätigen zusätzlich zur Positionierung bestimmte Operationsinstrumente durch einen Roboterarm im Operationsfeld. Die Instrumentenpositionierung sowie die Bewegungsbahnen werden präoperativ in der Planung festgelegt.

Ziel der vorliegenden Untersuchung war es, die Zusammenhänge zwischen präoperativer Operationsplanung und dem postoperativ tatsächlich erzielten Ergebnis zu ermitteln.

Es sollte herausgefunden werden, ob sich der präoperativ erstellte Implantationsplan mit einer roboterassistierten Operationstechnik besser realisieren lässt als mit einer manuellen Implantationstechnik.

Hierfür mussten zuvor festgelegte Messgrößen (Antetorsionswinkel, CCD-Winkel, mediolaterales Offset und Femur- (respektive Bein-)länge sowohl bei manuell implantierten als auch bei roboterassistierten Hüftprothesenschäften bestimmt werden.

## Material und Methoden

Aus zehn humanen Femurpaaren wurden zwei Gruppen mit je zehn Femura gebildet. Dazu wurde das erste Femur entweder der Hand- oder der Robotergruppe zugelost und das korrespondierende Femur dann automatisch der jeweils anderen Gruppe zugeordnet („matched pairs").

An allen Femura wurden für die präoperative Planung zwei Referenzpins implantiert, danach erfolgte bei allen Knochen eine Computertomographie zur Erstellung eines digitalen Bilddatensatzes. Nach CT wurden alle Schaftimplantationen an der Orthodoc-

Station geplant. Nach der manuellen bzw. roboterassistierten Implantation der Schäfte wurden alle Präparate erneut computertomographisch untersucht und am Orthodoc ausgewertet.

### Der Antega-Prothesenschaft[1]

Die Philosophie des Antega-Schaftes (Abb. 15.1) basiert auf dem Konzept der proximalen Verankerung. Dieser proximale Teil besitzt eine Anteversion von 10°, ist mit einer rauen Plasmapore-Oberfläche versehen und verbessert in Kombination mit dem komprimierten spongiösen Knochen die Primärstabilität der Prothese [1].

Die im Prothesenhals integrierte Antetorsion von 14° trägt zu einer anatomischen Gelenkrekonstruktion bei. Der zylindrisch geformte distale Schaftanteil gewährleistet eine verlässliche Implantatführung ohne kortikales Pressfit.

Die Sekundärstabilität soll durch das Einwachsen des Knochens in die mikroporöse Oberfläche des proximalen Teiles des Antega-Schaftes erreicht werden. Die ventrale Finne proximal erzeugt eine erhöhte Rotationsstabilität.

### Orthodoc-Planung

Die auf der Optical Disk gespeicherten Daten müssen nach der Computertomographie auf die Planungsstation übertragen und dort geladen werden. Erst nach erfolgreicher Überprüfung der Daten auf Einhaltung des Scan-Protokolls, Kontrolle der Bewegungen des Patienten sowie Vermessung der Pins ist auch die Bilddatenerhebung erfolgreich beendet.

Zu jedem Zeitpunkt der Planung kann die Größe der Prothese geändert werden, ohne dass dabei die derzeitige Position verändert wird.

Die Prothesenposition wird mehrfach zwischendurch in allen drei Ebenen überprüft. Dabei legten wir besonderen Wert auf die optimale ventrale Anpassung der Prothese im proximalen beschichteten Bereich des Femurschaftes.

### Implantation der Prothesen

Nachdem alle 20 Femura vorbereitet und am Orthodoc optimal geplant werden konnten, wurden sie entsprechend der Randomisierung in zwei Gruppen aufgeteilt. Somit wurde von jedem Paar ein Femur manuell und die Gegenseite roboterassistiert implantiert.

Die manuellen Implantationen der Antega-Prothesenschäfte wurden alle durch einen erfahrenen Facharzt für Orthopädie durchgeführt.

Die Präparation des Femurschafts erfolgt in vier Schritten, die vom Hersteller gefordert werden.

Durch das proximale Verankerungsprinzip sowie den exzellenten anterioren Kontakt wird eine hohe axiale Stabilität sowie Rotationsstabilität erreicht.

Für die Roboterimplantation wird das erzeugte Datenband in das ROBODOC-System eingelegt und der Roboter kalibriert. Dieser Schritt erfolgt vor jedem einzelnen Fräsvorgang. Dabei führt der Roboter einen Selbsttest durch und überprüft seine mechanische und elektronische Genauigkeit [2].

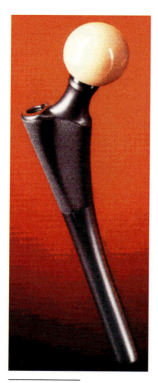

Abb. 15.1. Der Antega-Prothesenschaft [1]

---

[1] Aesculap, Tuttlingen, Deutschland

Wenn die Überprüfung fehlschlägt, muss der Kalibrierungsvorgang wiederholt werden, bevor mit dem Fräsvorgang begonnen werden kann. Bei erfolgreicher Kalibrierung ist der Roboter nun bereit, das Femur nach vorgegebener Planung zu fräsen.

Nach Beendigung des Fräsvorgangs kann die Prothese bis zum festen Sitz eingeschlagen werden. Dabei wird die Einschlagtiefe durch eine vorgefräste Kante vorgegeben.

## Auswertung und Statistik

Es wurden alle Femura beider Gruppen bezüglich der Beinlänge, des mediolateralen Offsets, des CCD-Winkels sowie des Antetorsionswinkels ausgewertet. Dabei wurden einerseits die Nativwerte der unbearbeiteten Femura mit den Planungsdaten verglichen und andererseits die Planungsdaten mit den postoperativen Daten. Somit konnte dann auch der Vergleich zwischen präoperativen und postoperativen Daten rechnerisch ermittelt werden.

Bei der statistischen Auswertung wurde der T-Test zur Bestimmung der Signifikanz verwandt.

## Ergebnisse

### Nativdaten versus Planungsdaten

Die Ergebnisse dieser Gruppe sind in Abbildung 15.2 dargestellt. Sie stellen den Unterschied zwischen den Werten des Nativknochens und der gewählten Prothesenpositionierung dar.

Es wurde bei der Planung primär versucht, die ursprüngliche Beinlänge zu erhalten. Dies war, um eine optimale Positionierung der Prothese erreichen zu können, nicht in allen Fällen möglich. Der Mittelwert der Beinlängendifferenz in der manuellen Gruppe betrug +1,1 mm, d. h. es wurde geplant, die Femura um durchschnittlich 1,1 mm zu verlängern. In der ROBODOC-Gruppe betrug die Beinlängendifferenz zwischen Nativknochen und Planung +1,7 mm. Der Unterschied zwischen manueller Gruppe und ROBODOC-Gruppe war nicht signifikant (p=0,45).

Das mediolaterale Offset verringerte sich in der manuellen Gruppe um durchschnittlich −7,4 mm, in der ROBODOC-Gruppe um −5,7 mm. Mit p=0,56 war die Differenz des Offsets zwischen manueller Gruppe und Robotergruppe nicht signifikant.

Der CCD-Winkel vergrößerte sich in beiden Gruppen von der Nativsituation zur Planung. Dabei waren es in der manuellen Gruppe durchschnittlich +17,3° und in der ROBODOC-Gruppe +17,1° d. h. es wurde in allen Fällen eine valgische Ausrichtung der Pro-

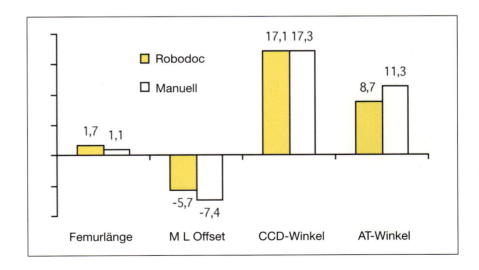

**Abb. 15.2.** Ergebnisse nativ vs. Planung

these geplant. Mit p=0,82 ist das Ergebnis nicht signifikant.

Auch die Antetorsion wurde bei allen Präparaten der manuellen und der ROBODOC-Gruppe vergrößert. Dies waren manuell +11,3° und mit dem ROBODOC-System +8,7°. Auch dieses Ergebnis ist mit p=0,18 nicht signifikant (Abb. 15.2).

### Planungsdaten versus postoperative Daten

Dieser Teil der Auswertung (Abb. 15.3) beschreibt die intraoperative Umsetzung der Planungsdaten zum postoperativen Ergebnis. Sie gibt Aufschluss darüber, wie gut die vorgenommene Planung intraoperativ umgesetzt werden konnte.

Die Differenz der Beinlänge in der manuellen Gruppe war in allen Fällen positiv (>0), d. h. es wurde immer verlängert. Der Mittelwert der Beinlängenverlängerung beträgt manuell +6,8 mm, mit dem ROBODOC-System +0,3 mm. Das Ergebnis ist mit p=0,0004 hoch signifikant.

Das mediolaterale Offset wurde mit dem ROBODOC-System um durchschnittlich 0,2 mm gegenüber der Planung verringert, das Offset der manuellen Gruppe wurde durchschnittlich um 0,6 mm erhöht. Mit p=0,55 ist das Ergebnis somit nicht signifikant.

Die Abweichung des postoperativen CCD-Winkels von der Planung beträgt im Durchschnitt in der manuellen Gruppe –0,6°, mit dem ROBODOC-System –0,1°. Ein signifikantes Ergebnis zwischen beiden Gruppen (p=0,23) liegt somit nicht vor.

Bei der Umsetzung des geplanten Antetorsionswinkels ist eine Tendenz für eine genauere Umsetzung des AT-Winkels in der ROBODOC-Gruppe erkennbar (p=0,42). Bei der Auswertung der manuellen Gruppe wird das Ergebnis von „Ausreißern" beeinflusst.

Manuell wurde die Antetorsion im Vergleich zur Planung um +4,5° erhöht, mit dem ROBODOC-System nur um +1,3°.

### Nativdaten versus postoperative Daten

Mit den o. g. Messwerten (Nativdaten versus Planungsdaten und Planungsdaten versus postoperative Daten) kann ein Vergleich zwischen Nativdaten und postoperativen Daten durchgeführt werden. Dieser Vergleich ist für die Vorhersagegenauigkeit des zu erwartenden Operationsergebnisses in der klinischen Praxis entscheidend. Die Ergebnisse sind in Abbildung 15.4 abgebildet.

In der manuellen Gruppe ist die Beinlänge postoperativ im Vergleich zu präoperativ um durchschnittlich +7,9 mm vergrößert worden, mit dem ROBODOC-System nur um +2,0 mm. Dieses Ergebnis ist mit p=0,001 hoch signifikant.

In 90% der Fälle ist das mediolaterale Offset durch die Implantation des Prothesenschafts verringert worden. Die durchschnittliche Verringerung des Offsets

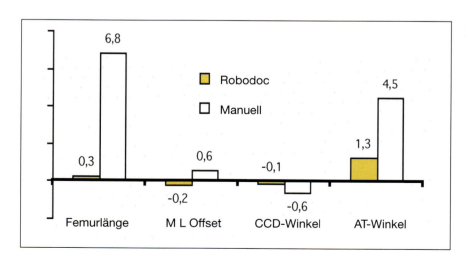

**Abb. 15.3.** Ergebnisse Planung vs. postoperativ

**Abb. 15.4.** Ergebnisse nativ vs. postoperativ

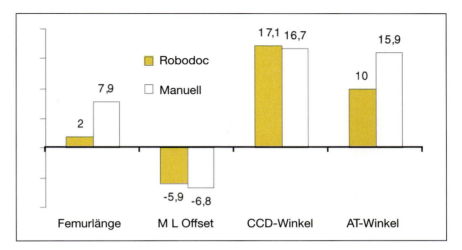

betrug in der manuellen Gruppe −6,8 mm, mit dem ROBODOC-System −5,9 mm. Das Ergebnis ist nicht signifikant (p=0,75).

Bei allen Präparaten wurde der CCD-Winkel postoperativ größer als präoperativ, d. h., die Prothesenschaftausrichtung war in beiden Gruppen valgisch. In der manuellen Gruppe vergrößerte sich der CCD-Winkel durchschnittlich um +16,7°, mit dem ROBODOC-System +17,1°. Auch dieser Unterschied ist nicht signifikant (p=0,68).

Die durchschnittliche Erhöhung der Antetorsion lag manuell bei +15,9° und mit dem ROBODOC-System bei +10°. Das Ergebnis ist nicht signifikant (p=0,27).

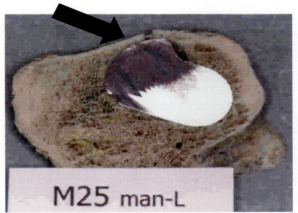

**Abb. 15.5.** Proximaler Querschnitt manuelle Gruppe

### Frakturrate

Während der manuellen Implantation der Prothesenschäfte konnten wir insgesamt zwei makroskopisch sichtbare Frakturen erkennen (Abb. 15.5). Diese traten jeweils beim Einschlagen des Prothesenschaftes auf. Bei der roboterassistierten Implantation hingegen wurde keine makroskopisch sichtbare Fraktur beobachtet.

### Diskussion

Seit nunmehr 40 Jahren stellt die Hüfttotalendoprothetik ein überaus erfolgreiches Operationsverfahren dar. Sie ist eine der häufigsten und für die Patienten dankbarsten Operationen in der Orthopädie geworden [3]. Dennoch gibt es eine Reihe von Problemen. Das Hauptproblem dabei ist die aseptische Lockerung. Sie bestimmt auf lange Sicht das Schicksal der Prothesen [4]. Ursache einer aseptischen Lockerung kann neben anderen eine primäre Instabilität, z.B. durch inadäquate Operationstechnik sein. Es muss also intraoperativ eine Primärstabilität erreicht werden, unter der die sekundäre, definitive biologische Stabilität entstehen kann. Dies spielt sich überwiegend auf zellulärer Ebene an der Implantatgrenze ab [4]. Von einem engen Kontakt verspricht man sich eine bessere mechanische Stabilisierung der Prothese, indem dadurch die Relativbewegungen vermindert oder ausgeschaltet werden können [4].

Andere Ursachen, die als Lockerungsgründe zu diskutieren sind, sind z.B. biomechanische Faktoren (Varusstellung) oder ein ungünstiges Design des Prothesenschaftes.

## Prothesendesign

### Dorsale Überfräsung

Da der Antega-Schaft eine anatomisch geformte Prothese mit einem proximal gekrümmten Anteil (Anteversion von 10°) ist, besteht bei der roboterassistierten Implantation die Notwendigkeit, in einem bestimmten Bereich eine Überfräsung durchzuführen. Nur dadurch kann der distale Anteil des Antega-Schaftes gefräst werden. Der Bereich der so genannten Überfräsung befindet sich im unteren Drittel der Plasmapore-Beschichtung. Die Größe der Fläche der Überfräsung ist abhängig von der Größe der gewählten Prothese. Bei den kleineren Größen reicht das Volumen der proximal gefrästen Kavität nicht aus, um mit einem geraden Cutter den distalen Raum zu erreichen.

Diese Überfräsung führt in dem strategisch wichtigen Anteil der proximalen Beschichtung zu einem nicht unbedeutenden Kontaktflächenverlust (Abb. 15.6). Somit wird ein Teil der möglicherweise größeren Kontaktfläche durch Verwendung eines Operationsroboters wieder geopfert.

### Überfräsung des Trochanter major

Ein weiteres Problem der roboterassistierten Implantation ist die teilweise massive Überfräsung am Tro-

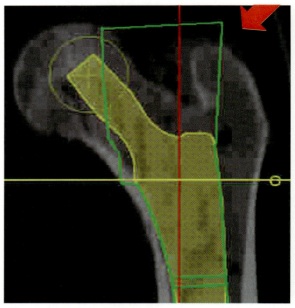

**Abb. 15.7.** Fräsweg Trochanter

chanter major (Abb. 15.7). Die Ausdünnung der Trochanterregion ist ebenfalls notwendig, um dem starren robotergeführten Fräser einen ausreichend großen Eintrittstrichter in das Femur zu ermöglichen. Auch bei der Verwendung von anatomischen Prothesendesigns kann aufgrund dieses Platzbedarfes der eigentlich geringere Knochenverlust in der Trochanterregion nicht zum Vorteil genutzt werden. Dies kann zu Verlusten im Ansatzbereich der Glutealmuskulatur und somit zur Glutealinsuffizienz sowie zu Trochanterabrissen führen.

Okoniewski [6] sah bei einem Patientengut von insgesamt 44 roboterassistiert implantierten Hüftschäften drei Trochanterabrisse, diese jedoch alle bei der Geradschaftprothese Osteoloc.

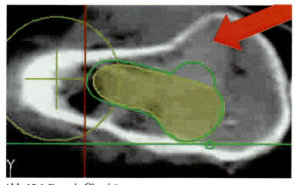

**Abb. 15.6.** Dorsale Überfräsung

## Beinlänge

Die Probleme, einen präoperativen Plan in ein postoperatives Ergebnis exakt umsetzen zu können, werden besonders durch die Planungsproblematik bei manueller Hüfttotalendoprothesenimplantation in einer großen Variation der postoperativen Beinlänge ersichtlich [2, 8].

In unserer Studie konnte die Planung roboterunterstützt sehr gut umgesetzt werden. Hier wurde zusätzlich zur bereits in der Planung verursachten Beinverlängerung von 1,7 mm lediglich noch um weitere +0,3 mm verlängert. Somit entstand insgesamt eine Beinverlängerung von +2,0 mm.

Mit der händischen Implantation wurden die Femura im Vergleich zur Planung um durchschnittlich +6,8 mm verlängert. Bei einer geplanten Verlängerung von +1,1 mm betrug die Beinlängendifferenz postoperativ somit insgesamt +7,9 mm.

Dieser Verlängerungseffekt stimmt auch mit den klinischen Erfahrungen überein. Auch hier werden bei der üblichen manuellen Implantation postoperativ bei einer großen Varianz der Beinlänge deutlich öfter Beinverlängerungen gesehen [3].

## Mediolaterales Offset

Auffällig ist, dass schon bei der Planung der Femura an der Orthodoc-Planungsstation in 19 von 20 Fällen das mediolaterale Offset verringert werden musste, um eine optimale Positionierung der Prothese im Femurschaft erreichen zu können. Im Durchschnitt waren dies in der Robotergruppe −5,7 mm und in der manuellen Gruppe −7,4 mm. Diese Planung konnte sowohl mit dem Roboter (−0,2 mm) als auch durch die manuelle Implantation (+0,6 mm) gut umgesetzt werden.

Insgesamt wurde postoperativ also ein geringeres Offset in beiden Gruppen erzielt (Roboter −5,9 mm, manuell −6,8 mm).

Dies ist allerdings zum Teil durch die Planungsvorgaben seitens des Prothesenschaftherstellers zu begründen. Ziel der Planung war es, ein gutes Alignement der Prothese zum Femurschaft zu erreichen. Dabei wurde teilweise auch eine geringere Anlage der Prothese medial am Adam-Bogen in Kauf genommen. Die Folge war eine valgische Implantation, was sich auch in den Ergebnissen des CCD-Winkels niederschlägt (s. CCD-Winkel).

Das mediolaterale Offset wird durch valgisch implantierte Endoprothesenschäfte verringert. Dies kann zu Muskeldysbalancen, überwiegend der Glutealmuskulatur und somit zu einer veränderten Biomechanik postoperativ führen [9].

Als zweite Begründung für eine durchgehende Verringerung des mediolateralen Offsets ist das Prothesendesign selbst zu sehen. Die Antega-Prothese weist im Vergleich zu anderen anatomisch geformten Hüftendoprothesenschäften schon primär ein geringes Offset auf.

## Antetorsionswinkel

Jerosch [5] wies 1998 auf die Wichtigkeit des postoperativen Antetorsionswinkels hin und bemerkte, dass auch bei fehlender Luxationstendenz (durch zu hohe Antetorsionswinkel) die postoperative Änderung der Antetorsion einen Einfluss auf die Gelenkbiomechanik hat. Dies wird besonders durch die kleinen Hüftrotatoren sowie durch die mehr horizontal verlaufenden Anteile der Glutealmuskulatur verursacht [5].

In unserer Studie wurden durch die Schaftimplantation in beiden Gruppen die Antetorsionswinkel vergrößert, in der manuellen Gruppe um durchschnittlich +15,9°, mit dem ROBODOC-System um +10,0°. Dabei ist jedoch zu berücksichtigen, dass aus planerischen Überlegungen und Anforderungen heraus in der präoperativen Planung bereits eine vermehrte Antetorsion in beiden Gruppen vorgesehen wurde. Manuell wurde der Antetorsionswinkel um +11,3° größer geplant, roboterunterstützt um +8,7°.

Bei der intraoperativen Umsetzung der Planung wurde dann in beiden Gruppen noch zusätzlich die Antetorsion gering erhöht (manuelle Gruppe um +4,5°, Robotergruppe um +1,3°), sodass postoperativ deutlich erhöhte Antetorsionswinkel entstanden. Der Unterschied zwischen beiden Gruppen ist jedoch nicht signifikant.

Ein Grund für die durchgehende Erhöhung des Winkels ist höchstwahrscheinlich das Prothesendesign. Zur ausreichenden Stabilisierung ist eine gute ventrale Anlage der Prothese notwendig. Dies kann im Bereich der ventralen Finne, die zur Rotationsstabilität beiträgt, auch ausreichend realisiert werden (Abb. 15.8). Um jedoch die gesamte Breite der Prothese ventral anlegen zu können, wäre dann eine Rotation der Prothese nach vorn – und somit eine Erhöhung des Antetorsionswinkels – nötig. Hier musste sowohl bei roboterassistierter als auch bei manueller Implantationstechnik ein Kompromiss zwischen ventraler Fixierung und erhöhter Antetorsion eingegangen werden.

Ferner ist es schwierig, bei einer vorgegebenen Anteversion von 10° und zusätzlicher Antetorsion von 14°

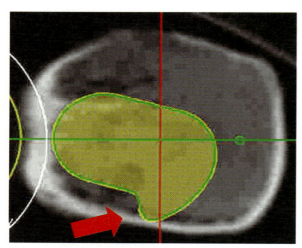

**Abb. 15.8.** Ventrales Anliegen der Finne

im Design der Antega, eine vermehrte Antetorsion zu vermeiden, wenn das Prinzip der ventralen Verankerung realisiert werden soll.

### CCD-Winkel

Bei der Auswertung der geplanten CCD-Winkel fällt auf, dass alle 20 Femura valgischer geplant wurden, d. h. dass der CCD-Winkel in allen Fällen erhöht wurde, bei den Roboter-Femura um 17,1°, bei den händischen um 17,3°.

Gründe hierfür liegen ähnlich wie beim mediolateralen Offset darin, dass aus planerischen Gründen weniger die mediale Anlage der Prothese berücksichtigt wurde als das gute Alignment. Nach den jetzigen klinischen Erfahrungen mit der Antega-Schaftprothese würden hier Änderungen zugunsten der medialen Anlage und somit mehr varischen Planung vorgenommen werden.

Der vorgegebene CCD-Winkel der Antega von 145° entspricht eher dem oberen Grenzwert, sodass auch darin ein Grund für die valgische Planung liegt.

Die Planung konnte in beiden Gruppen gut umgesetzt werden, d.h. dass die postoperative Abweichung vom Plan nur –0,1° in der Robotergruppe und –0,6° in der manuellen Gruppe betrug. Das führte zu einer Änderung des CCD-Winkels postoperativ im Vergleich zur nativen Situation von +17,1° roboterassistiert und 16,7° bei der manuellen Implantation.

Ein weiteres Problem einer zu valgischen Implantation ist die Überfräsung des Trochanter majors. Um hier einen geringeren Knochenverlust zu erzeugen, wäre eine mehr varische Implantation sinnvoll.

In der Literatur werden bei dem üblichen händischen Femurschaftprotheseneinbau in bis zu 20% der Fälle postoperative Varusfehlstellungen und nur in 1 bis 2% Valgusfehlstellungen beschrieben [10].

### Passgenauigkeit

Schon 1992 hob Paul [7] als wichtigstes Ergebnis seiner Studie hervor, dass der größte Vorteil eines Robotersystems gegenüber der üblichen händischen Implantation die direkte Verbindung zwischen der präoperativen Planung und der chirurgischen Ausführung ist.

Börner [2] geht davon aus, dass aufgrund eines wesentlich verbesserten Knochenkontaktes, bedingt durch die hohe Präzision beim Fräsvorgang und der dadurch erreichbaren hohen Primärstabilität, ein besseres Anwachsverhalten durch den Knochen gegeben sein wird. Nur so können Mikrobewegungen verhindert und Rotationsinstabilitäten vermieden werden, die wiederum zu Knochenresorption und der Entstehung von fibrösen Membranen führen [2].

Obwohl Knochen ein relativ anpassungsfähiges Gewebe ist, das gewisse Ungenauigkeiten des Chirurgen verzeihen kann, erscheint es dennoch logisch, dass eine größere Genauigkeit bei der Präparation der Femurschaftkavität auch bessere mittel- und langfristige Ergebnisse erwarten lassen kann.

Neben den Diskussionen um eine große Genauigkeit bei der Femurschaftpräparation durch Robotersysteme bleibt die Pfannenpositionierung und Fixierung als weiteres Hauptproblem bei der Endoprothetik des Hüftgelenkes bestehen.

### Literatur

1. Aesculap Antega Hip System 1998
2. Boerner M, Bauer A, Lahmer A (1997) Computerunterstützter Robotereinsatz in der Hüftendoprothetik. Unfallchirurg 100: 640-645

3. Debrunner AM (1994) Das Hüftgelenk. Orthopädie Orthopädische Chirurgie – Die Störungen des Bewegungsapparates in Klinik und Praxis
4. Debrunner AM (1994) Degenerative Krankheiten (Arthrosen). Orthopädie, Orthopädische Chirurgie – Die Störungen des Bewegungsapparates in Klinik und Praxis
5. Jerosch J, v Hasselbach C, Filler T, Peuker E, Rahgozar M, Lahmer A (1998) Qualitätssteigerung in der präoperativen Planung und intraoperativen Umsetzung durch die Verwendung von computerassistierten Systemen und Operationsrobotern – eine experimentelle Untersuchung. Chirurg 69: 973-976
6. Okoniewski M, Birke A, Schietsch U, Thoma M, Hein W (2000) Frühergebnisse einer prospektiven Studie bei Patienten mit computerunterstützter Femurschaftpräparation bei Hüft-TEP-Implantationen (System Robodoc) – Indikationen, Ergebnisse, Komplikationen. Z Orthop 138: 510-514
7. Paul HA, Bargar WL, Mittlestadt B, Musits B, Taylor RH, Kazanzides P, Zuhars J, Williamson B, Hanson W (1992) Development of a surgical robot for cementless total hip arthroplasty. Clin Orthop 285: 57-66
8. Reichelt A, Botterer H (1993) PM-Prothesen. Z Orthop 131: 532-538
9. Schidlo C, Becker C, Jansson V, Refior J (1999) Änderung des CCD-Winkels sowie des femoralen Antetorsionswinkels durch Hüftprothesenimplantation. Z Orthop 137: 259-264
10. Wixson R, Stulberg LSD, Mehlhoff M (1991) Total hip replacement with cemented uncemented and hybrid prostheses. J Bone Joint Surgery Am 73

# 16 Klinische Erfahrungen mit dem *ROBODOC-System* in der Hüftendoprothetik

M. Börner, U. Wiesel, W. Ditzen

## Einleitung

Wichtigste Voraussetzung für die dauerhafte Fixation eines Implantats ist die primäre Stabilität. Ziel jeder zementfreien Implantation einer Endoprothese ist die Osseointegration. Darunter wird ein direkter Knochen-Implantat-Kontakt, d. h. eine Fixation des Implantats im Knochen ohne Zwischenschaltung von Bindegewebe verstanden. Neben dem Design des Implantats sowie der Beschaffenheit der Implantatoberfläche und der Materialeigenschaften des Implantats spielt die Operationstechnik für eine dauerhafte Fixation eine entscheidende Rolle. Eine konische Verankerung von Femurprothesen gewährleistet bei zementfreien Implantationen eine hohe Primärstabilität. Die Art der Verankerung des Prothesenschafts in der Femurmarkhöhle und die daraus resultierende Lastübertragung von Implantat auf den Knochen hat somit einen entscheidenden Einfluss auf die Haltbarkeit der Prothese. Um eine möglichst optimale primäre Fixation des Implantats zu erzielen, wird seit Sommer 1994 an der Berufsgenossenschaftlichen Unfallklinik Frankfurt am Main zur Implantation einer Schaftprothese ein computerunterstützter Robotereinsatz verwendet. Anhand einer präoperativen Planung am dreidimensionalen Graphikcomputer werden diese Daten dem Roboter übertragen, der dann während der Operation das Ausfräsen der Femurmarkhöhle für einen Form-Fit-Sitz gewährleistet. Bisher wurden mit dieser Methode über 5000 Patienten operativ versorgt. Die guten postoperativen Verlaufskontrollen haben dazu geführt, dass an der Berufsgenossenschaftlichen Unfallklinik Frankfurt am Main jetzt drei Roboter für die Implantation zur Verfügung stehen.

In der Literatur werden bei der postoperativen Röntgenkontrolle zementfreier Hüftendoprothesen häufig varische und valgische Fehlstellung angegeben. Eine Abweichung der Prothesenachse von der proximalen Femurachse und somit von der korrekten Implantationsrichtung führt notgedrungen zur falschen Krafteinleitung in das Femur und letztendlich zur aseptischen Lockerung.

Varische und valgische Verkippungen sind im a.p.-Röntgenbild leicht erkennbar. Einen wichtigen biomechanischen Faktor zur optimalen Krafteinleitung stellt neben einer genauen Ausrichtung der Prothese in der a.p.-Projektion auch eine genaue Ausrichtung in der seitlichen Femurachse dar. Dieser findet jedoch in der Literatur meist keine Berücksichtigung. Dies ist sicherlich auch dadurch bedingt, dass die seitliche Ebene in der klinischen Röntgenroutine nur ungenau dargestellt werden kann.

Eine korrekte Positionierung ist für die Standdauer der Prothese von eminenter Wichtigkeit, da sie Einfluss auf die Mikrobewegungen zwischen Implantatlager und Prothese nimmt und somit die Primärstabilität, die für das Einwachsen von entscheidender Bedeutung ist, beeinflusst.

Bei dem Prothesen- und Raspeldesign gibt es verschiedene Ansätze, die Primärstabilität zu erhöhen. So weisen z. B. Prothesen mit scharfen Kanten eine relative hohe Primärstabilität auf (einschließlich Rotationsstabilität). Meist wird versucht, mit Raspeln eine Verdichtung der Spongiosa zur Erhöhung der Primärstabilität zu erreichen. Unseres Erachtens wird jedoch hierbei nicht beachtet, dass eine solche verdichtete Spongiosa ein verzögertes Anwachsverhalten zeigt. Ein anderes Prinzip, hohe Primärstabilität zu erreichen, stellt ein enger Kontakt zur nichtkomprimierbaren Kortikalis dar.

Die Orientierung des Schafts in der Sagittalebene, die sog. Antetorsion (Schenkelhalsantetorsion im Vergleich zur distalen hinteren Kondylenachse), stellt einen zur Erreichung von normalen Gangverhältnissen wichtigen Faktor dar. Die Antetorsion findet bei der konventionellen Implantation von Hüftendoprothesen keine Beachtung.

Meist werden zur präoperativen Planung von den Prothesenherstellern Folien bereitgestellt. Die Verwendung von Planungsfolien ist in der klinischen Praxis nicht ohne Probleme. Die verwendeten Vergrößerungsmaßstäbe setzen eine standardisierte Röntgenaufnahmetechnik voraus. Meist werden auch bei sorgfältiger Einstelltechnik keine exakten a.p.- und seitlichen Ebenen abgebildet. Die Planung mit Folien gibt somit nur eingeschränkt Hinweise über die Größe der Schaftprothese sowie über die Höhe der Osteotomie zur Resektion des Schenkelhalses. Die Planungsgenauigkeit äußert sich u. a. in einer großen Variation der postoperativen Beinlänge.

Im klinischen Alltag erkennt man ein große Diskrepanz zwischen präoperativer Planung und operativer Umsetzung. Sehr oft muss dabei festgestellt werden, dass die mit Hilfe der Planungsfolie ausgewählte Prothesengröße nicht zu implantieren ist. Aus diesem Grund wird häufig auf die Verwendung von Planungsfolien verzichtet. Da zementfreie Prothesen meist nach dem Verklemmungsprinzip arbeiten, bedeutet eine zu kleine Prothese eine unzureichende Primärstabilität, was sich in einem Nachsinken der Prothese äußert. Übersteigt es 4 mm im 1. Jahr, dann ist dies als Lockerungszeichen zu werten und wird damit als Zeichen der „nichtoptimalen Implantation" und damit einer geringen Primärstabilität gewertet.

## Computerunterstützter Robotereinsatz

Zur Erzielung eines größtmöglichen Knochen-Prothesen-Kontakts und zur Vermeidung der vorgenannten Implantationsprobleme wurde von der Fa. ISS (Integrated Surgical Systems) in Sacramento ein neues Planungs- und Operationssystem entwickelt.

Ziel des Systems ist es, eine exakte präoperative Planung zu ermöglichen und dies intraoperativ mit hoher Genauigkeit umzusetzen. Das System besteht aus zwei Komponenten:
– Orthodoc (Planungseinheit),
– ROBODOC-System (computergesteuerter Fräsroboter).

Unter Verwendung von CT-Schnitten werden das proximale Femur und die Kondylenregion vermessen. Die CT-Schnitte liefern Informationen über die Verteilung der Knochendichte. Das Planungssystem, der sog. Orthodoc, ist analog eines CAD-Systems, wie es in der Industrie zur Planung von dreidimensionalen (3D-) Körpern eingesetzt wird, aufgebaut.

## Präoperative Planung

### Pinimplantation (1994-1998)

Um die roboterunterstützte Operation zu ermöglichen, war es zum damaligen Zeitpunkt noch notwendig, in einer ersten Operation sog. Pins zu implantieren. Die Pins müssen, um eine möglichst exakte Vermessung des Femurs zu ermöglichen, möglichst weit auseinander liegen. Als Implantationslager verwenden wir Trochanter major sowie medialen und lateralen Femurkondylus.

Die Implantation im Bereich des Trochanter major erfolgt nach Stichinzision unter Verwendung eines kanülierten Pins über einen Kirschner (K)-Draht. Die beiden distalen Pins werden nach entsprechender Hautinzision in die Kondylen eingebracht, hierbei muss die Verschiebung der Weichteile bei der Lagerung des Patienten intraoperativ berücksichtigt werden. Anschließend wird der Patient zur CT-Untersuchung gebracht.

### Pinless-Verfahren[1]

Das Pinless-Verfahren stellt einen großen Fortschritt dar. Das frühere Setzen der Pins als Landmarken in gesonderter Operation ist nicht mehr erforderlich. Es findet somit nur noch die eigentliche Hüftoperation statt. Beim Pinless-Verfahren erfolgt das Ausfräsen der Femurmarkhöhle vor dem Einbringen der Hüftpfanne. Mit einem speziellen Fühler (Digitizer) werden drei Orientierungspunkte am distalen Femur sowie 14 Punkte um den Schenkelhals herum abgetastet (Oberflächenmatching). Daraus wird dann ein 3D-Oberflächenmodel erstellt, dass mit dem präoperativ angefertigten 3D-Modell (CT) verglichen wird. Besteht

---

[1] Seit 1998 nur beim ROBODOC-System; nicht beim CASPAR-System.

exakte Übereinstimmung (bis fünf Stellen hinter dem Komma), beginnt der Fräsvorgang wie beschrieben. Der Fräsvorgang wird dabei ebenfalls auf einem Kontrollmonitor dargestellt und kann vom Operateur jederzeit unterbrochen werden.

### CT-Untersuchung

Der Patient wird auf dem CT-Tisch gelagert, die Beine werden zusätzlich mit Klettbändern gegen unwillkürliche Bewegungen gesichert. Ein am Oberschenkel angelegter Aluminiumstab dient dazu, mögliche Bewegungen des Oberschenkels zu dokumentieren.

Die CT-Schnitte beginnen an der Oberseite des Femurkopfes mit 3 mm Tischvorschub bis hin zum Trochanter minor. Eine Ausnahme bildet nur der Pinbereich mit einer höheren (2 mm Tischvorschub) Auflösung. Im proximalen Abschnitt wird ein geringer Tischvorschub gewählt, um eine genaue Darstellung der knöchernen sowie kortikospongiösen Strukturen zu erreichen. Unterhalb des Trochanter minor kommt es nur noch zu langsamen Veränderungen der Knochenformen und Knochendichten, sodass hier ein größerer Tischvorschub (6 mm) ausreichend ist. Die Schnitte werden so gelegt, dass die gesamte Prothese im Scanbereich liegt. Im Kondylenbereich werden nochmals Schnitte mit 2 mm Tischvorschub gefahren, um auch die distalen Pins zu vermessen.

Nach Beendigung der CT-Untersuchung werden die Bilddaten auf einen Datenträger übermittelt und anschließend im Orthodoc, dem eigentlichen Planungscomputer, eingelesen.

### Planung mit Orthodoc

Beim *Einlesen der CT-Daten* werden diese auf Schreib- und Lesefehler überprüft. Anschließend wird überprüft, ob der Patient sich während der Untersuchung bewegt hat. Hierzu wird der bei der CT-Untersuchung aufgelegte Aluminiumstab vermessen. Wird ein Bewegungsausmaß, das zu einer ungenauen Planung führen würde, erreicht, so muss die CT-Untersuchung wiederholt werden. Anschließend erfolgt die automatische Vermessung der Titanpins. Hierbei werden der Mittelpunkt der Pins und deren Abstand zueinander bestimmt. Abschließend folgt das Errechnen eines Drahtgittermodells, mit dessen Hilfe dreidimensionale Rekonstruktionen des Femurs möglich sind.

### Auswahl und Planung der Prothese

Nach Beendigung des Importprogramms wird das Planungsprogramm geladen. Aus den 2D-CT-Daten wird eine 3D-Bildmatrix berechnet. Die Informationen zur 3. Dimension bezieht Orthodoc aus den während der CT- Untersuchung aufgezeichneten millimetergenauen Tischpositionen.

Die errechnete Bildmatrix wird auf einen hochauflösenden Graphikmonitor in vier Fenstern dargestellt. Zur Planung stellt Orthodoc verschiedene 3D-Darstellungen zur Verfügung.

Die drei Fenster stellen aufeinander senkrecht stehende Schnittebenen dar, sodass zur gleichen Zeit eine Darstellung der a.p.-, der seitlichen und der axialen Ebene erfolgt ist (die Darstellung entspricht der in der Ingenieurtechnik üblichen Darstellung im sog. CAD-Programm), im 4. Fenster ist eine 3D-Rekonstruktion eingeblendet.

Von den drei Planungsfenstern kann jedes als aktives Fenster definiert werden, erkenntlich an einem roten Rahmen. Die Bildmatrix wird beliebig rotiert, längs- oder querverschoben. Die Genauigkeit bei der Erstellung eines Bildausschnitts beträgt bei der Rotation im Raum 0,1°, bei der Verschiebung im Raum 0,1 mm.

Eine Veränderung der Schnittebene in einem Fenster führt zu der entsprechend veränderten Darstellung in den beiden anderen Fenstern. Bilddetails können somit in sämtlichen Fenstern dargestellt werden. Ebenfalls ist eine Vergrößerung dieser Details bis zur Auflösungsgrenze des verwendeten CT-Scanners möglich.

Aus einem sog. Prothesenkatalog können die unterschiedlichen Prothesentypen und -arten ausgewählt werden. Prinzipiell kann zur Implantation mit dem ROBODOC-System jede Prothese verwendet werden. Besonders geeignet erscheinen Prothesen, die einen guten anatomischen Sitz im proximalen Femur aufweisen. Bei der Planung ist auf eine möglichst langstreckige Zentrierung der proximalen Femurachse zu achten.

Geradschaftprothesen erscheinen für eine roboterunterstützte Operation besonders geeignet, da sie meist bereits für die Implantation mit rotierendem Instrumentarium hergestellt wurden und die Umsetzung eines entsprechenden Fräsprogramms besonders einfach ist.

Durch ebenfalls 2D-Verschiebung in den anderen Fenstern kann die Prothese im Raum platziert werden.

Eine Rotation im Raum kann auch in allen Richtungen erfolgen. Die erreichbare Planungsgenauigkeit beträgt 0,1 mm bei der axialen Verschiebung und 0,1° bei der Rotation.

Um eine bessere Darstellung des Femurs für Planungszwecke zu erreichen, werden weichteildichte Strukturen ausgeblendet und die Knochendichte mit unterschiedlichen Farben dargestellt. Innerhalb der Farben besteht nochmals eine Abstufung (rot und grün). Zur Verbesserung der Planungsgenauigkeit kann die Prothese transparent sowie die Grenzen der Prothese als Linien dargestellt werden.

Bei der Position der Prothese im Femur wird versucht, die Planung so durchzuführen, dass möglichst wenig Kortikalis weggefräst wird und die Prothese sich der Kortikalis anlegt. Bei der Planung soll darauf geachtet werden, dass die Drehmittelpunkte von altem Femurkopf und Prothesenkopf übereinstimmen bzw. zum Beinlängenausgleich entsprechend nach proximal oder distal verschoben werden. Einen besonderen Vorteil sehen wir in der Möglichkeit, pathologische Antetorsionen unter Ausmessung der Gegenseite zu korrigieren.

Nach der Planung werden die CT-Daten und die Prothesenfräsdaten auf ein Datenband übertragen, zur Operation in den Roboter geladen und damit der Fräsvorgang gesteuert.

Im Rahmen des rechnerunterstützen Operierens wurde mit der Technik eine Kurzschaftprothese entwickelt. Die Kurzschaftprothese hat sowohl anhand der finiten Elementeanalyse als auch der biomechanischen Untersuchungen im Labor von Professor Nobel, Houston, bessere Stabilitätswerte ergeben als die vergleichbaren Geradschaftprothesen.

**Operativer Einsatz des ROBODOC-Systems**

Vor der Operation führt der Roboter zunächst einen Selbsttest durch, bei dem die mechanische und elektronische Genauigkeit überprüft wird. Nach Beendigung dieses Tests folgt das sterile Beziehen des Roboters und das Anbringen der Fräswerkzeuge. Die Operation läuft in bekannter Weise ab: Lagerung des Patienten in Rückenlage, Hautinzision und typisches Vorgehen. Die Pfanne wird auf konventionelle Weise implantiert. Die Messungen bei der Planung mit ORTHODOC haben Hinweise für die Pfannengröße ergeben. Nach Pfannenimplantation wird das Bein in die sog. Ballettstellung gebracht. Anstelle eines Assistenten erfolgt das Halten des Beins durch einen speziellen Beinhalter, um die Bewegung des Beins während des Fräsvorgangs zu minimieren. Anschließend wird der Roboter an den Operationstisch herangefahren und mit dem Femur des Patienten über einen proximalen femoralen Beinhalter fixiert. Bei primärer Pinimplantation werden diese vom Roboter vermessen. Mittels Abmessen der Pins durch den Roboter wird die Lage des Oberschenkelknochens auf dem Operationstisch und damit die Fräsachse ermittelt.

Der Fräsvorgang kann auf einem Kontrollmonitor verfolgt werden. Das Fräsen untergliedert sich in ein Fein- und Grobfräsen. Die Dauer des Fräsvorgangs beträgt im Durchschnitt 12-18 min und ist in hohem Maße von Form und Größe der Prothese abhängig.

Nach Beendigung des Fräsvorgangs wird der Roboter entfernt, die tibiale Fixierung gelöst und die am Orthodoc ermittelte Schaftprothese „Form-Fit" implantiert. Danach erfolgen das Aufsetzen des Prothesenkopfes mit der ermittelten Halslänge, Reposition und schichtweiser Wundverschluss.

Beim Pinless-Verfahren werden die Punkte distal und proximal registriert (s. Pinless-Verfahren).

## Ergebnisse

An der Berufsgenossenschaftlichen Unfallklinik Frankfurt am Main wurde seit Mitte 1994 bei über 5000 Patienten die Implantation des Prothesenschaftes mittels computerunterstütztem Robotereinsatz vorgenommen. In allen Fällen konnte die am Orthodoc geplante Schaftprothesengröße implantiert werden. In keinem Fall kam es intraoperativ zu einer Fraktur bzw. Fissur des Oberschenkelknochens. In allen Fällen konnte ein optimaler primärer „Form-Fit" erreicht werden. Bei den ersten 30 Patienten wurde noch auf eine Entlastung bzw. Teilbelastung für die ersten sechs Wochen Wert gelegt. Beschwerdefreiheit und vor allen Dingen die postoperativen Röntgenaufnahmen haben uns dazu veranlasst, die Patienten postoperativ sofort voll belasten zu lassen.

Bei 20% der Patienten haben wir beidseits eine roboterunterstützte Implantation einer Hüftprothese durchgeführt. Bei diesen Patienten konnten mit Hilfe des CT die bereits implantierten Prothesen vermessen werden. Der Vergleich der Messdaten zeigte keine Abweichung von Planungsdaten bei geringer Artefaktbildung in der CT-Darstellung bei den von uns verwendeten Titanprothesen. Als Knochenfixpunkte dienten bei der Vermessung Trochanter major, Trochanter minor und die Femurkondylen. Wir waren somit in der Lage, die Planungsdaten mit den früher ermittelten Daten genau zu vergleichen. Ausgewertet werden konnten die Anteversion, evtl. Sinterung der Prothese, Achsabweichung der seitlichen Ebene, Lage der proximalen Prothese bzw. der Prothesenspitze.

In allen Fällen konnte die präoperativ geplante Prothesengröße implantiert werden. In keinem Fall trat eine Fraktur oder Fissur beim Einbringen der Prothese in die Femurmarkhöhle auf. Den Patienten wurde sofortige Vollbelastung erlaubt. Die Positionierung des Prothesenschafts entsprach radiologisch der präoperativen Planung. Durchschnittlich ergab sich eine Kontaktfläche von 96% von Prothese zum Knochen.

Die größte Indikationsgruppe unseres Patientengutes sind mit 67,5% die primären Koxarthrosen, gefolgt von den Dysplasiekoxarthrosen mit 15,5%. Die Operationszeit konnte von anfänglich 210 min auf 90-100 min in Abhängigkeit von der vorhandenen Rekonstruktion gesenkt werden. Im Vergleich zum konventionellen Verfahren wird die Operationsdauer durch den 12-bis 15-minütigen Fräsvorgang verlängert. An kürzeren Fräszeiten wird gearbeitet.

Die regelmäßig durchgeführten Nachuntersuchungen im Abstand von 3, 6, 12 und 24 Monaten haben gezeigt, dass trotz sofortiger Vollbelastung kein Einsinken der Prothese im Femurschaft nachzuweisen war. Seit Einführung des Pinless-Verfahrens, mit dem inzwischen mehr als 3000 Patienten operiert wurden, fällt der postoperative Knieschmerz, der durch das Einbringen der distalen Pins verursacht wurde, weg.

Eine Auswertung von 4000 implantierten Hüfttotalendoprothesen mit dem ROBODOC-System ergab:
– Infektionsrate 0,84%,
– Nervenläsionen 1,9%
– muskuläre Störungen 1,7%,
– Frakturen/Fissuren 0,0%,
– Thromboserate 1,6%.

Eine Auswertung im Jahre 2001 über die 1994/1995 implantierten Hüfttotalendoprothesen (443 Patienten 94,5%) ergab nur bei einem Patienten, 2 1/2 Jahre nach der Primärimplantation wegen eines Spätinfekts einen Prothesenwechsel; eine Lockerung konnte bei all den anderen Patienten in den zurückliegenden Jahren nicht nachgewiesen werden (Tabelle 16.1).

Tabelle 16.1. ROBODOC-Operationen November 1994 bis Dezember 1995 (n=433). Nachuntersuchung 2001

| Operation | % | n |
| --- | --- | --- |
| Periprothetische Fraktur | 0,0 | 0 |
| Intraoperative Fraktur/Fissur | 0,0 | 0 |
| Gefäßschaden | 0,0 | 0 |
| Aseptische Lockerung | 0,0 | 0 |
| Infektionen | 0,2 | 1 |
| Postoperative Blutung | 0,2 | 1 |
| Sinterung 1-3 mm | 0,4 | 2 |
| Thrombose | 1,8 | 8 |
| Dislokation | 2,3 | 10 |
| Muskuläre Insuffizienz | 2,8 | 12 |
| Nervenläsionen | 3,2 | 14 |

Bei den 433 Patienten wurde eine Geradschaftprothese implantiert und präoperativ drei Pins eingebracht. Mit der Einführung anderer Prothesenmodelle sowie dem Pinless-Verfahren konnten die muskulären Insuffizienzen und Nervenläsionen auf das vergleichbare Maß der konventionellen Methode reduziert werden.

## Schlussfolgerungen

Die roboterassistierte totalendoprothetische Versorgung des Hüftgelenks mit dem ROBODOC-System kann ohne unvorhergesehene Risiken für den Patienten durchgeführt werden. Die Verwendung von Orthodoc in der präoperativen Planung ist eine Revolution. Der Roboter garantiert die präzise Umsetzung des präoperativen Plans bei der Operation. Femurfrakturen, die eine relativ häufige Komplikation in der zementfreien Hüftendoprothetik darstellen, können vermieden werden. Die Operationszeiten sind länger, bleiben aber in einem akzeptablen Bereich. Es hat sich gezeigt, dass das ROBODOC-System eine verlässliche und sichere Technologie ist, die von einem dafür ausgebildeten Chirurgen ohne Anwesenheit eines Ingenieurs Verwendung finden kann. Der relativ kurze Nachuntersuchungszeitraum (viereinhalb Jahre) und Ergebnisse der Hundestudie geben Anlass zur Hoffnung, dass die Langzeitergebnisse gut sein werden. Die Einführung des Pinless-Systems Mitte 1998 war ein entscheidender Schritt, da es eine zusätzliche Operation, Mehrkosten und Zeit spart.

Seit Ende 2001 befindet sich das Robonav-System in der Testphase. Hierbei wurde der Roboter mit einem

Navigationssystem kombiniert und es ist dadurch möglich, als Synergie der beiden Systeme deren Vorteile zu kombinieren und die jeweiligen Nachteile auszuschalten.

Ebenfalls steht eine in den letzten zwei Jahren speziell für den Roboter entwickelte Prothese kurz vor dem Einsatz – die Life Quality Hip. Die klinische Verwendung soll im Jahr 2002 beginnen. Damit wird eine deutlich verminderte Operationszeit erreicht, bei exaktem Sitz des Implantats, größtmöglicher Weichteil- und Knochenschonung sowie höchstmöglicher Stabilität des Implantates.

Bis Ende Januar 2002 wurden in der Berufsgenossenschaftlichen Unfallklinik Frankfurt am Main über 5000 Patienten erfolgreich mit dem ROBODOC-System operiert.

Dies alles zeigt die große Bedeutung der Robotic für die Zukunft (Abb. 16.1).

Die Vorteile der computerunterstützten ROBODOC-Chirurgie an der Berufgenossenschaftlichen Unfallklinik Frankfurt am Main im Überblick:
– Optimale präoperative Planung und Umsetzung durch den Roboter mit einer Fräsgenauigkeit von 0,1 mm in allen Ebenen und 0,1° in der Rotation, d. h. absolut achsengerechte, millimetergenaue Position des Prothesenschaftes im Knochen;
– wesentlich größerer Kontakt zwischen Prothese und Knochen (von Hand geraspelt: Knochenkontakt max. 35%; robotergefräst Knochenkontakt 95-98%);
– Pinless-Verfahren: Orientierung des Roboters während des eigentlichen Eingriffs und somit kein zusätzlicher Eingriff erforderlich;
– hohe Primärstabilität der Prothese mit sofortiger Vollbelastung;
– erfolgreiches und langlebiges Anwachsen an die Prothese;
– keine Frakturen oder Knochenfissuren beim Einbringen der Prothese;
– modulares Prothesensystem garantiert über die Kombination von Einzelteilen (einige tausend Kombinationsmöglichkeiten) für jeden Patienten eine individuelle Anpassung an den Knochen und für jede Situation das optimale Implantat;
– keine erhöhte Rate an Infektionen, muskulären Störungen bzw. Nerven- oder Gefäßlasionen gegenüber herkömmlichen Operationsmethoden;
– Wechseloperationen höchstgradig knochen- und gewebeschonend;
– operativer Zugangsweg nicht vergrößert;
– Operationszeit gegenüber der konventionellen Technik ca. 20 min verlängert.

Nach 5000 Patienten in der Hüft- und Knieendoprothetik mit dem rechnerunterstützten Robotereinsatz (ROBODOC-System) und ständiger Verbesserung der operativen Technik kann heute gesagt werden:

Es gibt keine roboterspezifischen Komplikationen.

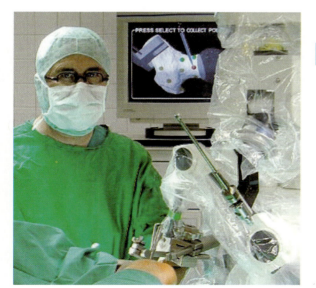

Abb. 16.1. Intraoperative Ausstattung des ROBODOC-Arbeitsplatzes

## Literatur

1. Bargar W, Bauer A, Boerner M (1998) primary and revision total hip replacement using the ROBODOC system. Clin Orthop 354: 82-91
2. Bargar WL, Bauer A, DiGioia A, Turner R, Taylor JK, McCarthy J, Mear D (1999) ROBODOC clinical trial status. Center for Orthopaedic Research
3. Bauer A, Boerner M, Lahmer A (1997) Tierstudie: Roboterassistierte vs. handgeraspelte Endoprothese. Langenbecks Arch Chir I (Forumband 1997): 465-469
4. Börner M, Wiesel U (1999) Einsatz computerunterstützter Verfahren in der Unfallchirurgie. Trauma Berufskrank 1: 85-90
5. Börner M, Bauer A, Lahmer A (1997) Computerunterstützter Robotereinsatz in der Hüftendoprothetik. Unfallchirurg 100: 640-645
6. Börner M, Bauer A, Lahmer A, (1997) Rechnerunterstützter Robotereinsatz in der Hüftendoprothetik. Orthopäde 26: 251-257
7. Boerner M, Wiesel U, Lahmer A (2000) European experience with an operative robot for revision total hip. Proc Hip Society Meeting, Orlando, FL, March 18th, p 44

8. Cain P, Kazanzides P, Zuhars J, Mittelstadt B, Paul H (1993) Safety considerations in a surgical Robot. ISA-Paper 93-035: 291-294
9. DiGioia AM (1998) What is computer assisted and image guided orthopaedic surgery? Clin Orthop 354: 2-4
10. DiGioia AM, Colgan BD (1997) Robotics, image guidance, and computer assisted orthopaedic surgery. Proc Second Annual North American Program on Computer Assisted Orthopaedic Surgery (CAOS/USA), pp 35-49
11. Jerosch J, v. Hasselbach C, Filler T, Peuker E, Rahgozar M, Lahmer A (1998) Qualitätssteigerung in der präoperativen Planung und intraoperativen Umsetzung durch die Verwendung von computerassistierten Systemen und Operationsrobotern – eine experimentelle Untersuchung. Chirurg 69: 973-976
12. Kazanzides P, Mittelstadt B, Musits B, Bargar WL, Zuhars J, Williamson B, Cain PW, Carbone EJ (1995) An integrated system for cementless hip replacement: robotics and medical imaging technology enhance precision surgery. IEEE Engineering in Medicine and Biology, pp 307-313
13. Lahmer A, Boerner M, Bauer A (1997) Experiences with an image directed workstation (ORTHODOC) for cementless hip peplacement. Proc 11th International Symposium and Exhibition on Computer Assisted Radiology and Surgery (CAR' 97), pp 939-943
14. Lahmer A, Bauer A, Hollmann G, Börner M, (1998) Is there a difference between the planning and the real position of the shaft 300 days after a robot assisted total hip replacement? Proc 12th International Symposium and Exhibition on Computer Assisted Radiology and Surgery (CAR ' 98), pp 694-698
15. Mittelstadt BD, Kazanzides P, Zuhars J, Williamson B, Cain P, Smith F, Bargar W (1994) The evolution of a surgical robot from prototype to human clinical use. Proc First International Symposium on Medical Robotics and Computer Assisted Surgery 1: 36-41
16. Mittelstadt B, Paul H, Kazanzides P et al. (1993) Development of a surgical robot for cementless total hip replacement. Robotica 11: 553-560
17. von Loewenich C, Wiesel U, Stuhler T, Müller A (2001) Perioperative Komplikationen bei Primärimplantationen von Hüftendoprothesen- Vergleich von manuellen mit ROBODOC-assistierten Implantationen. Deutscher Orthopädenkongress Berlin 2001
18. Wiesel U, Lahmer A, Boerner M, Skibbe H (1999) ROBODOC at Berufsgenossenschaftliche Unfallklinik Frankfurt (BGU) – Experiences with the Pinless System. CAS (4) 6: 342
19. Wiesel U, Lahmer A, Börner M, Skibbe H (1999) Robodoc at Berufsgenossenschaftliche Unfallklinik Frankfurt (BGU) – Experiences with the Pinless System. CAOS/USA '99. Third Annual Program on Computer Assisted Orthopaedic Surgery, Pittsburgh, PA, pp 113-117
20. Wiesel U, Lahmer A, Tenbusch M, Boerner M (2000) Comparison of hand-broached vs. robot-assisted total hip replacement. Proc CAOS/USA Pittsburgh June 2000, pp 171-172
21. Wiesel U, Boerner M (2001) Does medical robotics influence the implant design in THR? CAOS España 2001, Marbella

# Minimalzugang zum Hüftgelenk – Einsatzmöglichkeiten der Pfannennavigation und Robotic

F. Kerschbaumer, S. Künzler, J. Wahrburg

## Einleitung

Die klassische, großzügige Freilegung von Gelenken bei alloarthroplastischen Eingriffen erlaubt dem Operateur in der Regel eine gute räumliche Orientierung. Die Erfahrung zeigt aber, dass chirurgische Eingriffe mit minimal-invasivem Zugang häufig von den Patienten besser akzeptiert werden. Dies trifft auch beim endoprothetischen Ersatz des Hüftgelenks zu. Den Vorteilen der minimal-invasiven Operationstechnik stehen hier die erhöhten Anforderungen an den Operateur gegenüber: Das limitierte Sichtfeld bedingt ein erschwertes räumliches Verständnis. Um diese eingeschränkte dreidimensionale Koordination des Operateurs zu kompensieren und eine optimale räumliche Lage der Implantate zu gewährleisten, bietet sich die Verwendung von Navigationshilfen und mechatronischen Instrumenten wie Robotern an.

## Minimal-invasiver Zugang

Die Hüftgelenksersatzoperation wird in unserer Abteilung in Seitenlage durchgeführt. Verwendet wird eine 7-8 cm lange Hautinzision, gerade groß genug, um den Hüftkopf zu extrahieren und die Pfannen- und Schaftimplantate einzubringen (Abb. 17.1). Zur Exposition werden ursprünglich für die Wirbelsäulenchirurgie entwickelte Retraktoren verwendet (Abb. 17.2 und 17.3). Durch einen dorsalen Zugang wird die Kapsel inzidiert und nach Implantation der Endoprothese wieder refixiert, um die Propriozeption möglichst wenig zu beeinträchtigen.

Eine klinische vergleichende Nachuntersuchung ein Jahr postoperativ (Abb. 17.4) wurde bei zwei Patientenkollektiven zu je 28 Patienten unter Verwendung

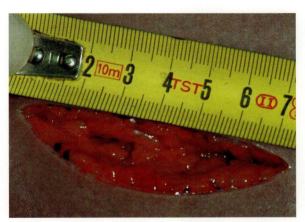

**Abb. 17.1.** Hautinzision für Hüftendoprothese

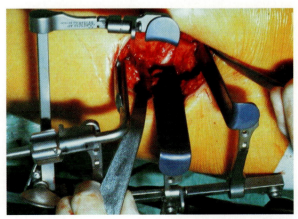

**Abb. 17.2.** Anordnung der Spezialretraktoren für den minimal-invasiven Zugang

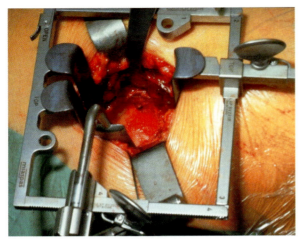

**Abb. 17.3.** Darstellung der Hüftpfanne nach Resektion des Hüftkopfes

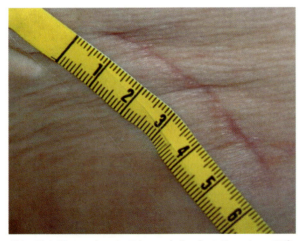

**Abb. 17.4.** Hautnarbe ein Jahr nach Implantation einer Hüfttotalendoprothese

des „Paired-matching-Verfahrens" für die Variablen „Diagnose", „Geschlecht", „Implantat", „Alter" durchgeführt. Untersuchungsinstrumentarium war der von Johnston et al. [1] beschriebene Hüftscore.

Die deskriptive Statistik, bezogen auf den Mittelwert, zeigte zum Nachuntersuchungszeitpunkt bei der Gruppe mit Minimalzugang geringere Schmerzen und einen geringeren Schmerzmittelverbrauch. Weiterhin waren sowohl ein durchschnittlich geringeres Duchênne-Hinken als auch die insgesamt schnellere Rehabilitation und ein geringerer intraoperativer Blutverlust bei der Gruppe mit Minimalzugang zu beobachten.

### Problemstellung

Wir gehen davon aus, dass eine optimale Kongruenz zwischen Knochenlager und Pfannenimplantat Voraussetzung für die Primär- und Sekundärstabilität des Pfannenimplantats ist. Eigene Untersuchungen an künstlichen Präparaten und Schweineazetabula haben gezeigt, dass mit manuellen Methoden eine derartige Kongruenz nicht erreicht werden kann. Die fortlaufende Positionsüberwachung und -anzeige manuell geführter Instrumente mit Hilfe von Navigationssystemen bietet bereits wesentliche Verbesserungen zur Erzielung einer höheren Genauigkeit beim Einsetzen der Implantate in der geplanten Position. Allerdings ist es dabei nicht vermeidbar, dass es zu leichten Schwingungen oder zum unbeabsichtigten Abrutschen des Instruments kommen kann. Der Einsatz von Robotersystemen bietet hier prinzipielle Vorteile. Allerdings sind die verfügbaren kommerziellen Robotersysteme weder für minimal-invasive Operationstechniken konfigurierbar noch unterstützen sie die Präparation des Azetabulums.

Um computer- und robotergestützte Operationsverfahren bei Eingriffen am Hüftgelenk vorteilhaft einsetzen zu können und eine breite Akzeptanz dieser Verfahren zu erzielen, müssen nach unserer Meinung folgende Zielsetzungen erfüllt werden:
– Hohe Genauigkeit und Reproduzierbarkeit des Eingriffs: Dabei soll sichergestellt werden, dass bei der intraoperativen Ausführung sowohl das Pfannen- als auch das Schaftimplantat genau und nachweislich an den Stellen platziert werden, die der Operateur bei der präoperativen Planung festgelegt hat;
– einfache Handhabung und Bedienung des Systems;
– modulares Konzept, das verschiedene Lösungen für präoperative Planung und intraoperative Ausführung ermöglicht;
– keine signifikanten Nachteile zur konventionellen, manuellen Ausführung der Operation;
– Planung und Ergebnis der Operation sollen dokumentierbar sein;
– Kompatibilität mit neuen, weniger invasiven Operationstechniken soll gegeben sein.

## Konzept

Zur Erfüllung dieser Anforderungen sind in der derzeit verfügbaren Form weder Operationsroboter noch Navigationssysteme in idealer Weise geeignet. Wir entwickelten bereits ab 1996 ein Konzept, das versucht, die Nachteile und Unzulänglichkeiten der bisher eingesetzten Systeme zu umgehen oder zu vermeiden [2-4].

Die Grundidee besteht darin, ein optisches 3D-Lokalisiersystem, das auch den Kern der kommerziellen Navigationssysteme bildet, und ein Robotersystem zu einem integrierten System zu verbinden (Abb. 17.5). Diese Kombination ermöglicht es, die spezifischen Vorteile beider Systeme auszuschöpfen:

Das Lokalisiersystem verfügt über keine eigenen Antriebe, sondern registriert die Position der mit Leuchtdioden ausgestatteten Taststifte, Werkzeuge und Referenzkörper; entsprechend wird es im Weiteren als passives System klassifiziert. Sein Vorteil liegt darin, dass durch die manuelle Führung des Taststifts durch den Operator eine schnelle Registrierung von Punkten, Linienzügen und Oberflächen an Knochenstrukturen erzielt wird. Aufgrund des passiven Systemcharakters führt dies zu keinen besonderen Sicherheitsrisiken und bedingt damit keine aufwendigen Schutzmaßnahmen, wie sie bei Einsatz eines Roboters zur direkten Registrierung erforderlich sind. Demgegenüber bietet ein Roboter als aktives System den Vorzug, ein Werkzeug reproduzierbar genau entlang einer vorgegebenen Trajektorie zu bewegen oder es unverrückbar in einer berechneten Lage zu positionieren, während bei manuell geführten Instrumenten eine solche Präzision nicht zu erreichen ist, auch wenn Lage und Orientierung durch das Navigationssystem auf dem Bildschirm angezeigt werden.

## Komponenten

Die Realisierung des Systemkonzepts erfolgt in modularer Weise. Das Gesamtsystem besteht aus folgenden Komponenten, die aufeinander aufbauen und verschiedene Ausbaustufen ermöglichen:

– Ein völlig neu entwickeltes Planungssystem:
  Es dient zur prä- und intraoperativen Planung des Eingriffs auf der Basis von CT- oder Röntgenbildern und kann auch als einzelnes Modul verwendet werden (Abb. 17.6 [5]).

– Ein optisches 3D-Lokalisiersystem mit teils passiven und teils aktiven Positionsmarkern. Mit entspre-

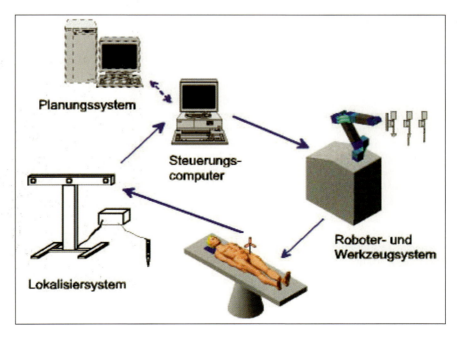

**Abb. 17.5.** Systemkomponenten

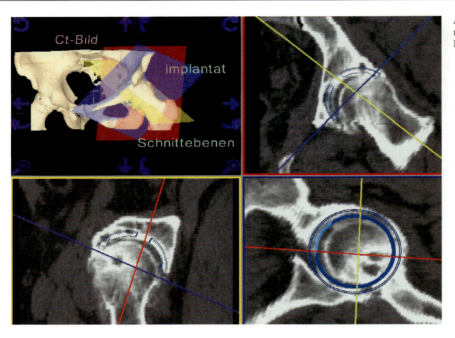

**Abb. 17.6.** Auswahl und Platzierung des Pfannenimplantats im Planungssystem

chenden Softwaremodulen zur Registrierung und zum Matching kann es als intraoperatives Navigationssystem eingesetzt werden.
- Ein schlanker Roboterarm auf einem schmalen mobilen Untergestell: Dieser Roboter kann komplett steril verpackt nahe an Operationstisch und Operateur positioniert werden (Abb. 17.7). In Verbindung mit den beiden vorstehenden Modulen entsteht ein navigiertes intraoperatives Robotersystem [6].
- Ein modulares Werkzeugsystem: Die unterschiedlichen Werkzeuge werden am Flansch des Roboters befestigt. Dieses Konzept ermöglicht es, die Anwendung des Systems auf weitere Operationsgebiete auszudehnen, indem darauf angepasste Werkzeuge entwickelt werden (Abb. 17.8 [7]).

### Funktion

Das Planungssystem bietet universelle Planungsinstrumente und erlaubt dem Arzt die virtuelle Vorbereitung der Operation. Als Quelle der Planungsdaten können konventionelles Röntgen, CT oder MRT dienen. Ebenfalls wird ein Vorgehen unterstützt, das die Operation nur aufgrund von intraoperativ aufgezeichneten Raum-

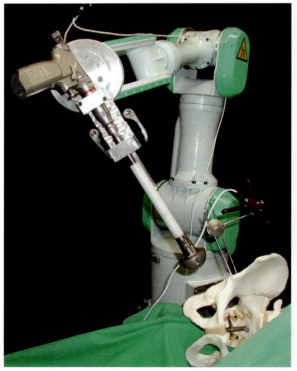

**Abb. 17.7.** Roboterarm mit Fräswerkzeug

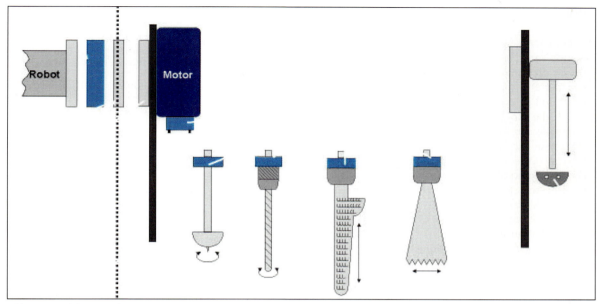

**Abb. 17.8.** Modulares Werkzeugsystem

punkten steuert. Das Planungssystem wurde von Grund auf neu entwickelt, da für die Weiterverarbeitung der Planungsresultate im Navigations- und Roboticmodul frei konfigurierbare Schnittstellen zum Navigationssystem und zum Roboter erforderlich sind.

Zur Registrierung der Knochenbewegung wird ein vom Lokalisiersystem erkennbarer Referenzkörper, die „dynamische Referenzbasis" (DRB), während des Eingriffs fest mit dem zu bearbeitenden Knochen, also im Fall des Hüftgelenks mit dem Becken oder dem Oberschenkelknochen, verbunden. Die Lichtsignale dieser DRB werden dazu verwendet, mögliche Bewegungen des Knochens zu erfassen.

Aus den Messwerten bestimmt das System die genaue Information über die Änderung sowohl der Lage als auch der Orientierung des Knochens relativ zu den Werkzeugen. Jetzt wird die Roboterposition in Anpassung an die Patientenbewegung so korrigiert, dass die relativen Positionen gleich bleiben. Dies ist fortlaufend und in Echtzeit möglich und führt nicht zu einer Verzögerung im Ablauf der Operation. Durch dieses Verfahren ist es nicht weiter notwendig, eine starre Verbindung zwischen der Basis des Robotersystems und dem Knochen herzustellen. Dieses Verfahren unterstützt dadurch einen beschleunigten und minimalinvasiven Operationsablauf.

## Robotereinsatz am Hüftgelenk

Unser Konzept verfolgt den Ansatz, konventionelle oder lediglich geringfügig modifizierte Operationswerkzeuge auf einem linearen Schlitten in genau der geplanten Stellung zu positionieren und deren Position relativ zu dem zu bearbeitenden Knochen in Echtzeit konstant zu halten. Die Bearbeitung des Knochens erfolgt durch manuelles Vorschieben des Operationswerkzeugs entlang der durch den linearen Schlitten exakt vorgegebenen Richtung. Dieses Vorschieben erfolgt durch den Operateur unter direkter visueller und haptischer Kontrolle.

Beim Vorschieben des Werkzeugs entlang des Schlittens durch den Operateur wird an genau durch die Planung festgelegter Stelle ein Anschlag erreicht, der eine zu tiefe Bearbeitung des Knochens ausschließt.

Auf dem Schlitten sind sowohl Komponenten zur Präparation des Azetabulums, zum winkelrichtigen Einsetzen der Pfannenimplantate als auch weitere Werkzeuge z. B. zur Präparation des Femurs, Bohrmaschinen und Sägen montierbar.. Daher wird das System ohne besondere Verzögerung die gesamte Operation zum Einsatz von Hüftendoprothesen unterstützen können.

## Vorteile

Das realisierte Konzept bietet unserer Meinung nach folgende Vorteile:
- Durch die manuelle Bewegung des Werkzeuges erhält der Operateur ein Gefühl für die aufgebrachte Kraft und jederzeitige Eingriffsmöglichkeiten.
- Durch die mögliche direkte visuelle und haptische Kontrolle der Knochenbearbeitung besteht für den Operateur die Sicherheit, dass die gewünschte Position und Orientierung eingehalten wird.
- Da kein direkter Kontakt zwischen Roboter und Patient besteht, ergeben sich sicherheitstechnisch geringe Anforderungen.
- Das Verfahren ist sowohl bei der Pfanne als auch beim Schaft anwendbar.
- Die gleichen Operationstechniken wie bei manueller Ausführung sind anwendbar, wobei auch neue, minimal-invasive Techniken unterstützt werden.
- Mögliche Patientenbewegungen werden erfasst und in Echtzeit vom System korrigiert, damit wird eine rigide Fixierung des Patienten unnötig.
- Die Dauer der roboterunterstützten Operation wird gegenüber dem konventionellen Eingriff nach der erforderlichen Einarbeitungsphase nicht länger sein.

## Weitere Anwendungen

Weitere Anwendungsgebiete des beschriebenen Systemkonzepts werden die Ersatzoperation des Kniegelenks, Eingriffe an der Wirbelsäule und Umstellungsosteotomien sein.

## Literatur

1. Johnston RC, Fitzgerald RH, Harris WH, Poss R, Müller ME, Sledge CB (1990) Clinical and radiographic evaluation of THR. J Bone Joint Surg Am 72: 161-168
2. Kerschbaumer F, Wahrburg J, Kuenzler S (2001) A mechatronic system for the implantation of the acetabular component in total hip alloarthroplasty. In: Niessen WJ, Viergever MA (eds) Medical image computing and computer-assisted intervention –MICCAI 2001. Lecture Notes in Computer Science, Vol. 2208, Springer, Berlin Heidelberg New York Tokyo, pp 1433-1434
3. Wahrburg J, Kerschbaumer F (1998) Using robots to increase the accuracy of surgical interventions. Proc 24th Conference of the IEEE Industrial Electronics Society (IECON '98), Aachen, Germany, 31 Aug – 4 Sept 1998, pp 2512-2516
4. Wahrburg J, Kerschbaumer F (2000) Überlegungen zum Einsatz mechatronischer Implantationshilfen bei Minimalzugängen für Hüftendoprothesen. Orthopäde 29: 50-657
5. Wahrburg J, Gross I (2000) Computer assisted planning for total hip replacement procedures based on multiple 2D images. Proc Computer Assisted Orthopaedic Surgery Meeting CAOS/USA 2001, Pittsburgh, USA, 06 – 08 July 2000
6. Wahrburg J, Knappe P (2001) A modular mechatronic toolsystem for robot assisted surgical interventions. Proc IEEE International Conference on Mechatronics and Machine Vision in Practice M2VIP 2001; Hong Kong, China; 27–29 August 2000
7. Wahrburg J, Pieck S, Kerschbaumer F (2002) A navigated robot system to assist in orthopaedic interventions. In: Hoffmann K-H, Keeve E (eds) Computer aided medicine. Proc Third Caesarium, November 12-13, 2001, Bonn, Germany. Springer, Berlin Heidelberg New York Tokyo, in preparation

# Computergestützte Operationen in der Orthopädie – Problembereiche und Chancen

J. Hassenpflug, M. Prymka

In der operativen Orthopädie stehen wir am Anfang einer völlig neuartigen Entwicklung, deren Ende noch kaum abschätzbar ist. Über Jahrzehnte wurden Behandlungsmöglichkeiten und die Implantate technisch immer weiter verbessert. Jetzt besteht erstmals die Möglichkeit, auch die Präzision des Operationsprozesses selbst in den Mittelpunkt zu rücken und die Qualität des chirurgischen Vorgehens standardisiert zu optimieren. Mit den neuen computergestützten Techniken sind weitere Verbesserungen der langfristigen Behandlungsergebnisse zu erwarten, die ja gerade bei Erkrankungen des Muskel- und Skelettsystems Schmerzfreiheit und Funktionsfähigkeit über Jahre und möglichst Jahrzehnte gewährleisten sollen.

Computergestützte Designverfahren (CAD) und robotergesteuerte Herstellungsmethoden (CAM) gehören im Bereich der technischen und industriellen Fertigung inzwischen zum aktuellen Standard. Derartige computergestützte dreidimensionale Planungstechniken ermöglichen es, in der operativen Orthopädie die Operationsziele mit einer bisher nicht gekannten Genauigkeit zu definieren. Bei der Umsetzung mit Robotern direkt am menschlichen Körper sind nach wie vor viele Detailfragen zu diskutieren, wie etwa Voraussetzungen im logistischen Ablauf der Einzelschritte, aber auch im ethischen Umgang mit diesen neuen Technologien.

Eine exakte Positionierung von Werkzeugen und Implantaten ist sowohl mit Navigationssystemen als auch mit Robotern möglich.

Manche Randbedingungen von Roboteroperationen weichen zurzeit noch von bisher allgemein anerkannten Vorgehensweisen ab und können als besondere Risiken dieser Techniken gesehen werden. So ist z. B. bei der Implantation von Hüftschäften, abhängig vom Robotersystem, vielfach noch eine vorherige Implantation von Referenzschrauben notwendig. Der Protheseneinbau findet als Zweiteingriff unmittelbar im voroperierten Gebiet des Pinsetzens am Trochanter major statt und geht, zumindest theoretisch, mit einem erhöhten Infektionsrisiko einher. Berichte über tatsächliche Infektionen in diesem Bereich liegen jedoch noch nicht vor. Die Operationszeiten sind inzwischen mit Durchlaufen der Lernkurve zunehmend kürzer geworden, bleiben aber meist oberhalb der Zeiten für eine zementfreie Implantation von Hand [1, 2]. Trotz der starren Fixation des Femur mit einer Knochenhaltezange (Abb. 18.1) mussten wir in vielen

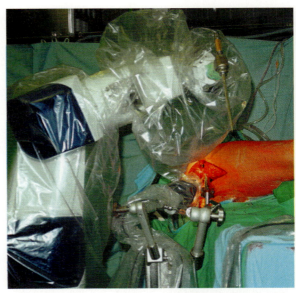

**Abb. 18.1.** Der Roboter ist an den Patienten herangefahren und das Femur über eine Haltezange (*unten*) in Außenrotation und Adduktion fixiert

Fällen Verlagerungen des Knochens beobachten und dann zeitaufwendig neu referenzieren.

Schließlich sind die Reinraumbedingungen im OP vielfach durch Anwesenheit von mehr Personal und Geräten gestört. Zur Verringerung des Infektionsrisikos sind verschiedene Häuser dazu übergegangen, mit geringem zeitlichen Aufwand das Pinsetzen am Morgen und die Operation am Mittag des gleichen Tages durchzuführen. Ein solch enger Zeitplan stellt hohe Anforderungen, sowohl an die Abläufe in der operierenden Abteilung als auch an die interdisziplinäre Kooperation, die in dieser Form kaum in allen Häusern, die heute über Roboter verfügen, umsetzbar sein dürfte. In kurzer zeitlicher Abfolge sind eine Rückenmarkanästhesie, die auch motorische Ruhe während der unmittelbar anschließenden CT-Untersuchung gewährleisten sollte, und eine zweite Narkose, meist in Form einer Allgemeinanästhesie, für den Protheseneinbau erforderlich. Schließlich bedingt der geringe Schichtabstand bei der präoperativen CT-Untersuchung, wie er für eine hohe räumliche Auflösung notwendig ist, eine vergrößerte Strahlenbelastung. Der operative Zugangsweg gefährdet bei Geradschaftimplantaten die Ansätze der Abduktoren am Trochanter major. Die notwendige Abtragung vom Trochanterknochen ist bei gebogenen und bei anatomisch adaptierten Schäften wesentlich kleiner. Der Freiraum für die verschiedenen Bahnwege des mehrachsigen Roboterfräsens ist allerdings besonders bei adipösen Patienten nicht immer ohne Gewebetraumatisierung darstellbar.

Die verschiedenen mit Roboter implantierten Hüftendoprothesenschäfte haben unterschiedliche Verankerungsprinzipien. Die gewünschte Passform für Prothesentyp, -größe, -verankerungsart und -position, ob spongiös oder kortikal, kann bei der präoperativen Planung extrem genau festgelegt und dann intraoperativ entsprechend umgesetzt werden. Die aktuelle Situation ähnelt damit der technischen Entwicklung von Personalcomputern vor etwa einem Jahrzehnt, als unter dem Stichwort WYSIWYG („What you see is what you get") bisher nicht gekannte Möglichkeiten des Textlayouts und der technischen Bearbeitung entstanden. Man könnte weiter formulieren: „WYSIWYG, but what do you really want to see?" Unter den extrem genau definierbaren Bedingungen ist es bisher für viele Modelle unklar, wie tatsächlich die optimale Verankerungsposition im Detail aussehen soll. Ein enger Austausch der Anwendungserfahrungen ist für jedes einzelne Prothesenmodell besonders wichtig, damit nicht jeder Anwender die Fehler der anderen zu Lasten seiner eigenen Patienten wiederholt.

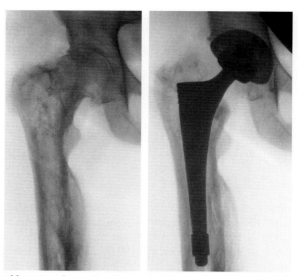

Abb. 18.2. Schwere Zerstörung des körpernahen Oberschenkelknochens und des Hüftgelenkes nach einem Trümmerbruch. Durch die ausgeprägte Veränderung der normalen Knochenform und intramedulläre Sklerosebrücken war der Einbau eines Prothesenschafts erheblich erschwert. Die rechte Seite zeigt die ideale Position einer Osteolock-Prothese nach Einbau mit einem CASPAR-Operationsroboter

Besonders günstige klinische Erfahrungen mit der robotergestützten Prothesenpositionierung haben wir bei erschwerten Ausgangsbedingungen, wie z. B. nach alten Trümmerfrakturen des Oberschenkels oder dreidimensionalen intertrochantären Umstellungen gesehen (Abb. 18.2). In experimentellen Untersuchungen zur Positionsgenauigkeit konnten wir zwar eindeutig eine bessere Positionsgenauigkeit als bei Handimplantationen, jedoch keineswegs eine so ideale Positionierung wie bei industriellen CAM-Verfahren nachweisen [5]. Die Einschlagtiefe der untersuchten Prothesen war nur bei 11 von 16 experimentellen Implantationen korrekt. In mediolateraler Richtung war im Mittel eine Verschiebung von 0,4 mm nach lateral, in dorsoventraler Richtung eine Verschiebung von 0,75 mm nach dorsal und bei den Anteversionswinkeln eine Zunahme um +1,1 Grad festzustellen.

Der entscheidende Vorteil von Roboterimplantationen liegt dort, wo es auf eine exakte Oberflächenbearbeitung ankommt. Aus rein mechanischer Sicht wird dies zurzeit z. B. beim Einbau von Prothesen angenommen [3, 4, 7]. In experimentellen Untersuchungen zur Passgenauigkeit konnten wir nach Plastination von roboter- und handimplantierten Schäften in Kadaverknochen bei schichtweiser Untersuchung der Grenzflächen eine gute Passgenauigkeit nach Roboteroperationen und andererseits Fissuren, Spaltbildungen und Trümmerzonen nach Handimplantation erkennen [8] (Abb. 18.3). Die klinische Bedeutung dieser Beobachtungen muss offen bleiben. Es ist bisher nicht geklärt, ob eine periprothetisch verdichtete Abraumtrümmerzone die sekundäre biologische Reaktion und stabile Einheilung der Prothesenschäfte begünstigt, ob andererseits die scharf durchtrennten Trabekel, die nach Roboteroperationen direkt der Prothesenoberfläche anliegen, eine ausreichende Primärstabilität bieten und eine raschere und stabilere Sekundärfixation der Schäfte gewährleisten. Auch die Frage, inwieweit durch die Dauerspülung während des Fräsvorganges Zellen aus dem Knochen herausgespült werden, die für den Einheilungsprozess essenziell sind, muss im Moment offen bleiben.

Die gezielte Rückführung einer pathologisch erhöhten Antetorsion von Dysplasiehüften auf Normalwerte kann bei der Prothesenverankerung unter Umständen zu Spannungsspitzen führen [4, 6]. Dies ist bei der Planung am Rechner allenfalls theoretisch vorhersehbar. Beim manuellen Raspeln führt die intraoperativ wichtige mechanische Rückmeldung aufgrund unterschiedlicher Knochenfestigkeiten dazu, dass die Raspeln gewissermaßen „von selbst laufen", weil der Abtrag von kortikalem Knochen rein mechanisch erschwert ist. Diese sensorische Rückkopplung ist am Rechner auf ausschließlich visuelle Kontrollen und Interpretationen von Dichtegradienten reduziert, sodass hier völlig neue Planungsgewohnheiten gefordert sind. Sollte es aufgrund der Schaft- und Implantationsgeometrie zum Erhalt eines stabilen knöchernen Lagers tatsächlich notwendig sein, eine pathologisch veränderte Torsionsstellung zu belassen, hätte dies

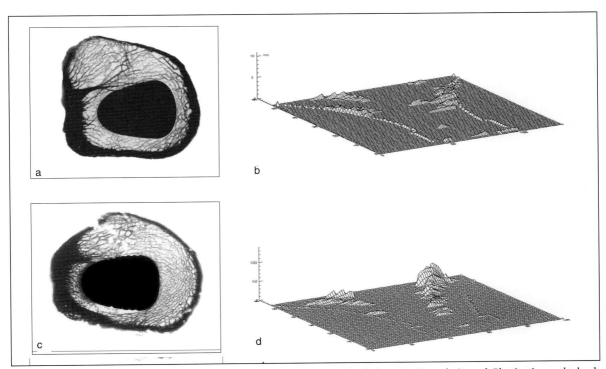

**Abb. 18.3.** *a,b* Passgenauigkeit des Prothesenschafts nach Robotereinbau. Auf der *linken Seite* Querschnitt nach Plastination, *rechts* landkartenartige Darstellung der Oberfläche mit Spaltbildungen als „Gebirge". *c,d* Querschnitt durch einen eingebrachten Prothesenschaft nach Handraspeln, deutliche Zerstörungszone um den Prothesenschaft herum. Die Spaltbildungen im Kontaktbereich sind deutlich größer, die direkte Kontaktfläche ist insgesamt geringer als nach Robotereinbau

eine entscheidende Bedeutung für die Positionierung des Pfannensystems zur Folge. Eine entsprechend genau definierte Inklination und Anteversion der Pfanne ist konsequenterweise wohl nur mit Hilfe eines zusätzlichen Navigationssystems einstellbar.

Als gegenwärtige Wertung und Ausblick kann in Stichworten für Roboterimplantationen von Hüftprothesenschäften festgestellt werden:
– sehr gute Planbarkeit,
– akzeptable Positions- und Passgenauigkeit,
– aufwendiger Prozessablauf mit zweiter Narkose, CT und höherem Zeitbedarf für die Operation,
– erhöhter Personalbedarf, erhöhte Kosten, Strahlenbelastung,
– Vorteile bei schweren Schaftdeformitäten!

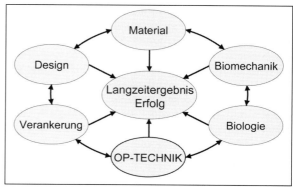

**Abb. 18.4.** Multifaktorielle Einflussgrößen für den Erfolg oder Misserfolg einer orthopädischen Operation. Die computergestützten Operationstechniken rücken erstmals den Operationsprozess selbst in den Mittelpunkt

Die Hürden für eine klinische Bewährung der Robotertechniken sind allerdings hoch gelegt, liefern doch die herkömmlichen Verfahren bereits heute ausgezeichnete Langzeitergebnisse. So konnten wir in der Orthopädischen Universitätsklinik Kiel in systematischen Langzeitkontrolluntersuchungen unserer von Hand zementfrei implantierten Hüftprothesenschäfte zeigen, dass 98% nach 10 Jahren noch ungestört funktionsfähig waren [9].

Erst Langzeitergebnisse werden den tatsächlichen Stellenwert der klinischen Roboteranwendung einordnen. Bis dahin sind sorgfältige Laborvoruntersuchungen der Primärstabilität im Vergleich zu herkömmlichen Implantationstechniken und Analysen der Mikrobewegungen erforderlich, um das voraussichtliche Verhalten der Prothesen in vivo langfristig einschätzen zu können.

Computergesteuerte Planungsverfahren und roboterunterstützte Techniken stehen bei orthopädischen Operationen erst am Anfang ihrer Entwicklung. Unter den vielen Ursachen, die es für unerwünschte Behandlungsergebnisse gibt (Abb. 18.4), gestatten die neuen Computertechniken erstmals, den Faktor „Operateur" über dessen persönliche Erfahrung und Geschicklichkeit hinaus zu optimieren und mit einem fast perfekten Instrumentarium zumindest für Teilschritte auszustatten. Sorgfältige prospektive Dokumentationen der positiven Ergebnisse, aber auch der damit verbundenen Fehlschläge, werden langfristig zu zeigen haben, ob die erhöhte Präzision computergesteuerter und roboterunterstützter Operationstechniken entscheidend dazu beiträgt, viele Ergebnisse in der Endoprothetik, aber auch bei gelenkerhaltenden Stellungskorrekturen und vielen anderen Bereichen, wie etwa Kreuzbandersatz und Tumorbehandlung, weiter zu verbessern und die Rate an Fehlschlägen zu verringern.

Die heutige Entwicklung zeigt viele Parallelen zum Aufbau der minimal-invasiven Chirurgie und Arthroskopie. Ein sorgfältig dokumentierter Austausch der klinischen Erfahrungen und Grundlagenuntersuchungen wird die computergestützten Operationstechniken nur dann als standardisiertes Instrumentarium zunehmend etablieren können, wenn Kosten-, Nutzen- und Risikorelation ausgeglichen sind sowie eindeutig bessere Ergebnisse vorliegen als mit konventioneller Technik. Dabei gilt es, die Risiken realistisch zu beschreiben und einzuordnen, sie aber keineswegs überzubetonen. Um die großen Entwicklungsmöglichkeiten dieser Techniken aufzugreifen, ist in einer offenen Diskussion sicherzustellen, dass sie in ihrem Stellenwert nicht überschätzt oder andererseits aus Angst vor übergroßer Technisierung emotional abgelehnt werden.

Eine Reihe von Vorteilen der computerunterstützten Operationstechniken ist unstrittig: Die dreidimensionale Planung am Rechner ermöglicht eine gezielte Vorhersage des Operationsergebnisses. Viele detaillierte Parameter, wie z. B. die Drehstellung des implantierten Prothesenschafts, die genaue Wahl der Kontaktfläche zur gewünschten Verankerung in Spongiosa oder Kortikalis, der Beinlänge usw., die aufgrund der Ungenauigkeiten beim Handeinbau gar nicht planbar oder mit hinreichender Genauigkeit beeinflussbar waren, können definiert vorgewählt und variiert werden. Die computerunterstützten Operationstechniken ermöglichen eine hochpräzise Umsetzung dieser Vorplanungen.

Diese exakten Ausführungsmöglichkeiten werfen gleichzeitig viele neue Fragen mit einem extrem hohen Genauigkeitsniveau auf, die wissenschaftlich weiter geklärt werden müssen. So stellen sich z. B. am Hüftgelenk einige Fragen: Ob die Drehstellung der Prothese identisch mit der Ausgangssituation am ersetzten Hüftgelenk sein sollte, wie unter diesen Bedingungen die optimale Pfannenposition aussehen und wie die günstigste Relation zwischen Pfanne und Schaftendoprothese aussehen sollte.

Unabhängig von aller Faszination moderner technischer Möglichkeiten bleibt entscheidend, dass der behandelnde Arzt mit großer Sachkenntnis ein breites Spektrum an Behandlungsmöglichkeiten beherrscht. Gemeinsam mit dem betroffenen Patienten muss er das jeweils für den Einzelfall richtige Verfahren aus der gesamten Palette der Möglichkeiten auswählen, um das Ziel einer anhaltenden Schmerzfreiheit, eines langfristigen Funktionserhalts, des Erhalts der Selbständigkeit und der Vermeidung von Pflegebedürftigkeit zu erreichen. Bei den computergestützten Operationsverfahren sind europäische Entwicklungen bereits weit fortgeschritten, sodass die Chance einer weiteren wissenschaftlichen Profilbildung auch aus wissenschaftspolitischen Gründen nicht vertan werden sollte.

## Zusammenfassung

Computergestützte Designverfahren (Computer Aided Design, CAD) und robotergesteuerte Fertigungsmethoden (Computer Aided Manufacturing, CAM) werden gegenwärtig aus der industriellen Herstellung in die medizinische Therapie übertragen. Der Robotereinsatz während Operationen am Patienten wurde durch verbesserte Sicherheits- und Steuerungssysteme ermöglicht. Der Prothesensitz kann so mit höchster Genauigkeit nach dreidimensionaler Planung am Rechnermodell festgelegt und intraoperativ durch Robotereinsatz auf Bruchteile von Millimetern genau umgesetzt werden. Die Passgenauigkeit der Schäfte im Knochenkanal ist gegenüber Handimplantaten wesentlich verbessert. Die klinische Anwendung von Robotersystemen gewinnt immer weitere Verbreitung; viele Grundlagen sind aber nach wie vor noch nicht geklärt und kontrollierte Langzeitergebnisse fehlen.

## Literatur

1. Bagar WL, Bauer A, Börner M (1998) Primary and revision total hip replacement using the Robodoc system. Clin Orthop 354: 82-91
2. Börner M, Bauer A, Lahmer A (1997) Rechnerunterstützter Robotereinsatz in der Hüftendoprothetik. Orthopäde 26: 251-257
3. Engh CA, Glassman AH, Suthers KE (1990) The case for porous-coated hip implants. The femoral side. Clin Orthop 261: 63-81
4. Harris WH, Mulroy RD Jr, Maloney WJ, Burke DW, Chandler HP, Zalenski EB (1991) Intraoperative measurement of rotational stability of femoral components of total hip arthroplasty. Clin Orthop 266: 119-126
5. Knoch von M, Wiese K, Hahne HJ, Prymka M, Gehrke T, Hassenpflug J (2000) Vergleich von Planung und Implantationsergebnis bei roboterunterstützter Hüftschaftimplantation. Z Orthop 138: S60-S61
6. Otani T, Whiteside LA (1992) Failure of cementless fixation of the femoral component in total hip arthroplasty. Orthop Clin North Am 23: 335-346
7. Pilliar RM, Cameron HU, Welsh RP, Binnington AG (1981) Radiographic and morphologic studies of load-bearing porous-surfaced structured implants. Clin Orthop 156: 249-257
8. Prymka M, Hahne HJ, Koebke J, Hassenpflug J (2000) Roboterunterstützte Implantation von Hüftendoprothesenschäften. Eine mikroradiographische Untersuchung. Z Orthop 138: S56
9. Traulsen FC, Hahne HJ, Hassenpflug J (2001) Langzeitresultate von zementfreien Hüftvollprothesen (Zweymüller). Z Orthop 139: 206-211

# 19 Zementtfernung in der Femurschaftrevision mit dem *ROBODOC-System*

M. Nogler, M. Krismer

Ist aufgrund einer septischen oder aseptischen Lockerung eines zementierten Femurschafts der Wechsel der Prothese indiziert, so muss zunächst der Schaft inklusive des alten Zements entfernt werden [5]. Nach Entfernung der Prothese, die meist problemlos gelingt, verbleiben im Femur zwei unterschiedliche Zementanteile (Abb. 19.1). Im Bereich des Prothesenlagers liegt meist ein relativ dünner Zementmantel. Unterhalb der Prothesenspitze findet sich ein Zementpfropfen unterschiedlicher Länge. Die Entfernung des proximalen Mantelanteils gelingt üblicherweise mit einfachen Werkzeugen, wogegen die Entfernung distaler Mantelanteile und des Zementpfropfens häufig eine komplexe Aufgabe ist.

Zur Zementtfernung werden unterschiedliche Verfahren angewandt. Mit mechanischen Hilfsmitteln wie Meißeln, Bohrern und Hacken wird versucht, den Zement von der proximalen Femuröffnung aus zu entfernen. Die Kontrolle des Vorgehens erfolgt unter Bildwandler, trotzdem ist hierbei das Risiko einer Perforation oder Frakturierung des Knochens hoch. Erweiterte Zugänge, wie die distale Fenestrierung [2, 7, 9, 14] im Bereich der Zementspitze wurden ebenso vorgeschlagen, wie die kontrollierte Perforation [18] oder ein transfemoraler Zugang [13]. Neben grundsätzlich rein mechanischer Ansätzen gibt es Versuche mit Ultraschallentfernungsgeräten [4, 6, 20], Lasern [16, 21] oder auch mit der extrakorporalen Stoßwellentherapie (ESWT) [8, 15, 17].

Neben der primären Knie- und Hüftendoprothetik, ist für das ROBODOC-System (ISS, Integrated Surgical Systems, Davis, CA) auch ein Modul zur Zementtfernung im Rahmen von Revisionen zementierter Hüftprothesenschäfte verfügbar. Über erste Versuche mit diesem System wurde berichtet [1, 2, 19].

Wie in der primären Hüftendoprothetik beruht das System auf CT-Aufnahmen des zu operierenden Hüftgelenks. Das Revisionsmodul ist dabei auf zwei Marker, zwei Schrauben (Pins), angewiesen, die in einer Voroperation in den Trochanter major und in den medialen (anterolateraler Hüftzugang) oder in den lateralen (dorsaler Hüftzugang) Femurkondylen eingebracht worden sind. Die CT-Daten werden in die Orthodoc-Planungsstation übertragen. Nach der Überprüfung, ob der Patient während der Aufnahme unbewegt geblieben ist, erlaubt das System dann die halbautomatische Auffindung der Schrauben im CT-Datensatz. Aufgrund der Metallartefakte durch die Prothese ist es meist notwendig, die proximale, kleinere Schraube händisch von den übrigen Bilddaten zu separieren. Nach der Erkennung der Schrauben (Abb. 19.2) wird anhand ihrer Position die Ausrichtung des Femurs bestimmt.

Nun folgt die eigentliche Planung des Fräsvorganges am Orthodoc. Zunächst muss das Fräswerkzeug

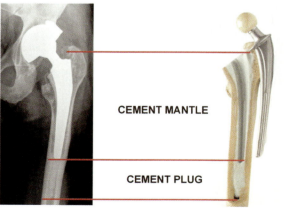

**Abb. 19.1.** Nach Entfernung der Prothese verbleibt ein Zementmantel im Bereich der Prothese und ein Zementpfropfen unterhalb der Prothesenspitze

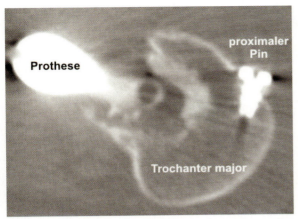

**Abb. 19.2.** Proximaler Pin (Schraube), der durch eine Voroperation in den Trochanter major eingebracht worden ist

ausgewählt werden. Derzeit steht eine 22 cm lange Zylinderfräse mit einem Durchmesser von 12,5 mm zur Verfügung. Dieses Werkzeug wird in die CT-Bilder zur Planung eingeblendet, stellt es doch den minimalen Fräsweg dar, der nicht unterschritten werden kann. In mehreren Schichten kann nun der genaue Fräsweg geplant werden (Abb. 19.3). Hierzu muss der Benutzer mit einer beliebig änderbaren Linie den Fräskanal pro Schicht einzeichnen. Dabei ist die Zement-Knochen-Grenze zu identifizieren, was aufgrund der Metallartefakte der bestehenden Prothese nicht in allen Bereichen einwandfrei gelingt. Wir entscheiden hier immer zugunsten einer Erhaltung von Knochensubstanz und nehmen in Kauf, dass kleinere Zementinseln bestehen bleiben.

Wenn genügend Schichten (mindestens 8) geplant worden sind, kann der Computer einen Fräskanal berechnen, wobei die Strecken zwischen den geplanten Schichten interpoliert werden. In mehreren Schritten muss dieser Fräskanal überprüft und gegebenenfalls angepasst werden, bis die gewünschte Form erreicht ist. Nach Fertigstellung des Fräskanals errechnet der Computer den sich daraus ergebenden Fräsweg (Abb. 19.4) und speichert diesen auf einem Datenband ab, mit dem das Programm auf den Roboter im Operationssaal übertragen wird.

Für das ROBODOC-Revisionsmodul stehen sowohl eine Variante für den dorsalen Zugang mit dem Patienten in Seitenlage als auch für den anterolateralen Zugang mit dem Patienten in Rückenlage zur Verfügung. Nach entsprechender Exposition und Entfernung des alten Schafts, muss das Bein möglichst rigide am Tisch fixiert werden. Dies gelingt in der Seitenlage mit überhängendem Bein meist leichter als in der Viererposition in Rückenlage, da hier eine zu-

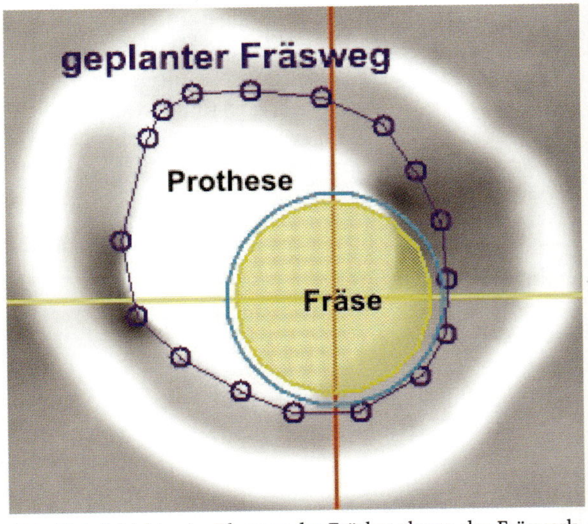

**Abb. 19.3.** Schichtweise Planung des Fräskanals um das Fräswerkzeug herum. Das Bild zeigt die Totalauslöschung der Bildinformation in einer Achse als Artefakt der Prothese

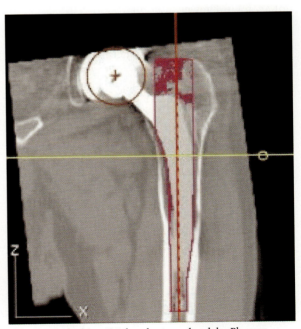

**Abb. 19.4.** Endgültiger Fräskanal entsprechend der Planung

sätzliche Halterung am Tisch angebracht werden muss, die das Bein unterstützt. Nach der Fixierung kann der Roboter angedockt werden. Die Knochenklammer des Systems muss dabei am proximalen Femur fixiert werden. Wenn die Knochenstärke nicht ausreicht, um die Klammer direkt zu fixieren, hat es sich bei uns bewährt, zwischen Klammer und Knochen ein Metallgitter zu platzieren.

Im nächsten Schritt wird die Position des Femurs im Raum anhand der Position der beiden Schrauben bestimmt. Dazu muss zuerst die distale Schraube im Femurkondylus abgetastet werden (medial beim anterolateralen Hüftzugang, lateral beim dorsalen Hüftzugang). Danach wird der Roboterarm mit der Tastsonde an die proximale Schraube herangeführt und tastet diese ab. Aufgrund der gerade im proximalen Bereich oft schlechten Knochenqualität verbleibt der proximale Zementmantel als Verstärkung im Knochen, um ein Federn des proximalen Pins bei der Abtastung zu vermeiden.

Nach erfolgter Lagebestimmung kann die Tastsonde gegen die Fräse ausgetauscht werden und der Fräsvorgang beginnen. Die Fräsung erfolgt unter ständiger Spülung mit dem integrierten Spülsystem. In eigenen Untersuchungen hat sich gezeigt, dass es vor allem im distalen Zementbereich zur Entwicklung hoher Temperaturen kommen kann [10]. Es empfiehlt sich daher der Einsatz eines zusätzlichen Highflow-Spülsystems. Zusätzlich stellt diese Spülung sicher, dass abgefrästes Zementmaterial aus dem Knochenkanal entfernt und somit eine Blockierung der Fräse verhindert wird. Auch im Hinblick auf Spülung und Kühlung scheint der dorsale Zugang mit seitlicher Lagerung des Patienten der Rückenlagerung überlegen zu sein. Bei Letzterer ist das Femur nach oben gerichtet.. Die Spülflüssigkeit muss daher hinaufgepumpt werden, während in Seitenlage das Femur nach unten gerichtet ist und die Fräsung in der Spülflüssigkeit erfolgt. Bei ausreichender Zufuhr muss so nur der Überstand abgesaugt werden. Jedenfalls ist die Aerosolbildung bei der Verwendung von High-speed Fräsen im feuchten Milieu insbesondere bei infizierten Patienten zu berücksichtigen [12].

Die Fräse ist mit einem Kraftsensor ausgestattet, der den Fräsvorgang stoppt, wenn zu hohe Kräfte an der Fräse entstehen. Während die Fräsung im proximalen Mantelbereich üblicherweise unproblematisch verläuft, sind im distalen Bereich des Zementpfropfens solche Stopps häufig. Als wirksame Maßnahme haben sich hier erwiesen:
- Wechsel auf eine frische Fräse vor Erreichen des Zementpfropfens,
- Drosselung des Fräsenvorschubs auf 50% (25%),
- ausreichende und konstante Spülung.

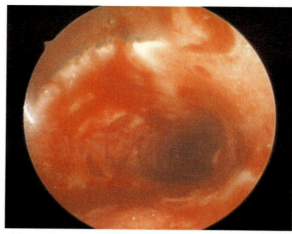

**Abb. 19.5.** Von Zement befreiter Markraum

Während des ganzen Fräsvorgangs kann der Fortschritt auf dem Monitor verfolgt werden. Nach Abschluss der Fräsung wird der Roboter vom Patienten entkoppelt und vom Tisch gefahren. Eine Inspektion des Markraums zeigt üblicherweise einige verbliebene Zementinseln, die aufgrund der Metallartefakte im CT nicht sichtbar waren. Da diese nie die gesamte Zircumferenz des Markraums betreffen, sind sie leicht mit Hacken und Meißeln zu entfernen. Es verbleibt ein glatter, von Zement befreiter Markraum (Abb. 19.5).

## Entwicklungsfelder

### Werkzeuglänge

Die Länge des Fräswerkzeuges ist derzeit auf 22 cm begrenzt. Damit ist nur ein Zementköcher bis zu eben dieser Tiefe entfernbar. Die Frässtrecke beginnt an der Spitze des Trochanter major, sodass meist schon bei 15 cm langen Prothesenschäften diese Werkzeuglänge gerade ausreicht, um den Zementpfropfen zu entfernen. Der Zementstopper selbst ist meist nicht erreichbar. Nach unseren Erfahrungen kann der Stopper jedoch meist leicht unter arthroskopischer Sicht manuell entfernt werden.

### Fräsweg

Derzeit ist nur ein gerader Fräsweg im System implementiert. Der Fräsarm bleibt im primär eingestellten Eintrittswinkel, eine Angulation des Werkzeugs ist nicht vorgesehen. Daraus ergibt sich, dass meist im Bereich des Trochanter major Knochen gefräst werden muss, um die distalsten Punkte des Fräskanals zu erreichen. Verstärkt wird dies noch durch die Antekurvatur des Femurs (s. Abb. 19.4). Bei der Planung ist jeweils ein Kompromiss zwischen optimaler Fräsung im Bereich des distalen Femurs und Erhaltung des Knochens im proximalen Bereich zu finden.

### Pinimplantation

Für die primäre Hüftendoprothetik ist bereits eine pinloses Registrierungsverfahren verfügbar. Dieses basiert auf einer Abtastung des Schenkelhalses. Da dieser bei einer Revision nicht mehr vorhanden ist, kann das pinlose Verfahren nicht eingesetzt werden. Die Pinimplantation in einer eigenen Sitzung stellt für den Patienten eine zusätzliche Belastung dar und verursacht zusätzliche Kosten. Hinzu kommt, dass Patienten bei diesem Vorgehen lange andauernde, starke Schmerzen am medialen Femurkondylus klagen [11].

### Bewertung

Nach unseren Erfahrungen ist es möglich, mit dem ROBODOC-System den Zement sicher aus dem Femurkanal zu entfernen. Das Verfahren ist aufwendig, kann aber dann Zeit ersparen, wenn der Zement sonst nur unter Erweiterung des Zuganges und aufwendigen Osteotomien entfernt werden könnte. Eine Reduktion des Zugangsschadens ist damit jedenfalls möglich. Der Umgang mit dem System unterliegt einer Lernphase für das gesamte Operationsteam. Wir haben die Erfahrung gemacht, dass eine Reduktion der Einsatzdauer auf durchschnittlich unter eine Stunde möglich ist. Einschränkungen unterliegt die Anwendung des Systems besonders bei schlechter Knochenqualität, die entweder das stabile Einbringen der Pins oder das Anbringen der Femurklemme erschwert oder gar unmöglich macht.

Insgesamt ist die Zemententfernung im Rahmen der Hüftrevisionsendoprothetik wohl kein sehr häufiger Eingriff. Der Einsatz des ROBODOC-Systems wird sich entweder dort anbieten, wo der Roboter bereits für die primären Endoprothetik eingesetzt wird oder in spezialisierten Zentren mit ausreichender Fallzahl.

### Literatur

1. Bargar WL, Bauer A, Börner M (1998) Primary and revision total hip replacement using the Robodoc system. Clin Orthop 354: 82-91
2. Boerner M, Bauer A, Lahmer A (1997) Computer-assisted robotics in hip endoprosthesis implantation. Unfallchirurg 100: 640-645
3. Buehler KO, Walker RH (1998) Polymethylmethacrylate removal from the femur using a crescentic window technique. Orthopedics 21: 697-700
4. Caillouette JT, Gorab RS, Klapper RC, Anzel SH (1991) Revision arthroplasty facilitated by ultrasonic tool cement removal. Part I: In vitro evaluation. Orthop Rev 20: 353-357
5. Dennis DA, Dingman CA, Meglan DA, O'Leary JF, Mallory TH, Berme N (1987) Femoral cement removal in revision total hip arthroplasty. A biomechanical analysis. Clin Orthop 142-147
6. Klapper RC, Caillouette JT, Callaghan JJ, Hozack WJ (1992) Ultrasonic technology in revision joint arthroplasty. Clin Orthop 147-154
7. Klein AH, Rubash HE (1993) Femoral windows in revision total hip arthroplasty. Clin Orthop 164-170
8. May TC, Krause WR, Preslar AJ, Smith MJ, Beaudoin AJ, Cardea JA (1990) Use of high-energy shock wave s for bone cement removal. J Arthroplasty 5: 19-27
9. Moreland JR, Marder R, Anspach WE Jr (1986) The window technique for the removal of broken femoral stems in total hip replacement. Clin Orthop 245-249
10. Nogler M, Krismer M, Haid C, Ogon M, Bach C, Wimmer C (2001) Excessive heat generation during cutting of cement in the Robodoc hip-revision procedure. Acta Orthop Scand 72: 595-599
11. Nogler M, Maurer H, Wimmer C, Gegenhuber C, Bach C, Krismer M (2001) Knee pain caused by a fiducial marker in the medial femoral condyle: a clinical and anatomic study of 20 cases. Acta Orthop Scand 72: 477-480
12. Nogler M, Wimmer C, Lass-Florl C, Mayr E, Trobos S, Gegenhuber C (2001) Contamination risk of the surgical team through ROBODOC's high-speed cutter. Clin Orthop 225-231
13. Rinaldi E, Vaienti E (1992) The trans-femoral approach in prosthesis replacements: results after two years. Acta Biomed Ateneo Parmense 63: 79-83

14. Savvidis E, Loer F (1989) Surgical technique in femur shaft fenestration within the scope of revision operations following hip joint total endoprostheses. Z Orthop Ihre Grenzgeb 127: 228-236
15. Schreurs BW, Bierkens AF, Huiskes R, Hendrikx AJ, Slooff TJ (1991) The effect of the extracorporeal shock wave lithotriptor on bone cement. J Biomed Mater Res 25: 157-164
16. Sherk HH, Lane G, Rhodes A, Black J (1995) Carbon dioxide laser removal of polymethylmethacrylate. Clin Orthop z: 67-71
17. Stranne SK, Callaghan JJ, Cocks FH, Weinerth JL, Seaber AV, Myers BS (1993) Would revision arthroplasty be facilitated by extracorporeal shock wave lithotripsy? An evaluation including whole bone strength in dogs. Clin Orthop 252-258
18. Sydney SV, Mallory TH (1990) Controlled perforation. A safe method of cement removal from the femoral canal. Clin Orthop 168-172
19. Taylor RH, Joskowicz L, Williamson B et al. (1999) Computer-integrated revision total hip replacement surgery: concept and preliminary results. Med Image Anal 3: 301-319
20. Yaffey MA (1968) Ultrasonic cement removal. JPO J Pract Orthod 2: 418.
21. Zimmer M, Klobl R, De Toma G et al. (1992) Bone-cement removal with the excimer laser in revision arthroplasty. Arch Orthop Trauma Surg 112: 15-17

# Die Adaptiva-Hüftendoprothese – ein robotergefräster Individualschaft

G. Gruber

## Einleitung

Die erste individuell gefertigte Femurschaftkomponente wurde 1987 durch G. Aldinger in Tübingen implantiert. Basierend auf den Ergebnissen von Aldinger und Mitarb. wurde an der Orthopädischen Klinik der Universität Tübingen unter Leitung von Prof. W. Küsswetter (†) die zementfrei implantierbare Adaptiva-Femurschaftkomponente der dritten Generation entwickelt. Im Gegensatz zu den Vorgängermodellen, die einem Rundstieldesign entsprachen, handelt es sich bei der heute in unverändertem Design erhältlichen individuellen Femurschaftkomponente aus einer Titan-Aluminium-Vanadium-Legierung (TiAl6 V) um eine im distalen Bereich quaderförmige Rechteckform mit drei charakteristischen Tragrippen im proximalen Bereich. Nach dem Prinzip „fit without fill" wird durch diese intramedullär im proximalen Femur kortikal verankerte Schaftform eine hohe Rotationsstabilität und Primärstabilität erreicht. Die bei zementlos implantierbaren Femurendoprothesenmodellen entscheidenden Anforderungen an das Implantatdesign sind ein konisches Verankerungsdesign und eine rotationsstabile proximale Formgebung. Die beiden vorgenannten Vorbedingungen sollen einen stabilen Sitz der Endoprothese gewährleisten. Im proximalen Femurbereich scheint eines der Lockerungsprobleme der zementfrei implantierten Femurschaftkomponenten lokalisiert zu sein: Martini et al. [18] konnten in einer Studie von 27 Patienten in einem mittleren Nachuntersuchungs-Zeitraum von 21,2 Monaten eine mittlere Abnahme der Knochendichte von 5% (Zone 1 n. Gruen) nachweisen. Durch das Erreichen eines so genannten „press-fit" bei der Implantation wird Primärstabilität mit einem durch Vorspannung verursachten Kraftschluss erreicht. Lewis et al. [17] konnten in einer Finite-Elemente-Studie zeigen, dass es grundsätzlich möglich ist, eine postoperative Primärstabilität der Endoprothese durch Pressfit zu erzeugen.

Für eine gute Osseointegration des Implantats müssen zwei Grundvoraussetzungen gegeben sein: primäre Stabilität im Bereich der Kontaktzone unmittelbar nach der Implantation und ein größtmöglicher unmittelbarer Kontakt zwischen der porösen Implantatoberfläche und dem Knochen (Abb. 20.1).

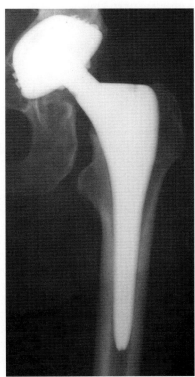

**Abb. 20.1.** 48-jährige Patientin, Versorgung einer primären Koxarthrose mit Adaptiva-Individualschaft

Ein hohes Maß an Primärstabilität und Rotationssicherheit sind Grundvoraussetzungen für die Ausbildung einer Sekundärstabilität und einer dauerhaften knöchernen Inkorporation des Implantates.

Götze et al. [13] konnten in einer vergleichenden biomechanischen Untersuchung an 18 Leichenfemora nachweisen, dass hinsichtlich der reversiblen Bewegungen im distal-lateralen Bereich des Individualschafts bis zu fünfmal höhere Werte für die Adaptiva gemessen wurde. Der Adaptiva-Individualschaft wurde in dieser Untersuchung mit einem konventionellen, im deutschsprachigen Raum häufig implantierten Endoprothesenschaft verglichen.

Knochenneubildung zwischen den porösen Strukturen ist abhängig vom Kontakt der porösen Implantatoberfläche mit den lebenden Knochenzellen. Sowohl zu große Zwischenräume als auch zu starke Bewegungen zwischen Implantat und Knochen gefährden die Osseointegration des Implantats.

Von Vorteil für eine gute Osseointegration des Implantats sind:
- achsengerechte Implantation,
- Primärstabilität und Rotationssicherheit,
- großflächiger Knochenkontakt und knöcherne Verankerung,
- Titanlegierung als biologisch-inerter Werkstoff,
- Oberflächenaufrauungen der gesamten Schaftkomponente in einer Größe von 3-5 µ als Mikrooberflächenvergrößerung,
- physiologische axiale Krafteinleitung.

## Planung und Herstellung des Individualschaftes, Logistik

Anhand von CT-Aufnahmen des proximalen Femurdrittels und einer Röntgenbeckenübersichtsaufnahme wird in Kooperationsarbeit zwischen dem Operateur und dem Ingenieur am Bildschirm die Implantatform und -lage festgelegt. Hier werden u. a. die nachfolgend aufgeführten anatomischen Messparameter berücksichtigt: Schenkelhalsantetorsionswinkel, Offset des proximalen Femurdrittels, Rotationsmittelpunkt des Endoprothesenkugelkopfes, Beinlänge und die Lage der Pfannenkomponente. Der Adaptiva-Schaft und die Raspel werden jeweils als Unikat hergestellt. Anhand der via Magnetband eingespielten individuellen CT-Daten und unter Berücksichtigung der o. g. individuellen anatomischen Parameter werden der Individualschaft sowie die Individualraspel im Werk des Endoprothesenherstellers gefertigt.

Die Größe des Implantats und der Individualraspel sind prinzipiell identisch – wenngleich die Oberfläche der Endoprothese makroskopisch glatt ist und die Raspel die für die Bearbeitung des Femurmarkraums erforderliche zahnartige Oberflächenstruktur aufweist.

Im Gegensatz zu robotergestützt implantierten Endoprothesensystemen wird beim Adaptiva-Schaftsystem das Implantat an den Knochen angepasst – und nicht der umgekehrte Weg beschritten. Das individuelle Femur dient somit als jeweilige Planungsvorgabe für den Endoprothesenschaft und die Raspel.

Die aus logistischen Gründen benötigte Vorlaufzeit für die Planung und computertomographische Auswertung bis zur Herstellung des Implantats und der Raspel beträgt 3-4 Wochen. Da dieses üblicherweise dem Zeitraum entspricht, der für die Durchführung der bei diesem Elektiveingriff dringend erforderlichen Eigenblutspende benötigt wird, resultiert hieraus für den Patienten kein Zeitverlust.

Aus vorgenannten Gründen ist jedoch die Verwendung der Adaptiva-Individualendoprothese bei der operativen Versorgung einer Schenkelhalsfraktur nicht möglich.

## Indikationen, Grenz- und Kontraindikationen

Die Adaptiva-Schaftkomponente ist keine Spezialendoprothese für anatomische Sonderfälle, sondern stellt als ideales zementfreies Implantat derzeit das Optimum in der endoprothetischen Versorgung

### Indikationen für das Adaptiva-Schaftsystem

- Primäre Koxarthrosen
- Sekundäre Koxarthrosen
- Posttraumatische Koxarthrose
- Postarthritische/postinfektiöse Koxarthrose
- Dysplasiekoxarthrose
- Z.n. M. Legg-Calvé-Perthes
- Z.n. Epiphyseolysis capitis femoris
- Femurkopfnekrose
- Koxarthrose bei chronischer Polyarthritis
- Koxarthrose bei Hyperurikämie
- Koxarthrose bei Psoriasisarthritis

primärer und sekundärer Koxarthrosen dar. Die Indikationen entsprechen den Anwendungsmöglichkeiten zementfreier Hüftendoprothesensysteme.

Die Vorteile des Adaptiva-Schaftsystems sind in der hohen individuellen Passgenauigkeit des Implantats begründet.

| Vorteile des Adaptiva-Schaftsystems |
| --- |
| – Perfekte, weil individuelle anatomische Passform<br>– Anpassung des Implantats an die vorgegebenen anatomischen Bedingungen<br>– Hohe Primärstabilität<br>– Hohe Rotationssicherheit<br>– Frühzeitige Belastbarkeit möglich<br>– Keine Ausweitung der Operationszeit |

Grenzindikationen bestehen bei allen Formen der Osteoporose, Alkohol- oder Nikotinabusus sowie bei Drogenkonsum. In vorgenannten Fällen ist die Osseointegration gefährdet und somit die Verwendung einer zementfrei fixierten Endoprothese nicht indiziert.

Das Festlegen einer altersbedingten Obergrenze für die Adaptiva-Schaftkomponente basiert auf Empirie und ist nicht wissenschaftlich begründbar. Zu empfehlen ist die Implantation eines Adaptiva-Individualschaftes nach dem 70. Lebensjahr nicht und sollte nur nach strenger Indikationsstellung erfolgen (Abb. 20.2 und 20.3).

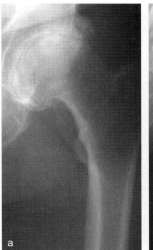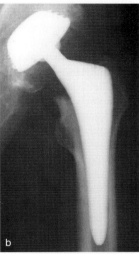

**Abb. 20.2a,b.** Prä- und postoperative Röntgenaufnahme eines 57-jährigen Patienten mit einer primären Koxarthrose

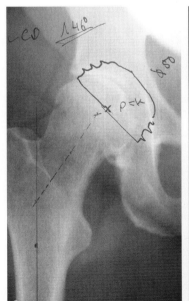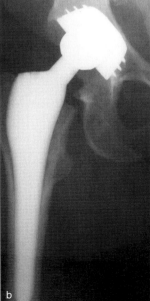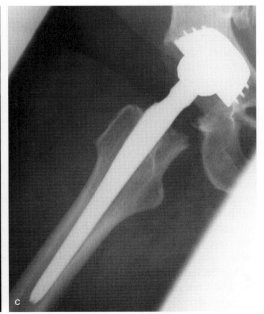

**Abb. 20.3a-c.** 52-jähriger Patient mit residueller Hüftgelenkdysplasie: Präoperative Röntgenaufnahme des rechten Hüftgelenkes im a.p.-Strahlengang und postoperative Röntgenaufnahmen in zwei Ebenen

## Operationstechnik und klinische Erfahrungen

Die Operation erfolgt in Rücken- oder Seitlage des Patienten und ermöglicht die Verwendung der gebräuchlichen Zugangswege. Nach Freilegung des Operationssitus, Schenkelhalsosteotomie und Entfernung des Femurkopfes wird zunächst die Pfannenkomponente implantiert. Das Adaptiva-Schaftsystem kann grundsätzlich mit allen verfügbaren Pfannenkomponenten kombiniert werden. Zu empfehlen ist die Verwendung einer ebenfalls zementfrei fixierten Pfannenkomponente. Die Vorbereitung des Femurs für die Aufnahme der Schaftkomponente erfolgt zunächst unter Verwendung von Standardraspeln in aufsteigender Größe. Zuletzt wird die individuell hergestellte und mit dem Implantat bezüglich der Größe identische Individualraspel verwendet.

Gemäß CAD-Planung erhält der Operateur zur Implantation folgende Messwerte und Referenzpunkte:
– Höhe der Schenkelhalsresektionsebene,
– Implantationswinkel unter Berücksichtigung des späteren Antetorsionswinkels,
– Implantationstiefe,
– maximale Größe der verwendeten Standardraspeln.

Die Adaptiva-Schaftkomponente wurde in Deutschland seit 1993 in über 1100 Fällen implantiert. Hartwig u. Reize [15] berichten bei einer mittelfristigen Nachbeobachtungszeit mit einem Follow-up von sechs Jahren über 68 Patienten. In diesem Kollektiv trat im Nachuntersuchungszeitraum keine Endoprothesenlockerung auf.

## Zusammenfassung

Die Adaptiva-Schaftkomponente stellt ein richtungsweisendes Konzept in der endoprothetischen Versorgung primärer und sekundärer Koxarthrosen dar. Sowohl unproblematische Koxarthrosefälle als auch schwierige anatomische Verhältnisse lassen sich mit dem hier vorgestellten Implantat ideal endoprothetisch versorgen. Bei der Operationsplanung werden auch pfannenrelevante Punkte wie z. B. die Lage des Drehpunktes, das Offset und der Antetorsionswinkel des Schenkelhalses berücksichtigt. Die Navigation dieser Endoprothesenschaftkomponente findet also bereits in der Planungsphase statt.

Die vorliegenden kurz- und mittelfristigen Ergebnisse sind sehr positiv und erfolgversprechend. Langfristige Ergebnisse wie z. B. die Zehnjahresüberlebensrate, an der sich jede Endoprothese messen lassen muss, liegen noch nicht vor.

Der Patient profitiert durch ein Endoprothesendesign, das aufgrund der individuellen Anpassung bei größtmöglicher Passgenauigkeit und einem Höchstmaß an Klemmsitz aufgrund einer hohen Primärstabilität berechtigten Grund zur Annahme gibt, dass durch diese Versorgung eine hohe Osseointegrationsrate des Implantats mit einer hohen Standzeit erwartet werden darf.

## Literatur

1. Albrektsson T, Albrektsson B (1987) Osseointegration of bone implants. Acta Orthop Scand 58: 567
2. Albrektsson T, Bränemark P-I, Hansson H-A, Lindstrom J (1981) Osseointegrated titanium implants. Acta Orthop Scand 52: 155
3. Aldinger G, Fischer A, Kurtz B (1983) Computer assisted manufactoring of individual endoprostheses (Preliminary report). Arch Orthop Traumat Surg 102: 31
4. Aldinger G, Kurtz B (1984) Fortschritte in der Endoprothetik durch die Computertomographie? Fortschr Röntgenstr 141(5): 509-511
5. Bargar WL (1989) Shape the implant to the patient. Clin Orthop 249: 73-78
6. Brånemark P-I, Breine U, Adell R, Hansson BO, Lindstöm J, Ohlsson A (1969) Intra-osseous anchorage of dental prostheses. Scand J Plast reconstr Surg 3: 81-100
7. Brånemark P-I, Aspegren K, Breine U (1964) Micriculatory studies in man by high resolution vital microscopy. Angiology 15: 329-332
8. Breine U, Adell R, hansson BO, Lindstöm J, Ohlsson A (1969) Intra-osseous anchorage of dental prostheses. Scand J Plast reconstr Surg 3: 81-100
9. Brudet J (1989) Ergebnisse des operativen Gelenkersatzes mit dem zementfreien Hüftendoprothesen-System Spotorno-Weill (CLS-CLW). Eine mittelfristige Verlaufskontrolle an 100 CLS-CLW-Prothesen. Inaugural-Dissertation, Fachbereich Humanmedizin der Justus-Liebig-Universität Gießen
10. Callaghan JJ, Fulghum Ch S, Glisson RR, Stranne S (1992) The effect of femoral stem geometry on interface motion in uncemented porous-coated total hip prostheses. J Bone Joint Surg 4-A: 839-848
11. Carlsson L, Röstlund T, Albrektsson B, Albrektsson T (1988) Implant fixation improved by close fit: Cylindrical implant-bone interface studied in rabbits. Acta Orthop Scand 59: 272
12. Gekeler J (1985) Bemerkungen zur Form und Größe des Zweymüller-Hüftendoprothesenschaftes. In: Spranger M, Eder H (Hrsg) Zementfreie Hüft-Endoprothesen-Systeme. Hans Huber, Bern Stuttgart Toronto, S 33-38
13. Götze C, Steens W, Vieth V, Poremba C, Claes LE, Steinbeck J (2002) Primary stability in cementless femoral stems: custom

made versus conventional femoral prosthesis. Clinical Biomechanics (in press)
14. Gruber G (1999) Knöchernes Einwachsverhalten von Titan-Hohlschaft-Implantaten im Femur. Eine tierexperimentelle und klinische Untersuchung. Habilitationsschrift, Fachbereich Humanmedizin der Justus-Liebig-Universität Gießen
15. Hartwig CH, Reize P (2001) Die Adaptiva-Individualprothese – Eine Alternative zur robotergestützten Implantation von Hüftendoprothesen. Z Orthop A139: 93
16. Kienapfel H (1994) Grundlagen der zementfreien Endoprothetik. Demeter, Gräfelfing
17. Lewis JL, Nicola T, Keer LM, Clech JP, Steege JW, Wixson RL (1985) Failure processes at the cancellous bone-PMMA interface. 31. Annual ORS 144: 105
18. Martini F, Sell S, Kremling E, Küsswetter W (1996) Determination of periprosthetic bone density with the DEXA method after implantation of custom-made uncemented femoral stems. International Orthopaedics (SICOT) 20: 218-221
19. Mittelmeier H (1974) Zementlose Verankerung von Endoprothesen nach dem Tragrippenprinzip. Z Orthop 112: 27
20. Morscher EW (1987) Die Entwicklung zementfreier Endoprothesen unter besonderer Berücksichtigung der Oberflächenbeschaffenheit und des Elastizitätsverhaltens. In: Refior HJ (Hrsg) Zementfreie Implantation von Hüftgelenksendoprothesen – Standortbestimmung und Tendenzen. Thieme, Stuttgart New York, S 17-26
21. Ungethüm M, Blömer W (1987) Technologie der zementlosen Hüftendoprothetik. Orthopäde 16: 170-183

# III Knieendoprothetik

Kapitel 21

# Die Knieendoprothese

F.F. Buechel

## Geschichtliche Entwicklung

Die heutige Knieendoprothetik hat sich zunächst aus den achsgekoppelten monoaxialen Scharnierprothesen der 1950er-Jahre (Walldius, Shiers) [23] und später den ungekoppelten monoaxialen Prothesen (Geomedic, Polycentric) [3, 13] entwickelt. Der klinische Einsatz dieser Prothesen war jedoch aufgrund der Lockerungs- und Abriebproblematik stark eingeschränkt.

Mit dem inkongruenten Fixed-Bearing-Oberflächenersatz (UCI, Marmor, Townley, Total Condylar) [8, 16, 19, 20] in den frühen 70er-Jahren wurden die Erfolgsaussichten der Knieendoprothetik besser. Bei diesen Prothesen konnten die Fixierung und die Kinematik soweit verbessert werden, dass in der Regel eine Schmerzlinderung bei zufriedenstellender Funktion erzielt wurde. Der Preis für das inkongruente Design war jedoch ein Kontaktstress, der größer war als die zulässige Belastungsgrenze des Polyethylens. Dies beschleunigte speziell bei übergewichtigen und aktiven Patienten den Abrieb.

Ende der 70er-Jahre fand dann eine „Renaissance der Entwicklung der Knieendoprothetik" statt. Mit einem kongruenteren Fixed-Bearing-Design mit zusätzlichem intrakondylärem posteriorem Stabiliser (Insall-Burstein) [21] wurde die erfolgreiche Total-Condylar-Prothese weiter verbessert, die nur eine eingeschränkte Flexion ermöglichte und bei der Dislokationsprobleme auftraten. Die wichtigste Neuerung der späten 70er-Jahre war jedoch die Einführung von Mobile Bearings (Oxford, New Jersey LCS) [5, 10], um den Flächenkontakt in der Gangphase zu maximieren und die Scherkräfte zu minimieren. Durch die Verwendung von Metallkomponenten konnte dieses abriebresistente Design entweder mit Methylmethacrylat implantiert oder mit einer biologischen Fixierung (Porocoat) kombiniert werden, um die Abriebeigenschaften weiter zu verbessern und die Implantatlockerung zu minimieren.

Weitere wichtige Eigenschaften der Mobile-Bearing-Implantate sind der einfache Austausch von Polyethylengleitlagern im Falle von notwendigen Revisionen und die Selbstregulierung der Tibia- und Patellarotation. Das Mobile-Bearing-Design ermöglicht eine physiologische Balance des Kniegelenks in der Beuge-/Streckbewegung und Rotation des Kniegelenks.

In den 80er-Jahren kamen dann eine Reihe von suboptimal konzipierten Fixed-Bearing-Knieprothesen auf den Markt (PCA, Ortholoc I, Miller-Galante I) [9, 11, 26, 27], deren Polyethylenoberflächen sowohl tibiofemoral als auch patellofemoral durch Inkongruenz überbelastet wurden und es gleichzeitig durch schlechte Verankerungsmechanismen zum Abrieb auf der Rückseite der Polyethylenkomponenten kam. Mit diesen Fixed-Bearing-Implantaten wurden die zeitraubenden und kostenintensiven Anforderungen der amerikanischen Food and Drug Administration (FDA) mit dem einfacheren 510-K-Zulassungsverfahren umgangen[1] und die kommerzielle Verbreitung der Knieendoprothetik eingeleitet. Bei diesen Prothesen war somit keine formale Studiendurchführung erforderlich, da man so argumentierte, dass diese Implantate weitestgehend mit den Knieendoprothesen

---

[1] Anmerkung des Übersetzers: Beim Zulassungsverfahren nach 510 K handelt es sich um ein vereinfachtes Zulassungsverfahren ohne Studiendurchführung gemäß Abschnitt 510 K des Federal Food, Drug and Cosmetic Act, unter der Voraussetzung, dass der Nachweis erbracht wird, dass ein in Art, Aufbau und Anwendung gleichartiges Produkt in den USA vor dem 28.5.1976 auf dem Markt gewesen ist.

identisch seien, die vor in Krafttreten des Medizinproduktegesetzes der FDA (Medical Device Act) im Jahre 1976 angeboten und verkauft wurden. Obwohl deren Wirksamkeit nicht ausreichend durch technische oder klinische Daten nachgewiesen war, waren diese Knieprothesen weit verbreitet, zeigten jedoch erhebliche Versagensraten, die größtenteils auf frühzeitigen, beschleunigten Abrieb zurückzuführen waren. Das Anatomic-Graduated-Component-Knie (AGC) [17] war in den 80er-Jahren eine positive Ausnahme der Fixed-Bearing-Knieprothesen, da bei diesem Modell formgepresstes Polyethylen auf der Metalltibiakomponente verwendet wurde, um den Abrieb wie bei anderen Fixed-Bearing-Prothesendesigns zu reduzieren.

Die modernen Knieprothesen, die in den 90er-Jahren und seit 2000 entwickelt wurden, sind größtenteils Modifikationen früherer Designs, bei denen man versucht, die Fixed-Bearing-Oberflächen zu optimieren und Metal-backed-Patelladesigns zu vermeiden. Darüber hinaus entstanden Kopien des Mobile-Bearing-Designs, um die designbedingte Reduzierung des Abriebs zu nutzen, insbesondere da das New Jersey LCS-Mobile-Bearing-Design so hervorragende 20-Jahresergebnisse gezeigt hat, mit einer rotierenden Plattform, die heute noch in der Originalversion erhältlich ist [6].

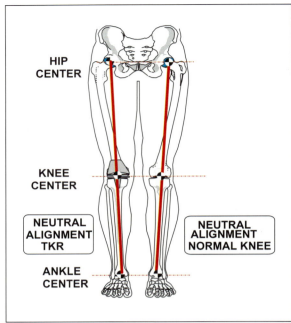

**Abb. 21.1.** Normale mechanische Achsausrichtung mit korrekter Implantatausrichtung

## Mechanische Achse

Die korrekte Beinausrichtung bzw. die mechanische Achsausrichtung ist von allergrößter Bedeutung in der Knieendoprothetik, um erfolgreiche Langzeitergebnisse zu erzielen. Als normale mechanische Achsausrichtung bezeichnet man die Linie, die durch die Mitte des Femurkopfes, die Mitte des Kniegelenks und die Mitte des Knöchels verläuft (auch HKA-Achse bzw. Mikulicz-Linie genannt; Abb. 21.1). Diese normale Beinausrichtung ermöglicht in der Gangphase und bei anderen Aktivitäten des Alltags (ADL, „activities of daily living") eine gleichmäßige Kraftverteilung auf die mediale und laterale Gleitlageroberfläche. Wenn die Gleitlageroberflächen optimal gestaltet und exakt ausgerichtet sind, kommt es nicht zu übermäßigem Abrieb (s. Abb. 21.1).

Abweichungen von der mechanischen Achsausrichtung führen zur Überlastung der medialen Polyethylenoberfläche, wenn es zu einer Varisierung kommt bzw.

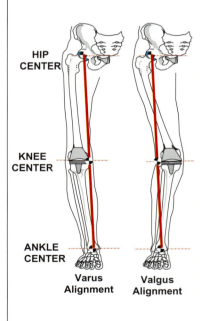

**Abb. 21.2.** Abweichungen von der mechanischen Achsausrichtung führen zur Überlastung der medialen Polyethylenoberfläche, wenn es zu einer Varisierung kommt bzw. zur übermäßigen Belastung der lateralen Polyethylenoberfläche im Falle einer Valgisierung

**Abb. 21.3.** Die laterale Facette des Patellagleitlagers kann bei einer Valgusfehlstellung überlastet werden

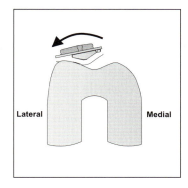

zur übermäßigen Belastung der lateralen Polyethylenoberfläche im Falle einer Valgisierung (Abb. 21.2). Darüber hinaus kann die laterale Facette des Patellagleitlagers bei einer Valgusfehlstellung überlastet werden (Abb. 21.3). Hierdurch kann es zu übermäßigem Abrieb kommen, der wiederum zum Implantatversagen führt, sodass eine Revision des Implantats erforderlich wird. Möglicherweise ist ein laterales retinakuläres Release erforderlich, um die Zentrierung der Patellaführung in Flexion und Extension wiederherzustellen.

## Weichteilbalancing

Um eine korrekte Ausrichtung zu erzielen, ist das Weichteilbalancing außerordentlich wichtig und quasi die „Kunst" der Knieendoprothetik. Exakte Knochenschnitte alleine reichen nicht aus, um eine stabile Funktion des Kniegelenks zu erzielen, solange die Kollateralbänder nicht balanciert sind. Eine korrekte ligamentäre Balance erfordert eine volle Beweglichkeit des Kniegelenks ohne Impingement bei gleichzeitiger medialer und lateraler Stabilität in Flexion und Extension.

Wird das hintere Kreuzband (PCL) erhalten und korrekt balanciert, sollte es das Femur in Flexion weder nach posterior hinter das mittlere Drittel der lateralen Tibia ziehen (dies wäre zu straff), noch sollte es eine anteriore Translation des Femurs über das mittlere Drittel der Tibia zulassen (dies wäre zu locker). Ein straffes hinteres Kreuzband kann durch Teilinzision verschiedener Faseranteile am femoralen oder tibialen Ansatz balanciert werden. Ein instabiles hinteres Kreuzband sollte man jedoch nicht akzeptieren, in diesem Fall sollte man eine kreuzbandsubstituierende Knieprothese verwenden, wie zum Beispiel das LCS mit der rotierenden Plattform.

Bei fixierten Varusdeformitäten hat sich ein proximales, mediales, subperiostales Release am Tibiakopf bewährt [14], um ein neutrale Ausrichtung zu erzielen (5° femoral-tibial Valgus). Bei Applikation von Valgusstress sollte das Gelenk maximal 5° aufklappen; danach wird die proximale Tibia reseziert.

Bei einer fixierten Valgusdeformität empfiehlt sich ein laterales Release in drei Schritten [4], um eine neutrale Ausrichtung zu erhalten. Auch hier sollte die Aufklappbarkeit des Gelenks bei Applikation von Varusstress maximal 5° betragen, bevor man die proximale Tibia reseziert.

Sobald die Deformität korrigiert wurde und die proximale Tibia rechtwinklig zur Knöchelachse in der a.p.-Ebene reseziert wurde, kann simultan und mit

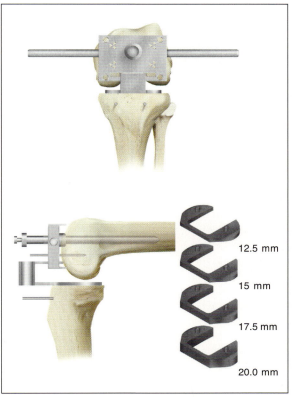

**Abb. 21.4.** Die Femurposition erzeugt die Spannung der Kollateralbänder in Flexion und rotiert die Femur-a.p.-Resektionslehre in die korrekte axiale Ausrichtung, um eine symmetrische Spannung der Kollateralbänder in Flexion zu erzielen

Hilfe des Positionierungsinstruments die femorale Rotationsausrichtung und die Definition des Beugespalts erfolgen. Mit diesem U-förmigen Instrument kann die Spannung der Kollateralbänder in Flexion erzeugt werden und rotiert die Femur a.p.-Resektionslehre in die korrekte axiale Ausrichtung, um eine symmetrische Spannung der Kollateralbänder in Flexion zu erzielen (Abb. 21.4). Normalerweise deckt sich diese Rotation mit der transepikondylären Achse, die als Orientierung verwendet werden kann. Wenn die Feineinstellung der Kollateralbänder erfolgt ist und diese in Flexion identisch sind, kann man sicher sein, dass der Beugespalt gut ausbalanciert und rechtwinklig ist, sodass die a.p.-Femurresektion durchgeführt werden kann (Abb. 21.5).

Das Knie wird in Extension gebracht und der korrekte Valguswinkel wird bestimmt (3° bis 6°), um eine mechanische Achsausrichtung zu erzielen. Dann wird das distale Femur so weit reseziert, bis der Streckspalt identisch mit dem Beugespalt ist. Durch das sorgfältige Ausbalancieren von Beuge- und Streckspalt entsteht ein reproduzierbarer, stabiler Bewegungsbogen in Flexion und Extension, der sowohl bei Fixed-bearing- als auch bei Mobile-Bearing-Knieprothesen ausgezeichnet funktioniert. Dieses Konzept hat sich in mehr als 20 Jahren bei der Total-Condylar- [25], der Insall-Burstein [2] und der New-Jersey-LCS-Knieprothese [16] bewährt und hat zu einer Implantatstandzeit von mehr als 90% in diesem Zeitraum beigetragen.

## Zementierte und zementfreie Mobile-Bearing-Knieprothese im Vergleich

Die Beurteilung von zementierten und zementfreien LCS-Mobile-Bearing-Knieprothesen über einen Zeitraum von 25 Jahren hat die Qualität dieser Implantate bestätigt, wenn sie nach den zuvor beschriebenen Kriterien implantiert wurden [6].

Die Standzeit von 100 primären zementfreien kreuzbanderhaltenden LCS-Knieprothesen mit Meniskallagern betrug 83% nach 16 Jahren (berücksichtigt wurden sowohl implantatbedingte als auch Revisionen mit anderer Ursache). In dieser Patientengruppe kam es bei vier Meniskallagern zu einem ausgedehnten Abrieb; diese wurden erfolgreich revidiert. Hierbei wurde lediglich das Gleitlager ausgetauscht, und die stabile Metallkomponente in situ belassen – die Standzeit der Fixierung betrug nach 16 Jahren 100%.

Hauptfaktor des Implantatversagens in dieser Patientengruppe war gammasterilisiertes Polyethylen, das in atmosphärischer Umgebung sterilisiert wurde. Die dadurch beschleunigte Alterung des Polyethylens zu-

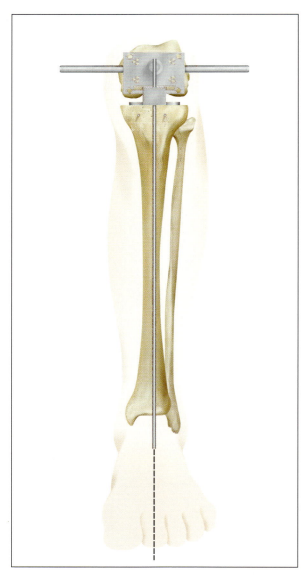

**Abb. 21.5.** Wenn die Feineinstellung der Kollateralbänder erfolgt ist und diese in Flexion identisch sind, kann man sicher sein, dass der Beugespalt gut ausbalanciert und rechtwinklig ist, sodass die AP Femurresektion durchgeführt werden kann

sammen mit minderwertiger Polyethylenqualität führte zum Verschleiß der Gleitlager.

Die Standzeit von 48 primären LCS-Knieprothesen mit rotierender Plattform betrug nach 20 Jahren 97,7% (berücksichtigt wurden sowohl implantatbedingte als auch Revisionen mit anderer Ursache). Aufgrund eines dislozierten Gleitlagers in einem Fall unmittelbar postoperativ wurde dieses gegen ein dickeres Gleitlager ausgetauscht, um das Kniegelenk zu stabilisieren. Außerdem wurde eine lockere Femurkomponente revidiert und durch eine langstielige Femurkomponente ausgetauscht, um die Fixierung wiederherzustellen. In dieser Patientengruppe wurde kein abriebbedingtes Implantatversagen beobachtet.

Die Standzeit von 118 primären zementfreien LCS-Knieprothesen mit rotierender Plattform betrug nach 18 Jahren 98,3% (berücksichtigt wurden sowohl implantatbedingte als auch Revisionen mit anderer Ursache). Ein Rheumatiker aus dieser Patientengruppe erlitt nach 6,8 Jahren eine traumatische suprakondyläre Femurfraktur, die mit einer langstieligen Femurkomponente revidiert wurde und die Fraktur somit stabilisiert wurde. In dieser Patientengruppe wurden weder Implantatversagen der Gleitlager noch Lockerungen der Komponenten beobachtet.

## Rotierende Plattform im Vergleich zu Fixed Bearings

Eine Untersuchung von klinischen Langzeitergebnissen und Überlebensraten zeigt ausgezeichnete klinische Ergebnisse für eine Reihe von Knieprothesen mit Fixed Bearings. Besonders bemerkenswert ist dabei, dass die Standzeit der Total-Condylar-Knieprothese nach 23 Jahren mit 91% angegeben wird, bei einem Bewegungsumfang von 90-100° [22]. Die Insall-Burstein-I- (I-B I-) Knieprothese zeigt nach 11 Jahren eine Standzeit von 96,4%, die I-B-II-Knieprothese (modular) von 98,1% nach demselben Zeitraum [2] (nicht berücksichtigt wurde ein Implantatversagen der Patellakomponente in drei von 154 Fällen, also 1,9%). John Insall berichtete selbst vor seinem Tod im Jahr 2000 von zunehmenden Osteolysen beim modularen I-B II nach einer Standzeit von 11 Jahren, was schließlich dazu führte, dass er selbst das Mobile-Bearing-Design seinen alten Insall-Bernstein-Prothesen vorzog [15].

Die Anatomic-Graduated-Components-(AGC-) Knieprothese zeigt einen durchschnittlichen Bewegungsumfang von 110° und eine Standzeit von 98,86% nach 15 Jahren [24], obwohl seltsamerweise 62 Knieprothesen (1,3%) aufgrund einer Infektion revidiert wurden, 180 Polyethylenpatellakomponenten locker waren (4,2%) und 28 (9,5%) lockere, Metal-backed-Patellakomponenten revidiert wurden. Trotz dieser verwirrenden Daten scheint die Überlebensrate immer noch gut zu sein, liegt jedoch nach 15 Jahren eher bei etwa 90%.

Das zementfreie Natural-Knie zeigte eine Standzeit von 88,3% nach 14 Jahren, wobei das Implantatversagen von Metal-backed-Patellakomponenten sowie Abrieb im tibiofemoralen Gelenk zu den meisten mechanischen Problemen führte [12]. Die zementfreie Fixierung dieses Implantats war außerordentlich gut, ebenso wie die zementfreie Fixierung bei der Ortholoc-I-Knieprothese, deren Fixation eine Standzeit von 96,1% nach 18 Jahren zeigte [28].

Die zementierte Genesis-Knieprothese ist sowohl als kreuzbanderhaltendes als auch als kreuzbandsubstituierendes Modell (posterior stabilisiert) erhältlich und zeigte eine Standzeit von 94% bzw. 96% nach 12 Jahren, bei einem durchschnittlichen postoperativen Bewegungsumfang von 117° bzw. 114° [18].

Die zementierte Miller-Galante-I-Knieprothese mit einer Standzeit von 84,1% nach 10 Jahren wurde in Form des Miller-Galante II weiterentwickelt. Nach zehn Jahren zeigte diese Knieprothese eine Standzeit von 100% bei insgesamt 109 Knieprothesen. Dies ist auf die Verbesserungen am femoralen Trochlea-Design und die Verwendung einer all-poly-Patellakomponente zurückzuführen, obwohl die Kontaktoberflächen immer noch nicht optimal sind [1].

Der Erfolg verschiedener Fixed-Bearing-Designs ist bemerkenswert, es fehlen jedoch die Langzeiterfolge, wie z. B. bei der zementierten LCS-Knieprothese mit rotierender Plattform, die einen durchschnittlichen postoperativen Bewegungsumfang von 110° (von 62°-135°) und eine Standzeit von 97,7% nach 20 Jahren zeigt. Ähnliche Ergebnisse mit dem LCS wurden von Callahan et al. beschrieben, d. h. eine Standzeit von 100% nach 12 Jahren, keine Fälle von Implantatversagen oder ausstehenden Revisionen bei einer Serie von insgesamt 119 Knieprothesen [7].

Die zementfreie LCS-Knieprothese Rotierende Plattform zeigt einen durchschnittlichen postoperativen Bewegungsumfang von 107° (von 55°-125°) und hat nach 18 Jahren eine Standzeit von 98,3% [6]. Neben den Weiterentwicklungen dieses Konzepts, dem LCS Universal und LCS Complete (DePuy International Ltd., Leeds, England), wird diese Knieprothese heute noch im Originaldesign verwendet. Die biomechanischen Prinzipien der maximalen Kongruenz bei gleichzeitig minimalen Scherkräften bilden auch heute noch unverändert die Grundlagen für die LCS-Produktfamilie. Diese Prinzipien haben den Test der Zeit erfolgreich überstanden und sollten daher auch in Zukunft ein fester Bestandteil in der Evolution der Knieendoprothetik bleiben.

## Literatur

1. Berger RA, Rosenberg AG, Barden RM et al. (2001) Long-term follow-up of the Miller-Galante total knee replacement. Clin Orthop Rel Res 388: 58-67
2. Brassard MF, Insall JN, Scuderi GR, Colizza W (2001) Does modularity affect clinical success? J Bone Joint Surg 83A: 26-32
3. Bryan RS, Peterson LF, Combs JJ (1973) Polycentric knee arthroplasty. A review of 84 patients with more than one year follow-up. Clin Orthop Rel Res 94: 136-139
4. Buechel FF (1990) A sequential three-step lateral release for correcting fixed valgus knee deformities during total knee arthroplasty. Clin Orthop Rel Res 260: 170-175
5. Buechel FF, Pappas MJ (1986) The New Jersey low-contact-stress knee replacement system: biomechanical rationale and review of the first 123 cemented cases. Arch Orthop Traum Surg 105: 197-204
6. Buechel FF Sr, Buechel FF Jr, Pappas MJ, D'Alessio J (2001) Twenty-year evaluation of meniscal bearing and rotating platform knee replacements. Clin Orthop Rel Res 388: 41-50
7. Callahan JJ, Squire MW, Goetz DD et al. (2000) Cemented rotating platform total knee replacement. J Bone Joint Surg 82A: 705-711
8. Evanski PM, Waugh TR, Orofino CF et al. (1976) UCI knee replacement. Clin Orthop Rel Res 120: 33-38
9. Flivik G, Ljung P, Rydholm U (1990) Fracture of the tibial tray of the PCA knee. A case report of early failure caused by improper design. Acta Orthop Scand 61: 26-28
10. Goodfellow JW, O'Connor J (1986) Oxford clinical results of the Oxford knee. Surface arthroplasty of the tibiofemoral joint with a meniscal bearing prosthesis. Clin Orthop Rel Res 205: 21-42
11. Hirakawa K, Bauer TW, Yamaguchi M et al. (1999) Relationship between wear debris particles and polyethylene surface damage in primary total knee arthroplasty. J Arthroplasty 14: 165-171
13. Hoffman AA, Evancih D, Ferguson RP et al. (2001) Ten to 14 year clinical follow-up of the cementless natural knee system. Clin Orthop Rel Res 388: 85-94
14. Holman PK, Tyer HD (1975) Proceedings: Early results of geomedic total knee arthroplasty. J Bone Joint Surg 57B: 249
15. Insall JW (1984) Surgical approaches to the knee. In: Insall JN (ed) Surgery of the knee. Churchhill Livingston, New York, pp 4-54
16. Insall JN (1998) Adventures in mobile-bearing knee design: A mid-life crisis. Orthop 21: 1021-1023
17. Insall JN, Ranawat CS, Scott WN, Walker P (1976) Total condylar knee replacement: preliminary report. Clin Orthop Rel Res 120: 149-154
18. Jacchia GE, Gusso MI, Ciampalini L, Civinini R (1991) The AGC 2000 knee prosthesis: observations on the first 35 cases. Arch Putti Chir Organi Mov 39: 231-237
19. Laskin RS (2001) The Genesis total knee prosthesis: a ten-year follow-up study. Clin Orthop Rel Res 388: 95-102
20. Mallory TH, Smalley D, Danyi J (1982) Townley anatomic total knee arthroplasty using total tibial component with cruciate release. Clin Orthop Rel Res 169: 197-201
21. Marmor L (1976) The modular (Marmor) knee: Case report with a minimum follow-up of 2 years. Clin Orthop Rel Res 120: 86-94
22. Patel DV, Aichroth PM, Wand JS (1991) Posteriorly stabilised (Insall-Burstein) total condylar knee arthroplasty. A follow-up study of 157 knees". Int Orthop 15: 211-218
23. Pavone V, Boettner F, Fickert S, Sculco TP (2001) Total condylar knee arthroplasty: A long-term follow-up. Clin Orthop Rel Res 388: 18-25
24. Rand JA et al. (1987) Kinematic rotating hinge total knee arthroplasty. J Bone Joint Surgery 69A: 489-497
25. Ritter MA, Berend ME, Meding JB et al. (2001) Long-term follow-up of anatomic graduated components posterior cruciate-retaining total knee replacement. Clin Orthop Rel Res 388: 51-57
26. Rodriguez JA, Bhende H, Ranawat CS (2001) Total condylar knee replacement: A 20-year follow-up study. Clin Orthop Rel Res 388: 10-17
27. Rorabeck CH, Bourne RB, Lewis PL et al. (1993) The Miller-Galante knee prosthesis for the treatment of osteoarthrosis. A comparison of the results of partial fixation with cement and fixation without any cement. J Bone Joint Surg Am 75: 402-408
28. Whiteside LA (1989) Clinical results of Whiteside Ortholoc total knee replacement. Orthop Clin North Am 20: 113-124
29. Whiteside LA (2001) Long-term follow-up of the bone-ingrowth ortholoc knee system without a metal backed patella. Clin Orthop Rel Res 388: 77-84

# III A  Navigation: Knietotalendoprothese

# Postoperatives Alignment von konventionell und navigiert implantierten Knietotalendoprothesen

W. Konermann, M.A. Saur

## Einleitung

Beim künstlichen Ersatz des Kniegelenks ist es von entscheidender Bedeutung, die Komplexität der funktionellen Einheit, bestehend aus Gelenk, Muskel und Bandstrukturen, zu berücksichtigen. Eine individuelle Auswahl des Prothesenmodells, eine sorgfältige anatomische Anpassung unter Berücksichtigung der Stabilität des endoprothetisch versorgten Kniegelenkes sowie des Anspruchs an die Mobilität des Patienten ist erforderlich.

Mit großer Übereinstimmung wird in der Literatur beschrieben, dass die Langzeitergebnisse nach endoprothetischem Kniegelenkersatz vom Alignment der Extremität, dem Weichteilbalancing und der exakten Ausrichtung der Prothese zur mechanischen Beinachse sowie dem verwendeten Prothesenmodell, der Prothesenverankerung und den patientenspezifischen Faktoren abhängen [1, 12, 15, 17, 22, 24]. Überlebensraten der Knieprothesen von mehr als 10 Jahren können in 80% bis über 95% erreicht werden [10, 16, 18, 19, 24]. Von einigen Autoren wird eine deutlich verkürzte Überlebensrate ab einer Varus-/Valgusabweichung von 4° von der mechanischen Beinachse angegeben. So berichten Rand u. Coventry [20] über eine Überlebensrate von 71% bzw. 73% bei einer Valgus-/Varusabweichung jenseits von 4° von der mechanischen Beinachse. Dagegen konnte im gleichen Untersuchungszeitraum von über 10 Jahren eine Überlebensrate von 90% verzeichnet werden, wenn die Abweichung von der mechanische Achse zwischen 0 und 4° Valgus-/Varus betrug. Jeffrey et al. [8] fanden in einem Nachuntersuchungszeitraum bis zu 12 Jahren eine Lockerungsrate von 3% bei einer Varus-/Valgusabweichung von ≤3° von der mechanischen Beinachse. Bei Abweichungen von der mechanischen Beinachse darüber hinaus wurde eine Lockerungsrate von 24% festgestellt. Zu berücksichtigen ist hier, dass bereits eine geringfügige Fehlpositionierung der extra- und intramedullären Zielinstrumentarien bei der konventionellen Implantationstechnik zu einem Malalignment führen kann. Neben der Rekonstruktion der mechanischen Beinachse ist ein an die korrigierten Achsenverhältnisse angepasstes Weichteilbalancing für ein gutes postoperatives Ergebnis ausschlaggebend.

## Alignment der unteren Extremität

Die mechanische Beinachse (Mikulicz-Linie, Traglinie) ist in der Röntgeneinbeinstandaufnahme im anterior-posterioren Strahlengang sowie in der Seitansicht durch die Verbindung von Hüftkopfmittelpunkt, Kniegelenk- und Sprunggelenkmitte definiert. Fehlstellungen sind als Abweichung von dieser Traglinie definiert. Bei Varusfehlstellungen ist die Traglinie nach medial, bei Valgusfehlstellungen nach lateral verlagert.

Der Femurwinkel entspricht dem Winkel zwischen anatomischer und mechanischer Femurachse. Er beträgt in Abhängigkeit von der Länge des Schenkelhalses, dem CCD-Winkel und der Femurschaftform zwischen 5 und 9°. Der Femurprotheseninnenwinkel wird zwischen der Tangente an die Femurkondylen bzw. an das Implantat und der mechanischen Femurachse gemessen.

Der Tibiaprotheseninnenwinkel wird in der a.p.-Aufnahme zwischen der anatomischen Achse der Tibia, die physiologischerweise identisch mit der mechanischen Tibiaachse ist, und der Tangente an das Tibiaplateau bzw. an das Implantat gemessen.

Physiologischerseits beträgt der Innenwinkel zwischen der Kniebasislinie und der mechanischen Tibiaachse 87°, zwischen der Kniebasislinie und der mechanischen Femurachse 93° (Abb. 22.1).

In der sagittalen Röntgenaufnahme sind für das Alignment des Kniegelenkes bzw. der implantierten Prothese der Slope von Femur und Tibia von Bedeutung. Der femorale Slope wird als Winkel zwischen der Tangente an die distale Begrenzung der Femurkondylen und der mechanischen Beinachse des Femurs gemessen.

Der tibiale Slope entspricht dem Winkel zwischen der Tangente an das Tibiaplateau und der mechanischen Beinachse der Tibia (s. Abb. 22.1)

Die Positionierung der Patella (zentral, lateral, medial, superior, inferior) wird in der Patellatangentialröntgenaufnahme und der seitlichen Aufnahme bestimmt.

Alle beschriebenen Achsen können entsprechend auch computertomographisch ermittelt werden [3, 6, 14, 20, 21]. Um mögliche Messfehlerquellen zu minimieren, ist eine standardisierte Röntgeneinbeinstandaufnahme notwendig, dabei sollte die Ausrichtung des Röntgenzentralstrahls auf die zwischen den Femurkondylen mittig positionierte Patella erfolgen. Bei der seitlichen Röntgenaufnahme wird der Zentralstrahl auf den Kniegelenksspalt ausgerichtet, sodass die femoralen Verankerungszapfen der Endoprothese gleich lang erscheinen [15, 26]. Zur exakten Ausrichtung des Kniegelenkes ist u. U. ein Bildverstärker erforderlich.

## Alignment von konventionellen Knieoberflächenprothesen

Rand u. Conventry [20] beschreiben die Ergebnisse von 193 Patienten, die zwischen 1972 und 1975 mit einer Knieoberflächenprothese versorgt wurden. Der Nachuntersuchungszeitraum beträgt durchschnittlich 11 Jahre. 83% dieser Patienten beklagten moderate oder keine Schmerzen zum Nachuntersuchungszeitpunkt. Die Revisionsrate betrug 20% und die Standzeit der Prothesen nach 10 Jahren noch 69%. Es wird eine vermehrte Häufigkeit von Lockerungssäumen radiologisch bei Prothesen beschrieben, die eine Varusabweichung von ≥3° von der mechanischen Beinachse aufweisen (17 von 53 Prothesen) bzw. von ≥4° von der frontalen Tibiabeinachse (21 von 45 Prothesen). Revisionseingriffe wurden in 38 von 193 (20%) implantierten Knieoberflächenprothesen durchgeführt. Ursächlich dafür war in 7 Fällen ein Malalignment (6 Varus-, 1 Valgusfehlstellung).

Jeffrey et al. [8] berichten über eine Serie von 115 implantierten Knieoberflächenprothesen zwischen 1976 und 1981. Der durchschnittliche Nachuntersuchungszeitraum betrug acht Jahre. Die Autoren beschreiben nach dieser Zeit bei einer Varus/Valgusabweichung von der mechanischen Achse von ≥3° eine hochsignifikant erhöhte Lockerungsrate von 24%. 11 von 115 implantierten Knieendoprothesen (10%) wurden aufgrund von eindeutigen Zeichen einer Prothesenlockerung revidiert. Nur zwei dieser 11 Endoprothesen wiesen korrekte Achsverhältnisse auf. Es wurde keine Signifikanz zwischen Lockerung und präoperativer Achsabweichung (Varus-/Valgusdeformität) gefunden. Dagegen wurde ein hochsignifikanter Zusam-

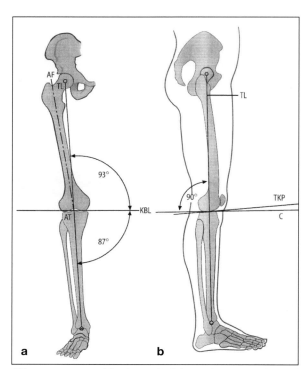

Abb. 22.1. *a*. a.p.-Ansicht eines Beinskeletts mit anatomischer und mechanischer Achse und Winkeln. AF anatomische Achse Femur, AT anatomische Achse Tibia, KBL Kniebasislinie, TL Traglinie oder Mikulicz-Linie. *b* Seitansicht eines Beinskeletts mit mechanischer Achse und Tibiaplateautangente. TKP Tangente an das Tibiakopfplateau, TL Traglinie oder Mikulicz-Linie, *c* Senkrechte zur Traglinie. (Mod. aus [3])

menhang zwischen Prothesenlockerung und postoperativer Achsabweichung dargestellt.

Ritter et al. [22] haben 421 Patienten, die im Zeitraum von 1975 bis 1983 mit einer PCC- („posterior cruciate condylar") Knieoberflächenprothese versorgt wurden, klinisch nachuntersucht. 56% der Knieprothesen zeigten postoperativ eine varische Beinachse, 31% eine neutrale Beinachse von 0° und 13% der Prothesen waren in valgischer Achsabweichung eingebaut worden. In acht Fällen war eine Revision aufgrund einer Prothesenlockerung notwendig. Von den acht Patienten wiesen fünf eine varische Beinachsenabweichung auf. Bei den übrigen drei der acht Revisionen war eine neutrale mechanische Beinachse zu messen.

Delp et al. [2] betonen ebenfalls die Notwendigkeit eines akkuraten Alignment der Knieendoprothese für ein optimales postoperatives Ergebnis. Sie beschreiben eine Komplikationsrate (Lockerung der Prothesenteile, Instabilität, Dislokation, Fraktur oder Infektion) von 5-8% aller Fälle. Weniger schwerwiegende Komplikationen wie ein femoropatellarer Schmerz oder eine limitierte Beugung, kamen in 20-40% aller Fälle vor.

Matsuda et al. [13] untersuchten 20 Patienten mit implantierter Miller-Galante-Knieendoprothese. Der mittlere Nachuntersuchungszeitraum betrug 87,4 Monate. 17 der 20 Knieprothesen waren mit varischer Abweichung von der mechanischen Beinachse implantiert worden, durchschnittlich 0,9° mit einem Spektrum 4° Valgus bis 5° Varus. Matsuda fordert einen längeren Nachuntersuchungszeitraum, um eine definitive Aussage zwischen Malalignment und Lockerungsrate treffen zu können. Zum Zeitpunkt der Siebenjahresuntersuchung konnte diesbezüglich keine positive Korrelation festgestellt werden.

Schwitalle et al. [23] stellten ihre Ergebnisse mit der PFC-Prothese über einen Beobachtungszeitraum von fünf Jahren dar. 248 Patienten wurden mit einer PFC-Prothese versorgt. In 15 Fällen (4,5%) kam es aufgrund von Spätkomplikationen zu einem Implantatversagen mit der Notwendigkeit eines Revisionseingriffes. Die Autoren führen die aufgetretenen Spätkomplikationen auf operationstechnische Mängel zurück. Unkorrekte Achsausrichtungen und insuffizientes Weichteilbalancing begünstigten das Auftreten von sogenannten Spätkomplikationen. Es werden hierbei eine aseptische Lockerung in 2% (6 Fällen), eine septische Lockerung in 1,3% (4 Fällen) beschrieben.

König et al. [11] beschreiben die Langzeitergebnisse nach 5-10 Jahren nach Implantation einer PFC-Prothese. Die Autoren legen dar, dass bei nur zwei der 495 implantierten Knieendoprothesen aseptische Lockerungen der Femur- und Tibiakomponente nach 5 bzw. 6 Jahren auftraten. Sie seien durch eine einzeitige Wechseloperation erfolgreich behandelt worden. Die beschriebene Komplikationsrate mit 5,2% nach 10 Jahren ist niedrig, die Revisionsrate mit 2,4% gering [4].

Zusammenfassend lässt sich feststellen, dass nicht alle Autoren die Beinachse als wichtigsten Parameter des Implantatversagens ansehen. Jeffrey et al. [8], Rand u. Coventry [20] sowie Ritter et al. [22] messen der postoperativen mechanischen Beinachse in der Frontalebene einen erheblichen Einfluss auf das Versagen der Knieendoprothese zu. Dagegen relativieren Tew et al. [25] sowie Hsu et al. [5] den Einfluss der postoperativen mechanischen Beinachse. Gomoll et al. [4] beschreiben die Ergebnisse der PFC-Prothesen bei einem Nachuntersuchungszeitraum von mehr als 10 Jahren. Es standen für die Nachuntersuchung noch 155 Knieprothesen zur Verfügung. Innerhalb des Zehnjahreszeitraums war keine einzige Komponente gelockert, radiologische Aufhellungslinien wurden bei 16% der Patienten beobachtet, sie seien aber mit einer Breite unter 1 mm nicht progredient gewesen. Insgesamt wurde bei der Serie von 235 konsekutiv primär implantierten Knietotalendoprothesen mit Erhalt des hinteren Kreuzbandes eine Überlebensrate von 90% bezüglich Reoperation und 92% bezüglich Komponentenlockerung beschrieben.

Ranawat et al. [8] haben 112 Kniegelenke mit bikondylärem Oberflächenersatz nachuntersucht in einem durchschnittlichen Nachuntersuchungszeitraum von 11 Jahren. Radiologische Aufhellungslinien werden in 60% (54 Knieprothesen) von unterschiedlicher Ausprägung beschrieben. Es wird eine Korrelation zwischen Körpergewicht und dem Vorhandensein von radiologischen Aufhellungslinien berichtet. Die mechanische Beinachse betrug postoperativ zwischen 3° Varus und 10° Valgus. Bei 10 Kniegelenken war eine Beinachse von 0-3° Varus, in 17 Fällen von 0-4 ° Valgus feststellbar. Die übrigen Prothesen wiesen eine Abweichung von der mechanischen Beinachse von 5-10° Valgus auf. Die Überlebensrate nach 11 Jahren betrug insgesamt 94,1%. Ranawat beschreibt, dass die Faktoren Alter, Geschlecht, Diagnose, Dicke der Zementschicht und Malalignment der Komponenten keine Korrelation mit radiologischen Lockerungssäumen aufweisen. Der einzige Faktor, der einen signifikanten Einfluss auf das Vorhandensein von Lockerungssäumen aufweise, sei das Körpergewicht.

## Alignment von navigierten und konventionellen Knie-Oberflächenprothesen im Vergleich

Miehlke et al. [15] berichten über eine Studie mit dem OrthoPilot-Navigationssystem (Fa. Aesculap, Tuttlingen). Die ersten 60 mit dem OrthoPilot-System operierten Fälle wurden klinisch nachuntersucht. Ferner wurden die ersten 30 Patienten mit einer vergleichbaren konventionell operierten Kontrollgruppe verglichen. Drei Monate postoperativ wurden die mechanische Beinachse sowie die femorale und tibiale Achse frontal und sagittal radiologisch erfasst. Im Bezug auf die mechanische Beinachse entsprachen 37 Fälle (61,7%) mit einer Varus-/Valgusabweichung von ≤2° von der mechanischen Beinachse einem sehr guten Ergebnis. 35% der Patienten hatten ein ausreichendes Ergebnis mit einer Varus-/Valgusabweichung von 3–4° von der mechanischen Beinachse. Nur 3,3% der Fälle wiesen ein unbefriedigendes Ergebnis mit einer Abweichung >4° von der mechanischen Beinachse auf. Demgegenüber wurde bei der Gruppe mit konventionell implantierter Knieoberflächenprothese eine Achsenabweichung von mehr als 4° von der mechanischen Beinachse bei 10% der Fälle gesehen. Zusammenfassend stellen die Autoren bei den Ergebnissen fest, dass es einen hochsignifikanten Unterschied zugunsten des Navigationssystems beim Parameter tibiale Prothesenachse in der Sagittalebene gab. Bei den anderen vermessenen Parametern war keine statistische Signifikanz festzustellen. Die Autoren erwähnen, dass die sog. Ausreißer mit der Verwendung des OrthoPilot-Systems gegenüber der konventionellen Instrumentation an der Zahl geringer sind.

Jenny u. Boeri [9] implantierten 40 Knietotalendoprothesen mit dem OrthoPilot-Navigationssystem. Eine statistisch gepaarte Vergleichsgruppe von ebenfalls Knietotalendoprothesen des selben Typs (Search-Prothese, Fa. Aesculap) wurde konventionell implantiert. Radiologische Parameter dienten dem Vergleich zwischen beiden Gruppen. Die mechanische Beinachse mit einer Abweichung von ≤3° Varus/Valgus wurde bei 85% der computernavigiert implantierten und bei 72% der manuell implantierten Fälle erreicht. Werden die fünf ermittelten Achsen (mechanische Beinachse sowie die frontale und sagittale Orientierung der femoralen und tibialen Prothesenkomponente) gleichzeitig berücksichtigt, und ein optimales Ergebnis mit einer Abweichung für die mechanische Beinachse von ≤3°, für die anderen Achsen von ≤3° definiert, so weisen 62% der computernavigiert implantierten und 30% der konventionell implantierten Fälle ein gutes Ergebnis auf.

Janecek et al. [7] berichten in einer Studie über jeweils 30 Patienten, bei denen eine Search-Evolution-Prothese mit Hilfe des OrthoPilot-Systems implantiert wurde. Diese wurden einer zufällig ausgewählten Gruppe von 30 Patienten gegenüber gestellt, bei der die Knieendoprothese klassisch implantiert wurde (PFC-Sigma, Fa. Johnson & Johnson und T.A.C.K., Fa. Link). In der navigierten Gruppe wiesen 83% der Prothesen eine mechanische Beinachse mit einer Varus-/Valgusabweichung von ≤2° auf, in der konventionell implantierten Gruppe 37%. In 17% der navigiert implantierten und 46% der konventionell implantierten Fälle betrug die Abweichung von der mechanischen Beinachse ≤4° Varus/Valgus. Eine Abweichung von der mechanischen Beinachse über 4° Varus/Valgus wurde bei 17% der konventionell implantierten Prothesen und bei keiner der computernavigierten festgestellt.

## Alignment von navigierten und konventionellen Knieoberflächenprothesen im Vergleich – Eigene Ergebnisse

Im Zeitraum von 09/1999 bis 12/2001 wurden in der Orthopädischen Klinik Hessisch Lichtenau bei 100 Patienten eine Search-Evolution-Prothese (Fa. Aesculap, Tuttlingen) computernavigiert mit dem OrthoPilot-Navigationssystem (Fa. Aesculap, Tuttlingen) implantiert. Diese Gruppe wurde mit einer konsekutiven Vergleichsgruppe mit manuell implantierten Knieoberflächenprothesen (LCS, Fa. DePuy, Johnson & Johnson) verglichen, die im Zeitraum von 03/2001 bis 07/2001 operiert wurde. Die computernavigierten Prothesen wurden durch zwei Operateure, die konventionell implantierten Prothesen von sechs Operateuren implantiert. Innerhalb der Gruppe der Operateure zeigten sich keine signifikant unterschiedlichen Ergebnisse. Etwa zwei Wochen postoperativ wurde anhand der seitlichen Röntgenaufnahme (im Liegen), die sagittale Orientierung der Femurkomponente im Verhältnis zur distalen, ventralen femoralen Kortikalis (Slope der Femurkomponente) und die sagittale Orientierung der Tibiakomponente im Verhältnis zur proximalen dorsalen tibialen Kortikalis (Slope der Tibiakomponente) vermessen. Auf der Röntgeneinbeinstandaufnahme im anterior-posterioren Strahlengang wurde die mechanische Beinachse, die frontale Orientierung der Femurkomponente im Verhältnis zur mechanischen Femurachse sowie die frontale Orientierung der Tibiakomponente im Verhältnis zur mechanischen Tibiaachse vermessen. Die Röntgeneinbeinstandaufnahmen erfolgten streng standardisiert mit Ausrichtung des Röntgenzentralstrahls auf eine zwischen den Femurkondylen mittig positionierte Patella. Das Durchschnittsalter in beiden Gruppen betrug jeweils um die 70 Jahre, die Geschlechterverteilung in beiden Gruppen war 3/4 Frauen und 1/4 Männern, bei der Gruppenbetrachtung ergaben sich keine signifikanten Unterschiede.

Bei der Auswertung der Röntgenbilder muss als individueller Messfehler 1° und als stellungsbedingter Fehler der radiologischen Vermessung 2° zugrunde gelegt werden [26].

Zum Vergleich der Kollektive wurden die Ergebnisse in die drei Kategorien „sehr gut", „gut" und „unbefriedigend" mit den aufgelisteten Röntgenparametern eingeteilt. Die Kategorien wurden entsprechend der Abweichung vom Idealwert definiert (Tabelle 22.1).

**Tabelle 22.1.** Definition der Kategorien „sehr gut", „gut" und „unbefriedigend"

|  | Mech. Achse | Femur. a.p | Femur lateral | Tibia a.p. | Tibia lateral |
|---|---|---|---|---|---|
| Sehr gut | ≤3° | ≤2° | ≤2° | ≤2° | ≤2° |
| Gut | 4°-5° | 3°-4° | 3°-4° | 3°-4° | 3°-4° |
| Unbefriedigend | >5° | >4° | >4° | >4° | >4° |

## Mechanische Beinachse

Die mechanische Beinachse wurde in 55% der navigierten und in 27% der manuell implantierten Fälle mit 0° gemessen. Wenn der mögliche radiologische Messfehler berücksichtigt und als sehr gutes Ergebnis das Erreichen der mechanischen Beinachse mit einer Abweichung von ≤3° Varus/Valgus definiert wird, entsprechen 93% der navigierten und 77% der konventionell implantierten Prothesen einem sehr guten Ergebnis. Dies entspricht einem signifikanten Unterschied zwischen beiden Gruppen (Abb. 22.2).

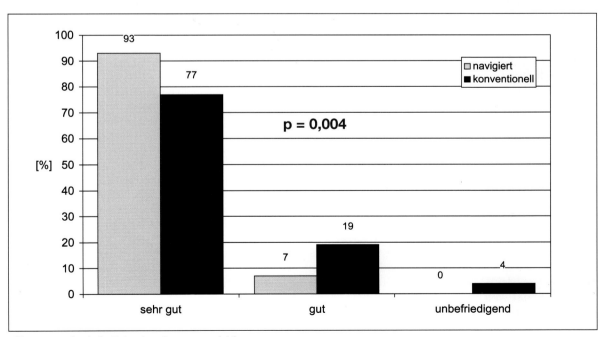

**Abb. 22.2.** Mechanische Beinachse, Gruppenvergleich

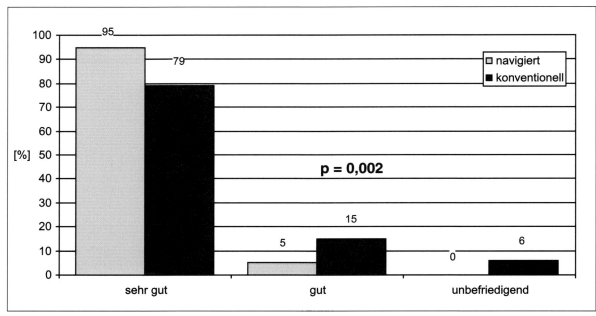

Abb. 22.3. Femorale Achse a.p., Gruppenvergleich

**Femorale Achse a.p.**

Bei der Ermittlung des Femurprotheseninnenwinkels in der Frontalebene erreichten 49% der navigierten Knieprothesen das Idealergebnis von 90°; unter Berücksichtigung einer Abweichung von ≤2° Varus/Valgus erzielten 95% ein sehr gutes Ergebnis. Bei den konventionell implantierten Prothesen wurde das Idealergebnis in 42% erzielt, ein sehr gutes Ergebnis erreichten 79% der Fälle. Der Unterschied zwischen den Gruppen ist statistisch signifikant (Abb. 22.3).

**Femorale Achse lateral**

In 39% der Fälle der navigierten Gruppe konnte ein gewünschter 0°-Slope erzielt werden, in 65% der Fälle erreichten sie ein sehr gutes Ergebnis. Bezüglich des Femurslopes wurde bei der manuell implantierten Gruppe der vom Prothesenhersteller gewünschte posteriore Slope von 5° als Idealergebnis zugrunde gelegt. Dieses wurde in 10% der Fälle erreicht, 45% erzielten ein sehr gutes Ergebnis. Dies entspricht einem statistisch signifikanten Unterschied zwischen beiden Kollektiven (Abb. 22.4).

**Tibiale Achse a.p.**

Bei 53% der navigierten und 57% der manuell implantierten Prothesen gelang eine exakte Ausrichtung auf 90° Tibiaprotheseninnenwinkel in der frontalen Tibiaachse. In der Gruppe mit sehr guten Ergebnissen liegen insgesamt 98% der navigierten bzw. 86% der konventionell operierten Kniegelenke. Daraus ergibt sich ein signifikanter Unterschied zugunsten der navigierten Gruppe. In der Gruppe der konventionell operierten Prothesen befinden sich im Vergleich zum navigierten Kollektiv einige Ausreißer (Abb. 22.5).

**Tibiale Achse lateral**

Für die navigierte Gruppe gilt ein Tibia-Slope von 0° für die Search-Evolution-Prothese als Idealwert. Dieser wurde in 55% der Fälle erreicht, ein sehr gutes Er-

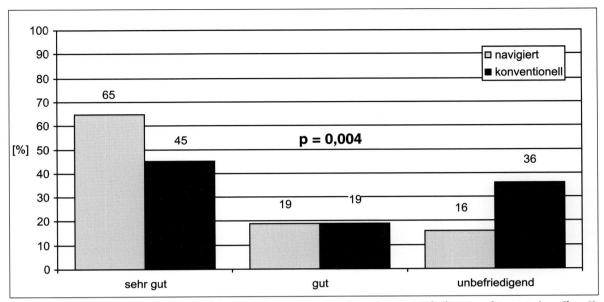

**Abb. 22.4.** Femorale Achse lateral, Gruppenvergleich. Femur lateral konventionelle Implantationstechnik: angestrebter posteriorer Slope 5°

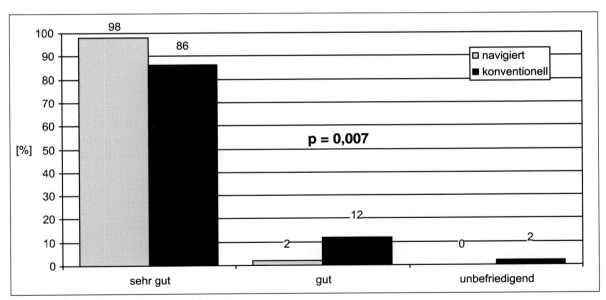

**Abb. 22.5.** Tibiale Achse a.p., Gruppenvergleich

gebnis wiesen 91% der Fälle auf. Vom Hersteller der LCS-Prothese wird ein posteriorer Slope der Tibiakomponente von 5° angestrebt. Hier muss jedoch berücksichtigt werden, dass bei der Einstellung des Tibia-Slopes der individuelle posteriore Slope des Patienten mitberücksichtigt wird und somit ein Winkel von 5° posteriorem Tibia-Slope nicht immer exakt vom Operateur angestrebt wurde. Berücksichtigt man generell einen posterioren Tibia-Slope von 5° für die manuell implantierten Prothesen als Idealwert, so wurde in 14% ein Idealergebnis und in 65% der Fälle ein sehr gutes Ergebnis erreicht. Der Unterschied zwischen den Gruppen ist statistisch signifikant (Abb. 22.6).

### Gesamtbetrachtung der fünf Achsen

Fasst man die Ergebnisse aller fünf Achsen zusammen und definiert als gutes Ergebnis eine Achsabweichung von ≤5° von der mechanischen Achse und von ≤4° in den anderen vier Achsen (frontale und sagittale Orientierung der femoralen und tibialen Prothesenkomponente), so erreichten 84% der navigierten und 61% der manuell implantierten Prothesen ein gutes Ergebnis. Ein sehr gutes Ergebnis wurde mit ≤3° Abweichung von der mechanischen Achse und ≤2° Abweichung von den anderen Achsen definiert. Hier erreichten 54% der navigierten und 15% der manuell implantierten Prothesen ein sehr gutes Ergebnis. Der Unterschied ist jeweils statistisch signifikant (Abb. 22.7 und 22.8).

### Statistische Verfahren

Für die statistische Bearbeitung der fünf Achsen kam der U-Test nach Wilcoxon, Mann und Whitney zur Anwendung. Die Gruppenbildungen zu den einzelnen Achsen wurden mit dem Chi-Quadrat-Test verglichen.

## Zusammenfassung

Die Rekonstruktion der mechanischen Beinachse ist neben der exakten Ausrichtung der Prothesenkomponenten, des Weichteilbalancing, dem verwendeten Prothesenmodell und weiterer patientenspezifischer Faktoren der entscheidende Parameter, um ein sehr gutes Langzeitergebnis zu erreichen. Von allen Autoren wird übereinstimmend eine größere Zuverlässigkeit der Ergebnisse und damit eine Verbesserung des postoperativen Alignments der unteren Extremität sowie der femoralen und tibialen Komponente bei den computernavigierten Knieprothesen beschrieben. In der eigenen Untersuchung findet sich eine statistisch signifikant bessere Ausrichtung der navigierten Pro-

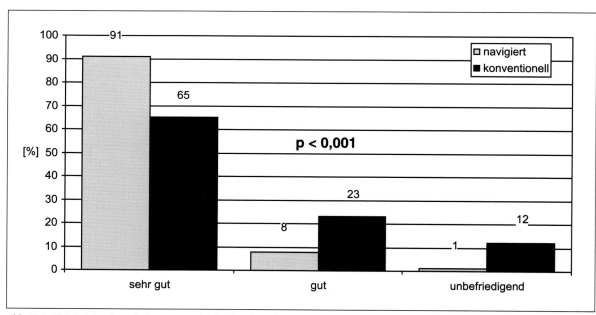

Abb. 22.6. Tibiale Achse lateral, Gruppenvergleich. Tibia lateral konventionelle Implantationstechnik: angestrebter posteriorer Slope 5°

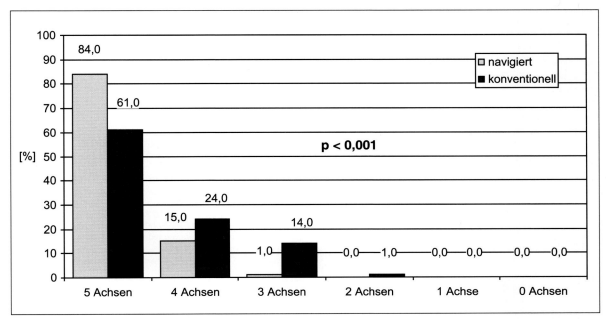

**Abb. 22.7.** Anzahl der Achsen im guten Bereich. Gutes Alignment: mech. Achse: 0° ± 5°, andere Achsen: 90° ± 4°. Femur und Tibia lateral konventionelle Implantationstechnik: angestrebter posteriorer Slope 5°

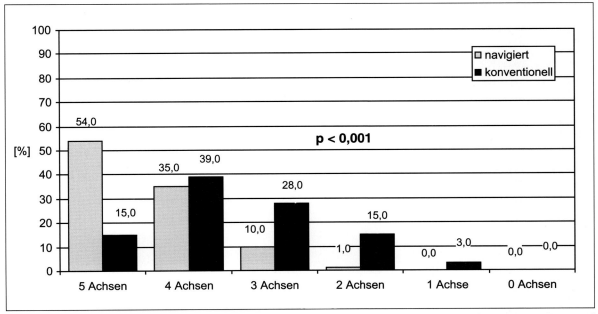

**Abb. 22.8.** Anzahl der Achsen im sehr guten Bereich. Sehr gutes Alignment: mech. Achse: 0° ± 3°, andere Achsen: 90° ± 2°. Femur und Tibia lateral konventionelle Implantationstechnik: angestrebter posteriorer Slope 5°

these für die röntgenologischen Parameter mechanische Beinachse, femorale Achse a.p. und lateral sowie tibiale Achse a.p. und lateral. Bisher liegen postoperativ vergleichende Studien zwischen konventionell und computernavigiert implantierten Prothesen vor, die allerdings nur die radiologischen Parameter berücksichtigen. Ob die diesbezüglich signifikant besseren Ergebnisse der Navigation auch eine verlängerte Standzeit der implantierten Prothese bewirken können, kann nur in mittel- und vor allem langfristigen Studien unter Berücksichtigung des klinischen Outcome beurteilt werden.

## Literatur

1. Bargren JH, Blaha JD, Freeman MAR (1983) Alignement in total knee arthroplasty. Clin Orthop 173: 178-183
2. Delp SL, Stulberg SD, Davies BL, Picard F, Leitner F (1998) Computer assisted knee replacement. Clin Orthop 354: 49-56
3. Elke R, König A (2001) Präoperative Planung der Knietotalprothese. In: Eulert J, Hassenpflug J (Hrsg) Praxis der Knieendoprothetik. Springer, Berlin Heidelberg New York Tokyo, S 33-41
4. Gomoll AH, Schai PA, Scott RD, Thornhill TS (2001) Das PFC-Modular-System. In: Eulert J, Hassenpflug J (Hrsg) Praxis der Knieendoprothetik. Springer, Berlin Heidelberg New York Tokyo, S 233-243
5. Hsu HP, Garg A, Walker PS, Spector M, Ewald FC (1989) Effect on knee component alignement on tibial load distribution with clinical correlation. Clin Orthop 248: 135-144
6. Insall JN, Binazzi R, Soudry M, Mestriner LA (1985) Total knee replacement. Clin Orthop Relat Res 192: 13-22
7. Janecek M, Bucek B, Hart R (2001) OrthoPilot (Aesculap) – Computernavigation der Endoprothese des Kniegelenks. Acta Chir Austriaca 33: 175
8. Jeffrey RS, Morris RW, Denham RA (1991) Coronal alignement after total knee replacement. J Bone Joint Surg 73 B: 709-714
9. Jenny JY, Boeri C (2001) Navigiert implantierte Knietotalendoprothesen – Eine Vergleichsstudie zum konventionellen Instrumentarium.. Z Orthop 139: 117-119
10. Knutson K, Lindstrand A, Lidgren L (1986) Survival of Knee arthroplasties, a nation-wide multicenter investigation of 8000 cases. J Bone Joint Surg 68 B: 795-803
11. König A, Gruss J, Kirschner S (2001) Ergebnisse der Press-Fit-Condylar-Prothese (PFC). In: Eulert J, Hassenpflug J (Hrsg) Praxis der Knieendoprothetik. Springer, Berlin Heidelberg New York Tokyo, 226-230
12. Lampe F, Honl M, Wieman R, Hille E (1999) Computergestützte Navigation Gelenkerhalt und Endoprothetik bei Gonarthrose. In: Implant 2-1999, Kasuistik. Springer, Berlin Heidelberg, New York Toyko
13. Matsuda S, Hiromasa M, Nagamine R, Urabe K, Harimaya K, Matsunobu T, Iwamoto Y (1999) Changes in knee alignement after total knee arthroplasty. J Arthroplasty 14: 566-570
14. Merchant AC, Mercer RL, Jacobsen RH, Cool CR (1974) Roentgenographic analysis of patellofemoral congruence. J Bone Joint Surg 56A: 1391-1396
15. Mielke RK, Clemens U, Jens JH, Kershally S (2001) Navigation in der Knieendoprothetik – vorläufige klinische Erfahrungen und prospektiv vergleichbare Studie gegenüber konventioneller Implantationstechnik. Z Orthop 139: 109-116
16. Nafei A, Kristensen O, Knudson HM, Hvid I, Jensen J (1996) Survivorship analysis of cemented total condylar knee arthroplasty. J Arthroplasty 11: 7-10
17. Picard F, Saragaglia D, Montbarbon E, Chaussard C, Leitner F, Raoult O (1999) Computer-assisted knee arthroplasty preliminary clinical results with the OrthoPilot System. 4th International CAOS Symposium, Davos 1999
18. Ranawat CS, Boachie-Adjei O (1988) Survivorship analysis and results of total condylar knee arthroplasty. Clin Orthop Relat Res 226: 6-13
19. Ranawat CS, Flynn WF, Saddler S, Hansraj KH, Maynhard MJ (1993) Long-term results of total condylar knee arthroplasty. Clin Orthop 286: 94-102
20. Rand JA, Coventry MB (1988) Evaluation of geometric total knee arthroplasty. Clin Orthop 232: 168-173
21. Rand JA, Ilstrup DM (1991). The accuracy of femoral intramedullary guides in total knee arthroplasty. J Arthroplasty 12: 677-682.
22. Ritter MA, Faris PM, Keating EM, Meding JB (1994) Postoperative alignement of total knee replacement. Its effect on survival.. Clin Orthop 299: 153-156
23. Schwitalle M, Eckhardt A, Heine J (2001) Ergebnisse der Press-Fit-Condylar-Prothese (PFC). In: Eulert J, Hassenpflug J (Hrsg) Praxis der Knieendoprothetik. Springer, Berlin Heidelberg New York Tokyo, 217-224
24. Scuderi GR, Insall JN, Windsor RE, Moran MC (1989) Survivorship of cemented knee replacement. J Bone Joint Surg 71B: 798-803
25. Tew M, Waugh W (1985) Tibial-femoral alignement and the results of knee replacement. J Bone Joint Surg 67 B: 551-556
26. Wright JG, Treble N, Feinstein AR (1991) Measurement of lower limb alignement using long radiographs. J Bone Joint Surg 73B: 721-723

# Computergestützte Implantation von Knietotalendoprothesen ohne präoperative bildgebende Verfahren: Das kinematische Modell

D. SARAGAGLIA, F. PICARD

## Vorgeschichte

Die computergestützte Chirurgie ist am Ende der 80er-Jahre mit der stereotaktischen Neurochirurgie eingeführt worden [13]. Ziele dieser neuen Technik waren erhöhte Präzision, weniger Invasivität und verbesserte Rückverfolgbarkeit der Operation.

Anfang der 90er-Jahre begann die Schule für Medizinische Informationstechnik in Grenoble unter der Leitung von J. Demongeot und P. Cinquin sich für diese vielversprechende Technologie zu interessieren und konnte einige Chirurgen zur Zusammenarbeit in computergestützten Chirurgieprojekten gewinnen: 1991 P. Merloz [16] für die Wirbensäulenchirurgie, 1992 R. Julliard [11] für die Chirurgie des vorderen Kreuzbandes und uns selbst für die Implantation von Totalendoprothesen des Kniegelenks.

Die Geschichte der computergestützten TEP-Implantation des Kniegelenks geht auf das Jahr 1993 zurück. In diesem Jahr haben wir eine Arbeitsgruppe gebildet, die aus zwei Chirurgen (D. Saragaglia und F. Picard), einem Arzt-Informatiker (P. Cinquin), zwei Informatikern (S. Lavallée und F. Leitner) und einem industriellen Partner besteht. Dieser Partner war damals die Firma I.C.P. France, die 1994 von der Firma Aesculap in Tuttlingen, Deutschland, erworben wurde. Bereits in der ersten Sitzung haben wir als erfahrene Chirurgen unsere Voraussetzungen für ein computergestütztes Operationsverfahren festgelegt. Es sollte keine präoperative CT als Basis für die intraoperative Navigation nötig sein, und zwar aus mehreren Gründen: Zunächst, weil diese Untersuchungsmethode zu jener Zeit kein Bestandteil der präoperativen Planung beim Kniegelenkersatz war, zweitens, weil wir ahnten, dass eine solche Untersuchung das Operationsverfahren nur komplizieren würde, und letztens, weil sie sowohl Mehrkosten als auch eine wesentliche Strahlenbelastung für den Patienten verursachen würde. Wir brauchten eine kontinuierliche Orientierung zur mechanischen Beinachse vom Anfang bis zum Ende der Operation, um die Sägeblöcke rechtwinklig zu dieser Achse sowohl in der frontalen als auch in der sagittalen Ebene zu positionieren. Es musste möglich sein, die Sägeblöcke „frei" an den Knochen anzubringen, d. h. ohne intra- bzw. extramedullären Ausrichtstab. Zum Schluss musste die Operation weniger als zwei Stunden dauern (maximale von uns erlaubte Dauer der *Blutsperre*) und von jedem Chirurgen unabhängig von seinen Computerfähigkeiten durchführbar sein.

Dieses Projekt wurde F. Leitner, Informatiker kurz vor dem Ausbildungsabschluss, und F. Picard, der es zum Gegenstand einer Studie im Rahmen seiner wissenschaftlichen Forschungen in biologischer und medizinischer Technik machte, übergeben. Die Projektergebnisse nach zwei Jahren Arbeit waren folgende: Die Implantation einer Totalendoprothese des Kniegelenks ohne präoperative bildgebende Verfahren (Scanner) ist möglich alleine durch die *Bestimmung der Rotations- und Drehachsen* im Hüft-, Knie- und Sprunggelenk; ein zusätzliches Abtasten des Knies und des Sprunggelenks wird empfohlen, um die Robustheit des Systems zu verbessern; und schließlich ist das beste System zur räumlichen Lokalisierung nach heutigen Erkenntnissen das auf Infrarotdioden basierende, optoelektronische System und nicht elektromagnetische oder elektromechanische Systeme. Als Systemvalidierung haben wir zehn Knieprothesen in zehn Kadaver implantiert und die Ergebnisse 1997 in mehreren nationalen und internationalen Fachzeitschriften (CAOS, SOFCOT, SOBCOT usw.) veröffentlicht.

Nach Genehmigung des Ethikausschusses der Universitätsklinik in Grenoble am 4.12. 1996 wurde am

21.1.1997 die erste computergestützte Implantation einer Prothese bei einem lebenden Patient durchgeführt (D. Saragaglia, F. Picard, T. Lebredonchel). Die Operation dauerte 2 Stunden und 15 Minuten ohne wesentliche intraoperative Probleme.

Eine prospektive, randomisierte Studie, die dieses Verfahren mit der herkömmlichen Operationstechnik verglich, wurde im Januar 1998 begonnen und im März 1999 abgeschlossen. Die Ergebnisse wurden in mehreren nationalen und internationalen Fachzeitschriften und als Leitartikel der Revue de Chirurgie Orthopédique [21] veröffentlicht.

## Operationstechnik

Die präoperative Planung ist genauso wie bei der Implantation einer Knieendoprothese mit herkömmlicher Operationstechnik: normale, radiographische Aufnahmen oder, noch besser, Pangonometrie unter Belastung zur Bewertung der Beinachse sowie der Form des Femurs und der Tibia. Belastungsröntgenaufnahmen sind nicht nötig, da der Computer die Reduzierbarkeit der Deformation durch Varus- und Valgusbewegungen berechnet.

## Ausrüstung

Die Ausrüstung besteht aus einem Navigationssystem (OrthoPilot, Fa. Aesculap AG, Tuttlingen, Deutschland; Abb. 23.1), das die räumlichen Positionen von Sendern in Echtzeit verfolgt und aufzeichnet, sowie aus einem auf das Navigationssystem abgestimmten Instrumentarium. Das Navigationssystem enthält einen Personal Computer, eine Polaris-Infrarotkamera (Fa. Northern Digital Inc.) und ein Fußpedal mit Doppelsteuerung. Der Operationsablauf ist in der Software definiert, und der Operateur steuert das Verfahren über das Fußpedal und eine spezielle, graphische Benutzeroberfläche.

Dieses Navigationssystem enthält zudem Sender und deren Fixationssystem. Ein Sender, auch „rigid body" genannt (Abb. 23.2), besteht aus fest gekoppelten Infrarotdioden. Die Position jeder dieser Dioden wird von der Kamera erfasst und die Lage sowie die Ausrichtung des Senders damit ermittelt. Die Sender können auf allen Gegenständen montiert werden, deren Bewegungen man verfolgen will. Es ist insbesondere möglich mit Hilfe eines sendergekoppelten Abtasters (Abb. 23.3), dessen Koordinaten genau bekannt sind, Punkte im Raum festzustellen. Die Sender werden mit speziellen bikortikalen Schrauben am Knochen fixiert.

Das Instrumentarium basiert auf dem bei der Search-Prothese (Aesculap AG, Tuttlingen) verwendeten Instrumentarium; wir haben jedoch auf allen Sägeblöcken einen Senderanschluss angebaut. Es erschien uns wichtig, zu jeder Zeit und ohne Auswirkung auf die optimale Implantation der Prothese auf ein klassisches System umstellen zu können, falls es zu einem Zusammenbruch des Computersystems kommen würde.

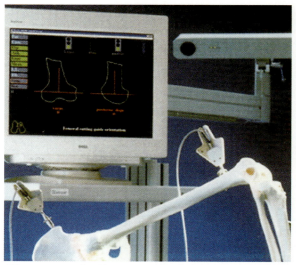

**Abb. 23.1.** Das OrthoPilot-System

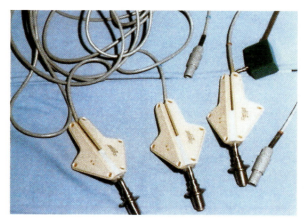

**Abb. 23.2.** Sender, auch „rigid bodies" genannt

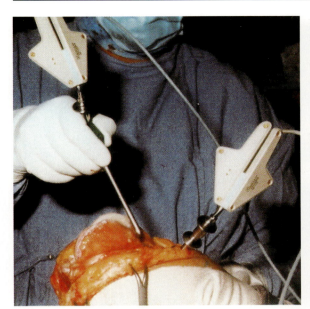

**Abb. 23.3.** Sendergekoppelter Abtaster

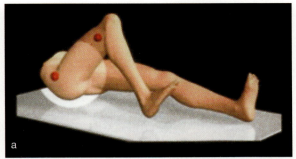

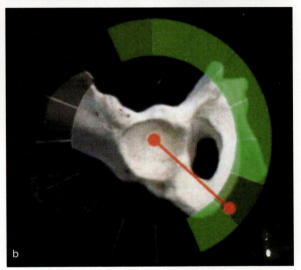

**Abb. 23.4.** *a* Drehbewegungen am Hüftgelenk. *b* Graphische Benutzeroberfläche zur Feststellung des Rotationszentrums des Hüftgelenks

## Operationsverfahren

### „Kalibrierung" der unteren Extremität

Die mechanische Beinachse wird durch drei Punkte ermittelt: das jeweilige Zentrum des *Femurkopfes* (H), des Knies (K) und des Sprunggelenks (A). Bei gestrecktem Bein liegen diese drei Punkte auf einer Geraden. Das Bein wird kalibriert, indem diese drei Punkte festgestellt werden, wobei es sich hier um kinematische Punkte handelt. Daher werden sie durch entsprechendes Durchbewegen des Hüft-, Knie- und Sprunggelenks identifiziert.

Für die Bestimmung des Femurkopfzentrums ist es nötig, die Crista iliaca anterior superior und das distale Ende des Femurs mit „rigid bodies" zu versehen. Der Sender auf dem Femur wird durch den gleichen Zugang eingeführt, den man für die eigentliche Implantation verwenden wird. Es folgen Durchbewegung, Flexion und Extension des Oberschenkels, wobei der Mittelpunkt des Femurkopfs mittels Kamera und Infrarotdioden berechnet wird (Abb. 23.4a,b).

Da das Sprunggelenk nur einen Freiheitsgrad hat, ist die Bestimmung seines Zentrums komplizierter als beim Hüftgelenk, weil nur eine Rotationsachse ermittelt werden kann. Es ist trotzdem möglich, bei gestrecktem Fuß seitliche Bewegungen zu bewirken, die zur Bestimmung des Sprunggelenkzentrums ausreichen. Dafür wird ein Sender über den Implantationszugang auf das proximale Ende der Tibia angebracht und ein zweiter, auf einer Metallplatte montierter Sender mit einem Gummiband auf dem *Talushals* befestigt, um einen Schnitt am Knöchel zu vermeiden. Danach erfolgen Flexion und Extension sowie Varus- und Valgusbewegungen, um das Sprunggelenkzentrum mittels Kamera und Infrarotdioden festzustellen.

Die Bestimmung des Zentrums des Kniegelenks ist ebenfalls relativ kompliziert, weil es sich hier um ein momentanes Rotationszentrum handelt, das bei der Rotation wandert. Die Feststellung eines Mittelpunkts ist trotzdem für die Bestimmung der mechanischen

Beinachse unerlässlich. Eine Möglichkeit ist, eine anatomische Stelle in der Höhe des Femurs und der Tibia bei offenem Knie abzutasten. Eine zweite Möglichkeit besteht darin, einen Rotationsschwerpunkt zu errechnen, indem der Punkt auf dem Femur gesucht wird, der am ehesten äquidistant (im Sinne der wenigsten Quadrate) von einem Punkt auf der Tibia ist. Durch Flexions- und Extensionsbewegungen ergibt sich die Flexions- und Extensionsachse, und die Rotation der Tibia bei 90° Flexion ergibt eine zweite Achse. Der Schnittpunkt dieser 2 Achsen wird als Rotationszentrum des Knies gewertet. Um dieses Zentrum zu ermitteln, werden „rigid bodies" zuerst auf den distalen Femur und die proximale Tibia montiert. Nachdem die Flexions- und Extensionsbewegungen und die Rotation bei 90° Flexion erfolgt sind, wird der Mittelpunkt des Knies mit Hilfe der Kamera und der Infrarotdioden errechnet.

**Abtasten der Knochenkonturen**

Die Resektionshöhe wird durch das Abtasten des gesunden Tibiaplateaus festgelegt. Mit Hilfe des Abtasters, auf dem der bewegliche „rigid body" montiert ist, der auf dem Beckenkamm und *Sprunggelenk* verwendet wurde, wird das gesunde Tibiaplateau möglichst weit nach hinten abgetastet. Damit wird die eventuell vorliegende *dorsale Kippung* („posterior slope") der Tibia bei der Bestimmung der Schnitthöhe eingerechnet und der resezierte Raum in der Höhe des hinteren und nicht des vorderen Kreuzbandes berücksichtigt, was eine klassische Falle bei der konventionellen Chirurgie darstellt.

Das Abtasten des Femurs (posteriore Oberfläche der medialen und lateralen Kondylen und anteriore Kortikalis am Oberrand der Trochlea) bestimmt die Prothesengröße und stellt den artikulären Mittelpunkt des Femurs sicher.

Das Abtasten des Sprunggelenks (Abb. 23.5) schließt dessen Mittelpunkt ein und unterstützt so die kinematische Bestimmung des Gelenkzentrums. Innenknöchel, Außenknöchel und die Mitte des OSG müssen abgetastet werden.

Jetzt sind die Punkte H, K und A identifiziert und ihre Koordinaten sind im Senderreferenzsystem der Tibia und des Femurs aufgezeichnet. Die mechanische Beinachse ist ebenfalls definiert (Abb. 23.6) und kann mit der präoperativen Pangonometrie verglichen werden. Auch die Prothesengröße ist festgelegt und wird am Bildschirm angezeigt.

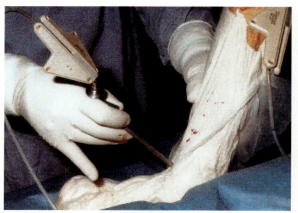

**Abb. 23.5.** Abtasten des Sprunggelenks

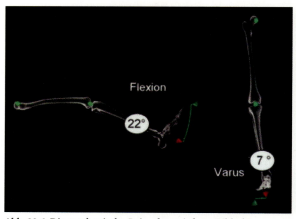

**Abb. 23.6.** Die mechanische Beinachse wird am Bildschirm angezeigt. Im vorliegenden Fall: 7° Varus bei 22° Flexion

Der Operateur kann durch Belastung des Knies Valgus- oder Varusabweichungen hervorbringen, um eine Gonometrie des belasteten Gelenks zu ermöglichen. Dadurch wird die Reduzierbarkeit geprüft und man sieht im voraus, ob ein „Release" der peripheren Weichteile nötig sein wird oder nicht. Das System ermöglicht zudem eine dynamische Gonometrie, mit der die Varus- oder Valgusabweichung bei 30° Flexion (Gehstellung) und bei 90° Flexion bewertet werden kann. Dies deutet auf die globale femorale Rotation hin - ein bis heute völlig ignoriertes Thema, insbesondere beim Einbau eines femoralen Implantats mit systematischer externer Rotation in herkömmlichen Operationstechniken.

## Positionierung der Sägeblöcke

Der tibiale Sägeblock ist auf einem Stab montiert, wodurch sich Valgus-Varus, Resektionshöhe und posteriorer Slope einstellen lassen. Der sendergekoppelte Sägeblock ist vor der Tibia aufgestellt (Abb. 23.7) und wird mit vier Gewindestiften am Knochen fixiert, sobald die richtigen Einstellungen am Bildschirm erscheinen (Abb. 23.8). Für uns heißt das: 0° Valgus-Varus, 0° posteriorer Slope und eine Resektionshöhe von 8 oder 10 mm, je nach Stärke des Plateaus der Tibiakomponente. Nach der Fixierung des Sägeblocks wird der Stab wieder entfernt und die Tibia mit der oszillierenden Säge reseziert.

Der sendergekoppelte femorale Sägeblock wird anschließend bei 90° Beugung des Knies am distalen Femur angebracht (Abb. 23.9). Seine Lage wird zuerst in der Sagittalebene ohne Extension und ohne Flexion eingestellt. Wenn die richtige Stellung am Bildschirm erscheint (Abb. 23.10), wird der Sägeblock mit vier Gewindestiften am Knochen befestigt. Die distale Resektion und die Ausrichtung in der Frontalebene werden mit Hilfe eines distalen Sägeblocks durchgeführt, der mittels zwei beweglicher Metallsäulen auf dem ersten Sägeblock aufgesetzt wird.

Normalerweise platzieren wir den distalen Sägeblock rechtwinklig in der Frontalebene und befestigen ihn mit vier Gewindestiften am Knochen; die restlichen *Hilfsinstrumentarien* werden entfernt und die Resektion erfolgt. Die „knöcherne" Ausrichtung der unteren Extremität ist bereits vom Computer errechnet worden und die Implantation der Prothese erfolgt mit dem klassischen Instrumentarium, insbesondere für die anterioren und posterioren Resektionen und die Abschrägungen. Die femorale Rotation ist übrigens zu diesem Zeitpunkt sehr gut quantifizierbar, basierend

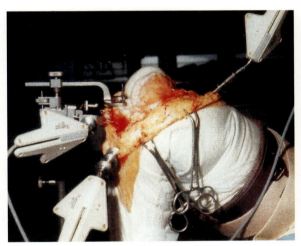

**Abb. 23.7.** Sendergekoppelter tibialer Sägeblock

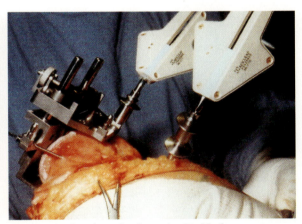

**Abb. 23.9.** Sendergekoppelter femoraler Sägeblock

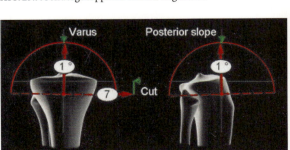

**Abb. 23.8.** Die Einstellungen für die Tibiaresektion werden am Bildschirm angezeigt: Valgus-Varus, Resektionshöhe, tibiale Verkippung

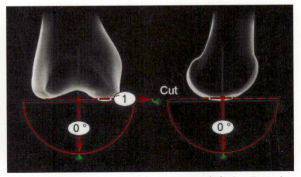

**Abb. 23.10.** Einstellungen der Valgus-Varus und Flexion-Extension der Femurkomponente

nicht auf der distalen Epikondylenrotation, die sich mit den klassischen Operationstechniken nur schwer berechnen lässt [3], sondern auf der globalen Rotation des Femurs (meistens in externer Rotation im Genu varum). Unserer Meinung nach passt diese Methode besser zur Biomechanik des Beins mit Implantat.

Bei der Probeimplantation überprüft der Computer die Beinachse in Extension, in Gehstellung und in 90° Flexion sowie die ligamentäre Balance durch Belastungsmaßnahmen in Varus und in Valgus und ermittelt den medialen bzw. lateralen Öffnungsgrad. Wir halten diese Balance für ausgeglichen, solange sich die medialen und lateralen Seiten nur um 2-3° unterscheiden. Wenn der Unterschied über diesem Wert liegt, ist ein progressives „Release" der Bänder notwendig, bis die ideale Balance (mediale Öffnung gleich lateraler Öffnung) erzielt wird.

Die Beinachse kann auch bei der definitiven Implantation verifiziert werden. Dabei lässt sich manchmal ein Überschuss an Zement medial und/oder lateral entfernen, der die Beinachse 1° oder 2° verändern kann (1 mm Zement = 1°).

## Ergebnisse

Die Ergebnisse unserer prospektiven, randomisierten Studie mit dem Prototypen wurden 2001 in der Revue de Chirurgie Orthopédique veröffentlicht [21]. Sie zeigen, dass dieses System völlig funktionsfähig, zuverlässig und reproduzierbar ist. Wenn es seine Überlegenheit gegenüber der herkömmlichen Operationstechnik nicht statistisch relevant beweisen konnte (84% HKA-Winkel = 180° ± 3° gegenüber 75% konventionell), stellt es sowieso eine verbesserte Verteilung der Achsen um 180° sowie eine genauere Implantation der Kondylen- und Tibiakomponenten um 90° sowohl in der Frontal- als auch in der Sagittalebene sicher. Betont werden muss, dass es sich hier um eine Studie mit einem Prototypen handelt und dass sich manche technische Zwischenfälle (insbesondere instabile Senderfixierungen, unpräzises Abtasten des Sprunggelenks) wahrscheinlich auf die Genauigkeit einiger Daten negativ ausgewirkt haben.

Eine andere Studie (Jenny [10]) mit dem Ortho-Pilot-Navigationssystem (letzte Generation) beweist einen statistisch relevanten Vorteil der computergestützten Operationstechnik (94% ideale Implantationen gegenüber 78% konventionell). Wir selbst haben in letzter Zeit eine Studie von 50 Implantationen mit dem OrthoPilot-System abgeschlossen, mit dem Ziel, die femorale Rotation durch Navigation zu errechnen. In dieser Studie, die wir in Kürze veröffentlichen werden, liegen 100% der mechanischen Beinachsen zwischen 177° und 183°.

## Diskussion

Die Implantation von Totalendoprothesen des Kniegelenks verlangt ein hochentwickeltes Instrumentationssystem, das u. a. die Positionierung des Implantats im rechten Winkel zur mechanischen Beinachse ermöglicht. Die Schwierigkeit dieses Vorgangs hängt von der Form des Femurs (z. B. angeborene Biegung des Femurs und Coxa vara) und/oder eventuell vorliegenden Valgus- bzw. Varusverbiegungen sowie Kallusbildungen auf dem Femur oder der Tibia ab. Die richtige Positionierung ist jedoch entscheidend für die Langzeitprognose der Prothese und reduziert die Risiken von Implantatlockerung und frühzeitigem Verschleiß [1, 2, 5-9, 12, 17, 19, 20, 22].

Die computergesteuerte Navigation ohne präoperative CT kann heute als zuverlässiges Verfahren betrachtet werden, das dem Operateur in mehr als 95% aller Fälle erlaubt, eine mechanische Achse zwischen 177° und 183° in der Frontalebene und eine optimale laterale Positionierung der femoralen und tibialen Komponenten zu erreichen.

Mit diesem Verfahren wollten wir den Einsatz von intramedullären (Femur und Tibia) und extradullären Zentrierhilfen, im Wesentlichen an der Tibia, vermeiden. In Anbetracht der aktuellen, hochentwickelten Operationssysteme dürfen einige diese Zielvorstellungen für weniger sinnvoll gehalten werden. Trotzdem, das Einbringen eines Schaftes in den femoralen Markraum ist kein harmloser Vorgang, auch wenn Zwischenfälle eher selten vorkommen, und manchmal ist diese Implantation aus verschiedenen Gründen nicht einfach: z. B. fehlerhafte Einführung des Implantats in das Femur (zu viel nach vorne bzw. nach hinten, zu medial bzw. zu lateral), angeborene Biegung des Femurs, Kallusbildungen auf dem Femur und überragende Hüftprothese mit langem Schaft. Der Einsatz von intra- und extramedullären Zentrierhilfen an der Tibia ist ebenfalls nicht problemlos: Bei intramedullärer Ausrichtung Varusresektion oder eine schmale Tibia bzw. eine Tibia mit Valgusverbiegung, die den Schaft nicht hineinlässt, bei extramedullärer Ausrichtung falscher tibialer Slope oder Varus- bzw. Valgusverbiegung.

Unsere Technik ist auf ein Navigationssystem abgestimmt, das dem Operateur bei der Implantation der Prothese hilft. Dieses computergestützte System, das sich an der mechanischen Beinachse ausrichtet, unterscheidet sich von den beiden anderen neuentwickelten Systemen zur Implantation von Knieprothesen, nämlich bild- oder roboterassistierten Operationstechniken [4]. Bis heute ist uns keine veröffentlichte Studie mit Ergebnissen von diesen beiden computergestützten Methoden bekannt, ganz zu schweigen von prospektiven, randomisierten Studien, die diese Methoden mit den herkömmlichen Operationsverfahren vergleichen. Nachteile der bildgestützten Verfahren sind auf der einen Seite der Einsatz eines Scanners für die 3D-Darstellung des Beins (100 Schnitte im 1-mm-Abstand sind notwendig, um die Artikulation des Knies darzustellen [4]) und auf der anderen Seite die Verwendung von magnetischen Sensoren (Navitrack, Sulzer Medica), die sowohl die Metallkomponente einer Operationseinheit als auch die Elektrokardioskope oder Beatmungsgeräte stören können. Was die roboterassistierte Technik betrifft, sichert sie Knochenresektionen mit scheinbar bemerkenswerter Präzision (allerdings noch nicht bewiesen). Dies könnte zu einem häufigeren Einsatz von zementfreien Prothesen führen - die Frage ist nur, ob dies von grundlegender Bedeutung ist. Wir sehen hierbei die gleichen Kritikpunkte wie beim bildgestützten Verfahren. Außerdem bringt die roboterassistierte Technik unerschwingliche Mehrkosten mit sich (über 500.000 Dollar [4]). Dies muss sicherlich gegen die Wirksamkeit des Systems abgewogen werden, wenn man die Weiterentwicklung eines solchen Systems in Zukunft sehen will. Jedoch lag das Interesse der Industrie bis jetzt zwar auch in verbesserter Genauigkeit und Reproduzierbarkeit, vor allem aber in gesteigerter Produktion und erhöhtem Gewinn, was weit entfernt von den Anliegen der Chirurgie ist.

Die von uns entwickelte Technik könnte allerdings auch in einiger Hinsicht kritisiert werden. An erster Stelle ist der Zugang für die Senderfixierung am Beckenkamm zwar ein zusätzlicher chirurgischen Vorgang, der zu Komplikationen führen könnte (Hämatom, Infektion, Restschmerzen, Narbe); außer der bei älteren Patienten beinahe unsichtbaren Narbe, sind aber bislang keine solchen Komplikationen aufgetreten, weder in dieser Serie noch in den insgesamt 150 Fällen, die wir bis heute operiert haben. Nichtsdestowoweniger verwenden wir jetzt die Softwareversion 3.0, die uns die gleiche Zuverlässigkeit ohne den Bestimmungsvorgang am Beckenkamm ermöglicht.

Außerdem könnte die verlängerte Operationszeit in die Kritik geraten. Mit dem von uns aktuell eingesetzten Navigationssystem (OrthoPilot, Aesculap AG, Tuttlingen) und einem Begleitsystem der zweiten Generation können wir den durchschnittlichen Zeitverlust mehr als halbieren (zwischen 10 und 15 min). Diese Verlängerung der gesamten Operationszeit (75–90 Minuten für den erfahrenen Operateur) halten wir für völlig akzeptabel.

Bemängeln könnte man auch die Schwierigkeiten, die beim Errechnen eines „Mittelpunkts" des Knies entstehen, wenn eine schwerwiegende Gonarthrose mit gerissenem vorderen Kreuzband und lockeren peripheren Verhältnissen sowie ein posterior-medialer bzw. -lateraler *Verschleiß* vorliegt. Die Versuche mit Kadavern haben gezeigt, dass die Resektion des vorderen und/oder des hinteren Kreuzbandes nur wenig Auswirkungen auf das Rotationszentrum des Knies hatte (Ermittlung eines Rotationsschwerpunkts, indem der Punkt auf dem Femur gesucht wird, der am ehesten äquidistant (im Sinne der wenigsten Quadrate) von einem Punkt auf der Tibia ist). Diese Erkenntnis wird übrigens von den klinischen Ergebnissen aus unserer Serie bestätigt, in der wir bedeutende Deformationen mit gerissenem vorderem Kreuzband computergestützt perfekt korrigieren konnten (zwei Fälle mit HKA-Winkel 162°, Endergebnis 177°, und ein Fall mit HKA-Winkel 210°, Endergebnis 181°).

Es sollten jedoch auch die Vorteile unserer Operationstechnik hervorgehoben werden. An erster Stelle verleiht ihr der Verzicht auf alle komplizierten Bildverfahren (2D- und 3D-Scanner) und in Zukunft auch auf die Pangonometrie (außer bei Kallusbildungen oder traumatischen Folgebeschwerden, die schlecht zuzuordnen sind) eine nicht unbedeutende wirtschaftliche Dimension (lediglich normale Röntgenaufnahmen könnten erforderlich sein) und belässt die Verantwortung beim Chirurgen, was auch sinnvoll ist, wenn etwa die Qualität der Bildaufnahmen den Anforderungen nicht entspricht. Außerdem sind die kontinuierliche Orientierung zur mechanischen Beinachse und die Bestimmung des Rotationszentrums von Hüfte, Knie und

Sprunggelenk klassische und gewohnte Konzepte für den Orthopäden; der Operateur bleibt Herr seiner Werkzeuge und kann jederzeit die richtige Funktion des Systems durch ein klassisches Verfahren kontrollieren. Ein erfahrener Chirurg ist auch mit einem solchen System unentbehrlich. Die Höhe der Tibiaresektion, die Balancierung der Bänder, Patellatracking und -oberflächenersatz sind Vorgänge, die sich nicht improvisieren lassen, sondern Erfahrung fordern.

Schließlich eröffnet die unmittelbar intraoperativ errechnete mechanische Beinachse neue Horizonte. Dank dieses Systems erzielen wir am Ende der Operation die mechanische Achse in Echtzeit ohne pangonometrische Kontrolle. Wir können prüfen, ob das Knie eine normale Ausrichtung hat oder nicht (verbleibende Valgus- bzw. Varusverbiegung). Wir können die Straffheit der peripheren Verhältnisse medial und lateral sowie die Varus- oder Valgusfehlstellung bis zu 90-100° Flexion feststellen. Bei den klassischen Techniken waren alle diesen Maßnahmen entweder ungefähr, subjektiv oder unmöglich (Varus- bzw. Valgusfehlstellung in Flexion).

## Schlussfolgerung

Mit der computergestützten Chirurgie beginnt eine neue Ära. Wie bereits in vielen anderen Bereichen soll dieses Verfahren jetzt zu einem Bestandteil der technischen Ausrüstung des Chirurgen werden. Die Anwendung zur Implantation von Knieendoprothesen hat das System validiert und das Versuchsstadium abgeschlossen. Künftige Studien mit ausgereifter Ausrüstung sollen die gute Ausgangsbasis der computergestützten Chirurgie bestätigen. Ihre Anwendung für weitere orthopädische Operationen (u. a. Umstellungsosteotomie, unikondylärer Ersatz des Kniegelenks) bietet sehr interessante Perspektiven in Bezug auf die Genauigkeit, Zuverlässigkeit und Reproduzierbarkeit operativer Verfahren.

## Literatur

1. Aglietti P, Buzzi R (1988) Posteriorly stabilized total condylar knee replacement: three to eight years follow up of 85 knees. J Bone Joint Surg 70B: 211-216
2. Bargren JH, Blaha JD, Freeman MAR (1983) Alignment in total knee arthroplasty: Correlated biomechanical and clinical observations. Clin Orthop 173: 178-183
3. Boisrenoult P, Scemama P, Fallet L, Beaufils P et le groupe BIOMED (2001) La torsion épiphysaire distale du fémur dans le genou arthrosique. Etude tomodensitométrique de 75 genoux avec arthrose médiale. Rev Chir Orthop 87: 469-476
4. Delp SL, Stulberg, SD, Davies B, Picard F, Leitner F (1998) Computer assisted knee replacement. Clin Orthop 354: 49-57
5. Ecker ML, Lotke PA, Windor RE, Cello JP (1987) Long term results after total condylar knee arthroplasty. Clin Orthop 216: 151-158
6. Hood RW, Vanni M, Insall JN (1981) The correction of knee alignment in 225 consecutive total condylar knee replacements. Clin Orthop 160: 94-105
7. Hsu H, Garg A, Walker PS, Spector M, Ewald FC (1989) Effect of knee component alignment or tibial load distribution with clinical correlation. Clin Orthop 248: 135-144
8. Insall JN, Scott W, Ranawat CS (1979) The total condylar knee prosthesis. A report of two hundred and twenty cases. J Bone Joint Surg 61A: 173-180
9. Jeffrey RS, Morris RW, Benham RA (1991) Coronal alignment after total knee replacement. J Bone Joint Surg 73B: 709-714
10. Jenny JY, Boeri C (2001) Implantation d'une prothèse totale de genou assistée par ordinateur. Etude comparative cas-témoin avec une instrumentation traditionnelle. Rev Chir Orthop 87: 645-652
11. Julliard R, Lavallée S, Dessenne V (1998) Computer assisted reconstruction of the anterior cruciate ligament. Clin Orthop 354: 57-64
12. Laskin RS (1984) Alignment in total knee replacement. Orthopaedics 7: 62-72
13. Lavallée S (1989) Geste médico-chirurgicaux assistés par ordinateur: application à la neurochirurgie stéréotaxique. Thèse, génie biologique et médical, Grenoble
14. Leitner F, Picard F, Minfelde R, Schultz HJ, Cinquin P, Saragaglia D (1997) Computer-assisted knee surgical total replacement. In „lecture note in computer science": CURMed-MRCAS'97. Springer, Berlin Heidelberg New York Tokyo, pp 629-638
15. Lotke PA, Ecker ML (1977) Influence of positioning of prosthesis in total knee replacement. J Bone Joint Surg 59A: 77-79
16. Merloz Ph, Cinquin P (1994) Geste médico-chirurgical assisté par ordinateur: application à la visée automatisée du pédicule vertébral. Etude expérimentale. Rev Chir Orthop 80 (Suppl I): 124-125
17. Peterson TC, Engh GA (1988) Radiographic assessment of knee alignment after total knee arthroplasty. J Arthroplasty 3: 67-72
18. Picard F, Leitner F, Saragaglia D, Cinquin P (1997) Mise en place d'une prothèse totale du genou assistée par ordinateur: A propos de 7 implantations sur cadavre. Rev Chir Orthop 83 (Suppl II): 31
19. Ranawat CS, Boachie-Adjei O (1988) Survivorship analysis and results of total condylar knee arthroplasty. Clin Orthop 226: 6-13
20. Ritter MA, Faris PM, Keating EM, Meding JB (1994) Postoperative alignment of total knee replacement: its effects on survival. Clin Orthop 299: 153-157
21. Saragaglia D, Picard F, Chaussard C, Montbarbon E, Leitner F, Cinquin P (2001) Mise en place des prothèses totale du genou assistée par ordinateur: comparaison avec la technique conventionnelle. A propos d'une étude prospective randomisée de 50 cas. Rev Chir Orthop 87: 18-28
22. Tew M, Waugh W (1985) Tibial-femoral alignment and the results of knee replacement. Bone Joint Surg 67B: 551-556

# Computerassistierte Navigation mit dem *OrthoPilot-System* und der Search-Evolution-Knieendoprothese

## Ergebnisse einer Multicenter-Studie

U. Clemens, R.K. Miehlke, S. Kohler, H. Kiefer, J.Y. Jenny, W. Konermann

Gerade junge Technologien im operativen Bereich lassen oft eine ausreichende Datenlage zu den erzielten Ergebnissen missen. Umso sinnvoller erscheint es, die Zuverlässigkeit und Effektivität des Navigationssystems OrthoPilot im Rahmen einer Multicenter-Studie an fünf knieendoprothetisch erfahrenen Zentren zu überprüfen.

## Hintergrund

Die Standzeiten von Knieendoprothesen haben heute akzeptable Werte erreicht. Überlebensraten bewegen sich in einem Rahmen von 80% bis über 95% bei Zeiträumen von mehr als zehn Jahren [10, 15] Die Langzeitergebnisse werden multifaktoriell beeinflusst. Ein wesentlicher Faktor ist die Wiederherstellung physiologischer Achsverhältnisse, weshalb die korrekte Ausrichtung der endoprothetischen Komponenten am Kniegelenk eine entscheidende Größe für die Standzeit der Prothesenkomponenten ist [1, 9, 21]. Rand u. Coventry [20] fanden über zehn Jahre eine Überlebensrate von 90%, wenn die mechanische Achse zwischen 0° und 4° Valgusstellung betrug. Eine Valgusstellung jenseits 4° oder eine varische Einstellung der Endoprothese resultierte in Überlebensraten von nur 71% bzw. 73%.

Zur Verbesserung der Implantationspräzision sind in jüngster Zeit zahlreiche computergestützte Systeme entwickelt worden [4, 12, 14]. Über die für die klinische Anwendung zugelassenen Systeme ist die veröffentlichte Datenlage noch dürftig und bezieht sich lediglich auf kleine Serien [8, 19]. Die Arbeitshypothese lautet: Das verwendete Navigationssystem trägt dazu bei, Knieendoprothesen in einer exakteren Position als mit der klassischen manuellen Instrumentation einzubauen.

## Patienten und Methode

Wir führten eine offene, prospektive Multicenter-Vergleichsstudie an fünf orthopädischen und unfallchirurgischen Zentren im Zeitraum von 1999 bis 2001 durch. Untersucht wurden 821 Patienten, bei denen eine primäre knieendoprothetische Versorgung mit der Prothese Typ Search der Fa. Aesculap durchgeführt wurde. Bei 266 Patienten erfolgte die Ausrichtung der Resektionslehren mit konventionellem Ausrichte-

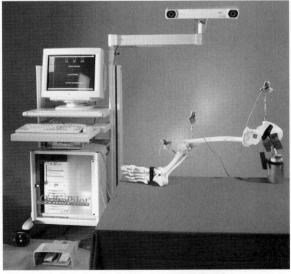

**Abb. 24.1.** Aufbau des Navigationssystems OrthoPilot

system. Bei 555 Patienten wurde die Implantation mit dem Navigationssystem OrthoPilot der Fa. Aesculap durchgeführt (Abb. 24.1). In der Navigationsgruppe wurden 514 Operationen in vollzementierter, 35 in teilzementierter und 6 in zementfreier Technik durchgeführt. In der manuellen Gruppe wurden 238 in vollzementierter, 8 in teilzementierter und 20 in zementfreier Technik durchgeführt. Die Exaktheit der Implantation bezüglich der Parameter mechanische Beinachse, femorale Achse a.p. und seitlich sowie die tibiale Achse a.p. und seitlich wurden verglichen. Hierzu wurden drei Monate postoperativ Einbeinstandaufnahmen sowie exakt seitliche Röntgenaufnahmen des operierten Kniegelenkes angefertigt und von neutralen Untersuchern ausgewertet.

Die erforderlichen Schnitt-Naht-Zeiten und die aufgetretenen Komplikationen wurden erfasst. Zudem wurde die Anzahl der Parameter erhoben, die bei den Patienten im sehr guten Bereich (s. Tabelle 24.1) liegen, und dann mit der manuellen Gruppe verglichen. Für den Vergleich der Daten wurden die Bereiche für sehr gute, gute und unbefriedigende Ergebnisse unter Berücksichtigung der Vorgaben aus der Literatur neu definiert (Tabelle 24.1).

**Tabelle 24.1.** Definition der Ergebniskategorien (Abweichung vom Idealwert)

|  | Mechanische Achse a.p. | Femurachse | Femurachse lateral | Tibiaachse a.p. | Tibiaachse lateral |
|---|---|---|---|---|---|
| Sehr gut | 0°-3° | 0°-2° | 0°-2° | 0°-2° | 0°-2° |
| Gut | 4°-5° | 3°-4° | 3°-4° | 3°-4° | 3°-4° |
| Unbefriedigend | >5° | >4° | >4° | >4° | >4° |

### Patienten

In der Navigationsgruppe fanden sich 142 männliche und 413 weibliche Patienten mit einem Durchschnittsalter von 71 Jahren (42-91 Jahre), in der Kontrollgruppe fanden sich 63 männliche und 203 weibliche Patienten mit einem Durchschnittsalter von 69 Jahren (24-95 Jahre). Die präoperative mechanische Achse (Bestimmung s. Radiologische Auswertung) fand sich in der navigierten Gruppe von 22° Valgus bis 42° Varus (Mittelwert 5,2° Varus, Standardabweichung 8,5) und in der Kontrollgruppe von 30° Valgus bis 30° Varus (Mittelwert 5,5° Varus, Standardabweichung 10,3). Für die Parameter Geschlecht, Alter und präoperative Achsabweichung bestanden keine statistisch signifikanten Unterschiede.

### Allgemeine Operationstechnik

Alle Operationen wurden mit einem medianen geraden Hautschnitt durchgeführt. Die Kapsulotomie erfolgte je nach Zentrum ausschließlich medial oder deformitätsabhängig medial bzw. lateral. Die Prothesensysteme Search Classic und Search Evolution kamen zur Anwendung. Bezüglich der interessierenden Parameter gibt es keinen relevanten Unterschied zwischen diesen Systemen. Stielverlängerungen oder teilgekoppelte Komponenten wurden nicht verwendet. Ein Ersatz der Patellarückfläche erfolgte in 59 navigierten Fällen und in 117 Fällen in der Kontrollgruppe. In einigen Fällen erfolgte eine Modellierung der Rückfläche. Der überwiegende Teil der Patellae wurde zudem denerviert. In 607 Fällen wurde die Implantation der Femurkomponente in 3° Außenrotation durchgeführt und in 214 Fällen wurde die Außenrotation vom Operateur zwischen 0° und 3° individuell eingestellt.

### Navigationsverfahren

Es kommt das Knienavigationssystem OrthoPilot der Fa. Aesculap zur Anwendung (s. Abb. 24.1). Mittels der 3D-Kamera Polaris Northern Digital werden Infrarotdioden im Raum erfasst. Jeweils sechs Infrarotdioden sind auf einer starren Platte („rigid body") montiert, die ihrerseits mit dem einen Messfühler oder den Resektionslehren oder über eine Kortikalisschraube mit dem Knochen verbunden werden kann. Es erfolgt die Fixierung je eines „rigid body" am ipsilateralen Beckenkamm, am distalen Femur und an der proximalen Tibia. Über dem Spann erfolgt die Fixierung des „rigid body" über ein Gummiband. An den Resektionslehren für die Tibia und das Femur sind Adapter für den „rigid body" angebracht.

Eine intraoperative kinematische Analyse und die Abtastung definierter anatomischer Punkte führt über mathematische Algorithmen zur Bestimmung der individuellen mechanischen Beinachse. Die Resektionslehren für Tibia und Femur werden zur mechanischen Achse bildschirmgeführt ausgerichtet, die Resektion erfolgt manuell. An der Tibia wird auch die Resektionshöhe navigiert. Aufgrund der abgetasteten Punkte am distalen Femur schlägt das System eine Prothesengröße vor. Die Bewegungen der „rigid bodies" im Raum sowie ihre Lagebeziehung zueinander werden kontinuierlich von der 3D-Kamera erfasst. Die angeschlossene Windows-NT-Workstation verrechnet die erhobenen Werte und führt den Operateur durch die notwendigen Navigationsschritte. Der Operateur nimmt mit einem Fußschalters Einfluss auf die Dokumentation von Werten und den Fortgang des Verfahrens.

Das Navigationssystem arbeitet CT- und MRT-frei. Somit entfällt das intraooperative Matching der Daten. Außer den üblichen präoperativen Röntgenaufnahmen und klinischen Untersuchungen ist keine weitere präoperative Vorbereitung notwendig.

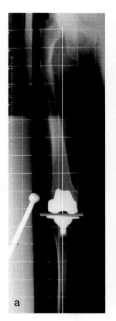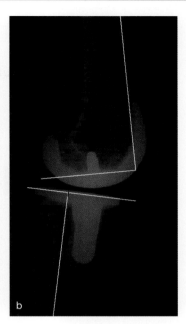

**Abb. 24.2a,b.** Röntgenbildvermessung. *a* Einbeinstandaufnahme, *b* Röntgenbild seitlich

### Konventionelle Implantation

Konventionell erfolgt die Implantation mit dem Instrumentarium für die Search-Classic- bzw. Search-Evolution-Endoprothese mittels intramedullärer femoraler Ausrichtung und extramedullärer tibialer Ausrichtung

### Radiologische Auswertung

Die bei der Dreimonatskontrolle erhobenen radiologischen Messwerte beruhen auf standardisierten Einbeinstandaufnahmen im a.p.-Strahlengang und ausreichend langen Röntgenaufnahmen des Kniegelenks im streng seitlichen Strahlengang (Abb. 24.2). An den Einbeinstandaufnahmen wurden die mechanische Achse des Beins, der femorale Winkel a.p. und der tibiale Winkel a.p. vermessen. Anhand der seitlichen Röntgenaufnahmen wurde der femorale Winkel vermessen, dabei wurde eine Gerade an den femoralen distalen Resektionsschnitt gelegt und eine andere an die ventrale Femurkortex in Höhe des distalen Drittelpunktes des Femurs. Tibial wurde am Plateau der Tibiakomponente gemessen, die zweite Gerade folgte der dorsalen Tibiakortikalis.

### Statistische Verfahren

Die fünf Messwerte, mechanische Achse a.p., femorale Achse a.p. und lateral sowie die tibiale Achse a.p. und lateral wurden mit dem U-Test nach Wilcoxon, Mann und Whitney statistisch aufgearbeitet. Zusätzlich wurden die Gruppenbildungen „sehr gut", „gut" und „unbefriedigend" zu den einzelnen Parametern sowie die Anzahl der Achsen, die im sehr guten Bereich liegen, mit dem Chi-Quadrat-Test verglichen. Die erforderliche Signifikanz wurde auf einen p-Wert kleiner als 0,05 festgelegt.

## Ergebnisse

### Einzelparameter

Für die fünf vermessenen Einzelachsen fanden sich im U-Test statistisch signifikante Unterschiede zugunsten der navigierten Gruppe für die mechanische Achse a.p., femorale Achse a.p., femorale Achse lateral und tibiale Achse a.p. (Abb. 24.3 bis 24.7). Betrachtet man die

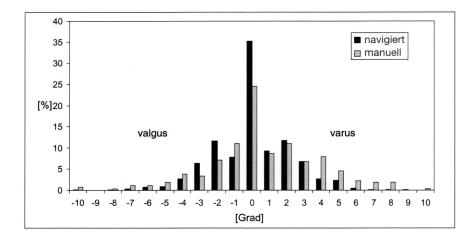

**Abb. 24.3.** Mechanische Achse postoperativ

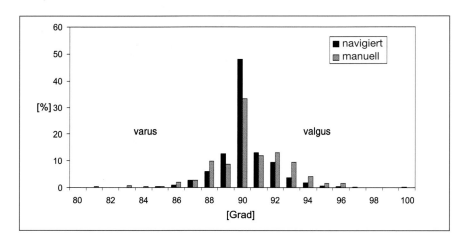

**Abb. 24.4.** Femorale Achse a.p. postoperativ

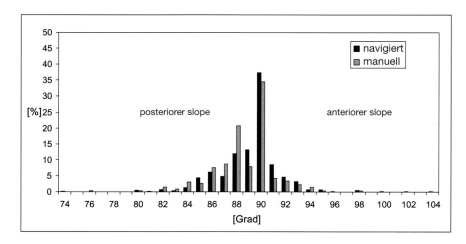

**Abb. 24.5.** Femorale Achse lateral postoperativ

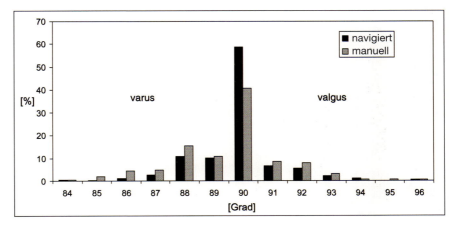

**Abb. 24.6.** Tibiale Achse a.p. postoperativ

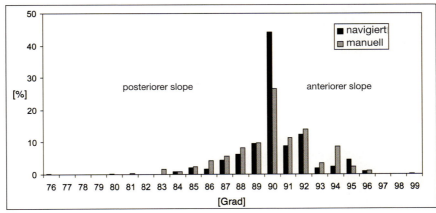

**Abb. 24.7.** Tibiale Achse lateral postoperativ

prozentuale Verteilung auf die Ergebniskategorien (Tabelle 24.2), so finden sich statistisch signifikante Unterschiede zugunsten des Navigationssystems für die Parameter mechanische Achse a.p., femorale Achse a.p., tibiale Achse a.p. und lateral.

### Anzahl der Achsen im sehr guten Bereich

Bei 49,6% der Fälle lagen für die navigierte Gruppe die Ergebnisse für alle fünf erhobenen Achsen im sehr guten Bereich. Dies traf auf nur 30,8% der Fälle in der nicht-navigierten Gruppe zu. Auch bei vier Achsen finden sich mit 32,3% gegenüber 31,2% der Fälle noch

**Tabelle 24.2.** Prozentuale Verteilung der Ergebnisse auf die Kategorien

|  | Mechanische Achse | | Femur a.p. | | Femur lateral | | Tibia a.p. | | Tibia lateral | |
|---|---|---|---|---|---|---|---|---|---|---|
|  | Navigiert | Kontrolle | Navigiert | Kontrolle | Navigiert | Kontrolle | Navigiert | Kontrolle | Navigiert | Kontrolle |
| Sehr gut | 88 | 72 | 89 | 77 | 76 | 71 | 92 | 84 | 81 | 70 |
| Gut | 9 | 18 | 9 | 18 | 15 | 20 | 7 | 13 | 10 | 22 |
| Unbefriedigend | 3 | 10 | 2 | 5 | 9 | 9 | 1 | 3 | 9 | 8 |
| Signifikanz | p<0,001 | | p<0,001 | | p=0,197 | | p<0,001 | | p<0,001 | |

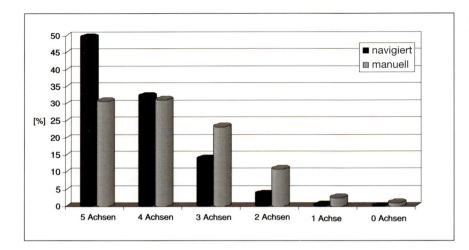

**Abb. 24.8.** Anzahl der Achsen in der Kategorie sehr gut

Vorteile für die navigierte Gruppe (Abb. 24.8). Die Unterschiede sind statistisch signifikant.

### Schnitt-Naht-Zeit

Die Schnitt-Naht-Zeit variierte in der manuellen Gruppe zwischen 56 und 165 Minuten, in der navigierten Gruppe zwischen 70 und 193 Minuten. Die durchschnittliche Operationszeit betrug in der manuellen Gruppe 99,2 Minuten mit einer Standardabweichung von 22,4 und in der navigierten Gruppe 107,8 Minuten mit einer Standardabweichung von 22,4. Im Durchschnitt dauerte die navigierte Operation 8,7 Minuten länger.

### Komplikationen

Insgesamt traten in der navigierten Gruppe deutlich weniger Komplikationen auf. In der navigierten Gruppe fanden sich in 6,1% der Fälle postoperative Komplikationen, in der manuellen Gruppe jedoch in 21,8% (Tabelle 24.3).

Betrachtet man die intraoperativen Komplikationen, so findet sich in beiden Gruppen je eine Fraktur. In der navigierten Gruppe kam es zusätzlich zu zwei navigationsspezifischen Komplikationen und einem abgebrochenen Bohrer im Beckenkamm, außerdem war eine kurze Navigationsschraube im Femur vergessen worden.

**Tabelle 24.3.** Komplikationen

|  | Manuell | | Navigiert | |
|---|---|---|---|---|
|  | n | % | n | % |
| Gesamtzahl | 58 | 21,8 | 34 | 6,1 |
| Thrombose | 12 | 4,5 | 8 | 1,4 |
| Lungenembolie | 2 | 0,8 | 5 | 0,9 |
| Erguss/Hämatom | 11 | 4,1 | 4 | 0,7 |
| Hautnekrose | 6 | 2,3 | 0 | 0,0 |
| Tiefe Infektion | 3 | 1,1 | 1 | 0,2 |
| Wundheilungsstörung | 3 | 1,1 | 0 | 0,0 |
| Mobilisierungsstörung | 8 | 3,0 | 8 | 1,4 |
| Andere | 13 | 4,9 | 8 | 1,4 |

### Diskussion

Auch wenn die Messmethode für beide Gruppen gleich war, bleibt ihre Genauigkeit grundsätzlich zu hinterfragen. Die Messgenauigkeit der Einbeinstandaufnahmen wird mit 2° angegeben. Diese sinkt bei kurzen Aufnahmen auf 5° [2]. Kurze Aufnahmen führen zu einer varischen Fehleinschätzung, die zwischen 1,6° [16] und 1,9° [5] angegeben wird. Bei kurzen Aufnahmen wird zudem die größere Fehlmessung auf der kürzer abgebildeten Seite angegeben und Krümmungen können hier die Beurteilbarkeit erschweren [17]. Ein weiterer Einflussfaktor ist die Rotation des Kniegelenks. Außenrotation führt hier zur Varusfehleinschätzung und Innenrotation zur Valgusfehleinschätzung. Das Ausmaß der Fehleinschätzung wird bei einem Rotationsbereich von 20° Innenrotation bis 20° Außenrotation zwischen 0° und 2° eingeschätzt [11, 22]. Interobserver-Messunterschiede werden von Cuoll et al. [3] mit 1,1° angegeben, Intraobserver-Messunterschiede mit 0,9°.

### Mechanische Achse a.p.

Die mechanische Achse a.p. zeigt statistisch signifikant bessere Ergebnisse in der navigierten Gruppe. Hierbei handelt es sich genau betrachtet um einen Sekundärwert. Er setzt sich zusammen aus der femoralen Achse a.p. sowie der tibialen Achse a.p. und er wird zusätzlich durch die Exaktheit der PE-Höhenauswahl für die Tibia sowie durch das Weichteilbalancing beeinflusst, da es sich um belastete Einbeinstandaufnahmen handelt. Ein Wert in der sehr guten Gruppe kann hier durch exakte Positionierung beider Sägeschnitte erreicht werden, aber auch durch gegensinnige Fehlimplantation. Diese Achse profitiert insbesondere durch die exaktere Implantation in mehreren Achsen bei ein – und demselben Patienten.

Woher stammen die schlechten Ergebnisse, die in der Navigationsgruppe zu beobachten waren? Die Genauigkeit des Systems mit Infrarotsendern auf „rigid bodies" und die Erfassung mittels stereotaktischer Kamera gilt als hinreichend sicher und ausgereift. Inklusive des mathematischen Algorithmus ergibt sich hier eine Genauigkeit für die Ausrichtung der Sägelehren gegenüber der mechanischen Achse von <1° [18].

Eine Fehlerquelle liegt in der Lernkurve der fünf Zentren und der Entwicklungsingenieure während der laufenden Studie. So wurde bei der 15. Operation in Sendenhorst festgestellt, dass einer der „rigid bodies" gegenüber dem Femur zwischen kinematischer Erfassung und Ausrichtung der Resektionslehren rotiert war. Wie oft dies schon bei vorangegangenen Operationen unbeobachtet der Fall war, bleibt offen. Als Konsequenz wurde die knöcherne Befestigung der „rigid bodies" überarbeitet und gegen Rotation gesichert.

Weitere Präzisionsverluste entstehen durch die Tatsache, dass Sägelehren navigiert werden und nicht die Säge selbst oder eine Fräse. Auch wenn die Sägelehre exakt positioniert ist, bleibt das Verhalten des Sägeblattes an der Sklerosezone offen. Das Sägeblatt kann unter der Sklerosezone abtauchen oder sich von oben auf die Sklerosezone legen. Zudem kann der geplante Sägeschnitt z. B. medial an der Tibia auf die Sklerosezone treffen, während er lateral durch weichen Knochen exakt sägt. Die konsequente Schlussfolgerung hieraus wurde erst nach Beendigung der Studie gezogen, nämlich die Kontrollmessung der definiert gesägten Fläche.

Die Zementierung der Femurkomponente ist eine weitere mögliche Fehlerquelle. Theoretisch kann der Zementauftrag an der distalen Resektion in der Dicke medial zu lateral unterschiedlich sein. Diese Fehlerquelle wird bei der radiologischen Auswertung a.p. durch das Femurschild kaschiert.

### Femurachse a.p.

Vergleicht man die Ergebnisse im sehr guten Bereich zwischen navigiert und manuell implantierten Komponenten, so zeigt sich mit 89,4% gegenüber 77,1% eine deutliche Überlegenheit der navigierten Gruppe. Dies mag damit zusammenhängen, dass auf manuellem Wege nie wirklich befriedigende Ergebnisse erzielt werden konnten. Die Beurteilung der Femurlängsachse ist durch die größere Weichteildeckung und auch durch die angelegte Blutleerenmanschette erschwert. So fand Laskin bei der intraoperativen Abschätzung des Hüftkopfzentrums bei 20% der Operateure eine Fehleinschätzung größer 4 cm [13]. Eine Verbesserung ist durch eine intraoperative Durchleuchtung zu erwarten, die jedoch strahlenbelastend und zeitaufwendig ist [6]. Die Mehrzahl der Autoren gibt der in der Studie verwandten intramedullären Ausrichtetechnik den Vorzug [6, 13]. Aber auch die intramedulläre Technik ist von vielen Variablen abhängig. Der Markkanal ist distal weit und variert nach Jefferey an der Stabspitze von 9-17 mm. Hierdurch sind zahlreiche Fehlpositionierungen möglich. Eine sorgfältige Wahl der Eintrittsstelle ist zu treffen [7]. Das Navigationsverfahren arbeitet hingegen mit der Mitte des Hüftkopfes für sein mathematisches Modell zur Bestimmung der mechanischen Femurachse und kann somit die präziseren Werte erreichen, die sich auch mit 1,6% gegenüber 4,9% in der niedrigeren Rate unbefriedigender Ergebnisse ausdrücken.

### Femurachse lateral

In der Sagittalebene fallen die Ergebnisse sowohl in der manuellen als auch in der navigierten Gruppe schlechter aus. Mit 75,5% gegenüber 70,7% sehr guten Resultaten zeigen sich aber auch hier in der Navigationsgruppe die besseren Ergebnisse. Aufgrund der schwierigen Aufnahmetechnik wurde auf die Einbeinstandaufnahme seitlich verzichtet. Auch in der Literatur finden sich keine Angaben über die Zuverlässigkeit von kurzen Seitaufnahmen gegenüber lateralen Einbeinstandaufnahmen. Aufgrund der anatomischen Gegebenheiten ist eine Übertragung aus der a.p.-Betrachtung nicht vertretbar. Die vorhandene Antekurvation des Femurs bereitet sowohl bei der intramedullären Ausrichtung als auch bei der radiologischen Beurteilung Schwierigkeiten, die zu systematischen Verzerrungen führen können. Das intramedulläre Ausrichteinstrumentarium führt tendenziell zu einer flektierten Stellung der Femurkomponente [17], was den positiven Nebeneffekt hat, dass ein anteriores Notching der Femurkortikalis vermieden wird. Die Gefahr hierfür ist in der navigierten Technik deutlich größer, könnte jedoch durch einen größeren Öffnungswinkel des Femurschildes gegenüber der mechanischen Achse korrigiert werden. Nicht zuletzt durch solche Ergebnisse können die genaue Implantation und die Vermessung mittels Navigationstechnik auch Einfluss auf das Prothesendesign nehmen.

### Tibiaachse a.p.

Die frontale tibiale Ausrichtung zeigt sowohl in der navigierten Gruppe mit 91,9% der Fälle im sehr guten Bereich wie auch in der manuellen Gruppe mit 83,5% der Fälle die jeweils besten Ergebnisse. Beide Gruppen zeigen eine leichte Tendenz zur varischen Implantation. Dies mag an dem natürlichen medialen Slope von 3° liegen [3]. Der Operateur möchte medial und lateral eine stark ungleichmäßige Resektion nicht zulassen und tendiert daher zur varischen Resektion. Aufgrund der geringen Weichteildeckung ist tibial die Orientierung an den knöchernen Strukturen wesentlich einfacher und präziser als femoral [13].

### Tibiaachse lateral

Auch hier zeigt sich die navigierte Gruppe mit 81,3% der Fälle im sehr guten Bereich der manuellen Gruppe mit 69,9% statistisch signifikant überlegen. Bezüglich der unbefriedigenden Ergebnisse findet sich hier aber kaum ein Unterschied. Es gelten tibial die gleichen grundsätzlichen Überlegungen zur Präzision der radiologischen Erfassung in der Sagittalebene wie femoral.

### Anzahl der sehr guten Achsen

Bisherige Untersuchungen zum postoperativen Alignement von Knieendoprothesenkomponenten beschränken sich im Wesentlichen auf die Frontalebene. Angaben erfolgen über die mechanische Achse a.p. und je nach Autor über die Einzelparameter Femur und Tibia a.p. Für die Alltagstauglichkeit und die Lebensdauer der Komponenten ist jedoch ein Einbau von hoher Präzision sinnvoll und die Anzahl der Parameter, die im gewünschten Bereich liegen, entscheidet zwischen einer guten und einer schlechten Prothesenversorgung. Das beste Ergebnis, das unter Studiendefinition zu erzielen war, sind fünf Parameter im sehr guten Bereich. Dies wurde bei 49,6% der Patienten in der navigierten Gruppe erreicht und war gegenüber 30,8% in der manuellen Gruppe statistisch signifikant. Hier zeigt sich die Überlegenheit der Navigationstechnik deutlich. Insbesondere die lateralen Achsen sind kurz und können so mit dem Auge schlecht kontrolliert werden. Das Femur entzieht sich der konventionellen optischen Kontrolle durch den oft kräftigen Weichteilmantel.

### Schnitt-Naht-Zeiten

Die Schnitt-Naht-Zeiten zeigen erwartungsgemäß einen höheren Zeitbedarf in der navigierten Gruppe. Dieser fällt mit durchschnittlich 8,7 Minuten sehr gering aus. Hierbei muss die enthaltene Lernkurve der fünf Zentren berücksichtigt werden. Mit aufkommender Routine wird dieser Wert noch weiter sinken. Neuere Entwicklungen der Software machen zudem den „rigid body" am Beckenkamm überflüssig, sodass mit einer weiteren Verkürzung der Schnitt-Naht-Zeit zu rechnen ist. Werden weitere Implantationskriterien navigiert, wie z. B. die Femurrotation und a.p.-Positionierung der Femurschale, die distale Resektionshöhe der Femurschale oder Parameter mit Einfluss auf die Weichteilbalance wie Extensions- und Flexionslücke, so ist einerseits mit einer Verlängerung der Operationszeit zu rechnen, andererseits kann durch Vermeiden aufwendiger Nachkorrektur bei nicht optimal positionierten Implantaten zum Teil erheblich Zeit eingespart werden. Auch aufwendiges Nachsägen entfällt. Insgesamt entstand bei den beteiligten Operateuren der Eindruck, dass durch die exakte Positionierung der Komponenten die Anzahl der notwendigen Weichteileingriffe rückläufig war.

## Komplikationen

Deutlich fällt die niedrigere postoperative Gesamtkomplikationsrate von 6,1% der navigierten Gruppe gegenüber der manuellen Gruppe von 21,8% auf. Dies kann darin begründet sein, dass das Erfassungsprotokoll mehr auf Implantationsgeometrie zielte. Zudem waren zwei Zentren nur auf der navigierten Seite vertreten. Andererseits sind durch die Navigationstechnik niedrigere Komplikationszahlen zu erwarten. Durch die Tatsache, dass der Femurmarkraum nicht eröffnet und mit einem Ausrichtestab langstreckig ausgehöhlt wird, ist mit einem niedrigeren Blutverlust zu rechnen. Hieraus ergeben sich dann niedrigere Zahlen für relevante Hämatome und Wundheilungsstörungen. Zudem kommt es zu keiner Erhöhung des intramedullären Drucks, sodass die Zahl der Fettembolien rückläufig sein müsste. Um dieses Phänomen zu erfassen, müsste jedoch das Studienprotokoll detaillierter gefasst werden. Die niedrigere Anzahl der notwendigen Narkosemobilisationen mag durch die signifikant bessere Implantatpositionierung bedingt sein, die den Patienten eine bessere Mobilität ermöglicht. Die für die Navigationstechnik spezifischen Komplikationen mit einem abgebrochenen Bohrer im Becken und einer vergessenen Schraube im Femur sind durch eine Änderung der Verankerungstechnik für die „rigid bodies" für weitere Patienten inzwischen technisch ausgeschlossen.

## Schlussfolgerungen

Die Navigationstechnik des OrthoPilot-Systems ermöglicht eine statistisch signifikant bessere Ausrichtung der Knieendoprothesenkomponenten gegenüber der manuellen Technik. Eine ständige Weiterentwicklung ist auf der Softwareseite und auf der Instrumentenseite zu beobachten. Zunehmend mehr Parameter, die Einfluss auf die Versorgungsqualität des Patienten haben, fließen in die Navigation ein. Die Datenlage zu den Sollwerten ist jedoch oft dürftig oder implantatabhängig. Für die Zukunft ist es zudem vorstellbar, dass zur Verbesserung der Navigationstechnik Daten aus Ultraschalluntersuchungen oder aus der Fluoroskopie mit einbezogen werden. Die Präzision des Implantatbettes wird sich durch optimierte Sägetechniken oder auch Frästechniken weiter verbessern. Die Navigation mit dem OrthoPilot-System ist ein wichtiger und richtiger Schritt zur Verbesserung der Implantationstechnologie und wird nicht ohne Einfluss auf die Implantate selbst bleiben.

## Literatur

1. Bargren JH, Blaha JD, Freeman MAR (1983) Alignment in total knee arthroplasty. Clin Orthop 173: 178-183
2. Bonnici AV, Allen PR (1991) Comparison of long leg and simple knee radiographs in assesment of knees prior to surgery. J Bone Joint Surg (Br) 73-B (Supp 1): 65
3. Coull R, Bankes MJK, Rossouw DJ (1999) Evaluation of tibial component angles in 79 consecutive total knee arthroplasties. Knee 6: 235-237
4. Delp SL, Stulberg SD, Davies BL, Picard F, Leitner F (1998) Computer assisted knee replacement. Clin Orthop 354: 49-56
5. Dorr LD, Conaty JP, Schreffier R, Mehne DK, Hull D (1985) Technical factors that influence mechanical loosening of total knee arthroplasty. In: Dorr LD (ed) The knee. University Park Press, Baltimore, pp 121-135
6. Ischii Y, Ohmori G, Bechthold J, Gustilo RB (1995) Extramedullary versus intramedullary alignment guides in total knee arthroplasty. Clin Orthop 318: 167-175
7. Jeffery JA (1999) Accuracy of intramedullary femoral alignment in total knee replacement: intraoperative assessment of alignment rod position. Knee 6: 211-215
8. Jenny JY, Boeri C (2001) Computer-assisted implantation of total knee prostheses: a case control comparative study with classical instrumentation. Comp Aided Surg 6: 217-220
9. Jonsson B, Astrom J (1988) Alignment and long-term clinical results of a semi-constrained knee prosthesis. Clin Orthop 226: 124-128

10. Knutson K, Lindstrand A, Lidgren L (1986) Survival of knee arthroplasties, a nation-wide multicenter investigation of 8000 cases. J Bone Joint Surg 68B: 795-803
11. Krackow KA, Pepe CL, Galloway EJ (1990) A mathematical analysis of the effect of flexion and rotation on apparent varus/valgus alignment at the knee. Orthopaedics 13: 861-868
12. Krackow KA, Serpe L, Phillips MJ Bayers-Thering M, Mihalko WM (1999) A new technique for determining proper mechanical axis alignment during total knee arthroplasty: Progress toward computer assisted TKA. Orthopedics 22: 698-702
13. Laskin RS (1984) Alignment of total knee components. Orthopaedics 7: 62
14. Leitner F, Picard F, Minfelde R, Schulz HJ, Clinquin P, Saragaglia D (1997) Computer assisted knee surgical total replacement. In: Troccaz J, Grimson E, Mösges R (Hrsg) CVRMed-MRCAS. Springer, Berlin Heidelberg New York Tokyo, pp 630-638
15. Nafei A, Kristensen O, Knudson HM, Hvid I, Jensen J (1996) Survivorship analysis of cemented total condylar knee arthoplasty. J Arthoplasty 11: 7-10
16. Patel DV, Ferris BD, Aichroth PM (1991) Radiological study of alignment after total knee replacement. Int Orthop 15: 209-210
17. Petersen TL, Engh GA (1988) Radiographic assessment of knee alignment after total knee arthroplasty. J Arthroplasty 3: 67-72
18. Picard F, Leitner F, Raoult O, Saragaglia D (2000) Computer assisted total knee arthroplasty. In: Jerosch J, Nicol K, Peikenkamp K (Hrsg) Rechnergestützte Verfahren in Orthopädie und Unfallchirurgie. Steinkopff, Darmstadt, S 461-471
19. Picard F, Saragaglia D, Montbarbon E, Chaussard C, Leitner F, Raoult O (1999) Computer assisted knee arthroplasty – preliminary clinical results with the OrthoPilot system. Proceedings, 4th International CAOS Symposium, Davos
20. Rand JA, Coventry MB (1988) Ten-year evaluation of geometric total knee arthroplasty. Clin Orthop 232: 168-173
21. Ritter MA, Faris PM, Keating EM, Meding JB (1994) Postoperative alignment of total knee replacement its effect on survival. Clin Orthop 299: 153-156
22. Swanson KE, Stocks GW, Warren PD, Hazel MR, Janssen HF (2000) Does axial limb rotation affect the alignment measurements in deformed limbs? Clin Orthop 371: 246-252

# Freihandnavigation mit dem *SurgiGATE-System* unter Berücksichtigung der computerassistierten Weichteilbalance

J.M. STRAUSS, W. RÜTHER

## Einleitung

Der Ausgangspunkt für die Entwicklung des vorliegenden Navigationssystems war der in der Literatur beschriebene Zusammenhang zwischen der Qualität der Positionierung einer Knieendoprothese und der Standzeit der Prothese. In einer Metaanalyse von 9879 Patienten [2] war in 4% der Fälle eine Revision der Endoprothese nach nur vier Jahren nötig, korrespondierend zu einer radiologisch offensichtlichen Malpositionierung. Die Korrelation zwischen Fehlplatzierung und vorzeitiger Implantatlockerung wurde auch in anderen Arbeiten herausgestellt: In einer Studie an 421 Patienten konnten Ritter et al. [9] zeigen, dass die Implantation einer Prothese in Varusposition mit einer dreimal so hohen Lockerungsrate (15%) einherging wie in der Vergleichsgruppe mit korrekter Positionierung (5%). Diese Resultate wurden auch von anderen Autoren bestätigt [1, 4].

Der Versuch, die Positionierung einer Endoprothese mit einem Navigationssystem oder Roboter zu verbessern, ist an sich nicht neu: Kienzle et al. [5] entwickelten ein computer- und roboterunterstütztes System zur Planung und Durchführung tibialer und femoraler Schnitte. Mithilfe einer dreidimensionalen Rekonstruktion von CT-Daten konnte der Operateur die Platzierung der femoralen und tibialen Komponente präoperativ planen. Das sog. „Matching" der CT-Daten mit dem chirurgischen Objekt (Anatomie des Kniegelenks) wurde auf der Basis so genannter „fiducial marker" erreicht, die vor Durchführung des CT in Tibia und Femur implantiert werden mussten. Während der Operation wurden Roboter und Patient fest mit dem OP-Tisch verbunden. Ein anderes Robotersystem [3, 6] verwendete zusätzlich Informationen von Ansatz und Ursprung wichtiger Knieligamente zur Simulation der Kinematik einer Endoprothese.

Eine weitere Arbeitsgruppe [7] verfolgte ein anderes Konzept: Anstatt den Patienten am OP-Tisch zu fixieren, wurden die intraoperativen Bewegungen von Tibia und Femur mithilfe eines optoelektronischen Navigationssystems verfolgt. Dazu wurden an Tibia und Femur LED-armierte, sog. Referenzbasen fixiert. Als Basis für die Implantation der Komponenten wurden sowohl die Achsen von Femur und Tibia als auch die mechanische Achse durch verschiedene technische Prozeduren ermittelt (Digitalisierung anatomischer Landmarken, Ermittlung von Gelenkzentren durch „Pivotieren"). Ohne Zuhilfenahme eines CT konnten so mittels einer navigierbaren Sägelehre und eines simplen Navigationsinterfaces die knöchernen Schnitte für die Endoprothese durchgeführt werden.

Alle oben beschriebenen Ansätze wiesen erhebliche Limitierungen auf: Das postoperative Outcome nach Implantation einer Knieendoprothese hängt in einem wesentlichen Ausmaß von der korrekten Rekonstruktion der Weichteilverhältnisse ab. Fadda et al. [3] führten eine Analyse zur Bestimmung der Bandlängen durch. Diese Methode war jedoch relativ fehlerträchtig, da die entsprechenden Ansätze und Ursprünge nicht alle korrekt im CT identifiziert werden konnten. Zudem wurden andere essentielle Weichteilstrukturen wie Sehnenansätze und Kapselverbindungen nicht berücksichtigt.

Die von Leitner et al. [7] publizierten Algorithmen zur Bestimmung von Gelenkzentren wiesen nicht die erforderliche Zuverlässigkeit auf. Darüber hinaus war das System aufgrund spezieller Sägelehren nur für einen Prothesentyp geeignet.

Bis zum gegenwärtigen Zeitpunkt erfordert die Anwendung eines Robotersystems die Fixierung des

Patienten mit einem entsprechend größeren Weichteiltrauma. Mit einem Roboter können zwar optimale Fräsbahnen zur Aufnahme der Komponenten erzeugt werden, eine Beeinflussung der Weichteilsituation ist mit diesen Systemen jedoch nicht möglich. Eine routinemäßige Anwendung eines CT zur Implantation einer Knieendoprothese ist ebenso umstritten wie nicht überall verfügbar.

In der Zwischenzeit wurden auf der Basis des Systems von Leitner et al. [7] verschiedene Navigationssysteme entwickelt mit zum Teil wesentlichen Fortschritten im User-Interface und im Workflow. Zum gegen- wärtigen Zeitpunkt leistet jedoch keines der derzeit am Markt befindlichen Systeme eine computergestützte Diagnostik der Weichteilsituation mit interaktiver Balancierung der Weichteile vor der Durchführung der Sägeschnitte zur optimalen Einpassung der Komponenten.

Aufgrund dieser Situation wurde am Maurice E. Mueller Institut in Bern (Leitung Prof. L.-P. Nolte) in Kooperation mit der Orthopädischen Klinik der Universität Hamburg Eppendorf (Leitung Prof. W. Rüther) seit Ende 1998 ein entsprechendes Freihandnavigationssystem zur Implantation der LCS-Prothese (Fa. DePuy) entwickelt. Dieses System sollte im Wesentlichen drei Aufgaben erfüllen:

1. Eine exakte Erfassung der relevanten Anatomie und der vorgegebenen Statik. Dies muss durch einfache Digitalisierung anatomischer Landmarken schnell und effizient möglich sein. Hauptsächlich ging es auch darum, eine weitergehende Strahlenexposition durch eine Computertomographie zu vermeiden. Dies hat den zusätzlichen Vorteil, dass ein fehlerträchtiger Abgleich zwischen der virtuellen Anatomie im CT und der realen Anatomie im Operationssitus, das sog. Matching, nicht erforderlich ist.
2. Das System sollte so offen und komplex gestaltet sein, dass man zu jedem Zeitpunkt der Operation eine vollständige visuelle Kontrolle über alle Freiheitsgrade der Implantation hat. Dies bedeutet, dass Varus-/Valgusposition, Flexion/Extension und Rotation von Femur- und Tibiakomponente zu jedem Zeitpunkt erkennbar und auch manuell veränderbar sein müssen, was die Information über die postoperativ zu erwartende Joint Line einschließt.
3. Die wesentliche Vorgabe für das System bestand in einer einfachen, aber für die Funktion der LCS-Prothese vollständigen Weichteilregistrierung im Sinne einer computerassistierten Ausbalancierung des Beuge- und Streckspaltes. Eine Weichteilbalance mit dem Computer zu messen ist problematisch, da ohne das Vorliegen von speziellen Sensoren nur indirekt aus der Gestaltung des Beuge- und Streckspalts unter Anwendung eines Distraktors auf eine Weichteilbalance geschlossen werden kann. Auch das Erreichen der Vorgaben des Computersystems durch das vom Operateur durchgeführte Release ist schwierig. Zum einen beeinflusst das Release in Extension auch das Release in Flexion und umgekehrt, des Weiteren hängt die Weichteilspannung auch wesentlich von der Tibiaresektion ab. Schließlich ist noch nicht abschließend geklärt, wie ein optimaler Kompromiss zwischen der Positionierung der Knochenschnitte zur mechanischen Achse des Beines und der daraus resultierenden Bandspannung überhaupt auszusehen hat. Die diesbezüglich erforderlichen weiteren Entwicklungen, wie Druck- oder Dehnungssensoren, sollten daher zu einem späteren Zeitpunkt in das System integriert werden können.

## Systembeschreibung

Das aus dieser Entwicklung hervorgegangene Softwaremodul wurde in das optoelektronische Navigationssystem SurgiGATE (Fa. Medivision) integriert (Abb. 25.1). Das System besteht aus einer optoelektronischen Kamera (Optotrak, Fa. Northern Digital) mit der die Bewegung der Instrumente (Abb. 25.2), bezogen auf ein Koordinatensystem der Tibia und des Femurs, verfolgt werden. Zu diesem Zweck werden femoral und tibial sog. „dynamische Referenzbasen" (DRB) befestigt. Die Koordinaten dieser Referenzbasen und aller in der sog. Stroberbox angeschlossenen Instrumente (Pointer, Stillhook, Navigationslehre, virtuelles Keyboard) werden an das Computersystem (Sun Ultrasparc III) weitergegeben. Auf dieser Basis können anatomische Daten für Hüfte, Femur, Tibia und Sprunggelenk über einen sog. Pointer eingelesen und visualisiert werden. Die Bewegung aller Instrumente kann nun in dieser virtuellen Anatomie der unteren Extremität (Abb. 25.3) verfolgt und berechnet werden. Die Steuerung des gesamten Programmablaufs geschieht über ein sog. virtuelles Keyboard (Abb. 25.4), das steril am OP-Tisch platziert wird und auf dem alle relevanten Steuerungsmöglichkeiten des Programmablaufs wie auf dem Computerbildschirm

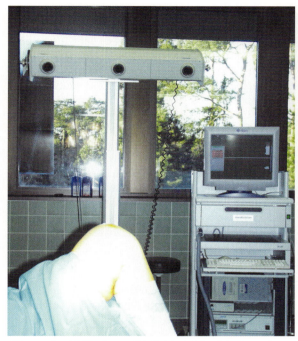

**Abb. 25.1.** SurgiGATE-System (Medivision): Die mit LEDs armierten Instrumente werden von einer optoelektronischen Kamera (Optotrak) erfasst und die Berechnungen und Visualisierungen von einer Sun Ultrasparc III durchgeführt

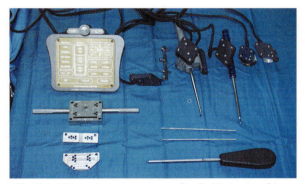

**Abb. 25.2.** LED-armierte Instrumente für die Navigation (hinten von links nach rechts): Virtual Keyboard, Navigationsklemme, Stillehook, Pointer, „dynamic reference base" (DRB) für Femur und Tibia. Vorne: Standardsägelehren, K-Drähte, Schraubendreher

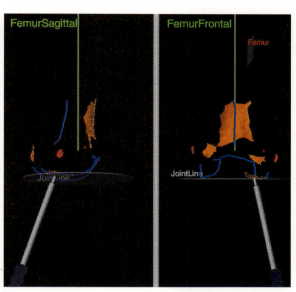

**Abb. 25.3.** Digitalisierung anatomischer Landmarken mit dem Pointer und Darstellung einer virtuellen Anatomie des proximalen Femurs: Der Screenshot zeigt die virtuelle Anatomie von mediolateral (*links*) und a.p. (*rechts*) sowie die 3D-Visualisierung des Pointer-Instruments in Echtzeit

angeordnet sind. Im vorliegenden System konnten die konventionellen Instrumente des „LCS-Complete-Instrumentariums" bis auf leichte Modifikationen beibehalten werden. Lediglich an den Sägeblöcken wurden zur Kalibrierung jeweils drei Abtastpunkte angebracht, um die Orientierung der Blöcke registrieren zu können. Die Navigation des Schnittblocks geschieht dann durch eine sog. Navigationsklammer (Abb. 25.2), die an jedem der drei Schnittblöcke (Tibia, Femur a.p., Femur distal) angebracht werden kann.

## Durchführung und Navigation

Der Ablauf der computerassistierten Operation erfolgt gemäß der Benutzerführung (Abb. 25.4) in fünf Schritten: Tools, Anatomie, Soft Tissue, Planung, Navigation.

### Tools

Zunächst erfolgt eine Kontrolle der korrekten Kalibrierung aller Instrumente um auszuschließen, dass durch evtl. mechanisch beschädigte Instrumente die anatomischen Daten fehlerhaft eingelesen werden.

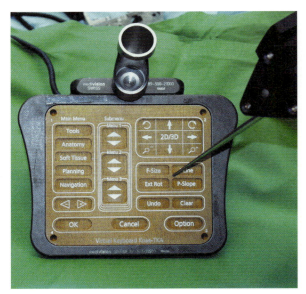

**Abb. 25.4.** Virtual Keyboard: Alle relevanten Optionen für den Ablauf der Navigation sind 1:1 vom Computerbildschirm auf das Keyboard übertragen. Das Virtual Keyboard dient zur Steuerung des gesamten Programmablaufs. Die Aktionen werden ausgelöst, sobald sich die Spitze des Pointers dem entsprechenden Markierungsfeld nähert

Dabei wird zudem überprüft, ob alle Instrumente auf dem Bildschirm angezeigt werden und die Kameraposition optimal ist.

### Anatomie

Zur Festlegung der mechanischen Beinachse ist es erforderlich, die Gelenkzentren für Hüftgelenk, Kniegelenk und Sprunggelenk zu bestimmen. Für das Kniegelenk ist es sinnvoll, anatomisch zwischen einem Zentrum am distalen Femur und einem Zentrum an der proximalen Tibia zu unterscheiden. Nur so können Relativbewegungen zwischen Femur und Tibia wie z. B. bei Verwendung eines a.p.-Glide-Inlays oder Rollback-Phänomene bei Problemen der hinteren Kapsel registriert werden.

### Hüftgelenk

Die Festlegung des Hüftgelenkzentrums erfolgt mithilfe eines sog. Pivot-Algorithmus: Dazu wird zur Festlegung eines Fixpunktes der Pointer auf die Spina iliaca anterior superior aufgesetzt. Die invasive Befestigung einer weiteren Referenzbasis an der Hüfte wie bei anderen Systemen kann dabei entfallen. Durch Pivotieren des Femur mit der fixierten Femur-DRB wird nun durch die Relativbewegung des Fixpunktes an der Hüfte zur Femur-DRB eine Punktewolke erzeugt, aus der der Computer das Bewegungszentrum der Hüfte berechnet. Die anderen Gelenkzentren (Femur distal, Tibia proximal und distal) werden aus eingelesenen anatomischen Landmarken ermittelt. Insbesondere am Kniegelenk wäre eine Zentrumsbestimmung über einen Pivot-Algorithmus aufgrund der pathologischen Veränderungen im Kniegelenk auch nicht sinnvoll. Die Daten werden dabei aus Gründen der Fehlertoleranz als Punktewolken abgetastet.

### Kniegelenk

Die anatomischen Landmarken am distalen Femur sind: mediale und laterale Epikondylen, anteriorer und posteriorer Kortex, Kondylenform sagittal und transversal (anterior sowie posterior), Knochendefekte und die femorale Joint Line. Aus diesen Daten werden das anatomische distale Femurzentrum, die Femurkomponentengröße und die relative Lage der Joint Line berechnet.

Die Landmarken an der proximalen Tibia sind: Vorderkante, Eminentia intercondylaris, Tuberositas tibiae, Knochendefekte und tibiale Joint Line, daraus werden das proximale Tibiazentrum und die Joint Line (im Stand mit der femoralen identisch) berechnet. Zur Festlegung der Rotation des Unterschenkels wird die Tibia (ggf. nach einem notwendigen Release) in Streckung in die postoperativ gewünschte Rotation gebracht. In dieser Position wird die transepikondyläre Achse auf das Tibiaplateau projeziert und dadurch die mediolaterale Achse definiert.

### Sprunggelenk

Das Sprunggelenkzentrum wird durch Digitalisieren von lateralem und medialem Malleolus sowie der Sehne des M. tibialis anterior definiert. Mit diesen Zentren liegt die anatomische Beinachse fest und die Abweichungen von der mechanischen Achse können bzgl. Varus/Valgus, Flexion/Extension und Rotation angegeben werden (Abb. 25.5). Es ist jetzt möglich, das „joint play" zu visualisieren und zu quantifizieren.

mit einem Distraktor aufgespannt, wobei die erzielte Bandspannung dem gewünschten postoperativen Ergebnis mit Implantat entsprechen sollte. Der Computer zeigt nun die verbliebende Achsabweichung in Varus/Valgus, Flexion/Extension und Rotation für die Streckung und die Außenrotation des Femurs für die Beugung an. Das Release erfolgt in konventioneller Technik, bis das gewünschte Alignment in Beugung und Streckung erreicht ist.

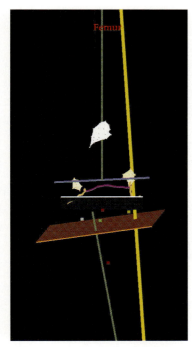

**Abb. 25.5.** A.p.-Ansicht der virtuellen Anatomie eines linken Knies mit Valgusdeformität und Flexionskontraktur: Der Screenshot zeigt die femorale und tibiale Achse, die mechanische Achse (Mikulicz-Linie, *gelb*), anatomische Landmarken und vorläufig kalkulierte Sägeschnitte zur Wiederherstellung einer korrekten Beinachse. Der Einfluss der Weichteilspannung auf die Lage der Schnitte ist dabei noch nicht berücksichtigt

## Soft Tissue

Entscheidend für die Berechnung der Schnitte sind nun nicht nur der vollständige Ausgleich der Achsdeformität, sondern vielmehr folgende Kriterien:
- Resektionshöhe 2 mm unter tiefstem Defekt,
- Erhalt der Joint Line,
- kleine Inlay-Größe,
- ausbalancierte Weichteilverhältnisse in Beugung und Streckung und
- identischer Beuge- und Streckspalt.

Zu diesem Zeitpunkt erfolgt eine vorläufige minimale Tibiaresektion (navigiert mit Default: 4 mm unter Joint Line, 7° Slope), um einen guten Zugang zu den Weichteilen insbesondere zur dorsalen Kapsel und zum M. popliteus zu erreichen. Daraufhin wird zunächst in Streckung danach in Beugung das Gelenk

## Planung

Die Positionen von Femur und Tibia werden bei liegendem Distraktor in Beugung und Streckung registriert und im sog. Autoplaner die zugehörigen Schnitte nach den obigen Kriterien berechnet (Abb. 25.6). Für den wichtigen Fall, dass die Achsdeformität nicht vollständig im Kniegelenk ausgeglichen werden soll (z. B. nach einer disloziert konsolidierten Femur- oder Tibiakopffraktur) oder wenn durch Manipulation der Weichteile kein vollständiges Alignment zu erreichen ist, können alle Implantationsparameter für jede Komponente (z. B. Flexion oder Außenrotation der Femurkomponente, Änderung der Femurkomponentengöße um das Verhältnis Beuge-/Streckspalt zu variieren) von Hand geändert werden. Auf der Basis der geänderten Parameter erfolgt eine erneute Planung des Computers mit Berechnung der optimalen Schnitte. Die berechneten Daten (z.B. distale Femurresektionshöhe, tibiale Nachresektion, erreichte Korrektur) werden zur Navigation übernommen.

## Navigation

Die so geplanten Schnitte können in schneller Folge (tibiale Nachresektion, a.p.-Femurresektion, distale Femurresektion) durchgeführt werden. Dazu wird der jeweilige Schnittblock mit der Navigationsklammer kalibriert. Auf dem Bildschirm erscheinen nun die geplanten und die aktuellen Schnittebenen für jeden Block (Abb. 25.7). Wenn diese Ebenen zur Deckung gebracht worden sind, kann der Block in dieser Position mit Pins am Knochen fixiert werden. Eine Eröffnung des Markraumes ist dabei nicht erforderlich. Zur Qualitätskontrolle kann mit den konventionellen Spa-

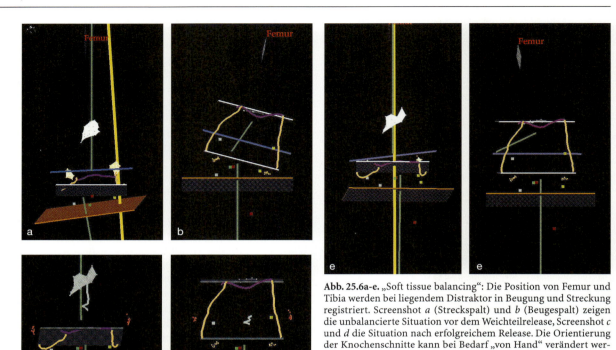

**Abb. 25.6a–e.** „Soft tissue balancing": Die Position von Femur und Tibia werden bei liegendem Distraktor in Beugung und Streckung registriert. Screenshot *a* (Streckspalt) und *b* (Beugespalt) zeigen die unbalancierte Situation vor dem Weichteilrelease, Screenshot *c* und *d* die Situation nach erfolgreichem Release. Die Orientierung der Knochenschnitte kann bei Bedarf „von Hand" verändert werden, oder die vorgeschlagenen Schnitte werden akzeptiert und die endgültigen Berechnungen dem „Autoplaner" überlassen. Screenshot *e* zeigt die endgültigen Berechnungen des „Autoplaners" bei optimal balancierten Weichteilen

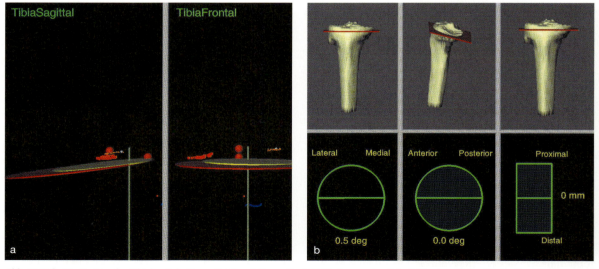

**Abb. 25.7a,b.** Navigation des tibialen Schnitts. *a* 3D-Darstellung: Nach Kalibrierung des Schnittblocks mit der Navigationsklemme werden die aktuelle (*rot*) und die geplante Schnittebene (*gelb*) zur Deckung gebracht und der Schnittblock vom Operateur in dieser Position fixiert. *b* Die Positionierung ist auch im 2D-Interface mit getrennter Angabe von Varus-/Valgusposition, Slope und Resektionshöhe möglich

cerblöcken der Beuge- und Streckspalt überprüft werden. Schließlich wird nach Implantation der Originalkomponenten die Beinachse unter Anheben des Beines an der Großzehe überprüft und anschließend die Bewegung des Kniegelenkes von maximaler Beugung bis zur maximalen Streckung mit und ohne Varus-/Valgus-Stress aufgezeichnet.

## Ergebnisse

### Genauigkeitsanalyse (Kadaverstudie)

Um eine Vorstellung von der Genauigkeit des Systems zu bekommen, haben wir zunächst vor dem klinischen Einsatz in einer computertomographisch kontrollierten Studie an sechs Kadavern die Genauigkeit der Berechnung von Hüftzentrum, distalem Femurzentrum und Sprunggelenkzentrum im Sinne einer Intraobserver- und einer Interobserver-Analyse getestet. Um die CT-Daten mit den Koordinaten des Navigationssystems abzugleichen (Matching) wurden vor Durchführung der Computertomographie an Femur und Tibia proximal und distal je drei sog. „fiducial marker" implantiert. In der Intraobserver-Studie (ein Operateur, fünfmaliges Einlesen der anatomischen Landmarken für jeden Kadaver mit dem Navigationssystem) betrug die mittlere Abweichung vom CT-definierten Zentrum an der Hüfte 0,7 mm, am Knie 1,1 mm und am Sprunggelenk 1,8 mm. In der Interobserver-Studie (fünf Operateure, einmaliges Einlesen der Anatomie für jeden Kadaver) betrug die mittlere Abweichung an der Hüfte 1,1 mm, am Knie 1,2 mm und am Sprunggelenk 2,4 mm. Dabei ist zu berücksichtigen, dass einer Achsabweichung von 1° eine Dislokation des Kniezentrums von ca. 7 mm zugrunde liegt. Mehr Einfluss auf die Genauigkeit des Systems hatte die Qualität des Operateurs respektive der Sägung: Die Abweichung der realen Sägeebene von der geplanten betrug z. B. für den distalen Femurschnitt im Mittel 1,6° in der Frontalebene und 1,9° in der Sagittalebene.

### Klinische Ergebnisse

In einer ersten angelaufenen Studie an insgesamt 57 Patienten mit Gonarthrose ergaben sich keine signifikanten Unterschiede zwischen navigierten und konventionellen Operationen bzgl. Blutverlust, Komplikationen, Score (KSS), Ligamentstabilität und der Qualität der Positionierung der Femurkomponente. Signifikant besser waren bei navigierter Operationstechnik die postoperative Beinachse (in der a.p.-Röntgenstandaufnahme), die Positionierung des Tibiaplateaus (a.p. und Slope) sowie die Wiederherstellung der Joint Line:

Im 3°-Korridor (Abweichung von der mechanischen Beinachse) befanden sich postoperativ 93,3% der navigiert operierten Patienten und nur 77,8% der klassisch operierten Patienten. Die mittlere Abweichung (Varus/Valgus) von der Idealachse betrug 0,8° navigiert und 1,4° klassisch. Die mittlere Verschiebung der Joint Line nach kranial betrug in navigierter Technik 2,2 mm, in klassischer Technik 5,9 mm.

Nach Auswertung aller Daten wird nach Maßgabe einer Power-Analyse eine prospektiv randomisierte Studie zur Feststellung signifikanter Unterschiede durchgeführt. Die Anwendung der Navigation führte zu einer Verlängerung der Operationszeit um 12 bis 62 Minuten (im Mittel 19 Minuten).

## Zusammenfassung und Ausblick

Der Nachteil des vorliegenden Systems liegt in dem leicht erhöhten operativen Aufwand mit einer Verlängerung der Operationszeit um im Mittel 19 Minuten. Die Vorteile auch gegenüber vergleichbaren anderen Systemen liegen jedoch auf der Hand:
– Die Anwendung ist gering invasiv durch die perkutan angebrachten Referenzbasen.
– Der Operateur kann sein gewohntes Handling beibehalten, er bekommt online Zusatzinformationen über optimale Schnitte, Joint-Line-Verschiebung oder aktuelle Bandspannung.
– Da alle Freiheitsgrade der Komponenten veränderbar sind und die Auswirkungen auf das postoperative Ergebnis im Planungsmodul angezeigt werden, kann – *bevor* die Sägeschnitte gemacht sind – das optimale Ergebnis für den Patienten gefunden werden.
– Die Genauigkeit des Systems ist ausreichend (Kadaverstudie), die ersten klinischen Ergebnisse sind vielversprechend.

Nicht zuletzt erhält der Operateur mit dem Navigationssystem auch ein Instrument an die Hand, um die

Qualität seiner Arbeit zu dokumentieren. Die fehlende Signifikanz der postoperativen Unterschiede zur Kontrollgruppe für verschiedene Parameter der Knieendoprothese wurde auch mit anderen Systemen gefunden [8] und hängt sicherlich zum einen mit der geringen Zahl an Ausreißern im Gesamtkollektiv zusammen, zum anderen gehen möglicherweise die Unterschiede zwischen beiden Gruppen bei der fehlenden Messgenauigkeit des postoperativen Röntgenbildes unter (bis zu 3° Achsabweichung über Rotationseffekte). Hier ist auch für die Zukunft weiterer Handlungsbedarf für eine einheitliche Bewertung der operativen Ergebnisse zu sehen. Die Qualität der Weichteilbehandlung wird sich in der Zukunft durch Einführung objektiver Messsysteme (Drucksensoren) noch weiter verbessern lassen. Die Qualität der Sägeschnitte (schon jetzt ein wesentlicher Faktor) wird man möglicherweise durch die Einführung eines minimalen Robotersystems zu Fräsung der Schnitte weiter optimieren können.

## Literatur

1. Bargren, JH, Blaha JD, Freeman MA (1983) Alignment in total knee arthroplasty. Correlated biomechanical and clinical observations. Clin Orthop 173: 178-183
2. Callahan CM, Drake BG, Heck DA Dittus RS (1995) Patient outcomes following unicompartimental or bicompartimental knee arthroplasty. A meta-analysis. J Arthroplasty 10: 141-150
3. Fadda M, Bertelli D, Martelli S, Marcacci M, Dario P, Paggetti C, Carmella D Trippi D (1997) Computer assisted planning for total knee arthroplasty. In: Troccaz J, Grimson E, Moesges R (eds) CVRMed-MRCAS'97. Springer, Berlin Heidelberg New York Tokyo, pp 663-671
4. Feng EL, Stulberg SD, Wixson RL (1994) Progressive subluxation and polyethylen wear in total knee replacements with flat articular surfaces. Clin Orthop 299: 60-71
5. Kienzle TC III, Stulber SD, Peshkin M, Quaid A, Lea J, Goswami A, Wu C-H (1996) A computer assisted total knee replacement surgical system using a calibrated robot. In: Taylor RH, Lavallée S, Burdea GC, Moesges R (eds) Computer integrated surgery: technology and clinical applications. MIT Press, London, pp 409-423
6. La Palombara PF, Fadda M, Martelli S, Marcacci M (1997) Minimally invasive 3D data registration in computer and robot assisted total knee arthroplasty. Med Biol Eng Comput 35: 600-610
7. Leitner F, Picard F, Minfelde R, Schulz H-J, Cinquin P, Saragaglia D (1997) Computer assisted surgical total knee replacement. In: Troccaz J, Grimson E, Moesges R (eds) CVRMed-MRCAS'97. Springer, Berlin Heidelberg New York Tokyo, pp 629-637
8. Mielke RK, Clemens U, Jens J-H, Kershally S (2001) Navigation in der Knieendoprothetik - vorläufige klinische Erfahrungen und prospektiv vergleichende Studie gegenüber konventioneller Implantationstechnik. Z Orthop 139: 109
9. Ritter MA, Faris PM, Keating EM, Meding JB (1994) Postoperative alignment of total knee replacement. Its effect on survival. Clin Orthop 299: 153-156

Kapitel 26

# Das *Galileo-System*
## Eine integrierte Lösung aus Navigation und Robotic zur Implantation von Knietotalendoprothesen

P. Ritschl, F. Machacek jun., R. Fuiko

## Einleitung

Ein wesentlicher Faktor für den Langzeiterfolg von Knieimplantaten ist die achsgerechte dreidimensionale Implantation der Endoprothese. Operative Verfahren mit Navigation und computerassistierter Instrumentation helfen, sich dem Ziel einer perfekten achsgerechten Implantation zu nähern [2, 5, 6, 11]. Die Präzision bei der Rekonstruktion der mechanischen Achse in der Frontalebene sollte einen Wert von ±3° auf einer Röntgenstandbeinaufnahme nicht überschreiten [4, 7, 8, 10, 12]. Eine ausgewogene Weichteilbalancierung des Beuge- und Streckspaltes unter gleichzeitiger Rekonstruktion der Gelenkebene sowie hochpräzise Schnitte für die zementfreie Osteointegration der Femurkomponente sind weitere wichtige Faktoren für den Langzeiterfolg eines Implantates.

Das Galileo-System stellt ein modernes und praxisorientiertes Navigationssystem dar, wobei zusätzlich ein Kleinroboter integriert ist.

Im Folgenden sollen die apparative Ausstattung, die Arbeitsweise des Systems, die präoperative Planung und Operationstechnik sowie Erfahrungen aus der Klinik beschrieben werden. Intraoperativ durchgeführte Genauigkeitsmessungen hinsichtlich der Rekonstruktion der mechanischen Achse dokumentieren die Präzision als Voraussetzung für den Langzeiterfolg des Implantates.

## Patienten und Methode

### Apparative Ausrüstung

Das Galileo-System besteht aus einem Navigations- und einem Roboterteil. Die Navigation bedient sich eines optischen Systems, das im Infrarotbereich arbeitet. Die Kommunikation zwischen Objekt und Messsystem erfolgt über aktive (lichtemittierende) und passive (retroreflektierende) Lokatoren. Die Lokatoren sind fix am Knochen im Operationsfeld bzw. an den Instrumenten befestigt.

Der autoklavierbare Kleinroboter verfügt über zwei lineare, mittels Servomotoren angetriebene Achsen (Abb. 26.1). Aufgrund von Größe und Gewicht kann das Gerät direkt am Patienten steril appliziert werden.

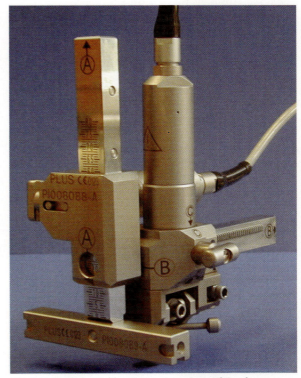

**Abb 26.1.** Der beim Galileo-System integrierte Kleinroboter

### Arbeitsweise des Galileo-Systems

Die Registrierung der Skelettgeometrie erfolgt mittels kinematischer Analyse oder mittels eines direkten Antastverfahrens. Der Hüftkopfmittelpunkt wird ohne zusätzlichen Pin am Becken kinematisch bestimmt. Relativbewegungen des Beckens werden mathematisch kompensiert.

Im Antastverfahren werden definierte Landmarken und/oder Richtungen registriert. Erfasst werden Punkte der mechanischen Achse, Komponentengröße, femorale und tibiale Rotation, Gelenkebene und Daten des Sprunggelenks.

Mit dem Kleinroboter erfolgt die computergesteuerte Positionierung der Femurschnittlehre. Zur Bandbalancierung des Beuge- und Streckspalts ist das System in der Lage, Korrekturen in ventrodorsaler und kraniokaudaler Richtung in 0,5-mm-Schritten durchzuführen. Das Gerät führt selbst aktiv keine Schnittoperationen aus, sondern positioniert eine Sägeführung für eine konventionelle oszillierende Knochensäge. Auf dem Bildschirm können die einzelnen virtuellen Änderungen der Position der Schnitte mitverfolgt werden. Der vom System errechnete Größenvorschlag kann vom Operateur akzeptiert oder übersteuert werden.

### Präoperative Planung

Die gesamte präoperative Planung erfolgt mit den bekannten konventionellen Röntgenbildern. Ein Templating bzw. die präoperativen Achs- und Winkelbestimmungen können entfallen.

### Operationstechnik

Die Operationstechnik gliedert sich in Registration, Tracking und in die Arbeitsschritte mit dem Kleinroboter.

#### Schritt 1

Zur Registration des Femurs wird zunächst eine Klammer an der ventralen Kortikalis positioniert und fi-

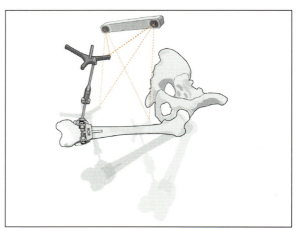

**Abb. 26.2.** Am distalen Femur ist die Femurklammer als „rigid body" knochenfest fixiert und mit einem Lokator versehen. Die Navigation bedient sich eines optischen Systems, das im Infrarotbereich arbeitet. Durch kinematische Analyse wird in diesem Fall die Hüftkopfmittelpunktsbetimmung durchgeführt

xiert. Der bündige Kontakt der Klammer mit der ventralen Kortikalis unmittelbar im Metaphysenbereich repräsentiert die spätere Ausrichtung der Femurkomponente in der Sagittalebene [3]. Nach Aufsetzen eines Lokators an der Femurklammer beginnt die kinematische Bestimmung des Hüftkopfzentrums bzw. die weitere Registrierung mittels Antastverfahren (Abb. 26.2). Dabei werden mit einem Stabtaster die Epikondylenachse, die Whiteside-Linie, die dorsale Kondylenlinie und der distale Durchstoßpunkt der mechanischen Achse nach Yoshioka [13] bestimmt sowie die Größenbestimmung der Femurkomponente vorgenommen [1,9].

#### Schritt 2

Nach Fixierung einer tibialen Basisplatte an der medialen-proximalen Tibiafacette wird ein Lokator positioniert und die Registrierung der Tibia vorgenommen. Im Einzelnen werden mit dem Stabtaster der mechanische Durchstoßpunkt, die Joint Line, der tiefste Punkt des Tibiadefekts, medialer und lateraler Malleolenpunkt sowie die Rotation bestimmt.

#### Schritt 3

Als nächster Schritt erfolgt die dreidimensionale Orientierung der sägeschnittgebenden Instrumente nach

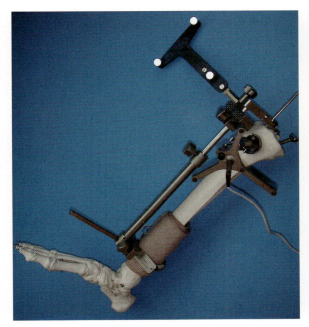
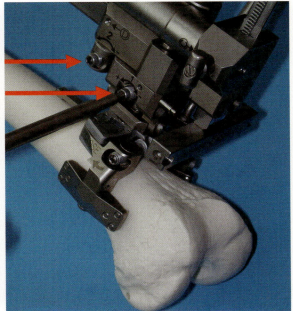

**Abb. 26.3.** Aufbau eines modifizierten Tibia Alignment Guides. Der aktive Lokator ist am Knochen fixiert und repräsentiert die Knochengeometrie. Auf dem Schnittblock ist ein passiver Lokator montiert. Über diesen erfolgt die Angleichung an die bereits errechneten Achsen der Tibiageometrie

**Abb. 26.4.** Durch die im Bild gezeigten Justierungsschrauben (*Pfeile*) können am Roboter die errechneten Achsen in Rotation und Varus-/Valgusrichtung orientiert werden, entsprechend den am Display gezeigten Winkelwerten

den errechneten Skelettachsen. Wahlweise kann hier mit der Präparation der Tibia oder des Femurs begonnen werden. Im Falle der Tibia wird zunächst ein geringfügig modifizierter tibialer Alignment-Guide appliziert und mit einem passiven Lokator versehen (Abb. 26.3). Unter Bildschirmkontrolle wird nun die aktuelle Position des Instruments mit der errechneten und visualisierten Achse dreidimensional abgeglichen. Der dorsale Abfall bzw. die Schnitthöhe – gemessen von der Gelenkebene bzw. dem tiefsten Defekt am Tibiaplateau – kann individuell vom Operateur eingestellt werden. Danach erfolgen die Fixierung des Schnittblocks und die Durchführung der Osteotomie.

### Schritt 4

Nach Aufsetzen des kleinen Roboters auf die Femurklammer wird dieser ebenfalls mit einem Lokator versehen. Der Bildschirm zeigt zunächst die aktuelle Position des Roboters zur mechanischen Achse in drei Ebenen an. Durch zwei Justierschrauben am Roboter kann dieser an die errechneten Achsen in Rotation und Varus-Valgus-Richtung orientiert werden (Abb. 26.4). Die Sagittalebene wurde bereits durch das knochenbündige Aufsetzen der Femurklammer determiniert.

### Schritt 5

Nach achsgerechter Ausrichtung des Kleinroboters wird dieser mit einer „One-in-five-Sägeführung" versehen und das Schnittprogramm gestartet (Abb. 26.5). Nach Festlegung der Implantatgröße richtet sich die Abfolge der Resektionen nach dem Deformationsgrad des Kniegelenks und der Komplexität der Bandsituation. Im Falle des „Straight-forward-Knies", bei nichtdeformierter Bandsituation, beginnt die Schnittfolge distal, gefolgt von ventral, dorsal und den Facettenschnitten. Bei komplexerer Bandbalancierung, Kontrakturen oder ausgedehnter dorsaler Osteophytenbildung kann auch mit dem dorsalen Schnitt begonnen werden. Nach Bandbalancierung des Beugespaltes wird der Streckspalt adjustiert. Hier bewährt sich die

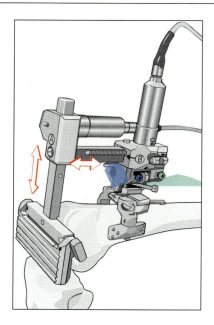

**Abb. 26.5.** Mit dem Kleinroboter erfolgt die computergesteuerte Positionierung der Femurschnittlehre

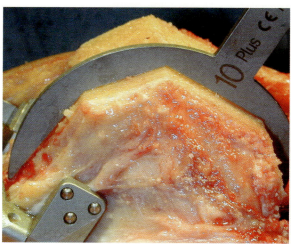

**Abb. 26.7.** Durch die exakte Schnittführung mittels des Kleinroboters resultieren hochpräzise Schnitte am distalen Femur

nahezu stufenlose Verschiebemöglichkeit der Schnittlehrenposition in 0,5-mm-Schritten (Abb. 26.6). Eine Verschiebemöglichkeit besteht in ventrodorsaler und kraniokaudaler Richtung.

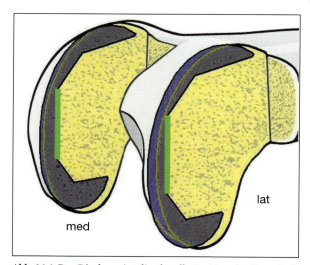

**Abb. 26.6.** Das Display zeigt die aktuelle Position der Femurkufe und deren Größenausdehnung. Zur Bandbalancierung des Beuge- und Streckspaltes ist das System in der Lage, Positionskorrekturen in ventrodorsaler und kraniokaudaler Richtung in 0,5-mm-Schritten durchzuführen. Im gegebenen Fall ist eine Kaudalisierung des distalen Schnittes um 2 mm am Display virtuell eingeblendet

Eine bandgeführte Operationstechnik mit Längen- wie Spannungsmessung der Bänder ist derzeit in klinischer Erprobung.

Nach Durchführung aller Sägeschnitte ergibt sich ein perfekter Implantatsitz mit einem hohen Knochen-Implantat-Kontakt im Interface (Abb. 26.7) und ausgewogener Bandbalance in Streckung und Beugung.

## Genauigkeit der Ermittlung der femoralen mechanischen Achse in der Frontalebene

Der Frage, wie genau das Hüftkopfzentrum mit dem Galileo-Navigationssystem ermittelt werden kann, wurde mittels einer dafür konzipierten intraoperativen Messvorrichtung nachgegangen. Ziel der Studie war es, die Abweichung der errechneten mechanischen Achse vom Mittelpunkt des Femurkopfes zu dokumentieren. Methodisch wird an der Schnittblockhalterung des Roboters ein extramedullärer Zielstab mittig über dem Kniegelenk ausgerichtet. Am proximalen Ende, über dem Hüftgelenk, ist er mit einer markierten Platte zur Kompensation der Parallaxe und der Bildverzerrung versehen. In dieser Platte sind ein mittiger Metallring und Kugeln in Form eines Koordinatennetzes eingelassen. Mittels einer bildwandlergezielten Untersuchung ist somit einerseits eine parallaxfreie Projektion, andererseits eine rechne-

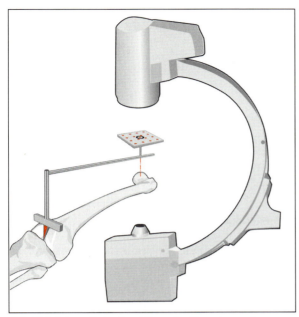

**Abb. 26.8.** Schematische Darstellung der Versuchsanordnung zur intraoperativen Validierung der errechneten femoralen Achse in der Frontalebene

rische Korrektur der Verzerrungseffekte des Bildwandlers möglich (Abb. 26.8). Die Auswertung ergibt die Abweichung der errechneten mechanischen Achse vom Hüftkopfzentrum in Millimetern. Zusammen mit der aus der navigierten Vermessung bekannten Femurlänge kann die Abweichung in Winkelgraden angegeben werden.

Der Beobachtungszeitraum für diese Messungen erstreckte sich von Januar bis September 2001 und umfasste 41 versorgte Patienten.

*Ergebnis*: Bei den 41 konsekutiv durchgeführten Knieprothesenimplantationen wurde eine durchschnittliche Abweichung der femoralen mechanischen Achse in der Frontalebene von 6 mm (max. 14 mm, mind. 0 mm), in Winkelgraden 0,8° (max. 2,3°, mind. 0°) ermittelt.

## Zusammenfassung

Das Galileo-System stellt ein praxisorientiertes, modernes Knienavigationssystem dar. Durch die Integration eines autoklavierbaren Kleinroboters sind einerseits hochpräzise Knochenschnitte am Femur und andererseits eine optimierte Bandbalancierung erzielbar. Letztere vor allem deshalb, weil eine Schnittlehrenpositionierung in 0,5-mm-Schritten in kraniokaudaler wie auch ventrodorsaler Richtung möglich ist.

Als präoperative Untersuchung sind nur konventionelle Röntgenbilder erforderlich. Kostenintensive präoperative CT-Untersuchungen und Planungsschritte entfallen gänzlich. Bei der Rekonstruktion der mechanischen Achse wird eine sehr hohe und reproduzierbare Genauigkeit ohne Markerpinapplikation zur Kompensation von Beckenbewegungen erzielt.

## Literatur

1. Anouchi YS, Whiteside LA, Kaiser AD, Milliano MT (1993) The effects of axial rotational alignment of the femoral component on Knee Stability and patellar tracking in total knee arthoplasty demonstrated on autopsy specimen. Clin Orthop 287: 177
2. Delp SL, Stulberg SD, Davies B, Picard F, Leitner F (1998) Computer assisted knee replacement. Clin Orthop 354: 49-56
3. Farris PM, Ritter MA, Keating EM (1988) Sagittal plane positioning of the femoral component in total knee arthroplasty. J Arthroplasty 3(4): 355-358
4. Jeffery RS, Morris RW, Denham RA (1991) Coronal alignment after total knee replacement. J Bone Joint Surg Br 73(5): 709-714
5. Jenny JY, Boeri C (2001) Navigated implantation of total knee endoprosthesis – a comparative study with conventional instrumentation. Z Orthop Ihre Grenzgeb 139(2): 117-119
6. Krackow KA, Bayers-Thering M, Phillips MJ, Bayers-Thering M, Mihalko WM (1999) A new technique for determining proper mechanical axis alignment during total knee arthroplasty: progress towards computer-assisted TKA. Orthopedics 22(7): 698-672
7. Mielke RK (2001) Navigation in der Knieendoprothetik – vorläufige klinische Erfahrungen und prospektiv vergleichende Studie gegenüber konventioneller Implantationstechnik. Orthop 139: 109-116
8. Moreland JR (1988) Mechanisms of failure in total knee arthroplasty. Clin Orthop 226: 49-64
9. Olcott CW, Scott RD (1999) The Ranawat Award. Femoral component rotating during total knee arthoplasty. Clin Orthop 367: 39-42
10. Ritter MA, Faris PM, Keating EM, Meding JB (1994) Postoperative alignment of total knee replacement. Its effect on survival. Clin Orthop 299: 153-156
11. Saragaglia D, Picard F, Chaussard C, Montbarbon E, Leitner F, Inquin P (2001) Computer-assisted knee arthroplasty: comparison with a conventional procedure. Results of 50 cases in a prospective randomised study. Rev Chir Orthop Reparatrice Appar Mot 87(1): 18-28
12. Siegel JL, Shall LM (1991) Femoral instrumentation using the anterior superior iliac spine as a landmark in total knee arthroplasty. An anatomic study. J Arthroplasty 6(4): 317-320
13. Yoshioka Y, Siu D, Cooke D (1987) Anatomy and functional axes of the femur. J Bone Joint Surg Am 69: 873-880

# 27 Knieendoprothesennavigation mit dem *Navitrack-System*

T. Mattes, W. Puhl

## Einleitung

Navigationssysteme zur Sägelehrenpositionierung in der Knieendoprothetik finden zunehmend Verbreitung. Ziel der Systeme ist es, eine exakte Implantatpositionierung zu erreichen [5], von der eine Reduktion der aseptischen Lockerungsrate und eine Verbesserung des funktionellen Ergebnisses erwartet wird [3, 4, 9].

Aufbauend auf die etablierte CT-basierte Anwendung des Navitrack-Systems (Fa. Sulzer, Winterthur, Schweiz) zur Pedikelinstrumentierung der Brust- und Lendenwirbelsäule [1] wurde zunächst auch für die Implantatpositionierung in der Knieendoprothetik eine CT-basierte Applikation entwickelt und klinisch eingesetzt. Der hohe Kosten- und Zeitaufwand, insbesondere in der präoperativen Phase, und die klinische Erfahrung zeigten, dass ein derart komplexes System nur bei bestimmten Indikationen benötigt wird und führte zur seiner Weiterentwicklung. Inzwischen ist auch die CT-freie Navigation verschiedener Knieendoprothesen des Herstellers mit dem Navitrack-System möglich. Diese Applikation wird seit März in fünf Entwicklerkliniken nach intensiver Labortestung und Schulung der Anwender eingesetzt und klinisch getestet.

Wir benützen im Rahmen einer Anwendungsbeobachtung seit Januar 2000 zunächst die CT-basierte Version, seit Januar 2002 zusätzlich die CT-freie Applikation zur navigierten Implantation des Natural Knee II.

## Systemkomponenten

Systemkomponenten des Navitrack-Systems sind ein Unix-basierter PC (O2-Workstation, Fa. Silicon Graphics, Mountain View/USA), ein hochauflösender Graphikmonitor, spezielle mit aktiven oder passiven Markern versehenen Instrumente sowie ein Trackingsystem. Die Wahrnehmung der Instrumente und der anatomischen Objekte erfolgt über das Prinzip der dynamischen Referenzierung (Tracking). Als Besonderheit, im Vergleich zu anderen Systemen, ist das Navitrack-System sowohl mit einem optoelektronischen Trackingsystem (Polaris, Fa. Northern Digital Inc., Waterloo/Kanada), als auch mit einem elektromagnetischen Trackingsystem (Motion Star, Fa. Ascension) einsetzbar. Vorteil des magnetischen Systems ist, dass keine Rücksicht auf die Sichtbarkeit der Reflektoren oder LEDs genommen werden muss. Andererseits muss streng darauf geachtet werden, dass keine ferromagnetischen Instrumente im Magnetfeld des Trackingsystems als Störfeld wirken.

## Virtuelles Modell

Wesentlicher Unterschied der beiden Applikationen ist die Generierung des virtuellen Modells, das zur navigierten Positionierung der Sägeschablonen verwendet wird. Bei der CT-basierten Version ist eine präoperative angefertigte Computertomographie und ein daraus generiertes 3D-Modell Grundlage für die Achsbestimmung und Implantatpositionierung. CT-frei werden alle Achsen und Landmarken intraoperativ bestimmt.

Die Ausrichtung der Sägeschablonen und die Durchführung der Sägeschnitte erfolgt in gleicher Technik und mit den gleichen Instrumenten.

## CT-basierte Applikation

Neben den routinemäßig angefertigten Röntgenbildern des Kniegelenks (Aufnahme im anteroposterioren und seitlichen Strahlengang sowie Ganzbeinaufnahme zur Achsvermessung) wird bei der CT-basierten Navigation ein CT der unteren Extremität – vom Hüftkopf bis zum Talusoberrand – angefertigt, das wir in Spiraltechnik (Somatom 4Plus, Fa. Siemens, Erlangen) durchführen. Die Schichtdicken betragen im Hüftkopfbereich 3 mm (Tischvorschub 4,5 mm/Inkrement 5 mm), im Kniegelenkbereich 2 mm (Tischvorschub 2 mm/Inkrement 2 mm) und im Malleolenbereich 3 mm (Tischvorschub 3 mm/Inkrement 4 mm). Im Femur- und Tibiaschaftbereich wird eine Schichtdicke von 100 mm (Tischvorschub 20 mm/Inkrement 40 mm) gewählt.

Die Aufbereitung der CT-Daten erfolgt, nach Übertragung der DICOM-Daten, mittels CD-Rom, MOD oder Netzwerkverbindung, im Navitrack-Systemrechner in vier Schritten.

Begonnen wird mit der Segmentierung, d. h. der Trennung der knöchernen Bildstrukturen von den Weichteilstrukturen. Dies geschieht teilautomatisch durch die Software nach manuellem Festlegen einer Grauwertschwelle (Abb. 27.1).

Aus den segmentierten „knöchernen Strukturen" wird durch sog. Volumen-Rendering ein dreidimensioanles Volumenmodell (Voxels) von Femur und Tibia errechnet (Abb. 27.2). Für die Knieapplikation wird derzeit nur die äußere Oberfläche des Modells benötigt. Die Genauigkeit dieses 3D-Modells beeinflusst wesentlich alle weiteren Schritte der Navigation, insbesondere die Registrierung, d. h. das Abgleichen der „CT-Anatomie" mit der reellen Anatomie. Bei erheblichen Veränderungen der knöchernen Strukturen, wie z. B. ausgeprägten Osteophyten, Defekten durch Knochenabrieb oder CT-Artefakten aufgrund von einliegenden Implantaten müssen einzelne CT-Schichten manuell bearbeitet werden. Dies führt zu einer Veränderung des CT-Datensatzes und damit des 3D-Modells. Aus diesem Grund ist die Datenaufbereitung durch den Operateur sinnvoll und zu fordern. Sollte dies aus organisatorischen Gründen nicht mög-

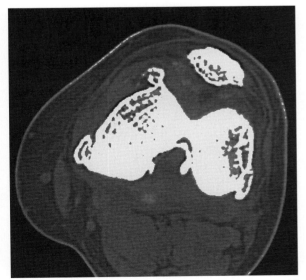

**Abb. 27.1.** CT-Datenbearbeitung – Segmentierung am Beispiel Femur einer CT-Schicht durch den Femurkonylus

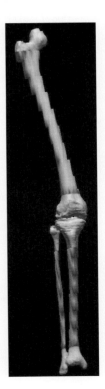

**Abb. 27.2.** Segmentiertes 3D-Oberflächenmodell, CT-basierte Applikation

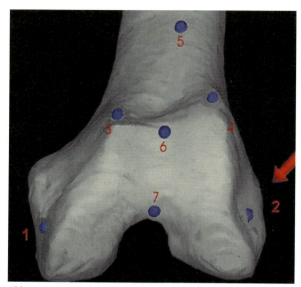

Abb. 27.3. Monitoransicht der Registrierungspunkte am Femur

lich sein, muss der Operateur auf alle Fälle über die vorgenommenen Änderungen der Daten informiert sein. Sowohl die Bildqualität als auch der zeitliche Aufwand korrelieren direkt mit der Qualität der Original-CT-Daten, weshalb ein entsprechender Kompromiss zwischen Bildkontrast und Energiedosis gefunden werden muss.

Am 3D-Modell werden schließlich jeweils mindestens fünf, besser sieben Landmarken festgelegt (Abb. 27.3), die intraoperativ auf dem reellen Knochen mit dem Pointer abgetastet werden (Registrierung).

Zuletzt erfolgt am 3D-Datensatz die Planung der Achsen, die Festlegung der Komponentengrößen und deren Platzierung. Hilfslinien wie die „Whiteside-Linie" oder die epikondyläre Achse können dreidimensional eingezeichnet werden. Das Planungsmodul ist derzeit nur als Prototyp vorhanden und nicht standardmäßig in die Software integriert und wird deshalb nicht näher beschrieben.

### Intraoperative Datengenerierung, CT-freie Applikation

Bei der CT-freien Navigation sind bis auf die zur Indikationsstellung angefertigten Röntgenbilder keine weiteren präoperativen Bilddaten notwendig. Alle relevanten Daten werden intraoperativ durch kinematische Analyse oder Abtasten anatomischer Landmarken erhoben. Das Hüftkopfzentrum wird kinematisch bestimmt, die kniegelenknahen Achspunkte der mechanischen Achse werden sowohl an Femur als auch an Tibia mit dem Pointer durch Abgreifen anatomischer Landmarken festgelegt. Die Punkte entsprechen im Wesentlichen den Eindringpunkten der intramedullären Führungslehren bei der konventionellen Operationstechnik. Die Sprunggelenksmitte wird durch transkutanes Abtasten der Malleolen bestimmt. Für die Rotationsausrichtung werden jeweils zwei weitere Punkte zur Rotationsachsenfestlegung abgetastet. Tibial wählen wir die in der Literatur angegeben Punkte, Ansatz des hinteren Kreuzbandes und mediales Drittel der Tuberositas tibia. Hierbei ist zu bemerken, dass bei horizontaler Platzierung der tibialen Komponente a.p. und sagittal, d. h. 0° posteriorer Slope, die tibiale Rotation für die Winkelbestimmung der mechanischen Achse a.p. irrelevant ist. Femoral verwenden wir beim Natural Knee die dorsalen Kondylen. Die Rotationsausrichtung an der epikondylären Linie oder an der „Whiteside-Linie" ist durch Abtasten der dafür notwendigen Referenzpunkte jedoch genauso möglich. Nach Abtasten der Achspunkte werden die Achsen am Monitor dargestellt. Mit dem Mosaikpointer werden nun Oberflächenpunkte abgenommen (Abb. 27.4), die am Monitor ein virtuelles Bild in Form eines Mosaikmodell der individuellen Anatomie darstellen.

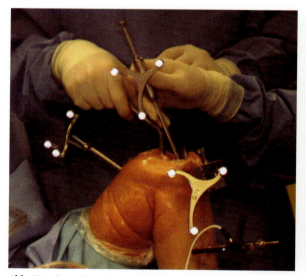

Abb. 27.4. Operationssitus mit intraoperativer Abnahme der Mosaikpunkte mit dem Mosaikpointer

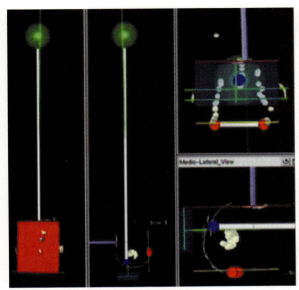

**Abb. 27.5.** Monitorbild CT-freie Applikation – Achsausrichtung Femur sagittal und femorale Größenbestimmung

Dieses Mosaikmodell wird in korrekter Relation zu den vorher bestimmten Achsen am Monitor abgebildet (Abb. 27.5). Prinzipiell ließen sich hierbei durch Abtasten unendlicher Punkte eine annähernd 1:1-Abbildung der Oberflächenanatomie generieren. Im Gegensatz zum CT-basierten Modell muss hierbei jedoch berücksichtigt werden, dass das Mosaikmodell nicht in allen Arealen die knöchernen Oberflächen zeigt, weil z. B. Punkte auf dem Gelenkknorpel abgenommen werden. Da das Mosaikmodell im Wesentlichen als Grundlage zur Größenbestimmung und visuellen Kontrolle der Sägeschnitte dient, beschränken wir uns bei der Mosaikpunktabtastung auf die hierfür notwendigen Bezirke, die der Operateur gemäß seiner Operationstechnik und seinem 3D-Vorstellungsvermögen frei definieren kann. Sinnvolle Areale sind hier z. B. die ventrale distale Femurkortikalis zur Kontrolle des „anterior notching" oder die tibialen Gelenkflächen.

Die Mosaikpunkte lassen sich in zwei unterschiedlichen Größen und Farben darstellen. Eine Steuerung des Systems bei der Mosaikabtastung erfolgt mit einem Fußtaster. Farblich abgehobene Punkte setzen wir als Validierungspunkte am medialen Femurkondylus und am medialen Tibiakopf direkt auf den Knochen. Die Punkte werden mit dem Elektrokauter markiert. Durch Abtasten der Punkte mit dem Pointer kann zu jedem Zeitpunkt der Operation die Referenzierung der dynamischen Referenzbasen bzw. der anatomischen Objekte zum Pointer überprüft werden.

## Operationstechnik

Prinzipiell ist bei beiden Applikationen keine wesentliche Änderung der Operationstechnik notwendig. Eine Erweiterung ergibt sich nur insofern, dass an Femur und Tibia sog. dynamischen Referenzbasen (DRB), auch „rigid bodies" genannt, fixiert werden. Dies geschieht femoral im konventionellen Zugang im distalen Schaftbereich, tibial über eine Stichinzision in Schaftmitte. Beim optischen System ist darauf zu achten, dass die DRB im Sichtfeld der Kamera angebracht werden und dennoch ausreichend weit von der Gelenklinie entfernt liegen, sodass eine Überdeckung mit den Instrumenten – insbesondere mit dem Navigationsblock – vermieden wird. Tibial ist bei beiden Trackingsystemen darauf zu achten, dass das Einschlagen des Markraumverdichters bzw. des Prothesenschaftes durch eine zu proximal liegende Schraube nicht gestört wird.

Wir führen die Operation immer in Blutleere durch und verwenden einen anterioren Zugang mit medialer Arthrotomie. Während der Eröffnung des Gelenks werden vom Assistenten die mit Reflektorkugeln versehenen Instrumente (Pointer, Navigationsblock [Universal Positioning Block] und bei der CT-freien Applikation Mosaikpointer) kalibriert. Eine Verlängerung der Operationszeit durch den Kalibriervorgang wird dadurch vermieden. Die Pointerkalibrierung erfolgt in einem Kalibrierungstool vollautomatisch, der Navigationsblock wird manuell durch Abtasten eingefräster Punkte mit dem Pointer registriert. Eine Genauigkeitsprüfung und ggf. zwangsweise Wiederholung des Kalibrierungs- oder Registrierungsvorgangs erfolgt systemimmanent. Eine visuelle Überprüfung der Registrierung Pointer zu Navigationsblock am Systemmonitor ist sinnvoll, eine softwareseitige Abfrage dieser visuellen Validierung im System vorgesehen.

Bei der CT-basierten Version erfolgt nach Freilegen des Kniegelenks die Registrierung der Patientenanatomie (Femur und Tibia), d. h. das Abtasten der präoperativ im virtuellen 3D-Modell festgelegten Matchingpunkte (Abb. 27.3).

Bei der CT-freien Version erfolgt die oben beschriebene Festlegung der Achsen und des Mosaikmodells.

Nach erfolgreicher Registrierung sollte zwingend die Validierung durch den Operateur erfolgen. Hierzu werden die Gelenkoberfläche oder markante Punkte, wie die Epikondylen oder die Kreuzbandhöcker, mit dem Pointer abgetastet und die Position am Knochen mit der Darstellung am Monitor überprüft.

Danach beginnt die eigentliche Navigation. In Abhängigkeit von der Operationstechnik (Tibia oder Femur first) wird eine Polyaxialschraube am distalen Femur oder an der proximalen Tibia fixiert. Die nachfolgende Beschreibung spiegelt die navigierte Ausrichtung der Sägeschnitte für das von uns verwendete Natural Knee II wieder, bei anderen Prothesenmodellen können, entsprechend der Offenheit des Systems, Einzelschritte und Monitordarstellungen davon abweichen.

Über die dreidimensionale Positionierung des auf der Polyaxialschraube angebrachten Navigationsblocks (Abb. 27.6) erfolgt die virtuelle Ausrichtung der Sägeschnitte an den projizierten Achsen und am 3D-Modell bzw. am Mosaikmodell.

Die Ausrichtung des horizontalen Schnitts erfolgt femoral frontal an der mechanischen Beinachse, sagittal in Abhängigkeit von der Femurkrümmung an der Gesamtachse oder der distalen Femurachse. Die Größenbestimmung erfolgt im Monitorbild beim Natural Knee an den dorsalen Kondylen (Abb. 27.7) nach Einstellung des ventralen Schnitts über eine Rändelschraube. Nach korrekter Achsausrichtung am Monitorbild wird auf den Navigationsblock die konventionelle Sägelehre für den horizontalen Schnitt angebracht und dieser nach Einstellung der Resektionstiefe mit Pins fixiert. Der Navigationsblock wird samt Polyaxialschraube entfernt. Jetzt sollte wie vor jedem weiteren Sägeschnitt ein Abtasten des oben beschrieben Validierungspunktes durchgeführt werden. Ein Abweichen der Monitordarstellung von der Pointerposition am markierten Knochenpunkt spricht dabei für eine Positionsveränderung der DRB. Die räumliche Ausrichtung des virtuellen Modells entspricht dann nicht mehr der Lage der reellen Anatomie (Verlust der Referenzierung bzw. Registrierung). Die angezeigten Achsen, Sägeschnitte und Winkel sind falsch und führen zu falscher Implantatpositionierung. Bei korrekter Validierung erfolgt nun der horizontale Sägeschnitt. Durch Auflegen des Navigationsblocks auf die Resektionsfläche kann die Genauigkeit des Sägeschnittes am Monitorbild überprüft werden. Aufgrund einer möglichen Ablenkung des Sägeblatts an sklerotischem Knochen sind Abweichungen mög-

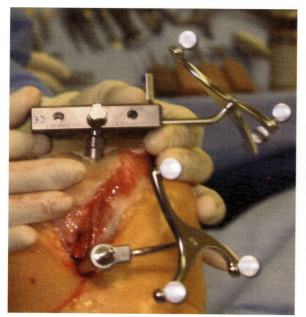

**Abb. 27.6.** Navigationsblock auf Polyaxialschraube für femorale Achsausrichtung

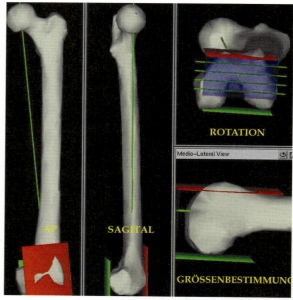

**Abb. 27.7.** Monitorbild CT-basierte Applikation – Achsausrichtung Femur a.p., sagittal, Rotationsausrichtung und femorale Größenbestimmung

lich, die z. B. durch Nachbearbeiten mit der Knochenfeile korrigiert und durch erneutes Auflegen des Navigationsblocks überprüft werden können. Mit dem auf der Resektionsfläche liegenden Navigationsblock erfolgt nun die Ausrichtung der femoralen Rotation und das Einbringen von zwei Führungspins. Anschließend folgt das Aufsetzen der Bohrschablone für die Platzierung der femoralen Verankerungslöcher entsprechend der vorherigen Größenbestimmung. Die schrägen Schnitte erfolgen mit den konventionellen Sägelehren in den Verankerungslöchern in der horizontalen Resektionsfläche. Zuletzt erfolgt die NKII-spezifische Bereitung der femoralen Nut mit dem Meißel.

Bei der CT-freien Navigation sind hier Winkelangaben auf dem Systemmonitor dargestellt. Bei der CT-basierten Version ist dies nur im Prototyp des Planungsmoduls möglich, das bisher nicht standardmäßig für die Navigation verwendet werden kann.

Tibial erfolgt die Auswahl des Sägeschnittes durch Ausrichtung des Navigationsblocks an den anatomischen Achsen in der Frontal- und Sagittalebene. Der posteriore Slope richtet sich nach der Vorgabe durch das Implantat und die individuellen Verhältnisse beim jeweiligen Patienten. Eine Beachtung der Rotationsausrichtung ist, wie beschrieben, bei Einbau eines posterioren Slope wichtig. Die Resektionshöhe wird manuell mit einem Taster auf dem Tibiaplateau eingestellt. Nach korrekter Ausrichtung des Navigationsblocks werden über diesen Pins eingebracht. Der Navigationsblock und die Polyaxialschraube werden entfernt. Über die Pins wird die konventionellen Sägelehre angebracht und die Gelenkflächenresektion durchgeführt. Zur Prüfung der Achsausrichtung wird der Navigationsblock auf die tibiale Resektionsfläche aufgelegt. Bei der CT-freien Navigation werden so Achse und Winkelangabe, bei der CT-basierten Version die Achsausrichtung auf das Sprunggelenkszentrum überprüft. Bei Ungenauigkeiten aufgrund von Abweichungen des Sägeblatts an sklerotischem Knochen kann analog wie beim femoralen Schnitt verfahren werden. Durch Einbringen des Navigationsblocks in den Resektionsspalt bei gestrecktem Knie unter axialer Kompression kann das Gesamt-Alignment am Monitorbild überprüft werden. Die weiteren Schritte (tibiale Größenbestimmung, Einstellen der tibialen Torsion, Probereposition, Weichteilbalancing und tibiale Schaftpräparation) erfolgen in konventioneller Technik. Nach Einbringen der Probeimplantate lässt sich bei der CT-basierten Navigation die Achsausrichtung an der mechanischen Beinachse durch Auflage des Navigationsblocks überprüfen. Bei der CT-freien Navigation lassen sich die Winkel direkt am Monitor ablesen.

Die Patellapräparation wird manuell durchgeführt und anschließend erfolgt die zementierte Implantation der ausgewählten Prothesenkomponenten. Nach Zementaushärtung findet eine abschließende Kontrolle am Monitor und Dokumentation der Daten statt. Letzteres ist derzeit nur über Screenshots möglich.

## Klinische Anwendungsbeobachtung

### CT-basierte Applikation

#### Patienten

In der ersten klinischen Anwendungsbeobachtung haben wir mit der CT-basierten Version von Mai bis November 2000 insgesamt 31 Patienten (12 Männer und 19 Frauen) mit primärer oder posttraumatischer Arthrose operiert. Das Durchschnittsalter betrug 69,8 Jahre (49-81 Jahre), der Body Mass Index durchschnittlich 28,8 kg/m$^2$.

#### Datenerfassung und Datenanalyse

Es wurden der präoperative Zeitaufwand, die Operationszeit und Komplikationen erfasst. Die präoperative bzw. postoperative Winkelmessung erfolgte in Anlehnung an das Evaluationssystem der Knee Society [2], die Beurteilung der Implantatposition anhand von a.p.- und seitlichen Röntgenaufnahmen, bezogen auf die anatomische Beinachse. Mittels Alignment-Score wurde eine Bewertung der Positionierung der Prothesenkomponenten durchgeführt, wobei eine perfekte Prothesenlage eine maximale Punktzahl von 100 ergibt. Exakte Winkelangaben über die navigierte Komponentenposition auf Basis des 3D-Modells waren zum Zeitpunkt der Anwendungsbeobachtung nicht möglich, da entsprechende Planungs- und Messmodule in der Navigationssoftware fehlten.

#### Ergebnisse

Das Navigationssystem konnte intraoperativ zuverlässig eingesetzt werden. Die technische Handhabung war problemlos. Die Bedienung des Computersystems war für die computergeübten ärztlichen Anwender und für das OP-Personal nach Schulung einfach. Der Zeitaufwand für die präoperative Datenaufbereitung und die Operationszeit konnten im Verlauf der Anwendungsbeobachtung stetig reduziert werden. Die mittlere Operationszeit betrug 108 min (Spannweite 85-130 min). Neben der Lernkurve waren hier präoperativ eine Anpassung des CT-Protokolls mit Erweiterung der Schichtdicke für die Diaphysenbereiche und eine Eingrenzung des Dünnschicht-Scans im Gelenkbereich an den tatsächlichen Bedarf ursächlich. Eine intraoperative Zeitersparnis erbrachte das Umsetzen von zwei tibialen Referenzpunkten mit daraus resultierender Beschleunigung der Registrierung. Bei offensichtlicher Fehlpositionierung der Sägeschnitte bei den ersten zehn Fällen wurde die Ausrichtung des Sägeblocks teilweise manuell korrigiert. Bei der Datenrekonstruktion ließ sich der anfängliche Zeitbedarf von bis zu drei Stunden rasch auf ca. 45 min reduzieren (Abb. 27.8). Eine zeitaufwendige manuelle Segmentierung einzelner CT-Schichten war bei Patienten mit Implantaten im gescannten Bereich (z.B. Hüftendoprothesen oder Knieendoprothesen der Gegenseite) notwendig. Ein qualitativ ausreichender 3D-Datensatz konnte dennoch bei allen Patienten erstellt werden. Es wurde ein mittlerer Alignement-Score von 80 bei einer Standardabweichung von 11,2 erreicht. Für die Positionierung der Einzelkomponenten wurde für die femorale Komponente (a.p.) bei einem Mittel von 18 Punkten (SD 5,24) – mit einer maximal erreichbaren Anzahl von 25 Punkten – der schlechteste Wert erreicht.

An Komplikationen traten zwei Wundheilungsstörungen auf, wovon eine unter konservativen Maßnahmen, eine nach Sekundärnaht folgenlos abheilte. Bei zwei Patienten war wegen schlechter Beweglichkeit in der zweiten postoperativen Woche eine Narkosemobilisation erforderlich. Bei einer Patientin mit vorbestehender KHK und Herzrhythmusstörungen trat postoperativ eine intensivpflichtige Arrhythmia absoluta auf, ein Harnwegsinfekt wurde antibiotisch therapiert.

## CT-freie Applikation

Mir der CT-freien Applikation wurde ab Januar 2002 in fünf Kliniken die klinische Alphatestung begonnen. Von 22 innerhalb von zehn Tagen vorgenommenen Operationen wurden vier in Ulm durchgeführt. An allen Kliniken konnten die Operationen ohne Hard- oder Software-Aussetzer navigiert durchgeführt werden. Eine Verlängerung der Operationszeit auf durchschnittlich 116 min (110-130 min) war vergleichbar mit den ersten Fällen der CT-basierten Implantationen. Bei einer präoperativ maximalen Valgusabweichung von 2° und

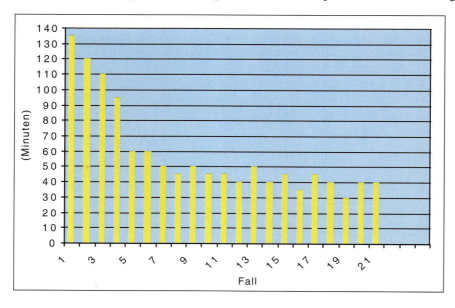

**Abb. 27.8.** Lernkurve CT-Datenbearbeitung: Rekonstruktionszeiten in Minuten

Varusabweichung von 14° betrug der maximale Fehler postoperativ 1,8°. Die durchschnittliche Abweichung von der mechanischen Achse (HKA Winkel) betrug 0,2° (Standardabweichung 1,46°). Die in den anderen Zentren durchgeführten Fälle zeigten vergleichbare Werte.

Das beste Resultat wurde bei einer Patientin mit gleichseitiger Hüftendoprothese erreicht.

Eine abschließende Bewertung ist aufgrund der geringen Anzahl der Fälle nicht möglich.

## Diskussion

In der klinischen Anwendungsbeobachtung einer CT-basierten und CT-freien Applikationen für die computernavigierte Positionierung von femoralen und tibialen Komponenten bei endoprothetischen Kniegelenkersatz konnte gezeigt werden, dass mit dem Navitrack-System die navigierte Komponentenpositionierung sowohl bilddatengestützt als auch durch intraoperative Beingeometrieanalyse zuverlässig möglich ist. Bei beiden Applikationen sind die Ergebnisse nur vorläufig, bei der CT-basierten Version aufgrund des noch fehlenden endgültigen Planungs- und Messmoduls, bei der CT-freien Version aufgrund der noch wenigen intraoperativen Einsätze und fehlenden abschließenden Auswertung der Fälle. Dennoch sind die vorläufigen Ergebnisse sehr erfolgversprechend, grobe Fehler waren in der Alphatestung der CT-freien Applikation in fünf Zentren nicht aufgetreten. Erfahrungen aus der Anwendung und Weiterentwicklung der CT-basierten Applikation konnten hier sowohl von den Ingenieuren als auch von den Operateuren umgesetzt werden. Bei beiden Applikationen ist eine Lernkurve zu sehen, wie auch von anderen Arbeitsgruppen beschrieben [5], die bei der CT-freien Navigation aus genanntem Grund schneller verläuft. Eine weitere Ursache dürfte die Komplexität der Gesamtprozedur der CT-basierten Navigation sein. Insbesondere die Aufbereitung der CT-Daten und die Registrierung sind hier zu nennen. Obwohl auch in diesem Prozessschritt eine erhebliche Lernkurve und Verringerung des Zeitaufwandes gezeigt werden konnte, ist in der weiteren Entwicklung des Systems eine Vereinfachung der Rekonstruktion der CT-Daten zu fordern. Eine Bearbeitungszeit der Bilddaten von 30-45 min erscheint uns noch zu hoch. Die Generierung der Achsen mit der CT-freien Navigation und die Erstellung des Mosaikmodells sind einfach und schnell erlernbar. Im Rahmen der Lernkurve ist hier bereits nach wenigen Anwendungen eine zunehmende Reduktion der Mosaikpunkte zugunsten der benötigten Zeit festzustellen. Wenige Mosaikpunkte bzw. -flächen reichen hier aus, um eine räumliche Vorstellung der relevante Strukturen im virtuellen Bild auf dem Monitor zu erhalten und alle wesentlichen Schritte jederzeit zu kontrollieren und zu validieren. Eine intensive Testung und Schulung aller ärztlichen Erstanwender, inklusive gemeinsamer Kadavertestung, sind für die guten Ergebnisse mit entscheidend. Entsprechende Schulungskonzepte sind deshalb insbesondere auch für weniger erfahrene Operateure und Anwender zwingend vor dem Ersteinsatz derartiger Systeme im OP zu fordern.

Im Kollektiv der CT-basierten Patienten konnte in den meisten Fällen eine gute Korrektur der Beinachsen erreicht werden. Der Alignment-Index ist den Ergebnissen von konventionell implantierten Vergleichskollektiven ähnlich. Grobe Abweichungen der Beinachse konnten in den Fällen, in denen keine technischen Probleme aufgetreten sind, vermieden werden. Gründe für noch bestehende größere Abweichungen sind hier, unserer Einschätzung nach, im Wesentlichen auf die fehlende Planungsmöglichkeit und/oder fehlende intraoperative Winkelangabe im Navitrack-System zurückzuführen.

Eine weitere Schwachstelle der CT-basierten Applikation ist möglicherweise die femorale Registrierung. Im Gegensatz zur tibialen Registrierung, bei der eine ausreichend große räumliche Distanz der Matching-Punkte (verteilt auf Tibiakopf- und Sprunggelenk) die Referenzierungsgenauigkeit sicherstellt, liegen bislang bei der femoralen Registrierung alle Punkte gelenknah in einem sehr engen räumlichen Bereich verteilt. Eine Kombination der Oberflächenregistrierung der CT-basierten Applikation mit der aus der CT-freien Applikation beschriebenen Hüftkopfzentrumsbestimmung und deren Abgleich mit den CT-Daten wäre hier wünschenswert.

Die komplexe, zeitaufwendige und damit auch in der Gesamtprozedur teurere CT-basierte Applikation lässt derzeit noch keine ausreichende Beurteilung des Zugewinns an Genauigkeit der Implantatpositionierung zu. Die hierfür notwendigen Studien lassen sich erst nach Fertigstellung des derzeit in Erprobung und Anpassung befindlichen Planungs- und Winkelmessmoduls der Software, durchführen. Jedoch zeichnete sich bereits mit der vorliegenden Software ab, dass bei extremen Fehlstellungen sowie erworbenen oder angeborenen Deformitäten der unteren Extremität ein

Vorteil in der bildgestützten Navigation besteht. Gewinnbringend für den Operationsablauf und das Outcome sind dabei die präoperative Beschäftigung mit der virtuellen 3D-Anatomie des individuellen Patienten. Die Möglichkeit, Achsen, Torsions- und Rotationsfehler oder auch Knochendefekte bereits präoperativ exakt zu bestimmen, Implantate und deren Positionierung zu planen und in die komplex deformierte Anatomie exakt navigiert zu positionieren, ist Ziel der Weiterentwicklung der CT-basierten Navigation.

Der erhöhte Aufwand an Technik, Zeit und letztendlich an budgetierten Ressourcen erscheint uns dann zukünftig gerechtfertigt. Eine Eingrenzung der Indikationen für die CT-basierte (zukünftig ggf. auch MRT-basierte) Navigation sollte an Zentren mit entsprechender Erfahrung und entsprechendem Patientengut erfolgen.

Für Standardimplantationen in normaler oder nur gering veränderter Anatomie scheint der Vorteil der präoperativen dreidimensionalen Planung das Ergebnis nur marginal zu beeinflussen, die konventionelle zweidimensionale Grobplanung vermittelt dem Operateur offensichtlich ausreichende präoperative Informationen. Ziel der Navigation ist hier eine exaktere Ausrichtung der Komponenten als mit konventionellen Führungslehren [7, 8]. Als logische Konsequenz, ergänzend zur CT-basierten Applikation, wurde für diese Fälle eine CT-freie Applikation in das Navitrack-System integriert. Bereits mit der ersten Softwareversion konnte in der klinischen Alphatestung gezeigt werden, dass eine ausreichend genaue Komponentenplatzierung mit geringem Aufwand möglich ist. Die intraoperative Generierung eines Mosaikmodells der Anatomie ermöglicht in diesem System eine einfache Anpassung an verschiedene Operationstechniken und wird zukünftig sicherlich einen gewinnbringenden Einsatz des CT-freien Systems bei Wechseloperationen ermöglichen. Aufgrund massiver CT-Artefakte ist eine CT-basierte Navigation hierbei limitiert. Eine rasche Reduktion der Operationszeitverlängerung durch die Lernkurve ist, wie bei der CT-basierten Navigation schon gezeigt, ebenfalls zu erwarten. Zur Zeit der Drucklegung wurde mit prospektiven Studien begonnen, die eine Aussage über die Genauigkeit der CT-freien Navigation mit dem Navitrack-System und die zu erwartenden durchschnittlichen Operationszeiten ergeben.

Zur Analyse und Weiterentwicklung des Systems erfolgte in der Alphatestung der CT-freien Navigation eine detaillierte Dokumentation der Operation (Fluroskopiekontrolle der Hüftzentrumsbestimmung, Videodokumentation der Ausrichtung, Resektionen und Komponentenplatzierung) sowie die Analyse der postoperativen Winkeln mit den intraoperativ dokumentierten Winkeln des Navigationsblocks und der Achsverhältnisse mit den Probekomponenten. Mehrere Ursachen für ein Abweichen der endgültigen Beinachsen und Komponentenplatzierung von der Idealposition, die nicht an der Genauigkeit der eigentlichen Navigation liegen, konnten identifiziert werden. Dies betrifft sowohl die individuelle Operationstechnik als auch das von der manuellen Implantationstechnik übernommene Instrumentarium. Sorgfältige Präparationstechnik sind ebenso notwendig wie sorgfältiges Einbringen der endgültigen Komponenten mit gleichmäßiger Zementverteilung. Von Herstellerseite ist eine Anpassung der Instrumentarien an die hohe Präzisionsanforderung der Navigation notwendig. Präzisionsverlust ergibt sich unter anderem durch die Pinfixation, den Übergang vom Navigationsblock auf die konventionellen Resektionslehren oder das Abweichen der konventionellen Sägen an sklerotischem Knochen.

Die intraoperative bildwandlergestütze Überprüfung des kinematisch bestimmten Hüftkopfzentrums zeigte Abweichungen vom geometrischen Mittelpunkt, die noch nicht genau analysiert sind. Das Ergebnis bei der Patientin mit der gleichseitigen Hüftendoprothese mit exakter kinematischer Zentrumsbestimmung lässt vermuten, dass das Hüftkopfzentrum in der Realität nur bei der Endoprothese als ideales Zentrum, jedoch nicht beim anatomischen Gelenk realisiert ist. Kontraindikationen für die kinematisch gestützten Navigation, wie möglicherweise Patienten mit Hüftdysplasie, Z.n. Morbus Perthes oder Epiphysiolysis capitis femoris müssen deshalb basierend auf entsprechenden Analysen identifiziert werden.

Die Integration eines navigationsgestützten Weichteilbalancing ist für beide Applikationen dringend notwendig und befindet sich in Entwicklung, wenngleich hierfür, ebenso wie für die dreidimensionale Implantatpositionierung (Referenzkoordinatensystem), noch keine ausreichenden und allgemein gültigen Vorgaben existieren.

Im Rahmen der weiteren Software-Entwicklung beider Applikationen ist die Echtzeitdokumentation der Implantationsdaten mit Implantatgröße und Winkelangaben der endgültigen Positionen vorgesehen.

Kritisch ist zuletzt anzumerken, dass unser bisheriges Messinstrument, die Einbeinstandaufnahme, eine

Ungenauigkeit aufweist, die über der erwarteten oder angegebenen Genauigkeit von Navigations- und Robotersystemen steht. Möglicherweise ergeben sich durch Analyse der dreidimensionalen Daten, neben neuen biomechanischen Erkenntnissen auch neue Messinstrumente zur Ergebnisbewertung und ggf. Implantatwanderungsdiagnostik.

## Schlussfolgerung

Das Navitrack-System erlaubt die zuverlässige navigierte CT-basierte wie auch CT-freie Implantatpositionierung in der Knieendoprothetik. Der modulare Aufbau des Systems, sowohl von Seiten des Trackingsystems als auch von Seiten der Software ermöglicht dem Operateur abhängig von Indikation und Operationstechnik, die Wahl unterschiedlicher Navigationsverfahren auf einer Plattform mit den selben Instrumenten und Implantaten. Wenig Erfahrung liegt mit dem System bei Knieendoprothesenwechseloperationen vor. Insbesondere die CT-freie Applikation lässt hier erhebliche Vorteile zu den bisherigen Ausrichtungslehren erwarten. Systemverbesserungen, die auf der Anwendungsbeobachtung der CT-basierten Applikation beruhen, werden derzeit im Sinne der Weiterentwicklung in diese Applikation integriert und sind in der CT-freien Version bereits teilweise umgesetzt. Weitere Entwicklungen umfassen die Instrumentenanpassung und -neuentwicklung an die hohe Präzisionsanforderung der Navigation.

Prospektiv randomisierte Studien mit beiden Applikationen müssen zukünftig zeigen, ob die von der Navigation erwarteten Vorteile für die Knieendoprothetik, Reduktion der aseptischen Lockerungsrate und Verbesserung des funktionellen Outcomes, mit dem Navitrack-System erreicht werden.

Studien zur vergleichenden Prüfung unterschiedlicher Navigationstechniken und -systeme im Rahmen von klinischen Studien sind initiiert und teilweise begonnen.

Aus klinischer Anwendersicht ist daneben eine Weiterentwicklung der Navigationssysteme für andere, möglicherweise relevantere Indikationsgebiete, basierend auf den Ergebnissen von navigierten Standardeingriffen, wie die Knieendoprothesenimplantation, erstrebenswert. Insbesondere bei Eingriffen mit hohem Anspruch an räumliches Vorstellungsvermögen (z. B. Pfannenschwenkosteotomie der Hüfte) oder hohe Anforderung an exakte Implantatpositionierung in engen räumlichen Verhältnissen (Pedikelinstrumentierung der HWS), mit bisher ungenügender intraoperativer Kontrollmöglichkeit, lassen eine drastische Outcome-Verbesserung und Reduktion von Komplikationen erwarten und sollten dringliches Ziel entsprechender Weiterentwicklungen sein.

## Literatur

1. Amiot LP, Lang K, Putzier M, Zippel H, Labelle H (2000) Comparative results between conventional and computer-assisted pedicle screw installation in the thoracic, lumbar, and sacral spine. Spine 25(5): 606-614
2. Ewald FC (1989) The Knee Society Total Knee Arthroplasty Roentgenographic Evaluation and Scoring System. Clin Orthop 248: 9-12
3. Gill GS, Mills DM (1991) Long-term follow-up evaluation of 1000 consecutive cemented total knee arthroplasties. Clin Orthop 273: 66-76
4. Jeffery RS, Morris RW, Denham RA (1991) Coronal alignment after total knee replacement. J Bone Joint Surg Br 73(5): 709-714
5. Kiefer H, Langenmeyer D, Schmerwitz U (2001) Computerunterstützte Navigation in der Knieendoprothetik. Eur J Traum E (Suppl 1): 128
6. Krackow KA, Bayers-Thering M, Phillips MJ, Bayers-Thering M, Mihalko WM (1999) A new technique for determining proper mechanical axis alignment during total knee arthroplasty: progress toward computer-assisted TKA. Orthopedics 22(7): 698-702
7. Teter KE, Bregman D, Colwell CW Jr. (1995) Accuracy of intramedullary versus extramedullary tibial alignment cutting systems in total knee arthroplasty. Clin Orthop 321: 106-110
8. Teter KE, Bregman D, Colwell CW Jr (1995) The efficacy of intramedullary femoral alignment in total knee replacement. Clin Orthop 321: 117-121
9. Windsor RE, Scuderi GR, Moran MC, Insall JN (1989) Mechanisms of failure of the femoral and tibial components in total knee arthroplasty. Clin Orthop 248: 15-19; discussion 19-20

# 28 Knieendoprothesennavigation mit dem CT-basierten *VectorVision-System*

M. Wiese, K. Schmidt

## Einleitung

Die Einführung gelenkflächenersetzender Oberflächenprothesen zur Therapie fortgeschrittener arthrotischer und arthritischer Kniegelenkserkrankungen führte zu einer deutlichen Zunahme der Implantationsfrequenz. Im Vergleich zu den früher gekoppelten Knieendoprothesen bedarf die Implantation eines Knieoberflächenersatzes einer geringen Knochenresektion und ermöglicht den Erhalt wesentlicher Anteile des Kniebandapparates. Dies bedingt im Revisionsfall günstigere Verhältnisse und eine teilweise Übertragung der auf das Gelenk einwirkenden Kräfte auf den erhaltenen Bandapparat. Ständige Verbesserungen der Oberflächenkrümmungen der Prothesenkomponenten moderner Knieendoprothesensysteme zeigen eine zunehmende Annäherung der Gelenkmechanik an die natürlichen Gegebenheiten. Günstige Langzeitergebnisse sind von einer exakten Ausrichtung der Implantate und einem guten Weichteilbalancing abhängig, da nur so Überbelastungen sowohl der Prothesengleitflächen als auch des prothesennahen Knochenlagers und des stabilisierenden Bandapparates vermieden werden können [17]. Rand und Coventry [13] konnten eine Zusammenhang zwischen der Prothesenposition und der Lockerungsrate von Prothesen belegen. Die Polyäthylenabriebrate steht in einem direkten Zusammenhang zur Genauigkeit der Ausrichtung und zu einer ausgeglichenen Bandspannung des Gelenks [9, 12, 14, 16].

Um reproduzierbare Ausrichtungen der Implantate zu ermöglichen, wurden verschiedene Implantationsinstrumentarien entwickelt. Deren Ausrichtung geschieht entweder in Relation zu intramedullär eingebrachten Führungsstangen oder von außen unter Orientierung an anatomischen Bezugspunkten der Extremität. Die Knochenschnittebenen und somit auch die Implantatpositionierungen werden über sog. Schnittblöcke festgelegt. Grundlage dieser Ausrichtung ist die bei der präoperativen Planung ermittelte Relation der Schnittebenen zur Markraummitte oder aber intraoperativ erkennbare Bezugspunkte. Die zweidimensionale Darstellung im Standardröntgenbild bedingt eine Reihe von Fehlermöglichkeiten, sodass z. B. beim Vorliegen eines Streckdefizits und Rotation des Beines Fehlmessungen von mehreren Graden möglich sind. Bei Verwendung der Standardinstrumentarien für die PFC-Sigma-Knieendoprothese zeigen über 8% der Implantate eine Abweichung von mehr als 4° von der sog. orthograden Ausrichtung [14, 15].

Die Basierung der präoperativen Planung und der intraoperativen Ausrichtung der Implantate auf ein dreidimensionales Bildgebungsverfahren wie die Computertomographie, wie dies im sog. VectorVision-System verwirklicht wurde, ermöglicht die Vermeidung der o.g. Fehlerquellen. Ähnliche Systeme haben seit einigen Jahren in der Wirbelsäulen-, Kreuzband- und Hüftchirurgie erfolgreich Anwendung gefunden [2, 10, 12].

## Das CT-basierte VectorVision-System

### Systemaufbau

Das Navigationssystem VectorVision (Fa. BrainLAB) ist ein passives Navigationssystem. Auf optischem Wege wird über zwei in einem Schwenkarm angebrachten Infrarotkameras die Lage der Instrumente über sog.

passive, das Licht einer im Navigationssystem eingebrachten Infrarotquelle reflektierende Marker erkannt. Jeweils drei, zueinander räumlich fest positionierte Marker sind notwendig, um ein Objekt identifizieren und die dreidimensionale Lage im Raum erkennen zu können (s. Abb. 28.5a,b) Passive Markersysteme sind über einen großen Winkelbereich von 120° erkennbar, sie sind leicht und klein und bedürfen im Gegensatz zu den aktiven Markersystemen keiner hinderlichen Kabelzuleitung oder schwerer Batterien.

Das verwendete Navigationssystem ist mit seinem Rechner und Kamerasystem in einem Gerät integriert. Die menügesteuerte Bedienung des Systems geschieht über einen sog. Touchscreen, der auf Berührung reagiert und externe Schalter überflüssig macht (Abb. 28.1). Das VectorVision-System ist modular aufgebaut, sodass verschiedene Anwendungsbereiche, z. B. im Knie-, Hüft- und Wirbelsäulenbereich, über die gleiche Hardware und entsprechende Software abgedeckt werden können. Ebenso ist durch entsprechende Software eine Anpassung z. B. an verschiedene Prothesentypen möglich, wobei derzeit die PFC-Sigmaprothese der Fa. DePuy Johnson & Johnson mit ihren verschiedenen Modularitäten (fixierte oder rotierte Tibiaplattform mit verschiedenen femurtibialen Kopplungsvarianten) verwendet wird.

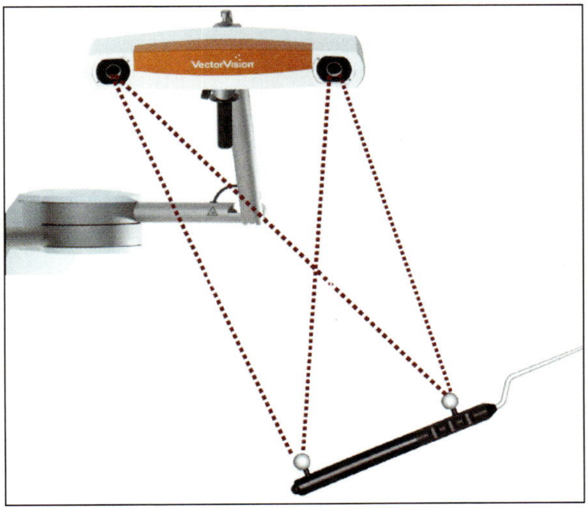

## Präoperative Planung

Zur Datenerfassung für die Planung und Durchführung der Operation ist präoperativ eine CT-Untersuchung des Patienten erforderlich. Diese erfolgt gemäß eines festgelegten Untersuchungsprotokolls durch tomographische Untersuchungen von drei Regionen, d. h. im Hüftbereich vom Hüftkopf bis zum Schenkelhals (Schichtdichte 2-4 mm), 10 cm proximal und distal des Kniegelenkspaltes (Schichtdichte 1-2 mm) und etwa 3 cm proximal und distal des oberen Sprunggelenkspaltes (Schichtdichte 2-4 mm). Die so gewonnenen Daten werden entweder per Netzwerk oder Datenträger auf die sog. Planungsstation übertragen.

Die präoperative Planung kann auf der Planstation sowie direkt auf dem Navigationsgerät erfolgen. Hierbei werden zunächst die Daten zu einem dreidimensionalen virtuellen Bild rekonstruiert. Halb automatisch erfolgt eine Segmentierung der Datensätze von Femur und Tibia und die Festlegung der anatomischen und mechanischen Beinachsen. Anhand dieser Datenlage wird automatisch eine mögliche Prothesengröße und -lage vom System „vorgeschlagen", die vom Operateur entsprechend der individuellen Gegebenheiten angepasst werden sollte. Der Operateur kann hierzu

Abb. 28.1. Navigationssystem mit Kamera und Taster (Pointer) mit passiven Markerkugeln

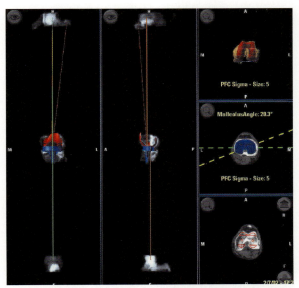

Abb. 28.2. Planungsansicht der Ganzbeinachse im virtuellen Röntgenbild

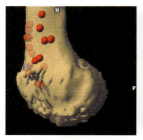
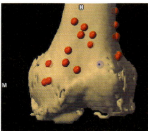

**Abb. 28.3.** Beispiel für ein Oberflächen-Matching am Femur. *Rote Kugeln*: regelrechte Oberflächenpunkte, *blaue Kugeln*: verworfene Oberflächenpunkte

verschiedene Ansichten verwenden. Die Rekonstruktion von virtuellen Röntgenansichten oder eine sog. Oberflächendarstellung sind möglich. Die einzelnen Anteile der Endoprothese können virtuell in Relation zum Knochen frei positioniert sowie die dazu erforderlichen Knochenresektionen dargestellt und vermessen werden (Abb. 28.2).

Die Rotationsausrichtung der femoralen Komponente kann alternativ in Relation zu der Begrenzung der dorsalen Kondylen oder zur epikondylären Achse erfolgen (Abb. 28.3). Soll die intraoperative Ausrichtung unter Verwendung eines intramedullären Markraumstabs erfolgen, kann dies bei der Planung mit berücksichtigt werden.

Zur Planung der Positionierung der tibialen Komponente kann sowohl die Malleolarachse als auch die dorsale Begrenzung des Tibiaplateaus verwendet werden. Nach Abschluss der Planung werden die notwendigen Daten über einen Datenträger (Zip-Diskette) von der Planungsstation in das Navigationsgerät übertragen, sofern die Planung nicht direkt dort erfolgte. Neben den möglichen Darstellungen sind auch numerische Daten wie die Größe der Prothesenkomponenten und ihre räumliche Lage zur mechanischen Achse als auch zur virtuellen Beinachse abrufbar. Die Planungsschritte, Implantatgröße und -lage sowie die daraus resultierenden Achsen können abgespeichert und zur Dokumentation in die Patientenakte übernommen werden (Abb. 28.4).

### Navigiertes Operieren

Nach Abschluss der üblichen Operationsvorbereitung mit Desinfektion und Abdecken wird zusätzlich die

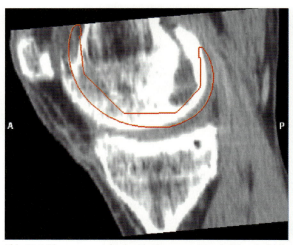

**Abb. 28.4.** Planungsansicht der Prothesenposition in Einzelschichten

Navigationseinheit am Fußende des Patienten auf der Seite des Operateurs in dessen Reichweite positioniert. Die Kamera wird über den Schwenkarm fußseitig des Patienten in Blickrichtung auf das Knie eingerichtet. Die Kniegelenkseröffnung erfolgt standardmäßig. Nach Aufstellen des Kniegelenks in etwa 90° Beugung wird am Femur, etwa 2 cm proximal des retropatellaren Gleitlagers nach medial versetzt, ein sog. Referenzierungsstern mit drei passiven Markern über eine Schanzschraube mit einer speziellen Fixierungseinrichtung befestigt (Abb. 28.5). Nach Zentrierung des Kamerablickkegels auf den Referenzierungsstern erfolgt eine kreisende Bewegung des Oberschenkels, wobei der Referenzierungsstern eine Bewegung auf einer

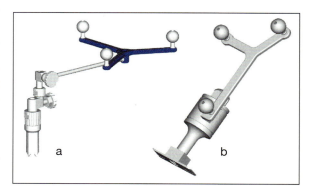

**Abb. 28.5a,b.** Zusatzinstrument für die Ausrichtung der Schnittblöcke. *a* Minimal-invasiver Referenzstern. *b* Cutting-Block Adapterknie

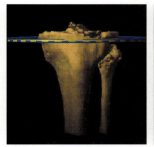
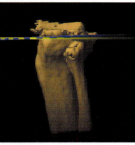

**Abb. 28.6.** Ausrichtung der Schnittebene am Tibiakopf. *Gelb*: geplante Ebene, *blau*: aktuelle Einstellung der Resektionsebene

Kugeloberfläche, deren Mittelpunkt das Hüftkopfzentrum darstellt, vollführt. Über diesen sog. Pivotialgorithmus wird das Hüftkopfzentrum eingelesen. Um die aus der Computertomographie gewonnenen räumlichen Daten mit dem realen Knochen in Übereinstimmung zu bringen (Registrierung), sind zwei verschiedene Verfahren möglich. Bei einem sog. Pairedpoint-Matching werden definierten Punkten im CT analoge Punkte am Knochen zugeordnet. Üblicher ist das sog. Surface-Matching. Hierbei wird bei Abtasten von bis zu 20 Punkten auf der kniegelenknahen Femuroberfläche über einen Rechenalgorithmus eine möglichst genaue Übereinstimmung mit der aus den CT-Daten ermittelten virtuellen Femuroberfläche hergestellt (Abb. 28.6). Zur Kontrolle der Genauigkeit der Referenzierung wird mit dem optisch erkennbaren Taster (Pointer) (Abb. 28.1) nochmals die Knochenoberfläche abgetastet und mit den auf dem Bildschirm dargestellten Punkten verglichen (Verifizierung).

Der femorale Schnittblock kann über das intramedulläre Standardinstrumentarium oder aber „freihändig" im Sinne einer „Pintrack-Navigation" positioniert werden. Hierzu wird in die Sägelehrenschlitze ein zusätzlicher Cutting-Block-Adapter mit passiven Markern eingeschoben (Abb. 28.5). Der sog. Vier-in-eins-Block zur Festlegung des anterioren, posterioren und zwei schräger Sägeschnitte kann ebenfalls entweder mittels der Standardinstrumentarien mit anschließender Kontrolle über das Navigationssystem oder aber freihändig ausgerichtet werden. Nach Resektion können die Resektionsschnitte mit dem Pointer abgetastet werden, um die Übereinstimmung der Sägeschnitte mit der Planung zu überprüfen.

Auch an der Tibia wird zunächst über eine Schanzschraube ein sog. Referenzierungsstern (Abb. 28.5) angebracht und anschließend ein Paired-Point-Matching oder ein Surface-Matching durchgeführt. Die Positionierung des proximalen Tibiaschnittblocks erfolgt hier üblicherweise über das externe Instrumentarium, das nach Einbringen des Cutting-Block-Adapters in den Resektionsschlitz so positioniert werden kann, dass eine Übereinstimmung mit der Planungsresektionsebene resultiert (Abb. 28.6). Die Rotation der Tibiakomponente kann mit dem Navigationssystem ebenfalls überprüft und der geplanten Stellung angepasst werden. Nach Durchführung der üblichen Bohrungen und Stanzungen kann dann die Implantation des Knieoberflächenersatzes in der üblichen Technik erfolgen. In der derzeit verwendeten Softwareversion 1.1 ist eine Überprüfung der Weichteilspannungsverhältnisse noch nicht möglich. Die entsprechenden Applikationen sind aber in Vorbereitung. Vor Einführung in die klinische Routine wurde das Vector Vision-System an menschlichen Kadaverpräparaten überprüft. Die dazu verwendeten mit Thiel-Lösung fixierten Präparate erlaubten eine nahezu normale Beweglichkeit der Gelenke, bei annähernd normaler Gewebekonsistenz. Die Ausrichtung der Schnittblöcke wurde nach sog. Paired-Point-Matching unter Verwendung von vor den Computertomographieuntersuchungen eingebrachten Metallimplantaten (Fiducial-Markern) und über das im klinischen Einsatz übliche Surface-Matching ausgerichtet und die Ergebnisse miteinander verglichen. Im Vergleich zu der in der Literatur veröffentlichten Genauigkeit der Standardinstrumentarien ließ sich eine höhere Exaktheit der Ausrichtung erkennen.

### Literatur

1. Bargren JH, Blaha JD, Freeman MAR (1983) Alignment in total knee arthroplasty: Correlated biomechanical and clinical observations. Clin Orthop 173: 178-183
2. Bernsmann K, Langlotz U, Ansari B, Wiese M (2000) Computerassistierte navigierte Pfannenplatzierung in der Hüftendoprothetik – Anwendungsstudie im klinischen Routinealltag. Z Orthop 138(6): 515-521
3. Clayton ML, Thompson RT, Mack RP (1986) Correlation of alignment deformities during total knee arthroplasties staged soft tissue releases. Clin Orthop 202: 117-124
4. Hoffman AA, Bachus KN, Wyatt RWB (1991) Effect of tibial cut on subsidence following total knee arthroplasty. Clin Orthop 269: 63-69
5. Hood RW, Vanni M, Insall JN (1981) The correction of knee alignment in 225 consecutive total condylar knee replacements. Clin Orthop 160: 94-105

6. Hungerford DS, Kenna RV (1983) Preliminary experiences with total knee prosthesis with porous coated used without cement. Clin Orthop 176: 95-107
7. Hvid I, Nielsen S (1984) Total condylar knee arthroplasty: Prosthetic component positioning and radiolucent lines. Acta Orthop Scand 55: 160-165
8. Insall JN, Binazzi R, Soundry M, Mestriner LA (1985) Total knee arthroplasty. Clin Orthop 192: 13-22
9. Jeffery RS, Morris RW, Denham RA (1991) Coronal alignment after total knee replacement. J Bone Joint Surg Br 73(5): 709-714
10. Laine T, Schlenzka D, Mäkitalo K, Tallroth K, Nolte L-P, Visarius H (1997) Improved accuracy of pedicle screw insertion with computer assisted surgery – A prospective clinical trial of 30 patients. Spine 22 (11): 1254-1258
11. Miehlke RK, Clemens U, Jens J-H, Kershally S (2001) Navigation in der Knieendoprothetik – vorläufige klinische Erfahrungen und prospektiv vergleichende Studie gegenüber konventioneller Implantationstechnik. Z Orthop 139: 109-116
12. Nolte L-P, Zamorano L, Visarius H, Berlemann U, Langlotz F, Arm E, Schwarzenbach O (1995) Clinical evaluation of a system for precision enhancement in spine surgery. Clin Biomech 10(6): 293-303
13. Rand JA, Coventry MB (1988) Ten-year evaluation of geometric total knee arthroplasty. Clin Orthop 232: 168-173
14. Teter K, Bregman D, Colwell CW (1995) Accuracy of intramedullary versus extramedullary tibial alignment cutting systems in total knee arthroplasty. Clin Orthop 321: 106-110
15. Teter K, Bregman D, Colwell CW (1995) The efficancy of intramedullary femoral alignment in total knee replacement. Clin Orthop 321: 117-121
16. Wasiliewski RC, Galante JO, Leighty R, Natarajan RN, Rosenberg AG (1994) Wear patterns on retrieved polyethylene inserts and their relationship to technical considerations during total knee arthroplasty. Clin Orthop 299: 31-43
17. Windsor RE, Scuderi GR, Moran MC, Insall JN (1989) Mechanisms of failure of the femoral and tibial components in total knee arthroplasty. Clin Orthop 248: 15-20

# Knienedoprothesennavigation mit dem CT-freien *VectorVision-System*

L. Perlick, H. Bäthis, J. Grifka

## Einleitung

Seit August 2001 wird an der orthopädischen Universitätsklinik Regensburg das CT-basierte Navigationssystem VectorVision (Fa. BrainLAB) mit Schwerpunkt in der Knieendoprothetik eingesetzt. Neben den Vorerfahrungen der Autoren auf dem Gebiet navigationsgestützter Operationstechniken, konnten bei mehr als 60 navigationsgestützten Eingriffen mit dem CT-basierten Modul innerhalb der ersten fünf Monate schnell wesentliche Erfahrungen gesammelt werden.

Die Eigenschaften dieses CT-basierten Moduls werden in einem eigenen Kapitel von der Arbeitsgruppe Wiese und Schmid (s. Kap. 28) ausführlich dargestellt. Im Februar 2002 erfolgte die Ergänzung des vorhandenen CT-basierten Kniemoduls durch eine Prototypenversion eines CT-freien Moduls. Diese Vorabversion beinhaltet die wesentlichen Funktionsmerkmale der endgültigen Version und wird im Rahmen einer Entwicklungskooperation in einer durch die Ethikkommission der Universität Regensburg genehmigten Studie evaluiert und aufbauend auf den klinischen Erfahrungen weiterentwickelt.

Das Systemkonzept basiert auf dem Vorhaben, dem CT-basierten System, dessen Vorzüge sich nach unserer Erfahrung insbesondere bei schwierigen anatomischen Verhältnissen, nach Umstellungsoperationen und posttraumatischen Situationen zeigen, ein ergänzendes Modul für weniger aufwendige Eingriffe zur Seite zu stellen. Weiterhin bietet das dargestellte CT-freie System die Möglichkeit zum Einsatz bei einzeitigen Wechseloperationen, die mit CT-basierten Systemen aufgrund von Bildartefakten bisher nicht durchgeführt werden können.

## Konzept des CT-freien VectorVision-Systems

Bei dem verwendeten System VectorVision Compact sind der Kameraarm und die Rechnereinheit in einem System integriert, was auch den Einsatz unter beengten Platzverhältnissen wie im Reinraum ermöglicht.

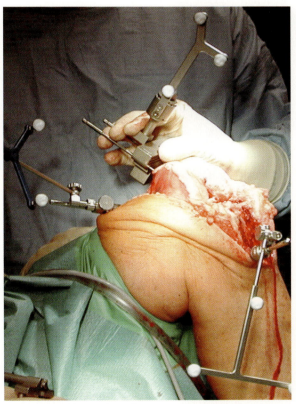

**Abb. 29.1.** Applikation der Referenzsterne im intraoperativen Situs

Die Erfassung der navigierten Arbeitsinstrumente erfolgt passiv über reflektierende (einmal oder resterilisierbare) Markerkugeln, die vom Kamerasystem ausgesendetes Infrarotlicht reflektieren und so im Raum geortet werden. Die Bedienung des Systems erfolgt über den steril abgedeckten berührungsempfindlichen Monitor. Fußschalter oder Bedienflächen, wie auch zusätzliche Kabel im OP-Bereich, sind nicht erforderlich.

Bei Verwendung des CT-freien Moduls werden sowohl an Tibia als auch am Femur je ein Referenzstern (Abb. 29.1), sog. „Minimally Invasive Reference Arrays" (MIRA) befestigt.

Planung und Navigation basieren auf einem sog. gemischten Oberflächenmodell. Neben den für die Beinachsgeometrie erforderlichen Landmarken werden zu Beginn der Operation Oberflächenpunkte akquiriert, anhand derer ein 3D-Oberflächenmodell des Kniegelenks generiert wird und so eine verbesserte Visualisierung ermöglicht. In diesem Oberflächenmodell erfolgt die Planung der Prothesenkomponenten. Die Ausrichtung der Rotation der Femurkomponente kann sowohl nach knöchernen Landmarken (dorsale Kondylen, Epikondylenachse) als auch bandspannungsadaptiert erfolgen.

Zusätzlich gibt das System Informationen über die erzielte Bandspannungssituation und gibt so Hilfestellung bei der korrekten Anpassung eines balancierten Beuge- und Streckspalts.

## Ablauf der Navigation

Der Zugang zum Kniegelenk erfolgt in der Regel über den paramedianen Standardzugang. Eine relevante Verlängerung des Schnittes im Vergleich zur konventionellen Implantationstechnik ist nicht erforderlich.

Nach Eröffnung des Kniegelenks werden zwei Schanz-Schrauben zur Aufnahme der Referenzsterne medial an distalem Femur und proximaler Tibia verankert. Es empfiehlt sich, die Schrauben bikortikal zu verankern, um eine Lockerung in jedem Fall zu vermeiden. Bei den bisher mehr als 60 durchgeführten navigationsgestützten Eingriffen wurde keine Lockerung bei bikortikaler Fixation beobachtet. Ein Referenzstern am Beckenkamm wird nicht verwendet. Wie bei allen optischen Navigationssystemen ist eine optimale Ausrichtung der Referenzsterne zur Kamera in den möglichen Stellungen des Beines zu berücksichtigen. Hierzu wird ein Programmschritt durchlaufen, mit dem die Sichtbarkeit der Referenzsterne und die Zentrierung eingestellt werden können.

Das Hüftkopfzentrum wird mittels eines Pivotingalgorithmus bestimmt. Anschließend werden sukzessive die erforderlichen Punkte an Tibia und Femur abgegriffen. Zur weiteren Verfeinerung des 3D-Oberflächenmodells besteht die Möglichkeit einer Oberflächenabtastung, wobei zur Generierung einer Punktwolke in einem definierten Zeitraum die Oberfläche mit dem Pointer abgefahren wird. Die abgetasteten Flächen werden farblich unterschiedlich dargestellt.

Das System erstellt aus den so ermittelten Daten einen Planungsvorschlag bzgl. Prothesengrößen und Lage. Die vorliegende Planung wird entsprechend den jeweiligen Vorstellungen durch den Operator optimiert.

Wahlweise kann mit der Präparation am distalen Femur oder der proximalen Tibia begonnen werden. Von unserer Arbeitsgruppe wurde ein Algorithmus zur navigationsgestützten, bandspannungsadaptierten Rotationsausrichtung der Femurkomponente entwickelt, sodass wir entsprechend zunächst mit der navigationsgestützten Resektion der proximalen Tibia beginnen.

Die Navigation erfolgt, indem der Schnittblock mit der auf dem Bildschirm dargestellten geplanten Resektionsebene in Deckung gebracht wird. Die Abweichungen hierzu werden in Echtzeit im Oberflächenmodell sowie in Grad und Millimeter der Abweichung dargestellt.

Um den Schnittblock schnell und präzise auszurichten, empfiehlt es sich, das konventionelle Ausrichtinstrumentarium zu montieren, da hierdurch die stabile Ausrichtung erleichtert wird. Es bietet sich ferner zur Erhöhung der Genauigkeit an, die Pins nicht einzuschlagen, sondern die erforderlichen Löcher vorzubohren, um ein unbeabsichtigtes Abweichen zu reduzieren. Nach Resektion in üblicher Technik erfolgt eine Kontrolle der erreichten Schnittebene.

Ein simultanes Vorgehen wird für den distalen femoralen Schnitt angewendet. Bei Vorliegen eines asymmetrischen Streckspaltes wird dann in üblicher Technik das primäre Weichteil-Release durchgeführt. Das System unterstützt den Operator durch eine Darstellung der erzielten Beinachse und der Weichteilspannung durch Angabe der Aufklappbarkeit im Valgus/Varussinn.

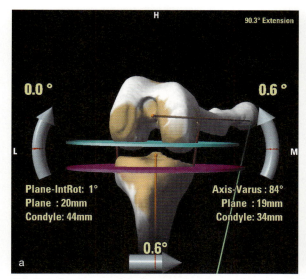 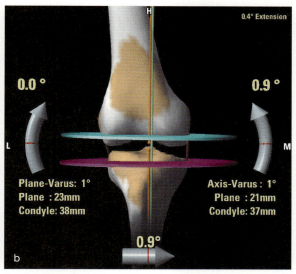

**Abb. 29.2a, b.** *a* Beugespalt in der virtuellen Planung. *b* Streckspalt in der virtuellen Planung

Nach Schaffung eines ausgeglichenen Streckspaltes folgt nun die Ausrichtung der Rotation der Femurkomponente. Je nach bevorzugter Technik des Operateurs kann die Ausrichtung anhand der dorsalen Kondylenebene, der epikondylären Achse oder, wie von uns propagiert, entsprechend der Bandspannung erfolgen.

Nach der Anfertigung der Sägeschnitte werden auch die femoral erzielten Schnittebenen erfasst. Nach Aufbringen der Probeimplantate kann nun die Weichteilspannung in Streckung und Beugung kontrolliert werden (Abb. 29.2). Mit einer speziellen Routine werden anschließend die geschaffenen Ebenen dokumentiert (Abb. 29.3).

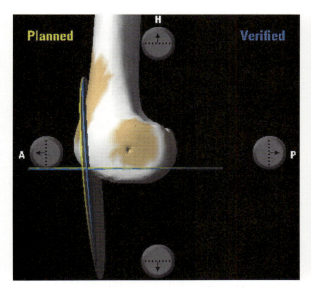

**Abb. 29.3.** Ventraler Abkantschnitt im virtuellen Bild zur Vermeidung des femoralen notchings

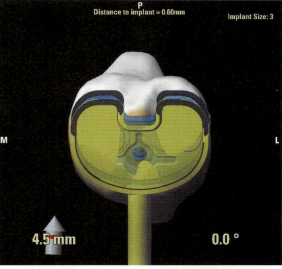

**Abb. 29.4.** Größenplanung und Rotationsausrichtung der tibialen Komponente

Zeigen sich hierbei symmetrische Spannungsverhältnisse, erfolgt abschließend navigationsgestützt die Rotationsausrichtung der Tibiakomponente (Abb. 29.4).

## Ergebnisse

Seit Implementierung des Systems im Februar 2002 wurden in den ersten acht Wochen 15 primäre Eingriffe und eine Revision unter Verwendung des CT-freien Moduls durchgeführt.

Die Operationsdauer der Primäreingriffe verlängerte sich im Durchschnitt um 14 Minuten. Es wurden weder intra- noch postoperative Komplikationen festgestellt, die auf den Einsatz des Navigationssystems zurückzuführen waren. Sämtliche Operationen wurden vollständig navigationsgestützt durchgeführt. Die Eingriffe wurden mit einem Kollektiv von 25 Patienten verglichen, die in konventioneller Technik vom selben Team operiert wurden.

Mittels standardisierter Röntgenaufnahmen prä- und postoperativ (Ganzbein a.p., seitlich auf langer Platte, Tibia seitlich [FFA 2,20 m]) wurden die erzielten Achsen ermittelt und von einem unabhängigen Untersucher ausgewertet.

Bei der Evaluation der Beinachse (Abb. 29.5) ergab sich bei den navigationsunterstützten Implantationen eine Verteilung der Werte von 3° Varus bis 4° Valgus.

Die konventionell implantierten Prothesen zeigen eine etwas breitere Verteilung.

Im Bereich von 2° Varus bis 2° Valgus befanden sich 86% (2/15) aus den navigationsunterstützt implantierten und 52% (13/25) aus dem konventionell implantierten Kollektiv. Bei Ausweitung des Toleranzbereichs auf 3° Varus bis 3° Valgus fanden sich 93% (14/15) (navigiert) bzw. 72% (18/25) im Referenzbereich. In Anbetracht der bisher vorliegenden Fallzahlen ist die Ermittlung einer statistischen Signifikanz nicht sonderlich aussagekräftig. Es zeigt sich jedoch eine Tendenz zu höherer Präzision in der navigationsgestützt implantierten Gruppe.

## Diskussion

Das VectorVision-System verwendet passive Marker für Instrumente und Referenzsterne. Ein damit komplett kabelloses System vermeidet Fehlfunktionen in Folge von Kabelbrüchen, birgt keine zusätzlichen Sterilitätsprobleme und bietet darüber hinaus den Vorteil einer erhöhten Akzeptanz beim OP-Personal. Im praktischen Einsatz gab es nur Probleme mit der Sichtbarkeit, wenn die Kugeln durch unbeabsichtigtes Anfassen verunreinigt wurden. Die Schwierigkeiten waren in allen Fällen durch Reinigung der Kugeln mit einer feuchten Kompresse zu lösen. Für aktive Systeme mit LED-Referenzbasen wird zwar eine theoretisch höhere Präzision diskutiert, die Sichtbarkeit der auf einer Ebene liegenden LEDs ist jedoch gegenüber passiven Markerkugeln insbesondere bei unterschiedlichen Beinpositionen und dynamischen Untersuchungen als kritisch anzusehen.

Das verwendete System zeigte im klinischen Einsatz eine gute Handhabbarkeit bei einer durchschnittlichen Operationszeitverlängerung von 14 Minuten. Es kann einfach an die persönlichen Präferenzen (Methode der femoralen Rotationsausrichtung, Resektionsniveaus) des Operateurs angepasst werden. Das Modul zur Kontrolle der Bandspannung zeigte eine gute Funktionalität im klinischen Einsatz, wobei die gelieferten Werte eine hohe Korrelation zu einem gleichzeitig verwendeten Spreizersystem („ligament balancer") der Fa. Stryker Howmedica aufweisen.

Die hier vorgestellten Ergebnisse entsprechen in etwa den von anderen Arbeitsgruppen präsentierten

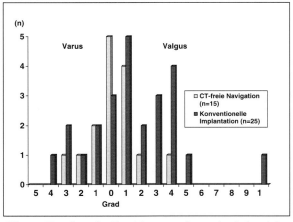

**Abb. 29.5.** Verteilung der Abweichung von der mechanischen Achse in Grad

Resultaten zur Präzision der navigationsgestützten Operationstechnik [1, 2].

Auffallend ist, dass auch unter Anwendung der Navigation nicht ausschließlich 0°-neutrale Beinachsen erreicht werden.

Verschiedene Ursachen müssen hierzu diskutiert werden. Eines der Hauptprobleme besteht darin, dass die meisten Navigationssysteme bisher an die vorhandenen konventionellen Implantationsinstrumente angepasst wurden. Allein durch das Einschlagen von Pins kann es problemlos zu einer Achsabweichung von 1°-1,5° kommen. Eine Nachjustage erfordert das erneute Setzen eines Pins oder Bohrers. Hier ist die Industrie gefragt, die Weiterentwicklung der Instrumentarien voranzutreiben und diese an den erhöhten Präzisionsbedarf der Navigation anzupassen. Je nach Härte des zu sägenden Knochens kann darüber hinaus ein Abweichen des Sägeblattes zu „Schnittverlusten" führen. Auch wenn diese in der anschließenden Kontrolle erkannt werden, so zeigt unsere Erfahrung, dass geringe Fehler nur mit großem Aufwand und nicht immer befriedigend korrigiert werden können. Dennoch bietet die Navigation gerade hiermit eine effektive Ergebniskontrolle bereits intraoperativ, die so in der konventionellen Technik nicht möglich ist. Auch hier sind angepasste Instrumentarien als Lösungsansatz denkbar.

Weiterhin müssen Abweichungen beim Zementieren der Prothesenkomponenten und nicht zuletzt systembedingte Fehlbestimmungen der konventionellen Röntgentechnik mit Ganzbeinstandaufnahme berücksichtigt werden.

Das System bietet gute Werkzeuge zur Kontrolle der Ebenen und nachfolgender Dokumentation. Als Vorteil des hier vorgestellten CT-freien Moduls gegenüber CT-basierten Systemen sehen wir die Möglichkeit, das Modul auch bei einzeitigen Wechseleingriffen anzuwenden.

Da dieses System allein auf intraoperativ abzugreifenden Landmarken basiert, entfällt die Problematik der Artefaktbildung durch liegende Implantate. In Fällen, in denen eine Augmentation mittels „Step" oder „Wedge" erforderlich ist, erleichtert das System die Ausrichtung für den zweiten tibialen Schnitt.

## Schlussfolgerung

Die CT-freie Navigation mit dem VectorVision-System bietet nach unseren bisherigen Erfahrungen eine Verbesserung der Präzision im Vergleich zur konventionellen Technik. Es kann nicht nur bei Primäreingriffen, sondern auch bei Revisionen eingesetzt werden und bietet eine gute Handhabbarkeit bei vertretbarem Zeitaufwand. Bei knöchernen Defektsituationen oder stark veränderter Anatomie sehen wir weiter die Indikation für den Einsatz des CT-basierten Moduls, da hier eine präzise Planung im Bilddatensatz vorteilhaft erscheint.

## Literatur

1. Jenny JY, Boeri C (2001) Navigiert implantierte Knietotalendoprothesen – Eine Vergleichsstudie zum konventionellen Instrumentarium. Z Orthop Ihre Grenzgeb 139: 117-119
2. Mielke RK, Clemens U, Jens JH, Kershally S (2001) Navigation in der Knieendoprothetik – vorläufige klinische Erfahrungen und prospektiv vergleichende Studie gegenüber konventioneller Implantationstechnik. Z Orthop Ihre Grenzgeb 139: 109-116

# 30 Knieendoprothesennavigation mit dem *Stryker-System*

M. Sparmann, B. Wolke

## Strategische Überlegungen

Die Zusammenarbeit mit industriellen Navigationsentwicklern sollte davon abhängig gemacht werden, ob diese Firmen bereit sind, die ärztlichen Forderungen an die Navigationschirurgie zu erfüllen:
- Navigationssysteme sollten nicht nur als Hilfsmittel für die Positionierung der Endoprothesen (elektronische Wasserwagen), sondern auch für die intraoperative kinematische Analyse zur Verfügung stehen. Besonders bei kraftschlüssigen Gelenken wie dem Schulter- oder Kniegelenk ist die Analyse der intraoperativen Kinematik von weitreichender Bedeutung für die postoperative Funktion. Eine Reduktion der navigatorischen Messungen alleine auf die Ausrichtung der Prothese bedeutet gleichzeitig eine Reduktion des Qualitätsmanagements auf das postpoperative Röntgenbild.
- Die Entwicklung von Navigationssystemen sollte so gestaltet werden, dass die Systeme für den Anwender als offene Systeme zur Verfügung stehen, d. h. der Anwender muss während der Operation das Design der Prothese frei wählen können. Eine Reduktion der Software auf einzelne Produkte – möglichst die der Entwicklungsfirma – führt zu einer Einschränkung der ärztlichen Handlungsfreiheiten und damit zu einem Nachteil für die Patienten. Offene Systeme gestatten nicht nur, frei das Implantatdesign wählen zu können, sondern auch die kinematischen Qualitäten unterschiedlicher Endoprothesen zu überprüfen, bei der Prothesenentwicklung kinematische Navigationssysteme einzusetzen und vor allem in Revisionsfällen die Fehlpositionierung der liegenden Prothese und deren Malkinematik festzustellen.
- Die Entwicklung von Navigationssystemen sollte die wirtschaftliche Situation der Versorgungskliniken berücksichtigen. Gefordert werden muss eine Realtime-Navigation, die nicht durch additive bildgebende Diagnostik und „man power" zu einer Verteuerung der Einzelversorgung führt, sondern auch eine Navigation, die die üblichen Operationszeiten angemessen überschreitet.
- Die Entwicklung moderner Navigationssysteme sollte die Möglichkeit beinhalten, interaktive Prozesse zwischen den Sendern und der zentralen Hardware zuzulassen. Hierdurch ist es möglich, rasch Module für weitere Gelenkregionen aufzubauen bzw. in schnellen Entwicklungsschritten Software zu verändern, um sie noch anwenderfreundlicher zu gestalten. Die Nebenkosten werden hierdurch minimiert und interaktive Prozesse zwischen LED sowie zentralem Computersystem erlauben somit industrielle Entwicklungsarbeiten, die zügig die verschiedenen Regionen des Organismus erschließen.

## Entwicklungsschritte

Das Stryker-Leibinger-Navigationssystem wurde seit Herbst 1999 in unserem Hause zunächst in Kadaverversuchen, ab März 2000 in einem Pilotprojekt mitentwickelt. In diesem Zeitraum und bis zum heutigen Tage wurde die Navigation mehrfach modifiziert und die Software mehrfach abgeglichen, um das Verständnis der generierten Daten einleuchtender für das Operationsteam zu übersetzen. Die Weiterentwicklung der Werkzeuge für die Implantation stellte zudem einen wesentlichen Entwicklungsschritt dar, insbesondere die Entwicklung von schlanken Fixationspins, um den

Weichteilmantel jederzeit schließen zu können. Das System ist mittlerweile in einem kabellosen Design erhältlich. Die Navigation der Schnittblöcke ohne intramedulläre zusätzliche Verankerung ist möglich; weitere Entwicklungsschritte werden gesehen im Einsatz von Minirobotern, die die knöchernen Schnitte zukünftig durchführen werden.

## Beschreibung des Systems

Das Stryker-Knee-Navigationssystem ist ein Modul zur Analyse der Beinachsen, des Alignments der Resektionsflächen und damit der Prothesenkomponenten sowie der Kniegelenkskinematik. Das System ist ein sog. Image-less-Navigationssystem, d. h. eine präoperative dreidimensionale Rekonstruktion des Kniegelenks anhand von CT-Scans ist nicht erforderlich. Es stehen zwei Hardware-Plattformen zur Verfügung: ein Laptop- und eine Workstation-Version. Beide Plattformen sind mobil einsetzbar und beinhalten neben dem Rechner ein Infrarotkamerasystem, einen Flachbildschirm und alle Eingabenhilfen. Der Arbeitsbereich des Systems umfasst einen kugelförmigen Raum mit einem Durchmesser von 1 m. Das System sollte ca. 1,5 m vom Operationsgebiet aufgestellt werden. Die Kommunikation zwischen den navigierten Instrumenten und der Kamera erfolgt kabellos über aktive, lichtemittierende Dioden (LEDs). Der Ablauf wird durch den Operateur mit Hilfe eines speziell entwickelten Pointers selbst gesteuert. Fußpedale und ähnliche Hilfsmittel sind nicht erforderlich. Damit ist die Technik nicht an eine mit Computersystemen vertraute Person gebunden. Zusätzliche Personen im Operationssaal entfallen.

Zunächst wird über eine kleine Inzision am Beckenkamm der erste Tracker fixiert. Ein weiterer Fixationspin wird am distalen Femur und an der proximalen Tibia innerhalb des operativen Zugangs befestigt. Dafür wurden spezielle rotationsstabile Fixationspins entwickelt, die sowohl monokortikal als auch bikortikal verfügbar sind. Besonderer Wert wurde auf eine schlanke Form der Pins gelegt, um eine Weichteilkompromittierung zu vermeiden und die Gelenkkinematik sowohl bei geöffneter als auch bei geschlossener Kniegelenkskapsel verfolgen zu können. Nach dem Eingeben der individuellen Patientendaten erfolgt das System-Set-up und die Initialisierung der Pointer und Tracker. Danach werden die anatomischen Landmarken definiert und das Zentrum des Femurkopfs wird über eine Rotationsbestimmung ermittelt. Weiterhin erfolgt die Bestimmung der epikondylären Achse, der Whiteside-Linie, des Femurs und des Tibiazentrums, der Malleolen und der Sprunggelenksmitte über eine Single-point-Digitalisierung. Mittels Oberflächendigitalisierung werden Defekte an den Femurkondylen und am Tibiaplateau erfasst, um die Resektionshöhe exakt zu definieren und eine Verschiebung der Gelenklinie zu vermeiden.

Die aktuelle pathologische Situation wird aus den Daten berechnet und die präoperativ vorhandenen Deformitäten werden angezeigt. Die Berechnung erfolgt über mathematische Algorithmen. Aus den Entfernungen der einzelnen Landmarken zueinander bei

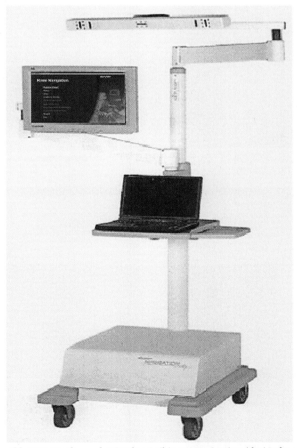

**Abb. 30.1.** Hardware der Stryker-Leibinger-Navigation (drei Infrarotkameras, Lokalizer, Laptop und Monitor)

verschiedene Bewegungen, wie Varus-/Valgus-, Rotationsstress oder ein a.p.-Shifting, wird eine kinematische Kurvenberechnung durchgeführt.

Die Navigation der einzelnen Resektionsblöcke erfolgt teilweise über speziell entwickelte Instrumente oder durch universelle Lehren. Dies hat den Vorteil, daß nicht nur die Stryker-Prothesen-Familien unterstützt werden, sondern das System auch mit anderen Prothesentypen eingesetzt werden kann (Abb. 30.1 bis 30.4).

Das Navigationssystem analysiert die ursprüngliche Pathologie nicht nur in Bezug auf die Achse, sondern auch in Bezug auf die Kinematik bei der initialen Vermessung. Intraoperativ können die Knochenschnitte in allen Bewegungsfreiheiten eingemessen werden, die Oberflächen des Knochens können nach durchgeführter Zurichtung des Knochens überprüft werden, die intraoperative Kinematik nach Knochenresektion und „soft tissue balancing" werden visualisiert, ebenso das Ergebnis nach Einbringen der Originalprothese und Verschluss der Kapsel.

In der Zeit von März 2000 bis Februar 2002 wurden insgesamt ca. 400 Knieendoprothesen navigiert implantiert. Um die Qualität der Navigationschirurgie in

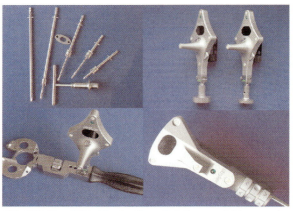

**Abb. 30.2.** Pins, LEDs, Handgriff zur Rotationsausrichtung an der Tibia, Pointer

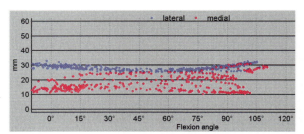

**Abb. 30.4.** Kinematische Kurve für eine mediale Instabilität. Der mediale und der laterale Gelenkspalt werden gesondert aufgeführt. Bei mehrfachem Bewegen und Varus-/Valgusstress entscheidet die Amplitude der Kurve über die Stabilität. Auf dieser Aufnahme zeigt sich eine Verbreiterung der roten Kurve entsprechend einer ausgeprägten medialen Instabilität bei medialer Bandinsuffizienz

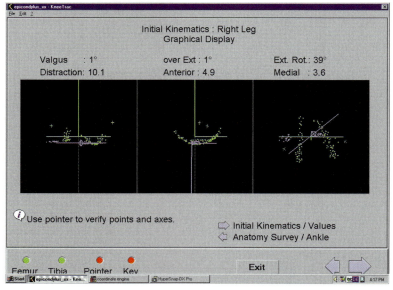

**Abb. 30.3.** Primäre graphische Darstellung der Beinachse für Varus-/Valgus, Flexion/Extension und Rotation

der Knieendoprothetik zu überprüfen, wurde vom 1.11.2000 bis 26.11.2001 eine prospektive randomisierte Studie durchgeführt. Da wir als Entwickler dieses Systems nicht in der Lage sind, gleichzeitig eine Studie durchzuführen, wurde eine vollständige externe Evaluation vorgenommen. Das Projekt wurde dem Deutschen Rheumaforschungszentrum, Abteilung Epidemiologie (Prof. Dr. Zink) übergeben, die Analyse der postoperativen Röntgenbilder erfolgte durch ein unabhängiges Röntgeninstitut. Insgesamt wurden 240 Patienten in die Studie aufgenommen, sodass sowohl 120 Patienten mit als auch 120 Patienten ohne Navigation operativ versorgt werden konnten. Die Ergebnisse der Studie zeigen, dass ein hochsignifikanter Unterschied zwischen beiden Gruppen besteht (Chi-Quadrat-Test: bis $p<0,0001$), obwohl beide Gruppen nur von zwei Operateuren, die beide mehr als 1500 Primärimplantationen durchgeführt hatten, vorgenommen wurden. Damit ist eindeutig bewiesen, dass selbst erfahrene Operateure durch die Verwendung eines Navigationssystems die Qualität der Positionierung deutlich erhöhen. Die Analyse der funktionellen Ergebnisse steht noch aus (Abb. 30.5 und 30.6).

## Revisionschirurgie

Da es sich bei dem Stryker-Leibinger-Navigationssystem um ein offenes Navigationssystem handelt, können sämtliche Frührevisionen bei malimplantierten Prothesen ebenfalls vorgenommen werden. Da sich diese unzufriedene Patientengruppe im Allgemeinen aus Kliniken der Umgebung zusammensetzt, muss bei derartigen Revisionsoperationen eine große Anzahl ganz unterschiedlicher Implantate revidiert werden. Dieses Navigationssystem hilft dabei, die Malposition des Implantats und die pathologische Kinematik zu erfassen. Es wird wie bei primären Implantationen vorgegangen, die Oberflächenvermessung des Femurs und der Tibia erfolgen auf den Implantaten. Gelingt es, die Implantate ohne knöchernen Verlust zu entfernen, kann die Osteotomie ebenfalls überprüft werden (Abb. 30.7).

Bei insgesamt mehr als 20 Implantaten bestand eine relative Malrotation der femoralen Komponente. Da in Deutschland üblicherweise auf der kondylären Linie gemessen wird und eine Außenrotation von 3° in den Implantationswerkzeugen vorgegeben ist, wird der tatsächliche Grad der Außenrotation häufig verfehlt, da die Außenrotation häufig mehr als 6° beträgt. Wird in diesen Fällen in 3° Außenrotation implantiert, besteht eine relative Malinnenrotation. Dies lässt sich auf kinematischen Kurven sehr deutlich nachweisen, da bei einer vermehrten Innenrotation des Femurs in Beugung eine zunehmende Kompression auf der medialen Seite und eine zunehmende Instabilität auf der lateralen Seite resultiert (Abb. 30.4). Diese Fehlpositionierungen führen dann im Allgemeinen zu einer deutlichen Bewegungseinschränkung bzw. zu einem Instabilitätsgefühl und erzwingen damit eine Wech-

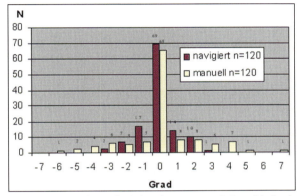

**Abb. 30.5.** Biomechanische Achse des gesamten Beines. Mechanische Achse und Prothesenimplantat 90° auf der mechanischen Achse (entsprechend 0), die wesentlichen Abweichungen sind lediglich in der manuell implantierten Gruppe nachweisbar

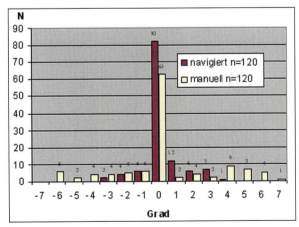

**Abb. 30.6.** Femorale Achse sagittal. In der manuellen Gruppen resultieren erhebliche Abweichungen, die 0-Grad-Position wird nur in Einzelfällen erreicht, weil die Antetorsion des Schenkelhalses optisch nicht erfasst und damit die Stellung des Femurkopfes über der anatomischen Femurachse nicht analysiert werden kann

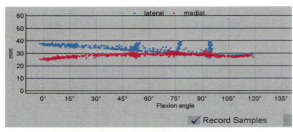

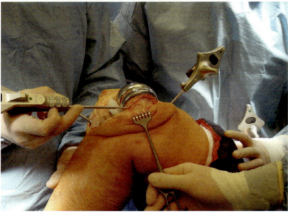

**Abb. 30.7a,b.** Revisionschirurgie: LED auf Implantat mit gleichzeitiger kinematischer Kurve. Es kann festgestellt werden, in welchem Ausmaß eine Fehlpositionierung des Primärimplantates erfolgte

seloperation. Die Analyse der krankhaft belasteten Polyäthylene ist nun mit exakten Winkelangaben in biomechanischen Labors möglich.

## Zukünftige Herausforderungen

Die Analyse der kinematischen intraoperativen Daten ist im Wesentlichen abhängig von der Qualität der mathematischen Algorithmen. Diese konnten während der Entwicklungszeit deutlich verbessert werden, sodass auch fehlerhaft eingegebene Landmarken weitgehend eliminiert werden können. Schwerwiegende Fehler der anatomischen Lokalisation führen zu deutlich pathologischen kinematischen Kurven, sodass der Operateur am Anfang der Operation die eingegebenen anatomischen Punkte durch die kinematische Kurve überprüfen kann und ggf. nochmals eine Primäreinstellung vornehmen muss. Trotzdem sind bei geringgradigen Schwankungen bis zu 2° Rotationsfehler möglich. Hier ist durch die Aufnahme zusätzlicher Landmarken und das Abgleichen der Landmarken untereinander eine zukünftige Herausforderung gestellt.

Ein besonderes Problem stellt die Rotationsanalyse der Tibia dar, da nur wenige Landmarken zur Berechnung der Rotation vorliegen. Diese Problematik kann dazu führen, dass eine fehlerhafte Rotationsangabe erfolgt. Auch in diesen Fällen zeigt dann die kinematische Kurve eine deutlich pathologische Veränderung, sodass der Operateur auf eine fehlerhafte Rotationsanalyse hingewiesen wird. Die exakte Rotationsausrichtung ist aber über Landmarken bis zum heutigen Tag in keinem Navigationssystem erfassbar.

## Zusammenfassung

Das Stryker-Leibinger-Navigationssystem erfüllt im Wesentlichen die mittlerweile formulierten Anforderungen der Deutschen Gesellschaft für Orthopädie und orthopädische Chirurgie, denn es ist ein offenes System, ein System, das Alignment und Kinematik analysiert und ein System, das in einer prospektiven externen Studie eine deutlich signifikant bessere Positionierung der Implantate möglich macht als mit konventionellen Methoden. Die Ergebnisse der Studie zeigen, dass die Verbesserung der Positionierung hochsignifikant ist, nicht nur in der summarischen mechanischen Achse, sondern auch in den einzelnen Schnittebenen. Damit stellt diese Navigation eine erhebliche Verbesserung für den Patienten dar, sie hilft darüber hinaus in der Entwicklung neuer Implantate, in der gesamten Revisionschirurgie und bei der Überprüfung existierender Implantate und deren intraoperativen Kinematik.

## Literatur

1. Aglietti P, Buzzi R (1988) Posterior stabilized total condylar knee replacement. Three to eight year follow-up of 85 knees. J Bone Joint Surg 70B : 211-216
2. Aglietti P, Buzzi R, Gaudenzi A (1988) Patellofemoral functional results and complications with the posterior stabilized total condylar knee prosthesis. J Arthroplasty 3: 17-25
3. Delp SL, Stulberg SD, Davies B, Picard F, Leitner F (1998) Computer assisted knee replacement. Clin Orthop Rel Res 354: 49-56

4. Figgi HE, Goldberg VM, Heiple KG, Moller HS, Gordon NH (1986) The influence of tibial-patellofemoral location on function of the knee in patients with posterior stabilized condylar knee prosthesis. J Bone Joint Surg 68A: 1035-1040
5. Jenny J-Y, Boeri C (2001) Navigiert implantierte Knietotalendoprothesen – Eine Vergleichsstudie zum konventionellen Instrumentarium. Orthop. 139: 117-119
6. Krackow KA, Serpe L, Philips MJ, Bayers-Thering M, Mihalko WM (1999) A new technique for determining proper mechanical axis alignment during total knee arthroplasty: Progress toward computer assisted TKA. Orthopedics 22: 698-702
7. Merkow RL, Soudry M, Insall JN (1985) Patella dislocation following total knee replacement. J Bone Joint Surg 67A: 1321-1327
8. Mielke RK, Clemens U, Jens J-H, Kershally S (2001) Navigation in der Knieendoprothetik – vorläufige klinische Erfahrungen und prospektiv vergleichende Studie gegenüber konventioneller Implantationstechnik. Z Orthop 139: 109-116
9. Oswald MH, Jakob RP, Schneider E, Hoogeworud H (1993) Radiological analysis of normal axial alignment of femur and tibia in view of total knee arthroplasty. J Arthroplasty 8: 419-426
10. Picard F, DiGioia AM, Jaramaz B et al. (2000) Computerassistierte Navigationssysteme in der Wiederherstellungschirurgie der Hüft- und Kniegelenke. Orthop Prax 36(12): 771-778
11. Stern SH, Insall JN (1992) Posterior stabilized prosthesis: Results after follow-up of 9-12 years. J Bone Joint Surg 74A: 980-986
12. Vince KG, Insall JN, Kelly MA (1989) The total condylar prosthesis: 10 to 12 year results of a cemented knee replacement. J Bone Joint Surg 71B : 793-797
13. Wasielewski RC, Galante JO, Leighty R, Natarajan RN, Rosenberg AG (1994) Wear patterns on retrieved polyethylene tibial inserts and their relationship to technical considerations during total knee arthroplasty. Clin Orthop 299: 31-43

# 31 Fluoroskopieassistierte Navigation mit dem *Medtronic-System*

F.-W. Hagena, M. Kettrukat, R. Christ

## Einleitung

Die computerassistierte Technologie in der orthopädischen Chirurgie basiert auf der Erkenntnis, dass hierdurch die Präzision der Operationen entschieden gesteigert werden kann. Für die Endoprothetik des Kniegelenks wird gefordert, dass ein optimiertes Alignment der Prothesenkomponenten zur mechanischen Belastungsachse des Beines gegenüber der intraoperativen instrumentellen Achsausrichtung durch die Navigation erreichbar sein muss. Zudem wird erwartet, dass das Alignment mit einer korrekten Weichteilbalance erzielt wird.

Mangelnde Achsausrichtung führt zu einer verminderten Überlebenszeit der Knieprothesen. Unzureichende Ligamentbalance bewirkt Instabilität, reduzierte Beweglichkeit oder Sub- und Luxationen von Implantaten mit Funktionsdefiziten.

Die zur Verfügung stehenden computerassistierten Verfahren stützen sich auf kinematische oder computertomographische Analysen der unteren Extremitäten und Gelenkanatomie.

Für die Traumatologie wurde der Einsatz der Fluoroskopie als bildgebendes Verfahren in der computerassistierten chirurgischen Navigation beschrieben [3].

Die fluoroskopische bzw. bildwandlergestützte Navigation mit dem Medtronic-System hat bereits in der Wirbelsäulenchirurgie Anwendung erlangt [2].

Von besonderem Vorteil ist die minimale Strahlenexposition und eine intraoperativ gute, reproduzierbare Fixierung von Pedikelschrauben. Die fluoroskopieassistierte Navigation bietet eine erhöhte Genauigkeit und operative Sicherheit [3].

Dieser Vorteil der geringen Strahlenexposition und der hohen Präzision mittels Fluoroskopie wurde nunmehr durch Entwicklung einer stabilen Software für die Knieendoprothetik adaptiert.

## Voraussetzungen

Für die computergestützte Chirurgie sind individuelle patientenbezogene Daten erforderlich. Die kinematische Untersuchung setzt die Funktion der Extremität voraus. Diese ist im Falle von Ankylosierungen von angrenzenden Gelenken, z. B. am Hüft- oder oberen Sprunggelenk, nicht regelmäßig zu erwarten. Ebenso stellt die ankylosierende Arthritis der Kniegelenke möglicherweise eine Einschränkung in der kinematischen Evaluation der Extremität dar.

Für die CT-basierte Navigation ist die präoperative Darstellung und Evaluation eine Grundvoraussetzung. Diese erfordert logistisch und strahlenhygienisch besondere Voraussetzungen, die bei routinemäßigem Einsatz der Navigation in der Knieendoprothetik unterschiedlich bewertet werden.

In der Routine ist die Indikation zur navigationsassistierten Prothesenimplantation selbstverständlich ein Diskussionspunkt!

Die Navigation ist ein ergänzendes Instrument in der Implantation der Knieprothesen. Die optimale Anwendung erfordert eine „learning curve". Wird die Navigation nur bei Spezialfällen eingesetzt, so ist mit möglichen Fehlern zu rechnen. Dies um so mehr, als in Einzelfällen das Problem des Alignment nicht unmittelbar erkannt wird. Wird die Navigation in den Routineeingriff integriert, so muss sie den normalen Anforderungen eines Instrumentes Rechnung tragen: Verfügbarkeit, Reproduzierbarkeit, Kosten-Nutzen-Faktor, Sicherheit. Um diese Faktoren abzudecken, muss der Aufwand in einer sinnvollen Relation zum Nutzen stehen und einem routinemäßigen Einsatz Genüge tragen. Hierfür ist der regelmäßige Einsatz der CT-Untersuchung für die Implantation von Knieprothesen zumindest in Frage zu stellen.

Die bildwandlergestützte Navigation von Knieprothesen erfordert individuell intraoperativ die Durchleuchtungskontrolle und -aufnahmen von den in die Navigation eingeschlossenen Gelenken der Gliederkette einer unteren Extremität: Hüft-, Knie- und oberes Sprunggelenk. Hieraus wird dreidimensional im Raum die exakte mechanische Belastungsachse der unteren Extremität berechnet.

Die Verfügbarkeit dieser Daten ist nicht eingeschränkt. Die Information wird gespeichert und steht reproduzierbar für Kontrollen und Qualitätssicherung zur Verfügung. Der intraoperative Aufwand der Bildwandlerevaluation ist mit ca. 8 min Dauer und weniger als 1 min Durchleuchtungszeit festzustellen.

Der Operateur kann die einzelnen radiologischen Aufnahmen beurteilen, kontrollieren und in die weiteren Entscheidungen des operativen Prozedere mit aufnehmen. Die zusätzliche Zeit im Operationssaal wird nicht durch die Erhebung und Beurteilung der individuellen Patientendaten unwesentlich gesteigert.

Zusätzlich werden intraoperativ die anatomischen Parameter der Kniegelenke mit einer freien Sonde registriert und den fluoroskopisch erhobenen Daten zugeordnet, woraus das 3D-rekonstruierte Bild der Extremität kalkuliert wird. Die Diskriminierung der erhobenen Daten liegt unter 2 mm und mit <2° im erforderlichen Limit.

## Operatives Prozedere

Der Patient befindet sich in Rückenlage. Eine Tourniquet-Manschette und bei Bedarf eine Blutsperre werden angelegt, was ggf. intraoperativ entschieden werden kann.

Es folgt ein gerader präpatellarer Hautschnitt. Eine Verlängerung des Hautschnittes ist für die Anbringung der Navigationsrahmen erforderlich (ca. 5 cm gegenüber Normalschnitt). Die Präparation der Kapsel sowie die mediopatellare Eröffnung des Gelenks schließen sich an. Proximal und distal der Gelenkebene werden die Navigationsrahmen an Femur und Tibia appliziert.

Hierauf werden Röntgendurchleuchtungsaufnahmen vom Hüft-, Knie- und oberen Sprunggelenk angefertigt und das Femurkopfzentrum am Monitor identifiziert. Anschließend werden die Landmarken der Kniegelenke mit einer freien Navigationssonde registriert.

Mit Hilfe dieser Registrierung werden die Osteotomien der Gelenkflächen mit navigierten Resektionslehren am Femur und am Tibiakopf durchgeführt.

Zu jedem Zeitpunkt ist eine intraoperative Kontrolle und gegebenenfalls eine Revidierung möglich. Tatsächlich sind das Programm der Registrierung und die Kontrolle in Übereinstimmung zu bringen.

Zum Abschluss der Operation wird in einem speziellen Testzyklus die Gesamtbeinachse geprüft, des Weiteren in dynamischen Tests die Weichteilbalance unter Bewegung geprüft und in Streckstellung wie auch in 90° Flexion des Kniegelenks dokumentiert.

## Erfahrungen

Nach sehr kritischen experimentellen Untersuchungen und nach Auswertungen der Anwendung der fluoroskopisch-assistierten Navigation an Leichenpräparaten [1] wurde das Prinzip erstmalig in unserer Klinik getestet und nach weiteren Klärungen eingeführt. Hierbei wurde darauf geachtet, dass ein besonders hohes Maß der Dokumentation ebenfalls computergestützt eingesetzt werden konnte. Hierin besteht ein wertvoller Beitrag der Navigation. Über die einzelnen Operationsschritte kann aufgrund der Online-Datenerfassung exakt Rechenschaft abgegeben und daher ein besonders hohes Maß an Qualitätssicherung festgestellt werden.

Im Rahmen der Entwicklungsphase war zunächst ein regelmäßiger Einsatz der Navigation im Routineoperationsprogramm noch nicht möglich. Prüfungen der Instrumente nahmen eine erhöhte Zeit in Anspruch. Mit der Herstellung entsprechender Instrumentarien wurde die Anwendung sicher und reproduzierbar.

## Ergebnisse

Seit Mai 2001 wurden an der Auguste-Viktoria-Klinik von insgesamt 240 Knieprothesen 40 Genesis-II-Knie-TEP navigationsassistiert implantiert. In der Startphase konnte die Frequenz kaum gesteigert werden. Es bestehen Bestrebungen, möglichst jede Knie-TEP-Implantation mit Navigation durchzuführen, um ein optimales Ergebnis für die Patienten zu erreichen.

Zur Evaluation der Genauigkeit des Verfahrens ist eine prospektiv randomisierte Studie mit einem Vergleichskollektiv gestartet worden. Diese Ergebnisse können erst zu einem späteren Zeitpunkt beurteilt werden.

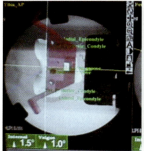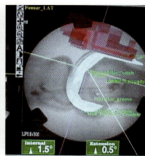

**Abb. 31.1.** Intraoperative Kontrolle der navigierten Resektionsschablonen mit einer Achsabweichung ≤1,5° bei gleichzeitiger Projektion des Fluoroskopiebildes

### Alignment

Die Achsausrichtung der Implantate wird unter Umständen unmittelbar intraoperativ überprüft. Die reale Darstellung des Skeletts im Röntgenbildwandler erleichtert die Vorstellung des Operateurs. Eine rein virtuelle Linienführung kann hingegen gelegentlich die Compliance des Operateurs mit dem Navigationssystem negativ beeinflussen. Wesentlich erscheint, dass für die Fluoroskopie keine relevanten Kontraindikationen bestehen und dass damit für die Anwendung dieses Systems kein Ausschluss gegeben ist. Demgegenüber sind für die Kinematik Einschränkungen in der Reproduzierbarkeit der Messergebnisse, insbesondere bei ankylosierenden Erkrankungen der Kniegelenke, anzunehmen (Abb. 31.1).

### Kontrollergebnisse

Sowohl intraoperativ als auch nach der Operation können die Ergebnisse durch eine Achsvermessung kontrolliert werden. Hierbei wurde in den bisherigen Überprüfungen kein systembezogener Fehler festgestellt. Selbst für starke Deformierungen an Femur oder Tibia, die eine unmittelbare intraoperative Kontrolle herausforderten, konnte mit der fluorokopisch-assistierten Navigation die exakte Achsbestimmung und korrekte Implantation bestätigt werden (Abb. 31.2).

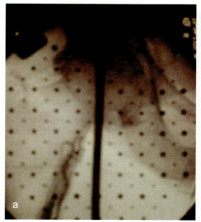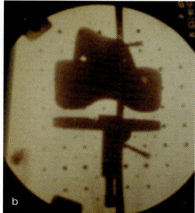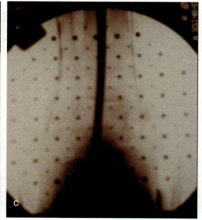

**Abb. 31.2a–c.** Intraoperative fluoroskopische Kontrolle der Probeimplantate mit Achsstab. *a* Hüftkopfzentrum, *b* Kniegelenk, *c* Zentrum des OSG

## Dynamische Stabilitätsprüfung

Die Möglichkeit, am Ende der Operation die Weichteilbalance bei kontinuierlicher Bewegung testen und anschließend in Neutral-0- und 90°-Position dokumentieren zu können, halten wir für eine spezielle Verbesserung der fluoroskopisch-navigierten Knie-TEP.

Die Tests werden für folgende Parameter durchgeführt:
– a.p.-Translation („anterior drawer translation"),
– Varus- und Valgusstress,
– Rotationsstabilität (Innen-/Außenrotation).

Diese dynamischen Prüfunsgen stellen einen deutlichen Fortschritt in der objektiven Beurteilung des Operationsergebnisses dar. Sie ermöglichen insbesondere die objektive Prüfung der ligamentären Balance, die ggf. durch zusätzliche Maßnahmen operativ zu verbessern ist. Auffällig ist allerdings, dass sich bei der fluoroskopisch-assistierten Navigation nahezu keine Indikation zur additiven Weichteil- oder knöchernen Korrektur ergibt.

Die Stabilitätsprüfungen werden mit den Probeimplantaten durchgeführt, sodass ggf. noch Korrekturen möglich sind. Die mittleren Werte weisen sehr gute Resultate auf. Eine gesteigerte Laxität in 90° Flexion ist insbesondere auf den noch nicht erfolgten Kapselschluss und die Verwendung der rotierenden PE-Plattform bei der Genesis-II-Knie-TEP zurückzuführen. Nach Abschluss der Operationen wiesen diese Tests in manueller Kontrolle keine pathologische Laxität mehr auf (Tabelle 31.1, Abb. 31.3).

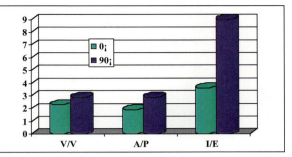

**Abb. 31.3.** Alignment-Test (n=40)

**Tabelle 31.1.** Fluoroskopienavigierte KEPs. Knie-TEP Genesis II inkl. Rotating Platform (n=40)

| Erfassungsebene | Messergebnisse (Durchschnitt) | Standardabweichungen |
|---|---|---|
| V/V lateral 0° | 2,3 mm | 0,1-5,8 mm |
| V/V lateral 90° | 2,9 mm | −2,7-14,3 mm |
| a.p. lateral 0° | 1,9 mm | −5,4-6 mm |
| a.p. lateral 90° | 2,9 mm | −8,0-6,4 mm |
| I/E-Rotation 0° | 3,6° | 0-7,0° |
| I/E-Rotation 90° | 9° | 2,0-16,9° |

*V/V* Varus/Valgus, *a.p.* Translation, *I/E* Innen-/Außenrotation

## Operationsdauer

Die Dokumentation der Operationszeiten und insbesondere die der Fluoroskopie und die reine Navigationszeit weisen nach einer Erfahrung von nunmehr ca. 9 Monaten eine kontinuierliche Verkürzung auf. Deutliche Verlängerungen dieser Zeiten sind nach einer Einarbeitungszeit noch systembezogen. Dieses bedeutet, dass im Falle der Verzögerung eher die Software und nicht so sehr manuelle oder technische Probleme eine Rolle spielen. Mit einer Gesamtoperationszeit von ca. 90 min für Schnitt- und Ausschleusungszeit ist ein realistischer Erfahrungsstand erreicht, der die gering verlängerte Operationsdauer rechtfertigt. Dies gilt nicht nur für einen Operateur, sondern für eine Gruppe von drei in der Klinik tätigen Ärzten. Aufgrund regelmäßiger Hospitationen kann für diese Fragestellung auf entsprechende Kontrollen verwiesen werden. In einer Weiterentwicklung der Software wird die Realzeit automatisch mit dokumentiert, sodass Fehler in der Zeitberechnung ausgeschlossen werden.

Der zeitliche Aufwand für die Überprüfung der Weichteilbalance stellt ein Novum dar, das durchaus einen Zusatzaufwand rechtfertigt (Abb. 31.4). Die Graphik verdeutlicht eine Lernkurve mit vermehrtem Zeitaufwand bei den ersten Implantationen. Die Operationszeiten haben sich insgesamt verkürzt. Die schwarz hinterlegte Kurve „trial alignment" stellt die Zeit für die Laxitätsprüfungen dar. Diese Zeit ist mit ca. 10 min relativ konstant. Hier sind Verkürzungen zu erwarten, wie schon die Zeiten der letzten Operationen andeuten. Die Tests können nur in exakter Streckung bzw. 90° Flexionsposition aquiriert werden. Bei Fehlstellungen wird die Dokumentation nicht möglich. Die Prüfungen werden in den bisherigen

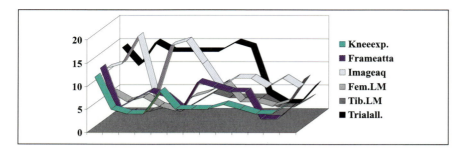

Abb. 31.4. Intraoperativer Zeitaufwand

Untersuchungen mit besonderer Genauigkeit vorgenommen, um den Kriterien im Einzelfall gerecht zu werden.

### Zusätzlicher Aufwand

Die Navigation befindet sich in sämtlichen Verfahren in der Entwicklung. In Bezug auf den derzeit erforderlichen Aufwand ist diesem besonderen Umstand Rechnung zu tragen. Es besteht kein Zweifel, dass im jetzigen Stadium gegenüber der normalen Implantation für die Navigation noch ein deutlich verstärkter Aufwand, v. a. zeitlich, zu veranschlagen ist. Des Weiteren ist in der Anfangsphase für die Ausrichtung der Fluoroskopie noch ein zusätzlicher Personalaufwand durch geeignetes Pflegepersonal erforderlich. Für die navigationsassistierte Operationstechnik sind zudem Weiterentwicklungen der Resektionsinstrumente zu erwarten, die jedoch das Prozedere weiter vereinfachen und dementsprechend zeitlich und technisch verbessern werden.

### Entwicklungspotential

Die navigationsassistierte Implantationstechnik ermöglicht eine unmittelbare Dokumentation der einzelnen individuellen Operationsschritte. Damit wird gleichzeitig eine Online-Datenbank erstellt, die jederzeit für Kontrollen zur Verfügung steht. Mit einem zusätzlichen bildgebenden Verfahren ist eine direkte Korrelation der berechneten Achsen und der entsprechenden Achsausrichtung der Implantate gegeben. Die CT- und die fluoroskopisch-assistierte Navigation bieten diese Möglichkeiten. Hinsichtlich der Verfügbarkeit und der Strahlenexposition scheinen für die bildwandlergestützten Verfahren Vorteile zu existieren.

Zur Exaktheit und Validierung der Daten werden noch weitere Untersuchungen erforderlich, wofür ggf. prospektiv randomisierte Studien nötig sein werden.

### Diskussion

Bei der Anwendung von Oberflächenregistrierung und kinematisch basierter Navigation waren in den ersten Erfahrungen als wesentliche Faktoren
1. die Variabilität des Operateurs,
2. die Wertigkeit der Oberflächenregistrierung und
3. die Bewegungen der stabilen Verankerungen der Navigationsrahmen

identifiziert worden [4].

Fluoroskopisch-assistierte Navigation wird bereits auch mit anderen Anwendungen praktiziert. Die Erfahrungen weisen ein hohes Maß an Genauigkeit auf, zudem kann hierdurch die Strahlenexposition reduziert werden [3, 5].

Die ersten Erfahrungen mit der fluoroskopieassistierten Navigation zeigen, dass die Technik mit der realen Darstellung des intraoperativ gewonnenen C-Arm-Bilds eine gute Compliance für den Operateur bietet. Die regelmäßige Adaptation und Kontrolle durch den Operateur begünstigt das operative Vorgehen bei der Knie-TEP-Implantation. Es entfallen durch die dreidimensionale Rekonstruktion des C-Arm-Bilds die aufwendigen CT-Untersuchungen und die damit verbundene Kalkulation.

Der anfänglich gesteigerte Zeitaufwand lässt sich mit zunehmender Erfahrung durchaus verkürzen. Es verbleibt ein zusätzlicher Aufwand durch die sehr vorteilhafte computergestützte und dokumentierte Laxitätsprüfung. Bei weitergehender Verbesserung der Software und durch die Entwicklung navigationsspezifischer Resektionsinstrumente wird eine deutliche Reduzierung der Operationszeiten bei gleichbleibend hoher Genauigkeit erwartet.

## Literatur

1. Carson C, Lyons C, Salehi A (2002) Accuracy validation of an image guided surgical system for total knee arthroplasty. Orthop Res Soc, 48th Annual Meeting, Dallas (Abstract)
2. Foley KT, Simon DA, Rampersaud YR (2000) Virtual Fluoroscopy. Oper Tech Orthop 10: 77-81
3. Hofstetter R, Slomczykowski M, Sati M, Nolte L-P (1999) Fluoroscopy as an imaging means for computer-assisted surgical navigation. Comp Aided Surg 4: 65-79
4. Stulberg D, Loan P, Sarin V (2001) Computer-assisted total knee replacement surgery: an analysis of an initial experience with the OrthoPilot system. Comp Aided Surg 6: 124
5. Suhm N, Jacob A l, Nolte L-P, Regazzoni P, Messmer P (2000) Surgical navigation based on fluoroscopy-clinical application for computer-assisted distal locking of intramedullary implants. Comp Aided Surg 5: 391-400

# 32 CT-basierte Planung und *DISOS-Schablonennavigation* in der Kniegelenkendoprothetik

F. Portheine, J. Ohnsorge, E. Schkommodau, K. Radermacher

## Einleitung

Unter den verschiedenen Varianten der prothetischen Versorgung des Kniegelenkes ist der vollständige Gelenkflächenersatz die am häufigsten angewandte Methode. Schwere arthrotische Deformitäten und Valgus- oder Varusfehlstellungen bis ca. 30° können hierdurch ausgeglichen werden. Die biomechanisch günstigste Stellung und der anatomisch korrekte Sitz der Prothese sind maßgebliche Qualitätsanforderungen für die Operation. Weiterhin muss die postoperative Funktionalität des künstlichen Gelenks unter Berücksichtigung seiner verschiedenen Komponenten, aber auch aller benachbarten Weichteilstrukturen und der dadurch bedingten Spannungsverhältnisse bedacht werden.

Außer durch die individuelle Beanspruchung der Prothese seitens des Patienten, die der Arzt nur indirekt zu beeinflussen vermag, wird die Haltbarkeit der Prothese und damit ihre Standzeit durch das Maß der Präzision beeinflusst, mit der die Prothese implantiert wurde. Es besteht allgemeine Übereinstimmung darin, dass Achsabweichungen und ungenaue Implantation zu frühzeitiger Lockerung von Knieendoprothesen führen [1, 2, 7, 12]. Goodfellow u. O'Connor [3] und Insall et al. [4] berichten weiterhin, dass eine Achsabweichung von mehr als 3° bzw. ein Verlauf der Maquet-Linie außerhalb des mittleren Drittels der Knieendoprothese als die häufigste Ursache für das frühzeitige Versagen der Knieendoprothese gelten. Diese Untersuchungen sind deshalb von besonderem Interesse, da es bei der konventionellen Operationstechnik trotz gewissenhafter Operationsplanung und -durchführung immer wieder zu nicht zufriedenstellenden Implantatlagen kommt. Tabelle 32.1 gibt einen Überblick über die postoperativ erzielten Ergebnisse.

Jeffery et al. [5] und Tew et al. [16] weisen nach, dass es in etwa einem Drittel konventionell operierter Fälle zu einer postoperativ resultierenden Fehlstellung kommt, die einen Einfluss auf die Lebensdauer des Implantates hat. Stern et al. [15] zeigten, dass es darüber hinaus in Einzelfällen zu noch erheblich größeren Fehlstellungen kommen kann.

In den letzten Jahren wurden unterschiedliche computerunterstützte Planungssysteme und Navigationssysteme entwickelt, um eine höhere geometrische Genauigkeit bei der intraoperativen Umsetzung zu erreichen. Tabelle 32.1 zeigt auch Ergebnisse, die mit dem OrthoPilot-System erreicht worden sind. Es zeigte sich eine Verbesserung der operativen Resultate, die jedoch mit einem erheblich höheren technischen Aufwand und verlängerten Operationszeiten einhergeht. Am Helmholtz-Institut Aachen wurde daher ein System entwickelt, mit dem die Operationsplanung auf Basis von CT-Bilddaten präoperativ durchgeführt wird. Zur intraoperativen Umsetzung der Planungsergebnisse eignet sich das Prinzip der Individualschablone besonders, da es bei hoher Präzision technisch einfach und ohne erhöhten Zeitaufwand einsetzbar ist. Das Verfahren wurde bereits erfolgreich für die Hüftumstellungsosteotomie nach Tönnis und für die Pedikelschraubenimplantation klinisch eingesetzt (s. Kap. 43 und 48). Hierdurch gewonnene Erkenntnisse haben zur Optimierung des neuartigen Systems beigetragen. Mit dem Knieendoprothetikmodul wurde das Planungssystem um eine Applikation mit hohem Anspruch an geometrische Genauigkeit und ergonomische Konzeption erweitert.

Tabelle 32.1. Postoperative Ergebnisse bei dem vollständigen Gelenkflächenersatz am Kniegelenk

| Autor | Abweichung | | | | Fallzahlen | Eingriffsart |
|---|---|---|---|---|---|---|
| | Bereich | | Absolut | | | |
| | Winkel | Prozent | Varus | Valgus | | |
| Jeffery et al. 1991 | >3° | 32 | | | 115 | konventionell |
| Tew et al. 1985 | >5° | 34 | | | 428 | konventionell |
| Tew et al. 1985 | >9° | 7 | | | 428 | konventionell |
| Stern et al. 1992 | | | 6° | 16° | 289 | konventionell |
| Kiefer et al. 2001 | >2° | 55 | 8° | 8° | 50 | konventionell |
| Kiefer et al. 2001 | >2° | 25 | 8° | 10° | 100 | OrthoPilot |
| Saragaglia et al. 2001 | >3° | 25 | | | 25 | konventionell |
| Saragaglia et al. 2001 | >3° | 16 | | | 25 | CATKA/Orthopilot |
| Miehlke et al. 2001 | >2° | 38,3 | 7° | 4° | 60 | Orthopilot |
| Miehlke et al. 2001 | >2° | 43,3 | 6° | 8° | 30 | konventionell |
| Miehlke et al. 2001 | >2° | 36,6 | 4° | 7° | 30 | Orthopilot |

## Problematik des konventionellen Kniegelenkersatzes

Implantationshilfen, mit denen eine individuelle präoperative Planung bisher umgesetzt wurde, entsprechen der Norm der einzelnen Hersteller der Knieendoprothesen und werden jeweils universell für jeden Patienten eingesetzt. Individuelle Besonderheiten können nicht ausreichend berücksichtigt werden. Wesentlich für den Erfolg der Operation und teilweise problematisch ist die intraoperative Bestimmung der mechanischen Achsen. Zwar kann die mechanische Tibiaachse direkt mittels eines extramedullären Ausrichtstabes ermittelt werden, indem das distale Tibiaende perkutan ertastet wird. Bedingt durch die intraoperative Abdeckung des Patienten, seine Lagerung auf dem OP-Tisch und eventuelle Deformationen der Tibia kann es hier jedoch zu einer fehlerhaften Bestimmung der Achse kommen.

Die Ebene des femoralen Referenzschnittes, die an der individuellen mechanischen Achse des Femurs ausgerichtet werden muss, kann intraoperativ nicht exakt bestimmt werden, da mit Hilfe des intramedullären (I/M) Führungsstabes nur über die anatomische Achse und unter Zuhilfenahme des Röntgenbildes auf die mechanische Achse rückgeschlossen werden kann. Durch die präoperative Bestimmung des Valguswinkels ist die Beziehung der beiden Achsen zueinander bekannt. In verschiedenen Untersuchungen konnte jedoch gezeigt werden, dass – bedingt durch unterschiedliche Femurkrümmungsradien – die anatomische Achse nicht immer verlässlich mit der Richtung des intramedullären Führungsstabes korreliert [8]. Andere Studien [10] zeigten, dass allein durch die variable Auswahl des Insertionspunktes des femoralen Führungsstabs Achsabweichungen bis zu 8,3° resultieren. Diese ungenaue Bestimmung der mechanischen Achse und des Insertionspunktes gelten als Hauptursachen für eine nicht optimale Implantation von Knieprothesen.

Unberücksichtigt bleiben bei der konventionellen Operationsplanung in der Regel auch Berechnungen zur benötigten Implantatgröße und dem postoperativ zu erwartenden, durch den maximalen Beugungswinkel und die stellungsabhängige Bandspannung definierten Bewegungsumfang. Aus der Kenntnis dieser Engpässe wurde ein eigener Lösungsansatz entwickelt, der in den folgenden Abschnitten beschrieben wird.

## CT-basiertes Operationsplanungssystem

Die für die präoperative Planung verwendete Software basiert auf dem DISOS-System (Desktop Image Processing System for Orthopaedic Surgery), das bereits für die Umstellungsosteotomie nach Tönnis und die Platzierung von Pedikelschrauben seit mehreren Jahren im klinischen Einsatz ist. Das System ist benutzerfreundlich gestaltet und durch das medizinisches Fachpersonal einfach sowie intuitiv bedienbar. Erreicht wurde dies durch die Integration von medizinischem Fachwissen in das Planungssystem sowie eine an die medizinische Fragestellung angepasste Bedienoberfläche. Hierdurch stehen dem Arzt unmittelbar, ohne das zusätzliches technisches Personal benötigt wird, Funktionalitäten für seine Operationsplanung zur Verfügung, die bisher nur spezialisierten Konstrukteuren auf CAD-Systemen (Computer-Aided Design) zugänglich waren. Darüber hinaus wird der Benutzer schrittweise durch die einzelnen Planungsschritte geführt, der seine Interaktionen auf Plausibilität überprüft und gegebenenfalls zusätzliche Hilfsinformationen zur Verfügung stellt. Der gesamte Planungsablauf wird dabei in die folgenden vier Teilsequenzen unterteilt, die im Folgenden näher beschrieben werden:

- Analyse der individuellen biomechanischen Gelenkparameter,
- Planung der Implantate und der durchzuführenden Osteotomien,
- Bewegungsanalyse und Ligamentbalancing,
- Definition der Individualschablonen.

### Analyse der individuellen biomechanischen Gelenkparameter

Bei der Knieendoprothetik wird für die Beschreibung der Achsfehlstellung die Definition der mechanischen, d. h. gewichtstragenden Achsen des Femurs und der Tibia benötigt. Es ist hierfür Bildmaterial erforderlich, aus dem sich die Achsen bestimmen lassen. Prinzipiell kann ihre Berechnung sowohl auf der Basis von 3D-rekonstruierten CT-Schichtaufnahmen als auch auf der Basis von Übersichtsaufnahmen (Scout-View, Topogramm) erfolgen, die vom CT-Scanner generiert werden. Insbesondere die Reduzierung der Strahlenbelastung und die Kosteneinsparung stellen zwei entscheidende Vorteile bei der Verwendung von Topogrammen dar. Schkommodau et al. [14] konnten zeigen, dass durch ein entsprechendes Scan-Protokoll, das eine gleiche Ausrichtung der Koordinatensysteme sicherstellt, eine Übertragung der topogrammbasierten Planungsergebnisse in die CT-schichtdatenbasierte Planung möglich ist. Die Vermessung der mechanischen und anatomischen Achsen erfolgt daher grundsätzlich auf der Basis von Topogrammen des ganzen Beins (Abb. 32.1a, links), während die Bestimmung anhand einer 3D-Rekonstruktion des ganzen Beins weiterhin auch möglich ist.

Der Achsverlauf wird dabei über Landmarken definiert, die im Topogramm markiert werden. Als mechanische Femurachse wird die Verbindungslinie zwischen den Mittelpunkten des Femurkopfes und des Sulcus intertubercularis definiert. Die Tibiaachse wird durch die Verbindungslinie zwischen dem Mittelpunkt des Tibiaplateaus und dem Zentrum des Sprunggelenks dargestellt. Um einen räumlichen Verlauf der mechanischen Achsen rekonstruieren zu können, werden diese sowohl in der a.p.- als auch in der lateralen Ansicht bestimmt und zusätzlich die Gelenkstellung bzw. die Rotation des Beines während des Scans berücksichtigt. Die Rotation kann an einer einzelnen CT-Schichtaufnahme im Bereich des Kniegelenks bestimmt werden, in die eine Messlinie entlang der Epikondylen projiziert wird (Abb. 32.1a, rechts). Durch die räumliche Achsbeschreibung ist es möglich, eine Fehllagerung des Patienten im Scanner aufgrund eines eventuellen Streckdefizits oder einer Verdrehung des Beins, die sich radiologisch auf die Topogramme als eine Varus- oder Valgusfehlstellung auswirkt, zu detektieren und mathematisch zu korrigieren.

### Planung der Osteotomien

Nachdem die vorliegenden biomechanischen Achsen bestimmt worden sind, wird in einem zweiten Bearbeitungsschritt die Position der Schnittebenen definiert. Die für den exakten Sitz der Prothese notwendigen Osteotomien können grundsätzlich zwei Funktionen zugeordnet werden. Einerseits werden *planungsspezifische Referenzschnitte* durchgeführt, deren Lage und Orientierung abhängig sind von den vorliegenden biomechanischen Gegebenheiten und

CT-basierte Planung und *DISOS-Schablonennavigation* in der Kniegelenkendoprothetik    265

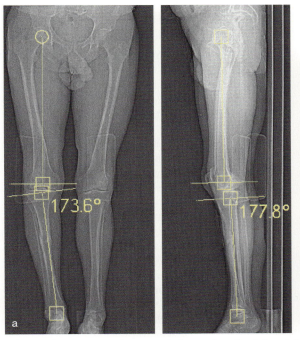

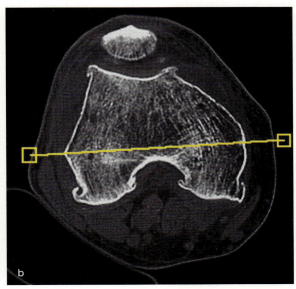

**Abb. 32.1a,b.** Vermessung der anatomischen und mechanischen Achsen

die maßgeblich für angestrebte Achskorrekturen sind.

Andererseits sind *prothesenspezifische Profilschnitte* notwendig, um den Knochen der Prothese anzupassen. Die wechselseitige Lagebeziehung dieser Schnitte hängt vom Typ des verwendeten Implantats (Abb. 32.2) ab. Ihre Ausrichtung ist durch die Referenzschnitte genau definiert. Sie können daher auch unter Verwendung spezieller Schnittblöcke des Standardinstrumentariums exakt durchgeführt werden. Diese „Multicutting-Block" oder „Speed-Block" genannten Sägeblattführungen ermöglichen eine schnelle und präzise Ausführung der prothesenabhängigen Schnitte mit nur einem Instrument.

Die erstgenannten Ostetomien sind für den Erfolg der Operation ausschlaggebend. Der Schwerpunkt bei der Ausführung des Eingriffs mit Hilfe eines CAS-Systems (Computer-Assisted Surgery) für die Knieendoprothetik liegt somit bei der genauen Planung und Umsetzung der achsbestimmenden Referenzschnitte. Im Regelfall soll in der Knieendoprothetik eine vorhandene Fehlstellung des Gelenkes (<30°) vollständig korrigiert werden. Durch die räumliche Beschrei-

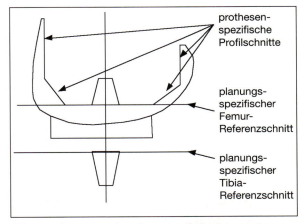

**Abb. 32.2.** Planungs- und prothesenspezifische Osteotomien

bung der mechanischen Achsen des Femurs und der Tibia ist die Orientierung der achsbestimmenden Referenzschnitte definiert. Wenn ein *klassisches Alignment* angestrebt wird, werden die planungsspezifischen Referenzschnitte, wie in Abbildung 32.1b dargestellt, senkrecht auf die eingezeichneten Achsen durchgeführt. Wird ein anatomisches Alignment gewünscht, so können die Osteotomieebenen entsprechend den Empfehlungen der Prothesenhersteller um einen Resektionswinkel zwischen 3° und 5° nach medial geneigt werden. In Fällen extremer Fehlstellungen kann es auch medizinisch sinnvoll sein, die Achskorrektur nicht vollständig durchzuführen. In diesen Fällen bietet das System die Möglichkeit, eine entsprechende Achsrelation einzuplanen.

Weiterhin muss bei der Orientierung der planungsspezifischen Referenzschnitte eine eventuell notwendige Neigung der Schnittebene von ventral nach dorsal berücksichtigt werden. Dieser Slope ist vom verwendeten Implantat abhängig und zumindest indirekt vom Implantathersteller vorgegeben (Abb. 32.3).

Nachdem die Orientierung der Referenzschnittebenen unter Berücksichtigung der spezifischen Anforderungen des Implantates terminiert worden ist, kann auch ihre genaue Position bestimmt werden. Hierfür ist, wie in Abb. 32.3a (rechts) dargestellt, nur ein verbleibender Freiheitsgrad einzustellen, der die Position der Osteotomieebene entlang der mechanischen Tibiaachse festlegt. Das System stellt sicher, dass die Schnittebenenorientierung erhalten bleibt. Ein zusätzlich generierter Grauwertschnitt dient als Kontrollansicht (Abb. 32.3b), der eine Bewertung der Knochenqualität im Bereich der Schnittebene erlaubt. Die Vorgehensweise für Femur- und Tibiaosteotomie ist dabei analog.

## Bewegungsanalyse und Ligamentbalancing

Durch die Zusammenführung von dreidimensionalen bildgebenden Verfahren mit räumlichen Prothesendaten kann bereits präoperativ der Prothesensitz in Abhängigkeit vom verwendeten Prothesendesign und der gewählten Größe optimiert werden. Durch eine integrierte Bewegungsanalyse kann die in allen Gelenkstellungen biomechanisch günstigste Position der Prothese identifiziert werden.

Darüber hinaus ist in dem Planungssystem ein Masse-Feder-Modell des Seitenbandapparates integriert, das eine Simulation der gelenkstellungsabhängigen Bandlängenänderung ermöglicht. Da das CT-Bildmaterial keine automatische Segmentierung der Bandansätze erlaubt, müssen auf der Basis von statistischen Modellen die Ansätze der beiden seitlichen Bänder definiert werden. Die Ergebnisse werden dem Benutzer zur Verifizierung angezeigt und können gegebenenfalls korrigiert werden. Aus den virtuellen Bandansätzen ergibt sich der räumliche Verlauf der Bänder unter Berücksichtigung des individuellen Knochenprofils. Die Änderungen der Bandlängen gegenüber den ursprünglichen Achsverhältnissen können somit in jeder beliebigen Gelenkstellung ermittelt und auf diese Weise postoperativ resultierende Bandverhältnisse bei der Planung berücksichtigt werden. Durch Simulation von Bewegungsabläufen und den daraus resultierenden Bandlängenveränderungen kann in Flexion und Extension die für die Stabilität und Funktion des Gelenks optimale Lage des Gelenkspaltes und der Gelenkflächen ermittelt werden (Abb. 32.4).

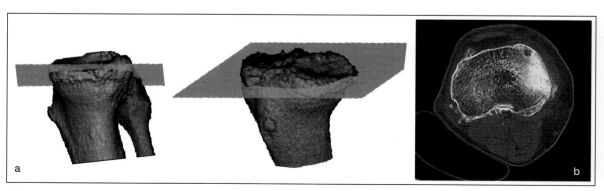

Abb. 32.3a,b. Bestimmung der Referenzschnittebenen (Grauwertschnitt zur Kontrolle der Knochenqualität)

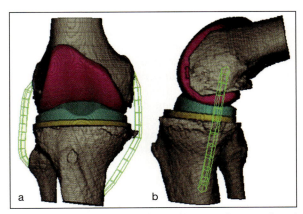

**Abb. 32.4a,b.** Die Simulation der Bandlängenänderung während der Flexion und Extension ermöglicht eine optimale Implantatauswahl und Platzierung von Femur- und Tibiakomponenten

Ziel ist es, durch einen isometrischen Verlauf der medialen und lateralen Bandstrukturen eine optimale Ausgangslage für die verbleibende intraoperative Weichgewebeoptimierung zu schaffen und gleichzeitig von den Möglichkeiten der präoperativen Planung zu profitieren.

## Definition der Individualschablone

Zur unmittelbaren Übertragung der Planungsergebnisse auf den Knochen dient das am Helmholtz-Institut Aachen entwickelte Prinzip der Individualschablonen [11]. Bei diesem Verfahren wird nach Abschluss der präoperativen Planung computergesteuert das individuelle Profil der Knochenoberfläche eines bestimmten Areals von Tibia und Femur in jeweils einen Polycarbonatblock (PC) eingefräst. Aufgrund der exakten Anpassung an die Knochenstruktur können diese Schablonen intraoperativ für eine planungsgetreue Ausrichtung von Werkzeugführungen verwendet werden, wie z. B. dem erwähnten Schnittblock für die Tibia- bzw. Femurosteotomie. Die Definition dieser jeweils patientenspezifischen Schablonen wird auf Basis einer dreidimensionalen Rekonstruktion der Knochenstruktur vorgenommen. Wie in Abbildung 32.5a am Beispiel der Schablone für den planungsspezifischen Femurschnitt dargestellt, wird am Computer ein virtuelles Modell der Individualschablone zusammen mit einem Modell des konventionellen Schnittblockes positioniert. Die Ausrichtung der Sägeführung des Schnittblocks erfolgt dabei rechnergesteuert entsprechend der zuvor geplanten Osteotomie. Hierbei ist die Position der Schablone bis auf einen Freiheitsgrad bestimmt. Der Benutzer hat noch die Möglichkeit, die Schablone in der Schnittebene zu verschieben, um einen intraoperativ gut zugänglich Kontaktbereich einzustellen.

Um die geplante Position des Schnittblocks intraoperativ optimal umsetzen zu können, wird in den Schablonenrohling der negative Abdruck der Knochenstruktur eingefräst. Die Herstellung der individuellen Kontaktfläche erfolgt mittels einer Kompaktfräse,

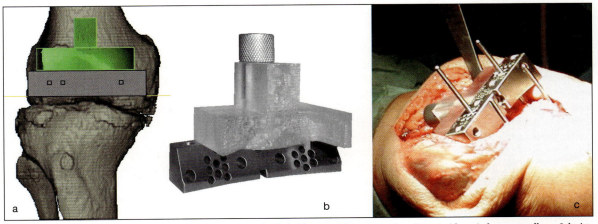

**Abb. 32.5a-c.** Virtuelles und reales Modell der Femurindividualschablone und intraoperativer Einsatz (der wiederverwendbare Schnittblock aus Stahl ist adaptiert

die direkt vom Planungssystem gesteuert wird und somit als eine Art dreidimensionaler Drucker fungiert. Die Fertigung der Schablonen dauert in Abhängigkeit von der Kontaktfläche zwischen 15 und 20 min. In Abbildung 32.5b ist eine fertige Individualschablone mit bereits angeschraubtem konventionellem Schnittblock dargestellt. Die Schablone kann autoklaviert und anschließend mit dem konventionellen Instrumentarium zur Operation bereitgestellt werden. In Abbildung 32.5c ist der intraoperative Einsatz einer femoralen Schablone dargestellt. Nach operativer Freilegung der Kontaktfläche wird die Schablone auf den Knochen aufgesetzt. Die Schablone rastet nur in der geplanten Position ein und definiert somit die exakte Ausrichtung des konventionellen Schnittblocks. Die Fixierung der Schablone erfolgt, wie auch für den konventionellen Schnittblock üblich, über Vorbohrungen durch zwei Stifte. Anschließend kann der Schnittblock selbst auf die Schablone aufgesetzt und fixiert werden. Die Schablone kann nun oder erst nach Durchführung der Osteotomie entfernt und die Operation in konventioneller Weise fortgesetzt werden.

Die Vorgehensweise für die Tibiaosteotomie ist grundsätzlich vergleichbar. Aufgrund der engeren Platzverhältnisse wird jedoch der konventionelle Schnittblock nicht unmittelbar an der Schablone befestigt. Die Schablone wird in diesem Fall zum Einbringen von stabilisierenden Fixierstiften verwendet, auf die nach dem Abziehen der Schablone der konventionelle Schnittblock aufgesetzt wird.

## Klinische Ergebnisse

Unter Nutzung des neuartigen Planungssystems für die endoprothetische Versorgung des Kniegelenks wurden bisher zehn klinische Eingriffe durchgeführt. Dabei zeigte sich, dass in allen Fällen eine eindeutige Positionierung der Schablonen möglich war, ohne die Notwendigkeit einer Erweiterung des operativen Zugangs. Gegenüber anderen CAS-Systemen zeichnete sich die Schablonentechnik bei der Knieendoprothetik insbesondere dadurch aus, dass keine zusätzlichen technischen Hilfsmittel intraoperativ benötigt werden und der routinemäßige Operationsablauf weitestgehend beibehalten werden kann. Dank der einfachen und exakten Ausrichtung des Schnittblocks durch die Individualschablone kann auf den mitunter zeitaufwendigen und ungenauen Einsatz von intra- und extramedullären Führungsstäben vollständig verzichtet werden.

Trotz der anfänglichen Lernkurve, die bei der Einführung eines jeden neuen Unterstützungssystems durchlaufen werden muss, hat sich die Operationszeit gegenüber dem konventionellen Vorgehen nicht verlängert. Tatsächlich lagen die ersten zehn Eingriffe zwischen 35 und 70 min Schnitt-Naht-Zeit. Die radiologische Nachuntersuchung der Patienten erfolgte wiederum als topographische CT-Aufnahme des gesamten Beins. In der computergestützten Auswertung der nachuntersuchten Fälle konnte eine optimale Rekonstruktion der Beinachsen mit einer maximalen Abweichung von 3° gezeigt werden. Nachteilig wirkt sich bei dieser neuen Operationstechnik lediglich die Strahlenbelastung durch das präoperativ notwendige CT und der damit einhergehende Zeitaufwand für die präoperative Planung (ca. 5-10 min) aus. Die Technik der Individualschablonen stellt insbesondere für die Fälle stark deformierter, dysplastischer Kniegelenke mit Achsfehlern des Femurs oder der Tibia ein hervorragendes Verfahren mit großer Genauigkeit bei gutem Kosten-Nutzen-Verhältnis und tendenziell verkürzter Operationsdauer dar.

## Schlussfolgerung

Es konnte gezeigt werden, dass durch den Einsatz von CT-basierten Planungssystemen dem Chirurgen bereits präoperativ eine Reihe von zusätzlichen Planungsinformationen zur Verfügung gestellt werden kann, die im konventionellen Verfahren erst intraoperativ nach erfolgter Knochenbearbeitung zugänglich werden. Insbesondere die Integration von Weichteilgewebsmodellen in eine Planungsumgebung ist ein vielversprechender Ansatz, um bereits präoperativ die resultierenden Bandverhältnisse abzuschätzen. Solche Modelle sollten daher zukünftig auch in Planungssysteme für andere Applikationen, wie z. B. die Hüftumstellung oder den Hüftgelenksersatz, integriert werden. Die Übertragung von präoperativen Planungsergebnissen in den operativen Ablauf kann mittels Individualschablonentechnik auf einfache und exakte Weise sichergestellt werden. Insbesondere bei planbaren Eingriffen, die auch konventionell nicht perkutan durchgeführt werden, stellt die Schablonentechnik eine kostengünstige Alternative zu anderen CAS-Systemen dar.

## Literatur

1. Decking R (2001) Computernavigation in der Knieendoprothetik. 26. Kolloquium Computerunterstützte Chirurgie in der Unfallchirurgie und Orthopädie, Baden-Württemberg, S 22-25
2. Feng EL, Stuhlberg SD, Wixon RL (1994) Progressive subluxation and polyethylene wear in total knee replacements with flat articular surfaces. Clin Orthop Rel Res 299: 60-71
3. Goodfellow JW, O'Connor JJ (1986) Clinical results of the Oxford knee. Clin Orthop Rel Res 205: 21-24
4. Insall JN, Binzzir R, Soudry M, Mestriner LA (1985) Total knee arthroplasty. Clin Orthop Rel Res 192: 13-22
5. Jeffery RS, Morris RW, Denham RA (1991) Coronal alignment after total knee replacement. J Bone Joint Surg 73-B: 709-714
6. Kiefer H, Langemeyer D, Schmerwitz U (2001) Computergestützte Navigation in der Knieendoprothetik. Eur J Traum E-Suppl: 128-132
7. Laskin RS (1990) Total condylar knee replacement in patients who have rheumatoid arthritis. A ten year follow-up study. J Bone Joint Surg 72-A: 529-535
8. Mai S, Lörke C, Soebert W (2000) Implantation von Knieendoprothesen mit dem neuen Operationsroboter-System CASPAR. Orthop Prax 36(12): 792-800
9. Miehlke RK, Clemens U, Jens JH, Kershally S (2001) Navigation in der Knieendoprothetik – vorläufige klinische Erfahrungen und prospektiv vergleichende Studie gegenüber konventioneller Implantationstechnik. Z Ortho 139: 109-116
10. Nuño-Siebrecht N, Tanzer M, Bobyn JD (2000) Potential errors in axial alignment using intramedullary instrumentation for total knee arthroplasty. J Arthr 15: 228-230
11. Radermacher K, Portheine F, Anton M, Zimolong A, Kaspers G, Rau G, Staudte H-W (1998) Computer-assisted orthopaedic surgery with image-based individual templates. Clin Orthop Rel Res 354: 28-38
12. Ritter M, Merbst WA, Keating EM, Faris PM (1992) Radiolucency at the bone-cement interface in total knee replacement. J Bone Joint Surg 74-A: 980-986
13. Saragaglia D, Picard F, Chaussard C, Montbarbon E, Leitner F, Cinquin P (2001) Computer-assisted total knee arthroplasty: comparison with a conventional procedure. Results of a 50 cases prospective randomized study. Proc Int Soc Comp Assis Orthop Surg: 130
14. Schkommodau E, Portheine F, Radermacher K (2001) Geometric co-relation between topogram-tomogram for computer assisted surgical planning of total knee replacement. Proc Int Soc Comp Assis Orthop Surg: 115
15. Stern H, Insall JN (1992) Posterior stabilized prosthesis. J Bone Joint Surg Am 74-A: 980-986
16. Tew M, Waugh W (1985) Tibiofemoral alignment and the results of knee replacement. J Bone Joint Surg 67-B: 551-556

## III B  Navigation: Schlittenprothese

# Unikondyläre Schlittenprothesenimplantation mit dem *OrthoPilot-System*
## Ein Weg zum minimal-invasiven Eingriff

J.-Y. Jenny, C. Boeri

## Einleitung

Die unikompartimentelle Knieendoprothese (UKP) bleibt ein kontrovers diskutiertes Implantat. Obwohl niemand bestreitet, dass die funktionellen Ergebnisse besser sind als bei den Totelknieendoprothesen (TKP) [6] und vielleicht auch als bei den Valgumstellungsosteotomien [9], so werden die Langzeitergebnisse dieser Implantate doch oft als unzureichend angesehen. Dennoch haben bestimmte Autoren bemerkenswerte Ergebnisse berichtet, die keinen Vergleich mit den besten Ergebnissen der Totalprothesen zu scheuen brauchen [2]. Diese besonders ausgewählten Serien von sehr erfahrenen Zentren werden durch die Ergebnisse des schwedischen Knieprothesenregisters bestätigt [7], das nur einen minimalen Unterschied bei den Überlebensraten nach zehn Jahren findet: 88 % bei den TKP, 84 % bei den UKP. Man muss sich also fragen, welche Ursachen der Misserfolg bestimmter UKP hat und darf nicht ihr Prinzip als solches verurteilen.

Die Implantationsqualität einer UKP ist ein anerkannter prognostischer Faktor, der das Langzeitergebnis bestimmt. Die traditionellen Implantationsinstrumentarien ermöglichen eine akzeptable Reproduzierbarkeit, jedoch mit einer nicht vernachlässigbaren Fehlerrate [4]. Diese Fehler können für bestimmte Misserfolge verantwortlich gemacht werden, insbesondere für diejenigen, die mit einer vorzeitigen Abnutzung zusammenhängen.

Die computerunterstützte Implantation ermöglicht eine Verbesserung der technischen Qualität der Implantation von TKP [8]. Daher kann man annehmen, dass dieselben Systeme nach einer entsprechenden technischen Umrüstung dieselben Fortschritte bei der Implantation einer UKP ermöglichen werden. Die meisten aktuellen computerunterstützten Navigationssysteme erfordern den präoperativen Einsatz einer CT-Untersuchung oder sogar die vorherige Implantation metallischer Landmarken. Das OrthoPilot-System wird vollständig intraoperativ eingesetzt und konnte daher ein besseres Kosten-Nutzen-Verhältnis aufweisen.

## Validierung des OrthoPilot-Systems bei TKP

### Reproduzierbarkeit der intraoperativen Datenerfassung

Zwanzig Prothesen dienten einer Studie der Variabilität der intraoperativen Erfassung der mechanischen Knieachsen zwischen zwei Benutzern sowie der Variabilität verschiedener Erfassungen desselben Benutzers. Die Erfassung der mechanischen Achsen des operierten Beins wurde gemäß den Empfehlungen des Herstellers durchgeführt. Es erfolgten drei kinematische Erfassungen am selben Patienten, ohne die Position der für das Programm erforderlichen anatomischen Punkte zu ändern: zwei durch den Hauptoperateur und eine durch den zweiten Chirurg. Folgende Winkel wurden vom System gemessen:
– der frontale femorotibiale Winkel bei maximaler Extension,
– der laterale femorotibiale Winkel bei maximaler Extension,
– der frontale femorotibiale Winkel bei 90° Flexion,
– der frontale femorotibiale Winkel bei Extension von Null Grad bei einer manueller Belastung mit maximalem Valgus und Varus,

- der frontale femorotibiale Winkel bei 90° Flexion bei einer manueller Belastung mit maximalem Valgus und Varus.

Die Variabilität der beiden vom selben Operateur durchgeführten Messungen und zwischen zwei Operateuren wurde mittels eines T-Tests für abhängige Stichproben von Wilcoxon und mittels der Berechnung des Korrelationskoeffizienten nach Spearman ermittelt.
- Die intrapersonelle Variabilität der Messungen bei der Messung der frontalen und lateralen femorotibialen Winkels bei Extension war in allen Fällen kleiner oder gleich 1°.
- Die intrapersonelle Variabilität der Messungen bei den anderen Messungen war immer kleiner oder gleich 2°.
- Die interpersonelle Variabilität der Messungen zwischen den zwei Beobachtern bei der Messung der frontalen und lateralen femorotibialen Winkel bei Extension war in 19 Fällen kleiner oder gleich 1°, in einem Fall 2°.
- Die interpersonelle Variabilität der Messungen bei den Winkelmessungen ohne Belastung war immer kleiner oder gleich 2°.
- Die interpersonelle Variabilität der Messungen bei den Winkelmessungen mit Belastung war in 5 Fällen größer als 2°.

Es gab keinen signifikanten Unterschied bei der intra- und interpersonellen Observeranalyse.

Aus dieser Studie kann man daher folgern, dass die Variabilität der intraoperativen Erfassung der frontalen und lateralen mechanischen Achsen des operierten Beines reproduzierbar ist. Die mit dieser Reproduzierbarkeit verbundene Unsicherheit liegt in der Größenordnung des mit der Messung selbst verbundenen Fehlers. Die größere Variabilität der Messwerte unter Belastung kann durch das Fehlen einer Kalibrierung der bei den erzwungenen Varus- und Valgusmanövern angewandten Kraft erklärt werden.

### Gültigkeit der intraoperativen Datenerfassung

Das Designteam der Methode hat eine prospektive, komparative und randomisierte Studie durchgeführt, um das verwendete System zu validieren [8]. Die beobachteten Unterschiede waren, sowohl hinsichtlich der absoluten Winkelwerte wie ihrer Verteilung, günstig für die computerunterstützte Implantation, ohne jedoch die Grenze der Signifikanz zu erreichen.

Wir haben die radiologische Qualität der Implantation einer Totalknieendoprothese (Search, Aesculap, Chaumont) bei 100 Patienten mit primärer Gonarthrose untersucht [5]. 50 Patienten (Gruppe A) wurden mit dem computergestützten Navigationssystem OrthoPilot operiert. 50 Patienten (Gruppe B) wurden aus einer Serie von 400 Patienten extrahiert, die wegen derselben Indikation mit derselben Prothese operiert wurden, nach Paarbildung mit der Gruppe A hinsichtlich Alter (in Schritten von fünf Jahren), Geschlecht, präoperativen frontalen mechanischen femorotibialen Winkel (in Schritten von 5° um den theoretischen Idealwert von 180°) und Schwere der degenerativen Läsionen, die gemäß Ahlbäck [1] klassifiziert wurde. Im Fall mehrfacher Paarbildungsmöglichkeiten wurden die analysierten Messwerte mit Hilfe einer Zufallszahlentabelle durch das Los bestimmt.

Die Implantationsqualität der TKP wurde auf frontale und laterale Ganzbeinaufnahmen bei monopodaler Unterstützung und bei maximaler Extension untersucht. Die Bilder wurden mittels einer aus den Empfehlungen der Knee Society [3] abgeleiteten Technik analysiert.

Das Lastenheft der Implantation der verwendeten Prothese war gemäß Konzeption und Wünschen der Autoren folgendes: frontaler mechanischer femorotibialer Winkel von 177°–183°, frontale Orientierung der Femurkomponente von 88°–92°, sagittale Orientierung der Femurkomponente von 88°–92°, frontale Orientierung der Tibiakomponente von 88°–92°, sagittale Orientierung der Tibiakomponente von 88°–92°.

Die globale Implantation der Prothese wurde bei 33 Patienten von Gruppe A und bei 15 Patienten von Gruppe B als optimal angesehen ($p<0,001$). Der frontale mechanische femorotibiale Winkel betrug 180°±2° in Gruppe A und 180°±3° in Gruppe B ($p=0,43$); er wurde bei 47 Patienten von Gruppe A und bei 39 Patienten von Gruppe B als optimal angesehen ($p<0,05$). Die frontale Orientierung der Femurkomponente lag bei 90°±1° in Gruppe A und 90°±2° in Gruppe B ($p=0,71$); sie wurde bei 48 Patienten von Gruppe A und bei 42 Patienten von Gruppe B als optimal angesehen ($p=0,05$). Die sagittale Orientierung der Femurkomponente lag bei 89°±2° in Gruppe A und 88°±3° in Gruppe B ($p=0,78$); sie wurde bei 38

Patienten von Gruppe A und bei 32 Patienten von Gruppe B als optimal angesehen (p<0,05). Die frontale Orientierung der Tibiakomponente lag bei 90°±1° in Gruppe A und 89°±2° in Gruppe B (p=0,03); sie wurde bei 48 Patienten von Gruppe A und bei 40 Patienten von Gruppe B als optimal angesehen (p<0,05). Die sagittale Orientierung der Tibiakomponente lag bei 90°±1° in Gruppe A und 90°±3° in Gruppe B (p=0,90); sie wurde bei 47 Patienten von Gruppe A und bei 33 Patienten von Gruppe B als optimal angesehen (p<0,001).

Das verwendete Navigationssystem ermöglichte eine signifikante Verbesserung der Implantationsqualität der TKP in frontaler und sagittaler Ebene. Der Einfluss dieser Verbesserung auf das Langzeitergebnis dieser Prothese ist noch zu untersuchen, wobei die Messung der Bandstabilität auf der frontalen Ebene weitere interessante Elemente beitragen könnte.

## Anwendung des OrthoPilot-Systems bei der Implantation unikompartimenteller Knieendoprothesen (UKP)

Die Autoren haben bisher 60 UKP mit Unterstützung durch das Computersystem OrthoPilot implantiert.

### Operationstechnik

Das System basiert auf einer intraoperativen kinematischen Analyse der Bewegungen des Beckens, des Femurs, der Tibia und des Fußes. Es besteht aus einer Zentraleinheit vom Typ eines PCs, einem Monitor und einer Infrarotkamera (Polaris, Northern Digital, Toronto, Kanada; Abb. 33.1). Es werden vier Infrarotsender an der Spina iliaca anterior superior, am distalen Femur, an der proximalen Tibia und am Fußrücken angebracht. Die relative Bewegung von zwei nebeneinander liegenden Infrarotsendern ermöglicht allein durch die intraoperative kinematische Analyse, die Gelenkzentren von Hüfte, Knie und Sprunggelenk (Abb. 33.2) und damit die frontalen und sagittalen mechanischen Achsen von Femur und Tibia zu bestimmen. Die Palpation der dorsalen Punkte beider Femurkondylen (Abb. 33.3) ermöglicht in Verbindung mit dem Gelenkzentrum der Hüfte, die frontale Referenzebene zu bestimmen, auf der senkrecht die sagittale Ebene steht. Die Palpation des tiefsten tibialen Punkts der beiden Tibiaplateaus und des distalen femoralen Punkts beider Femurkondylen vervollständigt die Erfassung der Referenzdaten für die Resektionshöhe. Dann können die mechanischen frontalen und lateralen femorotibialen Winkels gemessen werden (Abb. 33.4). Ein an den Sägeschnittblöcken des tibialen (Abb. 33.5) und dann des femoralen (Abb. 33.8) Schnitts fixierter Infrarotsender ermöglicht, diese mittels Mikrometerschrauben sehr präzise in den drei Raumebenen zu orientieren. Sobald in den drei Ebenen (frontale und sagittale Orientierung und Resektionshöhe; Abb. 33.6 und 33.9) die optimale Position erreicht ist, werden die Sägeschnittblöcke am jeweiligen Knochen fixiert. Die Knochenresektionen werden dann gemäß der klassischen Technik mit einer oszillierenden Säge vorgenommen (Abb. 33.7 und 33.10). Nach der Implantation der Probeprothesen kann mit dem System die axiale Korrektur sichtbar gemacht werden, die in der frontalen und sagittalen Ebene erreicht wurde.

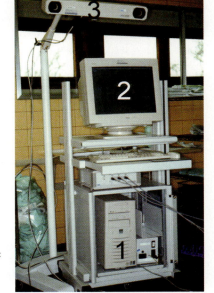

**Abb. 33.1.** Das OrthoPilot-System: Zentraleinheit (1), Monitor (2), Infrarotkamera (3)

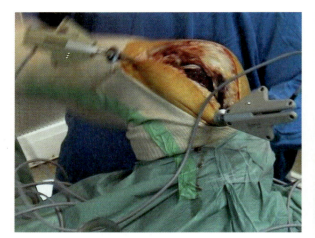

**Abb. 33.2.** Erfassung des Gelenkzentrums des Knies

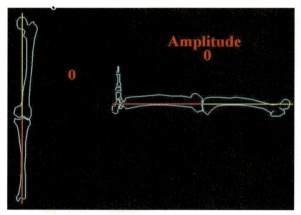

**Abb. 33.4.** Kontrollbildschirm: femorotibiale frontale und sagittale mechanische Achsen

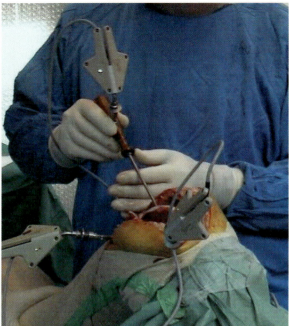

**Abb. 33.3.** Palpation der anatomischen Punkte

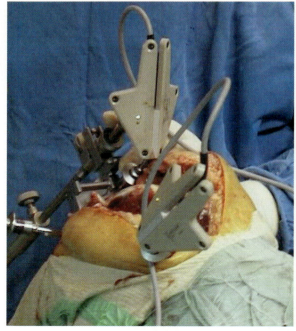

**Abb. 33.5.** Anbringen der mit einem Infrarotsender ausgestatteten tibialen Sägeschablone

### Validierungsstudie

Die Gruppe der 30 ersten Fälle (Gruppe A) diente dem Vergleich der radiographischen Qualität der Implantation anhand der frontalen und lateralen Achsenaufnahmen mit einer Kontrollgruppe von 30 unikompartimentellen Prothesen, die mit einer traditionellen Instrumentierung mittels intramedullärer femoraler Ausrichtung implantiert wurden (Gruppe B). Alle Patienten wurden wegen einer primären medialen Gonarthrose von demselben Chirurgen mit demselben Implantat (Search-Prothese, Aesculap) operiert. Die Kontrolgruppe wurde aus einer Serie von 250 aufein-

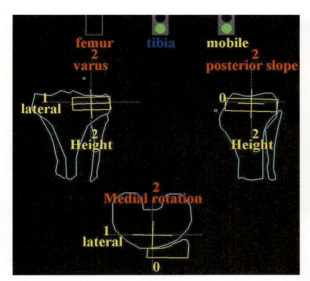

**Abb. 33.6.** Kontrollbildschirm: Orientierung der tibialen Sägeschablone

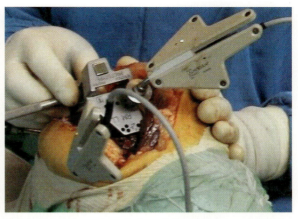

**Abb. 33.8.** Anbringen der mit einem Infrarotsender ausgestatteten femoralen Sägeschablone

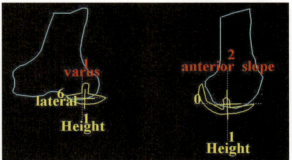

**Abb. 33.9.** Kontrollbildschirm: Orientierung der femoralen Sägeschablone

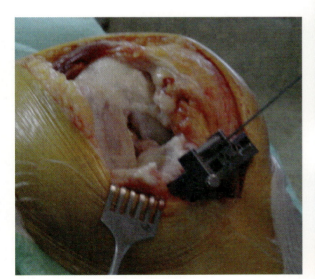

**Abb. 33.7.** Proximale Tibiaresektion

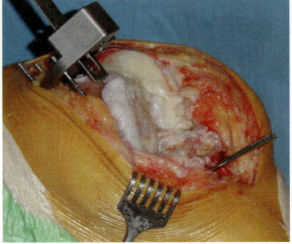

**Abb. 33.10.** Distale Femurresektion

ander folgenden Fällen ausgewählt, nachdem eine Paarbildung mit der untersuchten Gruppe hinsichtlich Alter, Geschlecht, Schwere der arthrotischen Läsion [1] und frontalem mechanischen femorotibialen Winkel vorgenommen wurde.

Die Implantationsqualität der UKP wurde auf frontale und laterale Ganzbeinaufnahmen bei monopodaler Unterstützung und bei maximaler Extension unter-

sucht. Die Bilder wurden mittels einer aus den Empfehlungen der Knee Society [3] abgeleiteten Technik analysiert. Auf dem frontalen Röntgenbild wurde die mechanische Femurachse (Verbindungslinie zwischen dem Zentrum des Femurkopfes und dem Zentrum des Knies), die mechanische Tibiaachse (Verbindungslinie zwischen Zentrum der Tibia und dem Zentrum des Sprunggelenks), die Achse der Femurkomponente (Parallele zum medialen Rand des posterioren Segments der Prothese) und die Achse der Tibiakomponente (Symmetrieachse des Prothesenzapfens) bestimmt. Es wurden folgende Winkel gemessen:
- frontaler mechanischer femorotibialer Winkel (an der medialen Seite zwischen den mechanischen Achsen von Femur und Tibia gemessener Winkel),
- frontale Orientierung der Femurkomponente (an der medialen und distalen Seite zwischen der mechanischen Achse des Femurs und der Achse der Femurkomponente gemessener Winkel),
- frontale Orientierung der Tibiakomponente (an der medialen und distalen Seite zwischen der mechanischen Tibiaachse und der Achse der Tibiakomponente gemessener Winkel).

Auf dem lateralen Röntgenbild wurden die Femurachse (Achse der letzten zehn Zentimeter der femoralen Diaphyse), die Tibiaachse (Verbindungslinie zwischen der Mitte der Tibiaplateaus und der Mitte des tibialen Pilons), die Achse der Femurkomponente (Symmetrieachse des Prothesenzapfens) und die Achse der Tibiakomponente (Symmetrieachse des Prothesenplots) bestimmt. Es wurden folgende Winkel gemessen:
- die sagittale Orientierung der Femurkomponente (an der proximalen und posterioren Seite zwischen Femurachse und Achse der Femurkomponente gemessener Winkel),
- die sagittale Orientierung des Tibiakomponente (an der distalen und posterioren Seite zwischen Tibiaachse und Achse der Tibiakomponente gemessener Winkel),
- die vertikale Höhe des Gelenkspalts (vertikaler Abstand zwischen der Tangente am inferioren Rand der Femurkomponente und seiner parallelen Tangente am Oberrand der Fibula, beide senkrecht zur Tibiaachse).

Das Ziel der Implantation der verwendeten Prothese war gemäß Konzeption und Wünschen der Autoren folgendes: frontaler mechanischer femorotibialer Winkel von 175°-180°, frontale Orientierung der Femurkomponente von 88°-92°, sagittale Orientierung der Femurkomponente von 88°-92°, frontale Orientierung der Tibiakomponente von 88°-92°, sagittale Orientierung der Tibiakomponente von 86°-90°, vertikale Höhe des rekonstruierten Gelenkspaltes mit einer Marge von ±2 mm im Vergleich zu der präoperativen Höhe.

Alle Messungen wurden von einem der Operateure durchgeführt (JYJ), der die bei der Messung verwendete Implantationstechnik (navigiert oder konventionell) nicht kannte. Die Winkel wurden mit einem Winkelmesser bestimmt.

Die Winkelergebnisse wurden für jede Angabe als optimal angesehen, wenn der gemessene Winkel im gewünschten Intervall lag, oder als nicht optimal im umgekehrten Fall. Für jeden Patienten wurde die Anzahl optimaler Kriterien berechnet und das Implantat des Patienten wurde als optimal angesehen, wenn alle Kriterien erfüllt waren, und als nicht optimal im umgekehrten Fall.

Der frontale mechanische femorotibiale Winkel lag bei 26 Patienten von Gruppe A und bei 20 Patienten von Gruppe B innerhalb der gewünschten Grenzen. Die frontale Orientierung des Femurkomponente lag bei 27 Patienten von Gruppe A und bei 19 Patienten von Gruppe B innerhalb der gewünschten Grenzen ($p < 0,02$). Die frontale Orientierung der Tibiakomponente lag bei 26 Patienten von Gruppe A und bei 19 Patienten von Gruppe B innerhalb der gewünschten Grenzen ($p < 0,05$). Die sagittale Orientierung der Femurkomponente lag bei 27 Patienten von Gruppe A und bei 19 Patienten von Gruppe B innerhalb der gewünschten Grenzen ($p < 0,02$). Die sagittale Orientierung der Tibiakomponente lag bei 28 Patienten von Gruppe A und bei 21 Patienten von Gruppe B innerhalb der gewünschten Grenzen ($p < 0,02$). Die präoperative Höhe des Gelenkspaltes wurde bei den 30 Patienten von Gruppe A und bei 24 Patienten von Gruppe B ($p < 0,05$) mit einer Marge von 2 mm rekonstruiert. 18 Patienten von Gruppe A und 4 Patienten von Gruppe B hatten hinsichtlich aller untersuchten Kriterien eine optimale Implantation ($p < 0,001$). Es traten keine System bedingte Komplikationen auf.

## Diskussion

Die Qualität der Implantation einer UKP mit dem Navigationssystem OrthoPilot war gemäß den für diese

Studie gewählten Kriterien signifikant besser als die der mit einer konventionellen manuellen Technik implantierten Prothesen. Die verwendete Technik und das verwendete Programm ermöglichen ebenfalls eine reproduzierbare frontale und laterale Messung der mechanischen Achsen von Femur und Tibia.

Die Wahl dieser CT-freien Navigationstechnik enthält bestimmte Nachteile. Bei den ersten Softwareversionen war eine vorübergehend eingebrachte Beckenkammschraube erforderlich, die eine zusätzliche chirurgische Inzision benötigte, aber niemals Quelle einer Komplikation war. Bei den aktuellen Softwareversionen des Programms ist diese Schraube nicht mehr erforderlich. Die Notwendigkeit der vorübergehenden Implantation einer femoralen und tibialen Schraube ist weniger störend, da sie mit der gewöhnlichen chirurgischen Inzision erfolgt. Die Technik erfordert, wie jedes neue Verfahren, eine Phase der Einarbeitung, die man auf etwa zehn Implantationen schätzen kann. Sie bedeutet auch eine Verlängerung der Operationszeit, zur Zeit im Mittel etwa 20 min. Schließlich hat das System einen gewissen Raumbedarf im Operationssaal, der jedoch nicht größer ist als der eines Arthroskopieturms.

Andererseits sind die Vorteile einer CT-freien Navigationstechnik zahlreich. Wenn auch die Verbesserung der Qualität der Implantation, die durch diese Studie unzweifelhaft bewiesen ist, natürlich der wesentliche Punkt ist, so muss jedoch gegenüber den auf einer präoperativen Bildgebung gründenden Techniken gerade die Abwesenheit jeder zusätzlichen Bilderfassung (u. a. CT) gegenüber der klassischen Röntgendiagnostik genannt werden. Die traditionelle Operationstechnik wird sehr wenig modifiziert und die Rückkehr zur konventionellen Technik ist jederzeit ohne jede Schwierigkeit möglich. Das System ist nicht direktiv, sondern lässt dem Chirurgen immer die Wahl, den gegebenen Hinweisen zu folgen oder nicht. Es handelt sich vor allem um ein ausgeklügeltes Messsystem, das intraoperativ verlässlichere Daten liefert als das beste Chirurgenauge. Darüber hinaus ist es sehr maßvoll, insbesondere weil es kein spezifisches Verbrauchsmaterial erfordert.

## Schlussfolgerungen

Die computergestützte Instrumentierung arbeitet verlässlicher und reproduzierbarer als die traditionelle Instrumentierung für die Implantation einer unikompartimentellen Knieendoprothese. Die Langzeitergebnisse derart implantierter Prothesen könnten verbessert werden. Der systematische Einsatz präoperativer Bildgebungsverfahren (u. a. CT) oder sogar die präoperative Implantation metallischer Landmarken ist nicht erforderlich. Das verwendete Navigationssystem OrthoPilot scheint das beste Kosten-Nutzen-Verhältnis zu bieten.

Zurzeit werden spezielle Instrumente für die navigierte Implantationstechnik entwickelt. Bei dem bisher vorhandenen konventionellen Instrumentarium ist der Operationszugang relativ groß, da relevante anatomische Referenzpunkte aufgefunden werden müssen. Das Navigationssystem erlaubt, diese Referenzpunkte durch die kinematische Analyse ohne zusätzliche Hautinzision zu bestimmen. So kann in Zukunft ein minimal-invasiver Zugang (6 cm Hautinzision) verwendet werden, ohne auf die hohe Präsision verzichten zu müssen (Abb. 33.11). Dadurch könnte die postoperative Phase der Rehabilitation kürzer und einfacher werden.

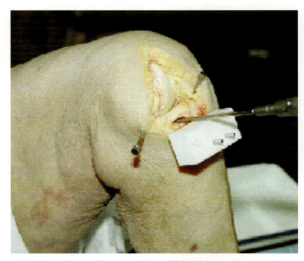

**Abb. 33.11.** Minimal-invasiver Eingriff (Kadavertest)

## Literatur

1. Ahlbäck S (1968) Osteoarthrosis of the knee. A radiographic investigation. Acta Radiol Diagn 277 (Suppl): 7-72
2. Ansari S, Newman JH, Ackroyd CE (1997) St. Georg sledge for medial compartment knee replacement. 461 arthroplasties followed for 4 (1-17) years. Acta Orthop Scand 68: 430-434
3. Ewald FC (1988) The Knee Society total knee arthroplasty roentgenographic evaluation and scoring system. Clin Orthop 248: 9-12
4. Hernigou P, Deschamps G (1996) Prothèse unicompartimentales du genou. Rev Chir Orthop 87(Suppl 1): 23-60
5. Jenny JY, Boeri C (2001) Implantation d'une prothèse totale de genou assistée par ordinateur: étude comparative cas-témoin avec une instrumentation traditionnelle. Rev Chir Orthop 87: 645-652
6. Newman JH, Ackroyd CE, Shah NA (1998) Unicompartmental or total knee replacement. Five-year results of a prospective, randomised trial of 102 osteoarthritic knees with unicompartmental arthritis. J Bone Joint Surg 80-B: 862-865
7. Robertsson O, Borgquist L, Knutson K, Lewold S, Lidgren L (1999) Use of unicompartmental instead of tricompartmental prostheses for unicompartmental arthrosis in the knee is a cost-effective alternative. 15,437 primary tricompartmental prostheses were compared with 10,624 primary medial or lateral unicompartmental prostheses. Acta Orthop Scand 70: 170-175
8. Saragaglia D, Picard F, Chaussard C, Montbarbon E, Leitner F, Cinquin P (2001) Mise en place des prothèses totales du genou assistée par ordinateur: comparaison avec la technique conventionnelle. Rev Chir Orthop 87: 18-28
9. Weale AE, Newman JH (1994) Unicompartmental arthroplasty and high tibial osteotomy for osteoarthrosis of the knee. A comparative study with a 12- to 17-year follow-up period. Clin Orthop 302: 134-137

## III C Robotic: Knietotalendoprothese

# Klinische Erfahrungen mit dem *CASPAR-Operationsroboter* und der Search-Evolution-Knieendoprothese

S. Mai, C. Lörke, W. Siebert

## Einleitung

In der Knieendoprothetik nimmt die Häufigkeit der jährlichen Eingriffe kontinuierlich zu. Dies erklärt sich durch die zunehmende Lebenserwartung und den berechtigten Anspruch der älteren Bevölkerung auf schmerzfreie Mobilität. Die hohe Lebenserwartung der Implantatträger fordert aber auch lange Standzeiten, was durch die Verbesserung der Implantationstechniken erreicht werden soll.

Die komplexe Gelenkanatomie und Gelenkmechanik des Kniegelenkes stellt hohe Anforderungen an die präoperative Planung und die Implantationsstrategie. Bei den herkömmlichen manuellen Techniken, die durch die Entwicklung von intra- und extramedullären Führungshilfen sowie Sägeschablonen unterstützt werden, ist der Endoprothesensitz auch bei erfahrenen Operateuren nicht immer zufriedenstellend [3, 8]. Allein bei der Auswahl des Insertionspunktes des femuralen intramedullären Führungsstabes können Abweichungen der mechanischen Achse bis zu 8,3° resultieren [6]. Hinzu kommen weitere Einflüsse wie Femurkrümmung, Dicke und Länge des Führungsstabes.

Die mechanische Beinachse hat für die Ausrichtung des Knieimplantats eine entscheidende Bedeutung dahingehend, dass das Implantat senkrecht dazu implantiert werden sollte, um eine gleichmäßige Belastung der Komponenten und des Knochens zu gewährleisten. Andernfalls ist mit frühzeitiger Lockerung zu rechnen. Abweichungen außerhalb des optimalen Bereiches von 3° weisen in einer Nachuntersuchungsstudie über einen Zeitraum von acht Jahren [3] eine höhere Revisionsrate von 24 % im Gegensatz zu 3 % bei optimaler Implantation auf. Es werden in der Literatur in 32 % der Fälle bei 115 Patienten Abweichungen von mehr als 3° [3] und sogar von mehr als 5° in 34 % sowie mehr als 9° in 7 % der Fälle von insgesamt 428 nachuntersuchten Patienten [8] beschrieben. Die Spannweite der gemessenen Abweichungen lag in der Frontalebene zwischen 6° varus und 16° valgus und in der Sagittalebene am Femur von −3° bis +40° Flexion, an der Tibia seitlich von 84° bis 95° (Slope) [1]. Auch in unserem Patientengut liegen die postoperativen Beinachsen bei 31 % der Patienten außerhalb des optimalen Bereiches in der Frontalebene mit einer Streuung bis zu 7°.

Um eine lastgerechte Implantation und damit längere Standzeit zu erreichen, werden zur Zeit verschiedene passive, semiaktive und aktive Systeme entwickelt. Ziel ist es, die präoperative Planung sowie die Implantationstechnik zu verbessern, um standardisiert und reproduzierbar das Implantat in allen drei Ebenen exakt einzusetzen unter Berücksichtigung der Tragachse, der Rotation, der Neigung und der Bandspannung. Weiterhin sollte die Patella in ihrem Gleitlager zentral laufen. Seit März 2000 setzen wir in unserer Klinik den aktiven Operationsroboter CASPAR (URS-ortho, Rastatt) ein.

## Technik

### Pinsetzung

Zur späteren intraoperativen Lageerkennung durch den Roboter (Registrierung) müssen die zu operierenden Knochenanteile vor Anfertigung des Planungs-CTs mit Schrauben (Pins) markiert werden. Es wird jeweils ein femuraler und ein tibialer Pin benötigt. Beide

Pins haben unterschiedliche, der jeweiligen Knochenstruktur angepasste, selbstschneidende Gewinde. Die Pins werden femural von ventrolateral und tibial von ventromedial so platziert, dass die Inzisionen im Bereich des späteren Zugangs zu liegen kommen. Um absolute Stabilität der Schrauben zu gewährleisten, da davon die Präzison des Roboters abhängt, werden die Schrauben bikortikal eingebracht. Die Haut wird über den Pins wieder verschlossen, sodass die eigentliche Operation wahlweise am gleichen oder am darauffolgenden Tag ausgeführt werden kann.

### CT-basierte 3D-Planung

Im Anschluss an die Pinplatzierung wird ein Spiral-CT des gesamten Beines angefertigt mit Schwerpunkt über dem Hüftkopf, dem Knie mit den Markierungen und dem Sprunggelenk. Ein Kalibrierungsstab wird zur späteren Beurteilung von etwaigen Verwackelungen am Bein angelegt. Da wir in Spinalanästhesie die Pins einbringen und gleich anschließend das CT fahren, waren die Aufnahmen immer einwandfrei. Die Daten werden auf die Planungsstation übertragen. Zunächst wird die Position der Markierungen und die Qualität des CTs überprüft.

In den dreidimensionalen Bildern, die alle gleichzeitig eingesehen werden, müssen die anatomischen Merkmale an Femur und Tibia markiert werden, wozu man sich zur genaueren Orientierung durch die Bilder scrollen kann. Es werden die mechanischen Achsen in der Frontal-, Sagittal- und Transversalebene festgelegt. Die Epikondylenlinie, auch Insall-Linie genannt, wird bestimmt und der „epicondylar twist" (Winkel zwischen Epikondylenlinie und dorsaler Kondylenlinie) [5] berechnet. Auch die Verwringung der Tibia (Winkel zwischen dorsaler Tibiakopfbegrenzung und der Malleolenlinie am Sprunggelenk) und ihre Relation zum Femur werden kalkuliert.

Im nächsten Schritt wird das Implantat ausgesucht und virtuell positioniert (Abb. 34.1).

Auch hier ist es von großem Vorteil, dass man sich durch die CT-Bilder in drei Ebenen durchscrollen kann, um den genauen Sitz der Implantatkomponenten in allen Bereichen beurteilen und optimieren zu können. Sehr hilfreich ist dabei, dass man sofort erkennt, wie sich eine Veränderung in den anderen Ebenen und auf die mechanische Achse auswirkt. Ein ungewolltes „Notching" kann sicher vermieden werden. Es besteht die Möglichkeit, die Gelenklinie und den dorsalen Slope anatomisch oder klassisch zu planen, die Neigung und Translation zu beeinflussen sowie die Außenrotation der Komponenten einzustellen, um ein zentrales Gleiten der Patella zu gewährleisten. Nach Festlegen der Inlayhöhe gibt das Programm Auskunft, welche Veränderungen sich im Streck- und Beugespalt mit möglicher Auswirkung auf die Bandspannung ergeben. Dies ist ein Hinweis, ob voraussichtlich ein Release notwendig wird und ob die Implantatlage möglicherweise überdacht werden sollte. Da die Angaben zur Weichteilspannung nur relativ sind, erfolgt die definitive Festlegung der Inlaystärke und das Weichteilbalancing durch den Operateur nach der herkömmlichen Weise intraoperativ.

Schließlich werden auch die Fräsbereiche festgelegt, um zielgenaues, zeitsparendes Fräsen ohne Gefahr von Weichteilverletzungen zu gewährleisten. Ein abschließender Überblick über die Planung wird für die Dokumentation ausgedruckt und die Daten auf eine Transferkarte überspielt, um sie auf den Roboter zu übertragen.

### Roboterassistierte Operationstechnik

Der Patient wird wie zur konventionellen Knieendoprothesenimplantation gelagert. Über einen klassischen medianen Zugang, der die Inzisionen für die Pinsetzung einschließt, wird das Kniegelenk parapatellar medial eröffnet. Das Bein wird in einem speziell entwickelten Fixateur externe unter Verwendung von Schanz-Schrauben mit zentral selbstschneidendem Gewinde eingespannt. An der Halterung sind Vorrichtungen für Haken und Hebel angebracht (Abb. 34.2).

In Ausnahmefällen kann bei sehr straffem Streckapparat ein Quadrizeps Snip nötig sein, um die Patella spannungsfrei zur Seite halten zu können. Der Fixierrahmen wird mit dem Roboter fest verbunden.

Das ganze Verfahren wird von einem Polaris Infrarotkamerasystem überwacht, um bei intolerabler Bewegung den Fräsvorgang sofort abzubrechen. Die reflektierenden „rigid bodies" werden an der Schanz-Schraube des zu bearbeitenden Knochens und an der Verbindung zum Roboter befestigt.

Um dem Roboter die Lage des Knochens zu vermitteln, wird das jeweilige CT-Kreuz mit einem Einmess-

**Abb. 34.1.** Dreidimensionale Planung des Endoprothesensitzes der Tibia mit Angabe der geplanten mechanischen Beinachse

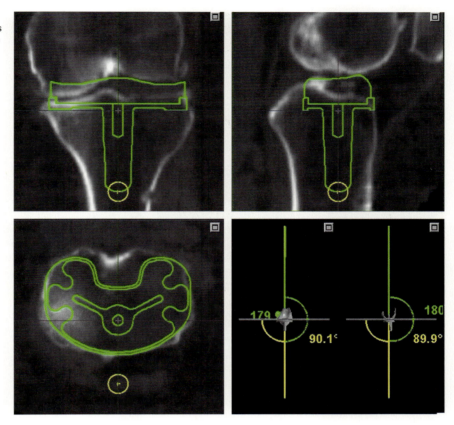

kreuz verlängert, das dann vom Roboter halbautomatisch registriert wird (s. Abb. 34.2). Das Messergebnis wird mit den CT-Daten verglichen. Bei Übereinstimmung kann die Fräsung des Femurs und der Tibia vollzogen werden (Abb. 34.3).

Dazu werden zwei verschiedene Fräsköpfe mit interner ständiger Wasserkühlung und ein Spritzschutz verwendet. Der Fräsvorgang dauert insgesamt etwa 20 min. Nach Entfernung der Haltevorrichtung erfolgen die Balancierung der Weichteile, die Auswahl des Polyäthyleninlays, das Einsetzen der Implantate und der Wundverschluss in der herkömmlichen Weise.

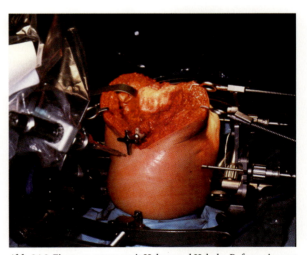

**Abb. 34.2.** Fixateur externe mit Haken und Hebeln, Referenzierung an der CT-Kreuzverlängerung

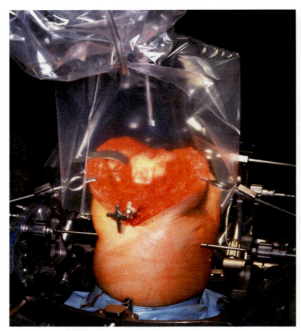

**Abb. 34.3.** Fräsung des Femurs unter einem Spritzschutz

## Material und Methode

Die Entwicklung der Knie-TEP-Implantation unter Verwendung des Roboters CASPAR (Computer Assisted Surgery Planning and Robotics) erfolgte unter klinischer Leitung in unserer Klinik [4]. Das System basiert auf einem Stäubli-Industrieroboter mit sechs Gelenken, die ihm die Freiheitsgerade des menschlichen Armes verleihen. Zunächst wurde das System an künstlichem, dann an humanem Knochen erprobt und standardisiert. Im März 2000 führten wir die erste Operation erfolgreich durch. Im Rahmen einer klinischen Studie, die von einer Ethikkommission überwacht wurde, haben wir 70 Knietotalendoprothesen roboterassistiert implantiert. Dabei haben wir ausschließlich das Implantat LC Search Evolution der Firma Aesculap (Tuttlingen) verwendet (Abb. 34.4a,b).

Bei einer Patientin mit beidseitigen erheblichen Arthrosebeschwerden haben wir beide Knie mit sehr gutem Ergebnis in einer Sitzung operiert. Das Durchschnittsalter der Patienten (48 Frauen, 21 Männer) lag bei 66 Jahren (46-87 Jahre). Es wurden alle Patienten prospektiv erfasst und nach 3, 6 und 12 Monaten

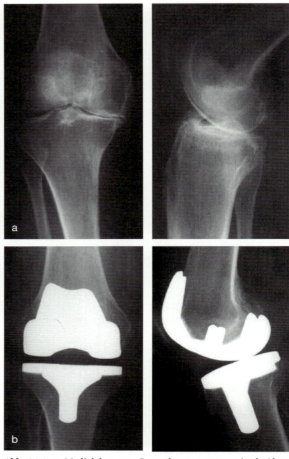

**Abb. 34.4.** *a* Medial betonte Gonarthrose präoperativ. *b* Oberflächenersatzprothese Search Evolution, Aesculap, gefräst mit dem CASPAR-System

nachuntersucht. Die Operationsindikation war die primäre Arthrose. Ausgeschlossen wurden Patienten mit Erkrankungen, die den Knochen schwächen (z. B. Rheuma, Osteoporose), mit Immunerkrankungen, neurologischen Grunderkrankungen, reduziertem Allgemeinzustand und Patienten mit verminderter Kooperationsbereitschaft.

Ziel der Studie war es, die reproduzierbare Präzision und Zuverlässigkeit des CASPAR-Systems nachzuweisen und eventuelle systembezogene Komplikationen zu erkennen. Hierzu wurden bei allen Patienten prä- und postoperativ Ganzbeinaufnahmen im Stehen angefertigt und die mechanische Achse von einer einzigen Person vermessen. Der postoperativ erreichte

Istwert der mechanischen Achse wurde mit dem in der Planung angestrebten Sollwert verglichen. Zur klinischen Beurteilung wurden u. a. der Knee Society Score (KKS) [2] und der Score des Hospital for Special Surgery (HSS) [7] verwendet.

Als Vergleichsgruppe dienten für die Achsvermessung 52 Patienten (40 Frauen, 12 Männer) und beim KSS 176 Patienten mit idiopathischer Gonarthrose, die im gleichen Zeitraum mit der manuellen Technik ein vergleichbares Implantat des NexGen-Kniesystems der Firma Zimmer Inc. (Warsaw. IN, USA) eingesetzt bekommen haben.

## Ergebnisse

### Allgemeine Beobachtungen

Die Operationsdauer für die ersten 70 mit dem Roboter operierten Patienten betrug im Mittel 135 min (80-220 min). Verzögernd wirkt in erster Linie der Aufbau mit dem Anbringen des Halteapparates. Nach einer deutlichen Lernkurve des gesamten OP-Teams betragen die Operationszeiten jetzt regelmäßig ca. zwei Stunden.

In der postoperativen Phase konnte kein wesentlicher Unterschied zu den manuell implantierten Patienten gesehen werden. Anfänglich entstand der Eindruck einer geringeren Weichteilschwellung und besseren Beweglichkeit in der Robotergruppe gegenüber herkömmlich operierten Patienten in der frühpostoperativen Phase. In der roboterassistierten Gruppe traten keine Nervenschäden auf, im Gegensatz zur Vergleichsgruppe mit zwei Peroneusläsionen, die sich innerhalb eines halben Jahres komplett zurückbildeten. Bei Entlassung war die Streckung vollständig bei einer Beugung von mindestens 90°.

### Komplikationen

Es wurden weder intra- noch postoperativ Komplikationen registriert, die auf den Einsatz des Roboters zurückgeführt werden konnten.

Intraoperativ trat bei einem Fall ein mechanisches Problem am Verlängerungskreuz auf, wodurch eine geringe Fehlfräsung des Femurs resultierte, die manuell ausgeglichen werden konnte. Einmal hat sich ein tibialer Pin infolge Osteoporose gelockert, woraufhin die Operation manuell beendet wurde.

Postoperativ sahen wir eine Hautnekrose bei Adipositas per magna und drei oberflächliche Infekte im Bereich der Pineintrittsstellen, die sich unter konservativen Maßnahmen rasch zurückbildeten, einmal musste revidiert werden. Es sind ausschließlich Patienten, bei denen wir noch eine gesonderte Inzision zur Pinsetzung anlegt haben. An den Eintrittsstellen der Schanz-Schrauben wurde zu keinem Zeitpunkt über Beschwerden geklagt. Bei einem Patienten trat ein Spätinfekt des Knies ein halbes Jahr postoperativ auf, der mit einmaliger arthroskopischer Spülung und Antibiotikagabe folgenlos ausheilte.

Eine tiefe Beinvenenthrombose wurde in zwei Fällen festgestellt.

### Funktionsscore

Zwischen den Vergleichsgruppen gab es, wie zu erwarten, keinen wesentlichen Unterschied (Abb. 34.5a,b).

Der Score unterteilt sich in einen „Knee Score" und „Function Score". Präoperativ und nach einem Jahr lag der Gesamtscore bei der manuellen Gruppe bei 48/159 Punkten, bei der roboterassistierten Gruppe bei 91/166 Punkten. Da in den Scores auch die Einschränkungen durch Begleiterkrankungen eingehen, wird die volle Punktzahl (200) nicht erreicht.

### Mechanische Beinachse

Ein wesentliches Qualitätsmerkmal in der Knieendoprothetik ist die erreichte mechanische Beinachse, d. h. des tibiofemoralen Winkels, da dies am genauesten die Präzision der Methode wiederspiegelt. Vermessen wurden im Stehen angefertigte Röntgenganzbeinaufnahmen. In der Regel wurde ein Winkel von 0° angestrebt. Lediglich bei einer Patientin in der Robotergruppe mit einer Varusdeformität von 20° wurde ein Varuswinkel von 3,7° geplant, um eine übermäßige Knochenresektion zu vermeiden und eine ausreichende Bandspannung zu erhalten. Der Vergleich des Planungsziels mit der postoperativ erreichten mechanischen Achse zeigte eine mittlere Abweichung von nur

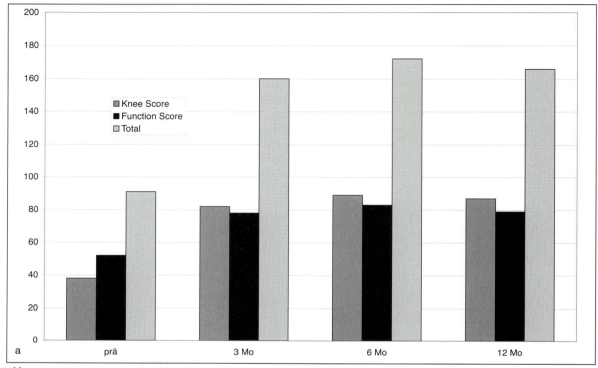

**Abb. 34.5a.** Knee Society Score bei der roboterassistierten Gruppe

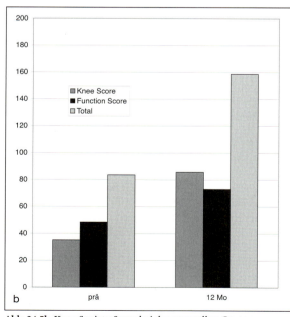

**Abb. 34.5b.** Knee Society Score bei der manuellen Gruppe

0,8° (0-3°) in der Robotergruppe und 2,6° (0-7°) in der manuellen Vergleichsgruppe (Tabelle 34.1). Der Unterschied zwischen beiden Gruppen ist signifikant (p < 0,0001).

**Tabelle 34.1.** Auswertung der mechanischen Beinachsen bei der roboterassistierten und manuellen Gruppe

| Femorotibialer Winkel | CASPAR (70 P) | Manuell OKK (52 P) |
|---|---|---|
| 0-2° | 97,2% | 69% |
| 3° | 2,8% | |
| >3° | – | 31% |
| Standardabweichung | 1° | 2,2° |
| Mittlere Abweichung geplante/erreichte Achse | 0,8° | 2,6° |

## Schlussfolgerungen und Ausblick

Das Robotersystem CASPAR zeichnet sich durch eine hohe Präzision und Sicherheit aus, wodurch sehr gute Operationsergebnisse insbesondere hinsichtlich der Implantatlage erzielt werden. Ein wesentlicher Bestandteil ist die präoperative Planung, bei der unter Berücksichtigung aller Achsen, Winkel, Rotationen und Kippungen exakt dreidimensional geplant werden kann. Dabei kann in Ruhe die genaue Implantatlage in allen Ebenen festgelegt und die Auswirkung auf die mechanische Achse beurteilt werden. Im Gegensatz dazu kann manuell anhand von Röntgenbildern mit ungenauem Vergrößerungsfaktor und Verzerrungen auch bei hoher klinischer Erfahrung und Augenmaß nur näherungsweise geplant werden.

Eine weitere Besonderheit liegt darin, dass diese exakte Planung intraoperativ übertragen und zuverlässig ganz präzise umgesetzt wird. Eine Voraussetzung ist allerdings, dass die Technik korrekt ausgeführt wird und sich die Referenzierungsschrauben während der gesamten Prozedur nicht verändern. Intra- oder extramedulläre Führungshilfen, die eine gewisse Ungenauigkeit beinhalten [6] und Komplikationen (z. B. Fettembolie) auslösen können, entfallen. Es ist zwar nicht möglich, die Planung während der Operation zu verändern, aber bei der suffizienten präoperativen Planung anhand eines CTs sahen wir dafür bisher keinen Anlass. Bei auftretenden Problemen kann jederzeit auf die manuelle Implantation umgeschwenkt werden.

Präoperativ werden bei der Planung die Schnitthöhe und die Fräsbahn genau festgelegt. Dadurch wird eine gute Auflage der Endoprothese gewährleistet und die Verletzung von Weichteilen, die mit den Vorrichtungen am Halterahmen zur Seite gehalten werden, sicher verhindert. Der Knochenverlust kann auf ein Minimum beschränkt und der Knochenblock mit dem Ansatz des hinteren Kreuzbandes sicher erhalten werden. Bei dem Schnitt der dorsalen Femurkondylen fallen kleine Knochenstücke an, mit denen eventuelle Zysten aufgefüllt werden können. Ein prothesenspezifisches Instrumentarium ist nicht notwendig. Die Schnittflächen sind absolut plan, sodass die Implantate unabhängig von der Geschicklichkeit des Operateurs perfekt sitzen und bei zementfreien Komponenten ein gutes Einwachsverhalten zu erwarten ist. Bei der Diskussion wird hier die Art der Oberflächenbeschichtung, Hydroxylapatit oder Porous coated, in den Vordergrund rücken. Mit den bei den manuellen und navigierten Verfahren verwendeten oszillierenden Sägen kann diese Präzision der Schnittfläche trotz der Sägelehren nicht erreicht werden, da die Sägeblätter in sich nicht starr sind und von sklerosiertem Knochen abgelenkt werden. Auch die Weichteile wie Sehnen, Bänder, Nerven und Gefäße können beim manuellen Sägen in Mitleidenschaft gezogen werden.

Ein Nachteil ist die Verwendung von Referenzierungsschrauben, die eine kleine Voroperation erforderlich machen. Aus diesem Grund wird bereits intensiv an pinlosen Verfahren gearbeitet, die sich allerdings an der derzeitigen Genauigkeit orientieren müssen.

Ein weiterer Nachteil ist die zusätzliche Strahlenbelastung durch das notwendige CT, die durch die Entwicklung von Spiral-CTs bereits reduziert wurde. Aber nur dadurch erreichen die Planung und ihre Umsetzung die hohe Präzision. Bei der zukünftigen Weiterentwicklung bieten andere bildgebende Verfahren, die ebenfalls ständig verbessert und erweitert werden, wie die Sonographie, MRI und Iso-C-3D-Bildwandlertechnik, sicherlich interessante Ergänzungen und Alternativen.

Ein Anwendungsziel von Robotern ist auch die Verkürzung der Operationszeit. Leider benötigt die Installation des Systems heute noch so viel Zeit, dass sich die Operation bei einem Ersteingriff auch bei einem eingespielten Team verlängert. Dabei ist zu beachten, dass die ipsilaterale Hüfte eine Beugung bis 50° erlauben muss. Es wird intensiv daran gearbeitet, den Aufbau zu vereinfachen und eventuell auf eine rigide Fixierung zu verzichten. Auch die technischen Möglichkeiten einer einfacheren und schnelleren Referenzierung sind noch nicht ausgeschöpft.

Ein noch ungelöstes Problem ist die exakte Balancierung der Weichteile, die für das Operationsergebnis und die Stabilität des Kniegelenks von großer Bedeutung ist. Das CASPAR-System gibt hier nur Orientierungshilfen. Auch bei den Navigationssystemen besteht diesbezüglich noch Entwicklungsbedarf. Ein Zusammenspiel verschiedener Techniken kann eventuell zum Erfolg führen. Weitere Erkenntnisse durch die neuen Verfahren der Bewegungs- und dynamischen virtuellen Funktionsanalyse des Knies, das eine sehr komplexe Gelenkanatomie und Gelenkmechanik aufweist, werden hier einfließen.

Zusammenfassend kann festgestellt werden, dass die Robotik, die sich am Anfang einer vielversprechenden Entwicklung befindet, einen neuen Zugangsweg zur Knieendoprothetik ermöglicht. Sie bietet die Möglichkeit einer akkuraten und sorgfältigen dreidimensionalen Planung, die zuverlässig und reproduzierbar mit einer hohen Genauigkeit bei der Operation umgesetzt wird. Es konnte nachgewiesen werden, dass ein wesentliches Qualitätskriterium, nämlich die biomechanische Integration des Implantats in die Lastlinie des Körpers, mit hoher Signifikanz erfüllt wird, wodurch eine längere Standzeit des Implantats zu erwarten ist. Diese hohe Präzision erkauft man sich zur Zeit noch mit Mehraufwand und höheren Kosten. Ob sich diese Vorteile für den Patienten auszahlen, werden Langzeitstudien ergeben.

Die stetig neuen Erkenntnisse durch die neuen Untersuchungs-, Planungs- und Implantationstechniken zur Funktion des Knies und im Bereich der Knieendoprothetik werden die Technik des Gelenkersatzes und die Form der Endoprothesen sowie die Art der verwendeten Materialien in den nächsten Jahren stark beeinflussen und verbessern. Die hochintelligenten Technologien stellen keine Konkurrenzverfahren dar, sondern haben ihre jeweiligen Vorzüge, die sich gegenseitig ergänzen können. Nur durch die Kombination dieser Vorzüge kann der höchste Grad an Pass- und Positionsgenauigkeit sowie Biokompatibilität erreicht werden.

## Literatur

1. Insall JN, Binzzir R, Soudry M, Mestriner LA (1985) Total knee arthroplasty. Clin Orthop 192: 13-22
2. Insall JN, Dorr LD, Scott R, Scott WN (1989) Rationale of the knee society clinical rating system. Clin Orthop 248: 13-14
3. Jeffery RS, Morris RW, Denham RA (1991) Coronal alignment after total knee replacement. J Bone Joint Surg 73B: 709-714
4. Mai S, Lörke C, Siebert W (2000) Implantation von Knieendoprothesen mit dem neuen Operationsroboter-System CASPAR. Orthopädische Praxis 12: 792-800
5. Malzer U, Schuler P (1998) Die Komponentenausrichtung beim Oberflächenersatz des Kniegelenkes. Orthop Prax 3: 141-146
6. Nuño-Siebrecht N, Tanzer M, Bobyn JK (2000) Potential errors in axial alignment using intramedullary instrumentation for total knee arthroplasty. J Arthroplasty 15: 228-230
7. Ranawat CS, Adjei OB (1988) Survivorship analysis and results of total condylar knee arthroplasty. Clin Orthop 323: 168-173
8. Tew M, Waugh W (1985) Tibiofemoral alignment and the results of knee replacement. J Bone Joint Surg 67B: 551-556

# Roboterassistierte CT-gestützte Operation der PFC-Knieendoprothese mit dem *CASPAR-Operationsroboter*

T. SIEBEL, M. PORSCH

Der Erfolg eines künstlichen Kniegelenkersatzes spiegelt sich in erster Linie in einer langen Standzeit des Implantats wider. Diese Standzeit ist von verschiedenen Faktoren abhängig. Insbesondere für die zementfreie Knieendoprothetik scheint hierbei die Genauigkeit der tibialen und femoralen Knochenresektion eine entscheidende Rolle zu spielen, um einen optimalen Knochen-Implantat-Kontakt zu gewährleisten.

Innerhalb der letzten zehn Jahre wurden verschiedene Verfahren entwickelt, die roboterunterstützte Knieendoprothesenimplantationen ermöglichen [2]. In einer experimentell histologischen Studie an Femora konnte Jerosch [3] einen außergewöhnlich engen Knochen-Implantat-Kontakt nach einer roboterunterstützten Implantationstechnik im In-vitro-Versuch nachweisen. Im Vergleich zu manuellen Techniken war hierbei der Knochen/Implantat-Kontakt deutlich optimiert.

Neben der Knochenqualität hängt die Lebensdauer künstlicher Kniegelenke von operationstechnischen Faktoren ab. Von entscheidender Bedeutung ist hierbei die exakte Positionierung des künstlichen Kniegelenkes in Bezug auf Alignment bzw. Wiederherstellung der mechanischen Knieachse [5, 6]. Die Fehlimplantationsrate manuell eingebauter künstlicher Kniegelenke variiert zwischen 5 und 8% und führt zu frühzeitiger Prothesenlockerung, Kniegelenkinstabilität, Polyäthylen- und Metallabrieb bis hin zur Prothesendislokation [1, 4].

Die auf dem Markt befindlichen computerassistierten Operationssysteme können in der Planung und Durchführung der Kniegelenksendoprothetik Hilfestellungen bieten. Hierbei stehen aktive Systeme, semiaktive Systeme und Freehand-Systeme zur Verfügung. Die aktiven Systeme wie z. B. das CASPAR-System (Computer Assisted Surgery Planning and Robotics, Fa. URS) ermöglicht eine präoperativ exakte Planung und die entsprechende intraoperativ korrekte Umsetzung der Knochenresektion. Wir berichten über unsere ersten Erfahrungen mit dem Operationsroboter CASPAR-System im Rahmen der zementfreien Knieendoprothetik und über die frühen klinischen postoperativen Ergebnisse.

## Material und Methode

In einer prospektiv randomisierten Studie haben wir zehn Kniegelenke mit Hilfe des CASPAR-Systems versorgt. Das durchschnittliche Alter der Patienten (acht Männer, zwei Frauen) lag bei 67 Jahren (63 bis 78 Jahre). Die Hauptindikation für den Kunstgelenkersatz lag immer in einer fortgeschrittenen Gonarthrose (bei sieben Patienten Varusdeformität, bei drei Patienten Valgusdeformität).

Für alle Patienten wurde präoperativ eine Röntgeneinbeinstandaufnahme im anterior-posterioren Strahlengang angefertigt. Die Evaluation erfolgte prä- und sechs Wochen postoperativ mit Hilfe des Knee Society Scores.

## Operationstechnik

Für die Durchführung einer roboterassistierten Knietotalendoprothese ist in einem ersten Operationsschritt die Herstellung eines Planungs-CTs erforderlich. Hierfür müssen zwei sog. Planungs-Pins während einer ersten Operation in die proximale Tibia und das distale Femur implantiert werden. Mit Hilfe eines speziellen CT-Scans werden nach der Pin-Implantation die erforderlichen Daten für die exakte Planung an einem

Standard-PC mit einer speziellen Software gewonnen. Durchschnittlich sind 100 CT-Schnitte pro Operation erforderlich. Mit Hilfe der Software wird die zu implantierende Prothesengröße bestimmt und die Resektionslinien unter Berücksichtigung der mechanischen Kniegelenksachse und des Extensions- und Flexions-Gaps festgelegt. Bei den bisher durchgeführten Operationen verwendeten wir ausschließlich die PFC-Knieprothese der Firma DePuy/Johnson & Johnson.

Nach Abschluss der Planungsphase erfolgte am gleichen Tag die Implantation des Kunstgelenkes. Alle Operationen wurden vom gleichen orthopädischen Chirurgen durchgeführt, eine Blutsperremanschette wurde nicht angelegt.

Der Hautschnitt zur Exposition des Kniegelenks ist im Vergleich zu konventionellen manuellen Techniken länger. Die Exposition in 90° Flexion und Subluxation der Tibia nach ventral ist für die Arbeit des Roboters von entscheidender Bedeutung. Hierbei ist die Opferung des vorderen Kreuzbandes essentiell. Das Kniegelenk muss in einem speziellen Kniehalteapparat fixiert werden wobei je ein Steinmann-Nagel durch das distale Femur und den Tibiakopf eingebracht wird.

Der Fräsvorgang des Roboters beginnt im Bereich des distalen Femurs unter permanenter Wasserspülung. Dieser Vorgang dauert zwischen 11 und 26 min und ist naturgemäß von der Qualität des Knochens, dem Grad der Sklerose sowie der Menge des zu resezierenden Knochens abhängig. In Einzelfällen müssen überstehende Osteophyten mit dem Luer entfernt werden.

Nach Beendigung der femoralen Resektion beginnt die Resektion der Tibia. Der tibiale Resektionsvorgang dauerte bei den zehn Patienten durchschnittlich etwa 17 min, wobei der Fräsvorgang auch die Knochenresektion für den Stem und die Finnen der Prothese beinhaltet. Nach Beendigung der Knochenresektion durch den Roboter werden das femorale und tibiale Implantat von Hand eingesetzt. Die Patella wurde in den von uns durchgeführten Operationen nicht ersetzt. Wir führten routinemäßig einer zirkuläre Denervation der Kniescheibe und eine doppelte Schrägostetomie mit einer oszillierenden Säge durch.

**Postoperative Behandlung**

Das postoperative Regime unterscheidet sich nicht von der Nachbehandlung manuell implantierter Kniegelenke. Alle Patienten wurden mit einer Teilbelastung von 20 kg Körpergewicht für die Dauer von sechs Wochen mit zwei Unterarmgehstützen mobilisiert. Die Nachbehandlungsphase schloss auch eine krankengymnastische Therapie sowie eine Mobilisation auf der Motorschiene mit ein.

**Ergebnisse**

Besonders eindrucksvoll ist das Ergebnis der knöchernen Resektion mit dem Roboter. Sowohl tibial als auch femoral zeigte sich in allen Fällen eine extrem ebene spongiöse Resektionsfläche. Bereits makroskopisch war ein enger Knochen-Prothesen-Kontakt objektivierbar. Aufgrund vorbestehender Osteoporose wur-

Tabelle 35.1. Intraoperative Daten

| Nr. | Schnittlänge | OP-Zeit | OP-Dauer femoral | Op-Dauer tibial | Prothesentyp (PFC-Knie) |
|---|---|---|---|---|---|
| 1 | 25 cm | 144 min | 20 min | 16 min | zementfrei, fem 5, tib 4 |
| 2 | 23 cm | 143 min | 26 min | 18 min | zementfrei, fem 4, tib 5 |
| 3 | 28 cm | 130 min | 25 min | 20 min | zementfrei, fem 4, tib 3 |
| 4 | 25 cm | 120 min | 23 min | 18 min | zementfrei, fem 4, tib 3 |
| 5 | 22 cm | 130 min | 18 min | 22 min | Hybrid, fem 5, tib 4 |
| 6 | 20 cm | 150 min | 11 min | 11 min | zementfrei, fem 5, tib 4 |
| 7 | 32 cm | 115 min | 15 min | 20 min | Hybrid, fem 5, tib 5 |
| 8 | 24 cm | 125 min | 17 min | 21 min | zementfrei, fem 4, tib 3 |
| 9 | 23 cm | 110 min | 15 min | 10 min | zementfrei, fem 4, tib 3 |
| 10 | 22 cm | 100 min | 20 min | 16 min | zementfrei, fem 5, tib 4 |
| ∅ | 24 cm | 125 min | 19,0 min | 17,2 min | – |

den zwei der zehn Tibiaimplantate mit Zement verankert. Um eine ausreichende Exposition des Kniegelenkes zu erhalten, muss der Hautschnitt bei den roboterunterstützten Kniegelenksendoprothesen länger gewählt werden, er variierte zwischen 20 und 32 cm mit einer mittleren Länge von 24 cm. Die Operationsdauer betrug 125 min (100-150 min; Tabelle 35.1).

### Komplikationen

Intraoperative Komplikationen wurden in der kleinen Serie nicht beobachtet. In einem Fall kam es zu einer distalen oberflächlichen, temporären Wundheilungsstörung. Drei der zehn Patienten erhielten aufgrund des intra- und postoperativen Blutverlustes Bluttransfusionen.

### Röntgenergebnisse

Die postoperativen Röntgeneinbeinstandaufnahmen im anterior-posterioren Strahlengang zeigten eine durchschnittliche Korrektur der mechanischen Achse auf einen physiologischen Valguswinkel von 6,5°. In allen Fällen wurde ein guter Knochen-Implantat-Kontakt erzielt. Fissuren wurden nicht beobachtet.

### Klinische Ergebnisse

Der Knee Society Score zeigte einen Anstieg von präoperativ 89,5 Punkte auf 138,6 Punkte sechs Wochen postoperativ (Tabelle 35.2).

## Diskussion

Die Wiederherstellung einer exakten mechanischen Beinachse und die Qualität des Implantat-Knochen-Kontaktes, verbunden mit der primären Stabilität des Kniegelenkes, sind für gute Langzeitergebnisse essentiell. Das CASPAR-System verbindet die Möglichkeiten einer präoperativ exakten Planung und den perfektionierten Fräsvorgang. Die entsprechenden Prothesengröße und Resektionslinien werden vom Operateur präoperativ festgelegt.

Der computer- und roboterunterstützte Fräsvorgang führt zu eindrucksvoll planen Spongiosaoberflächen, die der zementfrei implantierten Prothesenkomponente eine ausgezeichnete primäre knöcherne Verankerung gewährleisten (Abb. 35.1) Trotz dieser intraoperativ beobachteten Passgenauigkeit des Im-

**Tabelle 35.2.** Radiologische und klinische Daten nach CASPAR-Knie-TEP

| Pati. | Knieachse präoperativ | Knieachse postoperativ | Diff. | KSS Score präoperativ | KSS Score postoperativ | Diff. |
|---|---|---|---|---|---|---|
| 1 | 8° valgus | 6° valgus | 2° | 85 | 134 | +49 |
| 2 | 5° varus | 6° valgus | 11° | 79 | 124 | +45 |
| 3 | 11° valgus | 6° valgus | 5° | 119 | 148 | +29 |
| 4 | 16° valgus | 6° valgus | 10° | 102 | 133 | +31 |
| 5 | 7° varus | 5° valgus | 12° | 77 | 148 | +71 |
| 6 | 3° valgus | 7° valgus | 4° | 78 | 133 | +55 |
| 7 | 2° valgus | 7° valgus | 5° | 94 | 144 | +50 |
| 8 | 5° varus | 6° valgus | 11° | 85 | 134 | +49 |
| 9 | 14° valgus | 6° valgus | 8° | 123 | 144 | +21 |
| 10 | 15° varus | 10° valgus | 25° | 53 | 144 | +91 |
| ⌀ | | | | 89,5 | 138,6 | +49,1 |

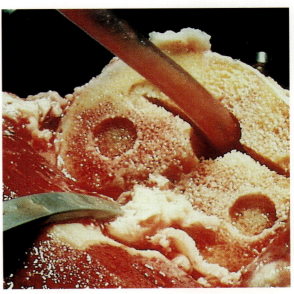

**Abb. 35.1.** Spongiöse Oberfläche nach robotergesteuertem Fräsvorgang

plantat-Knochen-Lagers haben wir bei zwei Patienten bei bekannter Osteoporose die tibiale Komponente zementiert.

Expositionstechnisch ist eine ausgedehnte Weichteiltraumatisierung unvermeidbar. Eine pinlose Planung, die den Zweiteingriff überflüssig macht, wäre wünschenswert. Die durchschnittliche Operationszeit betrug in unserer Serie 125 min. Diese Operationszeit wird von Martelli et al. [4] im Rahmen von Kadaverstudien bestätigt. Den zeitaufwendigsten Anteil der Operation beinhaltet dabei die Weichteilexposition des Kniegelenks und der Fräsvorgang, der tibial durchschnittlich 17,2 und femoral 19 min betrug. Die klinischen Ergebnisse zeigten postoperativ einen deutlich besseren KSS-Score gegenüber dem präoperativen Ausgangsbefund. Dieser Anstieg ist vergleichbar dem Vorgang prä- und postoperativ manuell implantierter Kniegelenksendoprothesen. Einen besonderen Vorteil der roboterunterstützten Kniegelenkschirurgie sehen wir in der präoperativ planbaren und korrekt durch den Roboter umgesetzte Knochenresektion hinsichtlich des knöchernen Alignments und des optimierten Implantat-Knochen-Kontakts, insbesondere im Hinblick auf die zementfreie Knietotalendoprothetik. Das Problem des Soft Tissue Balancing gestaltet sich hierbei insofern als schwierig, da im Rahmen der präoperativen Planung der knöchernen Resektionslinie keine korrekte Aussagen über die Weichteilsituation möglich sind, da das Planungs-CT zur 3D-Rekonstruktion das Bein nicht mit einer definierten Kollateralbandspannung erfasst. Das Soft Tissue Balancing (Flexion und Extension) sollte bei dieser Implantationsmethode nur von einem erfahrenen Operateur durchgeführt werden.

Einen Nachteil der Computerchirurgie sehen wir darin, dass die Rotation des Tibiaplateaus präoperativ festgelegt werden muss. Eine intraoperative Änderung der Rotationsausrichtung durch den Operateur ist im Zuge eines Probelaufs nicht vorgesehen. Nach Abschluss der präoperativen Planungsphase ist eine intraoperative Korrektur der femoralen und tibialen Resektionslinie nicht möglich.

Insgesamt sind die Ergebnisse der computerassistierten Kniegelenksendoprothetik ermutigend. Inwieweit der beschriebene verbesserte Implantat-Knochen-Kontakt zu einer verlängerten Standzeit der Endoprothetik führt, ist durch Langzeitergebnisse zu belegen.

## Literatur

1. Gosse F, Brack C, Gotte H, Roth M, Ruhmann O, Schweikard A, Vahldiek M (1997) Robot-assisted knee endoprothesis. Orthopäde 26(3): 258-266
2. Jerosch J, Peuker E, von Hasselbach C, Lahmer A, Filler T, Witzel U (1999) Computer-assisted implantation of the femoral stem in THA – an experimental study. Int Orthop 23: 224-226
3. Moreland JR (1998) Mechanism of failure in total knee arthroplasty. Clin Orthop Rel Res 226: 49-70
4. Müller W, Bockholt U, Voss G, Lahmaer A, Börner M (2000) Planning system for computer assisted total knee replacement. In: Westwood JD et al. (ed) Medicine meets virtual reality. IOS Press, Amsterdam Berlin Oxford Tokyo Washington DC, pp 214-219
5. Delp SL, Stulberg SD, Davies B, Picard F, Leitner F (1998) Computer assisted knee replacement. Clin Orthop Rel Res 354: 49-56
6. Martelli M, Marcacci M, Nofrini L, La Palombara F, Malvisi A, Iancono P, Vendruscolo P, Pierantoni M (2000) Computer- and robot-assisted total knee replacement: analysis of a new surgical procedure. Ann Biomed Eng 28: 1146-1153

# Klinische Erfahrungen mit dem *ROBODOC-Operationsroboter* und der Duracon-Knieendoprothese

M. Börner, U. Wiesel, W. Ditzen

## Zielsetzung

Ein Operationsroboter (ROBODOC) wird zur Implantation von Kniegelenktotalendoprothesen eingesetzt (Abb. 36.1). Dasselbe System ist seit 1994 in der Berufsgenossenschaftlichen Unfallklinik Frankfurt am Main im klinischen Routineeinsatz in der Hüftendoprothetik. Seit März 2000 ist die Knieendoprothetik ein weiteres Einsatzgebiet des Roboters.

Dieser Artikel möchte einen Überblick über das System sowie über die ersten klinischen Erfahrungen geben.

## Hintergrund

Die Ergebnisse der konventionellen Knieendoprothetik waren bisher sehr von der Erfahrung und Routine des Operateurs abhängig. Die häufigsten Fehler sind Fehlpositionierungen sowie Fehlrotation der Komponenten, was postoperativ Varus- oder Valgusfehlstellungen der unteren Extremität und eine inkorrekte Ausrichtung der anatomischen Achse zur Folge hat. Diese Fehler führen häufig zu einer verfrühten Lockerung des Implantats.

## Material und Methoden

Das System ermöglicht eine dreidimensionale präoperative Planung der korrekten Achse und Rotation sowie der korrekten Implantatgröße. Die intraoperative Umsetzung erfolgt durch den Roboter, der sämtliche Schnitte entsprechend der präoperativen Planung durchführt. Das ROBODOC-System besteht aus drei Komponenten:

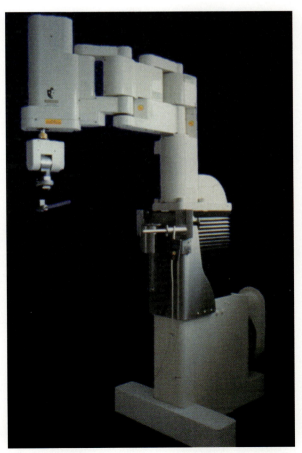

**Abb. 36.1.** ROBODOC-Fräskomponente der Firma ISS aus Davis, Kalifornien, USA

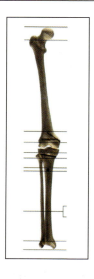

**Abb. 36.2.** „Region of Interest" in der computertomographischen Ganzbeindarstellung

– dem präoperativen Planungscomputer (Orthodoc),
– dem Operationsroboter sowie
– dem Kontrollrechner des Roboters, in den die präoperativen Planungsdaten eingegeben werden und der den Roboter steuert und überwacht.

Momentan müssen in einer zusätzlichen Operation vier Titan-Pins implantiert werden, zwei in das distale Femur und zwei in die proximale Tibia. Diese Pins dienen als „Landmarken" für die folgenden Schritte. Nach der Pin-Implantation wird ein Computertomogramm des Hüftkopfes, des distalen Femurs, der proximalen Tibia sowie des Sprunggelenks unter Einschluss aller vier Pins durchgeführt (Abb. 36.2).

Ein Aluminiumstab wird am Bein des Patienten befestigt, um eine Bewegung des Patienten während des CTs festzustellen. Die CT-Daten werden auf einer optischen Disk (MOD) auf den Planungsrechner Orthodoc übertragen, der eine dreidimensionale Darstellung des Knochens in folgenden Ebenen in drei getrennten Feldern zeigt:
– die a.p.-Ebene,
– die laterale Ebene sowie
– den Querschnitt (Abb. 36.3a,b).

Die Veränderung einer Ebene hat immer die automatische Veränderung der anderen Ebenen zur Folge. In einem ersten Schritt werden alle vier Pins im CT aufgesucht und deren Position überprüft. Anschließend wird die femorale mechanische Achse (FMA) sowie die tibiale mechanische Achse (TMA) festgelegt, wozu vier Marker verwendet werden: der Hüftkopf, die Mitte des Femurkondylus, die Mitte des Tibiaplateaus sowie der Sprunggelenksmittelpunkt. Anschließend wird der Knochen auf die jeweilige Achse eingestellt.

Die femorale Komponente und die tibiale Komponente werden mit getrennten Achsen (FMA und TMA) geplant, die anschließend zusammengesetzt werden.

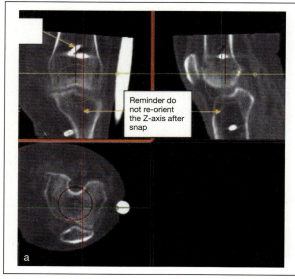
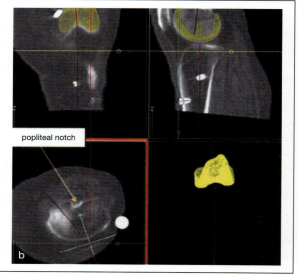

**Abb. 36.3a,b.** Orthodoc, dreidimensionale Darstellung des Knochens

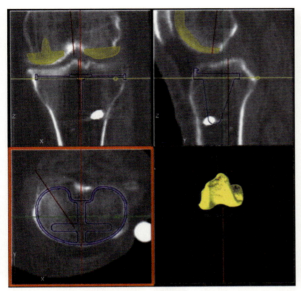

**Abb. 36.4.** Präoperative Planung der femoralen und tibialen Komponente

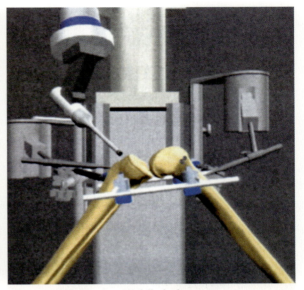

**Abb. 36.5.** Fixierung eines Modellgelenkes

Zunächst erfolgt die Planung des femoralen Anteils. Nach Einstellung der korrekten Achse und Rotation wird die Implantatgröße gewählt und das Implantat positioniert. Die Rotation wird über die Epikondylarlinie festgelegt. Anschließend erfolgt die tibiale Planung, wobei hier die Rotation über die Tuberositas tibiae und die Notch festgelegt wird. Daraufhin folgt Auswahl der tibialen Komponente und Positionierung entsprechend der Achse und Rotation (Abb. 36.4). Zum Abschluss erfolgt noch die Auswahl eines Polyäthylen-Inlays.

Nach erfolgter Planung kann ein synthetisches Röntgenbild generiert werden, um das postoperative Ergebnis zu begutachten. Hierbei wird die postoperative anatomische Achse der gesamten unteren Extremität dargestellt. So können mögliche Planungsfehler korrigiert werden. Die Planungsdaten werden auf einer CD-ROM abgespeichert und anschließend auf den Kontrollrechner des Roboters geladen.

Das Bein des Patienten wird in einem speziellen Beinhalter fixiert (Hoffmann-II-Fixateursystem, Abb. 36.5). Das Kniegelenk sollte ungefähr 70°-80° gebeugt sein. Danach erfolgt normales steriles Abdecken und die Operation beginnt mit dem Zugangsweg, der der konventionellen Operation entspricht. Nachdem das Kniegelenk und die vier Pins freipäpariert wurden, wird in den Ober- und Unterschenkelknochen jeweils ein Steinmann-Nagel eingebracht. Diese werden mit dem Hoffmann-II-Fixateursystem verbunden und das Kniegelenk wird distrahiert.

Nun wird der Roboter an den OP-Tisch gefahren und Femur sowie Tibia werden über das Fixateursystem fest mit dem Roboter verbunden. Das Registrierungsprogramm wird gestartet. Mit einem speziellen Abtastfühler (Abb. 36.6) registriert der Roboter die Position der vier Pins sowie den Winkel. Die Daten werden mit den CT-Daten der Pins verglichen, damit

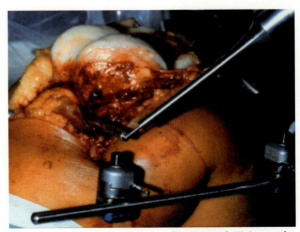

**Abb. 36.6.** Intraoperative Abtastung der Pins nach Fixierung des Kniegelenks

der Roboter die Position des Patienten auf dem OP-Tisch feststellen kann. Zunächst werden die femoralen, dann die tibialen Pins registriert.

Wenn die Registrierung korrekt und erfolgreich ist, können der Fräser am Roboter und das Spülsystem installiert werden. Der Roboter fräst nun zunächst den femoralen Anteil (Abb. 36.7), anschließend den tibialen Anteil und die tibiale kreuzförmige Fixierung (Abb. 36.8).

Sollte es während des Fräsens zu einer Bewegung des Femurs oder der Tibia kommen, wird diese durch zwei Bone-Motion-Fühler registriert und der Roboter stoppt den Fräsvorgang sofort. Die Pins müssen erneut vermessen werden.

Nach Abschluss des Fräsvorgangs wird der Roboter gelöst und vom OP-Tisch entfernt, die Pins werden ebenfalls entfernt und die geplanten Implantate durch den Operateur eingesetzt (Abb. 36.9 bis 36.11).

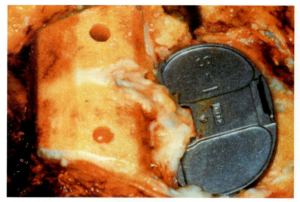

**Abb. 36.9.** Einbringen der tibialen Komponente

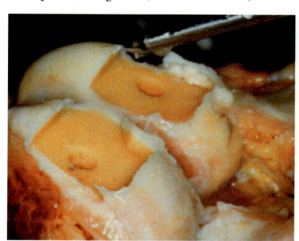

**Abb. 36.7.** Fräsvorgang femoral

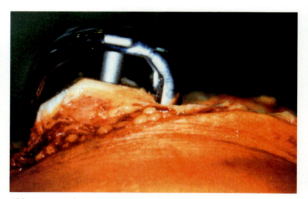

**Abb. 36.10.** Einbringen der femoralen Komponente

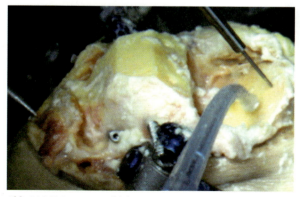

**Abb. 36.8.** Fräsvorgang tibial

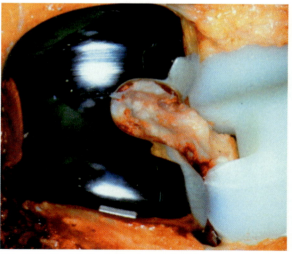

**Abb. 36.11.** Abschließende Platzierung des Inlays

Das Weichteilbalancing wird derzeit noch wie bei der konventionellen Operation durchgeführt und die Operation wie gewohnt beendet.

## Ergebnisse

Bei den ersten 100 erfolgreich operierten Patienten wurde in 76 Fällen die zementfreie Technik verwendet, in 16 Fällen wurde nur die tibiale Komponente und in 8 Fällen beide Komponenten aufgrund schlechter Knochenqualität zementiert.

Die präoperative Achse war bei zwei Patienten neutral, in 28 Fällen bestand eine Valgusfehlstellung und in 70 Fällen eine Varusfehlstellung. Die postoperativen anatomischen Achsen der ersten 100 Patienten waren wie in Tabelle 36.1 gezeigt verteilt. Die postoperativen Ergebnisse im Knee Society Score (KSS) zeigt Tabelle 36.2. In keinem Fall kam es zu einer postoperativen Varusfehlstellung. In allen Fällen wurde die optimale Implantatgröße geplant und implantiert.

**Tabelle 36.1.** Knietotalendoprothese mit dem ROBODOC-Verfahren

| Postoperative Anatomische Achse | | | | |
|---|---|---|---|---|
| Optimal von | 99 | → | 47 | (0°) |
|  |  |  | 38 | (1°) |
| Suboptimal von | 1 | → | 38 | (1°) |
| Ineffizient | – |  | 3 | (3°) |
| Varus | Keine |  |  |  |

**Tabelle 36.2.** ROBODOC-KTEP (n=100)

| KSS Tag 0 | 111 (49-156) |
|---|---|
| KSS 3 Monate | 147 (83-174) |
| KSS 6 Monate | 161 (74-185) |
| KSS 12 Monate | 176 (111-200) |

Innerhalb der ersten 100 Operationen gab es insgesamt fünf Operationen, in denen der Roboter nicht eingesetzt werden konnte, in einem Fall wegen eines Pin-Fehlers, in einem weiteren Fall wegen eines Lagerungsfehlers und in drei Fällen wegen eines Hardware-Problems. Diese Patienten wurden konventionell operiert und sind nicht in dem obigen Patientengut enthalten.

Es gab eine offensichtliche Lernkurve. Die erste Operation am 27. März 2000 dauerte noch 130 min, inzwischen beträgt die durchschnittliche Operationsdauer 90-100 min.

Bis September 2001 wurden 350 Patienten erfolgreich mit dem System in Frankfurt operiert.

## Schlussfolgerung

Das System erlaubt eine optimale dreidimensionale präoperative Planung der korrekten Achse und Rotation sowie Implantatgröße. Aufgrund der exakten Schnittflächen des Roboters können in der Mehrzahl der Fälle beide Komponenten zementfrei implantiert werden. Postoperativ ist eine sofortige Vollbelastung möglich.

Für die roboterassistierte Operation ist keinerlei prothesenspezifisches Instrumentarium mehr erforderlich, was eine immense Einsparung an Instrumentarium zur Folge hat. Im Vergleich zur konventionellen Operation bleibt der Zeitaufwand in einem vertretbaren Rahmen. Der Operateur hat jederzeit völlige Kontrolle über das System und die Operation kann jederzeit manuell fortgeführt werden. Eine korrekte Achsausrichtung sowie Rotation sind die allgemein anerkannten Voraussetzungen für eine lange Standzeit des Implantats.

Die bisherigen Ergebnisse zeigen, dass dieses Ziel mit dem System erreicht wird und die Ergebnisse sehr konstant sind. Die derzeitigen Nachteile des Systems sind die fehlende Möglichkeit, das Weichteilbalancing präoperativ zu planen sowie die Notwendigkeit einer starren Fixation des Beins und die Verwendung von Pins. Diese Nachteile werden jedoch in Zukunft durch die Integration eines speziellen Navigationssystems (Robonav) gelöst.

Bis Januar 2002 wurden 500 Patienten erfolgreich mit dem System in Frankfurt operiert. Die Entwicklung des Pinless-Systems ist schon weit fortgeschritten und die klinische Erprobung findet derzeit in der Berufsgenossenschaftlichen Unfallklinik in Frankfurt am Main statt.

## Literatur

1. Börner M, Wiesel U (1999) Einsatz computerunterstützter Verfahren in der Unfallchirurgie. Trauma Berufskrankh 1: 85-90
2. Hungerford D S, Krackow K A, Kenna R V (1984) Total knee arthroplasty: a comprehensive approach. Williams & Wilkins, Baltimore/London, pp 1-321
3. Krackow K A (1990) The technique of total knee arthroplasty. Mosby, St. Louis Baltimore Philadelphia Toronto, pp 1-424
4. Paul HA, Bargar WL et al. (1992) Development of a surgical robot for cementless total hip arthroplasty. Clin Orthop Rel Res 285: 57-66
5. Wiesel U, Lahmer A, Tenbusch M, Boerner M (2001) Total knee replacement using the ROBODOC-System. CAS 2(6): 116
6. Wiesel U, Boerner M (2001) First experiences using a surgical robot for total knee replacement. Proc CAOS/USA July 6th-8th, Pittsburgh, pp 143-146

# IV  Navigation und Robotic: Vordere Kreuzbandplastik

# Die vordere Kreuzbandplastik

S. RUPP, D. KOHN

## Einleitung

Verletzungen des vorderen Kreuzbandes (VKB) gehören zu den häufigsten Bandverletzungen des Menschen. Aktuell erwarten wir in den Industrieländern etwa eine VKB-Ruptur auf 1000 Einwohner im Jahr [102]. Es handelt sich um eine typische Sportverletzung. In der Mehrzahl der Fälle entsteht die Ruptur des VKB durch eine forcierte Außenrotation der Tibia gegen das Femur bei im Kniegelenk gebeugtem und belastetem Bein insbesondere dann, wenn noch eine valgisierende Kraftkomponente hinzukommt (Flexions-Außenrotations-Valgustrauma). Ein klassisches Beispiel ist der Sturz nach vorne beim Skifahren, bei dem der Ski des belasteten Beines mit der Spitze nach außen wegläuft und die Bindung sich nicht öffnet. Ähnliche Mechanismen sind im Fußballsport häufig. Der Stollenschuh des belasteten Beines ist am Boden fixiert, während der Körper forciert zur Gegenseite rotiert wird. Seltener sind Überstreckmechanismen.

Die Verletzung betrifft somit ganz überwiegend in der Ausbildung oder im Arbeitsleben stehende junge aktive Menschen. Aus den genannten Zahlen ergibt sich die erhebliche sozioökonomische Bedeutung dieser Verletzung. Ein Editorial für die Fachzeitschrift „Der Chirurg" war vor einigen Monaten überschrieben: „Kreuzbandchirurgie – Ein ewig aktuelles Thema" [38]. Tatsächlich ist die Diskussion um die Therapie der VKB-Ruptur geprägt durch eine ständige Weiterentwicklung des Grundlagenwissens aber auch der Therapiekonzepte und hier insbesondere der operativen Techniken.

Wir versuchen in diesem Kapitel einen Überblick über den aktuellen Stand der Behandlung der VKB-Ruptur zu geben.

## Anatomie und Funktion

Beide Kreuzbänder sind zentral im Gelenk angeordnet und verbinden Femur und Tibia. Das VKB verläuft von der Mitte des Tibiaplateaus in die Vertiefung zwischen den beiden Oberschenkelrollen (Fossa intercondylica oder intercondyläre Notch) und setzt weit dorsal an der Innenfläche des lateralen Femurcondylus an (Abb. 37.1). Die Länge wird mit 31 mm angegeben [77]. Die Faserarchitektur ist komplex, die einzelnen Fasern divergieren fächerförmig und sind von unterschiedlicher Länge. Der Ursprung am lateralen Femurcondylus ist längsoval und grenzt oben an die posterolaterale Kante des Interkondylendaches.

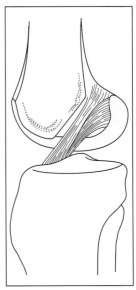

**Abb. 37.1.** Anatomie VKB

Das VKB erfüllt vornehmlich mechanische Aufgaben. Es begrenzt die vordere Schubladenbewegung, d. h. die anteriore Translationsbewegung der Tibia relativ zum Femur. Gemeinsam mit dem hinteren Kreuzband ist das VKB maßgeblich an der Steuerung der Kniegelenkskinematik beteiligt. Ein Verlust des VKB bedingt eine verstärkte Laxität des Kniegelenkes in der Sagittalebene. Die Tibia bewegt sich bei Kniestreckung relativ zum Femur weiter nach ventral, sodass sich die femorotibialen Kontaktpunkte auf dem Tibiaplateau am lasttragenden Gelenk weiter nach dorsal verlagern. Dies führt zu einer Überlastung sekundärer Stabilisatoren wie der Meniskushinterhörner und des hinteren Schrägbandes. Es ist derzeit noch nicht eindeutig geklärt, in welchem Ausmaß das VKB auch propriozeptive Aufgaben erfüllt.

## Therapie

### Operationsindikation

Die Auswahl des Therapiekonzeptes sollte den individuellen Bedürfnissen des Patienten Rechnung tragen. Die Entscheidung berücksichtigt die Besonderheiten der Verletzung wie das Ausmaß der Instabilität, das Patientenalter und das zukünftig vom Patienten angestrebte Aktivitätsniveau.

Eine konservative Behandlung erscheint nur dann sinnvoll, wenn das Knie subjektiv stabil empfunden wird und kein hoher sportlicher Anspruch besteht. Die Behandlung konzentriert sich auf die Verbesserung der Leistungsfähigkeit der kniestabilisierenden Muskulatur (ischiokrurale Muskulatur als Agonisten des VKB) sowie der koordinativen Fähigkeiten. Damit können unter günstigen Umständen zwar Makroinstabilitäten (subjektiv empfundenes Wegknicken des Gelenkes – „giving way") im Alltag kontrolliert werden, die Desintegration des Roll-Gleit-Mechanismus verbleibt jedoch. Das Auftreten von Sekundärschäden an Meniskus und hyalinem Gelenkknorpel ist wahrscheinlich.

Besteht der Wunsch, weiterhin sportlich in Disziplinen aktiv zu sein, die einen Anspruch an die Kniestabilität stellen (z. B. alle Ballsportarten, alpiner Skilauf, aber auch schon Joggen auf unebenem Gelände) oder liegt eine Makroinstabilität mit „giving way" bei Alltagsaktivitäten vor, so sollte eine operative Stabilisierung durchgeführt werden.

Der chirurgische Ersatz des vorderen Kreuzbandes kann unter zwei grundlegenden Zielsetzungen betrachtet werden:
1. Stabilisierung des Gelenkes,
2. Restitution der Kinematik und langfristig Vermeidung einer sekundären Instabilitätsarthrose.

### Operationsprinzip

Die Naht des VKB hat sich auch in der Akutsituation nicht bewährt. Kunstbänder haben zu Fehlschlägen geführt und werden nicht mehr eingesetzt.

Als Operationsprinzip hat sich heute durchgesetzt, das VKB durch Sehnengewebe zu ersetzen. Das Sehnentransplantat wird in Bohrkanälen in Femur und Tibia verankert, die so zu positionieren sind, dass das freie Sehnentransplantat intraartikulär weitgehend analog zum VKB verläuft und dessen Funktion möglichst gut imitieren kann. Die Operation kann offen über eine so genannte „Miniarthrotomie" oder arthroskopisch durchgeführt werden. Das arthroskopische Vorgehen ist heute die Regel.

Die wesentlichen Determinanten des klinischen Erfolges einer VKB-Ersatzoperation sind:
– patientenadaptierte Transplantatwahl,
– Transplantatpositionierung,
– Transplantatfixierung,
– Rehabilitation.

### Transplantatwahl

Grundsätzlich können autologe Transplantate oder Transplantate von Fremdspendern (Allografts) verwendet werden. Allografts bleiben heute eher Ausnahmesituationen vorbehalten, da sie durch das Risiko der potentiellen Erregerübertragung belastet sind und aufgrund der notwendigen Vorbehandlung und Lagerung in ihrer biologischen Qualität (Zugfestigkeit, Einheilverhalten) ungünstiger sind als körpereigene Transplantate.

Zwei Transplantate werden überwiegend verwendet [21]: das mittlere Drittel der Patellarsehne mit Knochenblöckchen aus Patella und Tibia oder die Semitendinosussehne, ggf. ergänzt durch die Grazilissehne, die zu einem Vierfachtransplantat verarbeitet werden. Daneben besteht die Möglichkeit, die Quadrizepssehne [35, 101] oder die achtfach gelegte Plantaris-longus-Sehne [42] zu verwenden.

Die Diskussion über die Vor- und Nachteile einzelner Transplantate und die Frage nach dem „besseren Transplantat" ist lebhaft und noch nicht abgeschlossen.

Die Transplantatentscheidung muss unterschiedliche Aspekte berücksichtigen:
- mechanische Eigenschaften des Primärkonstruktes,
- freie Sehnenstrecke,
- Fixation des Transplantates,
- biologische Integration des Transplantates,
- Entnahmemorbidität.

**Mechanik des Primärkonstruktes**

Zunächst muss der Bewertungsmaßstab festgelegt werden. Wie viel Zugbelastung muss das Primärkonstrukt aus Transplantat und Fixation aushalten? Morrison schätzte die Kräfte, die bei Aktivitäten des täglichen Lebens auftreten, auf der Basis von Reaktionskräften, die mit Druckmessplatten unter dem Fuß gemessen wurden, und eines mathematischen Modells. Er gab Kräfte von 27 N (Treppensteigen) bis 445 N (Abwärtsgehen auf einer schiefen Ebene) an [70]. Noyes und Grood nahmen an, dass das VKB mit etwa 1/5 seiner maximalen Reißfestigkeit belastet werde und schätzten die Kräfte auf 200-400 N [74]. Aus direkten Kraftmessungen am Transplantat ist bekannt, dass ein in 30 Grad Beugestellung vorgespanntes Transplantat bei passiver Streckung bis etwa 125 N und bei Streckung über Quadrizepszug gegen die Schwerkraft bis etwa 250 N belastet wird [92].

Das entnommene Transplantat muss gegen Femur und Tibia fixiert werden. Somit sind freie Sehnenstrecke und Fixation getrennt zu betrachten.

Die Reißfestigkeit des mittleren Drittels der Patellarsehne wird in der Literatur zwischen 1700 und 2900 N angegeben [15, 25, 31, 32, 75, 84, 106]. Die Semitendinosus- bzw. Grazilissehne hat eine Reißfestigkeit von etwa 1200 N [75]. Theoretisch erhöht sich die Reißfestigkeit bei Verwendung eines Vierfachtransplantates auf etwa 4000 N [40]. Voraussetzung ist aber, dass alle Einzelstränge exakt gleich belastet werden, was in vivo jedoch nicht realisierbar ist.

Die Reißfestigkeit der freien Sehnenstrecke liegt bei beiden Transplantaten höher als die auftretenden Kräfte.

Der Schwachpunkt des Konstrukts in den ersten postoperativen Wochen ist die Fixation. Die Technik der Fixation hängt von der Transplantatwahl ab.

Die Fixation des Transplantats aus der Patellarsehne ist gut standardisiert und wird idealerweise mit sogenannten Interferenzschrauben durchgeführt, die mit einer Seite des Gewindes in der Spongiosa von Tibia bzw. Femur verankern und mit dem gegenüberliegenden Gewindeanteil das jeweilige Knochenblöckchen fassen. Diese Fixation ist sehr steif (ca. 4000 N/mm) [3] und widersteht hohen Ausrisskräften (ca. 400-900 N bei jüngeren Patienten) [18, 49, 62, 65, 80, 89, 91, 104]. Verläuft die Schraubenlängsachse nicht parallel zur Längsachse des Knochenblöckchens, so kann ab einem Divergenzwinkel von 15°-30° eine Verminderung der Initialstabilität eintreten [54, 66, 82]. Die tibiale Fixation ist stärker gefährdet als die femorale. Bei mechanisch möglicherweise relevanter Divergenz ist eine Modifikation der Rehabilitation in den ersten Wochen zu erwägen.

Von einigen Autoren wird auch eine implantatfreie Verblockung der Knochenblöckchen in den Bohrkanälen (Pressfit-Verankerung) beschrieben [16, 17, 43]. Dieses Verfahren ist bisher noch weniger gut in biomechanischen Untersuchungen validiert.

Für das Semitendinosuspräparat werden sehr unterschiedliche Fixationsmethoden angeboten und durch die jeweiligen Autoren favorisiert. Da es sich um ein reines Sehnentransplantat ohne Knochenblöckchen handelt, fehlt die Möglichkeit der Knochen-zu-Knochen-Verschraubung. Weit verbreitet und elegant ist die extraartikuläre Fixation der Sehne unter Zwischenschaltung von synthetischem Material (Fäden oder Bänder aus Polyester) mit einem Kippplättchen (Endobutton oder Suture Plate) auf der femoralen Seite und einem Nahtknopf (Suture Disc) oder einer Pollerschraube (Abb. 37.2a) auf der tibialen Seite. Allerdings wirkt sich die Länge des Gesamtkonstrukts und die Verwendung der Polyesterfäden, bzw. -bänder nachteilig auf die mechanischen Eigenschaften aus. Bis zur Integration der Sehne in den Bohrkanal sind deutliche Relativbewegungen zwischen Transplantat und Bohrkanalwand möglich [44], die zu einer Kanalaufweitung [24, 51] und zu einer Verzögerung der Integration führen können. Deshalb wird nach steiferen, gelenknahen Fixationsmöglichkeiten für die Semitendinosussehne gesucht. Beispiele sind quer verlaufende Stäbe über die das Transplantat geschlungen (Abb. 37.2c) wird oder die Verklemmung im Bohrkanal mit

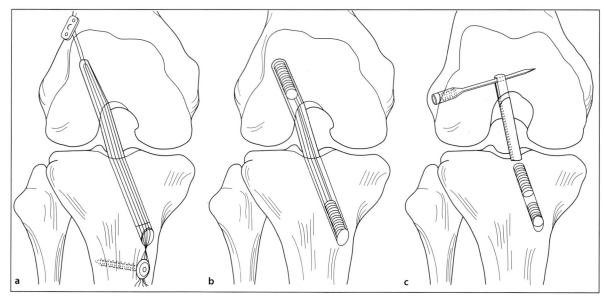

**Abb. 37.2a-c.** Transplantatfixation bei Verwendung der Semitendinosus-Grazilissehne. *a* Kippplättchen und Pollerschraube, *b* Interferenzschrauben, *c* Querstab femoral und Interferenzschraube tibial

Schrauben (Abb. 37.2b). Im Vergleich zur Verschraubung eines Ligamentum-patellae-Transplantates ist die Haltekraft dieser Konstruktion geringer [3]. Bisher hat sich kein Verfahren als Standard durchsetzen können.

### Biologische Integration

Wichtig ist ein schnelles, mechanisch solides Einheilen des Transplantates im Bohrkanal. Das Patellarsehnentransplantat mit endständigen Knochenblöckchen wächst über eine Knochen-zu-Knochen-Heilung zuverlässig ein. Allerdings ist der sehnige Anteil gelegentlich so lang, dass es nicht möglich ist, den tibialen Knochenblock nahe an der Gelenklinie zu positionieren.

Hamstring-Transplantate heilen indirekt über die sog. Sharpey-Fasern ein [69, 85, 108], die knöcherne Bohrkanalwand und Transplantatgewebe miteinander verbinden. Voraussetzung ist ein inniger Kontakt zwischen Transplantat und Bohrkanal und der Ausschluss von zu starken Relativbewegungen in Längsrichtung.

### Entnahmemorbidität

Der Ersatz des vorderen Kreuzbands mit einer körpereigenen Sehne bedeutet zwangsläufig, dass ein Transplantat entnommen werden muss. Dadurch entsteht ein „Defekt" mit einem Morbiditätspotential im Sinne von Funktionseinbußen und Beschwerden. Insbesondere das mittleren Patellarsehnendrittel war in den letzten Jahren in der Diskussion, da ihm eine hohe Morbidität durch die Transplantatentnahme angelastet wurde. Dabei konzentriert sich die Analyse auf folgende Aspekte:
– persistierende Muskelschwäche,
– persistierende vordere Knieschmerzen,
– Verkürzung des Ligamentum patellae mit Patellatiefstand,
– Schmerzen beim Knien.

● **Muskelschwäche.** Nach VKB-Ersatzplastik mit dem mittleren Drittel des Ligamentum patellae tritt eine Schwächung der Quadrizepsmuskulatur auf. Nach sechs Monaten beträgt das Kraftniveau bei isokinetischer Messung etwa 70% [22, 59]. In einer prospektiven Vergleichsstudie konnten Carter et al. [22] jedoch keinen Unterschied zu einem Patientenkollektiv nachweisen, das mit einem Hamstring-Transplantat versorgt worden war. Auch hier kam es in den ersten sechs Monaten zu einer Schwäche der Quadrizepsmuskulatur. Auch Keays et al. [60] fanden nach Verwendung eines Hamstring-Transplantats nach sechs Monaten eine Schwächung der Quadrizepsmuskulatur um 12% und der Hamstrings um 10%. Beim Einsatz von Allografts treten Kraftminderungen auf, die denen bei Verwendung autologer Patellarsehnentransplantate entsprechen [67]. Offensichtlich ist die Transplantatentnahme nur ein Faktor in einer komplexen Kausalkette.

- Vorderer Knieschmerz. In einer eigenen Untersuchung gaben drei bis sechs Jahre nach VKB-Ersatzplastik mit dem mittleren Patellarsehnendrittel 35% der Operierten auf Nachfragen Beschwerden an, die jedoch in der Mehrzahl nur ganz diskret ausgebildet waren [71]. Nur 10% der Patienten waren bei ihren sportlichen Aktivitäten durch diese Beschwerden eingeschränkt.

Jarvela et al. [53] fanden sieben Jahre nach VKB-Ersatz mit dem Ligamentum-patellae-Transplantat in 12% eine mittelgradige und in 1% eine hochgradige Patellofemoralarthrose.

Obwohl es plausibel scheint, ist es nicht gerechtfertigt, den vorderen Knieschmerz nach VKB-Ersatzplastik mit dem mittleren Patellarsehnendrittel ausschließlich der Transplantatentnahme zuzuschreiben. Man muss vielmehr davon ausgehen, dass es sich um eine komplexe Fehlentwicklung mit multifaktorieller Genese handelt.

Dafür sprechen verschiedene Hinweise: Auch bei Verwendung von Allografts treten retropatellare Krepitationen auf [76]. Bei Entnahme des Transplantats auf der Gegenseite fanden Rubinstein et al. [88] in keinem Fall postoperativ einen vorderen Knieschmerz.

Bei Verwendung von Semitendinosus-Grazilistransplantaten treten ebenfalls vordere Knieschmerzen in bis zu 23% der Patienten auf [4, 56, 95]. Spicer et al. [100] fanden erhebliche Schmerzen bei sportlichen Aktivitäten oder gar schmerzbedingte Unfähigkeit Sport zu treiben bei 7% der Patienten mit Semitendinosus-Grazilistransplantat.

Eriksson et al. [28] verglichen prospektiv randomisiert 80 Patienten mit Patellarsehnentransplantaten, fixiert mit Metallinterferenzschrauben mit 73 Patienten mit vierfachem Semitendinosustransplantat, fixiert mit Endobutton. Die Autoren fanden nach einer Zeit von mindestens 24 Monaten keinen Unterschied im patellofemoralen Schmerzscore nach Werner [105] (0 Punkte = schlechtestes Resultat bis 55 Punkte = bestmögliches Resultat). Die Patienten in der Patellarsehnengruppe und in der Hamstring-Gruppe erreichten im Mittel 43 Punkte.

Feller et al. [30] verglichen in einer prospektiv randomisierten Studie 31 Patienten mit Patellarsehnentransplantaten mit 34 Patienten mit Hamstring-Transplantaten. Auf der femoralen Seite wurden alle Transplantate mit Endobutton fixiert. Tibial wurde in der Patellarsehnengruppe eine Interferenzschraube, in der Hamstringgruppe eine Fadenfixierung über Pollerschraube verwendet. Nach vier Monaten gaben 81% der Patienten in der Patellarsehnengruppe und 70% der Patienten in der Hamstring-Gruppe einen vorderen Knieschmerz an. Der Unterschied war nicht signifikant. Der Schweregrad des vorderen Knieschmerzes wurde mit 3,5±2,1 (Patellarsehnengruppe) und 2,8±2,2 (Hamstring-Gruppe) bewertet. Auch dieser Unterschied war nicht signifikant.

Neben der Transplantatentnahme sind offensichtlich weitere Faktoren wie das Initialtrauma mit daraus resultierenden Knorpelschäden sowie von der Entnahme unabhängige Sekundärveränderungen beispielsweise im Hoffa-Fettkörper relevant. Auch Änderungen in der Gelenkkinematik könnten eine Rolle spielen.

- Verkürzung des Ligamentum patellae. Nach VKB-Ersatzplastik mit dem mittleren Patellarsehnendrittel wurde über eine Verkürzung des Ligamentum patellae berichtet. Auch dies ist jedoch kein konstant auftretendes Phänomen [96], sodass die Herleitung einer direkten Kausalverknüpfung nicht sinnvoll erscheint. Sonographisch zeigten in unserem Patientengut 75% keine oder nur eine minimale Verkürzung kleiner als 3 mm. Nur 6% wiesen eine Verkürzung um 7-9 mm auf [71].

- Schmerzen beim Knien. Ein relevantes, für die Indikationsstellung mitentscheidendes Problem ist die schmerzhafte Behinderung des Kniens. Nach Ersatzplastik mit dem Patellarsehnentransplantat wird in bis zu 57% über Behinderungen oder Schmerzen beim Knien berichtet [27, 57, 71]. Obwohl auch nach Ersatz des VKB mit Semitendinosus-Grazilistransplantaten Schmerzen beim Knien auftreten können [100], besteht weitgehender Konsens, dass bei Patienten mit knienden Berufen das Semitendinosus-Grazilistransplantat bevorzugt werden sollte.

### „Ideales Transplantat"

Das mittlere Drittel der Patellarsehne hat sich über viele Jahre als Standardtransplantat bewährt. Für kein anderes Transplantat ist die Datenlage in der Literatur vergleichbar umfangreich. Eine Überlegenheit der Hamstring-Transplantate in ihren unterschiedlichen Modifikationen konnte bisher nicht gezeigt werden. Dies gilt sowohl hinsichtlich der Kniestabilität als auch hinsichtlich der Entnahmemorbidität. Die Frage der bestmöglichen und sicheren Transplantatfixation ist für das Semitendinosus-Grazilistransplantat noch nicht gelöst.

Beide Transplantate sind wohl in weiten Indikationsbereichen äquivalent. Allerdings kann in speziellen Situationen das eine oder das andere Transplantat Vorteile haben. So verbietet sich das Patellarsehnentransplantat bei Kindern mit noch offenen Wachstumsfugen, da die Überbrückung der Fuge mit Knochenblock und Interferenzschraube einen Fugenschluss zur Folge hätte. In dieser Situation ist das Hamstring-Transplantat mit extrakortikaler Fixation günstiger. Patienten mit knienden Berufen wie der Fliesenleger sind ebenfalls keine Kandidaten für das Patellarsehnentransplantat. Der Leistungssportler, der eine aggressive Rehabilitation benötigt, profitiert von der Möglichkeit, das Patellarsehnentransplantat primär stabil verankern zu können und seiner relativ schnellen sicheren Integration im Bohrkanal.

Die wichtigsten Vor- und Nachteile dieser Transplantate sind in der folgenden Übersicht zusammengestellt. Es ist sinnvoll, dass der Operateur beide Techniken gut beherrscht, um die Differentialindikation individuell patientenbezogen zu stellen.

> **Überlegungen zur Transplantatauswahl**
>
> **Patellarsehne**
> - Vorteile
>   - Hohe Primärfestigkeit
>   - Primär stabile Fixation
>   - Knochen-Knochen-Einheilung im Bohrkanal
>   - Gute wissenschaftliche Grundlage
>   - Gut dokumentierte mittel- bis langfristige Ergebnisse
> - Nachteile
>   - Probleme beim Knien
>   - Geometrie (rechteckig, gelegentlich zu lang)
>   - Persistierende Quadrizepsschwäche
>
> **Semitendinosussehne**
> - Vorteile
>   - Hohe Primärfestigkeit
>   - Kleiner Hautschnitt (Kosmetik)
>   - Günstige Geometrie (viersträngig, annähernd rund)
>   - Keine Probleme beim Knien
> - Nachteile
>   - Problematische Fixation
>   - Indirekte Sehneneinheilung im Bohrkanal (Sharpey-Fasern)
>   - Persistierende Schwäche der Innenrotation und Kniebeugung

## Transplantatpositionierung

Der wohl kritischste Einzelfaktor im Hinblick auf das Operationsergebnis ist die „korrekte" Platzierung der Bohrkanäle.

Aber was ist „korrekt"? Hierzu sind verschiedene Konzepte unter Begriffen wie Isometrie und Anatomie entwickelt worden.

Kollagenes Sehnen- oder Bandgewebe erleidet irreversible Strukturschäden, wenn es zyklisch um mehr als 4-20% seiner Ausgangslänge gedehnt wird [2, 68, 83]. Bezogen auf ein Sehnentransplantat zum Ersatz des vorderen Kreuzbandes entspricht dies bei einer Länge von 31 mm [77] einer Absolutverlängerung des Transplantats von 1,2-6,2 mm. Deshalb erscheint es notwendig, die Position für die Bohrkanäle so zu wählen, dass beim Durchbewegen die Distanz der beiden Fixpunkte an Tibia und Femur möglichst gleich bleibt. Dies entspricht der Definition der Isometrie. Verschiedene Punktkombinationen an Tibiaplateau und lateraler Femurkondyle wurden experimentell als „isometrisch" ermittelt. Wenn überhaupt, so kann Isometrie nur für eine Punkt-zu-Punkt-Verbindung in einem Fadenmodell, nicht jedoch für einen gesamten Transplantatquerschnitt erreicht werden. Ziel kann somit nur ein annähernd isometrischer Transplantatverlauf sein.

Dem femoralen Bohrkanal kommt eine besondere Bedeutung für das Spannungsverhalten des Transplantats in Abhängigkeit von der Kniestellung zu. Zavras et al. haben 13 in der Literatur als „isometrisch" angegebene femorale Insertionspunkte verglichen, wobei gewisse Punkte außerhalb des anatomischen VKB-Insertionszentrums am Femur liegen [109]. Die im anatomischen Insertionsbereich von Friederich,

Hefzy und Sidles [33, 34, 41, 99] postulierten Punkte ergaben die geringsten Längenänderungen zwischen 0 und 120° Flexion (<1 mm). Diese Position wird als „Übergangszone" zwischen den unter Isometriegesichtspunkten ungünstigen anterior oder posterior gelegenen Bereichen angegeben [109].

Somit scheint am günstigsten ein Insertionsbereich zu sein, dessen Zentrum an der kranialen Zirkumferenz des Ansatzareals des VKB unmittelbar an der posterioren Kante des Interkondylendaches (Blumensaat-Linie im Röntgenbild) liegt (Abb. 37.3).

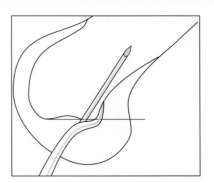

Abb. 37.5. Anlage des femoralen Bohrkanals mit Zielgerät

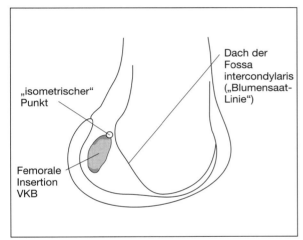

Abb. 37.3. „Isometrischer" Punkt

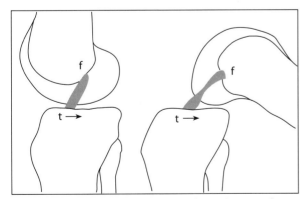

Abb. 37.4. Anteriore Fehlplatzierung der femoralen Transplantatinsertion. *t* tibiale Insertion, *f* femorale Insertion. In Kniebeugung vergrößert sich der Abstand t-f deutlich. Die Folge ist eine Behinderung der Beugung sowie eine Überdehnung des Transplants, das dann in Streckung zu locker ist

Beim Einblick in die Fossa intercondylaris mit dem Arthroskop ist es gelegentlich schwierig, die wahre Tiefe abzuschätzen. Es besteht eine Tendenz, den femoralen Bohrkanal zu weit anterior anzulegen. Daraus resultiert i. d. R. ein ungünstiges Spannungsverhalten des Transplantats [72]. In Beugung kommt es zu einem starken Spannungsanstieg mit Behinderung der Beugung und schließlich Transplantatüberdehnung (Abb. 37.4). In strecknahen Kniepositionen resultiert eine Transplantatinsuffizienz.

Um die anzustrebende Position zu erreichen, muss die posteriore Kante des Daches der Fossa ausreichend dargestellt werden (Abb. 37.5). Als Hilfsmittel zur Positionierung eines zentralen Führungsdrahtes werden Zielgeräte verwendet (Abb. 37.6). Der Haken dieser Zielgeräte wird in der heute am häufigsten verwendeten Einkanaltechnik von vorne an der posterioren Kante des Fossadaches vorbeigeschoben und in der sog. „Over-the-top-Position" eingehakt. In einem definierten Abstand zur Position des Hakens (i. d. R. Bohrkanalradius + 1-2 mm) wird durch die Führung des Zielgerätes der zentrale Führungsdraht eingebohrt. Es ist wichtig, auch die Position des Bohrkanals in der Frontalebene zu beachten. Vermieden werden muss, den Kanal zu steil in das Dach der Fossa zu positionieren. Anzustreben ist eine Position zwischen 10.00 und 11.00 Uhr (rechtes Knie) bzw. zwischen 13.00 und 14.00 Uhr (linkes Knie).

Der tibiale Bohrkanal entscheidet über die Lagebeziehung des Transplantats zum Dach der Fossa intercondylaris (Blumensaat-Linie im seitlichen Röntgenbild) in Streckstellung [8, 45, 46, 47, 73, 107]. Der Kanal muss so weit posterior angelegt werden, dass in Streckung des Kniegelenks die kraniale Verlängerung der ventralen Kanalbegrenzung hinter der Blumensaat-Linie liegt. Nur so kann vermieden werden, dass

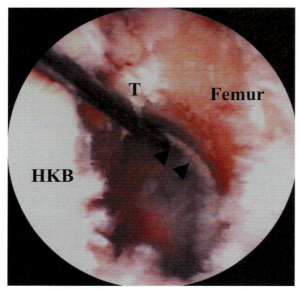

Abb. 37.6. Arthroskopische VKB-Plastik. Die posterolaterale Kante des Daches der Fossa intercondylaris ist dargestellt. Mit dem Tasthaken (T) wird die Position zusätzlich überprüft. *HKB* hinteres Kreuzband

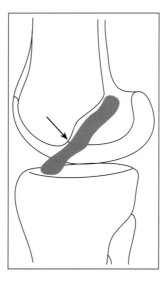

Abb. 37.7. „Notch-Impingement". Das Transplantat inseriert tibial zu weit ventral. Beim Versuch, das Knie zu strecken, schlägt die vordere Begrenzung der Fossa intercondylaris am Transplantat an (*Pfeil*). Es resultieren eine Streckbehinderung sowie eine Transplantatschädigung

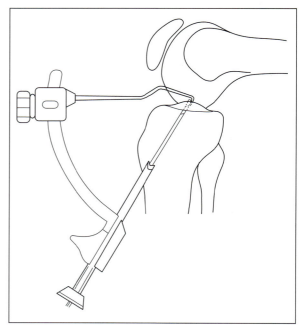

Abb. 37.8. Anlage des tibialen Bohrkanals mit Zielgerät

die knöcherne Begrenzung der interkondylären Notch beim Versuch, das Gelenk voll zu strecken, auf das Transplantat aufschlägt (sog. „Notch-Impingement"), wodurch eine Streckbehinderung und eine Transplantatschädigung entstehen würde [45, 46] (Abb. 37.7). Als Faustregel kann gelten, dass das Zentrum des Bohrkanals etwa bei 43% des Tibiakopfdurchmessers ausmünden sollte [8]. Allerdings bestehen individuelle Unterschiede in der Neigung des Interkondylendaches (Blumensaat-Linie) von 26°-46° in Relation zur Femurschaftachse. Insbesondere Kniegelenke, deren Interkondylendach relativ vertikal verläuft, sind vor allem dann problematisch, wenn sie hyperextendierbar sind [45, 46]. Der tibiale Bohrkanal muss weiter posterior platziert werden [46].

Der tibiale Bohrkanal wird derzeit unter Einsatz eines Zielgerätes angelegt (Abb. 37.8). Als anatomische Referenzen dienen das Ursprungsareal des vorderen Kreuzbandes, die Interkondylenhöcker, das Vorderhorn des Außenmeniskus sowie das hintere Kreuzband. So halten einige Zielgeräte einen 6-mm-Abstand des zentralen Führungsdrahtes vom hinteren Kreuzband ein, sodass der Bohrkanal unmittelbar vor dem hinteren Kreuzband ausmündet. Alle diese Landmarken sind jedoch mit Hinblick auf die eigentliche Zielsetzung, die Positionierung des Kanals in korrekter Relation zum Dach der interkondylären Fossa, sehr indirekt. Bei Unsicherheit über die tatsächliche Lage kann der vorgelegte K-Draht vor dem Überbohren mit Bildwandler kontrolliert werden.

### Besonderheiten bei Kindern

Bei Kindern liegt häufig ein knöcherner Ausriss der tibialen Insertion im Sinne der Avulsionsfraktur der Eminentiae intercondylares vor. Die Indikation zur operativen Therapie entscheidet sich anhand der Fragmentdislokation. Die Eminentia wird unter arthroskopischer Kontrolle reponiert und refixiert. Unterschiedliche Fixationsmethoden können zum Einsatz kommen. Günstig ist die Verwendung von dünnen Kirschner-Drähten, die von außen (von kaudal nach kranial) eingebohrt und im Gelenk hakenförmig umgebogen werden. Nach Zurückziehen der Drähte werden diese an der Tibia abgebogen. Alternativ kann die Eminentia durch transossär geführte Nähte gehalten werden. Interligamentäre Rupturen des VKB stellen ein besonderes Problem dar. Unversorgt kommt es insbesondere bei Makroinstabilität mit „giving way" und gleichzeitiger sportlicher Aktivität häufig zum schnell progredienten Knorpelschaden, sodass eine operative Stabilisierung erfolgen sollte [6, 29]. Umstritten ist die Anlage von Bohrkanälen, die die Wachstumsfugen kreuzen, da die Gefahr der konsekutiven Wachstumsstörung besteht. Die nach unserer Einschätzung derzeit günstigste Vorgehensweise ist die Verwendung der Semitendinosussehne mit extraartikulärer Fixation (s. oben).

### Rehahabilitation

Schwächstes Glied in der Kette ist in den ersten sechs bis acht postoperativen Wochen die Transplantatfixation. Das freie Transplantat ist zwar von der Blutversorgung zunächst abgeschnitten, die Integrität der zugaufnehmenden Kollagenstruktur bleibt jedoch erhalten. Dadurch ist zunächst die Zugfestigkeit des Sehnengewebes unverändert [93]. Auf der Basis von tierexperimentellen Untersuchungen [7, 10, 13, 19, 20, 23, 37] und Biopsiestudien am Menschen [1, 87] ist zu vermuten, dass die Zugfestigkeit des Transplantats im Rahmen der Revaskularisierung abnimmt und etwa nach 12-24 Monaten seinen endgültigen Wert erreicht.

Die krankengymnastische Behandlung muss sich in den ersten Wochen nach der Transplantatwahl und Primärstabilität der verwendeten Fixationsmethode richten. Das mit Interferenzschrauben fixierte Patellarsehnentransplantat kann einer beschleunigten Rehabilitation [90, 97] zugeführt werden. Gewichtsbelastung sowie freie Mobilisation sind in der ersten postoperativen Woche möglich. Eine Rehabilitationsorthese ist nicht notwendig. Das Semitendinosustransplantat, das extraartikulär mit Kippplättchen (z.B. Endobutton) und Nahtknopf (z. B. Suture Disc) befestigt wurde, wird von uns „langsamer" rehabilitiert. Wegen der zu erwartenden Relativbewegung zwischen Bohrkanalwand und Transplantat soll zunächst eine Einheilung des Transplantats ermöglicht werden. Deshalb verwenden wir eine Orthese und erlauben die Belastung mit vollem Körpergewicht erst ab der 7. Woche.

Die weiteren Zielsetzungen der Rehabilitation sind das Erreichen der vollen Beweglichkeit, Training der Koordination, Ausdauer und Muskelkraft. Kontaktsportarten sollten mindestens sechs Monate gemieden werden.

### Ergebnisse

Es ist nicht ganz unumstritten, wie der Erfolg nach VKB-Ersatz zu messen ist.

In Tabelle 37.1 sind Studien zusammengefasst, die mittelfristige Ergebnisse nach VKB-Ersatz mitteilen. Als Beurteilungsparameter wurden die Bewertung im IKDC-Score und die Ergebnisse der instrumentellen Stabilitätsmessung mittels KT-1000 oder ähnlichen Geräten herausgegriffen.

Es zeigt sich in der Zusammenschau der Daten, dass es nur in etwa 75 % der Fälle gelingt, ein im IKDC-Score normales oder annähernd normales Kniegelenk zu erreichen. Es gelingt ebenfalls nicht in allen Fällen, eine nahezu seitengleiche Stabilität (Seit-zu-Seitdifferenz <3 mm) wiederherzustellen. Im Mittel verbleibt eine Seit-zu-Seitdifferenz von etwa 2 mm zu Ungunsten des operierten Kniegelenks. Bei Frauen ist, insbesondere bei Verwendung von Semitendinosus-Grazilistransplantaten, die erreichbare Stabilität geringer als bei Männern [14, 26]. Die Ursachen sind noch unklar.

Die Wiederherstellung der messbaren Stabilität in der Sagittalebene ist jedoch nur eine Voraussetzung für die Restitution einer möglichst physiologischen Gelenkkinematik, die das eigentliche Ziel der Operation sein sollte. Eine wohl kausal damit verbundene Zielgröße ist die Prävention einer Sekundärarthrose im mittel- bis langfristigen Bereich. Es ist zu vermu-

**Tabelle 37.1.** Ergebnisse nach VKB-Ersatzplastik

| Autor | Transplantat | NU [Jahre] | n | IKDC A u. B [%] | KT 1000 <3 mm [%] | KT 1000, Seit zu Seit |
|---|---|---|---|---|---|---|
| Aglietti 1997 [5] | BPTB | 5,4-8,6 | 89 [89%] | 77 | 49 | – |
| Anderson 2001 [9] | BPTB | 2 | 35 [100%] | 100 | 71 | 2,1±2,0 mm |
| Anderson 2001 [9] | STG | 2 | 33 [94%] | 91 | 52 | 3,1±2,3 mm |
| Aune 2001 [11] | BPTB | 2 | 29 [83%] | – | – | 2,7±2,2 mm |
| Aune 2001 [11] | STG | 2 | 32 [86%] | – | – | 2,7±2,1 mm |
| Bach 1998 [12] | BPTB | 5,5-9,4 | 97 [66%] | – | 70 | 1 mm |
| Corry 1999 [26] | BPTB | 2 | 77 [85%] | 86 | 91 | 1 mm |
| Corry 1999 [26] | STG | 2 | 77 [85%] | 93 | 79 | 1,7 mm |
| Deehan 2000 [27] | BPTB | 5 | 80 [89%] | 90 | 81 | – |
| Erikkson 2001 [27] | BPTB | 2-4,9 | 80 [95%] | 60 | 49 | – |
| Good 1994 [36] | BPTB | 2 | 24 [100%] | – | 54 | 2,0±2,3 mm |
| Hamada 2001 [39] | STG | 2 | 57 [66%] | 93 | 93 | 0,9±1,8 mm |
| Howell 1999 [48] | STG | 2 | 67 [96%] | 91 | 91 | – |
| Jäger 2001 [50] | BPTB | 8,5-11 | 75 [82%] | 83,7 | 79,8 | 2,0±1,2 mm |
| Jomha 1999 [55] | BPTB | 7 | 59 [74%] | 76 | 64 | 1,7±1,8 mm |
| Kartus 1999 [58] | BPTB | 1,75-5,7 | 604 [95%] | 74,5 | 72,9 | 1,5 mm |
| Kleipool 1998 [61] | BPTB | 3,5 - 6,2 | 26 [90%] | 70 | 69 | – |
| O`Neil 1996 [79] | BPTB | 2-5 | 45 [100%] | 95 | 87 | – |
| Patel 2000 [81] | BPTB | >5 | 32 [72%] | | 87 | – |
| Ropke 2001 [86] | BPTB | 2 | 20 [100%] | 50 | – | 1,6 mm |
| Ropke 2001 [86] | STG | 2 | 20 [100%] | 80 | – | 2,7 mm |
| Rupp 2001 [94] | BPTB | 3-6 | 51 [88%] | 74 | 68 | 2,0±0,3 mm |
| Shelbourne 1997 [98] | BPTB | 2-9 | 806 [76%] | 85 | – | 2,0±1,5 mm |

*BPTB* Patellarsehnentransplantat mit endständigen Knochenblöckchen; *STG* Semitendinosus-Grazilistransplantat; *NU* Nachuntersuchungsintervall in Jahren; *n* Anzahl der Patienten, die nachuntersucht wurden, in Klammern ist die Nachuntersuchungsquote angegeben.

ten, dass operative Verfahren, die die Kinematik nicht korrekt wiederherstellen, auch keine sichere Arthroseprävention gewährleisten. Die Datenlage zu dieser Fragestellung ist noch sehr unzureichend und uneinheitlich. Durch Initialtrauma und operative Versorgung wird die Knorpelhomöostase zumindest im ersten Jahr gestört [103]. Shelbourne und Gray [98] fanden zwei bis neun Jahre nach Rekonstruktion bei 94% akuter und 89% chronischer Instabilitäten eine Gelenkspaltverschmälerung. Im Gegensatz dazu gaben andere Autoren nur sehr geringe Raten an radiologisch identifizierbaren Arthrosen im mittelfristigen Verlauf an [27, 52]. Dabei spielen offensichtlich Transplantatfunktion und initiale Begleitschäden, insbesondere Meniskusläsionen, eine wichtige Rolle [27, 55].

## Revisions-VKB-Plastik

Revisionseingriffe nach vorderer Kreuzbandplastik gewinnen zunehmend an Bedeutung. Postoperative Infektion, Schmerz, Bewegungseinschränkung und verbliebene oder erneute Instabilität erfordern in vielen Fällen eine erneute operative Intervention. Die Ergebnisse nach Re-Kreuzbandplastik sind durchweg schlechter als nach dem Primäreingriff. Eine Analyse des Versagensmechanismus und ein darauf abgestimmtes Therapiekonzept sind Voraussetzungen für eine erfolgreiche Revision. Eine persistierende oder wiederauftretende Instabilität nach VKB-Ersatzoperation geht i. d. R. auf operationstechnische Mängel wie ungenau positionierte Bohrkanäle, zu wenig stabile Primärfixation oder ungenügende Transplantatspannung zurück. Daneben ist eine unzureichende biologische Integration des Transplantats im Kniegelenk oder im Bohrkanal vorstellbar. Eine zu aggressive Rehabilitation oder die vorzeitige Wiederaufnahme VKB-belastender Sportarten kann ebenfalls das zu diesem Zeitpunkt nicht vollständig remodellierte Transplantat elongieren und so zu einer Instabilität führen. Ein echtes Re-Trauma ist im Vergleich dazu selten die Ursache einer erneuten Instabilität. Häufiger handelt es sich um Verdrehtraumen, die durch ein „giving way" bei bereits bestehender aber subjektiv noch kompensierter Instabilität ausgelöst wurden.

Derartige Eingriffe sind in Planung und Durchführung sehr komplex [64, 78]. Transplantatwahl und Bohrkanalmanagement sind entscheidende Erfolgskriterien bei Operationen wegen einer Rezidivinstabilität [64]. Diese Eingriffe bleiben dem erfahrenen Kniechirurgen vorbehalten, der die gesamte Palette der Rekonstruktionsverfahren beherrscht.

Gelenkniveau zu fixieren, die mechanischen Eigenschaften der Rekonstruktion durch Verkürzung des Gesamtkonstrukts verbessert werden können.

Eine attraktive Perspektive deutet sich im Bereich Biologie und Gentechnik an. Durch Applikation von Wachstumsfaktoren oder durch Beeinflussung der Expression von Wachstumsfaktoren auf gentechnischem Wege mag es zukünftig gelingen, das Einheilen des Transplantats in den Bohrkanälen zu beschleunigen und das Remodellieren des freien Sehnentransplantats zu einer ligamentären Struktur zu verbessern. Mit einer kurzfristigen Anwendungsreife dieser Verfahren ist jedoch nicht zu rechnen, sodass das Hauptaugenmerk in naher Zukunft auf der Optimierung der Bohrkanalpositionierung und Transplantatfixation liegen wird.

## Ausblick

Der Anspruch an die Chirurgie des VKB ist heute sehr hoch. Patient wie Operateur streben die vollständige Wiederherstellung der Kniegelenkfunktion an. Gemessen an dieser Zielvorgabe sind die Ergebnisse der VKB-Ersatzoperation noch nicht gut genug, obwohl ein hoher Prozentsatz der Patienten subjektiv das Operationsergebnis positiv beurteilt. Wir dürfen deshalb mit dem aktuellen Standard nicht zufrieden sein, sondern müssen die Optimierung der prinzipiell als richtig erkannten Konzepte anstreben.

Damit stellt sich die Frage, wie in Zukunft eine Verbesserung der Operationsergebnisse erreicht werden kann.

Ein immer noch beträchtlicher Anteil der Transplantate ist nicht optimal platziert [63]. Die reproduzierbar korrekte Positionierung der Bohrkanäle erfordert i. d. R. einen auf diesem Gebiet sehr erfahrenen Operateur. Eine Optimierung der Transplantatpositionierung auch für den weniger erfahrenen Operateur wird sich möglicherweise aus dem Einsatz von Navigationsverfahren bei der Bohrkanalanlage und Schraubenpositionierung ergeben. In der Revisionssituation wird möglicherweise der Einsatz von Navigationssystemen durch die präoperative Planung mit exakter intraoperativer Umsetzung zur Verbesserung der bisher nicht immer befriedigenden Ergebnisse beitragen.

Es ist zu erwarten, dass durch optimierte Fixationstechniken, die es erlauben, das Transplantat rigide auf

## Literatur

1. Abe S, Kurosaka M, Iguchi T, Yoshiya S, Hirohata K (1993) Light and electron microscopic study of remodeling and maturation process in autogenous graft for anterior cruciate ligament reconstruction. Arthroscopy 9: 394-405
2. Abrahams M (1967) Mechanical behaviour of tendon in vitro. Med Biol Eng 5: 433-443
3. Adam F, Pape D, Steimer O, Kohn D, Rupp S (2001) Biomechanische Eigenschaften der Interferenzverschraubung beim Ersatz des vorderen Kreuzbandes mit Patellar- und Hamstringtransplantaten. Orthopäde 30: 649-657
4. Aglietti P, Buzzi P, Zaccherotti G, Debiase P (1994) Patellar tendon versus doubled semitendinosus and gracilis tendons for anterior cruciate ligament reconstruction. Am J Sports Med 22: 211-218
5. Aglietti P, Buzzi R, Giron F, Simeone AJ, Zaccherotti G (1997) Arthroscopic-assisted anterior cruciate ligament reconstruction with the central third patellar tendon. A 5- to 8-year follow-up. Knee Surg Sports Traumatol Arthrosc 5: 138-144
6. Aichroth PM, Patel DV, Zorrilla P (2002) The natural history and treatment of rupture of the anterior cruciate ligament in children and adolescents. A prospective review. J Bone Joint Surg 84-B: 38-41
7. Amiel D, Kleiner JB, Roux RD, Harwood, FL, Akeson WH (1986) The phenomenon of „ligamentization": anterior cruciate ligament reconstruction with autogenous patellar tendon. J Orthop Res 4: 162-172
8. Amis AA, Jakob RP (1998) Anterior cruciate ligament graft positioning, tensioning and twisting. Knee Surg Sports Traumatol Arthrosc 6 Suppl 1: S2-12
9. Anderson AF, Snyder RB, Lipscomb AB Jr (2001) Anterior cruciate ligament reconstruction. A prospective randomized study of three surgical methods Am J Sports Med 29: 272-279
10. Arnoczky SP, Tarvin GB, Marshall JL (1982) Anterior cruciate ligament replacement using patellar tendon. J Bone Joint Surg 64-A: 217-224

11. Aune AK, Holm I, Risberg MA, Jensen HK, Steen H (2001) Four-strand hamstring tendon autograft compared with patellar tendon-bone autograft for anterior cruciate ligament reconstruction. A randomized study with two-year follow-up. Am J Sports Med 29: 722-728
12. Bach BR Jr, Tradonsky S, Bojchuk J, Levy ME, Bush-Joseph CA, Khan NH (1998) Arthroscopically assisted anterior cruciate ligament reconstruction using patellar tendon autograft. Five-to nine-year follow-up evaluation. Am J Sports Med 26: 20-29
13. Ballock RT, Woo SL-Y, Lyon RM, Hollis JM, Akeson WH (1989) Use of patellar tendon autograft for anterior cruciate ligament reconstruction in the rabbit: a long term histological and biomechanical study. J Orthop Res 4: 474-485
14. Barrett GR, Noojin FK, Hartzog CW, Nash CR (2002) Reconstruction of the anterior cruciate ligament in females: A comparison of hamstring versus patellar tendon autograft. Arthroscopy 18: 46-54
15. Blevins FT, Hecker AT, Bigler GT, Boland AL, Hayes WC (1994) The effects of donor age and strain rate on the biomechanical properties of bone-patellar tendon-bone allografts. Am J Sports Med 22: 328-333
16. Boszotta H (1997) Arthroscopic anterior cruciate ligament reconstruction using a patellar tendon graft in press-fit technique: surgical technique and follow-up. Arthroscopy 13: 332-339
17. Boszotta H, Anderl W (2001) Primary stability with tibial press-fit fixation of patellar ligament graft: An experimental study in ovine knees. Arthroscopy 17: 963-970
18. Brown CH, Hecker AT, Hipp JA, Myers ER, Hayes WC (1993) The biomechanics of interference screw fixation of patellar tendon anterior cruciate ligament grafts. Am J Sports Med 21: 880-886
19. Butler DL, Hulse DA, Kay MD, Grood ES, Shires PK, D`Ambrosia R, Shoji H (1983) Biomechanics of cranial cruciate ligament reconstruction in the dog: II. Mechanical properties. Vet Surg 12: 113-118
20. Butler DL, Grood ES, Noyes FR, Olmstead ML, Hohn RB, Arnoczky SP, Siegel MG (1989) Mechanical properties of primate vascularized vs nonvascularized patellar tendon grafts; change over time. J Orthop Res 7: 68-79
21. Campbell JD (1998) The evolution and current treatment trends with anterior cruciate, posterior cruciate, and medial collateral ligament injuries. Am J Knee Surg 11: 128-135
22. Carter TR, Edinger S (1999) Isokinetic evaluation of anterior cruciate ligament reconstruction: hamstring versus patellar tendon. Arthroscopy 15: 169-172
23. Clancy WG, Narechania RG, Rosenberg TD, Gmeiner JG, Wisnefske DD, Lange TA (1981) Anterior and posterior cruciate ligament reconstruction in rhesus monkeys. J Bone Joint Surg 63-A: 1270-1284
24. Clatworthy MG, Annear P, Bulow JU, Bartlett RJ (1999) Tunnel widening in anterior cruciate ligament reconstruction: a prospective evaluation of hamstring and patella tendon grafts. Knee Surg Sports Traumatol Arthrosc 7(3): 138-145
25. Cooper DE, Deng XH, Burstein AL, Warren RF (1993) The strength of the central third patellar tendon graft. A biomechanical study. Am J Sports Med 21: 818-824
26. Corry IS, Webb JM, Clingeleffer AJ, Pinczewski LA (1999) Arthroscopic reconstruction of the anterior cruciate ligament. A comparison of patellar tendon autograft and four-strand hamstring tendon autograft. Am J Sports Med 27: 444-454
27. Deehan DJ, Salmon LJ, Webb VJ, Davies A, Pinczewski LA (2000) Endoscopic reconstruction of the anterior cruciate ligament with an ipsilateral patellar tendon autograft. A prospective longitudinal five-year study. J Bone Joint Surg Br 82(7): 984-991
28. Eriksson K, Anderberg P, Hamberg P, Löfgren AC, Bredenberg M, Westman I, Wredmark T (2001) A comparison of quadruple semitendinosus and patellar tendon grafts in reconstruction of the anterior cruciate ligament. J Bone Joint Surg 83-Br: 348-355
29. Fehnel DJ, Johnson R (z) Anterior cruciate injuries in the skeletally immature athlete: a review of treatment outcomes. Sports Med 29:51-63
30. Feller JA, Webster KE, Gavin B (2001) Early postoperative morbidity following anterior cruciate ligament reconstruction: patellar tendon versus hamstring graft. Knee Surg Sports Traumatol Arthrosc 9: 260-266
31. Fideler B, Vangsness C, Bin L, Orlando C, Moore T (1995) Gamma irradiation: effect on biomechanical properties of human bone-patellar tendo-bone allografts. Am J Sports Med 23: 643-646
32. Flahiff CM, Brooks AT, Hollis JM, Van der Schilden JL, Nicholas RW (1995) Biomechanical analysis of patellar tendon allografts as a function of donor age. Am J Sports Med 23: 354-358
33. Friederich NF (1993) Kniegelenksfunktion und Kreuzbänder: Biomechanische Grundlagen für Rekonstruktion und Rehabilitation. Orthopäde 22: 334-342
34. Friederich NF, O'Brien WR (1998) Functional anatomy of the cruciate ligaments. In: Jakob RP, Staubli HU (eds) The knee and the cruciate ligaments. Springer, Berlin Heidelberg New York Tokyo
35. Fulkerson JP, Langeland R (1995) An alternative cruciate reconstruction graft: The central quadriceps tendon. Arthroscopy 11: 252-254
36. Good L, Odensten M, Gillquist J (z) Sagittal knee stability after anterior cruciate ligament reconstruction with a patellar tendon strip. Am J Sports Med 22: 518-523
37. Goradia VK, Rochat MC, Kida M, Grana WA (2000) Natural history of a hamstring tendon autograft used for anterior cruciate ligament reconstruction in a sheep model. Am J Sports Med 28: 40-46
38. Haas N (2000) Kreuzbandchirurgie – Ein ewig aktuelles Thema (editorial). Chirurg 71: 1023-1022
39. Hamada M, Shino K, Horibe S, Mitsuoka T, Miyama T, Shiozaki Y, Mae T (2001) Single- versus bi-socket anterior cruciate ligament reconstruction using autogenous multiple-stranded hamstring tendons with endoButton femoral fixation: A prospective study. Arthroscopy 17: 801-807
40. Hamner D, Brown C, Steiner M, Hecker A, Hayes W (1999) Hamstring tendon grafts for reconstruction of the anterior cruciate ligament: Biomechanical evaluation of the use of multiple strands and tensioning techniques. J Bone Joint Surg 81A: 549-557
41. Hefzy MS, Grood ES, Noyes FR (1989) Factors affecting the region of most isometric femoral attachments. Part II: The anterior cruciate ligament. Am J Sports Med 17(2): 208-215
42. Henche HR, Birkner W (1997) Die 8fach Plantarissehne. Eine neue Methode zur Kreuzbandrekonstruktion. Arthroskopie 10: 256-260
43. Hertel P (1997) Technik der offenen Ersatzplastik des vorderen Kreuzbandes mit autologer Patellarsehne. Anatomische Rekonstruktion in schraubenfreier Press-fit-Technik. Arthroskopie. 10: 240-245

44. Höher J, Scheffler SU, Withrow JD, Livesay GA, Debski RE, Fu FH, Woo SL (2000) Mechanical behavior of two hamstring graft constructs for reconstruction of the anterior cruciate ligament. J Orthop Res 18(3): 456-461
45. Howell SM, Taylor MA (1993) Failure of reconstruction of the anterior cruciate ligament due to impingement by the intercondylar roof. J Bone Joint Surg 75-A: 1044-55
46. Howell SM, Barad SJ (1995) Knee extension and its relationship to the slope of the intercondylar roof. Implications for positioning the tibial tunnel in anterior cruciate ligament reconstructions. Am J Sports Med 23: 288-294
47. Howell SM (1998) Principles for placing the tibial tunnel and avoiding roof impingement during reconstruction of a torn anterior cruciate ligament. Knee Surg Sports Traumatol Arthrosc 6 (Suppl 1): S49-55
48. Howell SM, Deutsch ML (1999) Comparison of endoscopic and two-incision techniques for reconstructing a torn anterior cruciate ligament using hamstring tendons. Arthroscopy 15: 594-606
49. Hulstyn M, Fadale PD, Abate J, Walsh WR (1993) Biomechanical evaluation of interference screw fixation in a bovine patellar bone-tendon-bone autograft complex for anterior cruciate ligament reconstruction. Arthroscopy 9: 417-424
50. Jäger A, Welsch F, Kappler C (2001) 10-Jahresergebnisse nach arthroskopischer vorderer Kreuzbandplastik mit dem Patellarsehnentransplantat. Vortrag Jahreskongress der DGOOC 2001, Berlin
51. Jansson KA, Harilainen A, Sandelin J, Karjalainen PT, Aronen HJ, Tallroth K (1999) Bone tunnel enlargement after anterior cruciate ligament reconstruction with the hamstring autograft and endobutton fixation technique. A clinical, radiographic and magnetic resonance imaging study with 2 years follow-up. Knee Surg Sports Traumatol Arthrosc 7: 290-295
52. Jarvela T, Kannus P, Jarvinen M (2001) Anterior cruciate ligament reconstruction in patients with or without accompanying injuries: A re-examination of subjects 5 to 9 years after reconstruction. Arthroscopy 17: 818-825
53. Jarvela T, Paakkala T, Kannus P, Jarvinen M (2001) The incidence of patellofemoral osteoarthritis and associated findings 7 years after anterior cruciate ligament reconstruction with a bone-patellar tendon-bone autograft. Am J Sports Med 29: 18-24
54. Jomha NM, Raso VJ, Leung P (1993) Effect of varying angles on the pullout strength of interference screw fixation. Arthroscopy 9: 580-583
55. Jomha NM, Borton DC, Clingeleffer AJ, Pinczewski LA (1999) Long-term osteoarthritic changes in anterior cruciate ligament reconstructed knees. Clin Orthop 358: 188-193
56. Karlson JA, Steiner ME, Brown CH, Johnson J (1994) Anterior cruciate ligament reconstruction using gracilis and semitendinosus tendons. Comparioson of through the condyle and over the top graft placements. Am J Sports Med 22: 659-666
57. Kartus J, Stener S, Lindahl S, Engstrom B, Eriksson BI, Karlsson J (1997) Factors affecting donor-site morbidity after anterior cruciate ligament reconstruction using bone-patellar tendon-bone autografts. Knee Surg Sports Traumatol Arthrosc 5: 222-228
58. Kartus J, Magnusson L, Stener S, Brandsson S, Eriksson BI, Karlsson J (1999) Complications following arthroscopic anterior cruciate ligament reconstruction. A 2-5 year follow-up of 604 patients with special emphasis on anterior knee pain. Knee Surg Sports Traumatol Arthrosc 7: 2-8
59. Keays SL, Bullock-Saxton J, Keays AC (2000) Strength and function before and after anterior cruciate ligament reconstruction. Clin Orthop 373: 174-183
60. Keays SL, Bullock-Saxton J, Keays AC, Newcombe P (2001) Muscle strength and function before and after anterior cruciate ligament reconstruction using semitendonosus and gracilis. Knee 8: 229-234
61. Kleipool AE, Zijl JA, Willems WJ (1998) Arthroscopic anterior cruciate ligament reconstruction with bone-patellar tendon-bone allograft or autograft. A prospective study with an average follow up of 4 years. Knee Surg Sports Traumatol Arthrosc 6: 224-230
62. Kohn D, Rose C (1994) Primary stability of interference screw fixation. Influence of screw diameter and insertion torque. Am J Sports Med 22: 334-338
63. Kohn D, Busche T, Carls J (1998) Drill hole position in endoscopic anterior cruciate ligament reconstruction. Results of an advanced arthroscopy sourse. Knee Surg Sports Traumatol Arthrosc 6 (Suppl 1): S13-15
64. Kohn D, Rupp S (2000) Strategien zu Revisionseingriffen bei fehlgeschlagener vorderer Kreuzbandrekonstruktion. Chirurg 71: 1055-1065
65. Kurosaka M, Yoshiya S, Andrish JT (1987) A biomechanical comparison of different surgical techniques of graft fixation in anterior cruciate ligament reconstruction. Am J Sports Med 15: 225-229
66. Lemos MJ, Jackson DW, Lee TQ, Simon TM (1995) Assessment of initial fixation of endoscopic interference femoral screws with divergent and parallel placement. Arthroscopy 11: 37—41
67. Lephart SM, Kocher MS, Harner CD, Fu FH (1993) Quadriceps strength and functional capacity after anterior cruciate ligament reconstruction. Patellar tendon autograft versus allograft Am J Sports Med 21: 738-743
68. Liao H, Belkoff SM (1999) A failure model for ligaments. J Biomech 32: 183-188
69. Liu SH, Panossian V, al-Shaikh R, Tomin E, Shepherd E, Finerman GA, Lane JM (1997) Morphology and matrix composition during early tendon to bone healing. Clin Orthop 339: 253-260
70. Morrison JB (1970) The mechanics of the knee joint in relation to normal walking. J Biomech 3: 51-61
71. Müller B, Rupp S, Seil R, Kohn D (2000) Entnahmestellenmorbidität nach VKB-Ersatzplastik mit dem Ligamentum-patellae-Transplantat. Unfallchirurg 103: 662-667
72. Müller W (1982) Das Knie. Springer, Berlin Heidelberg New York
73. Muneta T, Yamamoto H, Ishibashi T, Asahina S, Murakami S, Furuya K (1995) The effects of tibial tunnel placement and roofplasty on reconstructed anterior cruciate ligament knees. Arthroscopy 11:57
74. Noyes FR, Grood ES (1976) The strength of the anterior cruciate ligament. Age and species related changes. J Bone Joint Surg 58-A: 1074-1082
75. Noyes FR, Butler DL, Grood ES, Zernicke RF, Hefzy MS (1984) Biomechanical analysis of human ligament grafts used in knee-ligament repairs and reconstructions. J Bone Joint Surg 66-A: 344-352
76. Noyes FR, Barber-Westin SD (1996) Reconstruction of the anterior cruciate ligament with human allograft. Comparison of early and later results. J Bone Joint Surg 78-A: 524-537
77. Odensten M, Gillquist J (1985) Functional anatomy of the anterior cruciate ligament and a rational for reconstruction. J Bone Joint Surg 67-A: 257-262

78. Oettel GM, Imhoff AB (1998) Revisionschirurgie bei fehlgeschlagener vorderer Kreuzbandplastik. Zentralbl Chir 123: 1033
79. O'Neill DB (1996) Arthroscopically assisted reconstruction of the anterior cruciate ligament. A prospective randomized analysis of three techniques. J Bone Joint Surg 78-A: 803-813
80. Paschal SO, Seemann MD, Ashman RB, Allard RN, Montgomery JB (1994) Interference fixation versus postfixation of bone-patellar tendon-bone grafts for anterior cruciate ligament reconstruction. A biomechanical comparative study in porcine knees. Clin Orthop 300: 281-287
81. Patel JV, Church JS, Hall AJ (2000) Central third bone-patellar tendon-bone anterior cruciate ligament reconstruction: a 5-year follow-up. Arthroscopy 16: 67-70
82. Pierz K, Baltz M, Fulkerson J (1995) The effect of Kurosaka screw divergence on the holding strength of bone-tendon-bone grafts. Am J Sports Med 23: 332-335
83. Quapp KM, Weiss JA (1998) Material characterization of human medial collateral ligament. J Biomech Eng 120: 757-763
84. Rasmussen TJ, Feder SM, Butler DL, Noyes FR (1994) The effects of 4 mrad of gamma irradiation on the initial mechanical properties of bone patellar tendon bone grafts. Arthroscopy 10: 188-197
85. Rodeo SA, Arnoczky SP, Torzilli PA, Hidaka C, Warren RF (1993) Tendon-healing in a bone tunnel. A biomechanical and histological study in the dog. J Bone Joint Surg 75-A: 1795-1803
86. Ropke M, Becker R, Urbach D, Nebelung W (2001) Semitendinosussehne vs. Ligamentum patellae. Klinische Ergebnisse einer prospektiven randomisierten Studie nach vorderer Kreuzbandplastik. Unfallchirurg 104: 312-316
87. Rougraff B, Shelbourne KD, Gerth PK, Warner J (1993) Arthroscopic and histologic analysis of human patellar tendon autografts used for anterior cruciate ligament reconstruction. Am J Sports Med 21: 277-284
88. Rubinstein RA Jr, Shelbourne KD, VanMeter CD, McCarroll JC, Rettig AC (1994) Isolated autogenous bone-patellar tendon-bone graft site morbidity. Am J Sports Med 22: 324-327
89. Rupp S, Krauß P, Fritsch E (1997) Fixation strength of a biodegradable interference screw and a press-fit technique in anterior cruciate ligament reconstruction with a BPTB-graft. Arthroscopy 13: 61-65
90. Rupp S, Seil R, Müller B, Kohn D (1998) Biomechanische Grundlagen der Rehabilitation nach VKB-Ersatzplastik. Dt Zeitschr Sportmed 49 Sonderheft 1: 221-225
91. Rupp S, Seil R, Schneider A, Kohn D (1999) Initial fixation strength of three different types of biodegradable interference screws. J Biomed Mat Res 48: 70-74
92. Rupp S, Hopf T, Hess T, Seil R, Kohn D (1999) Resulting tensile forces in the human BPTB-graft – Direct force measurement in vitro. Arthroscopy 15: 179-184
93. Rupp S, Seil R, Kohn D, Müller B (2000) Influence of avascularity on tensile strength and viscoelastic properties of human bone-patellar tendon-bone grafts. J Bone Joint Surg 82-B: 1059-1064
94. Rupp S, Müller B, Seil R (2001) Knee laxity after ACL reconstruction with a BPTB-graft. Knee Surg Sports Traumatol Arthrosc 9: 72-76
95. Sgaglione NA, DelPizzo W, Fox JM, Friedman MJ (1993) Arthroscopically assisted anterior cruciate ligament reconstruction with the pes anserine tendons. Comparison of results in acute and chronic ligament deficiency. Am J Sports Med 21: 249-256
96. Shaffer BS, Tibone JE (1993) Patellar tendon length change after anterior cruciate ligament reconstruction using the midthird patellar tendon. Am J Sports Med 21: 449-54
97. Shelbourne KD, Nitz P (1990) Accelerated rehabilitation after anterior cruciate ligament reconstruction. Am J Sports Med 18: 292-299
98. Shelbourne KD, Gray T (1997) Anterior cruciate ligament reconstruction with autogenous patellar tendon graft followed by accelerated rehabilitation. A two- to nine-year followup. Am J Sports Med 25: 786-795
99. Sidles JA, Larson RV, Garbini JL, Downey DJ, Matsen FA (1988) Ligament length relationships in the moving knee. J Orthop Res 6(4): 593-610
100. Spicer DD, Blagg SE, Unwin AJ, Allum RL (2000) Anterior knee symptoms after four-strand hamstring tendon anterior cruciate ligament reconstruction. Knee Surg Sports Traumatol Arthrosc 8: 286-289
101. Stäubli HU (1992) Arthroscopically assisted ACL reconstruction using autologous quadriceps tendon. In: Jakob RP, Stäubli HU (eds) The knee and the cruciate Ligaments: Anatomy, biomechanics, clinical aspects, reconstruction, complications, rehabilitation. Springer, Berlin Heidelberg New York Tokyo, pp 443
102. Südkamp NP, Haas NP (2000) Neue Wege in der Kreuzbandchirurgie. Chirurg 71: 1024-1033
103. Taskiran E, Taskiran D, Duran T, Lok V (1998) Articular cartilage homeostasis after anterior cruciate ligament reconstruction. Knee Surg Sports Traumatol Arthrosc 6: 93-98
104. Weiler A, Windhagen HJ, Raschke MJ, Laumeyer A, Hoffmann RF (1998) Biodegradable interference screw fixation exhibits pull-out force and stiffness similar to titanium screws. Am J Sports Med 26: 119-126
105. Werner S, Arvidsson H, Arvidsson I, Eriksson E (1993) Electrical stimulation of vastus medialis and streching of lateral thigh muscles in patients with patello-femoral symptoms. Knee Surg Sports Traumatol Arthrosc 1: 85-92
106. Wilson T, Zafuta M, Zobitz M (1999) A biomechanical analysis of matched bone-patellar tendon-bone and double-looped semitendinous and gracilis tendon grafts. Am J Sports Med 27: 202-207
107. Yaru NC, Daniel DM, Penner D (1992) The effect of tibial attachment site on graft impingement in an anterior cruciate ligament reconstruction. Am J Sports Med 20: 217-220
108. Yoshiya S, Nagano M, Kurosaka M, Muratsu H, Mizuno K (2000) Graft healing in the bone tunnel in anterior cruciate ligament reconstruction. Clin Orthop 376: 278-286
109. Zavras TD, Race A, Bull AMJ (2001) A comparative study of „isometric" points for anterior cruciate ligament graft attachment. Knee Surg Sports Traumatol Arthrosc 9: 28-33

# Computerassistierte Rekonstruktion des vorderen Kreuzbandes mit dem *OrthoPilot-System*

J. Eichhorn

Die Kreuzbandoperationstechniken sind in ihren Ergebnissen häufig von einer bemerkenswerten Versagerquote belastet. Die Problemsituation besteht darin, dass die Langzeitstudien der konservativen Versorgung der vorderen Kreuzbandruptur durchweg schlechte Ergebnisse protokollieren und die Kreuzbandoperation nach dem Stand der Technik arthroskopisch durchführbar ist. Da eine gut durchgeführte Kreuzbandoperation dem Patienten eine erhebliche Menge an Lebensqualität zurückgeben kann, ist sie mehr und mehr zur Modeoperation geworden. Dieses dokumentiert sich in einer zunehmenden Anzahl von Orthopäden und Chirurgen, die diese Operation durchführen. Für den deutschsprachigen Raum ist allerdings bemerkenswert, dass 70% aller kreuzbandchirurgischen Eingriffe von Chirurgen vorgenommen werden, die weniger als 20 Kreuzbänder pro Jahr operieren. Hierbei kann es nicht zu einer ausreichenden Ansammlung von Erfahrung kommen. Demzufolge sehen wir eine wachsende Anzahl von Therapieversagern.

Fehlerquelle Nummer 1 sind falsch, zumeist zu weit ventral liegende Bohrkanäle. Das Problem besteht nicht nur darin, dass bei der ersten Operation bereits ein Transplantat benutzt werden muss. Beim Versagen der ersten Operation kommt es nicht selten durch Tunnelfalschplatzierung zu Tunnelausweitungen, sodass oft vor einer erneuten Stabilisierung eine Operation zwischengeschaltet werden muss, in der zunächst benutzte Fixationsmaterialien und Knochenhohlräume operativ saniert werden müssen.

Dieser Problematik Rechnung tragend, wird auf Kreuzbandkongressen mehr und mehr propagiert, dass eine Prozess- und Qualitätskontrolle erfolgen muss. Bisher stand uns hierbei der C-Bogen zur Verfügung, mit dem die Lage der Kirschner-Drähte überprüft werden kann. Der C-Bogen hat allerdings einige Probleme mit sich gebracht. Zum einen wird der Patient einer zum Teil nicht unerheblichen Bestrahlung ausgesetzt und die Dokumentation in den weiten Ebenen erfordert ein Umschwenken des Bildwandlers, was nicht selten Probleme mit der Lagerung und Abdeckung mit sich brachte und auch eine erhöhte Infektionsgefahr in sich birgt.

Eine Alternative stellen jetzt die Navigationssysteme dar. Bei der Entwicklung des OrthoPilot-Systems wurde bewusst auf die Multifunktionalität Wert gelegt. So wird dieses Gerät bereits seit längerer Zeit für die Knieendoprothetik verwandt, neuerdings ist der Bereich der Hüftpfannennavigation und der Tibiaosteotomie hinzugekommen. Also bestand unsere Entwicklungsarbeit darin, ein Softwaremodul für die Kreuzbandchirurgie zu entwickeln. Hierbei setzten wir uns ganz klare Zielvorgaben:
– minimale zusätzliche Operationszeit,
– keine Röntgenstrahlung,
– keine kostentreibende präoperative Planung, wie Kernspin- oder Computertomographie,
– minimales Extratrauma durch die Anbringung der „rigid bodies",
– leichte Handhabung.

Mit der jetzt zur Verfügung stehenden Version des Kreuzbandmoduls OrthoPilot konnten all diese Ziele erfüllt werden. Nach einem umfangreichen Literaturstudium wurden die anatomischen Punkte bestimmt, die für die Bohrkanallage wichtig sind.

### Kriterien für den tibialen Tunnel

- Bei ca. 80° Beugestellung soll ein Abstand von 7 mm von der Vorderkante des hinteren Kreuzbandes eingehalten werden.
- Anatomische Sektionen haben gezeigt, dass das Zentrum des tibialen Ansatzes vom vorderen Kreuzband in der Mitte zwischen der medialen tibialen Spina und der Außenkante des Außenmeniskusvorderhorns am Übergang zum Lig. transversu genu liegt. Des Weiteren haben Untersuchungen gezeigt, dass die zentrale Position bei ca. 44% der sagittalen Tiefe und 44% der koronaren Tiefe des Tibiaplateaus besteht. Wichtige Kriterien für die tibiale Tunnellage sind somit der richtige Funktionsabstand zum hinteren Kreuzband und die Vermeidung des Impingements vom Dach der Fossa oder von den Seitenwänden. Die Kriterien für die Platzierung des femoralen Tunnels ist die Anatomie des posterioren Fossaausganges. Dieser muss operativ gut sichtbar dargestellt werden. Wichtig ist die kalkulierbar kurze Distanz zur hinteren Fossakante (3-5 mm) und die Lokalisation an der lateralen Fossawand, die einer 10.30-Uhr-Position beim rechten und einer 1.30-Uhr-Position beim linken Knie entsprechen sollte. In einer zusätzlichen Softwareentwicklung wird bei der Lage des tibialen Kanals in der Frontalebene bereits berücksichtigt, dass dieser optimale Punkt im Bereich des Femurs auch erreicht werden kann.

### Praktische Durchführung

Um eine hinreichend stabile Operation und Navigationssituation zu erreichen, wird das zu operierende Bein in einem Beinhalter gelagert, das Fußende des Tisches wird abgeklappt. Zunächst wird die diagnostische Arthroskopie durchgeführt. Im Anschluss daran erfolgt die Sanierung der zusätzlichen Meniskus- und Knorpelpathologie und die Präparation der Fossa intercondylaris. Dabei ist besonderer Wert darauf zu legen, dass der dorsale Ausgang der Fossa von allen Weichteilresten befreit wird und somit gut darstellbar ist. Im Anschluss daran wird mit einem ca. 4 cm langen Hautschnitt medial neben der Tuberositas die Semitendinosussehne gewonnen. Bei klarer Indikationsstellung kann dieser Schritt vorgezogen werden um

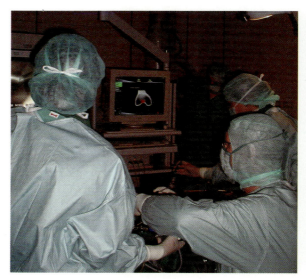

**Abb. 38.1.** Navigator-Setup im Operationssaal beim vorderen Kreuzbandersatz

dem zweiten Operationsteam genügend Zeit zur Präparation und Konditionierung des Sehnenkonstruktes zu geben (Abb. 38.1).

### Platzierung des femoralen „rigid bodies"

Hierzu wird die Prominenz der medialen Kondyle getastet. Bei der Beugestellung von ca. 80-90° können hier keine Gefäße oder Nerven verletzt werden. Es wird zunächst ein Kirschner-Draht gelegt, auf den dann das entsprechende Fußteil zur Aufnahme des „rigid bodies" geschoben wird. Durch das zweite kraniale Bohrloch wird ein weiterer Kirschner-Draht vorgeschoben, der leicht konvergierend verläuft, sodass eine hinreichende Stabilisierung des „rigid bodies" erreicht werden kann (Abb. 38.2).

### Platzierung des tibialen „rigid bodies"

Hierzu wird der Hautschnitt nach lateral verzogen und die tibiale Fußplatte mit einer Schraube und zwei Nägeln fixiert. Diese hat einen nach lateral herausgebogenen Arm zur Aufnahme des „rigid bodies", damit

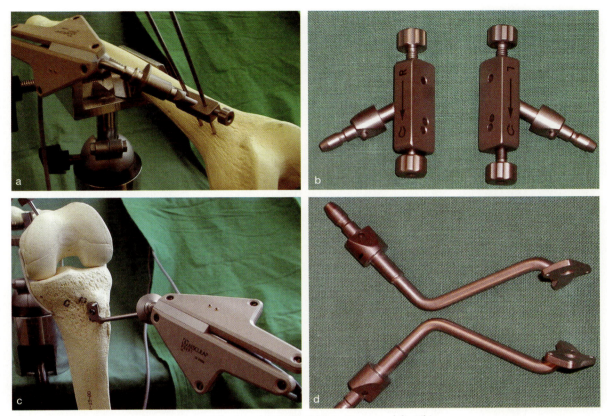

**Abb. 38.2a-d.** Platzierung und Verankerungshilfen der „rigid bodies" für das Femur und die Tibia

dieser bei der Durchführung der Operation nicht im Wege ist. Nach Platzierung der „rigid bodies" werden die Infrarotkameras des Navigationssystems auf diese einjustiert.

### Akquisition der Daten

Das Softwareprogramm des OrthoPilot führt den Chirurgen jetzt durch gezielte Arbeitsanweisungen durch die Akquisition der benötigten Daten. Zunächst wird der ermittelte Transplantatdurchmesser eingegeben, da naturgemäß ein kleineres Implantat weniger zu Impingement neigt als ein dickeres. Als „mobile body" dient ein Tasthaken, der ebenfalls mit Infraroterkennungssensoren ausgestattet ist. Der Computer gibt jetzt die zu ertastenden anatomischen Punkte vor. Durch ein gezieltes Durchbewegen des Kniegelenkes wird die Kinematik des Kniegelenkes ebenfalls miterfasst (Abb. 38.3 bis 38.6).

### Navigieren des femoralen Bohrkanals

Nach Akquisition all dieser Daten kommt nun das tibiale Zielgerät zum Einsatz, das ebenfalls mit Navigationssensoren ausgestattet ist. Der Navigationsmonitor zeigt nun eine Aussicht auf das Tibiaplateau, in der die anatomischen Bezugspunkte (Vorderkante des hinteren Kreuzbandes, Verbindungslinie zwischen Außenmeniskusvorderhorn und medialer Spina) dargestellt sind. Des Weiteren ist die Silhouette der Fossa aufprojiziert, aus der die Impingement-Situation abgelesen werden kann. So zeigt der Computer bei bewegtem Zielgerät permanent an, wie weit der Sicherheitsabstand zum hinteren Kreuzband zur Verbindungslinie

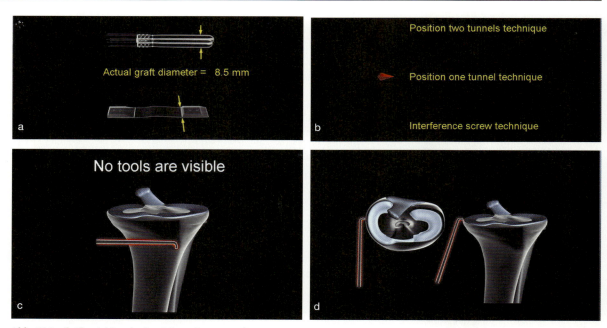

**Abb. 38.3a-d.** Akquisition der benötigten Bezugspunkte

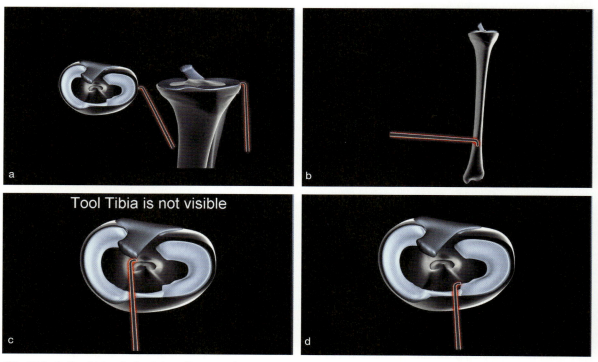

**Abb. 38.4a-d.** Akquisition der benötigten Bezugspunkte

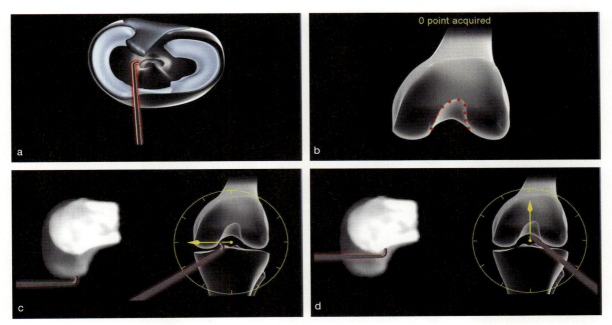

**Abb. 38.5a-d.** Akquisition der benötigten Bezugspunkte

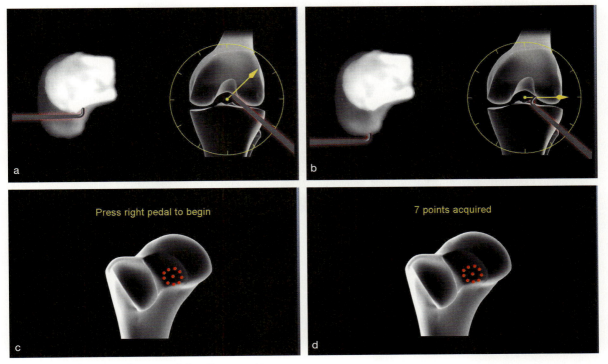

**Abb. 38.6a-d.** Akquisition der anatomischen Bezugspunkte

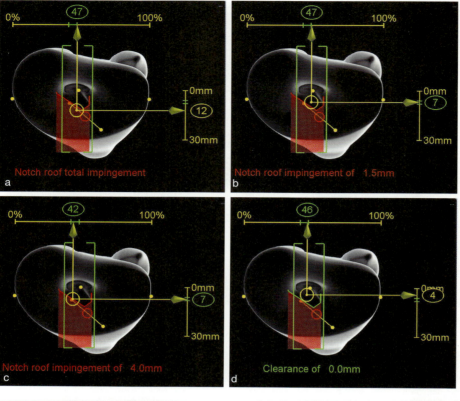

**Abb. 38.7a d.** Darstellung verschiedener Zielpunkte auf dem Tibiaplateau mit dem navigierten tibialen Zielgerät

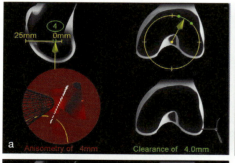
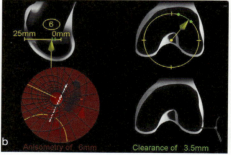
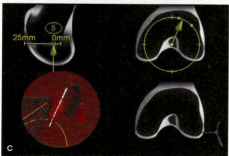

**Abb. 38.8a-c.** Darstellung verschiedener Zielpunkte in der Fossa mit dem navigierten femoralen Zielgerät

und zu den knöchernen Strukturen der Fossa ist. Sollte die Fossa intercondylaris zu klein sein, gibt er ebenfalls in Abhängigkeit von der Transplantatstärke das Ausmaß der Notch-Plastik an (Abb. 38.7).

Nach Legen des Kirschner-Drahtes erfolgt die Aufbohrung des tibialen Kanals entsprechend der Transplantatstärke.

### Navigieren des femoralen Bohrkanals

Jetzt wird das ebenfalls mit Navigationssensoren bestückte femorale Zielgerät transtibial eingeführt. Der Computermonitor informiert permanent über den hinteren Ausgang der Fossa und über die Lage des Kanals zur lateralen Fossawand (10.30-Uhr- oder 1.30-Uhr-Position). Außerdem informiert der Navigator über die eventuell bestehende Impingement-Situation. Als Nebenprodukt wird die Isometrie zwischen den beiden navigierten Optimalpunkten angegeben. Durch das so navigiert platzierte Zielgerät wird der Kirschner-Draht gelegt (Abb. 38.8).

Im Anschluss an jede navigierte Kreuzbandoperation wurde eine Röntgendokumentation des Ergebnisses erstellt. In jedem Fall konnte eine optimale Platzierung der Bohrkanäle dokumentiert werden. Um die Vorteile des Navigationssystems bei weniger versierten Operateuren darzustellen, wurde die Bohrkanalnavigation von unseren Assistenten vorgenommen. Auch hierbei ließen sich bei insgesamt vier Assistenten reproduzierbar gute Platzierungsergebnisse erzielen. Hierbei stellte sich allerdings heraus, dass die Navigation nur so gut ist, wie die Präzision der eingegebenen anatomischen Punkte. Um hier die Fehlerquote zu minimieren, werden in einem nächsten Softwareschritt bestimmte Punkte des Röntgenbildes in maximaler Überstreckung (seitlicher Strahlengang) und die PA-Aufnahme in der Rosenberg-Technik mit eindigitalisiert, die dann die Dimension und das Verhältnis der vom Operateur akquirierten anatomischen Punkte permanent überprüfen kann.

### Zusammenfassung

Das Kreuzbandnavigationsmodul für den OrthoPilot hilft dem weniger erfahrenen Operateur bei der präzisen Legung der Bohrkanäle. So wird ihm permanent die dem arthroskopischen Bild fehlende dritte Dimension dargestellt und permanent werden alle wichtigen anatomischen Strukturen berücksichtigt, die für die Bohrkanallage wichtig sind. Für den erfahrenen Operateur stellt die Navigation eine wichtige Hilfe bei Revisionseingriffen dar, bei der die normale Anatomie bereits durch den vorherigen Eingriff verändert worden ist. Im Hinblick auf gute Operationsergebnisse wird die Navigation einen festen Platz in der Kreuzbandchirurgie bekommen.

# 39 Computerassistierte Rekonstruktion des vorderen Kreuzbandes mit dem *Navitrack-System*

A. Ellermann, R. Siebold

## Einleitung

Entscheidend für die erfolgreiche operative Stabilisierung des Kniegelenks nach Ruptur des vorderen Kreuzbandes ist die korrekte anatomische Positionierung des Kreuzbandtransplantats. Auch wenn beim vorderen Kreuzband anatomisch ein anteromediales und ein posterolaterales Bündel unterschieden werden und somit ein flächenhaftes Ansetzen an Femur und Tibia vorliegt, so gibt es doch einen allgemeinen Konsens über die Lage des tibialen und femoralen Insertionspunktes bzw. der Bohrkanäle zur Rekonstruktion des vorderen Kreuzbandes [4, 7, 13].

Die arthroskopische Identifikation der Insertionspunkte bereitet jedoch auch dem erfahrenen Operateur oftmals Schwierigkeiten. So konnten Sati et al. [12] zeigen, dass in einem von ihnen nachuntersuchten Patientenkollektiv nach vorderer Kreuzbandplastik nahezu 40% Fehlplatzierungen vorlagen. Andere Autoren beschreiben zwischen 10-29% schlechte Resultate nach vorderem Kreuzbandersatz [1].

1997 haben wir ca. 750 vordere Kreuzbandverletzungen operiert. 30% davon waren Revisionsfälle, die aufgrund von Bohrkanalfehlplatzierungen einer erneuten Operation unterzogen wurden.

Im Zuge der weltweit zunehmenden operativen Versorgung vorderer Kreuzbandrupturen kam es zur Entwicklung verschiedener computerunterstützter Operationssysteme auch für den Bereich des vorderen Kreuzbandersatzes [5, 6, 10, 11, 13].

Das aus der Wirbelsäulenchirurgie bekannte Navitrack-System (Sulzer Orthopaedics, Schweiz) stand uns erstmalig im Oktober 1999 zur computerunterstützten Rekonstruktion des vorderen Kreuzbandes zur Verfügung.

## Systembeschreibung und operatives Vorgehen

Die erste Software-Version basiert auf einer elektromagnetischen Applikation. Hierbei wird, ausgehend von einem Transmitter (3D-Spule), ein zylinderförmiges 600-mG-Magnetfeld in einer Ausdehnung von 750 × 600 mm aufgebaut. Die Instrumente sowie Referenzen sind mit einem Empfänger ausgestattet und über Kabel mit dem System verbunden. Werden nun die Empfänger innerhalb des Magnetfeldes bewegt, kann über die Änderung der Magnetwellen die Position der Instrumente im Raum berechnet werden. Ferromagnetische Einflüsse auf das Magnetfeld sollten dabei ausgeschlossen werden und können durch ein optionales „Field-Monitoring-System" verhindert werden.

Am Tag des operativen Eingriffs wird zunächst eine Kernspintomographie des verletzten Kniegelenks mit einer Schichtdicke von 1,5 mm durchgeführt. Die so im Dicom-3-Format erhobenen Daten werden mit Hilfe einer CD-ROM zu einer externen Rechnereinheit des Navitrack-Systems transferiert und innerhalb eines Segmentierungsmoduls durch das Trennen der einzelnen Grauwerte von Knochen und Weichteilkonturen in ein präzises 3D-Modell des verletzten Kniegelenks umgewandelt.

Die erzielte Genauigkeit des 3D-Modells der elektromagnetischen Applikation wurde mit Hilfe von Kadaver- und Kunstknochentests bei der Firma Orthosoft in Montreal, Kanada, überprüft. Die Oberflächen der präparierten Kniegelenke wurden mit einem Laser vermessen und ein Vergleich mit dem rekonstruierten 3D-Modell des Navitrack-Systems durchgeführt. Hierbei zeigte sich eine femorale und tibiale 3D-Ungenauigkeit von unter 1 mm bei einer kernspintomographischen Schichtdicke von 1,5 mm [2, 9].

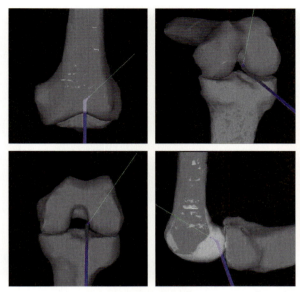

**Abb. 39.1.** 3D-Modell mit Transparenzeffekt zur Darstellung der Blumensaat-Linie und eines Operationsinstrumentes

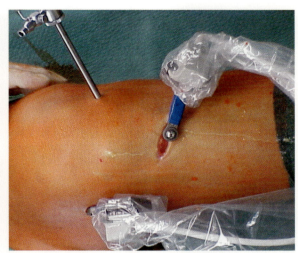

**Abb. 39.2.** Sensorfixation an Ober- und Unterschenkel

Die für eine korrekte Bohrkanalidentifikation notwendige Abbildung des Notch-Daches (Blumensaat-Linie) wird durch das Integrieren des gesamten 3D-Datensatzes ermöglicht und durch einen Transparenzeffekt des 3D-Modells dargestellt. Diese aufwendige Art der 3D-Modellberechnung über einen dreidimensionalen Datenwürfel (Poligonisieren der 3D-Voxel) erlaubt die Darstellung verschiedener in das Kniegelenk eingebrachter Operationsinstrumente zur selben Zeit (Abb. 39.1). Die arthroskopieüblichen Instrumente (Tasthaken, Schraubenzieher, arthroskopisches Zielgerät) werden bei der elektromagnetischen Applikation mit Sensoren versehen, um im elektromagnetischen Feld erkannt zu werden, das von der nahe dem Kniegelenk positionierten 3D-Spule erzeugt wird. Mit Hilfe eines Kalibrierungsblocks erfolgt vom Operateur ein Abgleich zwischen verwendetem Instrument und Magnetfeld, wobei die Länge und Achse des Instruments in Abhängigkeit von einem Referenzsensor am Kalibrierungsblock berechnet werden.

Zur intraoperativen Darstellung muss ein zusätzlicher Sensor femoral und tibial gelenknah angebracht werden. Der femorale Sensor wird über eine kleine Inzision am medialen Epikondylus fixiert. Die tibiale Sensorfixation erfolgt im Bereich der tibialen Transplantatentnahmestelle, sodass eine weitere Inzision vermieden werden kann. Diese vorübergehend angebrachten Sensoren müssen stabil verankert sein, eine Fixierung mit einer relativ kurzen Kortikalisschraube erscheint jedoch ausreichend (Abb. 39.2).

Zeitgleich zu diesen systemabhängigen Operationsschritten erfolgt die übliche Transplantatentnahme und Aufbereitung.

Um eine Echtzeitsynchronisation zwischen dem zu operierenden Knie und dem 3D-Modell herzustellen, müssen präoperativ jeweils fünf Punkte an der femoralen und tibialen Oberfläche des Modells festgelegt und dann im Patientenknie arthroskopisch mit Hilfe des Tasthakens identifiziert werden (sog. „Matching"; Abb. 39.3).

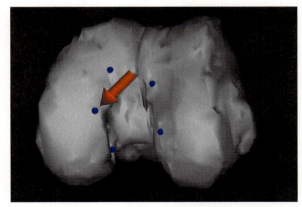

**Abb. 39.3.** Fünf-Punkte-Identifikation zur Abgleichung zwischen Modell und Patientenknie

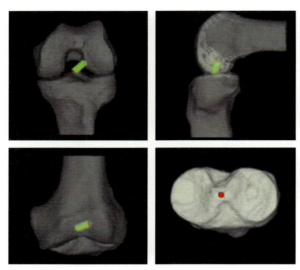

Abb. 39.4. Darstellung des virtuellen VKB-Transplantates

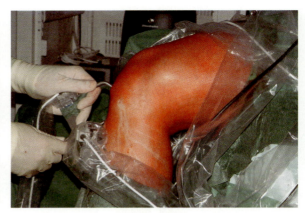

Abb. 39.5. Zielgerät zur Anlage des tibialen Bohrkanals

Nach erfolgreichem Abgleich erfolgt anschließend die Festlegung des femoralen und tibialen Insertionspunktes bei gleichzeitiger arthroskopischer Kontrolle und mit Hilfe der im 3D-Modell dargestellten Blumensaat-Linie. Hierzu werden als Referenzen Identifikationsmethoden nach Howell [7] und Stäubli [13] tibial und nach Bernhard u. Hertel [4] femoral im Sinne einer intraoperativen Planung angewandt. Anschließend werden die Insertionspunkte im 3D-Modell mit einem virtuellen Transplantat verbunden, das im Durchmesser dem Originaltransplantat entspricht (Abb. 39.4).

Das Patientenknie, an dem bis dahin noch keine Bohrung oder Fixation vorgenommen wurde, wird nun durchbewegt und dabei das virtuell rekonstruierte vordere Kreuzband am 3D-Modell einer dynamischen Isometrie- und Impingement-Testung unterzogen. Das System kalkuliert die Isometrie als Differenz zwischen längster und kürzester Transplantatausdehnung und signalisiert ein Impingement akustisch sowie optisch am Bildschirm.

Wohl wissend, dass das anatomische vordere Kreuzband keine absolut isometrische Struktur darstellt, hilft dieser Test trotzdem, Abweichungen zu erkennen.

Das Gleiche gilt für die Impingement-Testung an der kranialen und lateralen Notch-Begrenzung: Auch wenn dem Test ein VKB-insuffizientes Patientenknie zugrunde liegt, hilft die akustische Signalgebung des Systems dabei, ein störendes Impingement am Notch-Dach oder der lateralen Notch-Wand zu verhindern.

Ist die korrekte Positionierung abgeschlossen, wird die Operation mit der Anlage des tibialen Bohrkanals fortgeführt. Dessen Position, Länge und Lageabhängigkeit zum Tibiaplateau wird mit Hilfe des navigierten Zielgerätes derart festgelegt, dass es dem Operateur gegebenenfalls möglich ist, den femoralen Tunnel transtibial anzulegen (Abb. 39.5).

Der Gebrauch des Navitrack-Systems erlaubt neben den konventionellen Bohrvorgängen auch ein manuelles Impaktieren der Bohrkanäle (im Gegensatz zu robotergestützten Systemen). Hierdurch wird ein verbessertes Einheilungsverhalten bei reinen Sehnentransplantaten gewährleistet [14].

Eine intraoperative Bildwandlerkontrolle zur Berücksichtigung der durchaus großen Variation des Notch-Dachwinkels wird überflüssig.

## Klinische Erfahrungen

Zwischen Oktober 1999 und März 2001 wurden 16 vordere Kreuzbandplastiken mit der elektromagnetischen ersten Version durchgeführt, wobei zehn Operationen erfolgreich durchnavigiert werden konnten.

In einem Fall kam es zu einem kompletten Systemabsturz, in den fünf anderen Fällen gelang es uns nicht, einen Abgleich zwischen 3D-Modell und Patientenknie (Fünf-Punkte-Methode) herzustellen, der eine ausreichende Genauigkeit gewährleistet hätte. Den Grund hierfür sahen wir in einer zu ungenauen Oberflächenrekonstruktion des 3D-Modells, basierend auf zu ungenauen kernspintomographischen Daten. Jedoch konnten alle sechs Kreuzbandplastiken zeitgerecht und ohne weitere Probleme konventionell operiert werden.

Die zehn komplett navigierten Patienten wurden postoperativ nachuntersucht, wobei eine ausführliche Anamnese, eine klinische Untersuchung, eine manuelle maximale KT-1000-Messung und standardisierte Röntgenaufnahmen zur Beurteilung der Bohrkanalplatzierung des operierten Kniegelenks durchgeführt wurden. Die klinische Untersuchung ergab stabile Kniegelenke mit freier Beweglichkeit. Gemessen am IKDC-Score konnten alle Kniegelenke als sehr gut oder gut klassifiziert werden. Alle Patienten zeigten außerdem radiologisch eine korrekte Lage der Bohrkanäle, gemessen an den oben erwähnten radiologischen Parametern.

Perioperative Komplikationen traten nicht auf. So kam es in keinem Fall zu einer postoperativen Infektion oder Wundheilungsstörung, einer Gefäß- oder Nervenverletzung bzw. zu einer tiefen Beinvenenthrombose.

Die präoperative Rekonstruktion der kernspintomographischen Daten ist mit durchschnittlich 90 min sehr zeitintensiv, was allerdings stark von der kernspintomographischen Bildqualität abhängig ist. Die reine Operationszeit war bei den erfolgreich navigierten Patienten durchschnittlich um 30 min verlängert, allerdings verringerte sich diese Zeitspanne mit zunehmender Zahl der durchgeführten Operationen. Eine annähernd kurze Operationszeit wie bei den konventionell durchgeführten Operationen, wird jedoch mittelfristig noch nicht zu erreichen sein. In der folgenden Übersicht sind die zeitlichen Abläufe, basierend auf unseren Erfahrungen mit der elektromagnetischen Version, dargestellt.

Das intraoperative Handling war durch die zusätzlichen Sensorkabel an den Operationsinstrumenten nicht wesentlich erschwert. Alle navigierten Operationen wurden minimal-invasiv, d. h. arthroskopisch durchgeführt. Zu jeder Zeit war eine arthoskopische Kontrolle der bei der Navigation durchgeführten Schritte möglich.

---

Zeitliche Angaben nach Erfahrungen mit der elektromagnetischen Version

- Präoperativ
  - MRT 20 min
  - Datenaufbereitung 60 min
  - Datentransfer 10 min
- Intraoperativ
  - Patientenvorbereitung
  - Beginn der ASK (mit Versorgung von Begleitverletzungen und Vorbereiten des Notch-Areals)
  - Kalibrierung der arthroskopischen Instrumente 5 min
  - Transplantatentnahme und -präparation
  - Anbringen der Referenzsensoren 5 min
  - Matching Tibia und Femur 10 min
  - Navigiertes Festlegen des femoralen und tibialen Insertionspunktes 5 min
  - Impingement- und Isometrietestung des virtuellen Transplantats 5 min
  - Navigiertes Anlegen der Bohrkanäle 5 min

---

## Konsequenzen und Modifikationen

Seit Dezember 2001 steht eine zweite überarbeitete Software-Version mit optoelektronischer Navigation zur Verfügung. Bei dieser Variante wird von einem Positionssensor (Polaris-Kamera) Infrarotlicht mittels LEDs emittiert. Das Sichtfeld der Kamera beschreibt eine zylinderförmige Geometrie mit 1 m Durchmesser. Instrumente oder Referenzen, die sich im Abstand von 1,4-2,4 m innerhalb dieser Geometrie befinden und kugelförmige, reflektierende Oberflächenmarker tragen, können über das zurückgeworfene Infrarotlicht mittels einer Steuereinheit („tool interface unit") in ihrer Position bestimmt werden.

Verbessert wurden insbesondere die Rekonstruktion des 3D-Modells und die Synchronisation zwischen Patientenknie und dem 3D-Modell („Matching"). Während bei der kernspintomographisch gestützten ersten Version die Knorpeloberfläche komplett mit rekonstruiert wurde, konzentrierten sich die Entwickler bei der zweiten CT-gestützten Version auf die knorpelfreien Areale der Notch und des Tibiaplateaus. Für die Identifizierung der Insertionspunkte sind aus-

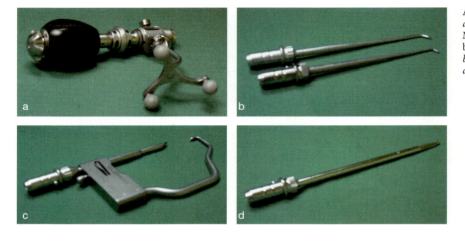

**Abb. 39.6a-d.** Universalhandgriff *a* mit passiv reflektierenden Markern und leicht austauschbaren Instrumentenaufsätzen. *b* Tasthaken, *c* tibiales Zielgerät, *d* Impaktor

schließlich diese Areale ausschlaggebend. Die Rekonstruktion der weiteren Gelenkabschnitte erfolgt jedoch weiterhin, um dem Anwender die Orientierung am vollständigen dreidimensionalen Kniegelenksmodell zu erleichtern. Die CT-Schichtdicke liegt im Kondylenbereich bei 1 mm. Analog zur ersten Version erfolgt intraoperativ die Befestigung der Referenzsensoren an Tibia und Femur mit so genannten passiv reflektierenden Markern. Eine wesentliche Erleichterung stellt der Universalhandgriff dar, der innerhalb weniger Sekunden kalibriert werden kann und auf den wahlweise die verschiedenen Operationsinstrumente aufgesetzt werden können (Abb. 39.6). Mit Hilfe des Tasthakens gelingt jetzt ein ebenfalls minutenschnelles „Surface-Matching", wobei jeweils 15 Punkte beliebig im Bereich der Notch und der Eminentia intercondylaris abgegriffen werden. Eine aufwendige Identifikation von vorher festgelegten Punkten (Fünf-Punkte-

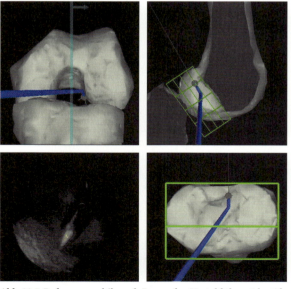

**Abb. 39.7.** Referenzgraphik nach Bernard u. Hertel [4] zur Identifizierung des femoralen Insertionspunktes (*rechts oben*)

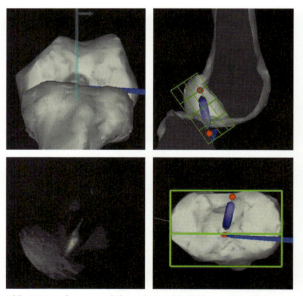

**Abb. 39.8.** Referenzgraphik nach Stäubli [13] zur Identifizierung des tibialen Insertionspunktes (*rechts unten*)

Methode) ist in der aktuellen Version nicht mehr notwendig. Zudem sind zur eindeutigen Identifizierung der Insertionspunkte Hilfsgraphiken in den Bildschirm einblendbar. Diese entsprechen femoral der von Bernhard u. Hertel [4] beschriebenen „Quadrantenmethode" (Abb. 39.7) und tibial der „43%-Methode" nach Stäubli et al. [13] (Abb. 39.8). Die intraoperativen Planungsgraphiken sind in jedem Operationsabschnitt bei Bedarf ein- oder ausblendbar. Zusätzlich lässt sich auf dem Monitor im linken unteren Bildfenster das arthroskopische Bild darstellen.

Diese, die Abläufe deutlich erleichternde zweite Version wurde ebenfalls zunächst an Kadavern und Kunstknochen getestet. Eine erste klinische Anwendung erfolgte an unserer Klinik im Februar 2002.

## Diskussion und Zusammenfassung

Grundlage für eine physiologische biomechanische Funktion und ein regelrechtes Remodelling des VKB-Transplantats ist die annähernd anatomische Platzierung des femoralen und tibialen Bohrkanals. Bohrkanalfehlplatzierungen mit relevanter Anisometrie bzw. ein Impingement im Bereich der Notch sind die Hauptgründe für das Versagen der vorderen Kreuzbandplastik.

Da die Zahl der VKB-Plastiken stetig steigt, erhebt sich die Frage nach einer intraoperativen Kontrolle der Bohrkanalplatzierung. Von erfahrenen Operateuren wurde daher zur Kontrolle der Bohrkanalplatzierung eine intraoperative Bildwandlerkontrolle gefordert [3].

Als vielversprechendes Instrument für die Zukunft hat sich für diese Problemstellung das Navitrack-System der Firma Sulzer Orthopaedics erwiesen. Das System erzeugt ein virtuelles 3D-Modell der knöchernen Oberfläche des verletzten Kniegelenkes mit einem möglichen 3D-Fehler von unter 1 mm. Der Umgang mit den navigierten Operationsinstrumenten ist vergleichbar zu konventionellen Instrumenten. Hierdurch wird die exakte und arthroskopisch kontrollierte Bohrkanalplatzierung möglich.

Die erste Version benötigte für die Rekonstruktion des 3D-Modells des verletzten Kniegelenkes ca. 90 min. Grundlage für ein problemloses intraoperatives „Matching" ist die gute Qualität des 3D-Modells. In Abhängigkeit der durchgeführten Kernspinaufnahmen wurde hierdurch die Operationszeit um 20-30 min verlängert. Nach Überschreitung dieser Zeitspanne beendeten wir die OP-Navigation und führten die Operation auf herkömmlichem Wege durch. In keinem Fall wurde bei einem der vollständig navigierten Patienten die Blutsperrezeit von zwei Stunden überschritten.

Die zweite Version des Navitrack-Systems bringt eine wesentliche prä- und intraoperative zeitliche Erleichterung. CT-unterstützt erfolgt bei der aktuellen Version die knöcherne Rekonstruktion der Notch-Begrenzung und der Eminentia, was zur Navigation der Insertionspunkte ausreichend ist. Bewusst wird jedoch ein 3D-Modell des gesamten Kniegelenks erstellt, um den Anwender bei der Orientierung zu unterstützen.

Zusammenfassend stellt das Navitrack-System einen Schritt dar, um die Variabilität der Bohrkanalplatzierung mit minimal-invasiven Methoden zu reduzieren. Die präzise prä- und intraoperative virtuelle Rekonstruktion des VKB mit dynamischer Isometrie und Impigement-Testing erlaubt eine aktive, aber kontrollierte Platzierung der Bohrkanäle. Unsere bisherigen Erfahrungen mit dem Navitrack-System lassen hoffen, dass diese Methode in Zukunft flächendeckend zu einer höheren Sicherheit und Präzision im Hinblick auf die Bohrkanalplatzierung führt. Die präoperative 3D-Rekonstruktion des Kniegelenks erfordert Zeit und die Qualität der Rekonstruktion bestimmt den Erfolg der Navigation. Die Anästhesiedauer und die Operationszeit werden im Idealfall nicht wesentlich verlängert. Transplantat und die Fixationstechnik können frei gewählt werden. Im Falle der erfolgreichen Navigation wird die intraoperative Bildwandlerkontrolle überflüssig. Bisher traten keine perioperativen Komplikationen auf.

## Literatur

1. Almekinders LC, Chiavetta JB, Clarke JP (1998) Radiographic evaluation of anterior cruciate ligament graft failure with special reference to tibial tunnel placement. Arthroscopy 14(2): 206-211
2. Amiot LP (1999) Computer Assisted ACL-Reconstruction: A feasibility study. Presentation 2nd ACL-Symposium: State of the Art 2000, March 25-27, Heidelberg, Germany
3. Amis AA, Jakob RP (1998) Anterior cruciate ligament graft positioning, tensioning and twisting. Knee Surg Sports Traumatol Arthrosc 6 (Suppl 1): S2-12

4. Bernard M, Hertel P, Hornung H, Cierpinski T (1997) Femoral insertion of the ACL. Radiographic quadrant method. Am J Knee Surg 10(1): 14-21
5. Bernsmann K, Rosenthal A, Sati M (1999) Use of CAS system for „standard" patellar-tendon ACL reconstruction. Presentation 4th Int Symposium on Computer Assisted Orthop Surg, March 17-19, Davos, Switzerland
6. Fleute M, Lavallee S, Julliard R (1999) Computer assisted ACL reconstruction: incorporating a statistical shape model of the femur for 3D visualization. Presentation 4th Int Symposium on Computer Assisted Orthop Surg, March 17-19, Davos, Switzerland
7. Howell SM, Barad SJ (1995) Knee extension and its relationship to the slope of the intercondylar roof. Implications for positioning the tibial tunnel in anterior cruciate ligament reconstructions. Am J Sports Med 23: 288-294
8. Lyle Cain E, Phillips BB, Charlebois SJ, Daniels AU, Azar FM (1999) Effect of tibial tunnel dilatation on pullout strength of quadrupled semitendinosus/gracilis autograft in ACL reconstruction secured with bioabsorbable interference screws. Unpuplished datas, University of Ta.-Camphell Clinic, Dep. Orthop Surg, Memphis, Tennessee
9. Milne AD, Chess DG, Johnson JA, King GJW (1996) Accuracy of an electromagnetic tracking device: A study of the optimal operating range and metal interference. J Biomech 29(6): 791-793
10. Petermann J, Schierl M, Pashimeh-Azar A, Gotzen L (2000) Computer and roboter assisted acl reconstruction with CAS-PAR-System. Presentation 9th Congress of the European Society of Sports Traumatology, Knee Surgery and Arthroscopy, London, GB
11. Rosenthal A, Bernsmann K, Ansari B, Sati M (2000) Navigierte Ersatzplastik des vorderen Kreuzbandes (VKB). Z Orthop 138 (Suppl): 63
12. Sati M, Bourquin Y, Stäubli HU, Müller ME (1999) Flexible technology to consider both anatomical and functional factors in ACL replacement surgery. Presentation 4th Int Symposium on Computer Assisted Orthop Surg, March 17-19, Davos, Switzerland
13. Stäubli HU, Käsermann S, Sati M (1999) Inter-operator variance of ligament placement: endoscopic versus CAS. Presentation 4th Int Symposium on Computer Assisted Orthop Surg, March 17-19, Davos, Switzerland
14. Weiler A, Windhagen HJ, Raschke MJ, Laumeyer A, Hoffmann RFG (1998) Biodegradable interference screw fixation exhibits pull-out force and stiffness similar to titanium screws. Am J Sports Med 26: 119-128

# Computerassistierte Rekonstruktion des vorderen Kreuzbandes mit dem *SurgiGATE*-System

M. Wiese, A. Rosenthal, K. Bernsmann

## Einleitung

Läsionen des vorderen Kreuzbandes (VKB) betreffen in erster Linie junge aktive Menschen [3, 10, 20]. Mit Zunahme der sportlichen Freizeitaktivitäten und Steigerung der Rasanz in vielen Sportarten steigt die Verletzungshäufigkeit. Im Jahre 1997 berichteten Frank und Jackson in ihrer Übersichtsstudie über ca. 50.000 operative VKB-Rekonstruktionen jährlich in den USA [4]. Durch die Einführung und Weiterentwicklungen der arthroskopischen Operationstechniken in den 80er- und 90er-Jahren hat die Rekonstruktion des vorderen Kreuzbandes einen Teil ihres Schreckens verloren. Traumatisierende offene Operationstechniken gehören der Vergangenheit an. Sekundäre Schäden für die Propriozeption und Stabilisierung des Gelenks können minimiert werden. Die Kniegelenksinstabilität nach Verlust des vorderen Kreuzbandes ist als eine präarthrotische Deformität zu werten. Schippinger et al. [18] wiesen eine hohe Rate an sekundären Meniskus- und Knorpelläsionen bei konservativ therapierten Patienten nach. McDaniel u. Dameron [12] zeigen in ihrer Follow-up-Studie, die einen Zeitraum von 28 Jahren erfasst, in 80% der konservativ therapierten Patienten radiologisch eine das altersübliche Maß übersteigende Osteoarthrose. Versuche, die Stabilität des Gelenks durch Naht des Bandes wiederherzustellen, führten leider häufig zu sekundären Lockerungen z. B. durch einen weitgehenden Verlust der Gefäßversorgung des Bandes.

Heute gilt die Wiederherstellung des vorderen Kreuzbandes mit körpereigenem Sehnenmaterial als Standardtherapie der akuten Verletzung. Mit der Entwicklung von Zielbohrinstrumenten, die eine Platzierung des Transplantats erlauben, wurden die Fehler reduziert, jedoch noch nicht vollständig ausgeschlossen.

Durch Fehlpositionierung und -spannung des Ersatzbandes kann eine Reihe von postoperativen Komplikationen auftreten, die ein akzeptables Ergebnis auf Dauer gefährden. Der wichtigste vom Operateur zu beherrschende Faktor ist die Platzierung des Transplantats; zugleich ist dies auch eine der größten Fehlerquellen bei einer Bandersatzplastik [4]. Für den Kreuzbandersatz ist sowohl die Platzierung der Eintrittsstelle des Transplantats in den Knochen (Insertionsstelle) als auch die Ausrichtung der Bohrkanäle wichtig (Abb. 40.1).

Die Lage des Ersatztransplantats bestimmt in starkem Maße den mittelfristigen und wahrscheinlich auch den langfristigen postoperativen Verlauf [5, 9,

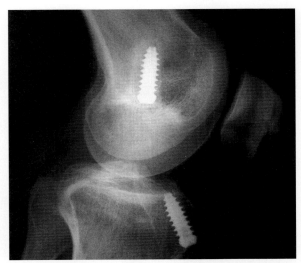

**Abb. 40.1.** Fehlpositioniertes vorderes Kreuzbandtransplantat. Der femorale Bohrkanal liegt zu weit anterior in der Notch. Auch der tibiale Kanal ist zu weit anterior platziert, der Eintrittspunkt des Kanals ebenfalls nicht optimal gewählt

19]. Die Folgen einer Fehlplatzierung bei der Zerstörung des Transplantates, die zu einem Notch-Impingement führen, werden eindrucksvoll von Watanabe u. Howell [21] beschrieben. Bei anisometrischer Implantation, d. h. Transplantatexkursion über 3 mm, sind deutlich schlechtere Ergebnisse zu erwarten [14, 20]. Nach Friederich et al. [5] führt eine Fehlplatzierung des Implantats um ca. 3 mm zu einer 400%igen Spannungssteigerung im Kreuzband. Die maximale Dehnfähigkeit im Rahmen der Funktionalität beträgt bis zu 5%, [7, 19], darüber hinaus treten plastische Verformungen auf [17].

Als eine der häufigsten Ursachen des Transplantatversagens nach VKB-Plastik konnte arthroskopisch die zu weit anteriore Platzierung des femoralen Tunnels festgestellt werden. Inakzeptable Langzeitergebnisse der VKB-Rekonstruktionen liegen je nach Bewertungskriterien zwischen 5% und 52% [13].

## Methode

Um eine genauere Platzierung der vorderen Kreuzbandplastiken zu ermöglichen, wurden computerassistierte Operationssysteme entwickelt. Für die besonderen Anforderungen des routinemäßigen intraoperativen Einsatzes zur VKB-Rekonstruktion wurde das von Sati im M.E. Müller Institut für Biomechanik, Bern, Schweiz, entwickelte CAS-System (Computer Assisted Surgery System, Fa. Medivision/Umkirch, BRD) modifiziert. Es wird für die Navigation hierbei keine präoperative dreidimensionale Bildgebung wie etwa durch CT- oder MRT-Bilder benötigt. Es wird lediglich die standardmäßig angefertigte seitliche Röntgenaufnahme des Kniegelenkes digitalisiert. Hierzu kann eine Digitalkamera oder auch ein Durchlichtscanner verwendet werden.

Das System besteht aus einem Computer (Ultra 10, SUN Microsystems) und einem optoelektrischen Kamerasystem (Optotrak 3020, Northern Digital), das relative Bewegungen und die Position des Patienten zu den Operationsinstrumenten erfasst. Zusätzlich zu den normalen Arthroskopieinstrumenten werden einige Zusatzinstrumente wie etwa ein spezieller Tasthaken verwendet. Alle Instrumente sind mit aktiven Infrarot-LEDs (lichtemittierende Diode) versehen (Abb. 40.2).

Mit Hilfe eines Hakens oder Pointers kann intraoperativ die individuelle Patientenanatomie durch den Operateur abgetastet und digitalisiert werden. Das System erfasst die Position der Taster- oder Pointerspitze im Raum und kann dadurch ein dreidimensionales Bild des Kniegelenks aufbauen. Dieses virtuelle Gelenk kann dann als Referenz zur exakten Kontrolle des Instrumentariums und der Arbeitsvorgänge eingesetzt werden [2, 8, 16, 17].

Neben einer genauen Abtastung des Gelenks ist die Kontrolle und Verfolgung von Bewegungen der Knochen erforderlich, um Lageänderungen oder Winkelabweichungen der Instrumente in Relation zur Anatomie verfolgen und erkennen zu können. Außerdem ist

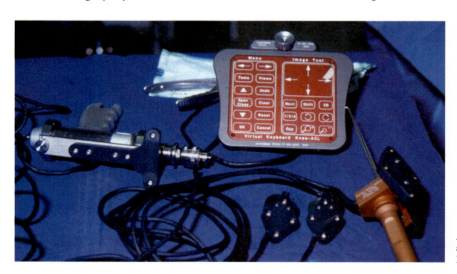

**Abb 40.2.** Instrumente mit aktiven LED Schilden mit je vier LEDs versehen

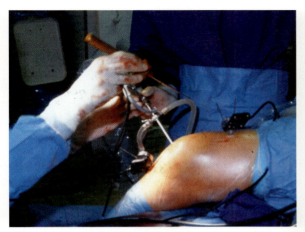

**Abb 40.3.** Fixierung der dynamischen Referenzbasen an Tibia und Femur durch eingebrachte Kirschnerdrähte

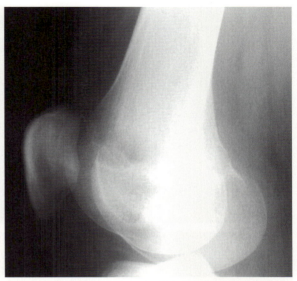

**Abb. 40.4.** Seitliche Aufnahme des Kniegelenks. Abbildungsmaßstab auf den ventralen Oberschenkel aufgelegt. Geringe Rotationsfehler können durch das System ausgeglichen werden

nur durch die Erfassung der Positionen von Femur und Tibia zueinander eine Kontrolle der Kniegelenkstellung möglich. Intraoperativ werden daher dynamische Referenzbasen (DRB) am Femur und der Tibia mit Kirschner-Drähten transkutan fixiert, um Bewegungen des Kniegelenks verfolgen zu können (Abb. 40.3). Es handelt sich hierbei um LED-besetzte Schilde, die alle Bewegungen des Kniegelenks an das Navigationssystem übermitteln. Sie dienen daher als Referenz für die übrigen Instrumente und ermöglichen so auch die Darstellung relativer Bewegungen von Tibia und Femur zueinander.

Die Operationsplanung erfolgt intraoperativ durch interaktive Bestimmung der relevanten Strukturen, und zwar durch die Standardzugänge für die arthroskopische Chirurgie. Der Operateur definiert anatomische Strukturen durch Berühren mit der Tasthakenspitze. Bestimmte Punkte werden durch Auslösen eines Fußschalters digitalisiert und abgespeichert. Die Notch wird als Punktwolke abgetastet, die dann zu einer Oberfläche verbunden wird. Das Notch-Dach, die Interkondylardachlinie oder Blumensaat-Linie, wird von der posterioren Fossa bis zum kaudalen Rand der Facies patellaris dargestellt. Der Operateur ist darin frei, sich weitere Orientierungspunkte zu definieren. Die gewonnenen Daten werden einer seitlichen Röntgenaufnahme des Kniegelenkes, die zusammen mit einem Abbildungsmaßstab aufgenommen wurde, überlagert (Abb. 40.4). Durch Rotationen lassen sich dann die festgelegten Linien und anatomischen Referenzpunkte dem vorhandenen Röntgenbild angleichen.

Durch dieses einfache Verfahren können mögliche Projektionsfehler durch Abweichungen von einer idealen seitlichen Röntgenaufnahme ausgeglichen werden. Die Korrekturgenauigkeit dieses Verfahrens wurde anhand von Kadaverversuchen untersucht und beträgt bei einer Fehlrotation von 5° um die Längsachse 0,5 mm der Länge der Blumensaat-Linie [1].

Das Ende des Interkondylargrubendaches und damit der Insertionsbereich an der posterioren Femurkortikalis wird dadurch mit entsprechender Genauigkeit dargestellt.

Die In-situ-Planung der Ligamentplatzierung liefert dem Operateur Informationen über zu erwartendes Transplantat-Impingement und -elongation. Diese Angaben können für verschiedene simulierte Insertionsstellen und Transplantatgrößen unmittelbar errechnet werden. Der Operateur erhält fortlaufend quantitative Informationen über Ligamentdeformierungen und die Isometrie der gewählten Insertionspunkte (Abb. 40.5 und 40.6). Die Mittelpunkte der Insertionsareale werden gespeichert und stehen für eine vergleichende Errechnung der Ligamentelongation für verschiedenen Insertionsorte zur Verfügung. Bei der Prüfung des virtuellen Transplantats muss auf eine exakte Führung des kreuzbanddefizienten Kniegelenks geachtet werden. Im klinischen Alltag hat sich

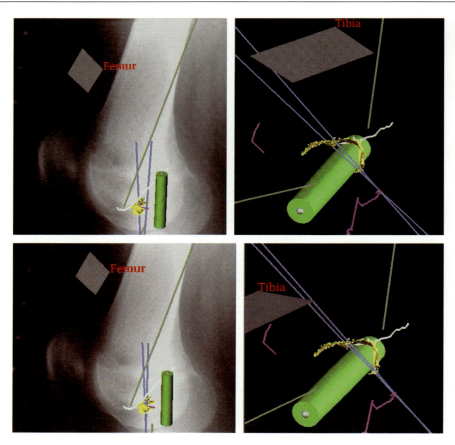

**Abb. 40.5.** Virtuelle Transplantatplatzierung und Kontrolle des Notch-Impingement

**Abb. 40.6.** Virtuelle Kontrolle des Isometrieverhaltens. Bewegung des Kniegelenks dabei aus voller Extension in die Flexion, um eine Translation in die vordere Schubladenposition zu verhindern

die Messung aus einer Streckung in die Beugung unter dorsalem Schub auf den Tibiakopf bewährt.

Bei der Ausführung assistiert das System bei der Navigation der Bohrungen für die geplante Insertion. Der Anwender kann verschiedene Darstellungen interaktiv durch das Menüprogramm festlegen und als individuelle Standardansichten hinterlegen. Das Kniegelenk kann so z. B. in einem seitlichen und einem frontalen Einblick in die Notch gezeigt werden. Das virtuelle Gelenk kann bei der Anpassung der Ansichten frei um jede Raumrichtung rotiert werden. Auch Ausschnittvergrößerungen einzelner Ansichten sind frei wählbar. Das System ist nicht für eine bestimmte Operationstechnik konzipiert, sondern kann – wie oben erwähnt – intraoperativ im Rahmen einer interaktiven Systemanwendung eingestellt werden.

## Ergebnisse

Im Rahmen einer Multicenter-Studie wurde die Anwendbarkeit für verschieden Operationstechniken nachgewiesen. Bei 20 Operationen wurde die Quadrizepssehne mit einer Doppelinzisionstechnik verwendet. Bei zwölf Operationen kam die Semitendinosussehne in einer Einzelinzisionstechnik zum Einsatz. Vierzig Operationen wurden mit dem mittleren Patellarsehnendrittel ausgeführt [1].

Im Rahmen einer weiteren prospektiven Studie wurden durch die Autoren 100 VKB-Plastiken unter aktiver Anwendung des CAS-Systems durchgeführt. Die durchschnittliche Verlängerung der Operationszeit betrug hierbei 15 min. Als Transplantat wurde das mittlere Patellarsehnendrittel mit knöchernem Anteil aus der Tuberositas tibiae und der Patellavorderfläche eingesetzt, da dieses bei Verwendung von Interferenzschrauben eine sehr hohe Primärstabilität besitzt. Lobenhoffer [11] bezeichnete die BPTB-Technik (Bone-Patellar Tendon-Bone) daher als Goldstandard des Transplantats.

Die Tunnelbohrungen werden systemunterstützt durchgeführt. Auch die Bohrmaschine zur Einbringung der K-Drähte oder zum Bohren der Kanäle ist mit einem LED-Schild versehen (s. Abb. 40.2). Es kam zu keiner speziellen intra- und postoperativen Komplikation durch die zusätzlich eingebrachten Fixierungsdrähte für die Anbringung der dynamischen Referenzbasen (DRB).

Alle Patienten erhielten postoperativ eine Brace-Schiene (Promed) ohne Bewegungslimitierung. In den ersten Tagen nach der Operation wurde eine CPM-Behandlung durchgeführt. Die Vollbelastung erfolgte, sobald eine freie Streckung bzw. ein Streckdefizit von unter 10° erzielt wurde. Neben einer klinischen Verlaufskontrolle wurde der Lysholm-Score erhoben und zusätzlich eine sonographische Stabilitätsmessung des Kniegelenkes durchgeführt. Hierzu wurde das Gelenk in einem mechanischen Instrument anterior-lateral und anterior-medial gemessen. Das Knie wurde dabei in 25° Flexion in Seitenlagerung zur Aufhebung der Schwerkraft mit einer Spannung von 150 Newtonmeter ausgemessen [6].

Zusätzlich wurden Röntgenbilder der Kniegelenke angefertigt und die Lage der Bohrkanäle wurde in zwei Standardebenen (a.p. und lateral) entsprechend der von Lemos angegebenen Technik vermessen. Die frühen klinischen Ergebnisse waren unauffällig. Im Rahmen einer prospektiv randomisierten Studie zeigten die navigiert implantierten Kreuzbänder tendenziell insbesondere in der bildgebenden Diagnostik bessere Ergebnisse. Die Position des femoralen Tunnels an der posterioren Kortikalis konnte mit größerer Sicherheit gefunden werden. Die Standardabweichung war in der CAS-Gruppe kleiner, ohne jedoch das Signifikanzniveau von $p \leq 0{,}05$ zu erreichen.

## Diskussion

Die Möglichkeiten der optimierten primären Kreuzbandwiederherstellung durch Navigationstechnik sollten angesichts der suboptimalen Ergebnisse von Revisionseingriffen nach Transplantatversagen [13] weiter ausgebaut werden. Sekundäreingriffe besitzen eine eigene Risikokonstellation, besonders die Fixierung des Transplantats gestaltet sich oft schwierig. Auch bei großer Erfahrung des Operateurs kann die Navigation eine zusätzliche Hilfestellung bieten. Eine besonders gute Einsatzmöglichkeit stellt die Schulung und Ausbildung von Chirurgen dar. Hier ist es möglich durch eine intraoperative Kontrolle grobe Fehlschläge zu verhindern und die Lernkurve zu verkürzen. Daneben wird die Möglichkeit zu einer intraoperativen Qualitätskontrolle und Dokumentation in den kommenden Jahren wahrscheinlich an Bedeutung gewinnen. Auch hierzu bietet die Navigation eine gute Einsatzmöglichkeit. Eine standardisierte klinische Routineanwendung dieser Systeme ist bisher nicht etabliert. Die technische Ausreifung der Systeme lässt eine aktive intraoperative Anwendung zu.

Die von uns bisher durchgeführten 100 Operationen unter aktiver Nutzung des CAS-Systems haben die Routinetauglichkeit bewiesen. Höhere Komplikationsraten als bei Standardeingriffen traten nicht auf. Die Operationszeitverlängerungen beträgt bisher 15 Minuten; eine weitere Modifikationen des Systems bietet hier sicher noch Spielraum für eine weitere Zeitersparnis.

## Literatur

1. Bernsmann K, Rosenthal A, Sati M, Stäubli HU, Cassens J, Menestrey J, Wiese M (2001) Multicentererfahrungen mit einem System zur computerassistierten vorderen Kreuzbandrekonstruktion. Orthop Prax 37(1): 1-5
2. Dessenne V, Lavallee S, Julliard R, Orti R, Martelli S, Cinquin P Computerassisted knee anterior ligament reconstruction: First clinical tests. J Image Guid Surg 1: 59-64
3. Diekstall P, Rauhut F (1999) Überlegungen zur Differentialindikation der vorderen Kreuzbandplastik. Ergebnisse nach Ersatz des vorderen Kreuzbandes im Vergleich zur Spontanprognose. Unfallchirurg 102: 173-181
4. Frank CB, Jackson DW (1992) The science of reconstruction of the anterior cruciate ligament. J Bone Joint Surg 79-A: 1556-1569
5. Friederich NF, Müller W, O'Brien WR (1992) Klinische Anwendung biomechanischer und funktionell anatomischer Daten am Kniegelenk. Orthopäde 21: 41-50
6. Grifka J, Bernsmann K, Hillen R (1993) Sonographische Stabilitätsdiagnostik des Kniegelenkes. Jahrbuch der Orthopädie, S 143-183
7. Grood ES (1992) Knee surgery, current Practice. In: Aichroth PM, Cannon WD, Patel DV (eds). Martin Dunitz, London
8. Julliard R, Lavallee S, Dessenne V (1998) Computer assisted reconstruction of the anterior cruciate ligament. Clin Orthop 354: 57-64

9. Khalfayan EE, Sharkey PF, Alexander AH, Bruckner JD, Bynum EB (1996) The relationship between tunnel placement and clinical results after anterior cruciate ligament reconstruction. Am J Sports Med 24(3): 335-341
10. Klos TVS, Habets RJE, Banks AZ, Banks SA, Devilee RJJ, Cook F (1998) Computer assistance in arthroscopic anterior cruciate ligament reconstruction. Clin Orthop 354: 65-69
11. Lobenhoffer P (1998) Golden Standard: Patellarsehnenplastik – Technik und postoperatives Komplikationsmanagement. Zentralbl Chir 123: 981-993
12. McDaniel MJ, Dameron TB (1999) Long-term results of untreated anterior cruciate ligament rupture: a 28 year follow-up outcome study. AAOS Annual Meeting, 4.-8. Feb. 1999, Anaheim, CA
13. Oettl GM, Imhoff AB (1998) Revisionschirurgie bei fehlgeschlagener vorderer Kreuzbandplastik. Zentralbl Chir 123: 1033-1039
14. O`Meara PM, O`Brien WR, Henning CE (1992) Anterior cruciate ligament reconstruction stability with continuous passive motion – the role of isometric graft placement. Clin Orthop 277: 201-209
15. Raunest J (1991) Application of a new positioning device for isometric replacement in anterior cruciate ligament repair and reconstruction. J Trauma 31(2): 223-229
16. Sati M, deGuise JA, Drouin G (1997) Computer assisted knee surgery: diagnostics and planning of knee surgery. Comp Aided Surg 2: 108-123
17. Sati M, Bourquin Y, Stäubli H-U (1999) Flexible technology to consider both anatomical and functional factors in ACL replacement surgery. 4th International Symposium on Computer Assisted Orthopaedic Surgery, March 17-19, 1999, Davos, Switzerland.
18. Schippinger G, Passler JM, Seibert FJ, Schweighofer F (1997) Are complications in cruciate ligament replacement operations with patellar tendon transplantation dependent on surgical technique and surgical timing? Swiss Surg 3(4): 154-159
19. Tomczak RJ, Hehl G, Mergo PJ, Merkle E, Rieber A, Brambs HJ (1997) Tunnel placement in anterior cruciate ligament reconstruction: MRI analysis as an important factor in the radiological report. Skeletal Radiol 26(7): 409-413
20. Vergis A, Gillquist J (1995) Current concepts. Graft failure in intra-articular anterior cruciate ligament reconstructions: a review of the literature. Arthroscopy 11(3): 312-321
21. Watanabe BM, Howell SM (1995) Arthroscopic findings associated with roof impingement of an anterior cruciate ligament graft. Am J Sports Med 23(5): 616-625

# Klinische Erfahrungen mit dem *CASPAR*-assistierten Ersatz des vorderen Kreuzbandes

L. Gotzen, A. Pashmineh-Azar, E. Ziring

## Einleitung

Wenn auch die Ursachen und Gründe für unbefriedigende Resultate und Misserfolge nach vorderem Kreuzbandersatz vielfältig sind, so hat sich doch gezeigt, dass unabhängig davon, welches Ersatzmaterial verwendet wird, die inkorrekte Transplantatposition die führende Rolle spielt. Nach der Konsensuskonferenz der International Knee Society werden über 40% aller VKB-Transplantate fehlpositioniert. In der Literatur ist vielfältig belegt, dass eine enge Korrelation zwischen der Transplantatposition und dem klinischen Outcome besteht [1, 5, 6, 7, 8]. Revisionseingriffe nach VKB-Rekonstruktion beruhen zu 70-80% auf Transplantatfehllagen [9].

Um mit größtmöglicher und reproduzierbarer Genauigkeit eine anatomische, nahezu isometrische und impingementfreie Transplantatpositionierung vornehmen zu können, wurde das CASPAR-System der Firma Orto Maquet in die vordere Kreuzbandrekonstruktion integriert. Es bedurfte einer nahezu zweijährigen gemeinsamen Entwicklungs- und Erprobungsphase, bis das System soft- und hardwaremäßig für die Computerplanung und Roboteranlage der Transplantattunnel geeignet erschien. Von April 1999 bis Oktober 2000 wurden 92 VKB-Ersatzplastiken unter Assistenz mit dem CASPAR-System durchgeführt.

## Probleme und Änderungen in der Anwendungsphase

Die meisten Probleme, die sich bei der klinischen Anwendung zeigten, konnten rasch beseitigt werden. Als die wesentlichen Änderungs- und Optimierungsmaßnahmen, die durchgeführt wurden, sind folgende zu nennen:

- *Reduzierung der Referenzierungsmarker* von vier auf zwei Knochenschrauben: Zunächst wurden für die Referenzierung zwei voluminöse Registrierschrauben in das distale Femur und die proximale Tibia eingebracht. Dieses aufwendige, weichteiltraumatisierende und für den Patienten belastende Vorgehen wurde ersetzt durch die Applikation jeweils einer schlanken Trägerschraube tibial- und femoralseitig. Auf die Trägerschrauben werden für die Referenzierung Registrierkreuze angebracht.
- *Verbesserung der Kniefixation*: Während des Fräsvorgangs der Transplantattunnel mit dem Roboter ist eine absolut bewegungsfreie Immobilisation der Kniegelenke erforderlich. Bei den ersten Operationen kam es wiederholt zu einem bewegungsinduzierten Abschalten des Roboters. Daraufhin wurde eine stabilere, nur die Femurkondylen fassende Knieklemme und eine spezielle Bodenplatte entwickelt, die mit Gelenkarmen an den Roboter konnektiert werden.
- *Installation einer Wasserkühlung* für die Diamanthohlschleife: Ohne Kühlung verursachte die Hohlschleife beim Fräsen erhebliche Hitzeschäden in den Transplantattunneln. Mit der kontinuierlichen Wasserkühlung konnten die thermischen Schädigungen des Knochengewebes vollständig verhindert werden.
- *Freihandführung der Hohlschleife an die Knochenoberfläche* vor Starten des Fräsvorganges: Nach der Referenzierung nimmt der Roboterarm automatisch die geplante Fräsbahn ein und führt anfangs ohne äußere Einflussmöglichkeit von dieser Startposition aus den Fräsvorgang durch. Dabei traf bei Anlage des

femoralen Tunnels die Hohlschleife nicht selten auf das Lig. patellae oder kollidierte mit dem unteren Patellapol. Es wurde daraufhin der Ablauf so geändert, dass nach Einnahme der Startposition die Hohlschleife von Hand an die Knochenoberfläche geführt wird. Zeigen sich dabei Hindernisse in der Fräsbahn, können diese durch Veränderung der Kniebeugung beseitigt werden.

- *Stufenregulierung der Fräsgeschwindigkeit*: Ein weiteres Problem, das in der Anfangsphase bemerkt wurde, bestand darin, dass die Hohlschleife beim schrägen Auftreffen auf die Knochenoberfläche ein Abgleiten zeigte. Dies hatte Abweichungen von den geplanten Fräsbahnen zur Folge. Das Abgleiten beruhte auf einem zu schnellen Vorschub der Hohlschleife und wurde durch eine Stufenregulierung der Fräsgeschwindigkeit beseitigt. Bis die Hohlschleife kurzstreckig in den Knochen eingedrungen ist, wird sie mit sehr geringer Geschwindigkeit vorgefahren und erst danach die Vorschubgeschwindigkeit erhöht.

## Beschreibung des CASPAR-assistierten VKB-Ersatzes

### Implantation der Trägerschrauben und Anfertigen des CT

Die Übertragung der Planung auf den chirurgischen Eingriff erfolgt mit Hilfe von Registrierkreuzen, die sowohl im CT als auch vom Roboter vermessen werden. Als Träger für die Registrierkreuze dienen spezielle Knochenschrauben. Meist am Tag vor der Operation und meist unter Analgesie im 3-in-1-Block wird jeweils eine Trägerschraube über eine Stichinzision von lateral in das distale Femur und von anteromedial in die proximale Tibia eingebracht.

Für die Planung werden die physiologischen Stellungsverhältnisse des intakten Kniegelenkes bei voller Streckung zugrunde gelegt, um durch die Instabilität hervorgerufene pathologische Extensions-, Translations- und Rotationsverhältnisse am verletzten Knie zu eliminieren. Deswegen wird ein CT beider Kniegelenke angefertigt. Dazu werden die Beine in Streckstellung parallel ausgerichtet und mit frei durchhängenden Kniegelenken in einer speziellen Fußhalterung gelagert (Abb. 41.1). Vor Anfertigung des CT müssen

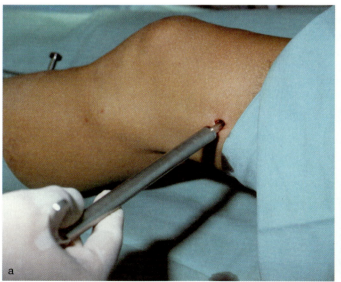
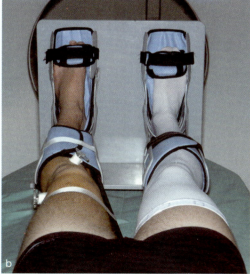

**Abb. 41.1.** *a* Perkutane Implantation der Trägerschrauben: in die Tibia von anteromedial und in das Femur von lateral. *b* Für das Anfertigen des CT symmetrische Strecklagerung beider Beine mit frei durchhängenden Kniegelenken in spezieller Fußhalterung. Auf die Trägerschrauben sind die Registrierkreuze geschraubt

die Registrierkreuze auf die Trägerschrauben geschraubt werden. Der CT-Datensatz wird online in die Planungsstation transferiert.

## Planung der Transplantattunnel

Die Planung der Transplantattunnel kann durch zwei prinzipiell unterschiedliche Vorgehensweisen erfolgen. Einerseits kann der Chirurg die Lage der Tunnel durch freie Navigation im 3D-CT-Datensatz, basierend auf seinen eigenen Lagekriterien, völlig frei bestimmen. Andererseits kann die Tunnellage mit Hilfe von vorgegebenen Parametern festgelegt werden. Zwischen diesen Vorgehensweisen sind alle dazwischen liegenden Strategien möglich, indem die Planungsparameter mehr oder weniger eingeschränkt werden.

Der Planungsablauf vollzieht sich in vier Schritten: *Normierung, Matching, femorale* und *tibiale Tunnelplanung*.

Bei der Normierung wird das Femur des instabilen Kniegelenkes interaktiv mit Hilfe eines Ausrichtewerkzeugs, das in den drei orthogonalen Schritten sichtbar ist, in allen drei Ebenen in eine Standardposition gebracht.

Beim interaktiven Matching wird die Lagedifferenz zwischen der Tibia auf der instabilen Seite und auf der intakten Seite relativ zum normierten Femur bestimmt. Mit dem translatierbaren Matchingwerkzeug wird zunächst das Femur in dem in Blautönen dargestellten CT des instabilen Knies mit dem Femur des in Grüntönen dargestellten CT des kontralateralen Knies zur Deckung gebracht, gefolgt vom Matching der Tibiae. Nach erfolgter Anpassung erscheinen die übereinander liegenden Femura und Tibiae in einem blaugrünen Mischton. Ergebnis des Matching ist die Transformation, die die Lagedifferenz zwischen den Tibiae relativ zum gemeinsamen Femurkoordinatensystem beschreibt. Die weitere Planung vollzieht sich am instabilen Knie, aber unter den Stellungsverhältnissen des intakten Knies in physiologischer Extension.

Bei der femoralen Planung wird in der Sagittalebene das Tunneleingangszentrum in dem von Bernard u. Hertel [3] inaugurierten Rechteck platziert, das an die Blumensaat-Linie angelegt und an den lateralen Kondylus angepasst wird, wobei im CT navigiert und der Schnitt mit der maximalen Kondylengröße aufgesucht wird. Die Lage des Tunneleingangszentrums innerhalb des Rechtecks wird in prozentualen Streckenwerten entlang und senkrecht zur Blumensaat-Linie festgelegt. Während Amis u. Jacob [2] 38%

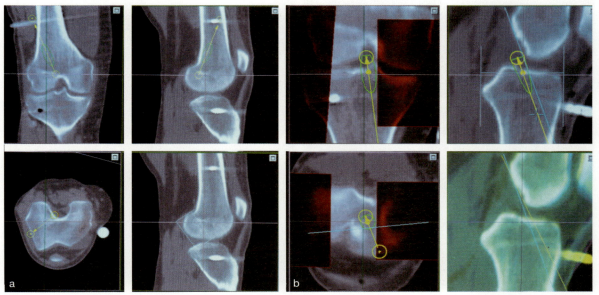

**Abb. 41.2.** Femorale und tibiale Tunnelplanung im CT eines Patienten

entlang und 20% senkrecht zur Blumensaat-Linie vorschlagen, empfehlen Bernard u. Hertel [3] jeweils 25%. Von den verschiedenen Operateuren der eigenen Klinik wurden unterschiedliche Prozentwerte verwendet, die sich aber weitgehend zwischen den oben vorgeschlagenen Werten bewegten. In der dritten Dimension wird das Tunneleingangszentrum interaktiv nach individuellen Lagekriterien im Transversalschnitt festgelegt. Ausgehend vom festgelegten Tunneleingangszentrum erfolgt die weitere Planung der Tunnelachse durch freie Navigation, wobei diese so festgelegt wird, dass intraoperativ keine Kollision der Hohlschleife mit dem medialen Femurkondylus erfolgt.

Bei der Planung des tibialen Tunnels in der Frontalebene wird der mediale Rand der intraartikulären Tunnelöffnung auf die Spitze des Tuberculum intercondylare mediale platziert und die Tunnelachse nach der des femoralen Tunnels ausgerichtet. Für die Tunnelplanung in der Sagittalebene wurde in die CASPAR-Software die eigene, 1990 publizierte Vorgehensweise [4] übernommen. Der Schnittpunkt der transformierten Blumensaat-Linie mit dem Tibiaplateau markiert die Lage des anterioren Tunnelrandes intraartikulär. In der Verlängerung nach distal bildet die transformierte Blumensaat-Linie die anteriore Tunnelwand in der Tibia.

In Abbildung 41.2 ist beispielhaft eine Planung dargestellt. Nach Abschluss der Planung werden die Planungsdaten auf einer PC-Karte gespeichert.

### Vorbereiten des Roboters auf den operativen Eingriff

Die Transferkarte mit den Planungsdaten wird im Operationssaal in das Laufwerk der Steuereinheit gesteckt. Die Steuereinheit dient zur Bereitstellung der Planungsdaten und Steuerungssignale für den Roboter. Mit dem Einschalten der Steuereinheit wird das Betriebssystem installiert und ein Selbsttest durchgeführt. Danach wird der Roboterarm über das Handbediengerät in die Startposition für das Aufsetzen des

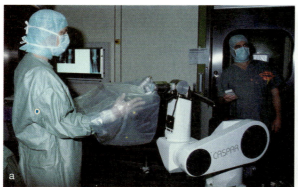
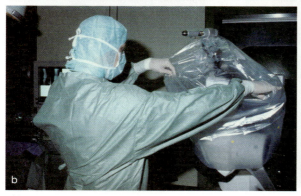
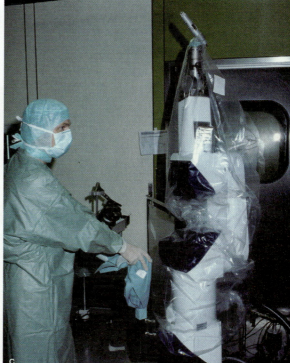

**Abb. 41.3a-c.** Abdeckvorgang des Roboters mit steriler Plastikfolie

Werkzeuges gebracht. Anschließend erfolgt die sterile Abdeckung des Roboters mit einer durchsichtigen Folie (Abb. 41.3). Über das Handbediengerät und über die Kabelverbindung zur Steuereinheit wird ein steriler Plastikschlauch gezogen. Bei der Abdeckung ist besondere Sorgfalt geboten und eine enge Zusammenarbeit zwischen dem sterilen und dem nichtsterilen OP-Personal erforderlich, um die Asepsis zu wahren. Anschließend wird die sterile Gerätesäule an den Roboter fixiert und eine Werkzeugkalibrierung vorgenommen.

### Operationsablauf

Nach Arthroskopie des Kniegelenks und Transplatentnahme wird für die Kniefixation zunächst eine Fußschale angewickelt, dann bei ca. 100-120° Kniebeugung das Bein mit der Fußschale in eine spezielle Bodenplatte eingesetzt und die Knieklemme angelegt. Zwischen Bodenplatte und Knieklemme wird zusätzlich ein Gelenkarm angebracht. Der Roboter wird an den Operationstisch gefahren und abgesenkt, anschließend ebenfalls über Gelenkarme mit der Bodenplatte und mit der Knieklemme verbunden. Zur Überwachung der bewegungsfreien Immobilisation des Kniegelenks werden „rigid bodies" an die Knieklemme fixiert, auf die eine an die Steuereinheit des Roboters angeschlossene Infrarotkamera fokussiert wird. Danach werden auf die Trägerschrauben sterile Registrierkreuze geschraubt (Abb. 41.4).

Zunächst erfolgt die tibialseitige Referenzierung. Mit der in das Werkzeug eingespannten Messspitze werden an dem Registrierkreuz vier Messpunkte angefahren. Danach wird die tibiale Trägerschraube entfernt. Nachdem der Roboter seine Startposition für die Anlage des tibialen Tunnels automatisch eingenommen hat, wird die Hohlschleife von Hand über die Zugangsinzision für die Transplantatentnahme oder über eine separate Stichinzision an die anteromediale Tibiafläche geführt. Danach wird unter fortlaufender Wasserkühlung und initial mit geringem Vorschub vom Roboter der tibiale Tunnel gefräst. Bei der Planung des tibialen Tunnels wird die Länge der Fräsbahn so eingestellt, dass die Hohlschleife ca. 7 mm in das Gelenk eindringt, sodass beim automatischen Zurückfahren der Knochenzylinder in dieser verbleibt.

Anschließend wird femoralseitig die Referenzierung vorgenommen. Nach Einnahme der Startposition wird die Hohlschleife über eine parapatellare mediale Miniarthrotomie oder über das anteromediale Arthroskopieportal von Hand in das Gelenk und bis zum Knochenkontakt in die Notch eingeführt. Zeigt sich dabei, dass die Fräsbahn nicht frei ist, meist bedingt durch eine Kollision der Hohlschleife mit dem unteren Patellapol, muss die Knieflexion geändert werden. Anschließend ist aber eine erneute Referenzierung notwendig. Deswegen wird zunächst die Trägerschraube im Femur belassen und erst während des Fräsvorgangs entfernt. Der femorale Tunnel wird als durchgehender Fräskanal angelegt, sodass beim Zurückfahren der Hohlschleife wie tibialseitig der in ihr befindliche Knochenzylinder mitgenommen wird.

Die Abbildung 41.5 zeigt den Roboter beim Fräsen der Tunnel.

Nach der Tunnelanlage wird der Roboter von der Bodenplatte sowie der Knieklemme dekonnektiert und vom OP-Tisch weggefahren. Die Knieklemme wird abgebaut und die Operation in üblicher Weise fortgesetzt.

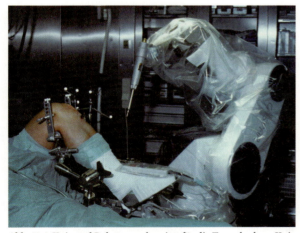

**Abb. 41.4.** Knie und Roboter vorbereitet für die Tunnelanlage. Knie ca. 110° gebeugt, Bein mit der Fußschale in der Bodenplatte fixiert, Knieklemme angelegt, Roboter steril abgedeckt am Operationstisch und abgesenkt, Gelenkarme zwischen Bodenplatte und Knieklemme sowie Roboter angebracht. Infrarotkamera fokussiert auf die „rigid bodies" an der Knieklemme, Messspitze für die Registrierung in das Werkzeug eingesetzt

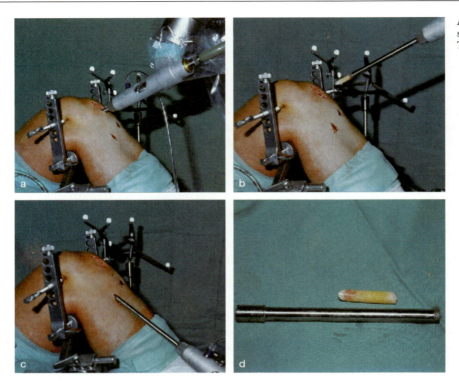

**Abb. 41.5a-d.** Roboter beim Fräsen des tibialen und femoralen Tunnel

## Zeitaufwand für die Einbeziehung des CASPAR-Systems in den VKB-Ersatz

Die bei den letzten 25 der 92 Operationen benötigten Zeiten zur Einbeziehung des CASPAR-Systems in den Kreuzbandersatz wurden analysiert. Für die Analgesie und die anschließende Implantierung der Trägerschrauben waren durchschnittlich 30 min notwendig. Die Lagerung für das CT und das Anfertigen des CT erforderten im Mittel 20 min, die anschließende Datenberechnung 30 min. Die Planung belief sich auf durchschnittlich 25 min. Das Vorbereiten des Roboters mit Einschalten und Einlesen der Planungsdaten, Anbringen des Werkzeugs, sterilem Abdecken und Werkzeugkalibrierung konnte in 20 min erledigt werden. Zum Anlegen der Knieklemme und Fixieren des Beins auf der Bodenplatte sowie Montage der Gelenkarme zwischen Roboter und Einspannvorrichtung wurden im Mittel weitere 10 min benötigt. Die Registrierung und das Fräsen der Transplantattunnel nahm im Durchschnitt 15 min in Anspruch. Insgesamt ergab sich damit für den Einsatz des CASPAR-Systems ein zeitlicher Mehraufwand von etwa 2,5 Stunden. Diese Zeit lässt sich nur einhalten, wenn keine Probleme auftreten, alle Beteiligten versiert sind und reibungslos kooperieren.

## Ergebnisanalyse und Schlussfolgerungen

Im eigenen Krankengut konnte nicht der Nachweis erbracht werden, dass der VKB-Ersatz unter Assistenz mit dem CASPAR-System zu besseren Resultaten führt als der in unserer konventionellen Technik. Nachuntersucht wurden 43 Patienten mit isoliertem VKB-Ersatz, bei denen die CASPAR-Operation mindestens ein Jahr zurücklag. Als Vergleich diente ein Kollektiv von 151 Patienten ebenfalls mit isoliertem VKB-Ersatz, allerdings mit einer Follow-up-Zeit von mindestens zwei Jahren. Nach dem IKDC-Score ergab sich bei den konventionell operierten Patienten in 39,1% die Einstufung A und in 47,0% die Einstufung B, bei den CASPAR-operierten Patienten in 23,3% die Einstufung A und in 65,1% die Einstufung B (Tabelle 41.1). Radiolo-

**Tabelle 41.1** Ergebnisbeurteilung nach dem IKDC-Score bei isolierten VKB-Ersatz mit Anlage der Transplantattunnel in konventioneller Technik und mit dem CASPAR-System

|  | Konv. (n=151) | CASPAR (n=43) |
|---|---|---|
| A, normal | 59 (39,1%) | 10 (23,2%) |
| B, fast normal | 71 (47,0%) | 28 (65,1%) |
| C, abnormal | 20 (13,2%) | 4 (9,3%) |
| D, stark abnormal | 1 (0,6%) | 1 (2,3%) |

**Tabelle 41.2.** Roof-Impingement bei Anlage des tibialen Tunnel in konventioneller Marburger Technik [4] und mit dem CASPAR-System

|  | Konv. (n=151) | CASPAR (n=43) |
|---|---|---|
| Impingement-Grad 0 | 71 (47,0%) | 29 (65,4%) |
| Impingement-Grad I | 65 (43,0%) | 13 (30,2%) |
| Impingement-Grad II | 13 (8,6%) | 1 (2,3%) |
| Impingement-Grad III | 2 (1,4%) | – |

gisch wurde bei den CASPAR-Knien eine geringere Impingement-Rate festgestellt (Tabelle 41.2). Nach der Marburger Klassifikation lag bei den konventionell operierten Knien in 90% ein Impingement-Grad 0-I vor und in 10% ein Impingement-Grad II-III, während die CASPAR-Knie in 97,3% einen Impingement-Grad 0-I aufwiesen und in 2,3% einen Impingement-Grad III. Dies ist ein deutlicher Hinweis, dass sich mit dem CASPAR-System mit größerer Sicherheit ein Roof-Impingement vermeiden lässt, wobei aber auch nachgewiesen wurde, dass der Schweregrad I sich weder subjektiv noch objektiv nachteilig auswirkt. In der KT-1000-Messung wurden für die konventionell operierten Knie bessere Stabilitätswerte als für die CASPAR-Knie ermittelt (Tabelle 41. 3). Die Ursache hierfür ist darin zu sehen, dass insbesondere für die Planung des femoralen Tunnels keine anatomisch und isometrisch

**Tabelle 41.3.** Stabilitätsergebnisse bei isolierten VKB-Ersatz mit Anlage der Transplantattunnel in konventioneller Technik und mit dem CASPAR-System (KT-1000-Messung bei max. vorderer Schublade; Differenzbetrag in mm zwischen operierten und kontralateralen Knie)

|  | Konv. (n=151) | CASPAR (n=43) |
|---|---|---|
| 0-1 mm | 75 (49,7%) | 17 (39,5%) |
| 2-3 mm | 58 (38,4%) | 16 (37,2%) |
| 4-5 mm | 16 (10,6%) | 6 (13,9%) |
| >5 mm | 2 (1,2%) | 4 (9,3%) |

validierten Parameter zur Verfügung standen und die Lage des Tunnels von verschiedenen Operateuren in weitgehend freier Navigation nach den eigenen subjektiven Lagekriterien geplant wurde. Diese Vorgehensweise führte offensichtlich nicht zu der gleichen Genauigkeit und Konstanz in der Tunnelplatzierung wie sie mit dem in der herkömmlichen Technik verwendeten Over-the-top-Zielgerät erreicht wird. Vorwiegend deswegen wurde der Einsatz des CASPAR-Systems im Oktober 2000 beendet. Es wurde die gesamte Planungsstrategie neu konzipiert sowie unter Verwendung des CASPAR-Systems an Kniepräparaten anatomisch und isometrisch überprüft.

## Anatomisch und isometrisch validierte Standardplanung

In einer überlagerungsfreien seitlichen Röntgenaufnahme des distalen Femurs sind die knöchernen Strukturen markiert und Referenzlinien eingezeichnet, die für die femorale Tunnelplanung in der Sagittalebene herangezogen werden (Abb. 41.6). Es handelt sich um das Sulkusdach und die daran angelegte Blumensaat-Linie, die Tangente an die posteriore Femurkortikalis (PFC-Tangente), die Linea intercondylaris und das Planum popliteum.

Um die Lage des femoralen VKB-Insertionsareals zur Blumensaat-Linie und Linea intercondylaris zu bestimmen, wurde dieses an Femurpräparaten mit Titankügelchen zirkumferenziell markiert. Es wurde festgestellt, dass das Sulkusdach die anteriore Grenze und die Linea intercondylaris die proximale Grenze des Insertionsareals bilden. Das Sulkusdach ist im CT exakt zu lokalisieren. Um die Linea intercondylaris, die die Grenzlinie zwischen Sulcus intercondylaris und Planum popliteum bildet, mit hoher Genauigkeit und reproduzierbar im CT auffinden zu können, wurde diese in Sulkusmitte an Femurpräparaten mit einem Titankügelchen markiert. Wie aus Abbildung 41.7 ersichtlich ist, korrespondiert im frontalen CT-Schnittbild die Kügelchenlage mit einem zipfeligen, sulkuswärts gerichteten Überhang am medialen und lateralen Femurkondylus. Über diese kondylären Kanten lässt sich die Linea intercondylaris präzise ermitteln.

Für die Planung des femoralen Tunneleingangs wurde ein dreidimensionales Koordinatensystem erstellt, in dem die an das Sulkusdach angelegte Blu-

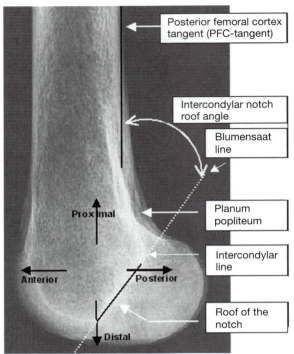

**Abb. 41.6.** Seitliche Röntgenaufnahmen des distalen Femurs mit Markierung des Sulkusdaches, der Linia intercondylaris und des Planum popliteum. Eingezeichnet sind die Blumensaat-Linie und die Tangente an die posteriore Femurkortikalis (PFC-Tangente), zwischen denen der Sulkusdachwinkel gemessen wird

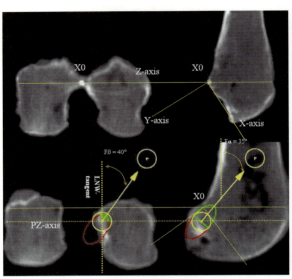

**Abb. 41.7.** CT eines distalen Femurpräparates. Mit Titankügelchen in der Mitte des Sulkusdaches markierte Linea intercondylaris (*oberer Bildteil*). Man sieht die kondylären Kanten, die sich auf das Titankügelchen projizieren und über die sich im frontalen CT die Lage der Linea intercondylaris exakt ermitteln lässt. Im sagittalen CT-Schnitt sind die x-Achse und die y-Achse des dreidimensionalen femurbezogenen Koordinatensystems mit dem 0-Punkt am Kreuzungspunkt der x-Achse mit der Linea intercondylaris eingezeichnet. Die z-Achse ist die Transversalachse durch den 0-Punkt und verläuft im frontalen CT-Schnitt exakt durch das Titankügelchen, das die Linea intercondylaris markiert. Im *unteren Bildteil* ist die femorale Standardplanung dargestellt. In der Sagittalebene Platzieren des anterioren Tunnelrandes auf die x-Achse und des proximalen Tunnelrandes auf die y-Achse, sagittaler Tunnelwinkel $F\alpha = 40°$. In der Frontalebene Platzieren des Tunneleingangszentrums auf den Schnittpunkt zwischen der Tangente an die laterale Notch-Wand (LNW-Tangente) und der pz-Achse, die als Parallelachse zur z-Achse durch das in der Sagittalebene festgelegte Zentrum des Tunneleingangs verläuft. Frontaler Tunnelwinkel $F\beta = 35°$.

mensaat-Linie die x-Achse repräsentiert. Der Kreuzungspunkt der x-Achse mit der Linea intercondylaris entspricht dem 0-Punkt. Die posteriore Senkrechte auf die x-Achse durch den 0-Punkt bildet die y-Achse. Die z-Achse ist die Transversalachse durch den 0-Punkt.

Die Planung des femoralen Tunneleingangs in der Sagittalebene wird in dem Koordinatensystem so vorgenommen, dass der anteriore Rand auf der x-Achse und der proximale Rand auf der y-Achse liegt. Für die anatomisch korrekte Platzierung des Tunneleingangs in der Transversal- und Frontalebene wird die pz-Achse herangezogen, die als Parallelachse zur z-Achse durch das in der Sagittalebene festgelegte Zentrum des Tunneleingangs verläuft. Als weitere Referenzlinie wurde die laterale Notch-Wandtangente (LNW-Tangente) kreiert. Im frontalen CT-Schnittbild wird die LNW-Tangente durch die pz-Achse gelegt. Der Schnittpunkt F zwischen der LNW-Tangente und der pz-Achse ist der Fixpunkt zur Platzierung des Tunneleingangzentrums in der Frontal- und Transversalebene.

Der Tunneleingang, der sich in den bisher dargestellten Planungsschritten als Kreis manifestiert, erhält, wenn der Tunnelverlauf selbst geplant wird, eine oväläre Form. Das Ausmaß und die Richtung der ovalären Ausdehnung des Tunneleingangs in die laterale Notch-Wand, das Sulkusdach und in das Planum popliteum hinein hängen von den Winkeln ab, unter denen der Tunnel geplant wird. Um die Tunnelrichtung winkelmäßig genau zu erfassen, wurde der sagittale Tunnelwinkel als Winkel $F\alpha$ zwischen der PFC-Tangente und der Tunnelachse und weiterhin der frontale Tunnelwinkel als Winkel Fβ zwischen der Senkrechten auf die Kondylenebene und der Tunnelachse definiert.

Ausgehend von der beschriebenen Planung des Tunneleingangs wurde an isolierten Femurpräparaten mit dem Roboter unter differenten Winkeln Fα und Fβ der Tunnel von 10 mm Durchmesser gefräst. Zuvor wurde das Ansatzareal des VKB eingefärbt. Aus den Ergebnissen wurde für die femorale Standardplanung ein Winkel Fα von 35° und ein Winkel Fβ von 40° aus mehreren Gründen als am günstigsten eruiert:
– Der Tunneleingang überschreitet nicht die physiologische Ansatzstelle des VKB nach distal.
– Die oväläre Tunnelausdehnung erstreckt sich vorwiegend nach posterior in das VKB-Insertionsareal.
– Nach proximal überschreitet der Tunnel nur wenige Millimeter die Linea intercondylaris und es verbleibt eine ausreichend dicke Backwall.
– Die Planungswerte lassen sich intraoperativ ohne Probleme umsetzen.

Im unteren Teil der Abbildung 41.7 ist die Standardplanung für den femoralen Tunnel im CT eines Femurpräparates und in Abbildung 41.8 im CT eines Kniepräparates dargestellt.

Für die Standardplanung des tibialen Tunnels in der Frontalebene wurde aus den anatomischen Studien das T. intercondylare mediale als wichtige Landmark ermittelt. Die Senkrechte durch die Spitze des medialen Tuberkulum, kurz als STM-Linie bezeichnet, markiert exakt die mediale Grenze des tibialen Insertionsareal des VKB. Als weitere Referenzlinie zur korrekten tibialen Tunnelplatzierung dient eine an das Tibiaplateau angelegte Tangente (TP-Tangente). Wie aus Abbildung 41.9 ersichtlich ist, entspricht der Kreuzungspunkt T zwischen der STM-Linie und der TP-Tangente dem Fixpunkt, an dem intraartikulär der mediale Tunnelrand platziert wird. In der Sagittalebene wird der anteriore Tunnelrand über den Schnittpunkt der verlängerten x-Achse mit dem Tibiaplateau bei voller Kniestreckung definiert. Im weiteren Verlauf nach distal bildet die x-Achse auch die anteriore Grenze des Tunnels in der Tibia und bestimmt den sagittalen tibialen Tunnelwinkel Tα. Dieser wird zwischen der verlängerten x-Achse und der Tangente an die posteriore Tibiakortikalis (PTC-Tangente) gemessen. Unter

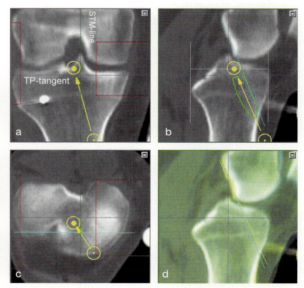

**Abb. 41.9a–d.** Tibiale Standardplanung im CT eines Kniepräparates. Im frontalen CT ist der mediale Rand der intraartikulären Tunnelöffnung auf den Schnittpunkt zwischen der STM-Linie (*grün*) und der TP-Tangente (*violett*) platziert. Der frontale Tunnelwinkel Tβ ist mit 20° geplant. Im sagittalen CT-Schnitt ist der anteriore Rand der intraartikulären Tunnelöffnung auf den Schnittpunkt der verlängerten x-Achse mit dem Tibiaplateau gelegt und im weiteren Verlauf nach distal bildet die x-Achse die anteriore Tunnelwand

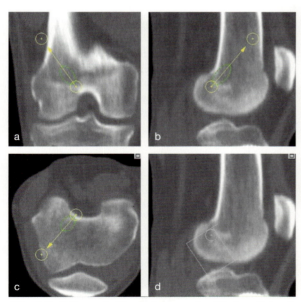

**Abb. 41.8a–d.** Femorale Standardplanung im CT eines Kniepräparates

realen Bedingungen hängt seine Größe vom Sulkusdachwinkel und dem physiologischen Überstreckungsgrad des kontralateralen intakten Kniegelenkes ab. Der frontale tibiale Tunnelwinkel ist der Winkel zwischen der Senkrechten auf die TP-Tangente und der Tunnelachse. In der Standardplanung ist für Winkel Tβ ein Wert von 15-25° zugrunde gelegt.

Zur isometrischen Validierung der beschriebenen Planung wurden Kniepräparate ohne arthrotische Veränderungen und mit intaktem Kapselbandapparat verwendet. Diese wurden unter voller Streckung in eine Halterung eingespannt, mit Registrierkreuzen versehen und computertomographiert. An der Planungsstation wurde die Lage der Transplantattunnel nach den vorgestellten Parametern geplant. Im Labor wurden die Kniegelenke entsprechend der Vorgehensweise im Operationssaal fest eingespannt und über einen parapatellaren medialen Zugang wurde das vordere Kreuzband reseziert. Nach der Referenzierung wurden vom Roboter entsprechend der Planung die Transplantattunnel mit einem Durchmesser von 10 mm gefräst. Zum VKB-Ersatz wurde ein BTB-Transplantat aus dem mittleren Patellarsehnendrittel verwendet. An die femoralseitig fixierten Transplantate wurde tibialseitig ein induktiver Wegaufnehmer angeschlossen. Bei einer Vorspannung von 60 N wurden über einen Bewegungsradius von 0° Extension bis 120° Flexion die tibiofemoralen Distanzänderungen zwischen den Insertionsorten über die Relativverschiebung des Transplantates im tibialen Tunnel gemessen. Zur simultanen Registrierung der femorotibialen Distanzänderungen in Abhängigkeit vom Flexionsgrad wurde zusätzlich ein elektronisches Goniometer an die Kniepräparate angebracht (Abb. 41.10). Die Isometriestudie wurde an acht Kniepräparaten durchgeführt. Wie aus Abbildung 41.11 zu ersehen ist betrugen die femorotibialen Distanzänderungen im Mittel 1 mm,

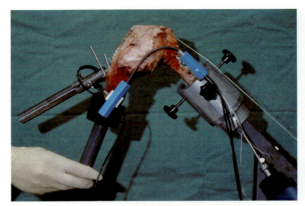

**Abb. 41.10.** Versuchsanordnung für die isometrische Validierung der Standardplanung am Kniepräparat

ohne in der Standardabweichung den Grenzwert von 2 mm zu überschreiten.

Aus den Untersuchungen und Ergebnissen ist abzuleiten, dass die vorgestellte Standardplanung zu einer anatomischen, nahezu isometrischen und impingementfreien Transplantatpositionierung führt und damit die Kriterien für eine validierte Planungsstrategie erfüllt.

## Abschließender Kommentar

Ob ein Transplantat die Funktion des natürlichen VKB nahezu vollwertig und dauerhaft übernehmen kann, hängt entscheidend von seiner Positionierung im Kniegelenk ab. Die Fehlplatzierungsrate ist hoch und daher ein klinisch relevantes Problem. Die Einbeziehung innovativer Technologien in die vordere Kreuzbandrekonstruktion mit dem Ziel, die Transplantat-

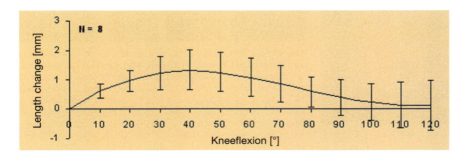

**Abb. 41.11.** Ergebnisse der Isometriestudie an acht Kniepräparaten mit Anlage der Transplantattunnel entsprechend der Standardplanung. Femorotibiale Distanzänderungen zwischen den Insertionsorten im Mittel bis 1 mm, ohne dass in den Standardabweichungen der Grenzwert von 2 mm überschritten wird

tunnel anatomisch und isometrisch reproduzierbar korrekt zu platzieren, ist daher im Prinzip zu begrüßen, aber nur dann gerechtfertigt, wenn damit bessere Resultate zu erreichen sind als in herkömmlicher Technik. Dieser Nachweis konnte für das CASPAR-System in unserem Krankengut nicht erbracht werden, zurückzuführen vor allem darauf, dass keine anatomisch und isometrisch validierte Standardplanung zur Verfügung stand. Die freie Navigation bei der Tunnelplanung ist, wie die eigenen Erfahrungen gezeigt haben, die am wenigsten geeignete Strategie, reproduzierbar korrekt die Tunnel zu planen. Sie nimmt viel Zeit in Anspruch und beinhaltet selbst für den erfahrenen Kniechirurgen ein hohes Fehlerpotential. Obwohl nach der Neukonzeption der Planungsstrategie und ihrer anatomisch isometrischen Validierung verlässliche Planungsparameter zur Verfügung standen, wurde das CASPAR-System nicht mehr klinisch eingesetzt. Als Gründe hierfür zu nennen sind der hohe logistische, instrumentelle, apparative, personelle und zeitliche Aufwand, den das System erfordert und daher die Integration in einen voll laufenden Operationsbetrieb besonders schwierig macht. Nicht zu vernachlässigen sind auch die beträchtlichen finanziellen Belastungen durch das System, da von den Kostenträgern keine Refinanzierung erfolgt. Nachteilig ist weiterhin, dass das System die Flexibilität in den operativen Techniken einschränkt und bestimmte Vorgehensweisen, z. B. transtibiale Anlage des femoralen Tunnels, von vorn herein ausschließt.

Die Forderung nach verbesserten technischen Lösungen zur reproduzierbaren Erlangung einer anatomischen, nahezu isometrischen und impingementfreien Transplantatpositionierung beim VKB-Ersatz bleibt weiterhin bestehen, aber dies sollte mit flexibleren, geringer dimensionierten, weniger zeit- und kostenaufwendigen, speziell auf die Kreuzbandrekonstruktion zugeschnittenen CAS-Systemen erreicht werden können. Die in der Laborstudie gewonnenen Erkenntnisse und Ergebnisse bieten hierfür eine wichtige Grundlage.

## Literatur

1. Aglietti P, Zaccherotti G, Menchetti PM et al. (1995) A comparison of clinical and radiological parameters with two arthroscopic techniques. Knee Surg Sports Traumatol Arthrosc 3: 2-8
2. Amis A, Jacob RP (1998) Anterior cruciate ligament graft positioning, tensioning and twisting. Knee Surg Sports Traumatol Arthrosc 6 (Suppl 1): 2
3. Bernard M, Hertel P, Hornung H, Cierpinski T (1997) Femoral Insertion of the ACL. Radiographic Quadrant Method. Am J Knee Surg 10: 14-22
4. Gotzen L, Petermann J (1994) Die Ruptur des vorderen Kreuzbandes beim Sportler. Chirurg 65: 910
5. Howell SM, Taylor MA (1993) Failure of reconstruction of the anterior cruciate ligament due to impingement by the interkondylar roof. J Bone Joint Surg 75 A: 1044-1055
6. Khalfayan EE, Sharkey PF, Alexander AH et al. (1996) The relationship between tunnel placement and clinical results after anterior cruciate ligament reconstruction. Am J Sports Med 3: 335-341
7. Romano VM, Graf BK, Keene JS, Lange RH (1993) Anterior cruciate ligament reconstruction. Am J Sports Med 3: 415-418
8. Sommer C, Friederich NF, Müller W (2000) Improperly placed anterior cruciate ligament grafts: correlation between radiological parameters and clinical results. Knee Surg, Sports Traumatol, Arthrosc 8: 207-213
9. Wetzler MJ, Getelman MH, Friedman MJ, Bartolozzi AR (1998) Revision anterior cruciate ligament surgery: Etiology of failures. Oper Tech Sports Med 2: 64-70

# V Navigation: Osteotomie

# Valgisierende Tibiakopfosteotomie – Möglichkeiten für den Einsatz eines Navigationssystems

J. Hassenpflug, M. Prymka

Bei überwiegend auf die Medialseite beschränkten Gonarthrosen ist die valgisierende Tibiakopfosteotomie in vielen Fällen eine sinnvolle Alternative zur Totalendoprothese [6, 9]. Die erstmals 1958 beschriebene Achskorrektur an der proximalen Tibia [8] wurde 1965 von Coventry modifiziert [3] und zunächst vor allem zur Korrektur von Valgusdeformitäten durchgeführt. Abhängig von der Stellung der Kniebasislinie ist bei Valgusdeformitäten aber eher eine distale Femurosteotomie zu empfehlen [1, 7]. Tibiakopfosteotomien haben demgegenüber ihre wesentliche Bedeutung zur Behandlung von Varusdeformitäten [9]. Die Indikationen zur Tibiakopfosteotomie wurden über lange Jahre hinweg recht einheitlich gesehen [2], in letzter Zeit jedoch zunehmend enger gestellt und teilweise vom uni- oder bikondylären Oberflächenersatz verdrängt. Dies erscheint uns vor dem Hintergrund der biomechanischen Grundlagen und der schon mit bisherigen Techniken erzielten positiven Langzeitergebnisse nicht gerechtfertigt.

Ziele der valgisierenden Tibiakopfumstellungsosteotomie sind:
- die Korrektur der Gelenkdeformität zur Entlastung des überbeanspruchten medialen Gelenkkompartiments,
- die weitgehende Schmerzbefreiung und der Funktionserhalt,
- Ermöglichen einer spontanen oder durch zusätzliche intraartikuläre Maßnahmen unterstützten Gelenkregeneration.

Durch die Korrektur der Deformität wird die Fehlbelastung des betroffenen Gelenkteils deutlich reduziert und zumindest eine begrenzte Erholung des Knorpels ermöglicht [4, 10]. Ließe sich z. B. durch weitere intraartikuläre Knorpelrekonstruktionen der biologische Wiederaufbau entscheidend verbessern, könnte man eines Tages vielleicht sogar von einer Art „Bioprothese" sprechen, die in gleicher Weise wie Alloarthroplastiken einen Funktionserhalt und Schmerzbefreiung zumindest über einen gewissen Zeitraum ermöglichen.

Insgesamt hat die valgisierende Tibiakopfosteotomie zur Behandlung von Varusgonarthrosen in unserer Klinik nach wie vor einen sehr hohen Stellenwert. Bisherige Langzeitbeobachtungen zeigen vielfach sehr positive Verläufe, allerdings auch eine Tendenz zur zeitabhängigen Verschlechterung der Ergebnisse.

Nach Beobachtungszeiten zwischen 5 und 17 Jahren stellt eine Reihe von Berichten im Schrifttum bei etwa 3/4 der Operierten eine Besserung von Beschwerden und Gehfähigkeit fest [11, 12]. In einer eigenen ersten Langzeituntersuchung von 177 Patienten [5], die im Zeitraum von 1974 bis 1983 mit insgesamt 200 Coventry-Osteotomien versorgt wurden, waren im 10-Jahres-Follow-up 74% der Patienten subjektiv sehr zufrieden. Im Untersuchungszeitraum lag die Wahrscheinlichkeit, dass den Patienten eine Prothese implantiert werden musste, bei weniger als 5%. Die Komplikationsrate war eher gering.

In einer noch nicht publizierten Nachfolgestudie wurden 226 Coventry-Osteotomien aus dem Zeitraum zwischen 1984 und 1993 nachuntersucht. Es wurden ähnlich gute klinische Ergebnisse erreicht wie in der ersten Studie. Die Komplikationsrate beinhaltete wie in der ersten Studie nur vereinzelt Beeinträchtigungen des Nervus peroneus. Allerdings waren vermehrt verzögerte Knochenheilungen zu beobachten. In acht Fällen heilten diese im Gips aus, in weiteren acht Fällen wurden die Patienten mit einem Fixateur externe behandelt. Außerdem wurden Lockerungen der Coventry-Klammern in sieben Fällen innerhalb von vier

Wochen nach der Operation gesehen. In drei Fällen lag eine Überkorrektur vor, die revidiert werden musste. Eine Tibiaplateaufraktur sowie eine tiefe und sechs oberflächliche Infektionen wurden dokumentiert. Die vom Grundsatz her einfach erscheinende Operation erfordert eine präzise Planung und eine große Exaktheit in der Umsetzung, sodass sie keineswegs als Eingriff für weniger erfahrene Operateure geeignet ist.

Die Fehleranalyse unserer Studien führte zur Überlegung, ob die Ergebnisse von Tibiakopfosteotomien durch den Einsatz eines Navigationssystems besser vorhersagbar und die Häufigkeit von Fehlschlägen herabgesetzt werden könnte.

In Zusammenarbeit mit der Firma Aesculap (Tuttlingen) wurde ein Softwareprogramm entwickelt, mit dem Tibiakopfosteotomien unter Zuhilfenahme des Navigationssystems „OrthoPilot" computerunterstützt operiert werden können.

Mit einem jetzt zur Verfügung stehenden „Anwendungspaket" können die anhand von konventionellen präoperativen Röntgenmessaufnahmen im Stand gewonnenen Vorgaben mit großer Genauigkeit und ohne Röntgenkontrolle intraoperativ umgesetzt werden. Dazu werden mit Hilfe des Navigationssystems die Ausrichtung der Sägeschnitte sowie Größe und Lage des entnommenen Keils gesteuert. Das Navigationssystem wird benutzt, um die Orientierung von Sägeblöcken und den Sägevorgang selbst zu navigieren.

Wir bevorzugen seit mehr als zwei Jahrzehnten eine 1979 von Coventry beschriebene Klammertechnik, die im spongiösen Knochen des Schienbeinkopfes eine ausreichende Übungsstabilität zur Osteotomieheilung gewährleistet.

Für die Entwicklung des Systems und die intraoperative Umsetzung müssen verschiedene Vorbedingungen erfüllt sein:
– *Ausreichend stabile Fixierung des Sägeblocks*: Nach der navigierten Positionierung der Sägelehre darf sich diese nicht mehr bewegen. Die Stabilität der Sägelehre konnte nach mehreren Versuchen durch speziell entworfene selbstschneidende Spongiosaschrauben verbessert werden.
– *Möglichst stabiles Sägeblatt*: Das Sägeblatt darf sich beim Sägevorgang nicht verbiegen, da sonst die Kalibrierung relativ zum „rigid body" am Korpus der Säge nicht mehr stimmt und eine Kontrolle des eigentlichen Sägevorganges über das Navigationssystems nicht mehr möglich ist. Dieses Problem konnte durch ein speziell angefertigtes Sägeblatt zufriedenstellend ge-
löst werden. Dadurch wurde auch eine ständige visuelle Kontrolle des Sägevorganges in Echtzeit möglich.
– *Intraoperative Kontrolle der Beinachse*: Hierzu ist es notwendig, auch die Position des Oberschenkels im Raum abzubilden. Dies wurde durch einen zweiten Referenzierungsmarker am distalen Femur und die Definition des Hüftkopfmittelpunktes erreicht.

Vor der Operation werden die anhand der Röntgenbilder gewonnen Daten der präoperativen Planung in das OrthoPilot-System (Abb. 42.1) eingegeben. Neben dem angestrebten Korrekturwinkel gehören hierzu auch die Breite und die Tiefe des Tibiaplateaus.

Der Operationsablauf beginnt in klassischer Weise nach der Exposition des Peronealnerven mit einer Verkürzungsosteotomie der Fibula (Abb. 42.2). Dann wird die laterale Tibiametaphyse für die Osteotomie freigelegt und anschließend ein Referenzierungsmarker („rigid body") etwa handbreit unterhalb des Gelenkspaltes perkutan von ventral in die Tibia geschraubt

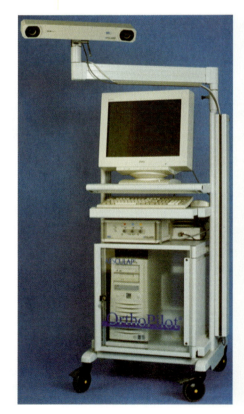

**Abb. 42.1.** Das Navigationssystem OrthoPilot

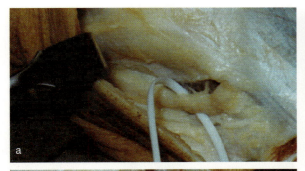
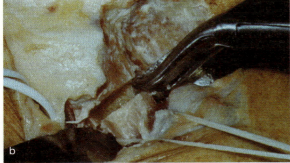

**Abb. 42.2a,b.** Standardpräparation: Freilegung des Nervus Peroneus (*a*) und Verkürzungsosteotomie der Fibula (*b*)

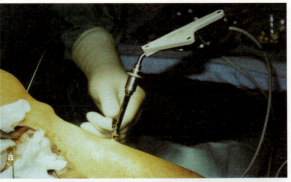
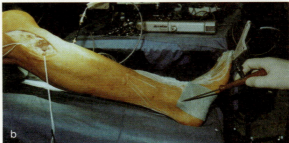

**Abb. 42.3a,b.** Anbringen des „rigid body" in der Tibia (*a*), Referenzierung des Unterschenkels, hier des lateralen Malleolus (*b*)

und rotationsstabil verankert (Abb. 42.3). Dieser Marker bleibt während der gesamten Operation unverändert an seinem Platz. Ein weiterer Marker wird am distalen Femur befestigt. Mit entsprechenden Durchbewegungen von Hüft, Knie, Sprunggelenk werden die Gelenkzentren und die Beinachse exakt ermittelt.

Dann wird die Geometrie des Unterschenkels durch das Abtasten von exakt definierten Punkten in das Navigationssystem eingelesen (s. Abb. 42.3). Dies erfolgt mit einer Messspitze, an deren Ende ebenfalls optoelektronische Referenzierungselektroden angebracht sind.

Danach kann mit Hilfe des Navigationssystems der Sägeblock für die erste, parallel zur Gelenklinie verlaufende Osteotomie entsprechend der präoperativen Planung positioniert werden (Abb. 42.4). Auf dem Bildschirm kann dies anhand zweier „künstlicher Horizonte" für die a.p.- und Sagittalebene kontrolliert werden (s. Abb. 42.4). Nun wird die eigentliche horizontale Osteotomie durchgeführt, wobei sowohl die Ausrichtung des Sägeblatts, als auch die Entfernung der Sägeblattspitze von der medialen Tibiakortikalis am Bildschirm in Echtzeit kontrolliert werden kann

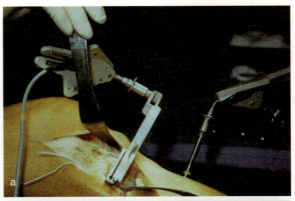
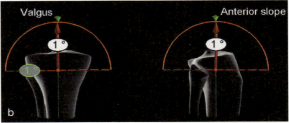

**Abb. 42.4.** *a* Sägeblock für die erste Osteotomie, *b* Monitorbild

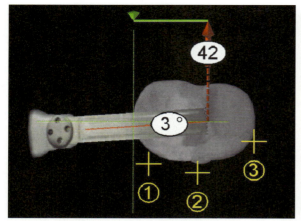

**Abb. 42.5.** Monitordarstellung: erste Osteotomie (Sägevorgang)

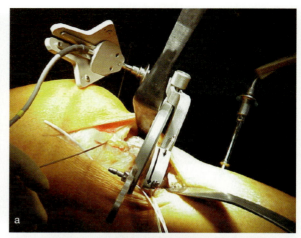

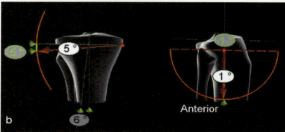

**Abb. 42.6.** *a* Um die Sägelehre geschwenkter Sägeblock für die zweite Osteotomie, *b* Monitorbild

(Abb. 42.5). Mit einer Sägelehre, die ebenfalls mit Referenzmarkern besetzt ist, wird nun die Osteotomiefläche unter Monitorkontrolle ausgetastet. Im gleichen Arbeitsschritt wird der Drehpunkt der Osteotomie festgelegt. Nach Fixierung des zweiten Sägeblocks, der mit Hilfe des Navigationssystems um die Sägelehre gedreht wird (Abb. 42.6) kann die zweite Osteotomie erfolgen.

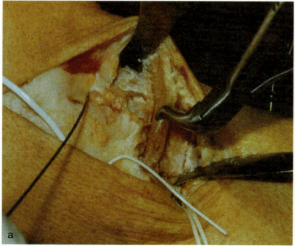
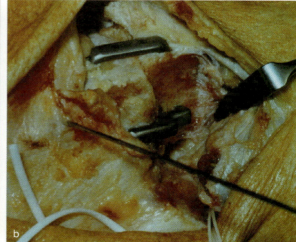

**Abb. 42.7a,b.** Keilentfernung, Schluss der Osteotomie, Osteosynthese mit Coventry-Klammern

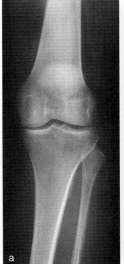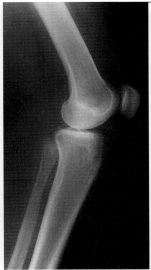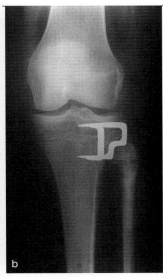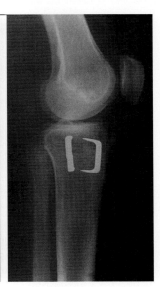

**Abb. 42.8a,b.** Fallbeispiel: w, 28 J, präoperativ (*a*) und sieben Wochen postoperativ (*b*)

Nach Entnahme des lateralbasigen Knochenkeils wird die Osteosynthese durchgeführt (Abb. 42.7).

Abbildung 42.8 zeigt prä- und postoperative Röntgenaufnahmen einer 28-jährigen Sportstudentin, die aufgrund einer symptomatischen Varusfehlstellung valgisiert wurde.

## Ausblick

Der Einsatz eines Navigationssystems bei der valgisierenden Tibiakopfosteotomie ermöglicht eine genaue intraoperative Orientierung ohne Röntgenkontrolle. Keilgröße und Lage können optimal gewählt werden. Glattere Osteotomieflächen können eventuell zu einer beschleunigteren, schnelleren Heilung und Rehabilitationsphase führen. Insgesamt erwarten wir eine Verringerung der operationsspezifischen Komplikationsrate.

Das oben beschriebene System wird derzeit an der Orthopädischen Universitätsklinik Kiel eingesetzt und zusammen mit der Firma Aesculap zur Serienreife weiterentwickelt. Neben der beschriebenen subtraktiven Technik sind auch additive Verfahren mit Hilfe des OrthoPilot-Systems durchzuführen.

## Literatur

1. Blauth W, Schuchardt E (1986) Orthopädisch-chirurgische Operationen am Knie, 19.42-19.51. Thieme, Stuttgart New York
2. Blauth W, Stünitz B, Hassenpflug J (1993) Die interligamentäre valgisierende Tibiakopfosteotomie bei Varusgonarthrose. Oper Orthop Traumatol 5: 1-15
3. Coventry M (1965) Osteotomy of the upper portion of the for degenerative arthritis of the knee. J Bone Joint Surg 47A: 984-990
4. Coventry M (1985) Upper tibial osteotomy for osteoarthritis. J Bone Joint Surg 67A: 1136-1140
5. Hassenpflug J, Haugwitz V, Hahne A (1998) Langfristige Ergebnisse nach Tibiakopfosteotomie. Z Orthop 136: 154-161
6. Hassenpflug J, Plötz GMJ (2000) Alternativen zur Endoprothetik. In: Eulert J, Hassenpflug J (Hrsg) Praxis der Knieendoprothetik. Springer, Berlin Heidelberg New York Tokyo, S 7-18
7. Healy WL, Anglen JO, Wasilewski SA, Krackow KA (1988) Distal femoral varus osteotomy. J Bone Joint Surg 70A: 102
8. Jackson JP (1958) Osteotomy for osteoarthritis of the knee. J Bone Joint Surg 40B: 826
9. Jerosch J, Heisel J (1999) Knieendoprothetik. Springer, Berlin Heidelberg New York Tokyo, S 38-41
10. Maquet PGJ (1984) Biomechanics of the knee. Springer, Berlin Heidelberg New York Tokyo, pp 9-74
11. Naudie D, Bourne RB, Rorabeck CH, Bourne TJ (1999) Survivorship of high tibial valgus osteotomy – a 10 to 22 year follow up study. Clin Orthop 367: 18-27
12. Rinonapoli E, Mancini GB, Corvaglia A, Musiello S (1998) Tibial osteotomy for varus gonarthrosis. Clin Orthop 353: 185-193

# 43 Beckenosteotomie mit der *DISOS-Schablonennavigation*

H.-W. Staudte, E. Schkommodau, M. Honscha, F. Portheine, K. Radermacher

## Einleitung

Für die chirurgische Therapie der Hüftdysplasie bei Jugendlichen und Erwachsenen kommen unterschiedliche Operationstechniken zur Anwendung. Im Unterschied zur Azetabuloplastik im Kindesalter wird hier die Hüftpfanne als Ganzes in ihrer Stellung korrigiert. Die Umstellung dient dazu, den gewichtstragenden, den Femurkopf überdeckenden Anteil der dysplastischen Hüftpfanne zu vergrößern, um den Druck in diesem Bereich auf physiologische Werte zu reduzieren. Hauptziel der Therapie ist die Schmerzbefreiung sowie die Verhinderung einer frühzeitigen Gelenkarthrose mit der Notwendigkeit des künstlichen Hüftgelenkersatzes. Die Grundlagen zur Biomechanik sowie Diagnostik und Indikation sind bei Tönnis [9, 11] detailliert dargestellt und diskutiert. Neben der von uns praktizierten Dreifachosteotomie nach Tönnis ist insbesondere die periazetabuläre Osteotomie nach Ganz [3] zu nennen. Die sphärische Osteotomie nach Wagner [12] hat sich aufgrund der Gefahr von Pfannennekrosen nicht durchgesetzt.

Entsprechend der Vorgehensweise nach Tönnis wird das Azetabulum durch drei Beckenosteotomien mobilisiert, die in definierter Position und Orientierung zur Hüftpfanne ausgeführt werden müssen. Ein zu geringer Abstand vom Azetabulum birgt einerseits ein erhöhtes Risiko einer avaskulären Nekrose. Andererseits behindert ein zu großes Azetabulumfragment die für die Umstellung notwendige freie Rotation. Ferner beeinflusst auch die Neigung der Osteotomieebenen die Möglichkeiten der Rotation in die geplante Richtung. Dies gilt auch für eine ggf. gewünschte Translation, insbesondere im Sinne einer Medialisierung [11]. Nach Tönnis sollen für die in beiden Ebenen als Maß für die Überdeckung des Femurkopfes gemessenen Zentrumeckenwinkel LCE („lateral centre edge") und ACE („anterior centre edge") näherungsweise 30-35° eingestellt werden. Die zusätzliche Verwendung von CT-Bilddaten erscheint auch konventionell gerechtfertigt, da hierdurch eine genauere und zuverlässigere Bewertung der individuellen anatomischen und biomechanischen Gegebenheiten möglich ist [1, 2, 4, 5, 6, 11].

## Operatives Vorgehen

Das operative Vorgehen richtet sich wesentlich nach der von Tönnis und Kalchschmidt beschriebenen Technik. Die Sitzbeinosteotomie erfolgt über einen dorsalen Zugang bei Seitenlagerung des Patienten. Sie muss in ca. 10-20 mm Abstand vom Azetabulum, ausgehend vom Sulcus ischiadicus, von der dorsolateralen Basis der Spina ischiadica, kranial des Lig. sacrospinale und unter Schonung des Ischiasnerves (Nervus ischiadicus) zum Foramen obturatorium unterhalb des Tuberculum obturatorium posterius verlaufen. Nach Wundverschluss wird der Patient in Rückenlage gebracht. Hierbei ermöglicht die Seitenlagerung im Gegensatz zur früher üblichen Bauchlage des Patienten eine schnellere Umlagerung ohne komplette Erneuerung der sterilen Abdeckung.

Die Schambeinosteotomie erfolgt durch einen ventralen Zugang in ca. 14-20 mm Abstand von der Gelenkpfanne. Hierbei handelt es sich um eine relativ kurze und einfach auszuführende Osteotomie transversal zum Foramen obturatorium verlaufend, wobei unter Schonung des Gefäßnervenstranges auch die Neigung in zwei Ebenen so eingestellt werden muss, dass eine ggf. notwendige Medialisierung des Gelenkes möglich ist. Diese Neigung sowie auch die Möglichkeit der Fixierung mittels Schraube bzw. Platte oder Zuggurtung, muss in der Planung abgestimmt bzw. überprüft werden, insgesamt ist der Schnitt jedoch hinsichtlich der Genauigkeit der Ausführung eher unkritisch.

Die Darmbeinosteotomie ist schließlich die längste und schwierigste Osteotomie und hat den größten Einfluss auf die Drehbarkeit des Azetabulumfragments sowie auf die Primärstabilität der Fixierung. Für die kontrollierte Bewegung und Umstellung des Pfannenfragments wird zunächst zusätzlich eine Schanz-Schraube als „Pack-An" im Azetabulum fixiert, wobei die Schraubenachse parallel zur Darmbeinosteotomie in definiertem Abstand (ca. 7-10 mm) zu Pfannendach und Osteotomieebene platziert werden muss. Dünne Kirschner-Drähte werden parallel und senkrecht zur Schanz-Schraube (parallel zur Osteotomieebene) in den feststehenden Anteil des Darmbeins gesetzt und dienen als Referenzen bei der Umstellung des Azetabulumfragments.

Entsprechend den Empfehlungen von Kalchschmidt/Dortmund wird ein Lösen des M. glutaeus medius von der lateralen Beckenwand vermieden und die Darmbeinosteotomie seit einigen Jahren von der Innenseite ausgeführt [11]. Die Osteotomie wird zwischen Spina iliaca anterior inferior und superior ansetzend in einem minimalen Abstand von 20 mm vom Pfannendach zur Incisura ischiadica verlaufend ausgeführt, wobei die Neigung (im Allgemeinen leicht nach medial abfallend) unter Berücksichtigung der geplanten Umstellung und Fixierung geplant und ausgeführt wird. Die notwendige Neigung, insbesondere in sagittaler Richtung variiert individuell stark und kann anhand der 3D-Planung unter Berücksichtigung der o.g. Randbedingungen optimal definiert werden (s. unten).

Nach Ausführung der Osteotomien wird das Pfannenfragment entsprechend der Planungswinkel geschwenkt. Die Winkelmessung zwischen den Referenzdrähten und der Schanz-Schraube wird mit Hilfe eines einfachen Goniometers vorgenommen. Danach wird ein Knochenkeil als autologes Transplantat aus der Darmbeinschaufel entnommen und zwischen Darmbein und Azetabulumfragment eingesetzt. Die Fixierung erfolgt mit 4-5 Kirschner-Drähten oder mit Schrauben. Nach Röntgenkontrolle folgen Rückzug und Wundverschluss.

## Computerunterstützte Planung

Für die computerunterstützte Planung werden CT-Bildsequenzen nach einem standardisierten Aufnahmeprotokoll mit Schichtabständen von 3-4 mm und 30-40 Bildern einschließlich eines a.p.-Topogramms („Pilotscan") angefertigt. Die Bilder werden von der radiologischen Abteilung per DICOM-Schnittstelle, via ISDN, Netzwerk oder CD-ROM zum Planungsrechner[1] überspielt.

Die computergestützte Planungssitzung beginnt mit der Auswahl des Patientendatensatzes. Die dreidimensionale Rekonstruktion der Knochenstrukturen erfolgt vollautomatisch, kann jedoch vom Chirurgen anhand von Schnittbildern und 3D-Ansicht überprüft und ggf. überkorrigiert werden. Bildanalyse und Vermessungsfunktionen stehen jederzeit optional zusätzlich zur Verfügung.

Nach der Auswahl des Eingriffstyps (hier: Triple-Umstellungsosteotomie nach Tönnis) und der betroffenen Hüfte (links/rechts) wird der Benutzer entsprechend den etablierten Operationsvorschriften Schritt für Schritt durch die Planungssitzung geführt. Zusätzliche Arbeitsinstruktionen und Erklärungen geben Aufschluss über die jeweils erforderlichen Eingaben bzw. Aktionen. Eine komplette Planungssitzung dauert für Standardfälle maximal 5 min, bei schwierigen anatomischen Verhältnissen nach Ermessen des Benutzers auch länger. Der Benutzer kann im Planungsablauf per Knopfdruck vorwärts und rückwärts „blättern" und so vorangegangene Aktionen bzw. Einstellungen überprüfen und ggf. korrigieren.

Die von Tönnis angegebenen Richtwerte für LCE- und ACE-Winkel stellen die Standardreferenz dar, sodass diese Winkel auch hier als Vergleichswerte mit herangezogen und ermittelt werden. Im ersten Schritt werden hierzu automatisch Integralprojektionen der betroffenen Hüfte in a.p.- und Faux-Profilrichtung aus dem CT-Datensatz vom System rekonstruiert. Anhand dieser künstlichen biplanaren Röntgenaufnahmen werden Zentrum und Radius des Femurkopfes und des Azetabulums sowie ACE- und LCE-Winkel mit Hilfe eines vordefinierten virtuellen Messwerkzeuges er-

---

[1] Mindestanforderungen: PC-Pentium II oder höher mit 450 MHz, 128 MB RAM, Windows NT 4.0 oder Windows 2000, 1024×768 Auflösung 64k Farbgrafik, Farbdrucker

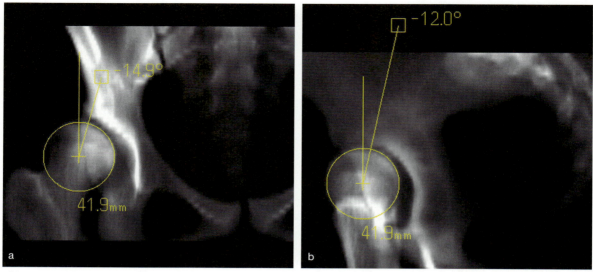

**Abb. 43.1a,b.** Messung von (*a*) LCE- und (*b*) ACE-Winkel an rekonstruierten Integralprojektionen

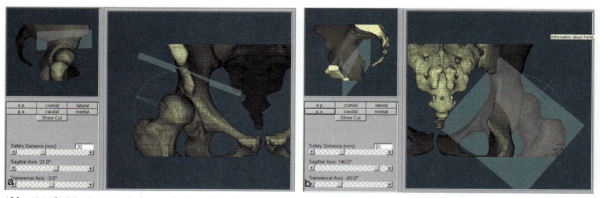

**Abb. 43.2a,b.** Die Osteotomieebenen (*a* Darmbein, *b* Sitzbein) werden automatisch als Tangentialebene zu einer Sphäre mit einem Sicherheitsabstand zur Pfanne definiert. Sicherheitsabstand und Neigung der Osteotomieebene sind hierbei frei einstellbar

mittelt (Abb. 43.1). Hierbei kann auch die Exzentrizität des Femurkopfes bewertet werden, die bei starker Ausprägung eine Kontraindikation für die Triple-Osteotomie darstellt.

Im nächsten Schritt stellt das System auf Knopfdruck eine 3D-Frontalansicht und eine laterale Kontrollansicht ein, wobei der Benutzer die Ansichtrichtung jedoch bei Bedarf ändern kann. Der Operateur kann nun einen Sicherheitsabstand festlegen, für den das System automatisch eine entsprechende sphärische Sicherheitszone definiert und die Osteotomieebenen automatisch als Tangentialebene zu dieser Sphäre ausrichtet (Abb. 43.2). Hierdurch wird neben einem sicheren Schutz der Pfanne eine optimale Rotationsmobilität gewährleistet.

Nachfolgend kann der Chirurg die Neigung der Osteotomieebene in der Transversal- und Sagittalebene einstellen und in verschiedenen 3D-Ansichten sowie durch einen der Osteotomieebene entsprechenden CT-Grauwertschnitt kontrollieren.

Die Planung von Schambein- und Sitzbeinosteotomie verläuft analog, wobei das System jeweils die günstigste 3D-Ansicht sowie standardisiert vorpositionierte Osteotomieebenen auf Basis einer statistischen Falldatenbasis vorgibt, die dann vom planenden Operateur an die individuellen anatomischen Gegebenheiten angepasst werden.

Die Umstellung des Azetabulumfragments kann dann vom Chirurgen interaktiv in der Transversal- und Sagittalebene simuliert werden. Die resultierenden LCE- und ACE-Winkel werden vom System automatisch vermessen und angezeigt. Auch die ursprünglich am künstlichen Röntgenbild gemessenen Ausgangswerte werden angezeigt und können mit den Korrekturwerten verglichen werden. In den gemeinsam mit orthopädischen Chirurgen durchgeführten Planungssitzungen zeigte sich, dass aufgrund der komplexen räumlichen Gestalt des knöchernen Pfannenrandes, durch Drehung um eine einzelne Achse, beide Winkel nicht unabhängig einstellbar sind. Die entsprechende Studie zum Einfluss der Umstellungswinkel auf die resultierenden LCE- und ACE-Winkel wurde von uns an anderer Stelle veröffentlicht [6]. Eine Berücksichtigung dieser Tatsache ist bei der Planung alleine auf Basis biplanarer Röntgenaufnahmen praktisch kaum möglich. Die CT-bildbasierte 3D-Planung ermöglicht dagegen die räumliche Analyse der individuellen Situation.

Die resultierenden ACE- und LCE-Winkelkorrekturen sowie die intraoperativ in Transversal- und Sagittalebene einzustellenden Korrekturwinkel werden vom System automatisch dokumentiert. Darüber hinaus können potentielle Kollisionen zwischen Knochenfragmenten hinsichtlich einer möglichen Behinderung der Rotation analysiert werden. Auch die Möglichkeiten der Fixierung der Knochenfragmente im Bereich von Darm- und Schambeinschnitt können anhand von frei wählbarer 3D-Absicht überprüft und entsprechende Strategien geplant werden. Die Planung und Simulation am 3D-Datensatz unterstützt maßgeblich eine evtl. notwendige Schnittoptimierung. Auch können die aus Repositionierung und Umstellung resultierende Beinlängenveränderung simuliert sowie die biomechanische Notwendigkeit einer Medialisierung des Gelenkes vorab abgeklärt werden.

Im letzten Planungsschritt entscheidet der Chirurg, für welchen Schnitt er eine Individualschablone anfertigen will. Für den Schambeinschnitt ist die Planung und Simulation der Schnittneigung am 3D-Datensatz hilfreich. Die intraoperative Ausführung erfordert jedoch keine präzise Führung durch eine Schablone. Hinsichtlich der Sitzbeinosteotomie haben die Untersuchungen an anatomischen Präparaten sowie erste klinische Untersuchungen gezeigt, dass auch hier die 3D-Planung und Überprüfung der Schnittführung und Identifikation von anatomischen Merkmalen am individuellen 3D-Modell die maßgebliche Unterstützung darstellt. Die optimale Einstellung des Osteotomieverlaufs stellt im Allgemeinen die kürzeste Verbindungslinie zwischen Sulcus ischiadicus und dem Foramen obturatorium parallel zum Sulcus ischiadicus dar. Diese Annahme wird in der 3D-Planung verifiziert und kann dann intraoperativ mit Hilfe einer optimalen Einstellung der am Formanen obturatorium eingesetzten Hohmann-Haken gewährleistet werden. Für die entsprechende Ausrichtung der Osteotomie wurde auch eine Universalführungshilfe entwickelt [8].

Die Darmbeinosteotomie ist, wie bereits erwähnt, die längste und aufgrund der großen Variation der individuellen Anatomie auch schwierigste Osteotomie mit der größten Auswirkung auf die Mobilität des Azetabulumfragments. Daher sehen wir hier immer eine Individualschablone vor. Typ und Größe einer geeigneten Schablone können aus einer Datenbank ausgewählt werden. Das System richtet die ausgewählte Schablone automatisch an der Osteotomieebene aus, sodass der Benutzer die Schablone nur entlang der Osteotomieebene in die gewünschte Position verschieben muss. Für den Darmbeinschnitt hat sich gezeigt, dass die Wahl der Kontaktfläche im oberen vorderen Bereich des Darmbeins (Spina illiaca anterior superior) von medial und oberhalb der Schnittebene eine sichere Referenzierung durch einen minimalen Operationszugang ermöglicht.

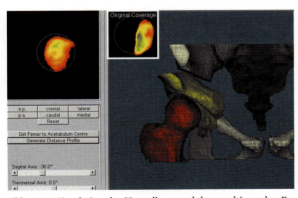

**Abb. 43.3.** Simulation der Umstellung und der resultierenden Femurkopfüberdachung (*links oben*) vs. die Originalüberdachung (Einblendung *rechts* davon); automatische Berechnung der aus der Umstellung resultierenden LCE- und ACE-Winkel

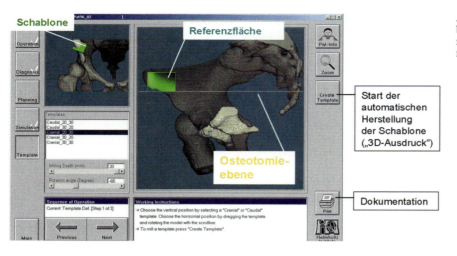

Abb. 43.4. Festlegung der Schablonenposition und Referenzfläche auf der Darmbeininnenfläche

Die Kontaktfläche („Abdruck- oder Abformbereich") der Schablone auf dem Knochen wird halbtransparent eingefärbt, sodass der Operateur den Aufsatzbereich der Schablone kontrollieren kann (Abb. 43.4).

Um diese Bearbeitungsschablone während der Operation genau in der zuvor definierten Position auf den Knochen aufsetzen zu können, wird die Passform dieses 3D-Abdrucks der Aufsatzfläche dann per Knopfdruck automatisch in 5–10 min in einen entsprechenden Schablonenrohling aus Polycarbonat eingefräst. Hierzu ist, vergleichbar einem 3D-Drucker, eine 3D-Tischfräse an das DISOS-System angeschlossen [8]. Diese planungsspezifische Bearbeitungsschablone wird anschließend 5–20 min autoklaviert (134 °C) und steht für die Operation zur Verfügung. Die gesamte Planungssitzung wird automatisch protokolliert. Die Dokumentation kann zusammen mit dem entsprechenden Bildmaterial am Ende der Planungssitzung in einem Planungsprotokoll abgespeichert und optional ausgedruckt werden.

## Intraoperatives Vorgehen mit Schablonenführung

Intraoperativ sind keine Kamera- oder Computersysteme notwendig. Das bei Freihandnavigationssystemen notwendige Einjustieren von Kameras, das Fixieren von Referenzrahmen und Referenzieren der Knochenstrukturen entfällt. Patient und Instrumentarium werden in üblicher Weise vorbereitet. Neben der in den Schablonen gespeicherten Planungsinformation stehen optional auch Farbausdrucke mit den 3D-Ansichten zur Aufsatzrichtung sowie die einzustellenden Korrekturwinkel in Transversal- und Sagittalebene als Planungsdokumentation zur Verfügung.

Die Osteotomien von Sitz- und Schambein erfolgen auf beschriebene konventionelle Weise ggf. unter Zuhilfenahme der 3D-Planungsbilder. Eine Schablone für den Sitzbeinschnitt ist im Allgemeinen nicht erforderlich. Auch der Zugang zum Darmbein erfolgt im Osteotomiebereich von innen kommend auf konventionelle Weise. Die individuell angepasste Darmbeinschablone wird in dem ausgewählten Areal von medial auf den Knochen aufgesetzt, wobei durch den eindeutigen Passsitz die während der Operationsplanung festgelegte Position und Orientierung auf intuitive Weise wiedergefunden wird und die Schablone sich durch die eindeutige Passform des „3D-Abdruckes" in die vordefinierte Position einjustiert.

Die Schablone wird optional mit einem Knochenstift fixiert. Die Werkzeugführung kann auch bei eingesetztem Knochenstift montiert bzw. gewechselt werden. Anhand dieser Referenz können Instrumente bzw. Osteotomien oder auch Knochenfragmente intraoperativ ohne weitere computertechnische Hilfsmittel oder Zeitverlust planungsgenau ausgerichtet werden. Nach der Fixierung der Schablone werden die Schanz-Schraube sowie die Kirschner-Drähte parallel zur schablonendefinierten Bezugsebene eingebracht. Nach einer optionalen Röntgenkontrolle wird die Osteo-

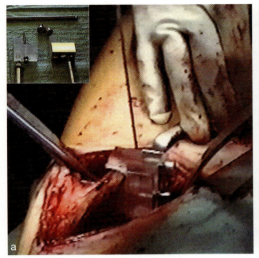 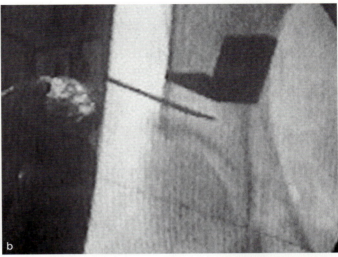

**Abb. 43.5a,b.** Intraoperative Führung: *a* steriles Instrumentenset mit Individualschablonen aus Polycarbonat, optionalen Knochenstiften und anschraubbare Führungsplatte (*oben links*); die aufgesetzte Schablone stellt die Osteotomieebene dar; *b* Kontrollröntgenaufnahme

tomie mittels Stichsäge entlang der Schnittführung der Schablone ausgeführt. Das letzte Drittel der Osteotomie wird ggf. mit einem Meißel wiederum entlang der Schablonenführung vollendet. Die Umstellung erfolgt auf übliche Weise, wobei die geplanten und dokumentierten Umstellungswinkel mit einem einfachen Goniometer in Sagittal- und Transversalebene anhand der Kirschner-Drähte kontrolliert werden. Nach erneuter Röntgenkontrolle und der Fixierung des Azetabulumfragments folgen Rückzug und Wundverschluss.

## Klinische Erfahrungen

In einer retrospektiven Studie wurden insgesamt 34 Triple-Umstellungsosteotomien erfasst, die in der Zeit von 1997 und 2001 unter vergleichbaren Bedingungen durchgeführt, komplett dokumentiert und nachuntersucht wurden. Dies betrifft insbesondere eine einheitliche Patientenlagerung in Seiten- und Rückenlage, einen reduzierten medialen Zugang zur Darmbeinschaufel sowie die Verwendung einer neuen Stichsäge, da diese Bedingungen die Operationszeiten erfahrungsgemäß ebenfalls erheblich beeinflusst haben. Das für die computerunterstützten Fälle verwendete Planungssystem sowie die Schablonenrohlinge wurden in dem betrachteten Zeitraum funktionell nicht mehr modifiziert. Gegenüber bisher berichteten Auswertungen wurden nun auch neben einem Operateur mit über 15 Jahren eingriffsspezifischer Operationserfahrung (>150 Eingriffe), zwei Operateure mit weniger Erfahrung (<30 Eingriffe) mit diesem Eingriffstyp berücksichtigt. Hierbei wurden 10 Eingriffe in konventioneller Weise (K-Gruppe) und 24 Eingriffe mit computerunterstützter präoperativer Planung und Bereitstellung von Darmbeinindividualschablonen (C-Gruppe) durchgeführt. Von diesen Fällen waren insgesamt 32 weibliche und 2 männliche Patienten zwischen 11 und 49 Jahren (K: 13-36 vs. C: 11-49). Der durchschnittliche Body Mass Index (BMI) lag in beiden Gruppen bei 22-23 ohne signifikanten Unterschied. Jedoch fanden wir retrospektiv einen signifikanten Altersunterschied (K: $\varnothing$ 19 Jahre vs. C: $\varnothing$ 31 Jahre) zwischen den Gruppen ($p<0,05$). Dieser Umstand resultiert aus retrospektiver Sicht wesentlich aus der Tatsache, dass die Indikation zur CT-Bildgebung bei jugendlichen Patienten zunächst eher zurückhaltender gesehen und auf komplexere Fälle begrenzt wurde. Aus heutiger Sicht halten wir aufgrund der Vorteile einer computerunterstützten Planung und geführten Umsetzung eine CT-Bildgebung mit modernen Mehrschicht-Spiral-CTs für grundsätzlich empfehlenswert. Der Altersunterschied wurde bei der Auswertung der Ergebnisse weitergehend analysiert. Hierbei stellte sich heraus, dass gruppenübergreifend bei keinem der untersuchten Kriterien (Operationsdauer, stationärer Aufenthalt etc., s. unten) eine signifikante Abhängigkeit vom Alter der Patienten bestand, sodass der Altersunterschied beider Gruppen für die Bewertung der Operationstechnik vernachlässigt werden kann.

Für die klinische Untersuchung wurden neben dem Harris-Hip-Score und dem Score nach Merle d'Aubigné die Operationszeit, die intraoperative Röntgenzeit und der Blutverlust sowie die stationäre Aufenthaltsdauer erfasst. Die Untersuchungsergebnisse sind in Tabelle 43.1 zusammengefasst.

**Tabelle 43.1.** Vergleich konventionelle vs. computerunterstützte Vorgehensweise

| ⌀ | Konventionell (K); (n=10) | Computer- u. schablonenunterstützt (C); (n=24) |
|---|---|---|
| Operationsdauer [min] | 150,9 | 115,8 |
| Intraop. Röntgenzeit [s] | 30,9 | 21,4 |
| Blutverlust [ml] | 783,3 | 641,3 |
| Stationärer Aufenthalt [Tage] | 22,9 | 18,4 |

Der Vergleich zeigt, dass durch die Verwendung von Individualschablonen eine hochsignifikante Verkürzung der mittleren Operationszeit um über 23% ($p<0,005$) erzielt werden kann. Während die Operationszeitverkürzung unabhängig vom Erfahrungsgrad des Operateurs hochsignifikant war, wurde die Röntgenzeit nur beim *erfahrenen* Operateur signifikant um fast 70% verkürzt (40,7 s vs. 13,5 s; $p<0,05$). Der Grund hierfür ist in einer verbesserten präoperativen Planung und Planungsdokumentation aller Osteotomien, einer optimalen Positionierung der Darmbeinosteotomieebene im ersten Versuch mit einmaliger Röntgenkontrolle, der konsequenten Nutzung der Individualschablone als Referenz für weitere Arbeitsschritte sowie in einer verbesserten Mobilität des Azetabulums zu suchen. Der *weniger erfahrene* Operateur benötigte hingegen im Einzelfall, insbesondere für die Ausführung des Sitzbeinschnittes, eine unverändert höhere Zahl von Röntgenkontrollaufnahmen, sodass in diesen Fällen evtl. auch eine Individualschablone für den Sitzbeinschnitt hilfreich wäre. Die vom Erfahrungsgrad unabhängig gemittelte Röntgenzeitverkürzung (s. Tabelle 43.1) betrug daher nur 30% und war nicht signifikant ($p>0,05$). Vom Erfahrungsgrad des Operateurs unabhängig wurde der Blutverlust bei Verwendung der computerunterstützten Planung und Schablonenführung tendenziell, jedoch nicht signifikant reduziert. Ebenfalls unabhängig vom Erfahrungsgrad des Operateurs war die stationäre Aufenthaltsdauer der computer- und schablonenunterstützt operierten Patienten gegenüber der konventionellen Gruppe um ca. 19% (ca. 4 Tage; $p<0,05$) verkürzt. Da für die Entlassung einheitliche Kriterien hinsichtlich der Befindlichkeit und Mobilität der Patienten angesetzt werden, bedarf die Begründung dieser retrospektiv festgestellten Verkürzung einer weitergehenden Untersuchung. Eine Ursache wird zum einen in der Tatsache vermutet, dass intraoperativ bei der konventionellen Technik ein leicht vergrößerter Zugang mit vermehrter Ablösung der Adduktoren zur Verbesserung der Übersicht im Situs gewählt wird und dadurch die Schmerzsituation des Patienten postoperativ beeinflusst wird. Zum anderen wird durch die verbesserte Planung subjektiv eine verbesserte Mobilität und auch eine verbesserte Refixation des Azetabulumfragments erreicht. Bei der Bewertung des postoperativen Röntgenbildes ergibt sich der Eindruck einer verbesserten Primärfixation. Diese Vermutungen müssen jedoch durch weitere Untersuchungen überprüft werden.

Die klinischen Nachuntersuchungen der Patienten nach ca. sechs Monaten (die retrospektiv untersuchten Fälle aus organisatorischen Gründen teilweise auch später) zeigten keine signifikanten Unterschiede der beiden Gruppen. Jedoch war für den erfahrenen Operateur in der C-Gruppe tendenziell eine deutlichere Verbesserung sowohl von Harris-Hüft-Score als auch Merle d'Aubigné zu erkennen ($p>0,05$).

## Diskussion

Untersuchungen mit Orthopäden und Medizinstudenten ohne spezifische technische Vorkenntnisse und ohne Vorerfahrung mit dem im Rahmen der Arbeit konzipierten Planungs- und Fertigungssystem DISOS[2]

---

[2] Desktop Image Processing System for Orthopaedic Surgery (DISOS)

haben gezeigt, dass alle Testpersonen nach einer Einführung von durchschnittlich 15 min das Planungssystem vollständig autonom bedienen können. Die Möglichkeit der Planung am räumlich rekonstruierten CT-Datensatz erlaubt dann eine bessere Übersicht über die individuellen anatomischen Gegebenheiten, eine verbesserte Planung auch der Osteotomien, für die keine Schablonen angefertigt werden, die Planung und Simulation der erforderlichen Umstellung sowie die Bewertung der Fixierungsmöglichkeiten des Azetabulumfragments. Eine Planungssitzung dauert im Allgemeinen ca. 2–5 min. Die Option der autonomen Schablonenherstellung mit dem integrierten Fräsautomaten entspricht in ihrer Komplexität dem Ausdruck eines Dokuments und läuft nach dem Einlegen des Rohlings vollautomatisch auch in Abwesenheit des Benutzers ab (in ca. 5–20 min – je nach Schablonentyp und -zahl für TKE/Tripel/Pedikel). Der Aufwand für diese „Navigationsoption" ist somit extrem gering und intraoperativ ist keinerlei Veränderung des konventionellen Vorgehens notwendig.

Nach unseren eigenen Erfahrungen bieten insbesondere röntgenbasierte Freihandnavigationssysteme in der Traumatologie und insbesondere in der Wirbelsäulenchirurgie, bei wesentlich höherem intraoperativen Aufwand, gegenüber der Schablonentechnik einige Vorteile hinsichtlich der Flexibilität der intraoperativen Planung sowie der perkutanen Anwendung. Die perkutane Applikation ist mit der Schablonentechnik im Bereich orthopädischer Eingriffe nicht durchführbar. Bei planbaren Eingriffen, wie z. B. der Tripleosteotomie mit einem Bedarf an dreidimensionaler Analyse und Optimierung der individuellen operativen Strategie und Biomechanik, insbesondere bei vom Normalfall abweichenden Deformitäten, stellt die CT-basierte 3D-Planung eine äußerst sinnvolle und empfehlenswerte Alternative bzw. komplementäre Ergänzung des chirurgischen Therapieplanungs- und Ausführungsinstrumentariums dar. Eine erweiterte 3D-Biometrieoption ist in Vorbereitung. Die Planung erfordert einen Standardbürorechner. Die optionale Schablone kann per angeschlossenem Fräsautomaten selbständig oder auch wahlweise im Bedarfsfall per Netzwerk oder Diskette als Dienstleistung abgerufen werden. Die Fixkosten sind minimal und die Kosten pro Operation werden bereits alleine durch die Einsparung an Operationszeit amortisiert, wobei darüber hinaus auch das Benefit für den Patienten deutlich wird. Ferner muss in die Betrachtungen auch die Reduzierung der intraoperativen Röntgenaufnahmen und dadurch auch die Strahlenbelastung des Operationsteams mit einbezogen werden, die im konventionellen Fall bei Arbeiten unter unmittelbarer Röntgenkontrolle entstehen [8]. Wir halten die CT-Bildgebung mit modernen Spiral-CT-Systemen vor dem Hintergrund der wesentlich verbesserten Planungs- und Ausführungsmöglichkeiten und im Vergleich zu den konventionell mit den Eingriffen verbundenen Risiken und Kosten für in vollem Maße gerechtfertigt und empfehlenswert.

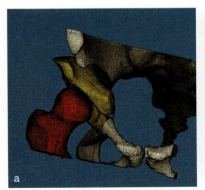 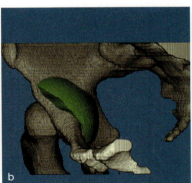 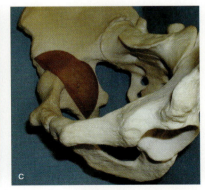

**Abb. 43.6a–c.** Studie einer neuartigen sphärischen Umstellungsosteotomie. *a* Simulation der Umstellung nach sphärischer Osteotomie konzentrisch zum Azetabulumzentrum; *b* Definition einer konzentrisch zum Azetabulum von medial aufsitzenden sphärischen Individualschablone (hinterer Pfeiler bleibt erhalten); *c* Labormodell einer im Rapid-Prototyping-Verfahren automatisch hergestellten sphärischen Schablone (das Zentrum der Sphäre liegt im Azetabulumzentrum, der Radius ist 20 mm größer als der des Azetabulums)

## Ausblick

Als Ausblick stellt sich ferner die Möglichkeit dar, auch neue Osteotomiekonzepte zu untersuchen. In Abbildung 43.6 ist die Studie einer sphärischen Osteotomie gezeigt, bei der die Osteotomien in sicherer Entfernung vom Azetabulum, vergleichbar der Tönnis- oder auch Ganz-Osteotomie, mit geraden oder kleinen sphärischen Meißeln (optional auch Spezialsäge) von medial durchgeführt werden. Gegenüber einer Wagner-Osteotomie ist von medial jeweils nur eine dünnere Knochenschicht zu durchtrennen (ähnlich der Ganz-Osteotomie) und die Osteotomie befindet sich in sicherem Abstand vom Azetabulum. Bei LCE- bzw. ACE-Winkeln >0° und keiner Notwendigkeit einer Medialisierung bietet die durch einen Operationszugang durchführbare Osteotomie den Vorteil einer optimalen Mobilisierbarkeit, reiner Druckbelastungen (keine primären Scherbelastungen) in den Osteotomieflächen im Bereich von Darm- und Sitzbein und einer potentiell entsprechend vereinfachten Fixierung und Primärstabilität. Dieses Konzept soll zukünftig weitergehend untersucht werden und ist mit der computergestützten Planung und Individualschablonentechnik nach unseren bisherigen Erfahrungen potentiell optimal umsetzbar.

## Literatur

1. Abel MF, Sutherland DH, Wengerm DR et al. (1994) Evaluation of CT scans and 3D reformatted images for quantitative assessment of the hip. J Pediatric Orthop 14: 48-53
2. Brunner R, Robb J (1996) Inaccuracy of the migration percentage and center-edge angle in predicting femoral head displacement in cerebral palsy. J Pediatr Orthp 5: 239-241
3. Ganz R, Klaue K, Vinh TS, Mast JW (1988) A new periacetabular osteotomy for the treatment of hip dysplasia. Technique and preliminary results. Clin Orthop 232: 26-36
4. Klaue K, Wallin A, Ganz R (1988) CT-Evaluation of coverage and congruency of the hip prior to osteotomy. Clin Orthop 232: 15-25
5. Millis MB, Murphy SB (1992) Use of computed tomographic reconstruction in planning osteotomies of the hip. Clin Orthop 274: 154-159
6. Portheine F, Radermacher K, Staudte HW (2000) Potentiale der CT-basierten Planung und schablonengestützten Ausführung in der Hüft- und Kniechirurgie. Orthopädische Praxis 12(36): 786-791
7. Radermacher K, Portheine F, Anton M et al. (1998) Computer assisted orthopaedic surgery with image-based individual templates. Clin Orthop 354: 28-38
8. Radermacher K (1999) Computerunterstützte Operationsplanung und -ausführung mittels individueller Bearbeitungsschablonen in der Orthopädie. Berichte aus der Biomedizinischen Technik. Shaker, Bd 7
9. Tönnis D (1984) Die angeborene Hüftdysplasie und Hüftluxation im Kindes und Erwachsenenalter. Springer, Berlin Heidelberg New York Tokyo
10. Tönnis D, Arning A, Bloch M, Heinecke A, Kalchschmidt K (1994) Triple pelvic osteotomy. J Ped Orthop 3(1): 54-67
11. Tönnis D, Kalchschmidt K, Heinecke A (1999) Die Hüftpfannenschwenkung durch Dreifachosteotomie des Beckens – Stellenwert und Indikation in der Vielfalt operativer Korrekturen der Dysplasiehüfte. Orthop Prax 10(35): 607-620
12. Wagner H, Wagner M (1984) Rekonstruktive Operationen an der Hüfte. In: Bauer R, Kerschbaumer F, Poisel S (Hrsg) Orthopädische Operationslehre, Bd II/1. Thieme, Stuttgart New York

# Navigierte Beckenkorrekturoperationen

T. Hüfner, J. Geerling, U. Berlemann, T. Pohlemann, T. Gösling, C. Krettek

## Einleitung

Beckenpseudarthrosen oder klinisch relevante posttraumatische Fehlstellungen sind selten und werden heutzutage durch eine effiziente Primärversorgung weitestgehend minimiert. Dennoch kann es auch bei optimaler Versorgung zu solchen Problemen kommen [8, 10]. Tile gibt an, dass bei instabilen Beckenfrakturen in etwa 5% der Fälle mit Fehlstellungen zu rechnen ist [12]. In der älteren Literatur [3, 4] finden sich sogar Angaben von 55-75% Pseudarthrosen und Fehlstellungen bei konservativer Therapie von Becken-C-Verletzungen [9].

Die Indikationen zur Korrekturoperation sind Schmerzen des Patienten, Instabilitäten und vom Patienten nichtkompensierte Alltagsprobleme, die von der Fehlstellung herrühren.

In solchen Fällen muss vor einer Korrekturoperation eine umfangreiche Diagnostik und Analyse der Fehlstellung durchgeführt werden. In der einschlägigen Literatur sind nur sehr wenige Arbeiten zu diesem Thema zu finden, Operationsanleitungen fehlen vollständig.

## Diagnostik

Das Leitsymptom bei den Patienten ist in den meisten Fällen der Schmerz, der in Abhängigkeit von der Instabilität oder aber der Fehlstellung in der Sakroiliakalregion angegeben wird [11], wobei auch knöchern verheilte Beckenfrakturen nach einer Korrekturoperation eine deutliche Schmerzreduktion im hinteren Beckenring erfahren können [7]. Im Gegensatz zu frischen Beckenringverletzungen ist der Nachweis einer Pseudarthrose bei der klinischen Untersuchung deutlich schwieriger. Sind durch die klinischen Untersuchungen durch Kompression am Beckenring keine Bewegungen nachweisbar, helfen häufig Aufnahmen im Stehen mit wechselnder Belastung beider Beine weiter. Im eigenen Krankengut konnte durch gezielte (auch BV-kontrollierte) Infiltration mit einem Lokalanästhetikum die Analyse präzise durchgeführt werden.

Neben den häufig angegebenen Schmerzen bestehen Gangabnormitäten und Sitzinkongruenzen (Abb. 44.1). Am häufigsten finden sich analog zu den frischen Becken-C-Verletzungen vertikale und posteriore Verschiebungen sowie Innenrotationsfehlstellungen der Beckenhälften [7]. Diese können in aller Regel schon bei der klinischen Untersuchung diagnostiziert werden. Bei den Sitzinkongruenzen klagen die Patienten insbesondere über Schmerzen beim Liegen oder Sitzen auf harten Unterlagen. Die Ursache hierfür ist in der Innenrotationsfehlstellung der Beckenhälfte be-

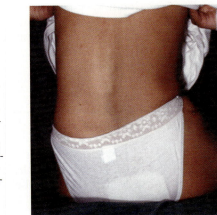

Abb. 44.1. Klinische Präsentation bei posttraumatischen Beckenfehlstellungen. Sitzdysbalance bei einer 22-jährigen Patientin mit einer fehlverheilten Beckenring-C-Verletzung und Azetabulum-T-Fraktur

gründet, was zu einer Außenrotation der Spina iliaca posterior superior führt. Diese steht dadurch weiter nach „dorsal". Eine andere Möglichkeit kann in einer posterioren Verschiebung einer Beckenhälfte liegen. Ist die Beckenhälfte zudem nach kranial verschoben, werden das Os sacrum und Os coccygeum stark prominent und können hierdurch beim Sitzen Schmerzen verursachen.

Gangabnormitäten entstehen insbesondere durch Kranialverschiebungen einer Beckenhälfte im Vergleich zur Gegenseite, die zu einer funktionellen Beinverkürzung führen. Bei solchen Fehlstellungen nach instabilen Frakturen vom Typ C können Beinlängendifferenzen von 3-6 cm gemessen werden [7]. Allerdings können auch Innen- oder Außenrotationsfehlstellungen zu Gangbildveränderungen führen.

### Bildgebung

Die radiologische Standarduntersuchung umfasst die a.p.-, Inlet- und Outlet-Aufnahme sowie die Ala- und Obturatorprojektion. Bereits die konventionellen Aufnahmen erlauben eine Beurteilung der Fehlstellung. In der a.p.-Aufnahme ist am deutlichsten eine Kranialverschiebung sichtbar. Posteriore Fehlstellungen können in aller Regel in der Inlet-Aufnahme erkannt werden.

Ganz entscheidend ist die Untersuchung durch Computertomographie (CT). Während die 3D-Oberflächendarstellung dem Operateur eine gute Vorstellung von der Fehlstellung gibt, ermöglichen die Reformationen in der axialen, sagittalen und koronaren Ebene eine sorgfältige Feinanalyse. Mit modernen Workstations sind in dem Datensatz Messungen von Winkeln und Längenmessungen mit einer Präzision von Winkeln weniger als 1° bzw. 1 mm möglich. In einigen Fällen kann das Fräsen eines Modells hilfreich sein („rapid prototyping").

### Weitere Untersuchungen

Neben diesen radiologischen Untersuchungen sollte auf jeden Fall eine fachneurologische Untersuchung erfolgen. Huittinen [2] konnte eine Rate von fast 50% von Nervenschäden bei instabilen Beckenfrakturen finden. Hierbei sind am häufigsten die Nervenwurzeln L5 und S1 betroffen, jedoch kann prinzipiell jede sakrale Nervenwurzel in Frage kommen. Hierbei können die Schädigungen in Traktions-, aber auch Kompressionsschäden unterteilt werden. Eine sorgfältige präoperative neurologische Untersuchung, auch durch die Unterstützung von Nervenleitgeschwindigkeiten und Elektromyogrammen, ist diesbezüglich aus medikolegalen Gründen notwendig.

Da ein Zustand nach einem konservativ behandelten komplexen Beckentrauma vorliegen kann [1], muss obligat präoperativ zumindest eine klinische fachurologische Untersuchung durchgeführt werden.

### Operationsplanung

Beckenkorrekturoperationen sind große Eingriffe, die sorgfältig geplant werden müssen. Dazu gehört neben der sorgfältigen Anamnese die klinische Analyse, die neben der Fehlstellung, Ganganalysen und sorgfältigen neurologischen und urologischen Abklärungen auch die exakte Kenntnis über vorangegangene Operationen (Operationsberichte) und Zugänge sowie eventuell vorangegangene Infektionen (Keimnachweis, Antibiogramm) beinhaltet.

### Operationsablauf

Der Operationsablauf muss präoperativ detailliert geplant werden. Letournel gab drei Operationsabschnitte an, um eine hohe Korrekturmöglichkeit zu erzielen [6]. Je nach Charakter der Fehlstellung wird der Patient zunächst in Bauchlage, dann in Rücken- und anschließend erneut in Bauchlage operiert. Diese Reihenfolge ist auch umkehrbar. Grundsätzlich wird im ersten Operationsabschnitt der Beckenring entweder durch eine Osteotomie gelöst oder die Pseudoarthrose ausgeräumt. Im zweiten Schritt erfolgt die Mobilisation der Beckenhälfte und die Reposition, um im abschließenden dritten Teil die erzielte Stellung zu stabilisieren. Hierbei ist anzumerken, dass Osteotomien im Bereich der ehemaligen Frakturen durchgeführt werden sollten. Im Falle von vertikalen Verschiebungen einer Beckenhälfte ist zudem häufig noch die Dissektion der sakrotuberalen und sakroiliakalen Ligamente notwendig, um die Beckenhälfte zu mobilisieren.

## Navigierte Beckenkorrekturoperationen

Im Gegensatz zur präoperativen sehr guten Visualisierung ist die intraoperative Visualisierung ungleich schlechter. Die direkte Sicht ist auch bei erweiterten Zugängen eingeschränkt, die intraoperative Fluoroskopie spiegelt nur unzureichend die komplexe dreidimensionale Problematik wider. Im Folgenden soll ein Fallbeispiel die Vorteile und noch vorhandenen Limitierungen bei der navigierten Korrekturoperation von fehlverheilten Beckenfrakturen aufzeigen.

### Fallbeispiel

Ein 22-jähriger Patient stellt sich vier Monate nach Motorradunfall ambulant vor. Auswärtig war bei isolierter transiliakaler Beckenringfraktur Typ C 1.2.1 [9]

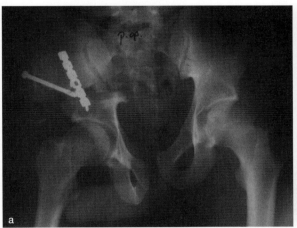
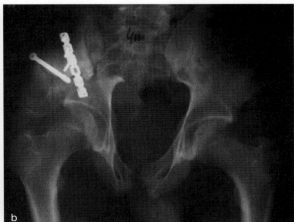

**Abb. 44.2a,b.** In Fehlstellung versorgte transiliakale Becken-C-Verletzung. *a* Postoperativ: Die transiliakale Beckenringfraktur Typ C (AO/OTA) wurde auswärtig in Fehlstellung versorgt. *b* Vier Monate postoperativ: Die Röntgenaufnahme bei der Erstvorstellung demonstriert weiterhin eine verzögerte Durchbauung. Klinisch bestehen erhebliche Schmerzen und eine Sitzdysbalance

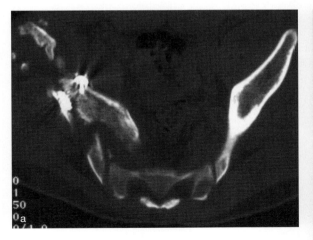
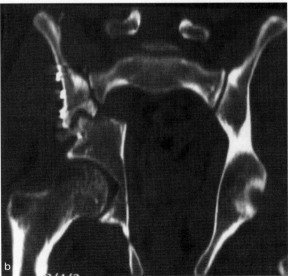

**Abb. 44.3a,b.** CT-Ansicht: Fehlverheilte Beckenringfraktur. Die CT-Schnitte in der axialen und koronaren Ebene verdeutlichen die erhebliche Fehlstellung mit einer Medialisierung und Außenrotationsfehlstellung

über einen ilioinguinalen Zugang eine offene inkomplette Reposition und Plattenosteosynthese durchgeführt worden (Abb. 44.2).

Bei der Vorstellung hatte der Patient Schmerzen und benötigte eine Gehstütze zum Gehen unter Vollbelastung. Konventionell radiologisch und im CT zeigten sich eine Fehlstellung und verzögerte Durchbauung (Abb. 44.3). Neurologisch bestand eine partielle Läsion des N. ischiadicus.

Der Operationsplan beinhaltete ein dreistufiges Vorgehen:
1. Bauchlage: parasakrale Durchtrennung der sakroiliakalen Bandverbindungen, um den Beckenring mobilisieren zu können; anschließend erfolgte der Wundverschluss.
2. Bauchlage: Kocher-Langenbeck-Zugang: Neurolyse des N. ischiadicus und CAS-unterstützte[1] partielle Osteotomie von dorsal in der primären Frakturlinie, danach Wundverschluss (Abb. 44.4).

[1] Wirbelsäulenmodul „Spine", SurgiGATE, Medivision, Oberdorf (Schweiz)

3. Rückenlage – ilioinguinaler Zugang: Entfernung der Platte und Schrauben und CAS-gestützte[2] Komplettierung der Osteotomie von ventral (Abb. 44.5). Anschließend erfolgt die CAS-gestützte Re-

[2] Modul „PAO", periazetabuläre Osteotomie, SurgiGATE, s. oben

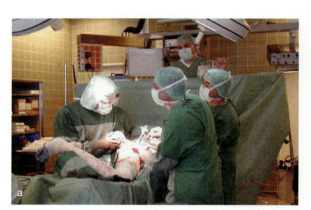

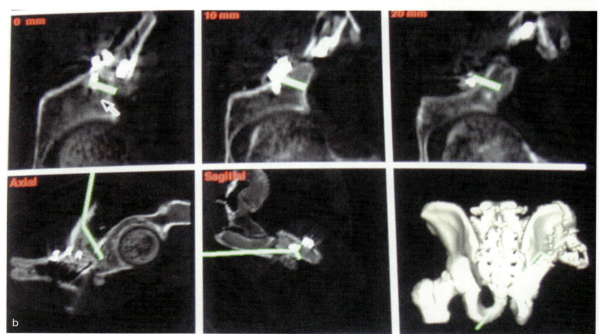

**Abb. 44.4a,b.** Intraoperativ: navigierte dorsale partielle Osteotomie. *a* Übersicht Operationssaal. Osteotomie von posterior über den Kocher-Langenbeck-Zugang. Die DRB ist an der Crista iliaca befestigt. Das Bein ist im Knie flektiert, um den N. ischiadicus zu entlasten. *b* Navigierte Osteotomie von dorsal. Die Monitorkontrolle zeigt die Lokalisation des Meißels in Bezug zum Becken. Vorangegangen ist die Registrierung: PPR an der Spina iliaca posterior superior, der Spina ischiadica und dem Tuber ischiadicum, Oberflächenregistrierung über die exponierte Knochenfläche des Kocher-Langenbeck-Zugangs

position. Mit dem Modul für periazetabuläre Osteotomien (PAO-Modul) [5] wurden vor der endgültigen Trennung beide Fragmente mit einer dynamischen Referenzbasis (DRB) bestückt, somit konnte die Reposition in Echtzeit am Monitor kontrolliert werden. Gegen Ende des Repositionsmanövers lockerte jedoch die symphysennah eingebrachte DRB aus und das Repositionsmanöver musste konventionell fortgesetzt werden (Abb. 44.6).

Die postoperative und die Verlaufsröntgenaufnahme zeigen eine deutlich verbesserte Stellung (Abb. 44.7).

## Diskussion

Beckenkorrekturoperationen sind seltene, langwierige und für den Patienten belastende Operationen. Intraoperativ erfolgt die Repositionskontrolle meist über die Zugänge, gegebenenfalls unterstützt durch intraoperative Fluoroskopie. Nach jeder Reposition muss für eine volle räumliche Orientierung in drei Ebenen geröntgt werden (Azetabulum: a.p.-, Ala- und Obturatoraufnahme, Beckenring: a.p.-, Inlet- und Outletaufnahme). Dies ist zeitaufwendig und verursacht eine Strahlenbelastung für den Patienten und das OP-Per-

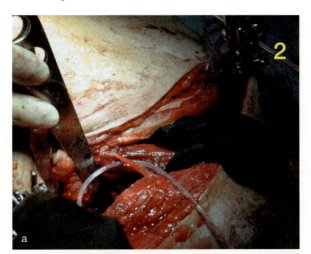
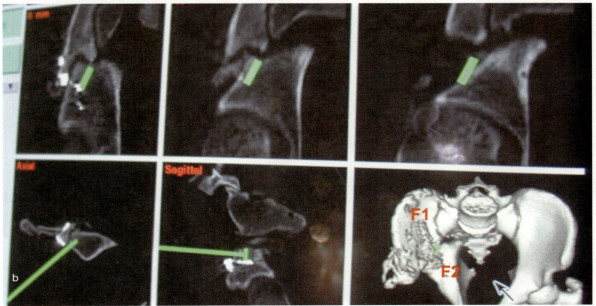

**Abb. 44.5a,b.** Intraoperativ: Navigierte ventrale Komplettierung der Osteotomie. a Ilioinguinaler Zugang: Ansicht von lateral, Sichtrichtung: Füße des Patienten. Beide DRB sind bereits montiert, DRB 1 am dorsalen Hauptfragment an der Crista iliaca (s. Abb. 44.6, F1), DRB 2 symphysennah am ventralen Fragment, das reponiert werden soll (s. Abb. 44.6, F2). Die Registrierung erfolgt an der Platte (PPR) und im Bereich der Fossa iliaca, exponiert durch den ilioinguinalen Zugang. b Ventrale Komplettierung der Osteotomie: Nach erfolgter Registrierung wird die Plattenosteosynthese entfernt und die Osteotomie von ventral komplettiert. Virtuell ist die Platte noch sichtbar. Eine solche intraoperative Aktualisierung ist (bisher) nicht möglich. Die präoperativ definierten Fragmente F1 und F2 sind bereits mit einer DRB versehen

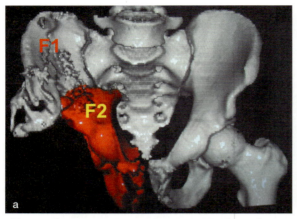 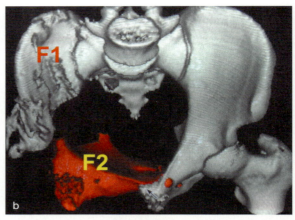

**Abb. 44.6a,b.** Intraoperativ: Navigierte Repositionskontrolle. *a* Vor der Reposition: Intraoperative Kontrolle der Reposition, d. h. der Rotation des ventralen Fragmentes (F2 *rot*). *b* Nach der Reposition: Zu diesem Zeitpunkt, kurz vor der Komplettierung lockerte die DRB am Fragment F2 aus und die Reposition wurde konventionell komplettiert (Bildwandler-Inlet-Aufnahme). Der scheinbare Defekt im rechten Os ilium ist systemimmanent und auf die virtuelle Planung der Osteotomie zurückzuführen, die präoperativ am dreidimensionalen Objekt durchgeführt wurde

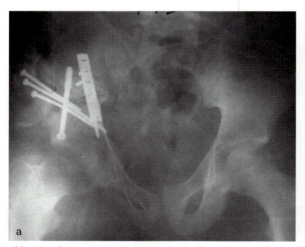 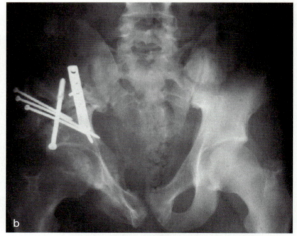

**Abb. 44.7a,b.** Postoperative Röntgenkontrollen. *a* Der knöcherne Beckenring ist nahezu anatomisch rekonstruiert. *b* Vier Monate nach diesem Eingriff ist der Patient zur Vollbelastung übergegangen. Die Fraktur ist weiter in Durchbauung begriffen

sonal. Zahlreiche Implantate und Retraktoren können dabei die Sicht weiter einschränken.

Die Möglichkeit, durch erweiterte Zugänge die Sicht zu verbessern, führt zu einer erhöhten Morbidität für den Patienten. In der prospektiven multizentrischen Studie der AG Becken II der Deutschen Gesellschaft für Unfallchirurgie (Leiter: Prof. Dr. T. Pohlemann, Homburg/Saar) liegt nach Auswertung von 215 Patienten (20 Kliniken) des Jahrgangs 1998 mit einer operierten Azetabulumfraktur der durchschnittliche Blutverlust nach erweiterten Zugängen mit 1392 (700-3000 ml) deutlich höher als bei einfachen Zugängen mit 680 (200-7600 ml).

Eine virtuelle Repositionskontrolle könnte die Reposition präziser gestalten und die intraoperative Bildgebung reduzieren. Bei dem PAO-Modul liegt der Vorteil in der Osteotomie eines intakten Beckens, somit muss die Registrierung nur einmal vor der Osteotomie durchgeführt werden. Jedoch muss die Osteotomie in der selben Weise wie in der Planung vorgegeben durchgeführt werden, da eine intraoperative Abweichung vom System nicht erkannt werden kann. Ebenfalls problematisch ist das Auslockern einer DRB. Wird es nicht bemerkt, kann die Monitoransicht auf dem Navigationssystem eine andere Sicht als die Realität widerspiegeln.

Bei korrekter Ausführung unterstützt die Navigation durch die wesentlich verbesserte, dreidimensionale Bildinformation Beckenkorrekturoperationen erheblich. Weitere Verbesserungen werden die Naviga- tion möglicherweise zum Standard bei dieser Operation erheben.

## Literatur

1. Bosch U, Pohlemann T, Haas N, Tscherne H (1992) Klassifikation und Management des komplexen Beckentraumas. Unfallchirurg 95: 189-196
2. Huittinen V, Slätis P (1972) Nerve injury in double vertical pelvic fractures. Acta Chir Scand 138: 571-575
3. Hundley J (1966) Ununited unstable fractures of the pelvis. J Bone Joint Surg 48-A(5): 1025
4. Kellam J (1989) The role of external fixation in pelvic disruptions. Clin Orthop 241: 66-82
5. Langlotz F, Bächler R, Berlemann U, Nolte LP, Ganz R (1998) Computer assistance for pelvic osteotomies. Clin Orthop 354: 92-102
6. Letournel E (1993) Open reduction internal fixation of acetabular fractures: long term results and analysis of 1040 cases. 1st International Symposium on surgical treatment of acetabular fractures, May 10-11, Paris
7. Matta J, Dickson K, Markovich G (1996) Surgical treatment of pelvic nonunions and malunions. Clin Orthop 329: 199-206
8. Matta J, Saucedo T (1989) Internal fixation of pelvic ring fractures. Clin Orthop 242: 83-97
9. Orthopedic Trauma Association Committee for coding and classification (1996) Fracture and dislocation compendium. J Orthop Trauma 10 (Suppl 1): V-IX
10. Pennal G, Massiah K (1980) Nonunion and delayed union of fractures of the pelvis. Clin Orthop 151: 124-129
11. Semba R, Yasukawa K, Gustillo R (1983) Critical analysis of results 53 Malgaigne fractures of the pelvis. J Trauma 23(6): 535-537
12. Tile M (1988) Pelvic ring fractures: should they be fixed? J Bone Joint Surg 70-B: 1-12

# VI Navigation: Wirbelsäule

# Die geschichtliche Entwicklung der instrumentierten Wirbelsäulenfusion

J. KRÄMER, F. RUBENTHALER, A. SENGE

Versteifungsoperationen an der Wirbelsäule werden seit über 100 Jahren mit wechselndem Erfolg durchgeführt. Die ersten Versuche für die operative Stabilisation von Wirbelsäulenabschnitten wurden erstmals 1891 von Hadra [19] bei einem Patienten mit einer dislozierten Fraktur der Halswirbelsäule beschrieben. Bei diesem Versuch der Stabilisation kam eine Drahtcerclage zum Einsatz.

Der Gedanke, mit Fremdmaterialien Stabilisation zu erreichen, wurde in den folgenden Jahren u. a. von Lange 1910 [35] aufgegriffen, der zunächst Zelluloidstifte mittels Seidenfäden an den Dornfortsätzen befestigte und später Metallstäbe und Drähte.

Aus den Jahren 1911 liegen die theoretischen Grundlagen von Albee u. Hibbs [1, 2, 3] für die knöcherne Fusion der Wirbelsäule vor. Das Verfahren wurde weiterentwickelt und verfeinert durch die Verwendung eines H-förmigen autologen Beckenspans für die Spondylodese durch Bosworth 1942 [4, 5]. Hierbei verwendete Bosworth die Dornfortsätze zur Stabilisation, indem er den H-Span unter Distraktion implantierte und sich der so eingesetzte Span in Neutralstellung verklemmte.

Bereits 1948 wurden von King [28] erste Versuche der transpedikulären Schraubenimplantation unternommen, jedoch nicht intensiv klinisch eingesetzt.

Holdsworth u. Hardy 1963 [24] unternahmen durch eine Kombination der H-Span-Spondylodese mit der von Wilson entwickelten Doppelplatte den Versuch, die Pseudarthroserate zu senken.

Harrington [20, 21] führte dann bei der Operation von Skoliosepatienten die Implantation von Rundstäben ein. Diese Implantate eigneten sich vorrangig für langstreckige Fusionen. Bei mono- oder bisegmentalen Fusionen führten sie zur Abflachung des sagittalen Wirbelsäulenprofils mit dem Entstehen eines „Flatback-Syndroms".

Die langstreckige Wirbelsäulenfusion blieb eine Domäne der operativen Skoliosetherapie. Für die kurzstreckigen Fusionen lagen die Hauptindikationen zunächst in der Stabilisation von tuberkulösen Spondylodiszitiden. Es ergaben sich neue Indikationsfelder bei der Behandlung von Wirbelkörperfrakturen in der Traumatologie [8] und in der Orthopädie nach fehlgeschlagenen Bandscheibenoperationen oder bei symptomatischen Spondylolisthesen für das Verfahren der transpedikulären Schraubenfixation. Zu diesem Zeitpunkt, ungefähr Mitte der achtziger Jahre, gab es bereits implantatfreie Fusionsformen durch Interbody-Fusion mittels autologem Beckenkammspan in der Therapie der Spondylodiszitis oder die lumbosakrale Distraktionsspondylodese (LSDS) unter Verwendung eines H-Spans vom Beckenknochen [30, 32]. Es fand sich bei dieser Form der Spondylodese jedoch eine hohe Pseudarthroserate von 15% bis zu 55% bei mono- oder bisegmentalen Fusionen [10, 51, 60, 61].

Auch die implantatfreie Versorgung durch Anlagerung von kortikospongiösen Spänen an die dekortizierte Wirbelsäule nach Wiltse et al. [59] – lange Zeit als Standard angesehen und verwendet – war mit einer Pseudarthroserate bei den bisegmentalen Fusionen um 16% behaftet. Der Vorteil der Fusion nach Wiltse lag in der Fixation der Segmente in situ, sodass die verstärkte Kyphosierung der LWS, wie sie z. B. bei der LSDS zwangsläufig auftrat, vermieden werden konnte. Die negativen Auswirkungen einer solchen Krümmungsumkehr konnten von Dick [12] beschrieben werden.

In einer eigenen Nachuntersuchung betrug der Grad der Entlordosierung jedoch nur 1,5° im Fusionsbereich L4-S1 [61, 62]. Aufgrund der Problematik, die bei den Verfahren auftraten, war die Suche nach einer alternativen, mit geringeren Komplikationen und Versagerquoten behafteten Methode verständlich.

Die anatomischen experimentellen Arbeiten zur Lage der Pedikel durch Saillant et al. [48] führten dazu, dass die dorsal instrumentierte Fusion sich ab Anfang der achtziger Jahre als das Standardverfahren der kurzstreckigen lumbalen und thorakalen Fusion durchsetzen konnte. Hierbei dienten die implantierten Pedikelschrauben als Fixationspunkt für den Fixateur interne.

Die modernen Pedikelschrauben und Fixateur-interne-Systeme beruhen auf den Arbeiten von Roy-Camille und Berteaux [45]. Aus den früheren Jahren der in dieser Technik operierten Patienten liegen jedoch in der Arbeit von Hegeness [22] Ergebnisse vor, die eine Pseudarthroserate von 9-30% zeigten.

Ein entscheidender Meilenstein stellt die Entwicklung von winkelstabilen Implantatverbindungen dar. Diese Winkelstabilität wurde für den Fixateur interne durch Dick [11] beschrieben. Über erste Erfahrungen mit dieser Form des Fixateur interne berichten Dick und Mitarbeiter 1984 [11]. In den folgenden Jahren wurden diverse Fixateursysteme entwickelt und klinisch eingesetzt; zur Zeit sind etwa 200 Fixateurformen in Verwendung. Sie basieren auf unterschiedlichen Gewindestangen-, Metalldraht- oder auch Plattensystemen, deren Gemeinsamkeit die Fixierung an Pedikelschrauben ist. Diese werden mehrheitlich als Fixateur interne verwendet. Der winkelstabile Charakter dieser modernen Implantate erlaubt eine sehr hohe Primärstabilität, durch die eine sichere Korrektur der Deformitäten oder Degenerationen, aber auch eine suffiziente Reposition und Stabilisation einer Fraktur möglich ist.

Neben den o.g. Fixateur-interne-Implantaten muss das von Magerl 1984 [39] entwickelte Fixateur-externe-System erwähnt werden, das zunächst transkutan implantiert wurde, um den Erfolg einer mono- oder bisegmentalen Fusion an der LWS zu testen [16, 25]. Vorteil des externen Verfahrens ist, dass der Kyphosierungs- oder Lordosierungsgrad in der Testphase variabel ist und so der Patient eine subjektive Einschätzung über die beste Fusionsposition abgeben kann. Nachteil dieses Verfahrens ist der für den Patienten belastende Zeitraum mit dem liegenden Fixateur externe.

Es wurden weiterhin Versuche unternommen, durch eine alleinige Verschraubung der Facettengelenke mit Spongiosaschrauben eine Fusion zu erreichen [25]. Dieses Verfahren hat aber ein sehr schmales Indikationsspektrum und konnte sich nicht für die Masse der Fusionen durchsetzen.

Bedingt durch den hohen operativen Aufwand, der mit einer dorsal-instrumentierten bzw. dorsoventralen Fusion (360-Grad-Instrumentation) verbunden ist, gab es Versuche, sich minimal-invasive Zugangswege zunutze zu machen. Basierend auf den minimal-invasiven laparoskopischen abdominellen Techniken, wurden die ersten laparoskopischen Bandscheibenoperationen Anfang der 90er-Jahre durchgeführt. Als Weiterentwicklung wurde dann 1995 von Mathews [40], die laparaskopische lumbale Fusiontechnik beschrieben, die sowohl mit Knochen als auch mit Titan- oder Carbon-Cages durchgeführt werden kann. Diese Cage-Systeme werden mit autologer Spongiosa oder Knochenersatzstoffen aufgefüllt. Ziel ist eine solide Fusion (Interbody-Fusion) mit der von der Kortikalis befreiten jeweiligen Endplatte der angrenzenden Wirbelkörper. Dabei haben wir selbst mit einem Titan-Cage mit äußeren Gewindegängen (BAK-Cage) Erfahrungen gesammelt [52, 62]. Diese haben durch eine entsprechend geringere Vorbohrung des Zwischenwirbelraums bei der Implantation einen Distraktionseffekt. Eine der biomechanischen Vorstellungen war, dass man über die Bandspannung (Ligamentotaxis) von intaktem dorsalen und teilweise zerstörtem ventralen Längsband eine primär stabile Fusion des Segments erreichen würde. In der eigenen Nachuntersuchung zeigte sich jedoch, dass 2/3 der Patienten einer konventionellen dorsal bzw. dorsoventralen Nachoperation bedurften.

In der amerikanischen Literatur [34] ist dagegen von einer erfreulich hohen Akzeptanz und Erfolgsquote des Verfahrens zu berichten. Neben den statischen Fusionen, wie sie die beschriebenen Verfahren darstellen, gibt es noch zwei dynamische Fusionstechniken. Hierbei werden die Pedikelschrauben nicht durch rigide Stangen oder Platten, sondern mit flexiblen Materialien verbunden. Es werden bei der einen Technik einfache Spongiosaschrauben in den Pedikeln mit Drahtcerclagen verbunden. Bei der zweiten Methode werden bei dem Fixationssystem nach Graf die Klemmbacken der Pedikelschrauben mit einer flexiblen Kordel verbunden.

Der Gedanke der „dynamischen" Fusion liegt in einer subtotalen Fixation des fusionierten Segments, mit der Vorstellung, dass ein Rest der physiologischen Beweglichkeit die biologische Knochenheilung verbessern kann. Durch die erhaltene Restbeweglichkeit soll weiterhin die Osteoporose des fusionierten Segments minimiert und dem so genannten „stress-shielding" in den benachbarten Abschnitten vorgebeugt werden.

Da bei allen Verfahren die Gefahr einer ausbleibenden festen knöchernen Verbindung mit der Folge einer Pseudarthrose besteht, lag es nahe, dass osteoinduktive Substanzen in den Fokus des Interesses gelangen. In Bezug auf die Anwendung von osteoinduktiven Wachstumsfaktoren z. B. BMP („bone morphogenetic protein" No 2), haben diese Präparate nicht die in sie gesetzten Erwartungen in großen klinischen Tests beweisen können [36]. Im Rahmen von Tierexperimenten konnten aber ermutigende Ergebnisse erzielt werden [47, 54].

Auch wenn bisher größere klinische Studien fehlen und eventuelle unerwünschte Wirkungen der artifiziellen Wachstumsstimulatoren beachtet werden müssen, ist unserer Meinung nach mittelfristig mit dem Einsatz von osteoinduktiven Faktoren bei den Fusionen auch im größeren Stil zu rechnen.

Eine Sonderform bei den Fusionsimplantaten stellen die in ihrer Höhe variablen Wirbelkörperersatzimplantate dar. Die Implantation erfolgt nach Wirbelkörperresektion z. B. nach Tumorausräumung.

## Indikationen

Die Indikationen für eine Fusionsoperation der Wirbelsäule erstrecken sich heutzutage einerseits auf die Behandlung von degenerativen, postoperativen oder angeborenen Instabilitäten [37, 44] der Wirbelsäule (Abb. 45.1) mit dem Ziel der Schmerzreduktion [7, 55] und dem Schutz vor neurogenen Schäden. Andererseits muss bei Frakturen [3, 41, 63], Tumoren oder Entzündungen (Abb. 45.2) die gestörte Segmentstabilität wiederhergestellt und eine bereits eingetretene Deformation wieder korrigiert werden.

Vorteil der dorsalen Instrumentation ist die Möglichkeit zur Distraktion und Variation der Kyphose oder Lordose sowie zur Reposition. Durch diese Korrekturoptionen ist es möglich, in der Traumatologie Hinterkantenfragmente nach Wirbelkörperkompressionsfrakturen wieder aufzurichten und keilförmige Deformierungen zu korrigieren.

Die Grenzen der alleinigen dorsalen instrumentierten Fusion zeigten sich bei der Korrektur einer höhergradigen Spondylolisthesis (Meyerding 3-4), bei der das Repositionsergebnis allein durch die dorsale Fusion nicht zu halten war. Eine weitere kritische Situa-

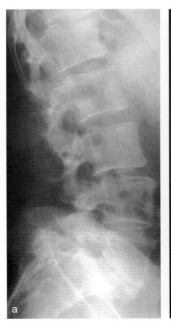 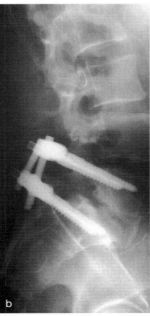 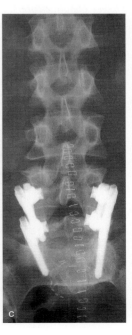

**Abb. 45.1.** *a* Röntgen LWS seitlich: Spondylolisthesis L5/S1, 36 Jahre männl. *b* Röntgen LWS seitlich: postoperativ nach dorsoventraler Fusion mit Reposition. *c* Röntgen LWS a.p.: postoperativ

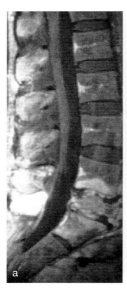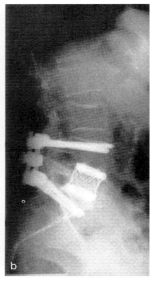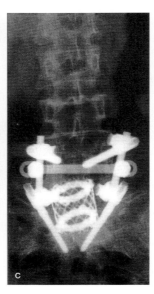

**Abb. 45.2.** *a* MRT, Metastase Mammakarzinom L5/S1, 60 Jahre weibl. *b* Röntgen LWS seitlich: postoperativ nach Korporektomie und dorsaler Instrumentation plus Harms-Körbchen.
*c* Röntgen LWS a.p.: postoperativ

tion liegt vor, wenn die Knochensubstanz durch eine vorliegende Osteoporose nicht die nötige Festigkeit für die sichere Verankerung der Pedikelschrauben aufweist [53, 61]. Im ersten Fall ist die ein- oder zweizeitige ventrale Gegenfusion mit einem trikortikalen Span die Therapie der Wahl.

Die Osteoporose ist als relative Kontraindikation zur Instrumentation zu sehen. Bei der ventralen Gegenfusion bietet die dorsale Instrumentation die Möglichkeit zur Kompression des Knochenspans, was dessen Einheilungschancen erhöht, wie biomechanische Arbeiten zeigen [33].

### Diagnostische Anhaltspunkte zur Indikationsstellung für eine Spondylodese

Eine wesentliche Indikationsgruppe besteht aus den Instabilitäten des Achsenorgans Wirbelsäule. Bei den durch Traumata ausgelösten Instabilitäten ist eine Einteilung anhand der Klassifikationssysteme möglich und der Grad der Instabilität durch die zerstörten Strukturen abschätzbar. Bei degenerativen Wirbelsäulenerkrankungen ist die Indikationsstellung ungleich schwieriger. Es muss hier überprüft werden, ob die radiologischen Befunde und die beklagten Beschwerden korreliert werden können.

Die Indikation bei degenerativen Wirbelsäulenerkrankungen ist auch deshalb problematisch, da der zu erwartende Operationserfolg nicht ausreichend sicher vorausgesagt werden kann. Daher kann man den potentiellen Operationskandidaten einem Simulationsverfahren unterziehen, das eine Einschätzung über das Fusionsergebnis zulässt. Hierbei verwenden wir das Verfahren des Beckenbeingipses mit Einschluss des betroffenen Beines. Der Vorteil dieses Simulationsverfahrens liegt in der Nichtinvasivität, der Nachteil darin, dass bisher keine klare Datenlage über den prognostischen Wert des Gipstestes vorliegt.

An invasiven Maßnahmen besteht die Möglichkeit, die Fusion mit einem Fixateur externe zu simulieren [16, 25] und dann unter wechselnder Stabilisation bzw. Lösung derselben eine Korrelation mit den Beschwerden des Patienten zu erkennen. Da der prognostische Wert dieses invasiven Verfahrens gegenüber den anderen Auswahlkriterien keine Verbesserung gebracht hat, konnte es sich nicht durchsetzen.

Die vielfach durchgeführten Funktionsaufnahmen zu Beurteilung einer eventuell vorliegenden Instabilität sind häufig wenig aufschlussreich, da auf den Extensions-/Flexionsaufnahmen eine Verschiebung von mind. 6 mm erkennbar sein muss. Sensitiver für den Nachweis einer vorhandenen Mikroinstabilität ist das MRT, das gemäß der Klassifikation nach Modick eine Einschätzung der Bandscheibenqualität zulässt.

Insbesondere bei der Fragestellung einer Fusionsoperation bei einem PDS (Postdiskotomiesyndrom) [29, 31] kann auch die Diskographie mit dem evtl. auslösbaren „memory pain" eine Entscheidungshilfe für die Fusion und für die notwendige Länge der Fusionsstrecke sein.

Für die Tumoren ist die Entscheidung über eine notwendige operative Stabilisation nicht so eindeutig zu treffen wie bei den traumatischen Wirbelfrakturen. Die Problematik liegt hier in der schwierigen Prognose, inwieweit der betroffene Wirbelkörper frakturgefährdet ist. Daher wird die Operationsindikation in Abhängigkeit von der Tumorhistologie und Tumorklassifikation sowie der Ausdehnung der Destruktion individuell zu stellen sein.

## Techniken

Bei den Fusionstechniken unterscheidet man instrumentierte Fusionen mit der dauerhaften oder temporären Einbringung von Implantaten von der nichtinstrumentierten Fusion.

Bei den nichtinstrumentierten Techniken werden die posterioren, die posterolateralen und die interkorporellen Fusionen unterschieden. Bei der posterioren und posterolateralen Fusion besteht das Vorgehen prinzipiell in der Anlagerung von autologem Knochenmaterial an dekortizierte Wirbelsäulenanteile. Bei diesen nichtinstrumentierten Fusionen ist es wegen der fehlenden Primärstabilität nötig, dass die Patienten bis zur knöchernen Durchbauung mit einem Korsett versorgt werden. Außerdem fehlt die Möglichkeit zur Stellungskorrektur. Dadurch, dass die Primärstabilität fehlt und die lange Ruhigstellung häufig nicht konsequent durchzusetzen ist, ist dieses Verfahren mit einer höheren Gefahr für eine Pseudarthrose behaftet als die Fusionen mit Augmentation durch Implantate. Insbesondere lag die Pseudarthroserate der rein posterioren Fusion über der der posterolateralen Fusionen.

Bei der interkorporellen Fusion wird in dem zu verblockenden Wirbelsäulensegment das Bandscheibenfach ausgeräumt und zwischen die angefrischten Grund- und Deckplatten ein knöchernes oder körperfremdes Implantat eingesetzt. Hierbei kann ein ventraler Zugang zur Wirbelsäule im Sinne einer ALIF („anterior lumbar interbody fusion") gewählt werden. Dieser ventrale Zugang wird auch zur Implantation von mobilen Bandscheibeninterponaten oder auch nach Korporektomie zum Einbringen z. B. von Harms-Körbchen genutzt. Ein zweiter Zugangsweg besteht von dorsal als PLIF („posterior lumbar interbody fusion"). Der Vorteil liegt bei diesem Verfahren darin, dass der selbe Situs wie zur dorsal instrumentierten Fusion genutzt werden kann und somit der abdominelle Zugang erspart bleibt. Nachteil ist, dass über dieses Verfahren nur relativ kleine Cages oder Knochenspäne eingesetzt werden können und dass bei der Implantation der Duralsack intraoperativ durch Verletzungen oder postoperativ durch peridurale Fibrose gefährdet ist.

Ein dritter Zugang zum Zwischenwirbelraum besteht lateral über das Foramen interarcuale. Nach vorheriger Facettektomie ist auf diesem Wege eine TLIF (transforaminale lumbale interkorporelle Fusion) möglich. Nachteil des Verfahrens ist die erhöhte Gefahr der Nervenwurzelverletzung.

Für die richtige transpedikuläre Schraubenimplantation kommt dem korrekten Eintrittspunkt in den Pedikeln eine entscheidende Bedeutung zu. Roy-Camille hatte 1986 einen streng sagittalen Schraubenverlauf in dem Pedikel beschrieben, ausgehend von einem medial gelegenen Eintrittspunkt [46]. Magerl und später dann Weinstein beschrieben einen etwas weiter lateral gelegenen Eintrittspunkt unterhalb und lateral des Facettengelenkes [13, 39, 57, 58]. Vorteile lägen in der geringeren Irritationsmöglichkeit des Gelenks und einer besseren spongiösen Fixation der Schrauben innerhalb des Wirbelkörpers.

Aufgrund der individuellen Varianz in Ausprägung und Verlauf der Pedikel kam und kommt es immer wieder zu Schraubenfehllagen. Auf eine konventionelle intraoperative Röntgenkontrolle kann bei der Implantation nicht verzichtet werden. So ist es verständlich, dass Bemühungen unternommen wurden, das zweidimensionale Durchleuchtungsbild zu ergänzen und die Möglichkeit einer präoperativen Planung zu erlangen. Diese Idee führte zur Entwicklung und zum Einsatz eines computergestützten, CT-basierten Navigationssystems [42, 43, 56]. Verwendet wurde dieses System zunächst an der LWS, dann aber auch an der BWS und HWS [50]. Bei den CT-basierten Systemen wird der Operationsbereich als Datensatz in das Operationsmodul eingelesen. Es besteht dann die Möglichkeit für den Operateur, intraoperativ bestimmte Landmarken am Wirbelkörper, Dornfortsatz oder Facettengelenk aufzusuchen und mit den im Computer vorhandenen Daten abzugleichen. Hierdurch gewinnt er die Möglichkeit, unter ständiger dreidimensionaler Kontrolle die Schraubenimplantation durchzuführen. Hohen Stellenwert hat diese Form der Navigation insbesondere an der BWS und HWS, wo aufgrund der anatomischen Gegebenheiten die Schraubenpositionierung schwieriger als an der LWS ist und die Folgen einer Schraubenfehllage unter Umständen vitale Konsequenzen haben können.

Die neuere Entwicklung zielt auch auf eine Navigation ab, die unabhängig vom präoperativen CT ist, nämlich über Fluoroskop geführte Module [2].

## Komplikationen der Fusionsoperationen

Die anfänglichen hohen Erwartungen in das Verfahren der instrumentierten Fusion erhielten schon bald einen Dämpfer durch das gehäufte Auftreten von Materialbrüchen. Diese Materialbrüche entstanden primär durch Implantatversagen oder im Alltag durch Materialermüdung bei ausbleibender solider Knochenheilung. Weitere Versagensgründe waren die verbleibenden Pseudarthrosen oder die osteoporotischen Veränderungen der operierten Wirbel mit resultierender Schraubenlockerung.

Es zeigte sich relativ früh eine erhöhte Erkrankungshäufigkeit ober- oder unterhalb des fusionierten Segments [51], mit Entwicklung einer symptomatischen Instabilität oder Spinalkanalstenose. Besonders bei schlanken, muskelschwachen Patienten fand sich eine lokale Beschwerdesymptomatik über dem Schraubenlager. Hinzu kamen in seltenen Fällen allergische Reaktionen auf die Metallimplantate.

Für die Patienten, die trotz einer erfolgreichen Fusionsoperation mit einer regelrechten Durchbauung der Fusionsstrecke weiterhin unter Beschwerden litten, prägte Krämer 1994 in Analogie zum Postdiskotomiesyndrom den Begriff des Postfusionssyndroms [31].

Eine der offensichtlichen Gefahrenquellen bei der Pedikelschraubenimplantation ist die Schraubenfehllage. Die Rate der Fehlimplantationen wird zwischen 39,8% (Jerosch 1992) und 8,5% (Haaker 1995) [17, 18, 27] angegeben. Bei dieser vergleichsweise hohen Fehlimplantationsrate ist die Rate der Nervenwurzelverletzungen mit nur 2-4 % erfreulich gering. Diese relativ niedrige Nervenverletzungsrate beruht zum einen auf der Röntgenkontrolle bei der Implantation, die eine Fehlpositionierung in kraniokaudaler Richtung relativ sicher verhüten kann, zum anderen auf der ca. 4 mm dicken Schicht aus epiduralem Fett, die einen gewissen Sicherheitsraum darstellt.

In der üblichen postoperativen Röntgenkontrolle scheinen viele Fehllagen nicht diagnostizierbar zu sein [14], sodass von einer relativ hohen Dunkelziffer ausgegangen werden kann. Für eine Beurteilung der tatsächlichen Pedikelschraubenlage kann in letzter Konsequenz nur ein CT oder MRT Aufschluss geben. Bei Neuauftreten von radikulären Symptomen nach Pedikelschraubenimplantation muss ein CT durchgeführt werden. Durch die enge topographische Nähe zur Dura besteht weiterhin das Risiko für eine Duraverletzung mit Liquorleck oder das Entstehen einer radikulären Symptomatik bzw. einer Myelonkompression durch postoperative Hämatome. Als Implantationsfehler bzw. Folgen sind die Schraubenfehllage, epidurale Hämatome oder Liquorlecks von dem Postfusionsyndrom abzugrenzen.

## Ergebnisse

Die Datenlage für den Erfolg der Fusionsoperationen war bisher nicht befriedigend, da keine prospektiv randomisierten Studien vorlagen. Es finden sich zwar diverse Artikel über den Erfolg einzelner operativer Verfahren und auch Vergleiche alternativer Techniken liegen vor. Für die unterschiedlichen Indikationsgruppen konnte gezeigt werden, dass die klinischen Ergebnisse der Patienten mit Spondylolisthesen bessere Ergebnisse ergaben als die bei Postdiskotomiepatienten [7, 38].

In weiteren Literaturstudien konnte ein direkter Zusammenhang zwischen der Diagnose und dem zu erwartenden Operationsergebnis postuliert werden.

Eine wegweisende Untersuchung zum Stellenwert der lumbalen Fusion für die Gruppe der chronischen Rückenschmerzpatienten stellt die Untersuchung von Fritzell et al. [15] dar. Hier konnte in einer randomisierten Multicenter-Studie der Erfolg der Fusionsoperation gegen die Kontrollgruppe mit nichtoperativem Regime dokumentiert werden. Es zeigte sich eine signifikante Verbesserung der Fusionspatienten bei der Schmerzangabe, dem Oswestry- und Millon- sowie dem Zung-Score. Auch die sozioökonomisch wichtige Rate der wieder Arbeitsfähigen lag mit 36% in der

Fusionsgruppe nahezu dreimal so hoch wie in der Kontrollgruppe (13%).

Zur Beurteilung, welche Fusionsform in der publizierten Literatur die mit den besten Ergebnissen ist, wurde von Boss u. Webb eine Metaanalyse vorgenommen [6]. Diese Metaanalyse über 5600 Fusionsoperationen zeigte, dass für jede Form der Fusionstechnik positive wie auch negative Ergebnisse erhoben wurden, sodass die Empfehlung, welche Fusionsform anzuwenden ist, auch weiterhin von der Erfahrung des Operateurs und der zugrunde liegenden Pathologie bedingt wird.

Bei den Fusionsoperationen aufgrund von Traumen hängt der Operationserfolg weitgehend von dem erreichten Korrekturergebnis ab; bei Tumorpatienten ist die Prognose im Wesentlichen durch die Tumorprogression bestimmt. Es steht also mit den unterschiedlichen Fusionsformen eine therapeutische Option zur Verfügung, mit der bei einer Fülle von Indikationen solide, klinisch befriedigende Ergebnisse erzielt werden können.

## Literatur

1. Albee FH (1911) Transplantation of a portion of the tibia into the spine for Pott`s disease: A prelimary report. J Am Med Ass 57: 885-889
2. Berlemann U, Heini PF, Nolte LP (2000) Fluoroskopie-basierte Pedikelschrauben-Insertion. Systemevaluation und erste klinische Erfahrungen. Akt Traumatol 30: 132-135
3. Bötel U, Gläser E (1994) Surgical treatment for posttraumatic deformities. In: Wittenberg RH (ed) Instrumented spinal fusion. Thieme, Stuttgart New York
4. Bosworth DM (1942) Clothespine or inclusion graft for spondylolistehsis or laminal defects of the lumbar spine. Surg Gynecol Obstret 75: 593
5. Bosworth DM (1945) Clothespine graft of spine for spondylolisthesis and laminal defects. Am J Surg 67: 61
6. Boss N, Webb JK (1997) Pedicle screw fixation in spinal disorders:a European view. Eur Spine 6(1): 2-18
7. Buttermann GR, Garvey TA, Hunt AF, Transfeld EE, Bradford DS, Boachie-Adjei O, Olgilvie JW (1998) Lumbar fusion results related to diagnosis. Spine 23(1): 116-127
8. Carl AL, Tromanhauser SG, Roger DJ (1992) Pedicle screw instrumentation for thoraco-lumbar burst fractures and fracture-dislocations. Spine 17: 317-327
9. Cotrell Y, Dubousset J, Guillaumat M (1988) New universal instrumentation in spinal surgery. Clin Orthop 125(227): 10-23
10. Davne SH, Myers DL (1992) Complications of lumbar spinal fusion with transpedicular instrumentation. Spine 17: 184-189
11. Dick W (1984) Innere Fixation von Brust- und Lendenwirbelfakturen. In: Burri C, Harder F, Jäger M (Hrsg) Aktuelle Probleme in Chirurgie und Orthopädie, Bd 28. Hans Huber, Bern Stuttgart Toronto
12. Dick W (1993) Kommentar zum Beitrag von R.H. Wittenberg und J. Krämer: Die implantatfreie dorsale, lumbosacrale Distraktionsspondylodese. Operat Orthop Traumatol 5: 90-91
13. Esses SI, Botsford DJ, Huler RJ (1991) Surgical anatomy of the sacrum. A guide for rational screw fixation. Spine 16: 283-288
14. Farber GL, Place HM, Mazur RA, Jones DEC, Damiano TR (1995) Accuracy of pedicle screw placement in lumbar fusions by plain radiographs and computed tomography. Spine 20: 1494-1499
15. Fritzell P, Hägg O, Wessberg P, Nordwall A and the Swedish Lumbar Spine Study Group (2001) Lumbar fusion versus non-surgical treatment for chronic low back pain. Spine 26: 2521-2532
16. Fromm B, Welk E, Kaps HP (1995) Die temporäre Spondylodese mittels Fixateur externe zur Diagnostik lumbaler Instabilitäten. Orthop Praxis 31: 772-775
17. Haaker R, Kielich T, Steffen R, Krämer J (1995) Verification of position of pedicle screw in dorsal lumbal spine fusion. Abstract book, European Spine Society 6th Annal Meeting Nordwijk
18. Haaker R, Eickhoff U, Schopphoff E, Steffen R, Jergas M, Krämer J (1997) Verification of the position of pedicle screws in lumbar spinal fusion. Eur Spine J 6: 125-128
19. Hadra BE (1891/1975) Wiring of the Vertebrae as a means of immobilization in fracture and Pott`s disease. Medical Times an Register 22: 433-436. Reprint: Clin Orthop 112: 4-9
20. Harrington PR (1962) Treatment of scoliosis. Correction and internal fixation by spine instrumentation. J Bone Joint Surg 44-A: 591-595
21. Harrington PR (1972) Technical details in relationship to the successful use in instrumentation in scoliosis. Orthop Clin North Am 3: 49-54
22. Hegeness MH, Esses SI (1991) Classifikation of pseudarthroses of the lumbar spine. Spine 16: 449-454
23. Hibbs RA (1911) An operation for progressive spinal deformities. New York Med J 93: 1013-1017
24. Holdsworth FW (1963) Fractures, dislocation and fracture dislocation of the spine. J Bone Joint Surg 46-B: 6-11
25. Jeanneret B, Jovanovic M, Magerl F (1994) Percutaneous diagnostic stabilisation for low back pain. Correlation with results after fusion operations. Clin Orthop 304: 103-108
26. Jeanneret B, Miclau T, Kuster M, Neuer W, Magerl F (1996) Posterior stabilisation in L5-S1 isthmic spondylolisthesis with paralaminar screw fixation: anatomical and clinical results. J Spine Disord 9(3): 223-233
27. Jerosch J, Malms J, Castro WHM, Wiesner L (1992) Lagekontrolle von Pedikelschrauben nach dorsal instrumentierter Fusion der Wirbelsäule. Z Orthop 130: 479-483
28. King D (1948) Internal fixation for lumbosacral fusion. J Bone Joint Surg 30-A: 560-567
29. Krämer J, Klein W (1980) Das Postdiskotomiesyndrom. Orthop Praxis 16: 20-26
30. Krämer J, Kolditz D, Schleberger R (1984) Lumbosacraldistraction spondylodesis with autologous bone graft together with posterolateral fusion. Arch Orthop Traumat Surg 103: 107-111
31. Krämer J (1987) Das Postdiskotomiesyndrom – PDS. Z Orthop 125: 622-625
32. Krämer J (1996) Historical perspective of lumbar spine surgery. In The lumbar spine. WB Saunders, Philadelphia

33. Krödel A, Weindel B, Lehner W (1994) Die ventrale Kompressionsspondylodese mit Fixateur-interne-Instrumentation – eine biomechanische Untersuchung. Z Orthop 132: 67-74
34. Kuslich SD, Danielson G, Dowdle JD, Sherman J, Frederickson B, Yuan H, Griffith SL (2000) Four-year follow-up results of lumbar spine arthrodesis using the Bagby and Kuslich lumbar fusion cage. Spine 25(20): 2656-2662
35. Lange F (1910) Support of the spondylitic spine by means of buried steel bars attached to the vertebrae. Am J Orthop Surg 8: 344
36. Laursen M, Hoy K, Hansen ES, Gelieneck J, Christensen FB, Bünger CE (1999) Recombinant bone morphogenetic protein-7 as an intracorporal bone growth stimulator in unstable thoracolumbar burst fractures in human: prelimary results. Eur Spine 8: 485-490
37. Lehmer SM, Steffee AD, Gaines RW (1994) Treatment of L5-S1 spondyloloptosis ba staged L5 resection with reduction and fusion L4 onto S1 (Gaines Procedure). Spine 19: 1916-1925
38. Leufven C, Nordwall A (1999) Management of chronic disabling low back pain with 360 degrees fusion. Results from pain provocation test and concurrent posterior lumbar interbody fusion, posterolateral fusion, and pediclescrew instrumentation in patients with chronic low back pain. Spine 24(19): 2042-2055
39. Magerl FP (1984) Stabilisation of the lower thoracic and lumbar spine with external skeletal fixation. Clin Orthop 189: 125
40. Mathews HH, Evans MT, Molligan HJ, Long BH (1995) Laparoscopic discectomy with anterior lumbar interbody fusion. Spine 20: 1797-1802
41. Muhr G, Bötel U, Russe O (1985) Operative Standardtechnik bei frischen Frakturen der Brust und Lendenwirbelsäule. Akt Traumatol 15: 232-237
42. Nolte LP, Zamorano L, Jang Z, Wang Q, Langlotz F, Berlemann U (1995a) Image guided insertion of transpedicular screws. Spine 20: 293-303
43. Nolte LP, Visarius H, Arm E, Langlotz F, Schwarzenbach O, Zamorano L (1995b) Computer-aided fixation of spinal implants. J Image Guided Surg 1: 88-93
44. Riccardi JE, Pflueger PC, Isaza JE, Whitecloud TS (1995) Transpedicular fixation for the treatment of isthmic spondylolisthesis in adults. Spine 20: 1917-1922
45. Roy-Camille R, Berteaux D (1976) Technique et resultats des osteosytheses du rachis lombaire par plaques posterieures vissees dans les pedicules vertebraux. Montepellier Chir 22: 307
46. Roy-Camille R, Saillant G, Mazel C (1986) Internal fixation of the lumbar spine with pedicle screw plating. Clin Orthop 203: 7-17
47. Sandhu HS, Khan SN, Suh DY, Boden SD (2001) Demineralized bone matrix, bone morphogenetic proteins, an animal models of spine fusion: an overview. Europ Spine J 10 (Suppl 2): 122-131
48. Saillant G (1976) Etude anatomique des pedicules vertebraux, applications chirugicales. Rev Chir Orthop Traumatol 62: 151-157
49. Schlegel JD, Smith JA, Schleusener RL (1996) Lumbar motion segment pathology adjacent to the thoracolumbar lumbar and lumbosacral fusions. Spine 21: 970-981
50. Schnake KJ, König B, Schröder RJ, Kandizora F, Stöckle U (2001) Accuracy of computed tomography based computer assisted pedicle screw insertion in the thoracic spine. Eur Spine J 10: 2-28
51. Stauffer RN, Coventry MB (1978) Anterior interbody lumbar spine fusion for incapacitating disc degeneration and spondylolisthesis. Acta Orthop Scand 49:267-272
52. Steffen R, Kemen M, Wittenberg RH, Willburger R (1996) Die laparoskopisch kontrollierte lumbale Fusion mit dem BAK-System – erste Erfahrungen. Kurzreferate der Vorträge, 44. Jahrestagung Süddeutscher Orthopäden, Sonderausgabe der Orthop Praxis 128
53. Strempel A von, Kühle J, Plitz W (1994) Stabilität von Pedikelschrauben, Teil 2: Maximale Auszugskräfte unter Berücksichtigung der Knochendichte. Z Orthop 132: 82-86
54. Suh DY, Boden SD, Louis-Ugbo J, Mayr M, Murakami H, Kim HS, Minamide A, Hutton WC (2002= Delivery of recombinant human bone morphogenetic protein-2 using a compression-resistant matrix in posterolateral spine fusion in the Rabbit and in the non-human primate. Spine 15: 353-360
55. Vaccaro AR, Garfin SR (1995) Internal fixation (pedicle screw fixation ) for fusion of the lumbar spine. Spine 20: 157-165
56. Visarius H, Gong J, Scheer C, Haralamb S, Nolte LP (1995) Man-machine interface in computer assisted surgery. 2. Annual Int Symposium on Medical Robotics and Computer Assisted Surgery 11/95 Baltimore, USA
57. Weinstein JN, Spratt KF, Spengler D, Brick C (1988) Spinal pedicle fixation. Reliability and validity of roentgenogram-based assessment an surgical factors on successful screw placement. Spine 13: 1012-1018
58. Weinstein JN, Rydevik BL, Rauschning W (1992) Anatomic and technical considerations of pedicle screw fixation. Clin Orthop Rel Res 284: 34-46
59. Wiltse LL, Newman PH, Hutchinson RH, Nelson WE (1988) The paraspinal sacrospinalis-splitting approach to the lumbar spine. J Bone Joint Surg 50-A: 919-924
60. Wittenberg RH, Möller J, Krämer J (1990) Ergebnisse nach dorsaler lumbosakraler Distraktionsspondylodese (LSDS) ohne Implantat beim voroperierten Rückenpatienten. Z Orthop 128: 27-31
61. Wittenberg RH (1991) Biomechanische und klinische Untersuchungen dorsaler lumbaler und lumbosakraler Fusionstechniken. Habilitationsschrift Medizinische Fakultät Ruhruniversität Bochum
62. Wittenberg RH, Shea M, Krämer J, Heyes WC (1995) Biomechanische Untersuchungen zweisegmentaler lumbosakraler Stabilisationen und simulierter Fusionen. Z Orthop 133: 123-129
63. Yuan HA, Garfin SR, Dickmann CA, Mardjetko SM (1994) A historical cohort study of pedicle screw fixation in thoracic, lumbar and sacral spine fusions. Spine 19: 2279-2296

# Navigation an der HWS

A. Weidner

## Einleitung

Prinzipiell gibt es keinen Unterschied zwischen den Stabilisierungstechniken an der Halswirbelsäule (HWS) und der Lendenwirbelsäule (LWS): Schrauben werden in die Wirbelsäule eingedreht und mit Stäben (dorsal) oder Platten (ventral) verbunden, um eine Primärstabilität zu erreichen. Auch können die Gelenke direkt verschraubt werden (C-1/C-2-Verschraubung nach Magerl) oder es überbrückt, wie in der Extremitätenchirurgie, eine Schraube den Bruchspalt und fixiert die beiden Bruchstücke wie bei der Verschraubung des zweiten Halswirbels nach Judet.

Markante anatomische Strukturen im Operationsfeld sind die Gelenk- und Querfortsätze. Sie dienen als Orientierungshilfe, um den Schraubeneintrittspunkt in die Bogenwurzel auf der sichtbaren Oberfläche zu finden. Die Schraubenrichtung und auch -länge kann aber nicht immer vollständig visuell kontrolliert werden, sodass eine intraoperative Durchleuchtung notwendig wird.

Der wesentliche Unterschied zwischen HWS und LWS besteht in der Größe der anatomische Strukturen. Auch das Tastgefühl des Operateurs beim Aufbohren eines Pedikels ist an der LWS hilfreicher als an der HWS. Zudem führen Verletzungen der nahegelegenen A. vertebralis, der Nervenwurzel oder des Rückenmarks zu gravierenden Störungen. Außerdem sind Operationen an der HWS seltener als an der LWS, sodass aussagekräftige klinische Serien nur selten publiziert werden.

Die intraoperative Navigation verspricht, die optimale Schraubenlage vorher am Computerbild zu planen und später bei der Operation auf den Operationssitus zu übertragen. Da die anatomische Bedingungen an der HWS ungleich komplizierter sind, müssen höhere Ansprüche an die Genauigkeit und die Verlässlichkeit der Navigationssysteme gestellt werden.

## Technik der intraoperativen Navigation an der HWS

Zwei verschiedene Navigationsverfahren stehen zur Verfügung: Sie unterscheiden sich in dem Datensatz, den der Computer zur Navigation erhält, um Berechnungen anzustellen. Besteht der Datensatz aus einem Computertomogramm, ist eine dreidimensionale Darstellung und Berechnung möglich, während bei einem Datensatz von intraoperativen Röntgenbildern nur eine zweidimensionale Abbildung möglich ist.

### CT-basierte Navigation

Bei der CT-basierten Navigation ist immer ein speziell angefertigtes Computertomogramm notwendig, an dem die Schraubenlage geplant werden kann. Die Schichtdicke bei Operationen an der HWS sollte 1,5 mm betragen; bei größerer Schichtdicke ist die Genauigkeit nicht ausreichend. Der Eintrittspunkt der Schraube in die Wirbelsäule und die Richtung der Schraube können präoperativ mit einer Planungssoftware in diesem Computertomogramm festgelegt werden, wobei potentielle Verletzungen von Rückenmark, Nerven oder A. vertebralis vermieden werden, wenn die Schraube allseits von Knochen umgeben ist. Auch die Schraubenlänge und -dicke lässt sich präoperativ an die anatomischen Begebenheiten anpassen.

Intraoperativ wird diese virtuelle Planung auf das reale Operationsfeld übertragen. Voraussetzung ist, dass das virtuelle Planungsbild mit dem realen Operationssitus zur Deckung gebracht werden kann (Registrierung). Hierzu sind Tastinstrumente notwendig, die mit lichtemittierenden Dioden (LEDs) bestückt sind. Dieses Licht wird von einer Kamera erkannt und der Computer errechnet aus diesen Daten die jeweils aktuelle Position des Instruments im Raum. Markante Punkte im realen Operationsfeld werden mit diesem Taster berührt und die entsprechenden Punkte im virtuellen Planungsbild angeklickt. Zusätzlich wird auch das Oberflächenrelief des Operationsfelds abgetastet. Mit diesen Informationen kann der Computer berechnen, in welcher Position sich das reale Operationsfeld im Raum befindet. Bewegungen des Operationsfelds durch Atmung oder Manipulationen werden dem Computer über einen Referenzrahmen übermittelt, der an dem zu navigierenden Wirbel befestigt ist und der ebenfalls über LEDs mit dem Computer in Verbindung steht. Der vorgesehene Eintrittspunkt der Schraube in die Wirbelsäule wird auf der Wirbelsäule aufgesucht und die reale Schraubenachse im Operationsfeld mit der im Planungsbild vorgesehen optimalen, aber virtuellen Achse zur Deckung gebracht.

### Röntgenbildbasierte Navigation

Bei der röntgenbildbasierten Navigation werden dem Navigationscomputer die Datensätze einer oder mehrerer intraoperativer Röntgenbilder zu Verfügung gestellt. Der Bildwandler ist mit LEDs versehen, daher ist dem Computer die Position des Bildwandlers bei jeder Aufnahme bekannt. Dies hat den Vorteil, dass die Registrierung, also eine räumliche Zuordnung von virtuellem Röntgenbild mit dem realen Operationssitus, nicht mehr wie bei der CT-basierten Navigation vorgenommen werden muss. Die mit LEDs versehenen Operationsinstrumente können daher direkt in das zweidimensionale Bild eingerechnet werden. Die dritte, für die Operation aber notwendige Dimension muss aber wie bisher als intellektuelle Leistung aus den vorhandenen Röntgenbildern von dem Operateur „berechnet" werden.

## Anwendungen an der HWS

### Transartikuläre C-1/C-2-Verschraubung nach Magerl

Zur Navigation wurde ein CT mit 1,5 mm Schichtdicke angefertigt. Wichtig ist, dass durch die Lagerung bei der CT-Untersuchung durch Extension der HWS die atlantodentale Distanz reduziert wird. Dieser Datensatz wurde präoperativ in den Computer eingelesen und die optimale Schraubenlage festgelegt (Abb. 46.1). Es wurde zuerst in der Pars interarticularis die Stelle aufgesucht, an der durch die A. vertebralis der Durchmesser am geringsten war. Bei einem Durchmesser von unter 6 mm ist die sichere Platzierung einer transartikulären Schraube nicht möglich. Von dem Zentrum dieser engsten Stelle wurde die Schraubenlage nach kranial bestimmt. In der sagittalen Schnittebene sollte die Schraube zwischen dem dorsalen und mittleren Drittel die kraniale Gelenkfläche von C-2 erreichen und dann das Gelenk C-1/C-2 durchsetzen und mindestens 10 mm in der Massa lateralis verankert sein. Die Position der Schraubenspitze im Navigationsbild wird später nicht korrekt auf das reale Operationsfeld übertragen werden können, da C-1 nicht registriert werden kann. In der koronalen Schnittebene sollte die Schraube sich in das mittlere Drittel des Gelenkes C-1/C-2 projizieren lassen (s. Abb. 46.1 und Abb. 46.2b).

Registriert wurde der zweite Halswirbel. Die Position des ersten Halswirbels wurde im Röntgenbild nach der Lagerung ermittelt. Die atlantodentale Distanz intraoperativ sollte der Distanz entsprechen, mit der auch das CT angefertigt wurde, sodass Rückschlüsse auch in dem virtuellen Operationsfeld auf die reale Schraubenlage im ersten Halswirbel möglich sind. Die Schrauben wurden entsprechend der präoperativ geplanten Schraubenrichtung eingedreht.

In unserem eigenen Krankengut wurde bei 115 Patienten wegen einer atlantodentalen Lockerung (bei 108 Patienten wegen einer chronischen Polyarthritis) eine transartikuläre Verschraubung von dem ersten mit dem zweiten Halswirbel vorgenommen [10]. Bei 37 Patienten wurden mit Hilfe der Navigation die Schrauben eingedreht, bei 78 Patienten einer Kontrollgruppe wurde die herkömmliche Technik mit anatomischen Bezugspunkten und der intraoperativen Bildwandlerkontrolle benutzt.

Von 230 möglichen Schrauben konnten 228 Schrauben eingedreht werden. Jeweils bei einem Patienten je-

**Abb. 46.1a,b.** Präoperatives Planungs-CT für die C-1/C-2 transartikuläre Verschraubung.
*a* Sagittale, *b* axiale Schraubenlage

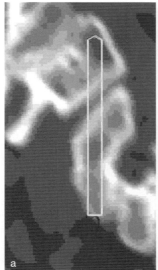
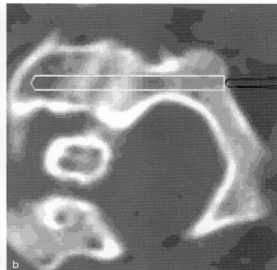

**Abb. 46.2.** Postoperative CT-Kontrolle nach transartikulärer Verschraubung C-1/C-2.
*a* Axiale, *b* koronare Schicht senkrecht zur Schraubenachse in Höhe des Gelenks C-1/C-2

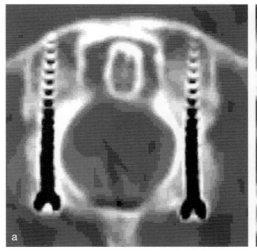
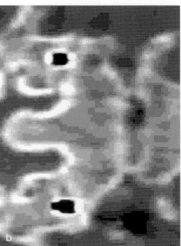

der Gruppe konnte eine Schraube nicht eingebracht werden. Es traten keine Infektionen oder Verletzungen der Dura oder der Nerven auf. Eine Patientin in der Kontrollgruppe verstarb an den Folgen einer Arteriavertebralis-Verletzung durch eine Schraube. Die Schraube lag zwar biomechanisch korrekt, jedoch war der Verlauf der Arterie atypisch, was bei der präoperativen Diagnostik nicht erkannt wurde. Die Schraubenlage wurde nach der von Madawi et al. [6] angegebenen Klassifikation bewertet. Bei einer korrekten Schraubenlage lag die Schraube vollständig in C-2, mehr als 5 mm innerhalb C-1 und weniger als 5 mm außerhalb des anterioren Kortex von C-1 (s. Abb. 46.1a). Die Schraube sollte sich im anteroposterioren Röntgenbild in das mittlere Drittel des C-1/C-2-Gelenkes projizieren (s. Abb. 46.1b und Abb. 46.2). Eine Abweichung besteht dann, wenn die Schraube sich nicht in dieses Drittel projiziert, jedoch sich noch innerhalb der Pars interarticularis C-2 befindet. Die Schraube kann nach medial oder lateral abweichen. Eine Schraube ist fehlplatziert, wenn sie sich außerhalb der Pars interarticularis von C-2 befindet. Am häufigsten war eine laterale Abweichung: Nur vier Schrauben lagen in der Navigationsgruppe im lateralen Drittel, während in der Kontrollgruppe 23 Schrauben in das laterale Drittel gerieten. Diese laterale Abweichung ist in der Kontrollgruppe signifikant höher. Fehlplatzierte Schrauben wurden in der Navigationsgruppe nicht gefunden, jedoch verfehlten acht Schrauben in der Kontrollgruppe das Gelenk C-1/C-2, allerdings ohne klinische Konsequenz. Die Fallzahlen sind (erfreulicherweise) für beide Gruppen zu gering, um statistisch begründete Aussagen zu treffen.

### Transpedikuläre C-2-Verschraubung

Bei speziellen Verletzungen des zweiten Halswirbels („Hangman´s fracture") kann bei direkter Verschraubung der beiden Fragmente eine Spondylodese und somit eine Bewegungseinschränkung der HWS vermieden werden. Arand et al. [1] berichten über zwei Operationen, bei denen sie diese Judet-Verschraubung erfolgreich mit Hilfe der intraoperativen CT-basierten Navigation durchführten. Alle Schrauben konnten so eingebracht werden, dass sie vollständig innerhalb der Pars interarticularis und des Pedikels lagen. Wir haben in vier Fällen ebenfalls diese Technik angewandt und konnten die Schrauben durch eine gesonderte Stichinzision einbringen. Die postoperative Kontrolle bestätigte, dass die Schrauben korrekt eingedreht wurden.

### Navigation an der ventralen HWS

Eine CT-basierte Navigation an der ventralen Halswirbelsäule ist möglich, es bestehen aber Schwierigkeiten bei der Registration, da markante Punkte fehlen, um das virtuelle und reale Operationsfeld miteinander zur Deckung zu bringen. Bolger et al. [2] berichteten über 40 Operationen. Die Registrierung gelang nicht bei den ersten sieben Operationen, bei den nächsten fünf Operationen war der Zeitaufwand beträchtlich, bei den restlichen 28 Operationen aber war in vertretbarer Zeit eine Genauigkeit von $0,74\pm0,4$ mm zu erreichen. Wir haben dieses Verfahren nur in Einzelfällen bei Tumoren der Wirbelsäule angewandt. Für die intraoperative Orientierung ist jedoch die röntgenbildbasierte Navigation ausreichend. Für ventrale Osteosynthesen an der HWS bietet die Navigation keine Vorteile, da der Schraubeneintrittspunkt auf der sichtbaren Oberfläche bestimmt werden kann und die Schrauben meist monokortikal eingebracht werden. Zur Zeit ist weder mit der röntgenbildbasierten Navigation (wegen der Auflösung im zweidimensionalen Bild) noch bei der CT-basierten Navigation (wegen der Veränderungen der Lage des Wirbels durch das Einbringen eines Knochenspans oder Platzhalters) eine exakte Bestimmung der dorsalen Wirbelkörperkortikalis möglich.

### Navigation an der dorsalen HWS

Bei dorsalen Operationen an der HWS werden die Schrauben entweder in die Gelenkfortsätze oder direkt in die Pedikel eingebracht. Verletzungen der Nervenwurzeln oder der A. vertebralis sind bekannt. Experimentell konnten Richter et al. [8] zeigen, dass mit der Navigation bei 92% aller Schrauben keine Perforation der Pedikelwand auftrat. In einer klinischen Studie wurde über 36 Pedikelschrauben berichtet, die alle korrekt eingedreht werden konnten [4]. Schrauben in die Gelenkfortsätze können jedoch durch anatomische Bezugspunkte auf der Wirbelsäule auch ohne eine aufwendige Navigation sicher eingebracht werden.

### Diskussion

Mit der intraoperativen Navigation lässt sich die Präzision des Eingriffs erhöhen. Für Operationen an der Lendenwirbelsäule ist dies in einer prospektiven, randomisierten klinische Studie bewiesen [5]. Die klinische Relevanz ist jedoch bisher nicht belegt [9]. Für Operationen an der HWS existieren nur wenige klinische Studien. Für die transartikuläre Verschraubung ist durch unsere Untersuchungen bewiesen, dass die Schraubenlage durch die Navigation signifikant verbessert wird, aber es ist damit noch nicht nachgewiesen, dass die A. vertebralis signifikant weniger durch eine fehlplatzierte Schraube verletzt wird [10].

Ein weiteres und für den klinischen Alltag viel wichtigeres Ziel einer neuen Operationstechnik ist eine Verbesserung des Behandlungsergebnisses. Dies wäre bei beiden Anwendungen die Verringerung der Pseudarthrosenrate. Hierüber liegen in der Literatur keine Angaben vor. Da die Pseudarthrose häufig multifaktoriell ist, wird es schwer sein, eine Verringerung auf die intraoperative Navigation allein zu beziehen. Allerdings darf auch nicht übersehen werden, dass bildgebende Diagnostik und die Einschätzung der Behandlung durch den Patienten nicht immer übereinstimmen.

Zum gegenwärtigen Zeitpunkt erscheint es noch nicht erlaubt zu sein, die CT-gestützte intraoperative Navigation als den Standard anzusehen. Erst wenn randomisierte, prospektive und kontrollierte Studien ein besseres Behandlungsergebnis ergeben, wäre es gerechtfertigt, die vermehrte Strahlenbelastung für den Patienten in Kauf zu nehmen. Denn nur in Ausnahmefällen wird das erste diagnostische CT auch für die spätere Navigation geeignet sein. Nur bei deutlich besseren Behandlungsergebnissen wären auch die Kosten für ein derartiges System zu rechtfertigen.

Die Navigation erscheint jetzt schon sinnvoll zu sein bei unübersichtlichen anatomischen Strukturen, wie bei Fehlbildungen und bei Revisionseingriffen. Bei der isolierten Verschraubung der Pedikel des zweiten Halswirbels ist die CT-basierte Navigation sinnvoll. Bei Operationen in Regionen, die nur schwer durchleuchtet werden können (z. B. ventrale Eingriffe am kraniozervikalen und zervikothorakalen Übergang), wäre die Navigation von Vorteil, ist jedoch wegen der Schwierigkeit der Referenzierung noch nicht Routine.

Beim Einbringen von Pedikelschrauben an der HWS in mehreren Etagen müsste jeder Wirbel einzeln registriert werden. Dies ist sehr zeitaufwendig und unmöglich nach Laminektomien. Um Schrauben in die Gelenkfortsätze einzubringen, ist die Navigation dann entbehrlich, wenn eine Schraubenrichtung parallel zur Gelenkachse gewählt wird, da diese direkt im Operationssitus bestimmt werden kann.

Die Verknüpfung einer präoperativen Computertomographie mit dem intraoperativen Röntgenbild wird neue Wege für die minimal-invasive Wirbelsäulenchirurgie eröffnen, aber ebenso müssen neue Operationstechniken entwickelt werden, um die Vorteile der Navigation besser zu nutzen.

## Literatur

1. Arand M et al. (2001) Spinal navigation in cervical fractures – a preliminary clinical study on Judet-osteosynthesis of the axis. Comput Aided Surg 6: 170-175
2. Bolger C et al. (1999) Frameless stereotaxy and anterior cervical surgery. Comput Aided Surg 4(6): 322-327
3. Foley K, Smith M (1996) Image-guided spine surgery. Neurosurg Clin N Am 7(2): 171–186
4. Kamimura M et al. (2000) Cervical pedicle screw insertion: assessment of safety and accuracy with computer-assisted image guidance. J Spinal Disord 13(3): 218-224
5. Laine T et al. (2000) Accuracy of pedicle screw insertion with and without computer assistance: a randomised controlled clinical study in 100 consecutive patients. Eur Spine J 9(3): 235-40; discussion 241
6. Madawi AA et al. (1997) Radiological and anatomical evaluation of the atlantoaxial transarticular screw fixation technique. J Neurosurg 86(6): 961-968
7. Nolte L et al. (1995) Clinical evaluation of a system for precision enhancement in spine surgery. Clin Biomech 10(6): 293-303
8. Richter M et al. (2000) Computer-assisted surgery in posterior instrumentation of the cervical spine: an in-vitro feasibility study. Eur Spine J 9 (Suppl 1): S65-70
9. Schulze CJ, Munzinger E, Weber U (1998) Clinical relevance of accuracy of pedicle screw placement – a computed tomographic-supported analysis. Spine 23(20): 2215-2221
10. Weidner A et al. (2000) Modification of C1-C2 transarticular screw fixation by image-guided surgery. Spine 25(20): 2668-2673; discussion 2674

# 47 Pedikelschraubennavigation

U. Berlemann, J. Geerling, T. Hüfner

## Einleitung

In den letzten beiden Dekaden sind transpedikuläre Fixationssysteme zum Standard für Stabilisationsverfahren im Bereich der thorakalen und lumbalen Wirbelsäule geworden. Die Zahl der instrumentierten Fusionsoperationen v.a. für lumbale und lumbosakrale degenerative Erkrankungen hat in diesem Zeitraum dramatisch zugenommen [29]. Auch im traumatologischen Bereich werden sehr weit verbreitet transpedikuläre Implantate verwendet. Laut einer Sammelstudie der „Arbeitsgemeinschaft Wirbelsäulenchirurgie" der Deutschen Gesellschaft für Unfallchirurgie gilt die dorsale Stabilisierung mit einem Fixateur interne z.Zt. als Standardtechnik der operativen Behandlung thorakolumbaler Wirbelfrakturen [23]. Zahlreiche biomechanische Studien haben das Stabilisierungspotential transpedikulärer Implantate nachgewiesen. Dies gilt insbesondere für die Flexions/Extensionsbelastung und die laterale Biegung, zu etwas geringerem Ausmaß auch für die Torsionsbewegung. Die transpedikuläre Instrumentierung gilt als stabilste dorsale Fixationsmöglichkeit eines Wirbelsäulensegments.

Idealerweise sollte eine Pedikelschraube entsprechend der Achse des Pedikels eingebracht werden und den zur Verfügung stehenden Durchmesser des Pedikelisthmus möglichst vollständig ausnutzen. Anatomie, Größe und Orientierung der Pedikel wurden durch zahlreiche Studien, teilweise direkt am Präparat [26], teilweise auch an CT-Datensätzen [8], analysiert. Die Variabilität sowohl innerhalb eines Niveaus als auch innerhalb einer Wirbelsäule ist erheblich. Der kleinste Durchmesser im Bereich des Pedikelisthmus, der im Querschnitt eine ovale Form besitzt, stellt die kritische Größe dar. Dieser bestimmt die maximale Schraubengröße, hier treten dementsprechend leicht Perforationen auf. Ungefähr auf Höhe BWK 4 sind die schmalsten Pedikel zu erwarten, wobei der Durchmesser teilweise kleiner als 4 mm ist. Nach kaudal sind die Größen in der Regel ansteigend. Im tief lumbalen Bereich ist mit Längsdurchmessern von 10 mm und mehr zu rechnen. Die Inklination des Pedikels, der Winkel zwischen Pedikelachse und Wirbelkörperhalbierender in der Horizontalebene, ist ein weiterer wichtiger Punkt. Sie beträgt im thorakolumbalen Bereich meist 0°, während sie von dort sowohl nach kranial als auch kaudal zunimmt [35].

Anatomische Studien zeigen die Nähe nervaler Strukturen zum pedikulären Kortex auf. Inferior und medial des Pedikels liegen die Nervenwurzeln dicht an den knöchernen Strukturen. Hier sind durchschnittliche Abstände zwischen 0,8 und 2,8 mm gemessen worden [3]. Dies weist auf die Notwendigkeit einer präzisen Schraubeninsertion hin, um Verletzungen der nervalen Strukturen zu vermeiden.

## Insertion

Zunächst bedarf es eines korrekten Eintrittspunkts am posterioren Kortex. Zudem muss der pedikuläre Kanal einer Trajektorie folgen, die in den Angulationen sowohl in der horizontalen als auch sagittalen Ebene die Grenzen des zylindrischen Pedikelkortex respektiert. Die Insertion sollte zwar an den anterioren Kortex des Wirbelkörpers heranreichen, ihn in der Regel aber nicht perforieren. Entsprechend diesen Überlegungen sind von verschiedenen Autoren Empfehlungen zur sicheren Insertion von Pedikelschrauben gegeben worden [35].

Pedikelschrauben werden nach anatomischen Landmarken und unter Zuhilfenahme eines Bildwandlers gesetzt, Letzteres meist im sagittalen Strahlengang für die sagittale Orientierung der Schraube [4]. Die Strahlenexposition mit umgerechnet 20 s pro Schraube ist teilweise erheblich, wie eine Studie an 140 Patienten mit transpedikulären Stabilisationen zeigte [18]. Technische Hilfsmittel zur sicheren Pedikelschraubeninsertion sind ebenfalls beschrieben, wie z.B. spezielle Bohrhülsen. Es ist jedoch kaum vorstellbar, dass mit einer starren Vorrichtung der Variabilität der Pedikelausrichtung Rechnung getragen werden kann.

## Fehlplatzierungen

Für die postoperative Beurteilung der Schraubenlagen ist eine CT-Evaluierung mit entsprechenden Rekonstruktionen erforderlich, die als „Goldstandard" gilt [6, 36]. Eine Zusammenfassung der Literaturdaten zu Schraubenfehlplatzierungen gibt Tabelle 47.1. In Einzelfällen sind sogar Schraubenlagen quer durch die Cauda equina beschrieben worden [11].

Die Platzierung der Schrauben ist umso schwieriger, je mehr die Anatomie von Normalbefunden abweicht. In der Skoliosechirurgie stellt daher die Insertion im Apex der Kurve eine besondere Herausforderung dar, da hier die Rotation der Wirbel am stärksten ausgeprägt ist. Papin [28] weist auf diese Gefahren hin und präsentiert einen Fall einer Skolioseaufrichtung mit Schraubenfehllage bei BWK 8 und BWK 10 von medial jeweils 4 mm und konsekutiver neurologischer Symptomatik. Speziell im BWS-Bereich sollten aufgrund der kleinen Pedikel Schrauben daher nur von erfahrenen Wirbelsäulenchirurgen eingebracht werden. Dies wird in einer In-vitro-Studie im Thorakalbereich [34] bestätigt, bei der 41% der eingebrachten Schrauben den Kortex perforierten. 21% der Implantate waren sogar in den Spinalkanal eingedrungen.

### Konsequenzen

Die Rate klinisch relevanter Schraubenfehlplatzierungen wird auf 2-5% geschätzt. Sammelstudien aus den frühen 90er-Jahren beziffern die Rate transienter Neuropraxien auf 2,4%, die permanenter Wurzelverletzungen auf zwischen 0,6% und 2,3% der Fälle [12].

Auch aus biomechanischen Überlegungen ist es wünschenswert, eine Pedikelschraube möglichst präzise zu platzieren. Je besser eine Schraube den pedikulären Durchmesser ausfüllt, umso größer ist die Fixationskraft [9]. Dieser Effekt wird durch eine möglichst lange Schraube verstärkt.

**Tabelle 47.1.** Literaturdaten zu Fehlplatzierungsraten von Pedikelschrauben, eingebracht ohne computerassistierte Navigationshilfe, d. h. „konventionell"

| Autor | Anzahl Schrauben | Fehlplatzierungen gesamt [%] | 2-4 mm [%] | >4 mm [%] |
|---|---|---|---|---|
| Gertzbein 1990 [14] | 167 | 28,1 | 9,0 | 6,6 |
| Sim 1993 [32] | 200 | 8,0 | 3,0 | 3,0 |
| Sjöström 1993 [33][a] | 82 | 20,0 | k.A. | k.A. |
| Güven 1994 [17] | 379 | 10,0 | k.A. | k.A. |
| Castro 1996 [10] | 131 | 40,0 | 5,3 | 6,9 |
| Odgers 1996 [27][b] | 238 | 10,1 | 2,9 | 0,8 |
| Haaker 1997 [19][a] | 141 | 8,5 | ([c]) | 0 |
| Schulze 1998 [30] | 244 | 41,0 | 11,6 | 9,0 |
| Merloz 1999 [25] | 64 | 46,9 | 20,3 | 3,1[d] |
| Laine 2000 [24] | 277 | 13,4 | 2,5 | 1,4 |
| Amiot 2000 [2] | 544 | 15,0 | 1,8 | 0,9 |

[a] Evaluierung nach Metallentfernung, [b] Angabe von 3,1-6 mm an für medial fehlplatzierten Schrauben, [c] Angabe „keine Schraube mit größerer Abweichung als 3 mm, [d] Angabe >3 mm.

## Prinzipien der computerassistierten Pedikelschraubeninsertion

Im Ablauf der Arbeitsschritte muss zwischen CT-basierten und fluoroskopiebasierten Systemen unterschieden werden. In beiden Fällen entspricht der zu instrumentierende Wirbel dem therapeutischen Objekt. Position und Lage des Instruments, mit dem am the-

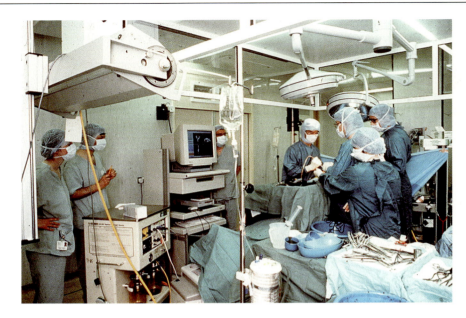

**Abb. 47.1.** Intraoperativer Einsatz der Navigation. Während der Operation werden die Pedikelschrauben mit Hilfe des Navigationssystems in den Wirbel eingebracht. Hierbei erfolgt die Kontrolle über den Monitor des Navigationssystems. Links ist die optoelektronische Kamera zu sehen, welche die Signale der navigierten Instrumente empfängt

rapeutischen Objekt gearbeitet werden soll, wird vom „Navigator" kontrolliert, der außerdem eine geometrische Verbindung zwischen dem chirurgischen Objekt und dessen Abbild, dem „virtuellen Objekt", herstellt. Das „virtuelle Objekt" entspricht entweder der CT-Rekonstruktion dieses Wirbels oder intraoperativ gewonnenen Bildwandleransichten. Der „Navigator" kann theoretisch auf verschiedene Signale reagieren, u. a. auf magnetische oder akustische [1]. Im theoretisch präzisesten System stellt der Navigator ein optoelektronisches Bewegungsanalysesystem dar, das in der Lage ist, die mit Infrarotmarkern versehenen Instrumente im Raum zu lokalisieren (Abb. 1).

Auf weitere Einzelheiten der Grundlagen und theoretischen Zusammenhänge wird in anderen Kapiteln näher eingegangen. In diesem Kontext seien lediglich die prinzipiellen Schritte der Navigation erwähnt:
- Kalibrierung der Instrumente;
- Referenzierung des therapeutischen Objektes;
- Registrierung: Die Registrierung, auch „Matching" genannt, stellt den entscheidenden Schritt des CT-basierten Navigationsverfahrens dar. Es werden zwei unterschiedliche Ansätze verwendet.
    - *Punkt-Paar-Registrierung*: Mindestens drei, nach eigenen Erfahrungen eher fünf nichtkolineare Punkte werden auf der Oberfläche sowohl des therapeutischen als auch des virtuellen Objektes identifiziert. Präoperativ werden diese Punkte, die im Idealfall möglichst großen Abstand voneinander haben und sich auf unterschiedlichen Ebenen befinden sollten, auf dem virtuellen Objekt mit der Computermaus markiert. Intraoperativ werden die korrespondierenden Punkte auf dem therapeutischen Objekt lokalisiert und mit einem vom Navigator erkennbaren Instrument („Pointer") möglichst genau digitalisiert. Durch diese Punktepaare ist es dem Rechner möglich, eine Transformation zu bestimmen, der die lokalen Koordinatensysteme ineinander umrechnet.
    - *Oberflächenregistrierung*: In diesem Fall wird präoperativ ein dreidimensionales Model der knöchernen Oberfläche aus den CT-Daten berechnet. Intraoperativ wird auf der knöchernen Oberfläche des Wirbels eine zufällig gewählte Punktewolke digitalisiert, die vom Computer möglichst genau auf das Modell aufgelegt wird. Diese Punkte sollten möglichst symmetrisch über die posterioren Elemente des Wirbels verteilt sein und auch die Seitenflächen des Dornfortsatzes miteinbeziehen (Abb. 2).

In der operativen Anwendung wird aus Genauigkeitsgründen meist eine Kombination beider Registrierungsverfahren verwendet, wobei die Registrierung für jeden zu navigierenden Wirbelkörper einzeln

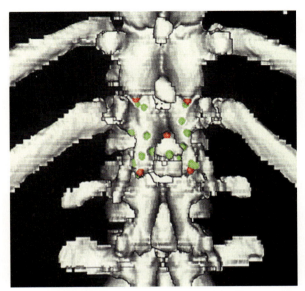

Abb. 47.2. Auf der berechneten Wirbelkörperdarstellung auf dem Navigationsmonitor sind rot die Punkte zum Paired-point-Matching zu sehen. Die grünen Markierungen sind die auf der Wirbelkörperoberfläche abgegriffenen Punkte, die zum Surface-Matching dienen. Diese sollten möglichst symmetrisch verteilt sein

erfolgen sollte. Diese Notwendigkeit ergibt sich aus der Flexibilität der Wirbelsäule. Die CT-Untersuchung erfolgt in Rückenlage, die Operation selbst in Bauchlage. Dadurch sowie durch intraoperative Bewegungen verändern sich Position und Relation der Segmente zueinander. Der einzelne Wirbelkörper jedoch wird als Festkörper betrachtet, sodass pro Wirbel eine von der Position unabhängige Registrierung durchgeführt werden kann, nachdem jeweils eine DRB auf dem Dornfortsatz angebracht wurde.

## Präoperatives CT-Scanprotokoll

Im Bereich der unteren BWS und der gesamten LWS genügt es für eine dorsale Stabilisierung in der Regel, einen Bereich von drei Wirbelkörpern zu scannen, um einen Wirbel jeweils kranial und kaudal der Läsion navigieren zu können. Dies ist durch die annähernd rechtwinklig zum Wirbelkörper liegenden Dornfortsätze möglich. Im thorakalen Bereich dagegen sind die Dornfortsätze zum Teil deutlich nach kaudal orientiert. Daher sollten zumindest nach kaudal mehr Wirbelkörper gescannt werden, um die DRB auch auf dem Processus spinosus des kaudalen Wirbelkörpers korrekt platzieren zu können. Erfahrungen zeigten, dass zumindest zwei, wenn nicht gar drei Wirbelkörper zusätzlich miterfasst werden müssen. Dieser Sachverhalt sollte in der radiologischen Abteilung bekannt sein, um spätere Probleme bei der Navigation oder gar eine erneute CT-Untersuchung des Patienten zu vermeiden.

## Evaluierung in vitro

Mehrere Gruppen haben sich parallel und mehr oder weniger zeitgleich mit der navigierten Insertion von Pedikelschrauben befasst. In den Jahren 1994-1996 wurden die ersten Ergebnisse der Laborstudien veröffentlicht. Dies betrifft zunächst die Publikation sehr kleiner Fallzahlen. Amiot berichtete 1995 über die Präparation von sechs Pedikelkanälen, wobei eine Abweichung der navigierten von der gewünschten Trajektorie von 4,5±1,1 mm sowie 1,6±1,2° festgestellt wurde [1]. Diese Differenzen wurden von Glossop 1996 bei acht Pedikelkanälen mit durchschnittlich 1,2 mm (Genauigkeit des Eintrittspunktes) bzw. 6,0° angegeben [16]. Die eigene Arbeit ermittelte anhand von 100 Pedikelbohrungen folgende Präzision: im Bereich des Pedikelisthmus durchschnittlich zwischen 1,0 mm und 1,9 mm bei einer Achsabweichung zwischen 3,3° und 5,3° [5].

Es zeigte sich jedoch, dass die Genauigkeit der Insertion auch bei der Computerassistenz von der Erfahrung des Anwenders abhängt und eine deutliche Lernkurve zu verzeichnen ist. In einer neueren Studie an humanen BWS-Präparaten wurden 120 Pedikelschrauben platziert, die mit einer CT-Untersuchung und auch inspektorisch in ihrer Lage kontrolliert wurden. Dabei fanden sich Pedikelperforationen in 19,2% der Insertionen, von denen 9,5% als „schwerwiegend" eingestuft wurden. Gleichzeitig wurde eine deutliche Verbesserung der Resultate von 37,5% Perforation bei den ersten Präparaten zu 4,2% bei den späteren festgestellt [22].

Tabelle 47.2. Literaturdaten zu Fehlplatzierungsraten von Pedikelschrauben, eingebracht mit computerassistierter Navigationshilfe

| Autor | Anzahl Schrauben | Fehlplatzierungen gesamt [%] | 2-4 mm [%] | >4 mm [%] |
|---|---|---|---|---|
| Schwarzenbach 1997 [31] | 162 | 2,7 | 1,3 | 1,3 |
| Girardi 1999 [15] | 330 | 0 | 0 | 0 |
| Kamimura 1999 [21][a] | 169 | 0 | 0 | 0 |
| Merloz 1999 [25][b] | 64 | 9,4 | 1,6 | 1,6 |
| Laine 2000 [24] | 219 | 4,6 | 1,0 | 0 |
| Amiot 2000 [2] | 294 | 5,0 | 0 | 0 |

[a] Schrauben nur z. T. mit CT kontrolliert;
[b] in der Publikation wird eine zusätzliche Schraube als fehlplatziert angegeben, dies aber nach anterior

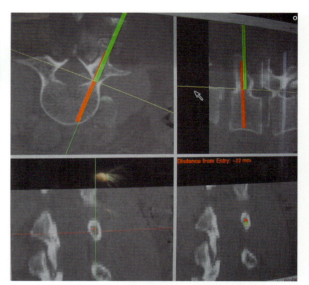

Abb. 47.3. Intraoperative Ansicht des Navigationsmonitors. Dargestellt ist ein Lendenwirbelkörper, bei dem in der präoperativen Planung eine Trajektorie bestimmt wurde (rot). Diese dient während der Operation als Führungslinie für die Pedikelahle, die vom System grün dargestellt wird. Durch Übereinstimmen der beiden Hilfslinien wird die geplante Pedikelschraubenposition erreicht. In der unteren rechten Darstellung ist eine Ansicht entlang der Trajektorie zu erkennen. Hierbei muss die rote und grüne Markierung zunächst in Übereinstimmung gebracht werden. Durch den gelben Ring ist zusätzlich die Achsabweichung des Instrumentes von der Trajektorie angezeigt. Auch diese Markierungen müssen für die korrekte Orientierung des Instrumentes konzentrisch übereinstimmen

## Evaluierung in vivo

Nach den viel versprechenden Laborerfahrungen wurden die Navigationssysteme für die Benutzung am Patienten freigegeben und im operativen Alltag eingesetzt. Eine der ersten Arbeiten zu diesem Thema stammt von Kalfas 1995 [20]. Hier wird über die Platzierung von 150 Schrauben berichtet, wobei die Ergebnisse „befriedigend" seien, numerische Angaben fehlen. Tabelle 47.2 gibt einen Überblick von bisherigen Literaturangaben zur navigierten Schraubenplatzierung. Im Vergleich mit Tabelle 47.1 fällt die deutliche Reduktion der Anzahl der Fehlplatzierungen auf, die im prospektiv randomisierten Vergleich statistische Signifikanz erreicht [24].

Es besteht daher kein Zweifel, dass sich Pedikelschrauben mit Hilfe der computerassistierten Navigation deutlich präziser einbringen lassen als mit konventionellen Methoden (Abb. 3).

## Fehlerquellen

Gleichwohl gilt es, auch bei der Navigation potentielle Fehlerquellen zu beachten. Dies kann z. B. ein unvollständiges oder fehlerhaftes präoperatives CT sein [31] oder auch ein falsches Niveau bei der Oberflächenregistrierung [25].

Eine weitere wesentliche Fehlerquelle liegt in der Identifikation des zu navigierenden Wirbels. Die Höhenlokalisation muss weiterhin vom Operateur vorgenommen werden. In der Regel ist eine kurze seitliche Durchleuchtung notwendig, um die korrekte Höhenlokalisation vorzunehmen.

Auch die vom Rechner in der Rekonstruktion vorgenommene Berechnung der knöchernen Oberfläche kann fehlerhaft sein, insbesondere bei osteoporotischen Knochen oder radiologischen Artefakten. In der Konsequenz kann es zu einer falschen Berechnung der Lage des Wirbelkörpers kommen. Somit wäre u. U. trotz einer korrekten Anzeige der Lage der Pedikelschraube auf dem Monitor die tatsächliche Insertion falsch. Eine ähnliche Diskrepanz zwischen Realität und Virtualität kann sich während der Registrierung ergeben. Im Falle von sehr osteoporotischen Knochen kann z. B. die Pointerspitze in den Kortex einsinken, sodass statt eines Punktes auf der Oberfläche bereits innerhalb des knöchernen Volumens registriert wird. Umgekehrt kann ein gleicher Effekt entstehen, wenn sich noch sehr viel Weichteile auf der Oberfläche befinden. Die registrierte Oberfläche wird scheinbar angehoben und ein Effekt der Verkippung entsteht.

## Fluoroskopiebasierte Navigation

Eine wesentliche Weiterentwicklung der Navigationssysteme besteht in den letzten zwei Jahren darin, die intraoperative Fluoroskopie in die Verfahren zu integrieren und deren Bilder als virtuelle Objekte zur Navigation zu nutzen. Dies geschieht v. a. vor dem Hintergrund, dass präoperativ von dem zu instrumentierenden Areal nicht in jedem Fall CT-Daten vorliegen und eine spezielle CT-Untersuchung nur zum Zweck des Einsatzes eines Navigationssystems nicht immer gerechtfertigt erscheint. Zudem ist der orthopädische Chirurg im intraoperativen Umgang mit einem Bildwandler sehr vertraut, sodass hier keine Hemmschwellen zu überwinden oder wesentliche neue oder unbekannte Schritte zu erlernen sind.

Das Prinzip dieser Navigationsmöglichkeit stellt sich an der Wirbelsäule wie folgt dar: Nach der üblichen chirurgischen Exposition der dorsalen Elemente wird eine DRB auf den Dornfortsatz des zu instrumentierenden Wirbels geklemmt. Der Bildwandler wird steril in das Operationsfeld hineingefahren. Es wird eine a.p.-Ansicht des Wirbels angefertigt, durch Rotation des Bildwandlers sind zudem Schräg- und Seitansichten des Wirbels möglich. Diese Bilder werden in der „Bibliothek" des Navigationssystems abgelegt. Sind zufriedenstellende Bilder erstellt worden, wird der Bildwandler aus dem Operationsfeld herausgefahren. Der Operateur kann jetzt aus der Bibliothek die Bilder wählen, mit denen navigiert werden soll. Maximal können vier Ansichten simultan gezeigt werden. Ohne zusätzliches Registrierungsverfahren ist es jetzt möglich, die Navigationsinstrumente in den Bildwandleransichten darzustellen. Dies geschieht in Echtzeit, wobei die Bildwandlerdarstellungen statisch bleiben und sich statt dessen die Position der Instrumente in ihnen verändert.

Bis heute sind wenig Ergebnisse zu dieser neuen Technik veröffentlicht. Foley [13] berichtet über eine In-vitro-Studie eines optoelektronischen Systems, bei der die Genauigkeit der navigierten Trajektorie mit zusätzlichen fluoroskopischen Kontrollen verglichen wurde. Es wurden Abweichungen von 0,97±0,4 mm sowie 2,7±0,6° beschrieben. Zudem wurden folgende Vorteile der neuen Technik herausgestellt:
- multiplanare Visualisierung in Echtzeit mit einem Bildwandler,
- Reduktion der Strahlenexposition.

Aufgrund dieser Ergebnisse sowie der eigenen Erfahrungen [7] ist davon auszugehen, dass die fluoroskopiebasierte Technik in Zukunft eine wesentliche Rolle bei der Navigation spielen wird. Sie wird die CT-basierte Technik nicht nur ergänzen, sondern in einigen Bereichen auch ablösen können.

## Literatur

1. Amiot LP, Labelle H, DeGuise JA, Sati M, Brodeur P, Rivard CH (1995) Computer-assisted pedicle screw fixation – a feasibility study. Spine 20: 1208-1212
2. Amiot LP, Lang K, Putzier M, Zippel H, Labelle H (2000) Comparative results between conventional and computer-assisted pedicle screw installation in the thoracic, lumbar, and sacral spine. Spine 25: 606-614
3. Attar A, Ugur HC, Uz A, Tekdemir I, Egemen N, Genc Y (2001) Lumbar pedicle: surgical anatomic evaluation and relationships. Eur Spine J 10: 10-15
4. Bastian L, Knop C, Lange U, Blauth M (1999) Transpedikuläre Implantation von Schrauben im Bereich der thorakolumbalen Wirbelsäule. Orthopäde 28: 693-702
5. Berlemann U, Monin D, Arm E, Nolte LP, Ozdoba C (1997) Planning and insertion of pedicle screws with computer assistance. J Spinal Disord 10: 117-124
6. Berlemann U, Heini P, Müller U, Stoupis C, Schwarzenbach O (1997) Reliability of pedicle screw assessment utilizing plain radiographs versus CT reconstruction. Eur Spine J 6: 406-410
7. Berlemann U, Heini PF, Nolte LP (2000) Fluoroskopie-basierte Navigation der Pedikelschrauben-Insertion: Systemevaluation und erste klinische Erfahrungen. Akt Traumato 130: 132-135
8. Bernard TN, Seibert CE (1992) Pedicle diameter determined by computed tomography. Spine 17: S160-S163
9. Brantley AGU, Mayfield JK, Koeneman JB, Clark KR (1994) The effects of pedicle screw fit – an in vitro study. Spine 19: 1752-1758
10. Castro WHM, Halm H, Jerosch J, Malms J, Steinbeck J, Blasius S (1996) Accuracy of pedicle screw placement in lumbar vertebrae. Spine 21: 1320-1324
11. Donovan DJ, Polly DW, Ondra SL (1996) The removal of a transdural pedicle screw placed for thoracolumbar spine fracture. Spine 21: 2495-2499

12. Esses SI, Sachs BL, Dreyzin V (1993) Complications associated with the technique of pedicle screw fixation: a selected survey of ABS members. Spine 18: 2231-2239
13. Foley KT, Simon DA, Rampersaud YR (2001) Virtual fluoroscopy: computer-assisted fluoroscopic navigation. Spine 26: 347-351
14. Gertzbein SD, Robbins SE (1990) Accuracy of pedicular screw placement in vivo. Spine 15: 11-14
15. Girardi FP, Cammisa FP, Sandhu HS, Alvarez L (1999) The placement of lumbar pedicle screws using computerised stereotactic guidance. J Bone Joint Surg 81-B: 825-829
16. Glossop ND, Hu RW, Randle JA (1996) Computer-aided pedicle screw placement using frameless stereotaxis. Spine 21: 2026-2034
17. Güven O, Yalcin S, Karahan M, Sevinc TT (1994) Postoperative evaluation of transpedicular screws with computed tomography. Orthopaedic Review 23: 511-516
18. Gwynne Jones DP, Robertson PA, Lunt B, Jackson SA (2000) Radiation exposure during fluoroscopically assisted pedicle screw insertion in the lumbar spine. Spine 25: 1538-1541
19. Haaker RG, Eickhoff U, Schopphoff E, Steffen R, Jergas M, Krämer J (1997) Verification of the position of pedicle screws in lumbar spinal fusion. Eur Spine J 6: 125-128
20. Kalfas IH, Kormos DW, Murphy MA et al. (1995) Application of frameless stereotaxy to pedicle screw fixation of the spine. J Neurosurg 83: 641-647
21. Kamimura M, Ebara S, Itoh H, Tateiwa Y, Kinoshita T, Takaoka K (1999) Accurate pedicle screw insertion under the control of a computer-assisted image guiding system: laboratory test and clinical study. J Orthop Sci 4: 197-206
22. Kim KD, Johnson JP, Bloch O, Masciopinto JE (2001) Computer-assisted thoracic pedicle screw placement – an in vitro feasibility study. Spine 26: 360-364
23. Knop C, Blauth M, Bastian L, Lange U, Kesting J, Tscherne H (1997) Frakturen der thorakolumbalen Wirbelsäule – Spätergebnisse nach dorsaler Instrumentierung und ihre Konsequenzen. Unfallchirurg 100: 630-639
24. Laine T, Lund T, Ylikoski M, Lohlkoski J, Schlenzka D (2000) Accuracy of pedicle screw insertion with and without computer assistance: a randomised controlled clinical study in 100 consecutive patients. Eur Spine J 9: 235-240
25. Merloz P, Tonetti J, Pittet L, Coulomb M, Lavallee S, Troccaz J, Cinquin P, Sautot P (1999) Computer assisted spine surgery: a clinical report. Comput Aided Surg 3: 297-305
26. Moran JM, Berg WS, Berry JL, Geiger JM, Steffee AD (1989) Transpedicular screw fixation. J Orthop Res 7: 107-114
27. Odgers CJ, Vaccaro AR, Pollack ME, Cotler JM (1996) Accuracy of pedicle screw placement with the assistance of lateral plain radiography. J Spinal Disord 9: 334-338
28. Papin P, Arlet V, Marchesi D, Rosenblatt B, Aebi M (1999) Unusual presentation of spinal cord compression related to misplaced pedicle screws in thoracic scoliosis. Eur Spine J 8: 156-159
29. Schultz KP (1996) Wird die instrumentierte Pedikelfixation an der Lendenwirbelsäule zu großzügig eingesetzt? – Gedanken zur Indikation. Z Orthop 134: 472-476
30. Schulze CJ, Munzinger E, Weber U (1998) Clinical relevance of accuracy of pedicle screw placement. Spine 23: 2215-2221
31. Schwarzenbach O, Berlemann U, Jost B, Visarius H, Arm E, Langlotz F, Nolte LP, Ozdoba C (1997) Accuracy of computer-assisted pedicle screw placement – an in vivo computed tomography analysis. Spine 22: 452-458
32. Sim E (1993) Location of transpedicular screws for fixation of the lower thoracic and lumbar spine. Acta Orthop Scand 64: 28-32
33. Sjöström L, Jacobsson O, Karlström G, Pech P, Rauschning W (1993) CT analysis of pedicles and screw tracts after implant removal in thoracolumbar fractures. J Spinal Disord 6: 225-231
34. Vaccaro AR, Rizzolo SJ, Balderston RA, Allardyce TJ, Garfin SR, Dolinskas C, An HS (1995) Placement of pedicle screws in the thoracic spine – part II: an anatomical and radiographic assessment. J Bone Joint Surg 77-A: 1200-1206
35. Weinstein JN, Rydevik BL, Rauschning W (1992) Anatomical and technical considerations of pedicle screw fixation. CORR 284: 34-46
36. Yoo JU, Ghanayem A, Petersilge C, Lewin J (1997) Accuracy of using computed tomography to identify pedicle screw placement in cadaveric human lumbar spine. Spine 22: 2668-2671

# Kapitel 48

# Pedikelschraubenimplantation mit dem *DISOS-Schablonensystem*

E. Schkommodau, N. Decker, U. Klapper, K. Birnbaum, H.-W. Staudte, K. Radermacher

## Einleitung

In der Literatur wird von Fehlplatzierungen (Perforationen) bei den konventionellen Verfahren der Pedikelschraubenimplantation im Bereich von 8,5% [2], 15,9% [7], 39,9% [3] bis 42% [4] gesprochen. Aus diesem Umstand ergibt sich der Bedarf für eine durch 2-/3-D-bildgebungsgeführte Steuerung der Implantation.

## Beschreibung des Prinzips der Individualschablonentechnik

Untersuchungen zum Einsatz von Individualschablonen (Abb. 48.1) in der Wirbelsäulenchirurgie wurden von Radermacher et al. für die Open-Door- und transkorporale Dekompression der Halswirbelsäule, die Pedikelverschraubung im Rahmen der Skoliosetherapie, die Repositionsosteotomie und die Dekompression der Lendenwirbelsäule beschrieben [5]. Voraussetzung für den Einsatz von Individualschablonen ist die Anfertigung einer CT-Aufnahme der unmittelbaren topographischen Umgebung des Eingriffsgebietes. Aus den Schichten, die in Abhängigkeit von der anatomischen Form des Knochens einen Schichtabstand von 2 mm (Wirbelsäule) bis 4 mm (Hüfte) besitzen, werden mit Hilfe von Segmentierverfahren die knochendarstellenden Anteile extrahiert, räumlich rekonstruiert und visualisiert. Auf der Basis dieses Modells kann nun mit dem am Helmholtz-Institut Aachen entwickelten Operationsplanungssystem DISOS der Eingriff geplant und die Platzierung der Pedikelschrauben simuliert werden. Neben der Nutzung des Wirbelsäulenmoduls besteht die Möglichkeit, eine Planung für die periazetabulare Osteotomie nach Tön-

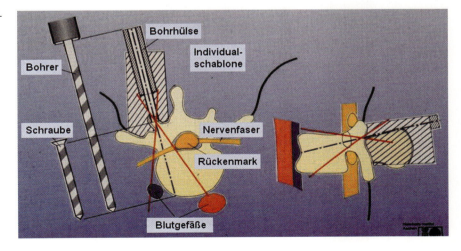

**Abb. 48.1.** Prinzip der Individualschablonentechnik

nis oder für die endoprothetische Versorgung des Knies durchzuführen. Osteotomien und Bohrungen erfolgen zunächst virtuell an dem Computermodell. Dabei wird der Benutzer schrittweise durch das Programm geführt. Beginnend mit dem Diagnosedialog kann der Operateur anhand von künstlichen Röntgenbildern und den Pilots (Topogramme) Aussagen über den Gesamtzustand der Wirbelsäule treffen. So ist es beispielsweise möglich, die Cobb-Winkel zu bestimmen. Im anschließenden Planungsdialog werden nach Auswahl des Schraubentyps der Eintrittspunkt und anschließend die Orientierung der Bohrung definiert. Schnittbilder senkrecht zur Bohrachse unterstützen dabei den Chirurgen (Abb. 48.2). Die Eingriffsplanung schließt mit dem Schritt der Schablonenpositionierung ab. Eine virtuelle Schablone wird auf dem Knochenmodell positioniert und markiert damit gleichzeitig die intraoperativ freizupräparierende Stelle. Die Auflagefläche auf dem Knochen wird als Negativabdruck der Knochenoberfläche aus dem 3D-CT-Datenmodell mit Hilfe eines in die Planungsstation integrierten 3D-Fräsers automatisch in einen Standardpolycarbonatblock eingefräst. Dieses Material ist bioverträglich und autoklavierbar. Ein typischer Fräsvorgang zum Erstellen einer Lendenwirbelschablone dauert ca. acht Minuten und erfolgt vollautomatisch.

Als Ergebnis der präoperativen Planung steht dem Operateur intraoperativ dann neben den chirurgi-

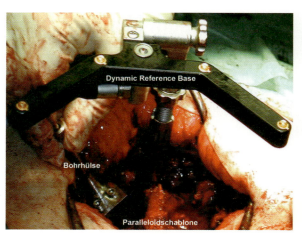

**Abb. 48.3.** Intraoperativer Einsatz der Schablone (daneben dynamische Referenzbasis des zur Kontrolle verwendeten Navigationssystems)

schen Instrumenten die Polycarbonatschablone zusammen mit einer Werkzeugführung zur Verfügung. Die Operation erfolgt nun konventionell bis zur Darstellung der Lamina. Der zu bearbeitende Wirbelkörper wird identifiziert und auf Basis der 3D-Planungsdokumentation die ungefähre Position der Individualschablone bestimmt. Analog dazu wird die Schablone formschlüssig auf den Knochen aufgesetzt. Aufgrund des individuell eingefrästen negativen Strukturabdrucks ist nur eine einzige mögliche Schablonenposition vorgegeben, die durch leichten Anpressdruck von Hand an die knöchernen Strukturen einfach auszumachen ist. In der vordefinierten Position sollte keine freie Bewegung der Schablone mehr möglich und damit die Referenzlage genau identifizierbar sein [6]. Da die Relationen zur Werkzeugführung schon bei der Planung berücksichtigt wurden, kann der Operateur nun sein Instrument an der integrierten Werkzeugführung ausrichten und den Eingriff durchführen (Abb. 48.3). Die anschließende Bildwandlerkontrolle orthograd auf die Pedikel erlaubt ihm, direkt die transpedikuläre Lage seines Bohrkanals zu bewerten.

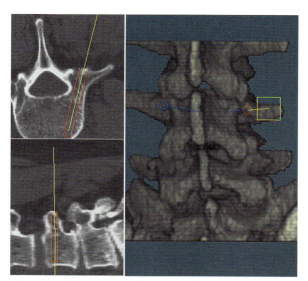

**Abb. 48.2.** CT-basierte Planung der Pedikelbohrung mit dem DISOS-System

## Ergebnisse und methodisches Vorgehen bei der Evaluierung der Genauigkeit des Verfahrens

Der Entwicklung des Schablonendesigns kam besondere Bedeutung zu. Die potentiellen Kontakt- bzw.

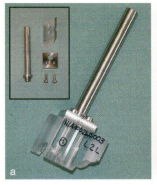 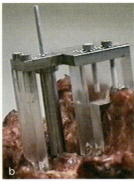

**Abb. 48.4a,b.** Verwendete Wirbelschablonen: *a* paralleloidförmig, *b* mit mehreren Kontaktflächen

**Tabelle 48.1.** Ergebnisse der Anatomiestudien ([a] acht fehlerhafte Schablonen in einer Sitzung aufgrund eines Softwarefehlers)

| Technik | Konventionell | Individualschablonen, Versuchsreihe 1 | Individualschablonen, Versuchsreihe 2 |
|---|---|---|---|
| Pedikelanzahl | 19 | 17 | 31 |
| Präparationszeit [s] | 346,6 | 347,3 | 338,6 |
| Auffinden des Eintrittspunktes [s] | 133,2 | 28 | 14,2 |
| Röntgenzeit für Orientierung [s] | 30,5 | 0 | 0 |
| Fehlplatzierungen <2 mm | 15,8% (n=3) | 17,6% (n=3) | 12,9% (n=4) |
| Fehlplatzierungen <4 mm | 15,8% (n=3) | 0 | 9,6% (n=3)[a] |
| Fehlplatzierungen <6 mm | 0 | 0 | 12,9% (n=4)[a] |
| Fehlplatzierungen >6 mm | 0 | 0 | 3,2% (n=1)[a] |

Auflageflächen der Schablone auf der Vertebra wurden identifiziert. Kleine Kontaktflächen haben tendenziell einen nicht eindeutigen Passsitz und ein kleines Gesamtdesign besitzt eine geringere Kippstabilität. Diese Problematik führte zur Entwicklung von einem Design mit mehreren kleinen Kontaktflächen. Als Vorteile lassen sich hier die schnelle Herstellung wegen der kleinen Gesamtkontaktfläche und die gute Kippstabilität aufgrund der langen horizontalen Hebel nennen (Abb. 48.4). Nachteilig im praktischen Einsatz wirken sich die größere Gesamtform und der komplexere Aufbau aus. Dies resultierte in der Entwicklung eines weiteren Designs, mit einer Kontaktfläche auf der Lamina, dem Proc. mamillaris und dem medialen Teil des Proc. transversus. Die dort stark strukturierte Wirbeloberfläche verspricht eine gute Referenzierung (Abb. 48.4).

In einem weiteren Evaluierungsschritt folgte eine anatomische Studie [1], deren Ziel es war, weitere Ergebnisse zur Genauigkeit und Anwendbarkeit der Schablonen in der Wirbelsäulenchirurgie aufzuzeigen. An anatomischen Lendenwirbelsäulenpräparaten wurden 37 Pedikelbohrungen auf einer Seite mit Hilfe konventioneller Durchleuchttechnik (n=19), auf der anderen mittels Individualschablonentechnik (n=17) durchgeführt. Die Dauer des konventionellen Vorgehens sowie die zusätzliche Zeit für die Präparation jedes Pedikels für die Schablonentechnik und für das Auffinden der Schablonenposition wurden festgehalten (Tabelle 48.1). Die Position der Bohrung wurde postoperativ durch zwei Chirurgen mit Hilfe eines zweiten CT-Datensatzes bewertet. Die Perforationen kleiner als 2 mm wurden noch als tolerierbar angesehen. Die Perforationen bis 4 mm wurden kritisch, aber noch als akzeptabel bewertet. Bei der konventionellen Technik lagen fünf der sechs Perforationen zu weit medial. Das ist sicher untypisch, da man tendenziell versucht, Abstand zum Rückenmarkskanal und seinen Strukturen zu wahren und im Zweifel eher lateralisiert. Verantwortlich hierfür war sicher der ungewohnte Versuchsaufbau, der nicht einem typischen Operationssitus entsprach. Eine ausgeprägte Lernkurve bei der Eintrittspunktsuche unterstützt diese Vermutung. So benötigte der Operateur bei den ersten drei Wirbelsäulen durchschnittlich 245,6 s und bei den letzten vier nur noch 32,1 s. Das größte Perforationsausmaß bei der Schablonentechnik war 1,5 mm und wurde schon intraoperativ durch die einzige „mangelhafte" Bewertung festgestellt. Eine Vorzugsrichtung für die Perforationen wie bei der konventionellen Methode konnte hier nicht festgestellt werden.

Eine verbesserte Orientierung ist Ursache für die Zeit- und Positionsverbesserungen der Bohrung gegenüber der konventionellen Methode. Das Ergebnis vorangegangener Untersuchungen, nämlich dass die erreichbare Positioniergenauigkeit mit dem Verfahren der Individualschablonen unter 1,5 mm bzw. die Lageabweichung unter 1° liegt, wurde bestätigt. Für das weitere Vorgehen wurde die Paralleloidschablone favorisiert aufgrund ihres guten Passsitzes und ihrer geringeren Anfälligkeit gegenüber dem Multioberflächenmodell, mit dem umliegenden Weichteilgewebe zu kollidieren.

Statistische Aussagen waren aufgrund der geringen Fallzahlen jedoch nicht möglich. Deshalb folgte eine zweite Studie, bei der 31 Pedikel unter Verwendung von computergenerierten Individualschablonen gebohrt wurden. Zuvor wurden sechs geplante Bohrungen abgebrochen, weil einmal ein mit dem Auge erkennbar falsches Schablonenrelief vorlag, einmal das 3D-Modell falsch interpretiert wurde, zweimal die Schablonenbeschriftung fehlerhaft war, bei einem Präparat der Proc. transversus gegenüber der CT-Aufnahme fehlte und einmal die Auflagefläche zu klein und damit der Sitz der Schablone zu unsicher war. Die Ergebnisse der zweiten Versuchsreihe sind ebenfalls in Tabelle 48.1 zu finden. Auffallend ist hier die hohe Anzahl der Perforationen >2 mm. Alle Perforationen traten bei einer Untersuchungssitzung auf und lagen zu weit lateral. Das lässt auf einen einmaligen systematischen Fehler schließen. Die Streuung war nicht größer, sondern der Eintrittspunkt immer in die gleiche Richtung in Bezug auf das Schablonendesign verschoben. Zu dieser Zeit befand sich die Planungs- und Frässoftware noch in der Entwicklung und kommt als mögliche Fehlerursache in Betracht. Eine andere Fehlerursache könnte die Einspannvorrichtung der Fräse für die Schablonen sein. Erst im Anschluss an diese Untersuchung wurde eine speziell für Wirbelschablonen entwickelte Halterung benutzt. Nach Überarbeitung der möglichen Fehlerquellen ist eine Wiederholung dieses Fehlers in den folgenden Studien nicht mehr aufgetreten.

Während der klinischen Studien wurde Augenmerk auf die Operationszeit und die Verkürzung der Strahlenbelastung gelegt. Beispielhaft sollen hier die Ergebnisse einer Vergleichsstudie zur Platzierung von Pedikelbohrungen mit Hilfe der Individualschablonentechnik und einem optischen Navigationssystem, ebenfalls basierend auf CT-Daten, diskutiert werden. Bei zwei Operationen bzw. zehn geplanten Pedikelbohrungen fiel das zur Kontrolle verwendete Navigationssystem (vgl. Abb. 48.3) bei der Registrierung aus bzw. konnte nicht angewendet werden. Insgesamt wurde die Schablonentechnik 14-mal angewendet. In acht Fällen traten keinerlei Probleme auf. In sechs Fällen war ein Aufsetzen der Schablone nicht möglich:

- Viermal war der erwartete Präparationsaufwand für den Chirurgen zu hoch (L5 links/rechts und Sakrum links/rechts). Die Aufsatzfläche auf den Proc. transversus des L5 war zu weit in lateraler Richtung geplant worden. Mit dem zur Verfügung stehenden Schablonendesign bestand beim Aufsetzen auf das Sakrum neben der Problematik der Weichteilpräparation zusätzlich die Gefahr einer Kollision der Bohrhülse mit der Spina iliaca posterior superior.
- Während eines Eingriffs wurde die Reihenfolge der Instrumentierung nicht beachtet. Beim Positionieren der Schablonen für die rechte und linke Schraube des L5 lagen vorher implantierte Pedikelschrauben (L4 links und rechts) im Bereich der Kontaktfläche der Schablone.

Die mittlere zusätzliche Präparationszeit für die Schablonenkontaktfläche betrug 2 min 26,7 s. Für das Aufsetzen der Schablone wurden im Mittel weitere 32 s benötigt. Zum Vergleich: Die Installation des Navigationssystems erforderte die Aufmerksamkeit des Arztes im Mittel für 7 min, die Referenzierung eines Wirbelkörpers für 11 min. Der zeitliche Röntgenaufwand war bei beiden Systemen gleich hoch und diente allein der Kontrolle.

- Die Kontrolle der schablonenpositionierten Schrauben mit dem Navigationssystem ergab keine Auffälligkeiten. Die Schablonenpositionierung entsprach jeweils einer optimalen Lage im Pedikel.
- In keinem Fall war ein neurologischer Ausfall zu beobachten.
- Bei diesen ersten Untersuchungen zeigte sich, dass ein Aufsetzen der Schablonen im sakralen Bereich (Sakrum und L5) nur unzureichend realisierbar war. Das Weichteilgewebe drückte gegen die Bohrhülse. Ein korrigiertes Schablonendesign verspricht hier Abhilfe. Eine Abstützung in Form einer zweiten Kontaktfläche oder eines Stiftes auf der anderen Seite des Proc. spinosus könnte die Kippstabilität erhöhen und den Präparationsaufwand senken.

## Kritische Einschätzung der Technik

Die Individualschablonentechnik ist in der Wirbelsäulenchirurgie grundsätzlich einsetzbar. Sie verspricht überall dort Vorteile, wo das räumliche Orientieren aufgrund pathologischer Deformitäten erschwert ist, mehrere Segmente mit Implantaten versorgt werden müssen und der direkte Zugang zur Knochenoberfläche ohnehin indiziert ist (z. B. Skoliose). Sie ist dann im Vergleich zu den Navigationssystemen einfacher intraoperativ handhabbar sowie zeit- und kosteneffizienter. Im Gegensatz zu den intraoperativ computerunterstützten Navigationsverfahren sind beim Einsatz der Schablonentechnik keine zusätzlichen Geräte während der Operation nötig.

Eine präoperative CT-Aufnahme ist jedoch unumgänglich. Deshalb ist bei der Individualschablonentechnik wie bei den CT-basierten Navigationssystemen intraoperativ eine Kontrolle mit dem C-Arm empfehlenswert, da es sich um Offline-Bildinformationen handelt.

Im Vergleich zum konventionellen röntgenbildbasierten Vorgehen ist die Röntgendauer stark reduziert. Nachteilig gegenüber röntgenbildbasierten Navigationssystemen ist sicher, dass keine perkutane minimal-invasive Anwendung und intraoperativ keine situationsbedingte Korrektur der Ausrichtung der Pedikelbohrung möglich ist, da die präoperativen Planungsergebnisse in der Schablone statisch gespeichert sind. Insbesondere bei Traumapatienten ist daher die Röntgennavigation gegenüber der Schablonentechnik zu empfehlen.

## Literatur

1. Birnbaum K (2001) Computer-assisted orthopedic surgery with individual templates an comparison to conventional operation method. Spine 26: 365-370
2. Haaker RG, Eickhoff U, Schopphoff E et al. (1997) Verification of the position of pedicle screws in lumbar spinal fusion. Eur Spine J 6: 125-128
3. Jerosch J, Malms J, Castro WHM et al. (1992) Lagekontrolle von Pedikelschrauben nach instrumentierter dorsaler Fusion der Lendenwirbelsäule. Z Orthop 130: 479-483
4. Merloz P, Tonetti J, Pittet L et al. (1998) Pedicle screw placement using image guided techniques. Clin Orthop 354: 39-48
5. Radermacher K, Portheine F, Anton M et al. (1998) Computer assisted orthopaedic surgery with image-based individual templates. Clin Orthop 354: 28-38
6. Radermacher K (1999) Computerunterstützte Operationsplanung und -ausführung mittels individueller Bearbeitungsschablonen in der Orthopädie. Berichte aus der Biomedizinischen Technik. Shaker Bd 7
7. Schlenzka D, Laine T, Lund T (2000) Computer-assisted spine surgery. Eur Spine J : 57-64

# 49 Pedikelschraubennavigation mit dem *Navitrack-System*
## Konventionelle vs. computerassistierte Pedikelschraubeninsertion

K. V. Ritter-Lang

## Einleitung

Die rasante Entwicklung von Operationstechniken im Bereich der Wirbelsäule in den letzten vier Jahrzehnten hat, nicht zuletzt durch die Einführung der transpedikulären Schraubeninsertion, zu einer enormen Zunahme von operativen Eingriffen geführt. So zeigt eine Untersuchung von Mendenhall [22] für die USA im Zeitraum 1985 bis 1996 eine Zunahme von operativen Eingriffen im Bereich der Wirbelsäule um ca. 200%. Vergleichbare Angaben aus Europa liegen nicht vor, jedoch kann ein ähnlicher Trend unterstellt werden. Wenn auch ein wesentlicher Anteil der Steigerung der Operationszahlen im Bereich der klassischen Bandscheiben- und der Halswirbelsäulenchirurgie liegt, so ist es auch zu einer erheblichen Zunahme von transpedikulären Stabilisationen im Bereich der Brust- und Lendenwirbelsäule gekommen. Basierend auf den Entwicklungen winkelstabiler Systeme existiert aktuell ein kaum zu überschauender Markt an Pedikelschraubensystemen. Dennoch entspannt sich weltweit eine kontroverse Diskussion um wirbelsäulenchirurgische Eingriffe; neben den zum Teil hohen Kosten werden insbesondere die mit der Implantation assoziierten Komplikationen als limitierend betrachtet. Hierbei spielt die Fehlplatzierungsrate von Pedikelschrauben eine besondere Rolle. In verschiedenen Arbeiten u. a. von Castro, Davne, Esses, Gertzbein, Halm, Jerosch, Liljenquist, Sjöström, Vaccaro und West [6, 7, 9, 10, 13, 14, 19, 29, 32, 33] wurde von Fehlplatzierungsraten im Bereich der Brust- und Lendenwirbelsäule zum Teil in Assoziation mit neurologischen Defiziten bis 40% berichtet. Trotz der anatomischen Grundlagen zum Verlauf der Pedikel, die u. a. von Louis [20] und Vaccaro [31] beschrieben wurden, ist jedem erfahrenen Operateur bekannt, dass interindividuell erhebliche Abweichungen, insbesondere in Abhängigkeit von pathomorphologischen Veränderungen, vorliegen können. Außerdem wird ein zunehmender Anteil von bereits voroperierten Patienten einem stabilisierenden Eingriff zugeführt. Somit stehen den anerkannten Vorzügen der transpedikulären Stabilisation die verfahrensspezifischen Nachteile entgegen. Das dadurch entstehende Dilemma durch Senkung der Implantationszahlen zu lösen, getreu dem Grundsatz „Wer weniger macht, macht auch weniger falsch", wie von einigen Autoren gefordert [27], scheint kein adäquater und zeitgemäßer Ansatz zu sein. Vielmehr sollte nach Lösungsmöglichkeiten gesucht werden, die Sicherheit der Schraubeninsertion zu erhöhen und somit bei steigenden Operationszahlen die Komplikationsrate zu senken.

Die Weiterentwicklung moderner diagnostischer Verfahren, insbesondere der Computer- und Magnetresonanztomographie, gestattet zwar eine immer bessere Erfassung der individuellen pathomorphologischen Situation, jedoch konnten die präoperativ gewonnenen Daten bis vor kurzem nicht direkt auf den Operationsablauf übertragen werden. Grundsätzlich ist die Idee der Verbindung präoperativ gewonnener Planungsdaten mit der intraoperativen Situation nicht neu. Bereits in den 40er-Jahren wurden im Bereich der Neurochirurgie Stereotaxierahmen eingesetzt; jedoch war es notwendig, für den Bereich der Wirbelsäulenchirurgie und auch für andere Regionen rahmenlose Techniken zu entwickeln. Durch erhebliche Fortschritte im Bereich der computergestützten Grafikbearbeitung innerhalb der letzten zehn Jahre kam es zur Entwicklung von Systemlösungen für chirurgische Eingriffe, die mit dem Ziel des interaktiven Computereinsatzes während der Operation zur Optimierung des Operationsergebnisses arbeiten. Die Verbindung einer virtuellen Rekonstruktion eines realen Zielobjektes intraoperativ stellte somit den Beginn der Ära der computerassistierten Chirurgie dar. In Abhängigkeit vom Operationsziel und der verbindenden Einheit zwischen Ziel- und virtuellem Objekt werden aktuell verschiedene Systemarten differenziert. Grundsätzlich unterscheidet man heute aktive und passive Systeme. Klassischer Vertreter der aktiven Systeme ist der Operationsroboter, der auf der Basis einer präoperativen Planung einen operativen Schritt autonom, d. h. ohne Einfluss des Chirurgen ausführt. Bei den passiven Systemen erfolgt die Ankoppelung der virtuellen Daten an das Zielobjekt mittels einer Navigationskomponente, die auf der Basis eines Bewegungsanalysesystems permanent eine Verbindung zwischen Operationssitus (Zielobjekt) und Computer (virtuelles Objekt) realisiert und abgleicht. Erste In-vitro-Studien zu Beginn der 90er-Jahre zeigten verschiedene physikalische Übertragungsprinzipien; so erfolgte die Ankoppelung über mechanische, ultraschallgesteuerte, optoelektronische und elektromagnetische Systeme [1, 3, 4, 5, 11, 12, 15, 21, 23, 24, 25]. Erste Ergebnisse klinischer Studien zur Nutzung optoelektronischer, ultraschallgesteuerter und elektromagnetischer Systeme [2, 16, 18, 21, 28] im Bereich der Pedikelschraubeninsertion konnten eine Senkung der Fehlplatzierungsrate im Vergleich zu konventionell eingebrachten Pedikelschrauben aufzeigen. Jedoch werden in den Arbeiten im Regelfall nur relativ kleine Patientenkollektive bewertet, zudem sind die Bewertungskriterien, ab wann eine Schraubenfehllage vorliegt, zum Teil uneinheitlich, sodass eine direkte Vergleichbarkeit der Arbeiten nicht gegeben ist. Außerdem ist in Rechnung zu stellen, dass bei einer Patientenanzahl von unter 30 Patienten eine Lernkurve existiert.

Da insbesondere durch die rasante Expansion der Robotersysteme und die damit verbundene Presseeuphorie das gesamte Gebiet der computerassistierten Chirurgie überschattet wird, soll in der vorliegenden Arbeit der Einsatz eines Navigationssystems im Bereich der Pedikelschraubeninsertion an einem großen Patientenkollektiv dargestellt und kritisch bewertet werden. Die Darstellung der Ergebnisse und Erfahrungen erfolgt mit dem Ziel der Versachlichung der weltweit geführten Diskussion zu Sinn und Unsinn der computergestützten Chirurgie.

## Material und Methoden

### Material

Um die Effizienz eines elektromagnetisch gekoppelten Navigationssystems im Bereich der Pedikelschraubeninsertion an der thorakalen, lumbalen und sakralen Wirbelsäule zu bewerten, wurden zwei Patientenkollektive verglichen, die an der Orthopädischen Universitätsklinik der Charité, Berlin, einem stabilisierenden Wirbelsäuleneingriff unterzogen wurden.

Insbesondere sollte die Frage beantwortet werden, ob durch den Einsatz eines Navigationssystems die Rate fehlplatzierter Pedikelschrauben im Vergleich zu einer konventionellen Implantationstechnik unter Verwendung eines Röntgenbildwandlers gesenkt werden kann.

Die mittels konventioneller Technik operierte unselektionierte Patientengruppe umfasste 100 Patienten, die im Zeitraum September 1994 bis September 1997 operativ versorgt wurden.

In die computerassistiert operierten Gruppe wurden ebenfalls unselektioniert 100 Patienten aufgenommen, wobei die operative Versorgung im Zeitraum Dezember 1996 bis September 1997 erfolgte.

Zur Navigation wurde das Navitrack-System (Hersteller Fa. Orthosoft, Kanada; Vertreiber Fa. Sulzer Orthopedics, Schweiz), das auf elektromagnetischer

**Tabelle 49.1.** Demographische Patientenangaben

|  | Konventionell | Computerassistiert |
|---|---|---|
| Patienten gesamt | 100 | 100 |
| Männer | 55 | 48 |
| Frauen | 45 | 52 |
| Mittl. Alter zum Operationszeitpunkt | 47,3 Jahre | 52,6 Jahre |
| Anzahl Pedikelschrauben | 544 | 620 |
| Thorakal | 70 | 112 |
| Lumbal/sakral | 474 | 508 |
| Degenerative Veränderung/ Spondylolisthesis | 73 | 68 |
| Spondylitis/ Spondylodiszitis | 12 | 10 |
| Tumor/Metastase | 7 | 18 |
| Traumatische Fraktur | 8 | 4 |

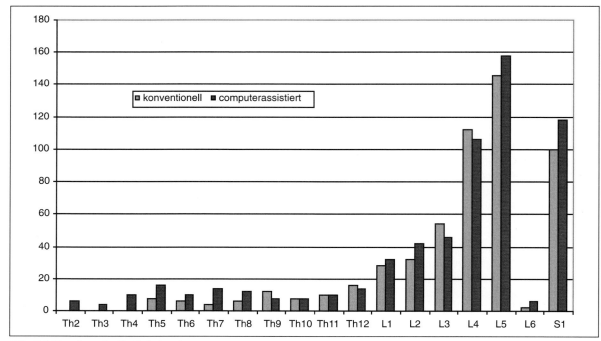

**Abb. 49.1.** Verteilung der Pedikelschrauben

Ankoppelung basiert, verwendet. Alle Patienten sind mit dem gleichen Pedikelschraubenimplantat, dem Allospine-System (Fa. Sulzer Orthopedics, Schweiz), einem Titansystem, versorgt worden.

Beide Gruppen wurden von zwei Chirurgen, die über eine mindestens fünfjährige Erfahrung auf dem Gebiet der Pedikelschraubenimplantation verfügten, versorgt. Das Verhältnis der durchgeführten Operationen zwischen beiden Operateuren war in beiden Gruppen ausgeglichen (90%:10%).

Die demographischen Daten der Patientengruppen können der Tabelle 49.1 entnommen werden.

Die Abbildung 49.1 zeigt die Verteilung der Pedikelschrauben auf die einzelnen Wirbelkörper. In der konventionellen Gruppe wurden Schrauben von Th5 bis S1 und in der computerassistierten Gruppe Schrauben von Th2 bis S1 gesetzt.

### Methoden

Hinsichtlich der allgemeinen Operationsvorbereitung gab es zwischen beiden Gruppen keine prinzipiellen Unterschiede. Die computerassistierte Gruppe wurde zusätzlich einem Spiral-CT unterzogen, das für die virtuelle Rekonstruktion der anatomischen Zielstruktur Verwendung fand. Die Spiral-CTs wurden im Niedrigenergiemodus mit einer Scandichte von 1 mm angefertigt. Entsprechend der geplanten Operation wurde der zu operierende Wirbelsäulenabschnitt eingelesen. Trotz der relativ hohen Scandichte wird durch den Niedrigenergiemodus die Strahlenbelastung des Patienten limitiert, andererseits erlaubt die dennoch gute Auflösung eine ausreichende Kontrastierung der knöchernen Strukturen, die für den Vorgang der Rekonstruktion des virtuellen Abbildes unerlässlich ist. Die Datenrekonstruktion erfolgte nach Überspielung des Datensatzes in die Workstation des Navitrack-Systems durch den Operateur. Der Algorithmus der Rekonstruktion ist durch die Software vorgegeben und besteht aus folgenden Schritten:

– Markierung der knöchernen Strukturen und Elimination störender Weichteil- und Knochenanteile,
– 3D-Rekonstruktion des Zielobjektes,
– Segmentation des 3D-Objektes und Belegung mit fünf Referenzpunkten.

Auf die Einzelheiten der Rekonstruktion soll nicht näher eingegangen werden. Die Besetzung des virtuellen Objekts mit den Referenzpunkten dient der intraoperativen Lokalisation der Zielstruktur hinsichtlich der aktuellen Lage im Raum. Somit kann auf ein Surface-Matching, wie bei anderen Systemen üblich, verzichtet werden.

Intraoperativ werden zunächst nach Hochfahren des Computers die Instrumente eingelesen. Da das System über eine elektromagnetische Ankoppelung verfügt, bietet es gegenüber anderen Systemen den Vorteil, dass auch ein navigationsfähiger Schraubendreher verwendet werden kann. Die Instrumente befinden sich in einem Magnetfeld mit keulenförmiger Ausdehnung über dem Operationssitus. Die Sende-/Empfängerspule wird entsprechend der Operationshöhe platziert. Während der Navigation werden die mit Inducern besetzten Instrumente im Magnetfeld bewegt und vom System permanent mit einer Frequenz von 24 Bildern/Sekunde eingelesen. Somit erfolgt die Darstellung der Instrumente auf dem Monitor praktisch in Echtzeit. Ferromagnetische Eigenschaften der Anästhesiegeräte, der Instrumententische und des Operationstisches entwickeln aufgrund der selektiven Ausrichtung des Magnetfeldes keine Störungen. Es muss lediglich darauf geachtet werden, dass sich während der Navigation keine ferromagnetischen Instrumente im aktiven Magnetfeld befinden, da diese zwar nicht zu Bildabbrüchen führen, jedoch die exakte Darstellung der virtuellen Instrumente beeinflussen.

Die postoperative Lagekontrolle der Pedikelschrauben erfolgte durch kernspintomographische Darstellung der Schraubenauslöscheffekte in Transversal- und Sagittalschnitten (1,0 Tesla Philips Gyroscan bzw. 1,5 Tesla Siemens Magnetom Vision). Hierzu wurden in den Transversalschnitten protonen- und T1-gewichtete Turbo-Spin-Echosequenzen und in den Sagittalschnitten T1- und T2-gewichtete Spin-Echosequenzen genutzt. Da die Schrauben im MRT nicht direkt abgebildet werden, sondern ein „Schraubenschatten" entsteht, der im Regelfall etwas größer als der reale Durchmesser der Schraube ist, wurden die Schraubenschatten bei bekanntem Durchmesser der jeweils verwendeten Schraube auf Realgröße rückgerechnet. Anhand der Schnittebenen erfolgte die Lagezuordnung der Schrauben in zentral, medial, lateral, kaudal und kranial, wobei die ermittelten Lagen folgenden Rängen zugeordnet wurden:

- Rang 1: intrapedikulär,
- Rang 2: Kortikalisalteration,
- Rang 3: Kortikalisperforation bis 2 mm,
- Rang 4: Kortikalisperforation über 2 mm bis 4 mm,
- Rang 5: Kortikalisperforation >4 mm.

Ausschließlich intrapedikulär platzierte Schrauben wurden als exakt platziert bewertet, alle übrigen Schrauben wurden entsprechend der Rangeinteilung als fehlplatziert eingruppiert. Zusätzlich erfolgte eine Differenzierung der Schraubenlage im Seitenvergleich und hinsichtlich der Richtung der Fehlplatzierung. Zudem wurde die Fehlplatzierungsrate getrennt für thorakale und lumbosakrale Schrauben ermittelt. Die Ermittlung der Schraubenlage erfolgte für beide Patientengruppen separat. Anschließend wurden die Gruppen unter Berücksichtigung der unterschiedlichen Anzahl an Schrauben statistisch aufgearbeitet und verglichen.

Um die klinische Konsequenz von Schraubenfehllagen zu bewerten, wurden alle Patienten präoperativ, unmittelbar postoperativ und sechs Monate postoperativ neurologisch untersucht. Entsprechend Yuans [34] Kohortenstudie wurden die erhobenen Daten als Normalbefund, inkomplettes oder komplettes Defizit und entsprechend der Qualität des Defizits (sensibel, motorisch oder sensomotorisch) den entsprechenden Versorgungshöhen des Myelons bzw. der Cauda equina zugeordnet. Zudem erfolgte eine Unterteilung in passagere und persistierende Defizite.

Die statistische Auswertung der Ergebnisse umfasste folgende Verfahren:
- Die konfirmatorische Analyse fehlpositionierter Pedikelschrauben in der Gruppe eines der jeweils untersuchten Verfahren erfolgte mittels des für den Zweistichprobenfall ordinal skalierter Daten relevanten Wilcoxon-Tests.
- Der Vergleich der beiden Gruppen (konventionell vs. computerassistiert) wurde unter Verwendung des für den Zweistichprobenfall relevanten u-Tests nach Mann und Whitney für verteilungsfreie unabhängige Daten durchgeführt.

Entsprechend den Patientengruppen wurden Fehlplatzierungen hinsichtlich ihrer Häufigkeit auf die Gesamtzahl implantierter Schrauben bezogen ausgewertet und entsprechend dem Signifikanzniveau herausgestellt.

## Ergebnisse

### Übersicht über Schraubenfehlplatzierungen

Bei Bewertung der konventionellen Gruppe (100 Patienten mit insgesamt 544 Pedikelschrauben) wurden unter Einschluss der Schrauben mit Kortikalisalteration (Rang 2) 84 Schrauben als fehlplatziert bewertet. Dies entspricht einer Fehlplatzierungsrate von 15,4%. In der computerassistierten Gruppe (100 Patienten mit insgesamt 620 Schrauben) waren unter denselben Kriterien 30 Schrauben als fehlplatziert zu bewerten, was einer Rate von 4,8% entspricht. Statistisch ergibt sich ein signifikanter Unterschied zwischen beiden Gruppen (p<0,001; Mann-Whitney-u-Test).

Die vergleichende Betrachtung zeigte für die thorakale Wirbelsäule 8/70 fehlplatzierte Schrauben in der konventionellen und 5/112 fehlplatzierte Schrauben in der computerassistierten Gruppe. Die entspricht einem prozentualen Verhältnis von 11,4% in der konventionellen zu 4,2% in der computerassistierten Gruppe. Obwohl ein signifikanter Unterschied (p<0,4) nicht nachweisbar ist, besteht dennoch ein deutlicher Unterschied. Verdeutlicht wird dies durch die Tatsache, dass in der konventionellen Gruppe 5/8 Schrauben hinsichtlich der Graduierung der Fehllage den Rängen 3-5 zuzuordnen waren, wohingegen in der computerassistierten Gruppe alle 5 fehlplatzierten Schrauben der Graduierung des Ranges 2 entsprachen.

Von den in der konventionellen Gruppe lumbal und sakral platzierten 474 Schrauben waren 76 fehlplatziert (16%). In der computerassistierten Gruppe betrifft dies 25 von 508 Schrauben (4,0%). Diese Reduktion der Fehlplatzierungsrate ist ebenfalls statistisch signifikant (p<0,001). Die Abbildung 49.2 verdeutlicht diese Ergebnisse.

Neben der Gesamtbetrachtung der Fehlplatzierungsraten war insbesondere die Betrachtung hinsichtlich des Ausmaßes der Fehlplatzierung in den beiden Patientengruppen notwendig. Daher wurden entsprechend der Rangzuordnung 1-5 alle Schrauben hinsichtlich ihrer Abweichung betrachtet, die Richtung der Fehllage wurde dabei nicht berücksichtigt. Die Rangzuordnung der Schrauben beider Patientengruppen kann aus Abbildung 49.3 entnommen werden.

Bei statistischer Auswertung der Schraubenfehllagen ergeben sich die in Tabelle 49.2 dargestellten Ergebnisse.

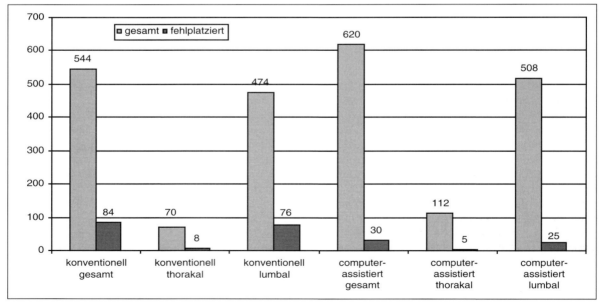

**Abb. 49.2.** Übersicht über die Gesamtanzahl fehlplatzierter Schrauben in beiden Gruppen und Differenzierung thorakaler und lumbaler/sakraler Fehllagen

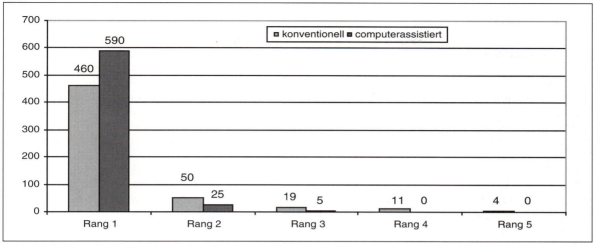

**Abb. 49.3.** Übersicht der Rangzuordnung aller Schrauben

**Tabelle 49.2.** Rangzuordnung fehlplatzierter Schrauben ($n_k$ Schraubenanzahl konventionell; $n_c$ Schraubenanzahl computerassistiert)

| Rangzuordnung | Konventionelle Gruppe ($n_k$) | Computerassistierte Gruppe ($n_c$) | Signifikanzniveau |
| --- | --- | --- | --- |
| Rang 2, Kortikalisalteration | $n_k$=50 (9,2%) | $n_c$=25 (4,0%) | p<0,001 |
| Rang 3, Kortikalisperforation <2 mm | $n_k$=19 (3,5%) | $n_c$= 5 (0,8%) | p<0,003 |
| Rang 4, Kortikalisperforation 2-4 mm | $n_k$=11 (2,0%) | $n_c$= 0 (0,0%) | p<0,004 |
| Rang 5, Kortikalisperforation >4 mm | $n_k$= 4 (0,7%) | $n_c$= 0 (0,0%) | p<0,04 |

Grundsätzlich wird bei dieser Betrachtung deutlich, dass in beiden Gruppen die Häufigkeit erheblicher Fehllagen abnimmt. Jedoch besteht ein deutlicher, in allen Rängen signifikanter Unterschied zwischen der konventionellen und der computerassistierten Gruppe. In Letzterer findet sich keine Fehllage über 2 mm, wohingegen in der konventionellen Gruppe noch 15 fehlplatzierte Schrauben zu beobachten waren. Da die kritische Grenze zum Rezessus bzw. der Nervenwurzel im Bereich von 2-3 mm liegt, kommt diesem Ergebnis eine große Bedeutung zu. Vernachlässigt man die Fehllagen des Ranges 2 (Kortikalisalteration) wird dieses Ergebnis noch deutlicher, da in der konventionellen Gruppe somit 34 Fehllagen und in der computerassistierten Gruppe nur 5 Fehllagen im kritischen Bereich zu eruieren waren. Die prozentualen Verhältnisse betragen somit 6,2% in der konventionellen und 0,8% in der computerassistierten Gruppe und es besteht ebenfalls ein signifikanter Unterschied (p<0,001).

### Richtung und Seitenverteilung der Fehllagen

In der konventionellen Gruppe war eine signifikante Differenz zwischen medialen und lateralen im Vergleich zu kaudalen Fehllagen zu erheben (p<0,004). Zwischen medialen und lateralen Fehllagen bestand eine Gleichverteilung (34/35 Schrauben), 11 Schrauben waren nach kaudal fehlplatziert. Jeweils zwei Schrauben wurden mit einer kombiniert kaudal-medialen und kaudal-lateralen Fehllage gefunden. Kraniale Fehllagen traten in dieser Gruppe nicht auf.

Bei Betrachtung der computerassistierten Gruppe konnten keine statistisch signifikanten Unterschiede zwischen medial (n=13), lateral (n=11) sowie kaudal (n=6) festgestellt werden. Es traten keine kombinierten Fehllagen auf, kraniale Fehllagen waren ebenfalls nicht zu beobachten.

Vergleicht man die Gruppen untereinander, so zeigt sich ein signifikanter Unterschied für mediale (p<0,018) und laterale Fehllagen (p<0,016), bei kaudalen Fehllagen besteht kein signifikanter Unterschied.

Eine differenzierte Aufschlüsselung der jeweiligen Richtungsabweichung im Bereich der thorakalen bzw. lumbosakralen Wirbelsäule ist nur in der konventionellen Gruppe interessant. Lumbosakral kommt es zu einem leichten Überwiegen der medialen (n=33) gegenüber den lateralen Fehllagen (n=28); thorakal dagegen überwiegen die lateralen (n=7) gegenüber den medialen Fehllagen (n=1). Es besteht keine Signifikanz, jedoch lässt sich eine deutliche Tendenz ableiten.

Bei der Betrachtung der Seitenverteilung der Schraubenfehllagen zeigte sich ein weiterer interessanter Aspekt (Abb. 49.4). Offensichtlich kommt es bei auf der linken Seite fehlplatzierten Schrauben in der konventionellen Gruppe zu einem Überwiegen der lateralen Fehllagen, wohingegen bei rechtsseitig fehlplatzierten Schrauben ebenfalls in der konventionellen Gruppe die medialen Fehllagen dominieren. Zwischen rechts-medialen und links-medialen Fehllagen besteht in dieser Gruppe ein signifikanter Unterschied (p<0,001), ebenso besteht ein signifikanter Unterschied für die Anzahl links-lateraler und links-medialer Fehllagen dieser Gruppe (p<0,016).

In der computerassistierten Gruppe hingegen herrscht zwischen den Fehllagerichtungen und der Seitenverteilung ein ausgeglichenes Verhältnis.

Bei der getrennten Betrachtung der Fehllagerichtung und Zuordnung der Seite für die thorakale und lumbosakrale Wirbelsäule zeigte sich in der computerassistierten Gruppe grundsätzlich kein wesentlicher Unterschied. Jedoch bestand in der konventionellen Gruppe im Bereich der thorakalen Wirbelsäule eindeutig ein Trend zu links-lateralen Fehllagen (n=5). Lumbosakral zeigt sich ein signifikanter Unterschied zwischen rechts-medial (n=27) und rechts-lateral (n=12; p<0,032) als auch zu links-medial (n=6; p<0,001). Links wurden die Schrauben signifikant häufiger nach lateral (n=16) als nach medial fehlplatziert.

### Klinisch neurologische Befunde in Beziehung zu Schraubenfehllagen

Zur Beurteilung der fehllageassoziierten neurologischen Komplikationen wurden zunächst für beide Gruppen der prä- mit dem postoperativen neurologischen Status verglichen. Um größtmögliche Objekti-

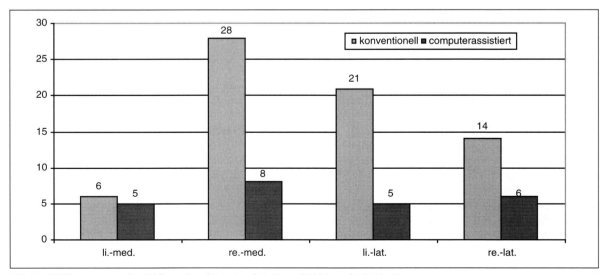

**Abb. 49.4.** Differenzierung der Fehllagen kombiniert nach Seite und Richtung für beide Gruppen

vität zu erreichen, sind zunächst die qualitativen Veränderungen betrachtet und mit den jeweilgen Schraubenlagen verglichen worden. Die Befunde wurden in die Rubriken gleichbleibend, verbessert und verschlechtert differenziert.

In der konventionellen Gruppe zeichnete sich somit folgendes Bild ab: Im Vergleich prä-/postoperativ kam es in 76 Fällen zu keiner neurologischen Änderung, bei 17 Fällen fand sich eine Verbesserung und bei sieben Patienten war eine Verschlechterung festzustellen. In sechs Fällen korrelierte die Verschlechterung mit Schraubenfehllagen, drei Schrauben waren zwischen 2-4 mm medialisiert, eine Schraube 2-4 mm medialkaudal fehlplatziert, eine Schraube über 4 mm medialisiert und eine Schraube 2-4 mm lateralisiert. In einem Fall einer neurologischen Verschlechterung konnte eine streng intrapedikuläre Schraubenlage festgestellt werden, offensichtlich kam es im Rahmen der zusätzlichen Spinalkanalrevision zu einer Wurzelschädigung. Somit ergibt sich eine fehllageassoziierte neurologische Komplikationsrate von 6%. Nachdem 5/6 fehlplatzierten Schrauben umgesetzt wurden (ein Patient lehnte die Revisionsoperation ab), kam es in vier Fällen im zeitlichen Verlauf zu einer Verbesserung, in einem Fall persistierte das Defizit. Die neurologische Untersuchung nach sechs Monaten erbrachte neben den vier Verbesserungen nach Schraubenumsetzung zwei weitere Verbesserungen bei Patienten ohne Fehllagen, sechs Patienten waren zum Untersuchungszeitpunkt verstorben.

Die computerassistiert operierte Gruppe wies in 72 Fällen keine Veränderung des neurologischen Ausgangsbefundes auf, in 23 Fällen kam es zu einer Verbesserung und in fünf Fällen zu einer Verschlechterung. Nur in einem dieser Fälle war die Wurzelalteration mit einer 0-2 mm medialisierten Schraube zu erklären. In den anderen Fällen handelte es sich einmal um die Komplettierung eines vorbestehenden hochgradigen Querschnittsyndroms bei Metastase eines Prostatakarzinoms, einmal kam es nach Wirbelkörperresektion wegen einer destruierenden Spondylodiszitis thorakal zu einem Arteria-spinalis-anterior-Syndrom, einmal trat die neurologische Verschlechterung im Rahmen einer tiefen Wundinfektion mit Implantatlockerung und nachfolgender Wurzelkompression auf und in einem Fall kam es bei einem mehrfach bandscheibenvoroperierten Patienten mit erheblicher epiduraler Fibrose zu einem Seitenwechsel eines vorbestehenden sensiblen Radikulärsyndroms. Somit ist in der computerassistierten Gruppe eine Fehllage klinisch relevant und die Komplikationsrate beträgt somit schraubenassoziiert 1%. Der Patient verzichtete jedoch auf eine Revision der Schraubenlage, da er beschwerdefrei war. Nach sechs Monaten waren in der computerassistierten Gruppe zwei Patienten verstorben. Bei weiteren drei Patienten kam es im Verlauf zu einer Besserung der neurologischen Befunde, ansonsten traten keine Änderungen auf.

## Kritische Wertung der Ergebnisse

Die vorliegende Arbeit unterscheidet sich von den bisher veröffentlichten Publikationen im Wesentlichen in drei Punkten:
- Es erfolgt der Vergleich des bisher in der Literatur größten Patientenkollektivs.
- Die Schraubeninsertion unter Computerassistenz wurde mit einem Navigationssystem mit elektromagnetischer Ankoppelung durchgeführt.
- Die Bewertung der Schraubenlage erfolgte mittels MRT.

Dennoch sind auch im Kontext mit der bisher vorliegenden Literatur verschiedene Schlussfolgerungen ableitbar. Zunächst kann grundsätzlich ausgesagt werden, dass mittels Computerassistenz bei vergleichbaren Kollektiven im Gegensatz zur konventionellen Schraubenplatzierung eine signifikante Senkung der Fehlplatzierungsrate möglich ist. So konnten wir zeigen, dass in der computerassistierten Gruppe 4,8% Fehlplatzierungen im Gegensatz zu 15,4% Fehlplatzierungen in der konventionellen Gruppe auftraten. Es sei an dieser Stelle darauf verwiesen, dass die insgesamt hoch anmutende Zahl von Fehlplatzierungen durch die harte Rangeinteilung der MRT-Bewertung entsteht, da auch Schrauben, die eine Kortikalsalteration aufweisen, als fehlplatziert bewertet wurden. Somit besteht keine direkte Vergleichsmöglichkeit mit den Angaben aus der Literatur, da meist Schrauben erst ab einer Kortikalsperforation als fehlplatziert angegeben wurden [15, 18, 23, 28]. Rechnet man in unseren Kollektiven die Kortikalsalterationen heraus, da diese in Übereinstimmung mit der Literatur im Regelfall keine neurologischen Schäden verursachen können, so ergibt sich für die konventionelle Gruppe eine Fehlplatzierungsrate von 6,2% vs. 0,8% in der computerassistierten Gruppe. Auch hier besteht eine deutliche Signifikanz. Klinisch neurologisch zeigte sich, dass in der konventionellen Gruppe in 6% relevante Fehllagen auftraten, in der computerassistierten Gruppe jedoch nur in 1% der Fälle in Form eines dezenten motorischen Radikulärsyndroms (inkomplette Musculusextensor-hallucis-longus-Parese ohne Schmerzkomponente). Hinsichtlich der Bewertung der Schraubenlage hat sich die MRT-Beurteilung, wie schon in anderen Arbeiten dokumentiert [8, 26, 30], bewährt. Grundsätzlich ist jedoch immer in Rechnung zu stellen, dass die Bestimmung der Schraubenlage in allen vorgelegten Studien aus logistischen Gründen ausschließlich postoperativ nach vollendeter Instrumentation erfolgte. Inwieweit durch die Manipulation im Rahmen der Montage kortikale Alterationen oder Perforationen auftreten, die dann als Schraubenfehllagen interpretiert werden müssen, bleibt somit spekulativ. Die dokumentierten Zahlen untermauern jedoch eindeutig den bisherigen Trend der Literatur, dass durch die Computerassistenz eine eindeutige Senkung der Fehlplatzierungsrate von Pedikelschrauben auch bei erfahrenen Operateuren möglich ist. Des Weiteren konnten wir zeigen, dass im Vergleich zur konventionellen Insertionstechnik in der computerassistierten Gruppe keine Fehllagen über 2 mm auftraten. Da der anatomische Grenzbereich mit 2-3 mm von der Pedikelkortikalis zu den neurologischen Strukturen ausgewiesen ist [14, 17, 20, 29, 31, 32], kommt der Computerassistenz somit eine hohe Sicherheit zu.

Ein weiterer, bisher in der Literatur nicht diskutierter Effekt zeigte sich bei der Analyse der Seitverteilungen der Fehllagen. Die signifikante Dominanz linkslateraler und rechtsmedialer Schraubenfehllagen in der konventionellen Gruppe ist unserer Meinung nach auf die Operationsmethodik zurückzuführen. Grundsätzlich stand der Operateur auf der linken Seite des Patienten und hatte somit eine sehr gute Einsicht in den linksseitigen, jedoch nicht immer in den rechtsseitigen Pedikelabgang. Weiterhin interessant ist, dass dieser offensichtlich methodische Fehler durch die Verwendung des Navigationssystems vollständig vermeidbar war.

Augenscheinlich kann mit der CT-Daten-basierten virtuellen Rekonstruktion eine hohe intraoperative Präzision erreicht werden. Jedoch ist es mit den Daten der vorliegenden Arbeit nicht möglich, die exakt erreichte Präzision des Systems zu bestimmen. Hierzu wäre ein methodisch unterschiedlicher Studienansatz notwendig.

## Schlussfolgerungen

In der Darstellung und Auswertung der erhobenen Daten wird deutlich, dass die computerassistierte Schraubenplatzierung auch bei erfahrenen Operateuren zu einer signifikanten Senkung der Schraubenfehllage führen kann. Parallel kommt es auch zu einer Senkung neurologischer Komplikationen. Die vorgelegten Ergebnisse sind mittels eines Navigationssystems mit intraoperativ elektromagnetischer Ankoppelung erzielt worden. Es kann eingeschätzt werden, dass die Resultate mit denen aus Studien optoelektronischer Systeme vergleichbar sind. Somit spielt es für die Erhöhung der Operationssicherheit augenscheinlich keine Rolle, welcher Übertragungsweg Verwendung findet. Aus unserer Sicht ergeben sich jedoch bei dem von uns verwendeten System Vorteile im intraoperativen Handling, da der gesamte Aufbau weniger Umfang als bei optoelektronischen Systemen erfordert und grundsätzlich mehrere, auch rotierende Instrumente gleichzeitig angewendet werden können. Nachteilig ist, dass während der Navigation keine ferromagnetischen Instrumente in den Bereich des Magnetfeldes gebracht werden dürfen, da es zu Abbildungsverfälschungen kommt.

Grundsätzlich kann in Übereinstimmung mit der Literatur ausgesagt werden, dass die Verwendung eines Navigationssystems zu einer Senkung der Fehlplatzierungsrate von Pedikelschrauben führt und es auch zu einer Senkung neurologischer Komplikationen kommt, somit also die Sicherheit für den Operateur und den Patienten zunimmt. Vor dem Hintergrund juristischer und versicherungsrechtlicher Aspekte handelt es sich beim Einsatz eines Navigationssystems nach den vorliegenden Ergebnissen nicht um eine wirkungsvolle Öffentlichkeitsdarstellung. Jedoch wird der breite Einsatz der Systeme derzeit noch durch die relativ hohen Anschaffungskosten und das begrenzte Einsatzspektrum limitiert. Somit gilt die Aufforderung an die Industrie, in Zusammenarbeit mit den Anwendern nach Lösungsansätzen für einen breiten, modularen Einsatz mit weiter vereinfachten technischen Abläufen zu suchen. Der eingeschlagene Weg in das Zeitalter der computerassistierten Chirurgie scheint bezüglich der Navigationssysteme richtig zu sein, befindet sich jedoch noch am Anfang. Die Systeme sollen und können den Chirurgen nicht ersetzen, sie sollen ihn ergänzen.

# Literatur

1. Amiot LP, Labelle H, DeGuise JA, Sati M, Brodeur P, Rivard CH (1995) Computer-assisted pedicle screw fixation. Spine 20 (10): 1208-1212
2. Amiot LP, Lang K, Putzier M, Zippel H, Labelle H (2000) Comparative results between conventional and computer-assisted pedicle screw installation in the thoracic, lumbar and sacral spine. Spine 25 (5): 606-614
3. Berlemann U, Langlotz F, Langlotz U, Nolte LP (1997) Computerassistierte Orthopädische Chirurgie. Orthopädie 26: 463-469
4. Berlemann U, Monin D, Arm E, Nolte LP, Ozdoba C (1997) Planning and insertion of pedicle screws with computer assistance. J Spinal Dis 10(2): 117-124
5. Carl AL, Khanuja HS, Sachs BL et al. (1997) In vitro simulation: early results of stereotaxy for pedicle screw placement. Spine 22 (10): 1160-1164
6. Castro WHM, Halm H, Jerosch J, Malms J, Steinbeck J, Blasius S (1996) Accuracy of pedicle screw placement in lumbar vertebrae. Spine 21 (11): 1320-1324
7. Davne SH, Myers DL (1992) Complications of lumbar spine fusion with transpedicular instrumentation. Spine 17 (6 Suppl): 184-189
8. Ebraheim NA, Rupp RE, Savolaine ER, Brown JA (1995) Posterior plating of the cervical spine. J Spinal Disord 8 (2): 111-115
9. Esses SI, Sachs BL, Dreyzin V (1993) Complications associated with the technique of pedicle screw fixation. Spine 18 (15): 2231-2239
10. Gertzbein SD, Robbins SE (1990) Accuracy of pedicular placement in vivo. Spine 15 (1): 11-14
11. Glossop ND, Hu R (1997) Assessment of vertebral body motion during spine surgery. Spine 22 (8): 903-909
12. Glossop ND, Hu RW, Randle JA (1996) Computer-aided pedicle screw placement using frameless stereotaxis. Spine 21 (17): 2026-2034
13. Halm J, Liljenqvist U, Link T, Jerosch J, Winkelmann W (1996) Computertomographische Lagekontrolle von Pedikelschrauben in der Skoliosechirurgie. Z Orthop Ihre Grenzgeb 134: 492-497
14. Jerosch J, Malms J, Castro WHM, Wagner R, Wiesner L (1992) Lagekontrolle von Pedikelschrauben nach instrumentierter dorsaler Fusion der Lendenwirbelsäule. Z Orthop Ihre Grenzgeb 130: 479-483
15. Kalfas ICH, Kormos DW, Murphy MA et al. (1995) Application of frameless stereotaxy to pedicle screw fixation of the spine. J Neurosurg 83 (4): 641-647
16. Kamimura M, Ebara S, Itoh H, Tateiwa Y, Kinoshita T, Takaoka K (1999) Accurate pedicle screw insertion under the control of a computer-assisted image guiding system: laboratory test and clinical study. J Orthop Sci 4: 197-206
17. Kothe R, O´Holleran JD, Liu W, Panjabi MM (1996) Internal architecture of the thoracic pedicle. Spine 21 (3): 264-270
18. Laine T, Schlenzka D, Mäkitalo K, Tallroth K, Nolte LP, Visarius H (1997) Improved accuracy of pedicle screw insertion with computer-assisted surgery. Spine 22 (11): 1254-1258
19. Liljenqvist UR, Halm HFH, Link TM (1997) Pedicle screw instrumentation of the thoracic spine in idiopathic scoliosis. Spine 22 (19): 2239-2245
20. Louis R (1985) Die Pedikuli der Wirbel. In: Die Chirurgie der Wirbelsäule. Springer, Berlin Heidelberg New York Tokyo, S 82-84
21. Marmulla R, Hilbert M, Niederdellmann H (1997) Inherent precision of mechanical, infrared and laser-guided navigation systems for computer-assisted surgery. J Cranio-Maxillofacial Surg 25(4): 192-197
22. Mendenhall S (1997) _. Orthopaedic Network News 8:1-4
23. Merloz P, Tonetti J, Eid A et al. (1997) Computer assisted spine surgery. Clin Orthop 337: 86-96
24. Nolte L, Zamorano L, Arm E, Visarius H, Berlemann U, Schwarzenbach O (1996) Image-guided computer-assisted spine surgery: a pilot study on pedicle screw fixation. Stereotact Funct Neurosurg 66 (1-3): 108-117
25. Nolte LP, Zamorano LJ, Jiang Z, Wang Q, Langlotz F, Berlemann U (1995) Image-guided insertion of transpedicular screws. Spine 20 (4): 497-500
26. Ortiz O, Pait TG, McAllister P, Sauter K (1996) Postoperative magnetic resonance imaging with titanium implants of the thoracic and lumbar spine. Neurosurgery 38 (4): 741-745
27. Schultz KP, Kotz R (Stellungnahme) (1996) Wird die instrumentierte Pedikelfixation an der Lendenwirbelsäule zu großzügig eingesetzt? – Gedanken zur Indikation. Z Orthop Ihre Grenzgeb 134: 472-479
28. Schwarzenbach O, Berlemann U, Jost B et al. (1997) Accuracy of computer-assisted pedicle screw placement. Spine 22 (4): 452-458
29. Sjöström L, Jacobsson O, Karlström G, Pech P, Rauschning W (1993) CT analysis of pedicles and screw tracts after implant removal in thorakolumbal fractures. J Spinal Disord 6 (3): 225-231
30. Thalgott JS, Kabins MB, Timlin M, Fritts K, Giuffre JM (1997) Four year experience with the ao anterior thorakolumbar locking plate. Spinal Cord 35: 286-291
31. Vaccaro AR, Rizzolo SJ, Allardyce TJ, Ramsey M, Salvo J, Balderston RA, Cotler JM (1995) Placement of pedicle screws in the thoracic spine — part i: morphometric analysis of the thoracic vertebrae. J Bone Joint Surg 77-A (8): 1193-1199
32. Vaccaro AR, Rizzolo SJ, Balderston RA, Allardyce TJ, Garfin SR, Dolinskas C, An HS (1995) Placement of pedicle screws in the thoracic spine – part ii: an anatomical and radiographic assessment. J Bone Joint Surg 77-A (8): 1200-1206
33. West JL, Bradford DS, Ogilvie JW (1991) Results of spinal arthrodesis with pedicle screw-plate fixation. J Bone Joint Surg 73-A (8): 1179-1184
34. Yuan HA, Garfin SR, Curtis AD, Mardjetko SM (1994) A historical cohort study of pedicle screw fixation in thoracic, lumbar and sacral spinal fusions. Spine 19 (20 Suppl): 2279-2296

# VII Navigation: Spezielle Indikationen

# Computernavigierte Anbohrung der osteochondralen Läsion am Talus (OLT) mit dem *Sofamor-Danek-System*

R.E. Rosenberger, C. Hoser, R.J. Bale, C. Fink

## Einleitung

Die Problematik der operativen Behandlung symptomatischer osteochondraler Talusläsionen (OLTs) ist häufig durch die schwierige Erreichbarkeit der Läsion gegeben [12, 16]. Während anterolaterale Läsionen einer arthroskopischen Behandlung gut zugänglich sind, ist die arthroskopische Versorgung dorsomedial gelegener Läsionen deutlich schwieriger [6, 17]. Bei offenen Operationsverfahren sind diese Läsionen meist nur mittels Innenknöchelosteotomie erreichbar.

Obwohl sich arthroskopische und offene Operationstechniken im Detail unterscheiden, sind die Behandlungsprinzipien von OLTs sehr ähnlich [11]. Sie beinhalten einerseits meist ein Débridement des chondralen Anteils und andererseits Methoden, die die Revaskularisierung eines nekrotischen Knochenanteiles fördern sollen. Letzteres wird z. B. durch Anbohren der subchondralen Zone angestrebt. Die direkte antegrade Bohrung osteochondraler Läsionen ist vor allem bei den dorsomedial gelegen Läsionen manchmal technisch unmöglich. Eine Modifikation stellen dabei die transmalleolare Bohrung [19] oder die Verwendung spezieller gebogener Bohrer [5] dar. Ein Nachteil aller anterograden Bohrtechniken ist aber, dass bei Läsionen mit intaktem Gelenkknorpel dieser geschädigt wird. Bei der transmalleolaren antegraden Bohrtechnik kommt es zusätzlich zur Verletzung des malleolaren Gelenksknorpels [15].

Danksagung: Die vorliegende Studie wurde von der „Lorenz-Boehler-Gesellschaft – Verein zur Förderung der Forschung auf dem Gebiet der Unfallchirurgie" (Proj. 2/99) großzügig unterstützt.

Aufgrund dieser Problematiken werden deshalb von einigen Autoren retrograde Bohrtechniken favorisiert [6, 17]. Die komplexe Anatomie des Talus macht aber eine exakte retrograde Bohrung, die den Gelenksknorpel nicht perforiert, technisch anspruchsvoll und Fehlbohrungen sind trotz Kontrolle mit Röntgenbildverstärkern häufig. Zielgeräte, ähnlich den Zielinstrumentarien zur Tunnelplatzierung bei vorderer Kreuzbandplastik, sind zwar hilfreich, da Läsionen aber arthroskopisch gelegentlich nur schwer zu lokalisieren sind, auch nicht immer anwendbar.

Die im Folgenden dargestellte Technik der computerassistierten retrograden Bohrung versteht sich nicht als eigenständige Methode, sondern ist eine Weiterentwicklung bereits bestehender Techniken. Sie dient dazu, einen Bohrstift korrekt in das Zentrum der Läsion zu legen. Dieser kann dann entweder mit einem Hohlbohrer überbohrt und der Defekt mit Spogiosa aufgefüllt werden [17] oder es können mittels Parallelbohrhülsen weitere Bohrungen in einen nekrotischen Knochenherd gelegt werden.

## Material und Methoden

Eine Voraussetzung für die Anwendung computerunterstützter Navigationssysteme ist die Übertragbarkeit eines Patientenbilddatensatzes (CT oder MRI) auf den realen Patienten. Um dies zu ermöglichen, werden zur Bildgebung (CT oder MRI) Marker mitverwendet, die es später dem Navigationssystem ermöglichen, diese Beziehung herzustellen. Da Versuche mit einfachen, aufklebbaren Hautmarkern nicht die gewünschte Präzision [20] erbrachten, werden heute in der Unfallchirurgie und Orthopädie zumeist invasive Marker (am

Knochen fixiert) verwendet [7, 8, 13, 19]. Mit diesen Markern ist zwar eine exakte Datensynchronisierung möglich, sie bedingen aber einen zusätzlichen operativen Eingriff. Da uns dies zumindest im Falle der Behandlung einer OLT für den Patienten nicht zumutbar erschien, wurde an unserer Klinik eine spezielle Fixationstechnik entwickelt, die beide Vorteile, Noninvasivität und Präzision vereinigt [1]. Zudem war es unser Ziel, den intraoperativen Aufwand so gering wie möglich zu halten. Dies wurde durch Verwendung einer speziellen, justierbaren Zielvorrichtung gewährleistet, durch die die Verwendung des Navigationssystems auf die präoperative Planungsphase beschränkt werden kann [1].

Die im Folgenden im Detail beschriebenen Schritte von der Fixation bis hin zur eigentlichen Bohrung sind in Abbildung 50.1 kurz zusammengefasst.

### Nichtinvasive Fixierung des Sprunggelenkes

Die Fixationsvorrichtung (FISCOFIX-Schale) dient einerseits der reproduzierbaren Fixation des Sprunggelenkes, ermöglicht andererseits die Fixation der zur Registrierung benötigten Referenzpunkte und basiert auf einem individuell angepassten elastischen Fiberglasgewebe (STS Copy-Sock, Götz Gmbh & Co, Göppingen, Deutschland), das wie ein Strumpf über den Fuß gezogen wird.

Nach der (leicht durchführbaren) Abnahme des ausgehärteten Strumpfes wird das Modell an der Außenseite mit mehreren Lagen Scotchcast (3 M Health Care, St. Paul, MN, USA) versteift und ein Plexiglaskonnektor angewickelt. Der Plexiglaskonnektor hält durch eine normierte Steckverbindung die FISCOFIX-Schale an der Basisplatte in einer eindeutig definierten Position. Nach Aushärtung des Scotchcast-Materials wird die Schale mit einer oszillierenden Säge in zwei Hälften geteilt und strahlendichte Marker (Philips Medical Systems, Best, Niederlande) nahe des Läsionsbereiches asymmetrisch auf die Schalenoberfläche geklebt.

Die beiden Schalenhälften werden während der Bildgebung und der operativen Phase mit Klettverschlussbändern am Patienten sowie während der Registrierung und dem Navigationsverfahren im SIP-Labor (ohne Patient) aneinander fixiert.

### Bildgebung (CT)

Für die Erstellung des CT-Bilddatensatzes wird die untere Extremität des Patienten in der FISCOFIX-Schale positioniert. Über das lokale Netzwerk erfolgt der Bilddatensatztransfer online auf das im SIP-Lab stationierte Sofamor-Danek-Navigationssystem.

### 3D-Rekonstruktion und Planung des Pfades

Für diese Studie wird das auf einem optischen Positionenmesssystem (OPMS) basierende Sofamor-Danek-System „StealthStation" (Sofamor Danek, Memphis, TN, USA) verwendet [14, 20]. Zur Operationsplanung können Schnittbilder der koronaren, sagittalen und axialen Hauptachse und ein rotierbares 3D-Objekt herangezogen werden. Die bis zu 400%ige Bildvergrößerung und die Darstellung in drei Schnittebenen ermöglichen eine exakte Definition von Ziel- und Eintrittspunkt der geplanten Bohrung.

### Registrierung

Im stereotaktischen Planungslabor wird in Abwesenheit des Patienten die geschlossene FISCOFIX-Schale an der Basisplatte in definierter Position repositioniert. Im anschließenden Registrierungsverfahren wird der Bilddatensatz „Sprunggelenk samt FISCOFIX-Schale" mit dem realen Objekt „FISCOFIX-Schale" mit Hilfe der Marker an der Schalenoberfläche abgestimmt (Abb. 50.2).

1. Fixation
2. Bildgebung
3. Planung
4. Registrierung
5. Zielen
6. Operation    OP

Abb. 50.1. SIP Lab, Innsbruck, Konzept: Die Schritte 1-5 erfolgen präoperativ, die Schritte 3-5 werden ohne Anwesenheit des Patienten im Planungslabor durchgeführt

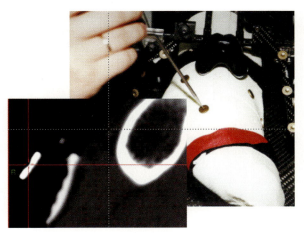

**Abb. 50.2.** Der jeweils am CT-Datensatz (virtuell) des Navigationssystems ausgewählte Marker wird an der Schale (real) mit der Spitze, eines mit Dioden versehen Registrierungsstabes abgetastet. Über das optische Erkennungssystem des Navigationssystems wird so der virtuelle Datensatz mit dem realen Objekt synchronisiert

ment dieser Zielvorrichtung ist eine ringförmig gefasste, frei bewegliche Metallkugel mit einem zentralen Kanal zur Aufnahme verschiedener Führungshülsen. Diese Metallkugel ist durch eine Feststellschraube fixierbar. Die Kugel ist am Ende eines in allen Raumrichtungen beweglichen und arretierbaren Armes montiert, der ebenso wie die FISCOFIX-Schale an der Kohlefaserbasisplatte reproduzierbar fixiert werden kann.

Mit Hilfe des Navigationssystems wird die Zielvorrichtung so arretiert, dass der Bohrstift entlang des geplanten Pfades (von Eintrittspunkt zu Zielpunkt) geführt werden kann. Abschließend wird die exakte Länge der geplanten Bohrung vom Navigationssystem errechnet.

Im Bereich des geplanten Hauteintrittspunktes des Bohrstiftes wird ein Areal von 3 cm im Durchmesser aus der Schale ausgefräst. Die fest arretierte Zielvorrichtung und die FISCOFIX-Schale werden abmontiert und anschließend zusammen mit der Basisplatte, den Montageschrauben sowie den Klettverschlussbändern gassterilisiert.

### Justieren der Zielvorrichtung

Für den Zielvorgang wird die speziell entwickelte Zielvorrichtung Easy Taxis (Philips Medical Systems Nederland BV, Best, Niederlande) [8] verwendet. Zentrales Ele-

### Bohrung

Vor Einleitung der Vollnarkose wird der Patient unter sterilen Bedingungen in der FISCOFIX-Schale reposi-

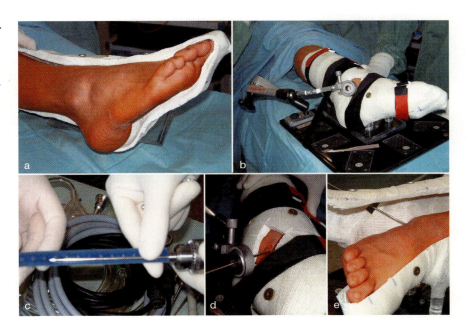

**Abb. 50.3a-e.** Operationsschritte. *a* Nach sterilem Waschen und Abdecken wird die FISCOFIX-Schale zusammengebaut. *b* Schale und arretierte Zielvorrichtung werden an der Carbonplatte befestigt. *c* Der Bohrstift wird in der vorher berechneten Länge ins Bohrfutter eingespannt. *d* Nach Einstecken der Führungshülse erfolgt die Bohrung. *e* Abschließend wird die Fixation abgebaut

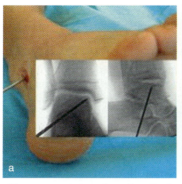
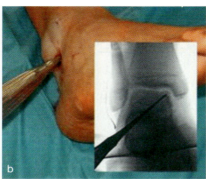
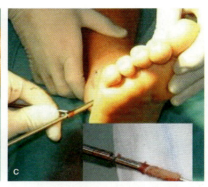

**Abb. 50.4a–c.** Die Lage des Bohrstiftes kann mit dem Röntgenbildverstärker kontrolliert werden, anschließend werden komplexere Operationsschritte (z. B. Anfrischen der nekrotischen Knochenläsion mit einer abgewinkelten Kürette, Parallelbohrungen oder Einbringen eines aus dem Kalkaneus gewonnen Spongiosazylinders) angeschlossen

tioniert. Die FISCOFIX-Schale und die vorjustierte Zielvorrichtung werden an der Basisplatte befestigt und so die eindeutige Verbindung wiederhergestellt (Abb. 50.3).

Der Bohrstift wird dem errechneten Abstand „Zielvorrichtung – Zielpunkt" entsprechend in das Jacobsfutter eingespannt. Dadurch wird eine zu tiefe Bohrung durch mechanischen Anschlag des Futters an der Zielvorrichtung verhindert. Nach Vorbohren wird der Stift aus dem Bohrer ausgespannt und in seiner Position belassen, die Zielvorrichtung demontiert. Die Lage des Bohrstiftes wird mit dem Röntgenbildverstärker kontrolliert. In weiterer Folge wird eine Arthroskopie des oberen Sprunggelenks durchgeführt, um den Zustand des Gelenkknorpels exakt zu beurteilen und die korrekte Bohrstiftlage von intraartikulär zu verifizieren.

Je nach dem diagnostischen Befund (Charakteristik der Läsion) werden nun entweder zusätzliche Bohrungen mittels einer Parallelbohrhülse in die osteonekrotische Läsion gesetzt oder der Bohrstift mit einem kanülierten Bohrer (3,5–5 mm) überbohrt und eine retrograde Spongiosaunterfütterung in der von Conti et al. [6] beschriebenen Technik durchgeführt. Die Läsion wird dabei zuerst mit einer Kürette angefrischt, weitgehend ausgeräumt und anschließend mit einem Spongiosazylinder aus dem Kalkaneus oder der Tibiametaphyse aufgefüllt (Abb. 50.4). Diese Methode erscheint vor allem für zystische Läsionen günstig.

## Ergebnisse

In der Zeit von Dezember 1999 bis Januar 2002 wurden an unserer Abteilung computerassistierte Bohrungen von OLTs bei 17 Patienten durchgeführt.

### Genauigkeit der Zielbohrungen

Wie sich bereits an den ersten (verifizierten) sieben Patienten zeigte, kann die Spitze des präoperativ geplanten Bohrstifts, bei perkutanem retrograden Zugang von lateral, mit einer Genauigkeit von 2,5 ± 1,2 mm platziert werden. In allen siebzehn Fällen wurde die osteochondrale Läsion zentrumsnah getroffen. Die arthroskopische Kontrolle bestätigte zudem, dass kein Stift den talaren Knorpelüberzug verletzte.

### Dauer der Vorbereitung und Operationszeit

Die Erstellung der FISCOFIX-Schale dauerte nach Abschluss der technischen Entwicklung ca. 30 min. Für CT, Datentransfer und Navigation betrug der durchschnittliche Zeitaufwand 45–60 min. Die Anwesenheit des Patienten ist aber nur für das Anfertigen des Fußabdruckes (ca. 10 min) sowie für die Bildgebung (inklusive Positionierung in der Schale ca. 10 min) notwendig.

Im Operationssaal nehmen der Zusammenbau der Schale und das Aufsetzen der Zielvorrichtung 3-5 min in Anspruch. Beides kann aber noch vor Narkoseeinleitung geschehen. Der eigentliche Bohrvorgang samt Abbau der Schale dauert nochmals 2-3 min.

## Klinische Ergebnisse und Komplikationen

Der intra- und postoperative Verlauf war in allen Fällen komplikationslos. Der stationäre Aufenthalt betrug 1,6±0,8 Tage (1-3 Tage).

Aufgrund des kurzen Nachuntersuchungszeitraums können wir derzeit noch keine relevanten klinischen Ergebnisse präsentieren. Es ist aber zu erwarten, dass diese mit den in konventioneller retrograder Technik bereits beschrieben Ergebnissen vergleichbar sind [17].

## Diskussion

Die computerassistierte retrograde Anbohrung von osteochondralen Talusläsionen zeigt sich als sichere und effiziente Methode. Durch gesteigerte Präzision und exakte präoperative Planung können die effektive Operationszeit verkürzt, Fehlbohrungen vermieden und die intraoperative Strahlenbelastung für das Operationsteam verringert werden. Der Einsatz eines computerunterstützten, stereotaktischen Navigationssystems, verbunden mit einer nichtinvasiven Fixationstechnik (FISCOFIX-Schale), ermöglicht die präoperative Justierung einer Zielvorrichtung entsprechend der Operationsplanung. Die intraoperative Verwendung des Navigationssystems ist daher bei dieser Technik nicht notwendig und der zusätzliche apparative Aufwand bleibt minimal. Dies ist ein weiterer positiver Aspekt, der vom Operationspersonal geschätzt wird.

Die gewählten Operationstechniken zur Behandlung von OLTs sind vor allem von Lokalisation, Ausdehnung des nekrotischen Knochenanteils und dem Zustand des Gelenkknorpels abhängig [3, 4, 18]. Während anterograde Bohrtechniken für viele Läsionen als geeignete Methode erscheinen und zu guten klinischen Ergebnissen führen [11], bieten retrograde Bohrtechniken die Vorteile der leichteren Erreichbarkeit dorsal gelegener Läsionen und der Schonung eines noch intakten Gelenkknorpels [6, 17]. Auch im Falle ausgedehnter nekrotischer Knochenanteile oder zystischer Läsionen stellen sie durch die Erweiterbarkeit zu einer retrograden Spongiosaplastik [17] eine gute therapeutische Alternative dar.

Unsere Studie war aber nicht ausgerichtet, Techniken zu vergleichen, sondern die Methodik der retrograden Bohrung von OLTs zu erleichtern und zu präzisieren. Aufbauend auf den positiven Erfahrungen mit diesem computerunterstützten Verfahren sind für die Zukunft auch neue Anwendungen denkbar. So könnte etwa die von Hongody et al. [10] beschriebene Technik der Transplantation von osteochondralen Zylindern aus dem Kniegelenk zur Behandlung von OLTs durch den Einsatz computerunterstützter Technik modifiziert werden. Denkbar ist die retrograde Implantation osteochondraler Zylinder, wobei durch computerunterstützte präoperative Planung, sowohl der Entnahme als auch der Implantation, eine Wiederherstellung der Knorpelkontur der Taluskante erreicht werden sollte. Erste In-vitro-Versuche dazu werden derzeit an unserer Klinik durchgeführt.

Neben den instrumentellen Voraussetzungen setzen computerunterstützte Operationsverfahren eine gute Zusammenarbeit von Radiologen, Technikern und Chirurgen voraus. Gemeinsames Ziel sollte es dabei immer sein, ein komplexes operatives Problem zu erkennen und bei vertretbarem zusätzlichen Aufwand (zeitlich und instrumentell), dieses ohne Risiko für den Patienten optimal zu lösen. Bei entsprechender Teamarbeit beschränkt sich etwa der präoperative Zeitaufwand des Chirurgen, im Falle der computerunterstützten retrograden Bohrung von OLTs, auf die Definition von Eintritts- und Zielpunkt der Bohrung. Durch die nichtinvasive Fixation entsteht für den Patienten bei präziserem Endergebnis keinerlei Mehrbelastung. Der derzeit noch relativ große Aufwand der Anfertigung einer individuellen Fixationsvorrichtung (FISCOFIX-Schale) wird in Zukunft möglicherweise durch eine wiederverwendbare, auf einer Vakuumtechnik basierenden Fixationsmethode [2] deutlich reduziert.

## Fazit für die Praxis

Die computerassistierte retrograde Anbohrung von osteochondralen Talusläsionen zeigt sich als sichere und effiziente Methode. Dem erhöhten präoperativen

Aufwand stehen die Vorteile eines präzisen Bohrvorgangs und einer reduzierten Operationszeit gegenüber. Die Planung des Eingriffs unter Verwendung dreidimensionaler Datensätze (CT oder MR) ermöglicht zudem die exakte Übertragung des diagnostischen Befundes auf die intraoperative Situation. Es ist außerdem zu erwarten, dass diese technischen Voraussetzungen es möglich machen, in Zukunft neue komplexere Operationstechniken zur Behandlung von OLTs zu entwickeln und zu verwirklichen (z. B. retrograde osteochondrale Transplantation). Die computerassistierte Chirurgie hilft, die Vorstellungen des Operateurs in Zukunft noch genauer operativ umzusetzen. Aufgrund der hohen technischen und instrumentellen Voraussetzungen bleibt derzeit die computerunterstützte Bohrung osteochondraler Talusläsionen wohl nur spezialisierten Zentren vorbehalten.

## Literatur

1. Bale RJ, Hoser C, Rosenberger R, Rieger M, Benedetto KP, Fink C (2001) Initial experiences with computer assisted retrograde drilling of osteochondral lesions of the talus – feasibility and accuracy. Radiology 218: 278-282
2. Bale RJ, Vogele M, Rieger M, Buchberger W, Lukas P, Jaschke W (1999) A new vacuum device for extremity immobilization. Am J Roentgenol 4: 1093-1094
3. Berndt AL, Harty M (1959) Transchondral fractures of the talus. J Bone Joint Surg Am 41: 988-1020
4. Bruns J, Behrens P (1998) Osteochondrosis dissecans. Arthroskopie 11: 166-176
5. Bryant DD, Siegel MG (1993) Osteochondritis dissecans of the talus: a new technique for arthroscopic drilling. Arthroscopy 9: 238-241
6. Conti SF, Taranow WF (1996) Transtalar retrograd drilling of medial osteochondral lesions of the talar dome. Operative Techniques in Orthopaedics 6: 226-230
7. Dessenne V, Lavallèe S, Juillard R, Orti R, Martelli S, Cinquin P (1995) Computer-assisted knee anterior cruciate ligament reconstruction: first clinical tests. J Image Guided Surgery 1: 59-64
8. DiGioia AM III, Jaramez B, Colgan BD (1998) Computer assisted orthopaedic surgery. Clin Orthop 354: 8-16
9. Ferkel RD, Scranton PE (1993) Current concepts review: arthroscopy of the foot and ankle. J Bone Joint Surg Am 75: 1233-1242
10. Hongody L, Kish G, Zarpati Z, Szerb I, Eberhardt R (1997) Treatment of osteochondritis dissecans of the talus: use of the mosaicplasty technique: a preliminary report. Foot Ankle Int 18: 623-634
11. Kumai T, Takakura Y, Higashiyama I, Tamai S (1999) Arthroscopic drilling for the treatment of osteochondral lesions of the talus. J Bone Joint Surg Am 81: 1229-1235
12. Lahm A, Erggelet C, Steinwachs M, Reichelt A (1998) Arthroskopische Therapie der Osteochondrosis dissecans des Talus – Nachuntersuchung mit einem neuen „Ankle-Score". Sportverl Sportschad 12: 107-113
13. Macunias RJ, Galloway RL, Latimer JW (1994) The application accuracy of stereotactic frames. Neurosurgery 35: 682-694
14. Maurer CR, Fitzpatrick MJ, Wang MY, Galloway RL, Maciunas RJ, Allen GS (1997) Registration of head volume images using implantible fiducial markers. IEEE Transactions on Medical Imaging 16: 447-462
15. Morgan CD (1991) Gross and arthroscopic anatomy of the ankle. In: McGinty JB (ed) Operative arthroscopy. Raven Press, New York, pp 677-694
16. Ritzler T, van Dijk CN (1998) Arthroskopische Behandlung der Osteochondrosis dissecans der Talusrolle. Arthroskopie 11: 187-192
17. Taranow WS, Bisignani GA, Towers JD, Conti SF (1999) Retrograde drilling of osteochondral lesions of the medial talar dome. Foot Ankle Int 20: 474-480
18. Van Buecken K, Barrack RL, Alexander AH, Ertl JP (1989) Arthoscopic treatment of transchondral talar dome fractures. Am J Sports Med 17: 350-355
19. Vannier MW, Marsh JL (1996) Three-dimensional imaging, surgical planning and image-guided therapy. Radiol Clin North Am 34: 545-563
20. Zinreich SJ, Tebo SA, Long DM et al. (1993) Frameless stereotatic integration of CT imaging data: accuracy and initial applications. Radiology 1888: 735-742

# Computerunterstützte Osteosynthese von Frakturen langer Röhrenknochen

P.A. Grützner, G. Zheng, B. Vock, C. Keil, L.P. Nolte, A. Wentzensen

## Einleitung

Die mit Abstand wichtigste und am weitesten verbreitete Möglichkeit der Bildgebung im unfallchirurgisch-orthopädischen OP-Saal wird durch den überall leicht verfügbaren Röntgenbildverstärker, den C-Arm, gewährleistet. Der Bildverstärker ist ein wichtiges Instrument in der intraoperativen Diagnostik zur Darstellung von aktuellen Repositionsergebnissen, zur Kontrolle der aktuellen Position chirurgischer Instrumente, wie z. B. Bohrer, aber auch zur Überprüfung der korrekten Positionierung von Osteosynthesematerialen und anderer Implantate. In den letzten Jahrzehnten haben sich die unfallchirurgischen Techniken einem erheblichen Wandel unterzogen. Wurden in früheren Zeiten Frakturen weit offen dargestellt und mit entsprechend dimensionierten Platten stabilisiert, so hat man gelernt, dass Techniken der minimal-invasiven Osteosynthese, d. h. eine Reduktion des Zugangstraumas mit Minimierung der Hautinzision und des Weichteilschadens, wesentliche Vorteile für den Patienten bringen, nicht nur, was das kosmetische Ergebnis angeht, sondern auch hinsichtlich funktioneller Ergebnisse und Heilungsdauer.

Die Schwierigkeit bei minimal-invasiven Techniken besteht darin, dass der Chirurg keinen direkten Sichtkontakt bezüglich der Relation der Implantatlage zum Knochen und bezüglich des aktuellen Repositionsergebnisses hat. Daher ist es in aller Regel erforderlich, den Röntgenbildverstärker bei moderneren Verfahren wesentlich intensiver einzusetzen. Hierdurch treten nicht unerhebliche Strahlenbelastungen sowohl für den Patienten, aber auch für das medizinische Personal im täglichen Umgang mit Röntgenstrahlen auf [9]. Die Bildgebung des C-Arms unterliegt aber auch Limitierungen. Das Bild ist jeweils ein zweidimensionales Summationsbild und in der Regel steht nur ein C-Arm im Operationssaal zur Verfügung, d. h. es kann immer nur eine Ebene gleichzeitig dargestellt werden. Während der Durchleuchtung steht der C-Arm im Operationsfeld und kann hierbei bei den operativen Maßnahmen behindern. Durch die Navigationstechnik in C-Arm-Bildern ist es gelungen, zumindest für einen Teil dieser aufgeführten Problematik Lösungen oder Lösungsansätze zu finden [1, 6, 7, 11].

Computerassistierte Operationsverfahren in der Unfallchirurgie finden eine zunehmende Verbreitung und befinden sich an der Schwelle vom experimentell-wissenschaftlichen Ansatz zur Routineanwendung. Das Prinzip liegt in einer Verknüpfung von Bildinformationen mit intraoperativen Instrumenten und Implantatpositionen. Die Bildinformationen können aus präoperativ angefertigten Bildern, wie z. B. der Computertomographie oder der Magnetresonanztomographie, aber auch aus intraoperativ mit Hilfe eines konventionellen C-Bogens angefertigten Bildern bestehen. Das hier vorgestellte System basiert auf dem Prinzip der passiven Navigation, d. h. der Operateur führt Instrumente und Implantate frei in der Hand. Die optischen Informationen sind mit der taktilen intraoperativen Information verknüpft. Ohne Navigationshilfe erfolgt diese Verknüpfung der teilweise sehr komplexen Bilddaten mit der Position des Instruments im Kopf des Operateurs.

---

Teile dieser Arbeit wurden durch die AO – AO Research Projekt 2000-G3 – gefördert.

## System

Das Herzstück jedes Navigationssystems ist der Detektor, der in der Lage ist, chirurgische Instrumente, Implantate, aber auch die Position des Patienten im Raum exakt zu verfolgen. In der Regel erfolgt dies durch eine Infrarotkamera (Optotrack, Northern Digital Inc., Kanada), die in unserem Fall bis zu 20 Objekte gleichzeitig verfolgen kann, und zwar mit einer Präzision von <0,3 mm, in einem FOV („field of view") von etwa 1 $m^3$. Verknüpft wird diese Information der Instrumentenposition mit der Bildformation in einem Hochleistungsrechner (Workstation), der diese komplexen Rechenvorgänge in Echtzeit durchführt (SurgiGATE, Medivision, Schweiz).

Die chirurgischen Instrumente – meistens handelt es sich hierbei um Standardinstrumentarien – müssen zum Einsatz bei der Navigation mit „markershields", d. h. kleinen Infrarotsendern (LED), ausgestattet und kalibriert werden. Die Exaktheit der Navigation ist entscheidend von der Kalibrierung und der Steifigkeit dieser Instrumente abhängig.

Um die Relativbewegung des zu operierenden Knochens gegenüber der Instrumentenposition auszugleichen, ist es erforderlich, dass diese ebenfalls von der Kamera erfasst werden. Ein wesentlicher Anteil der Rechenleistung des Systems besteht in dem Ausgleich der Relativbewegung zwischen Objekt und Instrument in Echtzeit. An den zu operierenden Knochen muss daher eine dynamische Referenzbasis (DRB) angebracht werden. Diese DRB erfasst alle Bewegungen des Knochens durch Manipulation des Operateurs, durch Atmung oder Instrumenteneinsatz. Die Navigation ist daher vollständig unabhängig von Bewegungen der Kamera und des Patienten auf dem Operationstisch („frameless navigation"). Extrem wichtig ist jedoch die rigide, stabile Fixierung der dynamischen Referenzbasis am zu operierenden Knochen. Die DRB muss sowohl bei der Aufnahme der Bilder als auch bei der Navigation im „field of view" der Infrarotkamera sein, darf aber die operativen Vorgänge nicht behindern. Die Relativposition zwischen DRB und Knochen spielt prinzipiell keine Rolle. Die Bedienung des Navigationssystems erfolgt intraoperativ unter sterilen Bedingungen durch ein virtuelles Keyboard. Die Kamera erkennt auch hier die Position der Bedienungsplatte in Relation zur Spitze eines Instruments. Der Chirurg kann daher den Computer steril bedienen, somit ist kein zusätzlicher Bediener des Systems erforderlich.

## Registrierungsfreie Navigation, virtuelle Fluoroskopie

Durch Aufnahme von C-Arm-Bildern in verschiedenen Ebenen ist es bei der Navigation möglich, die Information der Instrumentenposition in Relation zur Patientenanatomie in verschiedenen Bildwandlerebenen gleichzeitig zu visualisieren. Die dynamische Darstellung der Instrumentenposition in Echtzeit und die gleichzeitige Darstellung in verschiedenen Ebenen ist sozusagen die Schlüsselfunktion der bildwandlergestützten Navigation. Mit der virtuellen Fluoroskopie können bis zu vier Bildwandlerebenen gleichzeitig in einer Art virtueller Dauerdurchleuchtung als optische Information im Operationssaal zur Verfügung stehen.

Um in C-Arm-Bildern navigieren zu können, müssen im Wesentlichen drei Voraussetzungen gegeben sein. Aufgrund der bautechnisch bedingten, meist kissenförmigen Verzerrung der C-Arm-Bilder, müssen diese durch einen mathematischen Algorithmus geometrisch korrekt entzerrt werden. Die Bildverzerrung ist zusätzlich abhängig von der jeweiligen Position des C-Arms. Da die Verzerrung bei jedem einzelnen C-Arm unterschiedlich ist, muss jeder C-Arm vor dem Einsatz für die Navigation kalibriert werden [1, 4, 5, 8, 10, 12]. Zweitens muss über das Navigationssystem und das Verfolgen („tracking") der einzelnen Instrumente, des C-Arms, aber auch des Patienten eine Verknüpfung der gewonnenen Bildinformation zur anatomischen Situation erfolgen. Im letzten Schritt findet die Verknüpfung der Instrumentenposition mit der Bildinformation statt. In aller Regel erfolgt dies bislang über die Darstellung zweidimensionaler linearer Graphiken, die für die Visualisierung von Bohrvorgängen und Schrauben ausreichend waren, in den zweidimensionalen virtuellen Röntgenbildern.

Die BV-Bilder werden zu Beginn des Eingriffs, nach Anbringen der dynamischen Referenzbasis, aufgenommen. Der C-Arm kann aus dem Operationsfeld entfernt werden.

Für die Nutzung dieses Systems sind keine präoperativen Daten, wie CT oder MRT, erforderlich. Die Bilddaten werden unmittelbar, angepasst an die Situation, im Operationssaal gewonnen. Eine präoperative

Planung im Sinn der Bearbeitung von CT-Daten oder Festlegung von speziellen, intraoperativ zu reproduzierenden Punkten im Datensatz ist nicht erforderlich. Das System ist registrierungsfrei, das heißt, die Übertragung der Bildinformation auf die Anatomie des Patienten (Matching), wie bei der CT-basierten Navigation, entfällt. Ein weiterer entscheidender Vorteil der virtuellen Fluoroskopie ist, dass intraoperativ bei Änderung der Anatomie durch Repositionsmanöver oder Osteotomien die Bilddaten neu akquiriert werden können und somit, im Gegensatz zur CT-Navigation, jederzeit ein Update möglich ist.

Es können bis zu neun Bilder in das System geladen werden. Diese werden entzerrt und in einer „Library" abgelegt. Sie können mit Hilfe eines „virtuellen Keyboards" steril vom Operator bezüglich Vergrößerung und Kontrast bearbeitet werden. Verschiedene, ebenfalls kalibrierte Instrumente wie Bohrmaschine, Schraubendreher, Pedikelale usw. werden an das System angeschlossen. Die Kalibrierung der Instrumente wird, ebenfalls unter sterilen Bedingungen, überprüft. Bei der Navigation erfolgt die Verknüpfung der Bilddaten aus dem C-Arm mit der Position der Instrumente durch Projektion in die Bildinformation.

Der entscheidende Punkt ist die korrekte Aufnahme der Röntgenprojektionen. Hierzu steht beim Navigationssystem ein spezieller Zielmodus (Alignment) zur Verfügung, mit dem mit einem Instrument die gewünschte Röntgenprojektion des Bildwandlers vorab gespeichert werden kann und der Bildwandler dann in exakt diese Achse navigiert wird. Durch diesen Algorithmus lässt sich die Aufnahme der Bilder standardisieren, somit die Qualität verbessern und die Strahlendosis reduzieren.

## Reality Enhancement

Die wesentlichen Nachteile der bisher intraoperativ im Einsatz befindlichen bildwandlergestützten Navigation sind die nur lineare, zweidimensionale Darstellung von Implantaten und Instrumenten sowie die fehlende Möglichkeit, Änderungen in der Anatomie durch Reposition dynamisch, ohne zusätzliche Anwendung von Röntgenstrahlen, darzustellen (Abb. 51.1).

In dem jetzt vorgestellten Projekt soll die Möglichkeit der Erweiterung der Funktionalität der Bildwandlernavigation dargestellt werden. Ziele der Entwicklung waren die Dynamisierung von konventionellen C-Arm-Bildern in verschiedenen Ebenen gleichzeitig, d. h. durch Referenzieren verschiedener Frakturfragmente und Dynamisierung von Röntgenbildern eine wirklichkeitsnahe Kontrolle des Repositionsvorganges im virtuellen Röntgenbild zu erzeugen. Ein weiteres Ziel war, die verwendeten Instrumente und Implantate als dreidimensionale Strukturen in die Bilddaten einzublenden und somit auch komplexere Gegenstände, wie z. B. Osteosyntheseplatten oder Nägel, in diesen Röntgenbildern als wirklichkeitsnahe Struktur mit Hilfe der CAD-Daten zu visualisieren.

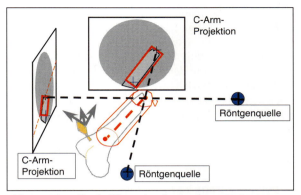

**Abb. 51.1.** Virtueller dreidimensionaler Raum aus 2D-Röntgenprojektionen

Die Dynamisierung von Röntgenbildern erfolgt über das so genannte Konzept der virtuellen Zylinder. Hierbei wird um die einzelnen Knochenfragmente in Relation zu den zweidimensionalen Abbildungen ein dreidimensionales Zylindermodell gebildet. Mit diesem Zylindermodell wird aus mindestens zwei, in verschiedenen Ebenen aufgenommenen 2D-Bildern eine dreidimensionale Struktur rekonstruiert. Diese Struktur, als virtuelle Darstellung der echten Knochenstruktur, kann nach weiterer Bearbeitung und Konturierung in zwei Teile getrennt werden, die wieder in Relation zu den virtuellen Röntgenbildern gesetzt werden. So ist es möglich, räumliche Lageveränderungen der Knochenstrukturen als Änderung in den zweidimensionalen Bildern, eine so genannte Dynamisierung der Röntgenbilder, darzustellen.

Die Repositionsvorgänge der Frakturfragmente können somit strahlungsfrei kontrolliert und in Echtzeit verfolgt werden. Ein weiterer Schritt, die virtuelle Fluoroskopie der Realität anzunähern, ist die schon angesprochene Darstellung dreidimensionaler Implantate als dreidimensionale Struktur in die zweidimensionale Bildgebung. Hierzu wird um das virtuelle Röntgenbild eine virtuelle dreidimensionale Darstellung geschaffen. Aus Informationen der zweidimensionalen Ebene und der Position der Strahlungsquelle und des Bildverstärkers wird ein virtueller Raum kreiert, in dem das chirurgische Objekt, d. h. die Knochenstruktur, die Instrumente und die Implantate, in Relation gesetzt werden [3].

## Dynamisierung von C-Arm-Bildern

Nach der Entwicklung dieses Softwaremoduls und der Implementierung der Instrumente und verschiedener Implantate als dreidimensionale Struktur wurde das Modul zunächst an Kunststoffmodellen (Synbone) getestet. Die Frakturen wurden standardisiert am Übergang vom mittleren zum distalen Drittel eines Tibiamodells erzeugt. Im ersten Schritt wurde der intraoperativen Situation gemäß zunächst am proximalen und distalen Fragment eine Referenzbasis mit LED-Markern fixiert. Dann erfolgte die Aufnahme von C-Arm-Einzelbildern in je zwei Ebenen proximal, distal und im Frakturbereich. Die Bilder wurden in das Navigationssystem geladen und entsprechend dem vorne aufgezeigten Modus Zylinder um die Knochenstrukturen gebildet sowie semiautomatisch die Frakturregion am Computermonitor segmentiert.

Durch die hierdurch erreichte Dynamisierung der Röntgenbilder wurden zunächst die Frakturrepositionsmanöver visuell mit der Darstellung der virtuellen Reposition und Dynamisierung der Bilder kontrolliert. Im nächsten Schritt wurden die Versuche mit schaumummantelten Modellen wiederholt und die Frakturen über eine virtuell kontrollierte Osteosynthese mit durchgeschobenen Platten stabilisiert. Hierbei konnten im Test der gesamte Repositionsvorgang und die gesamte Plattenosteosynthese unter Navigationsbedingungen ohne weitere Strahlung durchgeführt werden. Zur Präzisionskontrolle wurden jeweils zum Abschluss der Versuchsreihen erneut C-Arm-Schüsse in zwei Bildern bei noch fixierten Referenzbasen aufgenommen und in das System geladen. Hiermit war es unmittelbar möglich, die Übereinstimmung zwischen Röntgenschatten des Implantates, der dynamischen Reposition und des tatsächlichen Repositionsergebnisses zu überprüfen. Der Kunststoff-

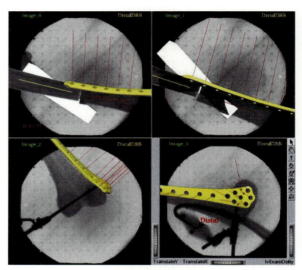

**Abb. 51.2.** User-Interface mit Darstellung der Röntgenbilddynamisierung und dreidimensionalen Visualisierung des Implantats

schaum wurde anschließend zur zusätzlichen visuellen Überprüfung entfernt (Abb. 51.2) [3].

## Messung des realen Femurantetorsionswinkels

Aufgrund der exakten mathematischen Relation der registrierten Fluoroskopiebilder im dreidimensionalen Raum ist es möglich, diese Bildinformationen geometrisch zu analysieren. Klinische Relevanz hat dies in der Bestimmung von Winkelgraden zur Torsionsmessung.

Als eine Standardmethode zur Bestimmung des Femurantetorsionswinkels hat sich in der Regel die CT-basierte Messung der projizierten Winkel etabliert [2]. Nachteilig sind die Strahlenbelastung und die intraoperative Verfügbarkeit bei Osteosynthesen oder derotierenden Osteotomien. Auf der Basis referenzierter, kalibrierter C-Arm-Bilder ist es möglich, in knöchernen Strukturen anatomische Landmarken zu definieren. Mit einem mathematischen Algorithmus ist das Navigationssystem in der Lage, den Winkel zwischen zwei in diesen Bildern definierten Linien zu berechnen. Die fluoroskopiebasierte, navigierte Bestimmung des Femurantetorsionswinkels ist eine statistisch signifikant reproduzierbare Messmethode [4, 10]. Die Reproduzierbarkeit am Modell entspricht der von kon-

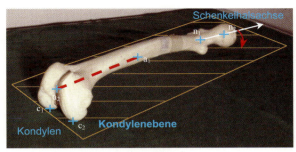

**Abb. 51.3.** Messpunkte zur Bestimmung des reellen Femurantetorsionswinkels

ventionellen CT-Messungen. Mit dieser Methode ist es möglich, intraoperativ sowohl Korrekturosteotomien als auch Osteosynthesen des Femurs bezüglich der Antetorsion zu kontrollieren und mit der gesunden Gegenseite zu vergleichen. Die ersten klinischen Anwendungen verliefen erfolgreich (Abb. 51.3).

## Klinische Anwendung

Mit dem LISS steht ein Osteosyntheseverfahren zur Verfügung, das eine minimal-invasive, winkelstabile Stabilisierung bei metaphysären Problemfrakturen erlaubt. Das LISS ist am ehesten mit einem Fixateur interne zu vergleichen. Die Problematik liegt in der Notwendigkeit der exakten, kaum Fehler verzeihenden Implantationstechnik, ein konventionelles „Reponieren gegen die Platte" ist nicht möglich, das Implantat muss exakt auf der Konvexität des Knochens aufliegen. Die Ziele der Entwicklung der LISS-Navigation waren zum einen die röntgenfreie Kontrolle des Repositionsvorganges in navigierten C-Arm-Bildern (virtuelle Fluoroskopie), zum anderen die dreidimensionale Darstellung von Instrumenten und Implantaten in diesen Bildern zur Verringerung der oben genannten Problematik.

Nach erfolgreicher Labortestung konnte das Modul in das bestehende Navigationssystem implementiert werden. In der BG Unfallklinik wurde diese Technologie erstmals bei Osteosynthesen mit dem LISS klinisch eingesetzt. Im ersten Schritt wurde jeweils am proximalen und distalen Hauptfragment je eine Referenzbasis mit LED-Markern fixiert. Nach Aufnahme von C-Arm-Einzelbildern in je zwei Ebenen proximal, distal und im Frakturbereich erfolgte sowohl die Reposition der Fraktur als auch die Stabilisierung des Knochens.

Mit Hilfe der virtuellen Zylinder werden aus verschiedenen Röntgenprojektionen dreidimensionale Strukturen, dem Knochenvolumen entsprechend, geschaffen. Hierdurch können die aufgenommenen Röntgenbilder dynamisiert und somit der Repositionsvorgang ohne weitere Durchleuchtung direkt kontrolliert werden.

Die Implantate, einschließlich LISS-Platte, Schrauben und Instrumente werden in Relation zu den virtuellen Röntgenbildern dreidimensional, der Realität angenähert, in Echtzeit dargestellt. Sowohl das Ein-

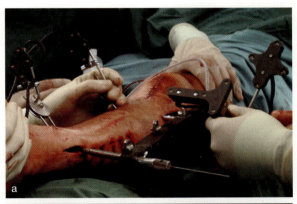

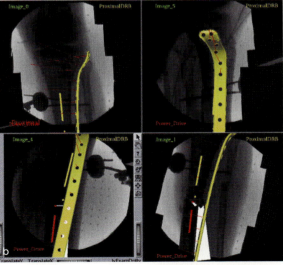

**Abb. 51.4a,b.** Intraoperative Anwendung mit navigierter Reposition und Osteosynthese

schieben der Platte als auch die Fixation mit Schrauben einschließlich Bohrvorgang und Längenmessung konnte so navigiert erfolgen. Zur Kontrolle der Präzision wurden zum Abschluss C-Arm-Bilder in zwei Ebenen vom Frakturbereich aufgenommen und in das System, bei noch fixierten Referenzbasen am Knochen und der Platte, aufgenommen. Somit konnte die Übereinstimmung zwischen Röntgenschatten und vom System visualisierter Reposition und Implantatposition überprüft werden.

Bei allen vier navigierten Eingriffen gelang auf Anhieb die korrekte Reposition der Fraktur und Platzierung der Platte. Nachteilig war die noch nicht komfortable Bedienung der Software mit der Notwendigkeit eines zusätzlichen Operators am Navigationssystem (Abb. 51.4).

## Zusammenfassung

Navigationssysteme finden in unfallchirurgischen und orthopädischen Operationssälen eine rasche Verbreitung. Diese Technologie macht nicht aus dem Unerfahrenen einen Experten, sondern gibt dem erfahrenen Chirurgen ein hilfreiches Instrument in die Hand, sowohl seine Prozess- als auch seine Ergebnisqualität zu verbessern und insbesondere die Streubreite zu verringern. Die Erfahrung in unserer Klinik zeigt, dass erst die konsequente Anwendung der Navigation auch bei Standardfällen zu einer zunehmenden Akzeptanz und einer breiteren Anwendung dieses Systems mit zunehmendem Vertrauen und Sicherheit in der technischen Ausführung geführt hat. Erst die Zukunft wird zeigen, ob mit diesen Technologien nicht nur ein unmittelbarer Nutzen für den Patienten zu erzielen ist, sondern ob auch sozioökonomische Auswirkungen durch eine Verringerung der Komplikationsrate erzielbar sein werden.

Die Navigationssysteme selbst und deren Softwareapplikationen unterliegen nach wie vor einer rasanten Entwicklung mit dem Ziel verbesserter Benutzeroberflächen, geringer Interaktion mit bestehenden Operationsabläufen und natürlich mit der Entwicklung kostengünstigerer Systeme, die auch eine breitere Anwendung finden können.

Die Ziele der Weiterentwicklung sind die Vereinfachung des intraoperativen Setup, die Verbesserung der Bildqualität und die Adaption der Instrumente an die Navigationstechnologie. Das Potential dieser Techniken erscheint riesig und bereits jetzt zeichnen sich Vorteile durch eine Verringerung der intraoperativen Strahlenbelastung, präzisere Operationstechniken und somit mehr Sicherheit für die Patienten ab.

Durch die navigierte LISS-Osteosynthese konnten die Nachteile des minimal-invasiven Vorgehens durch die Visualisierung, sowohl der Reposition als auch der Platzierung und der Fixierung des Implantates, entscheidend reduziert werden.

## Literatur

1. Foley KT, Simon DA, Rampersaud YR (2001) Virtual fluoroscopy: computer-assisted fluoroscopic navigation. Spine 26: 347-351
2. Grutzner P, Hochstein P, Simon R, Wentzensen A (1999) Determination of torsion angle after shaft fractures of the lower extremity-clinical relevance and measurement techniques. Chirurg 70: 276-284
3. Grützner PA, Vock B, Zheng G, Kowal J, Nolte L, Wentzensen A (2001) Minimal invasive, computerassistierte Plattenosteosynthese bei Frakturen langer Röhrenknochen. Unfallchirurg 283: 160
4. Hofstetter R, Slomczykowski M, Krettek C, Koppen G, Sati M, Nolte LP (2000) Computer-assisted fluoroscopy-based reduction of femoral fractures and antetorsion correction. Comput Aided Surg 5: 311-325
5. Hofstetter R, Slomczykowski M, Sati M, Nolte LP (1999) Fluoroscopy as an imaging means for computer-assisted surgical navigation. Comput Aided Surg 4: 65-76
6. Hofstetter R, Slomczykowski M, Sati M, Nolte LP (1999) Fluoroscopy as an imaging means for computer-assisted surgical navigation. Comput Aided Surg 4: 65-76
7. Nolte LP, Slomczykowski MA, Berlemann U et al. (2000) A new approach to computer-aided spine surgery: fluoroscopy-based surgical navigation. Eur Spine J 9 (Suppl 1): S78-S88
8. Nolte LP, Slomczykowski MA, Berlemann U et al. (2000) A new approach to computer-aided spine surgery: fluoroscopy-based surgical navigation. Eur Spine J 9 (Suppl 1): S78-S88
9. Rampersaud YR, Foley KT, Shen AC, Williams S, Solomito M (2000) Radiation exposure to the spine surgeon during fluoroscopically assisted pedicle screw insertion. Spine 25: 2637-2645
10. Slomczykowski M, Hofstetter R, Burquin I, Nolte LP, Synder M (1998) The method of computer-assisted orthopedic surgery based on two-dimensional fluoroscopy: the principles of action. Chir Narzadow Ruchu Ortop Pol 63: 443-450
11. Slomczykowski MA, Hofstetter R, Sati M, Krettek C, Nolte LP (2001) Novel computer-assisted fluoroscopy system for intraoperative guidance: feasibility study for distal locking of femoral nails. J Orthop Trauma 15: 122-131

# Computerassistierte Druckmessung im patellofemoralen Gelenk mit elektronischen Drucksensoren

J. Mortier, L. Zichner

Die Patella stellt ein Sesambein im Quadrizepsmuskel dar und hat im Alltag verschiedene Funktionen. Neben Kraftübertragung und Hebelarm für den Quadrizeps beeinflusst sie gleichzeitig den Reibkoeffizienten zwischen Quadrizeps und Femur. Ihr Fehlen macht sich nicht zuletzt auch kosmetisch bemerkbar. Die ersten entwickelten Knieendoprothesen berücksichtigten die patellofemorale Gelenkfläche noch wenig. Im Rahmen der Nachuntersuchungen von eingebauten Knieendoprothesen zeigte sich, dass dem Peripatellarbereich mit durchschnittlich 10% der geklagten Patientenbeschwerden eine wichtige Rolle zukommt [1, 2, 5, 7, 16, 18, 20, 28, 34]. Diagnose, Operateur und Prothese haben einen Einfluss auf die Wahl für oder gegen einen Patellaersatz. Als Hauptprobleme im patellofemoralen Bereich gelten Schmerzen, Lateralisations- und Verkippungstendenzen der Patella und seltener auch Weichteilimpingement, Frakturen und Lockerungen der Patellaprothese.

In der Literatur sind sowohl für den Patellaersatz [6, 21, 26, 29, 33] als auch für den Patellaerhalt [3, 9, 22] Daten verfügbar, die das eine oder andere Vorgehen akzeptabel erscheinen lassen. Obwohl das Verständnis für die patellofemorale Geometrie zugenommen hat, spielen technische Fehler weiterhin eine Rolle im postoperativen Verlauf [15, 26, 27].

Für die Umsetzung der Aufgaben der Kniescheibe nach endoprothetischem Ersatz spielen die Patellahöhe, die patellofemorale Kontaktfläche und die dreidimensionale Positionierung der Kniescheibe eine wichtige Rolle [23]. Zwischen Gehen und Hinhocken werden regelhaft das ein- bis dreifache Körpergewicht über das patellofemorale Gelenk übertragen [19].

Um eine individuell optimale Positionierung der Patella zu erreichen, wurden bislang unter anderem mit Filmen Druckmessungen vorgenommen [10, 11, 12, 13, 14, 24, 25]. Dabei zeigten sich zwischen 45° und 60° Beugung maximale Druckwerte und geringere Druckwerte für anatomische Varianten mit maximaler Flächendeckung zwischen Patella und Femur. Ein Drei-Fuß-Kunststoffkniescheibenersatz scheint geringere intraossäre Spannungsmaxima aufzuweisen als ein Ein-Fuß-Kunststoffkniescheibenersatz [14]. Die patellofemorale laterale Kontaktfläche, die femorale Außenrotation und die femorale laterale Prothesenplatzierung scheinen ebenfalls einen Einfluss auf die patellofemoralen Druckverhältnisse zu haben [8, 17, 18, 28, 31, 32, 34]. Die zunächst aufgrund geringerer In-vitro-Maximalbelastungen für den Knochen befürworteten metallverstärkten („metal-backed") Kunststoffkniescheiben werden im klinischen Alltag zurückhaltend beurteilt, da sie bei Polyäthylenabrieb zu Metallabriebsymptomatik führen können [4, 30].

Um den Einfluss der einzelnen Parameter auf die dynamische Gelenkbewegung bei endoprothetischem Gelenkersatz zu erhalten, sind in unserer Klinik In-vitro- und intraoperative In-vivo-Studien mit intraartikulären Sensoren geplant. Derzeit wird die Methodik dazu aufgebaut.

Die Druckverteilung wird mit dem pliance-System der Fa. novel, München (www.novel.de), gemessen. Das System arbeitet mit geeichten, kapazitiven Sensoren in Matrixanordnung (bis zu 256 Sensoren pro Pad). Die Sensorpads sind bis zu 5% dehnbar. Dadurch ist die Anpassung an die zu messenden Oberflächenkrümmungen möglich, ohne Falten im Sensorpad zu erzeugen.

Die Ortsauflösung der Sensormatrix beträgt, je nach zu messender Oberfläche 1-5 mm. Der Druckbereich reicht von 50 KPascal bis 2 MPascal. Die Sensordicke liegt zwischen 0,6 und 1,2 mm. Der Fehler liegt bei 5%, die Hysterese bei 2-7% je nach Ausführung. Die Abfragegeschwindigkeit beträgt 10.000 Sensoren pro Sekunde. Damit lassen sich dynamische Messungen mit höherer Zeitauflösung durchführen. Die Darstellung der dynamischen Messwerte erfolgt als 2D- oder 3D-Farbbild auf dem Computerbildschirm.

Langfristig hoffen wir, den anterioren Knieschmerz nach endoprothetischem Kniegelenkersatz besser differenzieren und therapieren zu können.

## Literatur

1. Ayers DC et al. (1997) Common complications of total knee arthroplasty. JBJS 79-A: 278-311
2. Barrack RL, Burak C (2001) Patella in total knee arthroplasty. Clin Orthop 389: 62-73
3. Barrack RL et al. (1997) Resurfacing of the patella in total knee arthroplasty. A prospective, randomized, double blind study. JBJS 79-A: 1121-1131
4. Bayley JC et al. (1988) Failure of the metal-backed patellar components after total knee arthroplasty. JBJS 70-A: 668-674
5. Bindelglass DF et al. (1993) Patellar tilt and subluxation in total knee arthroplasty. Clin Orthop 286: 103-109
6. Boyd AD et al. (1993) Long-term complications after total knee arthroplasty with or without resurfacing of the patella. JBJS 75-A: 674-681
7. Brick GW, Scott RD (1988) The patellofemoral component of total knee arthroplasty. Clin Orthop 231: 163-178
8. Chew JT et al. (1997) Differences in patellar tracking and knee kinematics among three different total knee designs. Clin Orthop 345: 87-98
9. Feller JA et al. (1996) Patellar resurfacing versus retention in total knee arthroplasty. JBJS 78-B: 226-228
10. Fuchs S et al. (2000a) Welche retropatellaren Veränderungen entstehen durch die Implantation einer Oberflächenkniegelenkprothese? Unfallchirurg 103: 972-976
11. Fuchs S et al. (2000b) Retropatellar contact characteristics in total knee arthroplasty with and without patellar resurfacing. Int Orthop 24: 191-193
12. Fuchs S et al. (2002) Welchen Einfluss haben die Größe und die Platzierung des Patellarückflächenersatzes bei Knieendoprothesen? Unfallchirurg 105: 44-48
13. Glaser FE et al. (1999) Edge loading of patellar components after total knee arthroplasty. J Arthroplasty 14: 493-499
14. Goldstein SA et al. (1986) Patellar surface strain. J Orthop Res 4: 372-377
15. Gomes LSM et al. (1988) Patellar prosthesis positioning in total knee arthroplasty. Clin Orthop 236: 72-81
16. Grace JN, Rand JA (1988) Patellar instability after total knee arthroplasty. Clin Orthop 237: 184-189
17. Heegaard JH et al. (2001) A computer model to simulate patellar biomechanics following total knee replacement: the effects of femoral component alignment. Clin Biomech 16: 415-423
18. Hsu HP, Walker PS (1988) Wear and deformation of patellar components in total knee arthroplasty. Clin Orthop 246: 260-265
19. Huberti HH, Hayes WC (1984) Patello-femoral contact pressures. JBJS 66-A: 715-724
20. Johnson DP, Eastwood DM (1992) Patellar complications after knee arthroplasty. Acta Orthop Scand 63: 74-79
21. Kajino A et al. (1997) Comparison of the results of bilateral total knee arthroplasty with and without patellar replacement for rheumatoid arthritis. JBJS 79-A: 570-574
22. Keblish PA et al. (1994) Patellar resurfacing or retention in total knee arthroplasty. JBJS 76-B: 930-937
23. Koh JS et al. (2002) Influence of patellar thickness on results of total knee arthroplasty. J Arthroplasty 17: 56-61
24. Lee TQ et al. (1997) Patellofemoral joint kinematics and contact pressures in total knee arthroplasty. Clin Orthop 340: 257-266
25. Lee TQ et al. (1999) Patellar component positioning in total knee arthroplasty. Clin Orthop 366: 274-281
26. Ranawat CS (1986) The patellofemoral joint in total condylar knee arthroplasty. Clin Orthop 205: 93-99
27. Rand JA (1990) Patellar resurfacing in total knee arthroplasty. Clin Orthop 260: 110-117
28. Rhoads DD et al. (1990) The effect of femoral component position on patellar tracking after total knee arthroplasty. Clin Orthop 260: 43-51
29. Schroeder-Boersch H et al. (1998) Advantages of patellar resurfacing in total knee arthroplasty. Two year results of a prospective randomized study. Arch Orthop Trauma Surg 117: 73-78
30. Stulberg SD et al. (1988) Failure mechanisms of metal backed patellar components. Clin Orthop 236: 88-105
31. Tanzer M et al. (2001) Effect of femoral component designs on the contact and tracking characteristics of the unresurfaced patella in total knee arthroplasty. Can J Surg 44: 127-133
32. Von Spreckelsen L et al. (1998) Patellofemorale Kontaktzonen bei Knieendoprothesen. Z Orthop 136: 560-565
33. Wood DJ et al. (2002) Patellar resurfacing in total knee arthroplasty: a prospective, randomized trial. JBJS 84-A: 187-193
34. Yoshi I et al. (1992) The effect of patellar button placement and femoral component design on patellar tracking in total knee arthroplasty. Clin Orthop 275: 211-219

# VIII Ausblick

## Navigation – Wohin bewegen wir uns?

F. LANGLOTZ

### Einleitung

In einem schnelllebigen Fachgebiet wie der Navigationschirurgie einen Blick in die Zukunft zu wagen, ist immer mit einem gewissen Risiko verbunden. Man läuft leicht Gefahr, Fehleinschätzungen zu unterliegen, und sieht sich vielleicht in ein paar Jahren in einer ähnlichen Situation wie Thomas Watson, der 1943 als Geschäftsführer von IBM überzeugt war, dass es einen weltweiten Bedarf für vielleicht fünf Computer gebe. Zurückblickend auf die Entwicklung der computerassistierten orthopädischen Chirurgie in den letzten knapp zehn Jahren und im Bewusstsein der noch immer existenten Schwachstellen dieser Technologie lässt sich jedoch einen Reihe von Lösungsansätzen ausmachen, die bereits existieren oder sich gerade in der Entwicklung befinden und die die Spekulationen über die Errungenschaften der kommenden Jahre in bestimmte Richtungen lenken. Ziel dieses Kapitels soll es daher nicht sein, Science Fiction zu beschwören, die auch in zehn oder zwanzig Jahren noch als „Vision" gelten kann, sondern aufzuzeigen, wohin die Entwicklungen der nächsten Jahre uns führen werden und was man in absehbarer Zeit routinemäßig im OP einsetzen wird.

### Neuartige Trackingverfahren

Ein zentrales Element eines jeden chirurgischen Navigationssystems ist der Navigator (s. Kap. 1), der es erlaubt, die Position von Instrumenten relativ zur operierten Anatomie zu vermessen. Durch physikalische Gesetzmäßigkeiten und die Randbedingungen im Operationssaal sind der eingesetzten Technologie enge Grenzen gesteckt. Sämtliche heute denkbaren Messprinzipien (direkter Kontakt [25] bzw. berührungslos mittels optischer [3], akustischer [23] und elektromagnetischer [2] Signale) sind von Forscherteams und Trackerherstellern bereits implementiert worden, fanden in der Vergangenheit und finden teilweise in heutigen Systemen noch immer ihren Einsatz. Es scheint mittlerweile aber festzustehen, dass einzig die Instrumentenverfolgung auf optischem Wege die in allen Situationen erforderliche Genauigkeit [16] mit der intraoperativen Handhabbarkeit verbinden kann. Neben dem etablierten, auf Infrarotlicht basierendem Markertracking mit reflektierenden (passiven) Kugeln oder aktiv über Kabel gepulsten LEDs wird sich das Konzept kabelloser, aktiver Instrumente, wie es bereits heute von der Firma Stryker eingesetzt wird (s. Kap. 30), sicherlich weiter verbreiten. Eine Schwierigkeit, für die sich in absehbarer Zeit jedoch kein Ei des Kolumbus wird finden lassen, stellt die Stromversorgung solcher Instrumente durch geeignete Batterien oder Akkus dar. Zurzeit ist keine Batterie auf dem Markt erhältlich, die autoklaviert werden kann und damit die Konstruktion kompakter, kleiner und handlicher Instrumente erlaubt. Separat sterilisierte Energiespeicher (z. B. durch Plasmasterilisation), die intraoperativ in die Instrumente eingesetzt werden, bedingen ein leicht zugängliches Batteriegehäuse und erhöhen die Fallkosten nicht unbeträchtlich, besonders, wenn sie nicht wiederverwendbar sind. Denkbar wären zwar auch unsterile Batterien, die mit Hilfe gekapselter Ladevorrichtungen steril ins Instrument eingesetzt werden können. Solche Konstrukte dürften jedoch zu deutlich schwereren und unhandlicheren Instrumenten führen als die heute über Kabel angesteuerten.

Ein weiterer Nachteil, der allen optischen Navigatoren gemeinsam ist, ist das so genannte „Line-of-Sight-Problem". Für die Verfolgung von Instrumenten ist ein direkter Blickkontakt zwischen Kamera und LED bzw. reflektierender Kugel notwendig, was im Operationssaal oft zu logistischen Problemen führen kann. Versuche mit elektromagnetischen Trackingsystemen sind fehlgeschlagen, da die in der Orthopädie nicht vermeidbare Anwesenheit von Metallgegenständen die Messgenauigkeit unvorhersagbar verschlechtert. Eine denkbare Alternative wäre die Entwicklung einer relativ kleinen Kamera, die – ähnlich einer OP-Lampe – dicht über dem Operationstisch montiert werden könnte und deren Sichtkontakt zu den zu verfolgenden Instrumenten demzufolge nicht durch das OP-Personal beeinträchtigt werden würde. Es bleibt abzuwarten, inwieweit die Hersteller der Messtechnologie den Entwicklern von chirurgischen Navigationssystemen neue Hardware an die Hand geben.

## Bildgebung

Neben der Verwendung neuer Trackingsysteme werden in Zukunft auch weitere Bildmodalitäten für die Navigation erschlossen werden. In der Anfangszeit der computerassistierten orthopädischen Chirurgie wurden ausschließlich CTs als virtuelle Objekte verwendet. Die Vorteile liegen auf der Hand: Ein Computertomogramm bietet eine geometrisch präzise, dreidimensionale Abbildung der knöchernen Strukturen, die in digitaler Form vorliegt und sich daher zur Verwendung in einem Computer anbietet. Einzig der (oft zusätzliche) logistische und finanzielle Aufwand sowie die Strahlenbelastung für den Patienten sprechen gegen die Verwendung von CTs. Aus diesem Grund wurde bald nach Alternativen gesucht. Die Vorteile präoperativer Computertomogramme werden deren Verwendung sicherlich auch in Zukunft noch garantieren, doch haben intraoperative Verfahren bereits heute einen festen Platz errungen.

Was im Bereich der neurochirurgischen Navigation bereits seit langem [10] gang und gäbe ist – die gleichzeitige Verwendung mehrerer Bilddatensätze aus unterschiedlichen Quellen – wird in den kommenden Jahren auch in der Orthopädie Einzug halten und damit neue Möglichkeiten der CAOS-Anwendung eröffnen.

## Intraoperative Bildgebung

Die erste Verwendung intraoperativer Bilddaten für die Navigation wurde durch interventionelle CT- [12] oder MRI-Scanner [20] ermöglicht. Da diese Geräte jedoch nicht unbeträchtliche Investitionen und meist größere Umbauten in einer Klinik voraussetzen [19], haben sie sich für orthopädische Anwendungen bis heute nicht durchsetzen können.

Als Meilenstein in der computerunterstützten Chirurgie ist jedoch die Verwendung des Fluoroskops als Bilddatenquelle [11] zu sehen. Erstmals war es möglich, mit vergleichsweise einfachen Mitteln auf intraoperative Veränderungen einzugehen, wie sie sich beispielsweise bei der Reposition einer Fraktur ergeben. Da sich ein kalibrierter C-Bogen bei der Aufnahme im Sichtfeld der Trackingkamera befindet und somit die relative räumliche Lage zwischen erzeugtem Bild und dargestellter Anatomie bekannt ist, besteht bei dieser Technologie keine Notwendigkeit einer separaten Registrierung. Wie in Kapitel 1 beschrieben, weist die Fluoronavigation jedoch auch eine Reihe von Nachteilen auf, weswegen sie als komplementär zur CT-basierten Navigation angesehen werden muss, nicht als deren Ersatz. Das größte Zukunftspotential ist sicherlich dem Fluoro-CT-Verfahren zuzusprechen, wie es für das Gerät SIREMOBIL ISO-C3D in Kapitel 4 beschrieben wurde. Sowohl Bildqualität als auch abbildbares Volumen entsprechen zwar zum heutigen Zeitpunkt noch nicht den Möglichkeiten einer CT-Aufnahme, doch ist zu erwarten, dass sowohl hardwareseitig als auch mit Hilfe verbesserter Software zur automatischen oder semiautomatischen Bildbearbeitung Verbesserungen in diesem Gebiet erzielt werden. Die Markteinführung des Siemens-Geräts hat zudem gezeigt, dass die Möglichkeiten der Verwendung neuer bildgebender Verfahren in Navigationssystemen heute bereits sehr früh analysiert werden.

## Fusion von Modalitäten

Die gleichzeitige Verwendung verschiedener Bilddatensätze verspricht neue Möglichkeiten. So sollte es eines Tages beispielsweise möglich sein, bei der computerassistierten Planung und Ausführung einer Beckenumstellungsosteotomie nicht nur die knöchernen Strukturen in einem CT zu berücksichtigen, sondern auch den Gelenkknorpel, der mit Hilfe eines MRT dargestellt wird, mit einzubeziehen. Voraussetzung für ein solches Vorgehen ist die Registrierung beider Datensätze miteinander. Um den Planungsaufwand dieses Schrittes zu minimieren, sollte eine automatische Lösung angestrebt werden, die auch eine Verschmelzung beider Bilder zu einem neuen Tomogramm ermöglichen sollte, das dann wiederum als Navigationsgrundlage bei der intraoperativen Anwendung dienen könnte. Zum heutigen Zeitpunkt ist dieses Vorgehen noch nicht möglich, da speziell das Processing von MRT-Scans deutlich höhere Ansprüche an Bildverarbeitungsalgorithmen stellt.

Neben einer solchen 3D-3D-Fusion präoperativer Bilder ist jedoch auch ein 2D-3D-Matching zwischen einem präoperativen CT und einem intraoperativen, kalibrierten C-Bogen-Bild denkbar. Obwohl dieser Ansatz experimentell bereits präsentiert wurde [8], ist er routinemäßig noch nicht einsetzbar. Ließe sich der Registrierschritt stabil automatisieren, wären die Vorteile und Anwendungsgebiete mannigfaltig. Zum einen könnte man dieses Verfahren als eine einfach zu handhabende, minimal-invasive Methode der Registrierung präoperativer CTs verwenden (s. unten), zum anderen wäre es aber auch denkbar, Änderungen der knöchernen Situation mit einem Fluoroskop abzubilden, die neue Szene mit dem CT zu registrieren und den präoperativen, dreidimensionalen Datensatz so zu aktualisieren, dass er die veränderte Situation widerspiegelt.

## Minimal-invasive Ansätze

Viele der in den 90er-Jahren zum Thema computerassistierte orthopädische Chirurgie publizierten Arbeiten wiesen auf das Potential der neuen Technik hin, in Zukunft einmal nie da gewesene, minimal-invasive Eingriffe zu ermöglichen [13, 18, 21]. In der Praxis hat sich diese Hoffnung bis heute leider in nur wenigen Fällen – und auch dort nur ansatzweise – erfüllt [5]. Oftmals ging mit dem Einsatz von Robotern [9] oder Navigationssystemen [14] gar eine größere Invasivität einher, mit der der Zugewinn an Präzision erkauft werden musste. Betrachtet man einen beliebigen orthopädischen Eingriff von einem abstrakten Standpunkt aus, so ergeben sich drei Gründe dafür, dass er überhaupt invasiv ausgeführt werden muss. Zum einen muss gewährleistet werden, dass Instrumente ihren Einsatzort – den Knochen – erreichen. Um die Operation präzise ausführen zu können, ist es zweitens notwendig, dass der Arzt Blickkontakt zum Ort des Geschehens hat. In sehr vielen Fällen schließlich müssen Schrauben, Platten, Endoprothesen, usw. im oder am Knochen angebracht werden. Die „Zufuhr" dieser Implantate kann nur invasiv geschehen. Die Navigationschirurgie versucht bekanntlich, das Problem des Blickkontaktes zum Situs zu lösen, indem ein virtuelles Abbild auf einem Monitor an die Stelle des Operationsfeldes gesetzt wird. Um dies zu erreichen, sind – wie in Kapitel 1 beschrieben – eine Referenzierung und für die Verwendung präoperativer Bilder eine Registrierung der operierten Anatomie vonnöten. Beide Schritte bedingen mit heutigen Methoden direkten Knochenkontakt und stehen daher einer nicht- oder minimal-invasiven Anwendung eines Navigationssystems im Wege. Es ist jedoch absehbar, dass zukünftige Entwicklungen hier Abhilfe schaffen können.

## Minimal-invasive Registrierung

Neben der oben beschriebenen automatischen Fusion von Fluoroskopiebildern mit einem CT-Scan sind für die minimal-invasive Registrierung eines präoperativen Bilddatensatzes mit der intraoperativen Situation grundsätzlich zwei weitere alternative Ansätze denkbar, bei denen Matchingpunkte nichtinvasiv für eine punktbasierte Registrierung aufgenommen werden können.

Mit Hilfe von Ultraschallgeräten kann die Knochenoberfläche transkutan gescannt werden. Erste Ansätze mit Hilfe kalibrierter Ultraschallsonden im A- [17] oder B-Mode [1] sind sehr viel versprechend und dürften in absehbarer Zeit Einzug in bestehende Navigationssysteme halten. Ihre Anwendung kann jedoch nur dann erfolgreich sein, wenn die noch bestehenden Probleme [22] bei der vollautomatischen Auswertung der schwierig zu interpretierenden Bilder und Signale von den Schallsonden gelöst werden. Das Digitalisieren von Punkten kann alternativ aber auch mit Hilfe eines navigierten Fluoroskops geschehen. Mehrere Arbeiten haben bereits darauf hingewiesen, dass es möglich ist, mit zwei aus unterschiedlichen Winkeln aufgenommenen C-Bogen-Bildern Koordinaten im Körperinneren des Patienten zu erfassen [11,

15]. Es bleibt abzuwarten, welche dieser Technologien zum berührungslosen Aufnehmen von Matchingpunkten sich als genauer und zuverlässiger erweisen wird.

### Minimal-invasive Referenzierung

Sozusagen eine Steigerung der minimal-invasiven Registrierung stellt die minimal-invasive Referenzierung dar, mit der Relativbewegungen zwischen der operierten Anatomie und dem Trackingsystem kontinuierlich erfasst und mathematisch kompensiert werden. Das Problem reduziert sich dabei darauf, Bewegungen des Knochens im Körperinneren zu detektieren. Dass eine genaue Vermessung der Hautoberfläche präzise Rückschlüsse auf die darunter liegenden Knochenstrukturen erlaubt, darf bezweifelt werden, solange der mechanische Einfluss der dazwischen liegenden Weichteilschichten nicht vollständig verstanden ist. Vielversprechender dürfte die Verallgemeinerung einer minimal-invasiven Registrierung sein. Ließe sich eine solche automatisieren und in Echtzeit ausführen, so könnte man quasi auf die Referenzierung verzichten und stattdessen die (veränderliche) Matchingtransformation ständig neu berechnen. Wegen der intraoperativen Strahlenbelastung verbietet sich der C-Bogen für diese Methode und die Verwendung von Ultraschallsonden bleibt die einzige Wahl. Solange eine ultraschallbasierte Registrierung jedoch nicht zum Standard geworden ist, muss die Möglichkeit der Referenzierung auf analogem Wege ins Reich der Science Fiction verbannt werden.

### Virtual Reality und Augmented Reality

Ähnlich futuristisch mag die Möglichkeit anmuten, Aspekte der Virtual oder Augmented Reality (VR/AR) in einem CAOS-System zu verwenden.

Denkt man an Virtual Reality, versucht man sich unwillkürlich einen Chirurgen vorzustellen, der sich mit Datenhandschuh und Head Mounted Display bewaffnet an den Operationstisch stellt. Sieht man den Begriff der virtuellen Realität jedoch etwas allgemeiner als ein möglichst realitätsnah im Computer erzeugtes Abbild eines Teils der Wirklichkeit, so erscheint die Verwendung dieses Terminus nicht mehr so abwegig. Viele der heute erhältlichen Navigationssysteme stellen Operationstarget, Instrumente, Implantate oder auch den aus CTs rekonstruierten Knochen sehr abstrakt dar. Die Diskussion darüber, ob für eine präzise Navigation eine abstrakte oder eine fotorealistische Darstellung der Operationsszene geeigneter ist, ist noch nicht entschieden. Es darf daher angenommen werden, dass zumindest ein Teil der Navigationsanwendungen, die in Zukunft entwickelt werden, immer realer erscheinende Darstellungen präsentieren werden.

Anders sieht es mit dem Gebiet der Augmented Reality aus, das alle Anwendungen umfasst, bei denen dem User reale Ansichten präsentiert werden, die durch überlagerte Computergrafik „aufgewertet" worden sind. Das Prinzip stammt aus dem militärischen Bereich, wo dem Kampfpiloten Ziel- oder Navigationsinformationen auf die Cockpitscheibe oder das Helmvisier projiziert werden. Auf ähnliche Art und Weise können Planungsdaten oder anatomische Strukturen, die unterhalb der sichtbaren Oberfläche liegen, dem operierenden Chirurgen präsentiert werden. Bei der Verwendung von optischen Hilfsmitteln wie Endoskop oder Operationsmikroskop [7] gestaltet sich diese Projektion aus technischer Sicht relativ einfach, da das computergenerierte Overlay direkt in die Optik des Gerätes eingespeist werden kann. Die meisten Mikroskope bieten diese Möglichkeit heute bereits herstellerseitig an. Sehr viel schwieriger stellt sich das Problem dar, wenn dem Blick des Chirurgen mit dem bloßen Auge eine Zusatzinformation „untergeschoben" werden soll. An drei verschiedenen Stellen zwischen Auge und realem Objekt kann diese Manipulation erfolgen. Mit Hilfe eines Projektors oder Lasers können Information direkt auf die Oberfläche des realen Objektes geschrieben werden [24]. Um eine korrekte Darstellung zu erreichen, muss das projizierte Bild entsprechend der veränderlichen Topologie der Projektionsfläche dynamisch verzerrt werden. Mittels eines halbdurchlässigen Spiegels [4], der zwischen Auge und realem Objekt montiert ist, oder einer halbdurchlässigen Brille entfällt die Notwendigkeit für diese künstliche Verzerrung, da die Projektionsfläche für das virtuelle Bild planar ist. Seit einiger Zeit sind Retinaprojektoren erhältlich, die das real vom Auge wahrgenommene Bild partiell „überschreiben", indem sie Informationen direkt auf die Netzhaut projizieren. In jedem Fall sind zwei Aspekte zu berücksichtigen:

- Das virtuelle Bild muss an der korrekten räumlichen Position erscheinen.
- Sowohl real wahrgenommene Umgebung als auch die augmentierende Information sollen fokussiert wahrgenommen werden.

Die erste Forderung bedingt ein Matching zwischen realer und virtueller Welt, in das auch die Augen- bzw. Kopfposition des Arztes einbezogen werden muss, wenn nicht direkt auf den Patienten projiziert wird. Der Wunsch nach gleichzeitiger Schärfe von realem und virtuellem Bild ist nur ansatzweise erfüllbar. Werden die Zusatzdaten mit einer Brille oder einem Spiegel dargestellt, muss das Auge eines der beiden Bilder fokussieren; das andere erscheint mehr oder weniger unscharf. Retinabasierte Projektoren werden auf einen Objektabstand kalibriert, sodass auch hier eine scharfe Darstellung erreicht werden kann, vorausgesetzt allerdings, dass die Distanz zwischen Auge und realem Objekt konstant bleibt.

All diese Schwierigkeiten, die in bestehenden Experimentalsystemen nicht oder nur ansatzweise gelöst sind, sorgen zusammen mit den relativ hohen Hardwarekosten dafür, dass in absehbarer Zeit wohl keine Augmented Reality ohne optische Geräte wie Endoskop oder Mikroskop zum Einsatz kommen wird.

## Qualitätssicherung und chirurgische Ausbildung

Zwei der jüngsten Anwendungsgebiete chirurgischer Navigation sind die immer mehr an Wichtigkeit gewinnende Qualitätssicherung und die computerunterstützte Aus- und Fortbildung der Chirurgen. Es ist unbestritten, dass die Verwendung von CAS-Systemen in vielen Fällen eine größere Ausführungspräzision ermöglicht und damit eine höhere Wiederholgenauigkeit des Eingriffes gewährleistet. Es bleibt abzuwarten, ob und inwieweit diese Tatsache dazu führen wird, dass der Einsatz der Navigation für bestimmte Eingriffe zum State-of-the-Art und damit faktisch zum Obligatorium werden wird. Bereits heute erlaubt praktisch jedes der marktpräsenten Systeme, zur Operationsdokumentation z. B. Bildschirmausdrucke zu erzeugen. Es dürfte nur ein Frage der Zeit sein, bis diese spezielle Protokolliermethode im besonderen Rechtssystem der USA, wo man bei der Einführung einer Technologie hinter Europa – und hier speziell hinter Deutschland – herhinkt, als Indiz in einem Rechtsstreit herhalten muss. Der Einsatz der CAS-Technologie könnte also auch als Dokumentationsinstrument zur Pflicht werden.

Doch auch für die klinische Forschung bieten Navigationssysteme ein großes und noch zu wenig ausgeschöpftes Potential, da sie als präzises Messgerät eingesetzt werden können, um etablierte Meinungen zu hinterfragen [6] oder neue chirurgische Techniken zu evaluieren.

Bei aller Euphorie darf aber nicht verschwiegen werden, dass die Anwendung der Navigationstechnologie ein nicht zu unterschätzendes Maß an neu zu erlernendem Wissen und zu erlangenden Fertigkeiten voraussetzt, ohne die der Computer zur Hydra wird, die Operationen verlängern und Frustrationen auslösen kann. Diese Fortbildungspflicht kann nicht auf eine Person im Team abgewälzt werden, sondern betrifft alle, die mit dem Navigationssystem und den neuen Instrumenten in Kontakt stehen: Operateure und Assistenten, aber auch OP-Schwestern, Techniker und Radiologen. Die „klassischen" Ausbildungsformen müssen hinterfragt und für die notwendigen Schulungen müssen neue Konzepte erarbeitet werden. Die perfekte Beherrschung der Maschine könnte es beispielsweise notwendig machen, dass sich die Anwender in regelmäßigen Abständen einer Art „Simulatorauffrischung" unterziehen, wie sie für Piloten bekanntermaßen Pflicht ist.

In Kombination mit den oben erwähnten VR/AR-Techniken und mit Hilfe so genannter Force-Feedback-Devices lassen sich in Zukunft vielleicht aber auch Navigationssysteme entwickeln, die ausschließlich der Ausbildung – auch beim Erlernen von Nicht-CAS-Techniken – vorbehalten sind. Mit realistischer visueller und taktiler Simulation von Gewebestrukturen, Instrumenten und potentiellen Komplikationen könnte eines Tages vielleicht die chirurgische Ausbildung am Kadaver und Patienten ergänzt werden.

Was auch immer die Zukunft an Innovationen auf dem Gebiet der Navigationschirurgie bringen wird, man darf mit Sicherheit davon ausgehen, dass die Technik weiterhin ein Assistent des Menschen sein wird, durch die dessen Wissen und seine Fähigkeiten ergänzt und nicht kopiert und ersetzt werden sollen.

## Literatur

1. Amin DV, Kanade T, DiGioia AM, Jaramaz B, Nikou C, Labarca RS (2001) Ultrasound-based registration of the pelvic bone surface for surgical navigation. Comput Aided Surg 6(1):48
2. Amiot LP, Labelle H, DeGuise JA, Sati M, Brodeur P, Rivard CH (1995) Computer-assisted pedicle screw fixation – a feasibility study. Spine 20(10): 1208-1212
3. Berlemann U, Langlotz F, Langlotz U, Nolte L-P (1997) Computerassistierte Orthopädische Chirurgie (CAOS) – Von der Pedikelschraubeninsertion zu weiteren Applikationen. Orthopäde 26(5): 463-469
4. Blackwell M, Morgan F, DiGioia AM III (1998) Augmented reality and its future in orthopaedics. Clin Orthop 354: 111-122
5. DiGioia AM III, Jaramaz B, Nikou C, LaBarca RS, Moody JE, Colgan BD (2000) Surgical navigation for total hip replacement with the use of HipNav. Operative Techniques in Orthopaedics 10(1): 3-8
6. DiGioia AM III, Jaramaz B, Plakseychuk AY, Moody JE Jr, Nikou C, Labarca RS, Levison TJ, Picard F (2002) Comparison of a mechanical acetabular alignment guide with computer placement of the socket. J Arthroplasty 17(3): 359-364
7. Friets EM, Strohbehn JW, Roberts DW (1995) Curvature-based nonfiducial registration for the stereotactic operating microscope. IEEE Trans Biomed End 42: 867-878
8. Hamadeh A, Lavallée S, Cinquin P (1998) Automated 3 dimensional computed tomographic and fluoroscopic image registration. Comput Aided Surg 3(1): 11-19
9. Heeckt R, Rühl M, Buchhorn G et al. (1999) Computer Assisted Surgical Planning and Robotics mit dem CASPAR-System. In: Jerosch J, Nicol K, Peikenkamp K (Hrsg) Rechnergestützte Verfahren in Orthopädie und Unfallchirurgie. Steinkopff, Darmstadt, S 414-433
10. Hill DL, Hawkes DJ, Crossman JE et al. (1991) Registration of MR and CT images for skull base surgery using point-like anatomical features. Br J Radiol 64(767): 1030-1035
11. Hofstetter R, Slomczykowski M, Sati M, Nolte L-P (1999) Fluoroscopy as an imaging means for computer-assisted surgical navigation. Comput Aided Surg 4(2): 65-76
12. Jacob AL, Messmer P, Kaim A, Suhm N, Regazzoni P, Baumann B (2000) A whole-body registration-free navigation system for image-guided surgery and interventional radiology. Invest Radiol May 35(5): 279-288
13. Kalfas IH, Kormos DW, Murphy MA et al. (1995) Application of frameless stereotaxy to pedicle screw fixation of the spine. J Neurosurg 83(4): 641-647
14. Langlotz F, Stucki M, Bächler R, Scheer C, Ganz R, Berlemann U, Nolte L-P (1997) The first twelve cases of computer assisted periacetabular osteotomy. Comput Aided Surg 2(6):317-326
15. Langlotz U, Grützner PA, Bernsmann K (2002) A hybrid CT-free navigation system for acetabular cup placement. J Arthroplasty (to be published)
16. Li Q, Zamorano L, Jiang Z, Gong JX, Pandya A, Perez R, Diaz F (1999) Effect of optical digitizer selection on the application accuracy of a surgical localization system – a quantitative comparison between the OPTOTRAK and flashpoint tracking systems. Comput Aided Surg 4(6): 314-321
17. Maurer CR, Gaston RP, Hill DLG, Gleeson MJ, Taylor MG, Fenlon MR, Edwards PJ, Hawkes DJ (1999) AcouStick: A tracked A-mode ultrasonography system for registration in image-guided surgery. In: Taylor C, Colchester A (Hrsg) Medical image computing and computer-assisted intervention – MICCAI'99. Springer, Berlin Heidelberg New York Tokyo, pp 953-962
18. Merloz P, Tonetti J, Pittet L, Coulomb M, Lavallée S, Troccaz J, Cinquin P, Sautot P (1999) Computer-assisted spine surgery. Comput Aided Surg 3(6): 297-305
19. Messmer P, Jacob AL, Fries E, Gross T, Suhm N, Steinbrich W, Frede KE, Schneider T, Regazzoni P Technologieintegration und Prozessmanagement – Konzept und Implementierung einer neuartigen Plattform für einzeitige Diagnostik und Therapie des akut Kranken und Verletzten sowie für elektive computerassistierte Chirurgie (CAS). Unfallchirurg 104(10): 1025-1030
20. Moche M, Busse H, Dannenberg C et al. (2001) Fusion von MRT-, fMRT- und intraoperativen MRT-Daten – Methode und klinische Bedeutung am Beispiel neurochirurgischer Interventionen. Radiologe 41(11): 993-1000
21. Nolte L-P, Visarius H, Langlotz F, Schwarzenbach O, Berlemann U, Rohrer U (1996) Computer assisted spine surgery – a generalized concept and early clinical experiences. Int Soc Comput Aided Surg 3(1): 1-6
22. Tonetti J, Carrat L, Blendea S, Merloz P, Troccaz J, Lavallée S, Chirossel J-P (2001) Clinical results of percutaneous pelvic surgery – computer assisted surgery using ultrasound compared to standard fluoroscopy. Comput Aided Surg 6(4): 204-211
23. Wallny T, Klose J, Steffny G, Schulze-Bertelsbeck D, Perlick L, Schumpe G (1999) Dreidimensionaler Ultraschall und intraoperative Navigation: Ein neuer Einsatz des Ultraschalltopometers bei Umstellungsosteotomie des proximalen Femurs. Ultraschall Med 20(4): 158-160
24. Wörn H, Hoppe H (2001) Augmented Reality in the operating theatre of the future. In: Niessen WJ, Viergever MA (Hrsg) Medical image computing and computer-assisted intervention – MICCAI 2001. Springer, Berlin Heidelberg New York Tokyo, pp 1195-1196
25. Zamorano L, Jiang Z, Kadi AM (1994) Computer-assisted neurosurgery system: Wayne State University hardware and software configuration. Comp Med Imaging Graph 18(4): 257-271

Kapitel 54

# Aktueller Stand der Roboterchirurgie – Ausblick auf zukünftige Optionen

**54**

M. Börner, W. Ditzen

## Einleitung

Die jeweilige Presseresonanz bezüglich der Roboterchirurgie charakterisiert das unerschöpfliche, den Menschen zuarbeitende Entwicklungspotential: „Wo der Mensch nicht selbst hinkommt, da baut er Roboter. Raumfahrt und Kerntechnik haben es vorgemacht: Ein ferngesteuertes Fahrzeug fährt über den Mars; nur Roboter arbeiten mit radioaktivem Material, während der Mensch sicher hinter einer meterdicken Glasscheibe am Steuer sitzt."

„ROBODOC – der neue Star im Operationssaal macht Millimeterarbeit und arbeitet mit hoher Präzision". „Der Herzchirurg der Zukunft ersetzt in stundenlangen Operationen feinmechanische Tätigkeiten des Menschen mit der Toleranz von Zehntelmillimetern ohne Ermüdung der Muskulatur bzw. Zittern". Diese zwei Pressesequenzen umreißen den Tatbestand, dass medizinische Roboter ein enormes Potential der Präzisionssteigerung wie auch Optimierung der operativen Möglichkeiten, insbesondere bei schwer zugänglichen anatomischen Gegebenheiten bieten. Die Roboterchirurgie steht nach wie vor erst am Beginn ihrer Anwendungsmöglichkeiten in der Medizin und viele Fragen, insbesondere der Effektivität, der Sicherheit wie auch der Kostenentwicklung sind nach wie vor zumindest in Teilaspekten nicht vollständig beantwortet. Obwohl bereits verschiedene kommerzielle Anbieter Erfahrungen für den medizinischen Einsatz vorweisen können, ist deren Gesamtzahl im klinischen Einsatz nach wie vor noch gering.

Während hingegen die Ära der Industrieroboter einen exponentiellen Einzug in die industrielle Arbeitswelt der späten 70er-, Anfang der 80er-Jahre hielt, steht der Etablierung in der Medizin einer den Durchbruch bezeugenden, kritischen Masse noch bevor.

Die verschiedenen, kontinuierlich fortentwickelten Robotersysteme wurden immer wieder von verschiedenen Autoren einer differenten Unterteilung unterzogen. Eine rein technisch orientierte Einteilung wurde hierbei von Taylor entwickelt, die sich auf fünf Systemklassen aufteilt:
1. interner Ersatz,
2. telechirurgische Systeme,
3. Navigationshilfen,
4. präzise Positionierungssysteme,
5. präzise Pfad-Such-Systeme.

Die bekannteste Einteilung geht auf Arbeiten von Troccaz u. Delnondedeiou und Cinqin, Bainville [45] zurück und wurde später auch von DiGioia et al. [19] aufgegriffen: Es wird hierbei unterschieden in
– passive,
– semiaktive und
– vollständig aktive Robotersysteme.

*Passive* Systeme beschränken sich hierbei auf die präoperative Planung bzw. chirurgische Simulation wie auch die intraoperativ eingesetzte Navigation oder anderweitige Hilfsvorrichtungen; bei den *semiaktiven* Systemen folgt die chirurgische Aktion einer vom Robotersystem vorgeplanten bzw. vordefinierten Strategie, wobei die endgültige Kontrolle und Durchführung nach wie vor dem Chirurgen vorbehalten bleibt.

Bei den *aktiven* bzw. den die Chirurgen ersetzenden Systemen werden die Einzelaufgaben oder die vollständige Prozedur autonom, jedoch unter der strengen Beobachtung des Operateurs durchgeführt. Howe u. Matsuoka [28] unterteilten in einem Überblick hinsichtlich der bildgesteuerten Anwendungen, wobei neben anderem vor allem orthopädische und neurochirurgische Verfahren beschrieben wurden. Fachbezogen existiert ebenfalls ein spezieller Überblick von Caddedu [12] bezüglich urologischer Robotic-Indikationen.

## Historischer Überblick

Die medizinische Robotic ist ein relativ junges Betätigungsfeld, wobei die erste beschriebene medizinische Anwendung sich 1985 als neurochirurgische Indikation ereignete. In diesem Fall wurde der Roboter lediglich als Positionierungshilfsmittel eingesetzt, um eine Biopsienadel exakt intrakraniell zu platzieren [31]. Das Positionsziel wurde hierbei in den computertomographischen Bildern identifiziert, anschließend steuerte der Roboter eine Führungshülse, über die die Punktionsnadel exakt platziert werden konnte. Wurde für diese Maßnahme noch ein herkömmlicher Industrieroboter verwendet, so begannen verschiedene Forschungsgruppen in Europa, Asien wie auch den Vereinigten Staaten unterschiedliche medizinische Applikationen und damit auch medizinbezogene Fortentwicklungen von Robotern zu untersuchen: In Europa wurde Anfang der 90er-Jahre am Imperial College in London ein Roboter für Prostataoperationen entwickelt [17]. An der Universitätsklinik Grenoble wurden neurochirurgische Applikationen wie Biopsien begonnen; die nachfolgenden wissenschaftlichen Weiterentwicklungen mündeten schließlich in den kommerziell verfügbaren NeuroMate-System von Integrated Surgical Systems. Währenddessen wurde gleichzeitig in Asien an der Universität in Tokio der Prototyp eines CT-gesteuerten Nadeleinführungsmanipulators hervorgebracht [47]. In den Vereinigten Staaten begann man Anfang der 90er-Jahre das erste bildgebende Robotic-System für präzise, orthopädische Fräsvorgänge zu entwickeln [43], das etwas später als ROBODOC seine klinische Anwendung fand.

## Klinische Anwendungen

### Orthopädische Chirurgie

Bei den orthopädisch-chirurgischen Indikationen ist die Roboterunterstützung aufgrund der rigiden Struktur des Knochens sehr gut geeignet, da sich der Knochen während des Ausfräsens bzw. Sägens nicht signifikant deformiert. Ebenso ist es wesentlich einfacher möglich, intraoperativ auf präoperative Bildgebung und Planung zur Information zurückzugreifen als bei weichgewebigen Strukturen wie z. B. dem Gehirn oder abdominellen Organen. Dementsprechend wurde in der orthopädischen Indikation die klinische Anwendung eines Robotersystems recht früh adoptiert. Das ROBODOC-System hat hierbei erstmalig 1992 seine Unterstützungsfunktion bei der Implantation einer totalen Hüftendoprothese im Rahmen einer Hundestudie unter Beweis gestellt. Es wurde somit erstmals ein aktiver Roboter für die Hüftchirurgie eingesetzt, wobei der Roboter zum Auffräsen des Femurschaftes vor der nachfolgenden Prothesenschaftimplantation verwendet wurde.

Das ROBODOC-System wurde klinisch von Integrated Surgical Systems aus einem Prototypen (IBM Research) entwickelt. Nach der erfolgreichen Hunde-Serie wird dieses System seit 1994 in der Berufsgenossenschaftlichen Unfallklinik Frankfurt/Main klinisch für die Hüftendoprothetik eingesetzt [7]. Damit ist es in der humanen Anwendung die erste klinisch eingesetzte Robotereinheit überhaupt. Das System basiert insgesamt auf drei Hauptkomponenten: Die Planungsstation, der so genannte Orthodoc, misst anhand von CT-Schnittbildern in drei Dimensionen mit höchster Präzision das proximale Femur aus und berechnet den exakten Fräsvorgang gemäß der ideal einsetzbaren Prothese. Im Anschluss werden die gewonnenen CT-Daten auf den Kontrollrechner der zweiten Hauptkomponente transferiert, sodass dieser den Roboter selbst, die dritte Hauptkomponente, intraoperativ überwachen bzw. führen kann. Seit 1994 wurde zunächst in der eigentlichen robotergestützten Schaftausfräsung die Implantation von drei Pins, seit 1996 von zwei Pins am Oberschenkel vorgeschaltet, um hieraus die CT-Daten für den Orthodoc zu gewinnen. Seit Mitte 1998 kann die Hüfttotalendoprothesenimplantation mit dem Pinless-Verfahren in einer Sitzung vorgenommen werden, bei der lediglich während der Operation die durch die CT-Daten erfasste Oberflächenstruktur über ein so genanntes Oberflächen-Matching überprüft bzw. abgeglichen wird, bevor anschließend der Fräsroboter anhand der übereinstimmenden Daten die Ausfräsung entsprechend der vorgeplanten Prothese vornehmen kann (Abb. 54.1) [7a]. Die eigentliche Fräszeit beläuft sich je nach Prothesengröße auf 10-20 min, wobei der Operateur über den Monitor der so genannten Workstation, also des

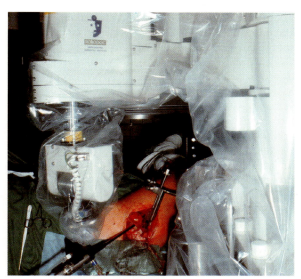

**Abb. 54.1.** Hüft-ROBODOC während des Fräsvorganges

intraoperativen Kontrollrechners, das Fortschreiten der Ausfräsung genau verfolgen kann. Nach Abschluss des Fräsvorganges wird der Roboter zurückgefahren, anschließend der Rest der Operation manuell fortgeführt. Inzwischen wurden insgesamt mit diesem System allein in der Berufsgenossenschaftlichen Unfallklinik Frankfurt Main seit 1994 mehr als 4000 Fälle erfolgreich operiert [8]; damit bestehen im Gesamtfeld der ROBODOC-Medizin klinisch die größten Erfahrungen für diese Indikation weltweit, zumal auch andere Kliniken im europäischen Raum diese Indikation mit dem ROBODOC-unterstützten Verfahren durchführen.

Seit April 2000 wird diese Systemkomponente auf drei zentralen Einheiten auch zum Einsatz der Knieendoprothetik vorgenommen [8a]. Im Unterschied zum Hüft-ROBODOC werden hier jedoch immer noch vorher jeweils zwei Pins am Femur wie auch an der Tibia zur CT-Datengewinnung und anschließenden Abmessung der Referenzpunkte eingebracht. Es erfolgt dann im Rahmen der präoperativen Planung eine CT-Darstellung des Femurkopfes des distalen Femurs der proximalen Tibia wie auch der Sprunggelenksregion, sodass dann die vier Referenzregionen für die Bestimmung der korrekten femoralen wie auch tibialen Achse als auch die Rotation der einzusetzenden Prothesenkomponenten vorgenommen werden kann. Neben der präzisen Planung, der darausfolgenden optimierten postoperativen Achsen- und Rotationkonstellation sowie der primären, zementfreien Pressfit-Fixierung können hierbei auch die ligamentären Strukturen geschont, insbesondere fräsbedingt der Ansatz des hinteren Kreuzbandes vollkommen unversehrt erhalten werden.

Ein ähnliches System beinhaltet der ebenfalls seit dem Jahr 2000 klinisch anwendbare Operationsroboter CASPAR (Fa. URS), mit dem ebenfalls in einer ersten Operation eingesetzte Marker dann mit speziellen Schnitten von Hüft-, Knie- und Sprunggelenk im CT dreidimensional abgefasst werden. Im Unterschied zu dem bereits vorher klinisch gestarteten Knie-ROBODOC wird hier jeweils nur eine Schanz-Schraube am Unter- und Oberschenkel fixiert. Zusätzlich erfolgt die intraoperative Überwachung über so genannte „rigid bodies", angebracht an den jeweiligen Schanz-Schrauben im Sinne einer integrativen Navigation. Auch hier wurden in den ersten Anwenderzahlen ebenso wie bei der ROBODOC-Knieprothese [8] dreidimensional korrekte Beinachsen ohne Ausreißer für die Robotergruppe festgestellt.

Am Imperial College in London wurde durch Jakopec u. Harris [27] ein weiterer zweckgebundener Roboter für die totale Knieendoprothetik entwickelt (Akrobot). Hierbei vollzieht der Operateur vor der eigentlichen Resektionsphase ein Oberflächen-Matching, ähnlich dem Pinless-Verfahren des Hüft-ROBODOCs, wobei sowohl die Oberfläche der Femurrolle als auch des Tibiaplateaus mit etwa 20 bis 30 vorgegebenen Punkten abgegriffen wird. Nach Abgleichung der Oberfläche mit der präoperativen RCT-Planung erfolgt dann der Fräsvorgang gemäß den Resektionsebenen, ähnlich wie bei dem System von ROBODOC und CASPAR. Erste klinische Anwendungen wurden erfolgreich im Jahr 2001 begonnen.

Auch in der Kreuzbandchirurgie hat die Robotic inzwischen ihren Einzug gehalten. Hier wurde von Gotzen et al. [39] ebenfalls mit dem CASPAR-Robotic-System die tibiale und femorale Tunnelplatzierung für die vordere Kreuzbandersatzplastik roboterunterstützt im Jahre 1999 eingeführt. Vorangegangen waren ausgedehnte anatomische Studien, in der für den femoralen Eintrittspunkt des Kreuzbandes im Rahmen der präoperativen Planung die gesunde Gegenseite computertomographisch herangezogen bzw. die Ursprungs- wie auch Ansatzbereiche aneinander abgeglichen wurden, sodass hieraus die individuell physiologischen Isometrieareale für die weitere präoperative Planung festgelegt werden konnten. Der femorale Insertionspunkt fokussierte sich hierbei auf 25% anteriorwärts der posterioren Randkante der lateralen Femurkondyle und 25% distalwärts der posterior-superioren so genannten Blumensaat-Linie, wie sie ebenfalls entsprechend der Quadrantenmethode definiert ist. Auch hierbei werden jeweils eine Referenzschraube in das Femur und die Tibia eingebracht, um die anschließend gewonnenen CT-Daten auf die intraoperative Workstation zu übertragen.

Die hierdurch gewonnene exakte Reproduzierbarkeit der jeweiligen Insertionspunkte hat die Diskussion über die korrekten Isometrieareale zumindest zeitweilig wieder aufleben lassen. Eine vergleichende Studie zwischen roboterunterstützter Insertionsbeschreibung und der konventionell instrumentengeführten Tunnelplatzierung ergab abhängig von der Erfahrung des Operateurs in der Kniebandchirurgie nur unwesentliche Abweichungen voneinander [10], sodass angesichts der Variabilität der anatomischen Insertionsareale die Frage gestellt wird, wie viel Maß an Akkuratheit und Präzision bei der ACL-Rekonstruktion überhaupt notwendig ist.

## Neurochirurgie

Historisch gesehen sind die neurochirurgischen Indikationen eigentlich die ersten Anwendungsbereiche für die Robotic und aufgrund der elementaren Konsequenzen beanspruchen sie nach wie vor eine außerordentlich hohe, öffentliche Resonanz.

Neurochirurgische stereotaktische Anwendungen bedürfen einer besonderen räumlichen Akkuratheit und präziser Zielgebung, um den im Interesse stehenden anatomischen Fokus zu erreichen und gleichzeitig konsekutive Kollateralschäden zu minimieren. Folgende neurochirurgische Robotersysteme können bereits über klinische Erfahrungen berichten bzw. befinden sich in Entwicklung:
- das Minerva-System der Universität Lausanne in der Schweiz [24],
- das System NeuroMate von der Firma Integrated Surgical System aus den USA,
- der MRI-kompatible Roboter der Universität Tokio in Japan [34].

Eines der ältesten Robotersysteme, entwickelt für eine präzise Nadelplatzierung, stellt der neurochirurgische Roboter Minerva dar, der speziell für stereotaktische Hirnbiopsien entwickelt wurde. Hierbei ist der neurospezifische Roboter in das Zusammenspiel mit einem CT-Scanner integriert, sodass der Operateur die Position des Instrumentes gemäß der fortlaufenden CT-Schichten während jeder einzelnen Phase des operativen Vorgehens überblicken bzw. kontrollieren kann. Die Präzision wird über eine Beweglichkeit in fünf Freiheitsgraden gewährleistet. In der klinischen Anwendung wurden hierbei lediglich zwei Operationen im September 1993 durchgeführt, anschließend das Projekt aber nicht mehr weiterverfolgt.

### NeuroMate

Der NeuroMate ist ein über sechs Achsen geführter Roboter für neurochirurgische Anwendungen, der über Grundlagenarbeiten von Benabid [4] und Lavallée et al. [32] an der Universitätsklinik in Grenoble in Frankreich entwickelt wurde. Das ursprüngliche System war ebenfalls für spezifische stereotaktische Vorgehensweisen geplant, wobei die heutige Version nach Erhöhung des Sicherheitsstandards durch deutlich verbesserte bildgebende Möglichkeiten inzwischen auch kommerziell ihren Standort gefunden hat und sogar von der FDA zugelassen ist. Mit dem System wurden seit 1989 bereits mehr als 1600 Anwendungen durchgeführt (Abb. 54.2). Die hauptsächlichen klinischen Anwendungen beinhalten vor allem Tumorbiopsien, stereoelektroenzephalographische Untersuchungen von Patienten mit Epilepsien sowie die

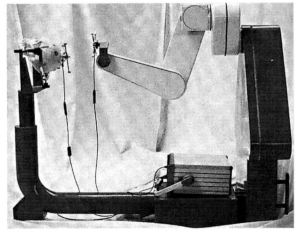

**Abb. 54.2.** Neurochirurgisches Roboter System NeuroMate

mittellinienorientierte, stereotaktische Neurochirurgie und funktionelle Neurochirurgie der Basalganglien. In Deutschland wurde erstmalig mit diesem Roboter an der Berufsgenossenschaftlichen Unfallklinik Frankfurt/Main im September 2001 eine intrakranielle Hämatomentlastung durchgeführt. Aufgrund der Zielgenauigkeit wird die Roboterunterstützung auch in der funktionellen Neurochirurgie etwa bei Parkinson-Symptomen, bei der Behandlung von Hirntumoren ebenso wie bei dorsalseitigen Eingriffen an der Wirbelsäule, z. B. bei Bandscheibenvorfällen oder gar der robotergesteuerten Unterstützung des dorsalseitigen Aktes von zweiseitig zu versorgenden Kyphoplastien angestrebt. Bei letzterer Indikation kommt der minimal-invasiven Vorgehensweise im Rahmen der robotergeführten perkutanen Implantation des Fixateur interne eine besondere Bedeutung zu, da hierdurch die physiologische dorsale Zuggurtung nicht wesentlich beeinträchtigt wird.

Generell wird im Rahmen der Datenakquisition der exakte Zugangsweg, beginnend vom Eingangspunkt an der Haut bis zum Zielfokus, über ein speziell entwickeltes Softwareprogramm erstellt. Hierbei werden die digitalisierten Bilder aus der digitalen Subtraktionsangiographie, dem CT oder dem MRT verwendet und nach festgelegter Zielführung anschließend von der Planungsstation auf die intraoperative Workstation überführt. Auch hier muss der Roboter vor Beginn der Operation seine Positionen in Relation zu der Patientenanatomie kennen. Dies erfolgt über ein sog. Patientenmarkermodul, das auf dem Patientenkopf lokalisiert ist. Nach Abgleichen der CT-Daten gegenüber den Markern des Kalibrierungsgerüstes am Patientenschädel erfolgt anschließend nach Fixierung des Roboters die festgelegte Führung oder Einbringung eines chirurgischen Instrumentes wie z. B. einem Bohrer oder einer Elektrode.

### MRI-kompatible Roboter

Während verschiedene Robotersysteme für die stereotaktischen neurochirurgischen Eingriffe überwiegend auf CT-Bildfolgen bei der Instrumentführung zurückgreifen, werden viele Strukturen im Gehirn wesentlich besser über die Kernspintomographie visualisiert. Die Schwierigkeiten eines MRT-gesteuerten Robotereinsatzes liegen in der Tatsache begründet, dass aufgrund des fest definierten Magnetfeldes lediglich nichtmagnetische Materialien benutzt werden können. In Japan wurde an der Universität Tokio ein MRT-kompatibler Nadelinsertionsmanipulator für stereotaktische Eingriffe entwickelt. Der umgebende Manipulatorrahmen des Roboters wurde hierbei aus Polyäthylentereftalat (PET) hergestellt [34]. Auch andere Teile wie z. B. Tragestangen, Fußschrauben oder Schaltungen und Getriebeteile, die exakt und präzise hergestellt sein müssen, bestehen aus nichtmagnetischen Materialien. In Phantomtests an Wassermelonen konnte hierbei der Positionsfehler auf weniger als 3,3 mm von der vorgestellten Zieleingabe eingebracht werden. Die mit vollständig anderem Design versehene Einheit ist in die MRT-Spule integriert und ein Bogenmechanismus oberhalb des Basissockels mit einem linearen Nadelhalter aufgesetzt. Der Kontrollcomputer und auch die Motorantriebsfunktionen werden in einem entfernten, speziellen Kontrollraum aufgestellt und über abgeschirmte Kabel mit dem Roboter verbunden. In einer ähnlichen Entwicklung wurde ein neuer MRT-kompatibler Roboter innerhalb einer interventionellen MRT-Einheit im Brighams and Womens-Hospital in Boston in Massachussettes entwickelt [14]. Dieses interventionelle Kernspin setzt sich aus zwei parallel aufgestellten Magnetspulen zusammen, zwischen denen der Roboter oberhalb der Kernspin-Gesamteinheit platziert ist (Abb. 54.3). Das System wird derzeit im experimentellen Stadium getestet, hierbei wird unter anderem als potentielle klinische Applikation die Nadelplatzierung, z. B. bei der Prostatabrachytherapie, gesehen.

Schließlich haben deutsche Wissenschaftler ein kernspinkompatibles Roboterbiopsiesystem entwi-

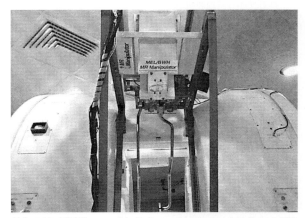

**Abb. 54.3.** MRT-kompatible Roboter in interventionellem MRT-System

ckelt [29], das die Initialindikation auf Mammatumoren fokussiert. Hierbei haben bereits In-vitro-Experimente mit einer Schweineleber mit 1,5 Tesla-Magneten und 4-mm-Fokusdistanzen in allen Zielen eine erfolgreiche Trefferquote erzielt.

Auch auf nicht neurochirurgischem Gebiet wurden verschiedene robotergesteuerte Führungssysteme zur exakten Nadelplatzierung im Rahmen interventioneller Techniken entwickelt. Hierbei ergaben sich verschiedene Kooperationen, z. B. zwischen der Georgetown University in Washington [16, 15] und der John-Hopkins-Universität in Baltimore, aber auch interkontinentale Projekte wie zwischen der Universität Tokio und der John-Hopkins-Universität. Die Präzisionsführungssysteme arbeiten in der ersteren Zusammenarbeit über fluoroskopische, in der zweiten Kooperation CT-gesteuert, wobei die Kadaver- bzw. Phantomstudien als eine Orientierungsexaktheit mit Messfehlern von maximal 0,6 Grad und einer maximalen Nadelzieldistanz von 1,04 mm [35] erzielte. Klinische Versuche der Platzierung einer 22-Gauge-Nadel zur Nerven- und Facettenblockierung mit dem PAKY/RCM-Robotersystem werden an der John-Hopkins-Universität im Lauf des Jahres 2002 erwartet.

### Urologie

1988 begann eine Gruppe um Davies [17] am Imperial College in London ein Robotersystem, Probot genannt, für die transuretrale Resektion der Prostata zu entwickeln. Die anfänglichen Versuche, mit einem sechsachsigen Puma-Industrieroboter vorzugehen, erwiesen sich als zu unpraktisch, sodass schließlich im Jahre 1991 ein spezieller Roboter für diese medizinische Indikation für den ersten Patienten bereitstand, den ersten Kasus überhaupt, in dem ein Roboter substantielle Gewebeanteile aus einem vitalen menschlichen Gewebe entfernte. Der Bewegungsrahmen erfolgt hierbei über drei Achsen. Eine weitere Achse wird durch das Resektoskop geschaffen, das zum Gewebeentfernen eingesetzt wird. Die Geometrie des Systems gestattet eine Aushöhlung im Rahmen der ausgemessenen Prostata mit klarer Bewegungsrestriktion außerhalb dieses festgelegten Rahmens. Diese Restriktion beinhaltet eine zusätzliche Sicherheitsmarge. Die klinische Anwendung umfasst hierbei vier Stadien:

1. Messung,
2. Bildgebung,
3. Ermittlung der Resektionshöhle und
4. Resektion.

Die innere Anatomie wird über eine Videokamera innerhalb des Resektoskops erfasst. Ein Ultraschallkopf wird dann durch das Resektoskop eingebracht, sodass der auf dem Blasenhals positionierte Probot in 5-mm-Intervallen ein dreidimensionales Bild der Prostata erstellen kann. Der Operateur markiert nun die Randzone der Resektionshöhle in jeder Schicht mit einem Lichtzeichner. Der endgültige Schritt stellt dann die eigentliche Resektionsoperation innerhalb des eingezeichneten Radius dar.

An der urologischen Abteilung der John-Hopkins-Universität in Baltimore wurde ebenfalls ein spezifisches urologisches Robotic-Programm aufgestellt, das so genannte perkutane Zugänge zur Niere (PAKI: „percutaneus access of a kidney") über einen robotergesteuerten Nadelführer (RCM: „remote center of motion") gewährleistet und damit minimal-invasive Niereneingriffe ermöglicht [40].

### Herzchirurgie

Spät wurde auch in der Herzchirurgie nach Techniken gesucht, die das chirurgische Trauma des Eingriffes reduzieren und somit dem Begriff einer minimal-invasiven Chirurgie genügen. Ausgangspunkt für zahlreiche, endoskopisch durchführbare herzchirurgische Eingriffe war die Möglichkeit, einen kardioplegichen Herzstillstand auch bei geschlossenem Thorax zu ermöglichen. Durch den Einsatz der so genannten Port-Access-Technologie, eines Verfahrens mit transfemoraler, endovasaler Ballonokklusion der Aorta ascendens und femurofemoralem Bypass, ist es möglich geworden, operative Eingriffe am kardioplegierten Herzen ohne eine herznahe Kanülierung unter Aortenausklemmung durchzuführen. Gleichzeitig mit der Entwicklung komplexer Robotersysteme ging auch der Fortschritt in der Telemanipulationschirurgie einher, der gerade in der Herzchirurgie einen Paradigmenwechsel für chirurgische Applikationen einleitete. Während die in anderen chirurgischen Disziplinen eingesetzten Offline-Roboter präprogrammierte Bewegungsabläufe (z. B. Fräsen eines Knochens) selbständig durchführen, handelt es sich bei dem in der Herzchirurgie eingesetzten System um ein so genanntes Online-System, das sich zu jedem Zeitpunkt in der Kontrolle des Operateurs befindet.

Das DaVinci-Telemanipulationssystem ermöglicht dem Operator, dass er den Eingriff über zwei Instrumentengriffe von einer Masterkonsole aus steuert. An einem Videobildschirm wird ein hochauflösendes 3D-Videobild des Operationsvideos präsentiert. Die Bewegungen des Operateurs an den Instrumentengriffen werden über Bewegungssensoren wahrgenommen und prozessgesteuert verzögerungsfrei auf drei Manipulatoren übertragen. Ein zentraler Arm führt das Videoskop, während zwei seitliche Arme je ein auswechselbares endoskopisches Instrument, den so genannten Endeffektor, führen (Abb. 54.4). Die Endeffektoren erlauben Dank eines miniaturisierten, mechanischen Handgelenks sechs Bewegungsfreiheitsgrade, sodass auch komplexe Bewegungsmuster (z. B. Nähen einer Koronaranastomose) im Thorax möglich sind. Die Übersetzung der Bewegung an der Masterkonsole wird in der Praxis auf 1:3 verändert, andere Einstellungen sind hierbei programmierbar. Dieses sog. Motion-Scaling zusammen mit der zehnfachen Vergrößerung des Kamerabildes ermöglicht mikrochirurgische Eingriffe von endoskopisch höchster Qualität. Hierbei werden zusätzlich durch Bewegungsfilter unkontrollierte Bewegungen, z. B. bedingt durch einen Tremor, mit einer Frequenz von 6-10 Hz herausgetrennt [22]. Systembedingt kann die Masterkonsole entweder im gleichen Operationsraum oder in einem abgetrennten Raum aufgestellt werden. Zusätzlich kann das Videoskop mit einem sprachgesteuerten Roboter geführt werden (Automated Endoskope System for Optimal Positioning = AESOP). Die Sprachsteuerung erlaubt Videoskopbewegungen ohne Instrumentenwechsel; somit ist ein kontinuierlicher Operationsablauf gewährleistet. Missverständnisse in der Kommunikation zwischen Operateur und dem kameraführenden Assistenten (der oft spiegelbildlich agieren muss) entfallen; der so durchgeführte Eingriff kann in einem derartigen Fall als Solochirurgie bezeichnet werden und wurde erstmals von einer Arbeitsgruppe aus dem Herzzentrum Leipzig beschrieben [23].

Ein ähnliches chirurgisches System, ZEUS genannt, entwickelt von der Firma Computer Motion aus Kalifornien, ist ebenfalls mit drei Manipulatoren, einem endoskopischen Kameraarm und zwei endoskopischen Instrumentenarmen bestückt (Abb. 54.5). Die Endeffektoren gestatten jedoch im Unterschied zu dem DaVinci-System lediglich vier Freiheitsgrade.

Nach wie vor steht der Einsatz dieser beiden Systeme für die klinischen Indikationen Herzchirurgie erst an seinem Anfang, die endoskopisch gesteuerten Koronararterien-Bypassoperationen sowie die Mitralklappenrekonstruktionen sind jedoch zentrumsbezogen überzeugende, zukunftsträchtige Optionen, zumal der minimal-invasive Aspekt auch in der deutlichen Verkürzung der postoperativen stationären Liegezeit zum Ausdruck kommt.

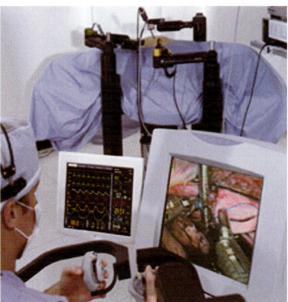

**Abb. 54.5.** ZEUS-Manipulations-Robotic-System

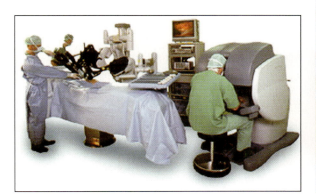

**Abb. 54.4.** Komplexes DaVinci-Telemanipulationssystem

Eine Weiterentwicklung der endoskopisch gesteuerten Koronararterien-Bypassoperationen ist die Möglichkeit, diese auch am schlagenden Herzen durchzuführen; hierbei sind jedoch noch weitere technologische und technische Entwicklungen erforderlich, um die Operationszeiten weiter zu minimieren [6].

Ein weiterer Roboterprototyp für perikardiale Punktionen wurde von Troccaz et al. [45] an der Universitätsklinik Grenoble entwickelt; hierbei ist der Roboter als synergistisches Instrument in Kooperation mit dem Operateur vorgesehen.

Insgesamt hat sich das DaVinci-System bereits bei mehr als 500 Eingriffen seit Oktober 1999 bewährt. Es wird hierbei nicht nur für kardiale Eingriffe eingesetzt, sondern hat sich bereits bei einer breiten Variante von anderen Eingriffen, vor allem in der abdominellen Chirurgie mit Nissen-Fundoplikatio [13], der roboterassistierten laparoskopischen Cholezystektomie [25], in der Urologie mit robotergesteuerter Nephrektomie als auch in der Adrenalektomie [41] und der Gynäkologie mit robotergesteuerter laparoskopischer Tubenanastomose [21] in Einzelfällen bewährt. Ebenso ist das ZEUS-System bei der urologisch-chirurgischen Indikation einer Adrenalektomie erfolgreich eingesetzt worden. Auf tierexperimenteller Ebene konnte sogar bereits ein intrauteriner Myelomeningozelendefekt robotergesteuert bzw. mit Hilfe des Telemanipulatorsystems (DaVinci-System) erfolgreich verschlossen werden [1].

### Maxillofaziale Indikationen

Im maxillofazialen Indikationsspektrum stellt die akkurate Vorgehensweise eine primäre Forderung dar, da die Knochengestalt wie auch die ästhetischen Erscheinungen des Schädels und des Gesichtes extrem wichtig für die Patienten sind. Hieraus hat sich ein besonderes Indikationsfeld für den Robotereinsatz herauskristallisiert. Verschiedene Beispiele einer Roboterunterstützung beinhalten die folgenden Indikationsfelder:
1. Führung nichtflexibler Katheterimplantationen,
2. Handhabung von elektronischen Bohrern, Schraubenziehern, um Knochen und Implantate zu fixieren (Anaplastologie),
3. Handhaben von elektronischen Sägen und retrahierenden Haken.

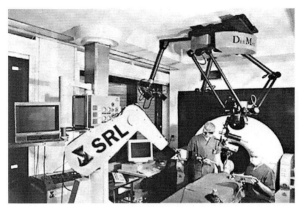

**Abb. 54.6.** Interaktives Roboter-System Surgi-Scope

In der Charité in Berlin wurde hierfür speziell ein experimenteller Operationsraum mit dem Robotersystem SurgiScope eingerichtet (Abb. 54.6). Dieser steuert drei basisfixierte, parallel angeordnete Führungsstangen und einen beweglichen Endeffektor. Die parallelen, kinematischen Strukturen gewährleisten hierbei eine sehr stabile Voraussetzung für Präzisionseingriffe. Erste Tierstudien mit robotergeführter intraossärer Platzierung von Strahlenquellen im Rahmen einer lokalen Brachytherapie sind bereits angelaufen [33].

### Kraniofaziale Osteotomie

Ein anderes System in der maxillofazialen Chirurgie wurde vom Institut für Prozesskontrolle und Robotic in Karlsruhe in Kooperation mit der Klinik für kraniofaziale Chirurgie der Universitätsklinik Heidelberg entwickelt. Hierbei wurde ein RX90-Roboter zur Führung einer chirurgischen Säge verwendet. Zwölf Titaniumschrauben als Landmarken wurden für die computertomographische Erstellung eines Oberflächenmodells zugrunde gelegt.

Für die chirurgische Planung wurde anschließend ein haptisches Interface aufgelegt, um die Schnittlinien auf der Schädeloberfläche zu kennzeichnen [11].

### Radiochirurgie

Lokale Bestrahlungsbehandlung ist ein nicht ungewöhnlicher modaler Behandlungsaspekt für maligne

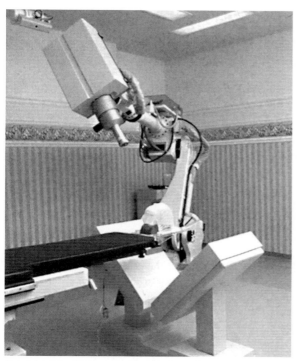

Abb. 54.7. CyberKnife radiochirurgisches Robotersystem

Tumoren. Radiochirurgie beinhaltet hierbei das Einbringen von strahlenabsorbierenden Bestandteilen an einen Tumor während andererseits versucht wird, umgebendes normales Gewebe auszusparen. Im Gehirn wird die Radiochirurgie typischerweise über stereotaktische Rahmenstrukturen ausgeführt, die am Patientenschädel rigide fixiert sind. Eine andere Methode zur präzisen Bestrahlungspositionierung, Image Guided Radiosurgery genannt, wurde von Adler und Mitarbeitern in der Standford University in Kalifornien entwickelt [2]. Das System basiert hier auf einem leichtgewichtigen Linearbeschleuniger, einem Kuka-Roboter und orthogonal gepaarten Röntgenbildgebern (Abb. 54.7). Während der chirurgischen Implantatplatzierung bestimmt das Röntgenbildsystem die Lokalisation der Läsion, sodass der Roboterarm gemäß den angegebenen Koordinaten das Strahlungsagens in dem geplanten Fokus ortsgerecht ablegen kann.

## Ophthalmologie

Auch in der Ophthalmologie wurde angesichts der Notwendigkeit extrem präziser Positionierung und Manipulation der chirurgischen Instrumente im Rahmen einer mikrochirurgischen Augenoperation eine robotergeführte Indikation für eine mikrochirurgische Augmentation entwickelt [44]. Der Hauptunterschied zwischen diesem Robotergerät, dem so genannten „Steady-Hand-Roboter" und den anderen Systemen findet sich in der Tatsache, dass der „Steady-Hand-Roboter" nur zusammen mit der manuellen Kooperation des Operateurs agiert. Der Anwender führt hierbei das mit dem Roboter fixierte Gerät gemäß der Planungsvorgaben, das Kontrollsystem registriert die Kräfte, die der Operateur auf das Gerät ausübt und korrigiert entsprechend (Abb. 54.8). Hierdurch gewährleistet der Operateur ein tremorfreies, präzises Positionieren als auch situationsangemessene Kraftaufwendung. In verschiedenen Vergleichsserien (ohne Assistenz, handgeführt einschließlich des „Steady-Hand-Roboters" und ganz autonom ohne manuelle Kooperation) konnte eine signifikante Verbesserung der Nadelpositionierung festgestellt werden, wobei die ursprüngliche Erfolgsrate von 43% bei nichtassistierten über 79% mit handunterstützter bis zu 96,5% unter vollständig autonomer Durchführung des „Steady-Hand-Roboters" gesteigert werden konnte [30].

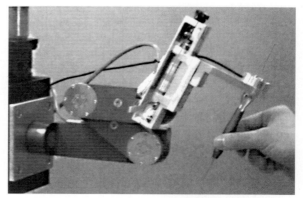

Abb. 54.8. „Steady-Hand-Roboter" zur mikrochirurgischen Instrumentenführung

## Zukünftige Anforderungen und klinische Optionen

Trotz der immer größer werdenden Anwendungsbreite steckt die medizinische Robotic nach wie vor noch in ihren Kinderschuhen. Lediglich eine handvoll kommerzieller Betreiber existiert bereits, und die Anzahl der medizinischen Roboter, die angeboten werden, nimmt sich nach wie vor als eher bescheiden aus. Dies ist zum Teil bedingt durch das jeweilige sehr komplexe medizinische Umfeld, das die jeweilige Einführung neuer Technologien nur sehr schwierig gestalten lässt. Zudem muss für weitere medizinische Robotic-Projekte die Notwendigkeit einer engen Partnerschaft zwischen Ingenieuren und Klinikern erkannt und tiefgreifender etabliert werden. Technologische Herausforderungen wie auch Forschungsfelder für medizinische Robotic schließen sowohl die Entwicklung von Systemkomponenten wie auch von Systemen als ganzes ein. Bezüglich Systemkomponenten sind weitere Forschungen notwendig, vor allem bei der Systemarchitektur, des Software-, dem mechanischen und bildgebenden Design als auch im Anwendungs-Interface und bei der Sicherheit.

In der Systemarchitektur sollte das System der Modularität bezüglich der baulich-mechanischen Ausgestaltung, der Kontrollsystemelektronik wie auch der Software bei der Entwicklung künftiger Robotic-Systeme in den Vordergrund gerückt werden. Diese modularen Ansätze sind bereits bei einigen Robotic-Systemen aufgegriffen worden (z. B. „Steady-Hand-Roboter", PAKY-RCM-Roboter), bei denen eine Anzahl von mechanischen Modulen für präzise interventionelle Eingriffe entwickelt wurde. Auch das bildgeführte Kompakt-Robotersystem (Crigos) weist bei gleichzeitiger Kostenreduzierung in diese Richtung [9].

Hinsichtlich des Software-Designs stehen die Schwierigkeiten der sinnvollen Nutzanwendung kommerziell erhältlicher Software-Pakete für chirurgische Anwendungsmodalitäten den geringen Kosten durch die weit gestreute Verfügbarkeit dieser Software-Einheiten gegenüber. Hier werden einheitlichere Software-Konfigurationen, angepasst an die verschiedenen chirurgischen Projektschwerpunkte, einen einheitlicheren Ausgangspunkt für die Entwicklungsarbeit der jeweiligen Forschergruppen gewährleisten.

Hinsichtlich des mechanischen Designs sind zwar die initial eingesetzten industriellen Roboter zunehmend von entsprechenden Weiterentwicklungen für die speziellen Applikationen abgelöst. Anderseits stoßen die hochgradig indikationsspezifisch ausgerichteten Systeme ebenfalls an ihre Grenzen bezüglich der finanziellen Rentabilität, sodass andere Lösungen entwickelt werden müssen, die bei hoher Sicherheit mehr generell ausgerichtete medizinische Roboter entwickeln, die jedoch trotzdem mit spezialisierten Endeffektoren ganz verschiedene medizinische bzw. operative Interventionen anbieten können.

Mit steigender Popularität bildgebender Interventionen müssen auch Robotic-Systeme sich den verschiedenen bildgebenden Modalitäten wie CT und MRT stellen. Derartige erfolgreiche bildkompatible Systeme werden, wie bereits die MRT-kompatiblen Manipulatoren, eine höhere Anwenderfreundlichkeit nach sich ziehen.

Bei der Betrachtung des Anwender-Interface stellt sich die Frage des geeigneten Anwendermodus. Sollte der Roboter hierbei einen klar vorgegebenen Weg autonom beschreiten, sind eher Joysticks und Drucktasten angemessen oder sollte der Operateur das Instrument direkt mit Unterstützung des Roboters selbst manipulieren können? Sollte eine kraftbezogene Rückkoppelung die hochpräzise Steuerung einer manuellen Instrumentenführung begleiten? Die Antworten hierzu werden sicherlich nicht einheitlich sein, auf jeden Fall scheinen im jetzigen Anfangsstadium medizinische Roboter von den medizinischen Anwendern eher akzeptiert zu sein, wenn sie das Gefühl haben, dass die gesamte Prozedur noch vollständig unter ihrer Kontrolle steht.

Medizinische Roboter unterliegen einer komplett anderen Anwendungskonstellation als klar auftragsorientierte Industrieroboter, da jene fast immer zusätzlichen individuellen Eingriffsbedingungen seitens des Anwenders ausgesetzt sind. Hierbei sind angemessene Sicherheitsbedingungen zu definieren bzw. zu lösen. Diese schließen Verwendungen von redundanten Sensoren und anderen Fehlersicherheitstechniken ein, die im Falle des Roboterversagens ein manuelles Weiterführen gewährleisten, ebenso wie die Notwendigkeiten zur geeigneten Sterilisation und Infektionskontrolle im Operationssaal bzw. dem Interventionsraum. Gerade im Hinblick auf das sich zukünftig vorgestellte Ziel einer so genannten „universellen Plattform", in der die verschiedenen Verfahren wie konventionelles Röntgen, Navigation und Robotic miteinander eingesetzt werden können, um so eine optimale intraoperative Planungs- und Überwachungsgenauigkeit mit noch besserer Visualisierung zu gewährleisten, bedarf es nicht nur eines weiteren technischen Integrationsprozesses, sondern es wird auch hinsichtlich der Sicherheitsbedingungen neue Herausforderungen mit sich bringen.

Bezüglich forensischer Aspekte stehen als Grundsätze des roboterchirurgischen Haftungsprozesses der Patientenschaden, die Kausalität, die Rechtskräftigkeit und das Verschulden im Vordergrund. Ein Sonderproblem ist sicher der gerichtsmedizinische Sachverständige, der keine Erfahrung mit der Roboterchirurgie hat oder sich grundsätzlich gegen die neue Operationsstrategie äußert. Gerade bei Anwendungen der Telechirurgie stellt sich die Frage, ob der Chirurg direkt beim Patienten am Operationstisch anwesend sein sollte und zumindest gleich gut, wenn nicht besser als der vor dem Monitor tätige Chirurg ausgebildet sein muss, da er auch die möglichen Komplikationen beherrschen und den Eingriff konventionell erfolgreich zu Ende bringen muss. Alle Hoffnungen der Industrie, dass spezielle Roboterchirurgen in einem Zentrum über eine Internetverbindung räumlich distanzierte Patienten mangels des Experten vor Ort chirurgisch behandeln, sind derzeit im zivilen Bereich jedoch juristischerseits nicht geklärt bzw. wohl undenkbar. Entscheidend ist die Feststellung, dass Roboterchirurgie nur durchgeführt werden kann, wenn sie zumindest gleich gute wenn nicht bessere Ergebnisse bringt [44].

Vor diesem Hintergrund ist für medizinische Robotersysteme die Entwicklung von Applikationstrainingseinheiten unbedingt erforderlich, um das medizinische Feld auch unter zuletzt genannter Problemstellung abzusichern und voranzubringen. Diese Übungstrainer können andererseits den Dialog zwischen den Ingenieuren wie auch den Klinikern weiter vorantreiben. In einer kürzlich gestellten Umfrage an Ausbildungsbeauftragte in der Allgemeinchirurgie in den USA [20] stellte sich heraus, dass bisher lediglich 14% der amerikanischen Ausbildungsprogramme ihrem chirurgischen Nachwuchs einen Zugang zu der Robotic-Technologie offerieren. Es stellt sich hierbei die Frage, ob angesichts der begrenzten finanziellen Rahmenbedingungen und dem damit verbundenen Investitionsrückhalt für medizinische Roboter seitens der Hersteller diese dazu aufzufordern sind, ebenfalls mehr im Anwendungsbereich derartiger Trainingsmodule anzubieten bzw. finanziell zu unterstützen.

Trotz der klar ersichtlichen signifikanten Verbesserung von Präzision und Steigerung auch komplexerer Operationsindikationen im minimal-invasiven Bereich steht die Roboterchirurgie generell nach wie vor erst am Anfang ihrer möglichen Optionen.

Im Bereich der Endoprothetik bringt die ROBODOC-Anwendung aufgrund der präzisen Planung sowie der korrekten operativen Umsetzung klare Vorteile bezüglich des operativen Aktes der Prothesenschaftimplantation. Der damit einhergehende signifikante Rückgang aseptischer Lockerungen sowie die bereits initial verbesserte Mobilität des Patienten sind gewährleistet durch die anatomisch gerechte Stellung der Prothese, die auch den Erhalt des muskulären Gleichgewichtes des Hüftgelenkes gewährleistet. Die durch exakte Schaftpositionierung bedingte Reduzierung von Stresskräften auf die Prothese kann somit durchaus plausibel eine längere Standzeit der einzelnen Prothese begründen. An den lokalspezifischen Kraftflüssen orientierte neuere Prothesendesigns, verbunden mit verbesserter Oberflächenintegration, werden durch ihre erhöhte Pressfit-Konstellation im intertrochantären Anteil diesen Aspekt noch weiter untermauern (Abb. 54.9). Die mit dem Fräsvorgang einhergehende lamelläre Struktur der grenzflächigen Spongiosa gewährleistet neben der optimalen Passgenauigkeit der Prothese eine vollständig erhaltene Mikrozirkulation im Grenzflächenbereich [38]. Ob diese verbesserte Knochen-Implantat-Kontaktfläche gegenüber dem sekundären Knochen- und Defektheilungsmuster nach manuellem Vorgehen eine im Vergleich längere Standzeit der Prothese bewirkt, ist auch angesichts der optimierteren Schaftpositionierung und der damit verbundenen Reduzierung der Stresskräfte auf die Prothese als durchaus wahrscheinlich anzusehen, kann jedoch erst in Langzeitbeobachtungen gegenüber der grenzflächigen sekundären Knochenheilung nach manuellem Vorgehen endgültig beurteilt bzw. gesichert werden. Ungeklärt ist nach wie vor das Problem einer idealen Pfannenpositionierung, die ebenfalls einen wesentlichen Einfluss auf die Integration und die Langlebigkeit des Prothesengesamtsystems nimmt. Nach wie vor bestehen bis heute keine genauen Angaben, wie eine optimale Pfannenposition wirklich aussieht. Einigkeit herrscht lediglich darüber, dass Extrempositionen (steil/flach) nicht günstig erscheinen. Traditionelle mechanische Messinstrumente orientieren sich hierbei am Patientenkörper, jedoch nicht ohne das Becken oder seine Relativbewegungen iso-

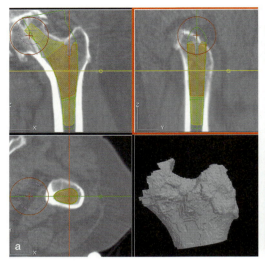 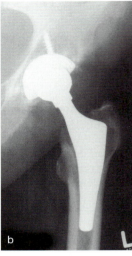

**Abb. 54.9.** *a* Orthodoc-Planung einer zementfreien Kurzschaft-Pressfit-Prothese. *b* Postoperative Röntgenkontrolle des Pressfit-implantierten Life-Quality-Prothesenschaftes

liert zu fokussieren. Vor diesem Hintergrund stellt eine exakte präoperative Planung, wie sie die Robotic voraussetzt, ein deutliches Verbesserungspotential bereit. Bezüglich der Planungsumsetzung hat sich derzeit die Navigation gegenüber der reinen Robotic durchgesetzt, da sie die Möglichkeit der elektronisch gesteuerten, interaktiven Positionierung der Werkzeuge und damit letztendlich der Pfanne anhand der insgesamt schlecht exponierbaren Struktur der Pfanne besser bewerkstelligen kann. Insofern stellen Navigation und Robotic im Bereich der Hüftgelenksimplantation keine Konkurrenzverfahren dar, sondern werden als einander synergistisch wirkende Komponenten zur optimalen Implantatpositionierung des Gesamtprothesensystems verstanden. Entsprechende Kombinationen zwischen Navigationssystem und Operationsroboter stehen dementsprechend bereits kurz vor der klinischen Anwendung (z. B. RoboNav der Firma Integrated Surgical System).

Auch in der Knieendoprothetik hat die Robotic angesichts der optimierteren operativen Achsverhältnisse ihre Einsatzfähigkeit unter Beweis gestellt. Hier werden aufgrund des nach wie vor bestehenden Fehlens absolut sicherer Orientierungspunkte an den unteren Gliedmaßen mit ihren häufig enormen Weichteilstrukturen ebenfalls in der Zukunft Kombinationen aus Navigationssystemen und Operationsrobotern angestrebt werden, um hierdurch die Vorzüge aller computerassistierten Systeme auszuschöpfen und einen perfekten Sitz der Implantate auch unter optimierter Berücksichtigung der komplexen Bandverhältnisse zu erreichen.

Die rasante und parallele Weiterentwicklung sowohl der telechirurgischen Konzepte als auch der robotergesteuerten endoskopischen Operationstechniken wird sowohl seitens der herzchirurgischen als auch der abdominal-chirurgischen Eingriffe einschließlich urologischer und gynäkologischer Fragestellungen komplexere Nutzungsmöglichkeiten in minimal-invasiver Technik nach sich ziehen. Komplexere koronare Revaskularisationen erscheinen über alternative Zugangswege bereits also durchaus möglich, ebenso sind Operationen am schlagenden Herzen mit der Entwicklung endoskopischer Stabilisatoren bereits im Tiermodell erprobt worden. Auch in der Neurochirurgie wird die Indikationsbreite angesichts der präzisen fokusbezogenen Eingriffsmodule in minimal-invasiver Technik weiter voranschreiten. Letztendlich wird die Integrationsfähigkeit der Robotic mit den anderen computerassoziierten Systemen wie Navigation und Telemanipulation darüber entscheiden, wieweit die darausfolgenden Synergiepotentiale den Operateur dazu befähigen, erfolgreich auch komplexere Problemstellungen interventionell zu lösen, die er bisher nur diagnostisch erfassen konnte.

## Literatur

1. Aaronson OS, Tulipan NB, Cywes R, Sundell HW, Davis GH, Bruner JP, Richards WO (2002) Robot-assisted endoscoric intrauterine myelomeninocale repair: a feasibility study. Pediatr Neurosurg 36: 85-89
2. Adler JR Jr, Murphy MJ, Chang SI, Hancock SL (1999) Image-guided robotic radiosurgery. Neurosurgery 44: 1299-1306, discussion 1306-1307
3. Bauer A, Börner M, Lahmer A (1999) Clinical experience with a medical robotic system for total hip replacement. In: Nolte LP, Ganz R (eds) Computer assisted orthopedic surgery. Hogrefe & Huber, Bern, pp 128-133
4. Benabid AL, Cinquin P, Lavallée S, Le Bas JF, Demongeot J, de Rougemont J (1987) Computer-driven robot for stereotactic surgery connected to CT scan and magnetic resonance imaging. Technological design and preliminary results. Appl Neurophysiol 50: 153-154
5. Benabid AL, Hoffmann D, Ashraff A, Koudsie A, Bas JFL (1999) Robotic guidance in advanced imaging environments. In: Alexander E III, Maciunas RJ (eds) Advanced neurosurgical navigation. Thieme, Stuttgart New York, pp 571-583
6. Bernsmann K, Langlotz U, Ansari B, Wiese M (2000) Computerassistierte navigierte Pfannenplazierung in der Hüftendoprothetik - Anwendungsstudie im klinischen Routinealltag. Z Orthop 138: 515-521
6a Boehm DH, Reichenspurner H, Detter C, Arnold M, Gulbins H, Meiser B, Reichart B (2000) Clinical use of a computer-enhanced surgical robotic system for endoscopic coronary artery bypass grafting on the beating heart. Thorac Cardiovasc Surg 48: 198-202
7. Börner M, Bauer A, Lahmer A (1997) Rechnerunterstützter Robotereinsatz in der Hüftendoprothetik. Orthopäde 26: 251-257
7a. Börner M, Lahmer A, Bauer A, Stier U (1998) Experiences with the ROBODOC system in more than 1000 cases. In: Lemke HU, Vannier MW, Inamura K, Farman AG (eds) Computer aided radiology and surgery. Proceedings of the 12th International Symposium and Exhibition (CARS'98), Tokyo, Japan, June 1998. Elsevier, Amsterdam, pp 689-693
8. Börner M, Wiesel U (2002) Rechnerunterstützter Robotereinsatz in der Hüftendoprothetik - Erfahrungen bei über 4000 Patienten, 50. Jahrestagung der Vereinigung Süddeutscher Orthopäden 1.-5.05.2002
8a. Börner M, Wiesel U (2001) Erste Ergebnisse der roboterassistierten Kniegelenkendoprothetik mit dem ROBODOC-System. Trauma Berufskrankh 3: 355-359
9. Brandt G, Radermacher K, Zimolong A, Rau G, Merlotz P, Klos T VS, Robb J, Staudte H-W (2000) CRIGOS - Entwicklung eines Kompaktrobotersystems für die bildgeführte orthopädische Chirurgie. Orthopäde 29: 645-649
10. Burkart A, Debski RE, McMahon PJ, Rudy T, Fu FH, Musahl V, van Scyoc A, Woo SLY (2001) Precision of ACL tunnel placement using traditional and robotic techniques. Computer Aided Surgery 6: 270-278
11. Burghart C, Krempien R, Redlich T et al. (1999) Robot assisted craniofacial surgery: first clinical evaluation. In: Lemke HU, Vannier MW, Inamura K, Farman AG (eds) Computer assisted radiology and surgery. Proceedings of the 13th International Congress and Exhibition (CARS'99), Paris, France, June 1999. Elsevier, Amsterdam, pp 828-833
12. Cadeddu JA, Stoianovici D, Kavoussi LR (1998) Robotic surgery in urology. Urol Clin North Am 25: 75-85
13. Cadière GB, Himpens J, Vertruyen M, Bruyns J, Germay O, Leman G, Izizaw R (2001) Evaluation of telesurgical (robotic) Nissenfundoplication. Surg Endosc 15: 918-923
14. Chinzei K, Hata N, Jolesz FA, Kikinis R (2000) MR compatible surgical assist robot: system integration and preliminary feasibility study. In: Delp SL, DiGioia AM, Jaramaz B (eds) Proceedings of Third International Conference on Medical Image Computing and Computer-Assisted Intervention (MICCAI 2000), Pittsburgh, PA, October 2000. Lecture Notes in Computer Science 1935. Springer, Berlin Heidelberg New York Tokyo, p 921-930
15. Cleary K, Banovac F, Lindisch D, Watson V (2001) Robotically assisted spine needle placement: program plan and cadaver study. Computer Based Medical Systems (CBMS), 14th IEEE International Symposium. IEEE, pp 339-342
16. Cleary K, Stoianovici D, Watson V, Cody R, Hum B, Lindisch D (2000) Robotics for percutaneous spinal procedures: initial report. In: Lemke HU, Vannier MW, Inamura K, Farman AG, Doi K (eds) Computer assisted radiology and surgery. Proceedings of the 14th International Congress and Exhibition (CARS 2000), San Francisco, CA, 28 June-1 July 2000. Elsevier, Amsterdam, pp 128-133
17. Davies BL, Hibberd RD, Ng WS, Timoney AG, Wickham JEA (1991) A surgeon robot for prostatectomies. Presentation at Fifth International Conference on Advanced Robotics (ICAR '91)
18. Diegeler A, Falk V, Walther T, Mohr FW (1997) Minimally invasive coronary-artery bypass surgery without extracorporeal circulation. N Eng J Med 336: 1454
19. DiGioia AM (1998) What is computer assisted orthopaedic surgery? Clin Orthop Rel Res 354: 2-4
20. Donias HW, Karamandoukian RL, Glick PL, Bergsland J, Karmandoukian HL (2002) Survey of resident training in robotic surgery. Am Surgeon 68: 177-181
21. Falcone T, Goldberg J, Garcia-Ruiz A, Margossian H, Stevens L (1999) Full robotic assistance for laparoscopic tubal anastomosis: a case report. J Laparoendosc Adv Surg Tech 9(1)
22. Falk V, Gummert JF, Walther T, Hayase M, Berry GJ, Mohr FW (1999) Quality of computer enhanced totally endoscopic coronary bypass graft anastomosis – comparison to conventional technique. Eur J Cardiothorac Surg 15: 260-264, discussion 264-265
23. Falk V, Walther T, Diegeler A, Autschbach R, Wendeler R, van Son JAM, Siegel L, Pompilli MF, Mohr FW (1996) Echocardiographic Monitoring of minimally invasive mitral valve surgery using an endoaortic clamp. J Heart Valve Dis 5: 630 - 637
24. Glauser D, Flury P, Villotte N, Burckhardt C (1993) Mechanical concept of the neurosurgical robot Minerva. Robotica 11: 567-575
25. Goh, PMY, Lomanto D, So JBY (2002) Robotic-assisted laparoscopic cholecystectomy. The first in Asia. Surgical Endoscopy 16: 216-217
26. Guthart GS, Salisbury JJK (2000) The intuitive telesurgery system: overview and application. Proceedings of IEEE International Conference on Robotics and Automation, pp 618-621
27. Jakopec M, Harris S, Baena FRy, Gomes P, Cobb J, Davies B (2001) The first clinical application of a „hands-on" robotic knee surgery system. Comp Aid Surg 6: 329-339

28. Howe RD, Matsuoka Y (1999) Robotics for surgery. Ann Rev Biomed Eng 1: 211-240
29. Kaiser WA, Fischer H, Vagner J, Selig M (2000) Robotic system for biopsy and therapy of breast lesions in a high-field whole-body magnetic resonance tomography unit. Invest 35: 513-519
30. Kumar R, Gordia TM, Barnes AC, Jensen P, Whitcomb LL, Stoianovici D, Auer LM, Taylor RH (1999) Performance of robotic augmentation in microsurgeryscale motions. In: Taylor C, Colchester A (eds) Proceedings of Second International Symposium on Medical Image Computing and Computer-Assisted Intervention (MICCAI'99), Cambridge, England, September 1999. Lecture Notes in Computer Science 1679. Springer, Berlin Heidelberg New York Tokyo, pp 1108-1115
31. Kwoh YS, Hou J, Jonckheere EA, Hayati S (1998) A robot with improved absolute positioning accuracy for CT guided stereotactic brain surgery. IEEE Trans Biomed Eng M5: 153-160
32. Lavallée S (1989) A new system for computer assisted neurosurgery. Proceedings of the Eleventh IEEE Engineering in Medicine and Biology Conference, pp 926-927
33. Lueth TC, Hein A, Albrecht J et al. A surgical robotic system for maxillofacial surgery. Proceedings of the 24th Annual Conference of the IEEE Industrial Electronics Society (IECON), pp 2470-2475
33a. Mächler H, Bergmann P, Mächler E, Anelli-Monti M, Rigler B (2001) Forensische Aspekte eines Anfängers in der Roboterchirurgie am Herzen; Kongressband d. Jahres Dt. Ges. f. Chirurgie, S 689-691
34. Masamune K, Kobayashi E, Masutani Y, Suzuki M, Dohi T, Iseki H, Takakura K (1995) Development of an MRI-compatible needle insertion manipulator for stereotactic neurosurgery. J Image Guid Surg 1: 26.242-248
35. Masamune K, Fichtinger G, Patriciu A et al. (2001) System for robotically assisted percutaneous procedures with computed tomography guidance. Comp Aid Surg 6: 370-383
36. Mai S, Lörke C, Siebert W (2000) Implantation von Knieendoprothesen mit dem neuen Operationsroboter-System CASPAR. Orthopädische Praxis 36(12): 792-800
37. Olk A, Franck WM, Hennig FF (2001) Stand und Perspektiven der Robotronik in der Unfall- und Wiederherstellungschirurgie. Trauma Berufskrankh Suppl 2: S286-291
38. Okoniewski M, Birke A, Schietsch U, Thoma M, Hein W (2000) Frühergebnisse einer prospektiven Studie bei Patienten mit computergestützter Femurschaftpräparation bei Hüft-TEP-Implantationen (System ROBODOC) – Indikation, Ergebnisse, Komplikationen. Z Orthop 138: 510-514
39. Petermann H, Kober, R. Heinze P (2000) Computer assisted planning and robot-assisted surgery in anterior cruciate ligament reconstruction. Operat Tech Orthoped 10: 50
40. Stoianovici D (2001) URobotics – urology robotics at Johns Hopkins. Comp Aid Surg 6: 360-369
41. Tak Sung G, Gill IS (2001) Robotic laparoscopic surgery: a comparison of the da Vinci and Zeus systems. Urology 58(6): 893-898
42. Taylor RH (1997) Robots as surgical assistants: where we are, whither we are tending, and how to get there. In: Proceedings of the 6th Conference on Artificial Intelligence in Medicine Europe (AIME 97). Grenoble, France, pp 3-11
43. Taylor RH, Mittelstadt BD, Paul HA et al. (1994) An image-directed robotic system for precise orthopaedic surgery. IEEE Trans Robotics Automat 10: 261-273
44. Taylor RH, Jenson P, Whitcomb L et al. (1999) A steady-hand robotic system for microsurgical augmentation. Int J Roboties Res 18: 1201-1210
45. Troccaz J, Delnondedieu Y (1996) Robots in surgery. IARP Workshop on Medical Robots, Vienna, Austria
46. Wiesel U, Boerner M (2001) First experiences using a surgical robot for total knee replacement. Proc. CAOS/USA, Pittsburgh, USA 6-8 July, pp 143-146
47. Yamauchi Y, Dohi T et al. (1993) A needle insertion manipulator for X-ray CT image-guided neurosurgery. Proc LST 5: 814-821
48. Yanof J, Haaga J, Klahr P, Bauer C, Nakamoto D, Chaturvedi A, Bruce R (2001) CT integrated robot for interventional procedures: preliminary experiment and computer-human interfaces. Comp Aid Surg 6: 352-359

# IX  Entwicklungsgedanken der Industrie

# Der Operationssaal im Jahr 2012

H.-P. TÜMMLER, *Aesculap*

Visionen über den Operationssaal des nächsten Jahrzehntes gibt es viele. Stichworte wie OP-Roboter, Telemanipulation, Multimodality oder intraoperative Bildgebung sind Begriffe, die in diesem Zusammenhang immer wieder auftauchen. Der Patient scheint in den Hintergrund zu treten und immer komplexere Technik hält Einzug in den Operationssaal.

Visionen sollen so realitätsbezogen wie möglich sein. Deshalb sollten folgende Faktoren mitberücksichtigt werden:
- Die Lebensqualität, -erwartung der Patienten wird steigen. Die Patienten werden zunehmend älter und fordern „optimale" Versorgung bis ins hohe Alter. Die Eingriffe werden zunehmend minimal-invasiver mit dem Ziel einer natürlichen, schmerzfreien Beweglichkeit. Darüber hinaus gewinnt auch die knochenerhaltende Revisionschirurgie an Bedeutung.
- Der Kostendruck auf das Krankenhaus verstärkt sich. DRGs (Diagnostic Related Groups), Fallpauschalen und patientenbezogene Abrechnung sind der Beginn für mehr Kostenbewusstsein und Kostentransparenz im Krankenhaus. Fertig aufbereitete und sterilisierte „Procedure Kits" von externen Krankenhausservicecentern zu Fixpreisen werden ein Weg in diese Richtung sein.
- Die rechtlichen Aspekte werden an Bedeutung gewinnen. Ärzte, Chirurgen, Krankenhausverwaltung werden immer mehr gezwungen, auf die Qualität ihrer Dienstleistungen zu achten und sie zu dokumentieren. Drohende Strafverfahren bei schwerwiegenden Verfehlungen werden sich nicht nur auf die Reputation auswirken, sondern auch den finanziellen Haushalt belasten.

Unter Berücksichtigung dieser Punkte soll im Folgenden versucht werden, den Ablauf einer Hüftoperation mit gleichzeitiger Varuskorrektur im Jahr 2012 zu beschreiben.

Ein 45-jähriger Patient klagt über starke Schmerzen am rechten Hüftgelenk. Auf seiner scheckkartengroßen persönlichen Patientenakte sind neben einer zehn Jahre alten Ganzbeinstandaufnahme links und rechts auch Daten über den Bewegungsumfang seiner Hüfte gespeichert. Im Rahmen der Prophylaxe wurde schon vor zehn Jahren damit begonnen, regelmäßig den Bewegungsumfang der Hüft- und Kniegelenke zu erfassen. Deshalb kann heute auf diese Daten zurückgegriffen werden. Sie dienen als Sollgröße für das postoperative Ergebnis.

Präoperativ wird bei dem Patienten eine neue Ganzbeinstandaufnahme der rechten Extremität mit einem digitalen Röntgengerät erstellt. Zusätzlich fertigt die Radiologie eine digitale Lateralaufnahme des rechten Femurs an.

Zur Operationsvorbereitung werden diese Daten dem Operateur übermittelt. Er erhält die Daten aus dem klinikeigenen Intranet und wählt die passende Kurzschaftprothese samt Pfanne aus einer Datenbank aus. Die verwendete Software errechnet schnell unter Berücksichtigung der früheren Flexions-, Extensions-Daten, dass theoretisch mit dieser Schaft-Pfannen-Kombination der ursprüngliche Bewegungsumfang wieder hergestellt werden kann.

Außerdem wird der Korrekturwinkel der High-Tibia-Osteotomie, die während der gleichen Operation am Patienten durchgeführt werden soll, ermittelt. Als Anhaltspunkt verwendet der Operateur sowohl die neuen als auch die zehn Jahre alten Ganzbeinstandaufnahmen.

Die Ergebnisse dieser 10-minütigen Planung dienen der weiteren Operationsvorbereitung. Automatisch erfolgt die Bestellung der benötigten sterilen

Procedure Kits für die durchzuführende Operation bei dem Krankenhausservicecenter, das die entsprechenden Instrumente und Implantate termingerecht anliefert.

Die Operation zur primären Hüftarthroplastik mit gleichzeitiger Varuskorrektur ist vorbereitet. Der Patient liegt auf einem röntgentransparenten, sprachsteuerbaren OP-Tisch, der Magnetspulen enthält. Sie erlauben die Stromversorgung der kabellosen Instrumente des hybriden Navigationssystems und deren Datenübertragung zum Applikationsrechner in den unsterilen Bereich. Die eigentlichen Detektoren für die optisch-elektromagnetischen Positionssender befinden sich in den OP-Leuchten. Dort ist auch eine digitale Kamera angebracht, die auf Sprachbefehl oder direkt durch die operationsbegleitende Applikationssoftware das operative Geschehen festhält und dem zentralen Dokumentationsrechner übermittelt. Die Daten, mit Datum, Uhrzeit und Patienten-ID versehen, werden später Teil der Patientenakte.

Die bestellten Procedure Kits liegen geöffnet auf dem Wagen der instrumentierenden Schwester bereit. Einige Instrumente sind mit Sensoren versehen, sodass sie navigiert verwendet werden können. Neben dem Implantat liegt steril verpackt ein Speicherchip, der die neueste OrthoPilot-Applikationssoftware zur Begleitung dieser Operation enthält. Die Lesestation am OP-Tisch übernimmt drahtlos das Programm und transferiert es, sodass es auf dem zentralen, fest installierten Applikationsrechner des Operationssaales automatisch startet. Auf mehreren 45"-Flachbildschirmen leitet das Hüftprogramm den Chirurgen und seine Assistenz durch die Operation: Zunächst werden per Stichinzision und Bohrung im Knochen 1 cm lange, glasgekapselte elektromagnetische Positionssensoren im Becken, dem Femur und der Tibia verankert. Sie verbleiben dort auch postoperativ, um jederzeit den Bewegungsumfang des Gelenks, die Beinachse und die Lage des Implantats zu objektivieren.

Danach werden 3D-Daten vom Hüftgelenk benötigt. Dank digitaler Technik ist das 3D-Fluoroskop kompakt und mobil. Ein Messvolumen von max. 50×50×50 cm mit einer Auflösung von 0,2 mm erlaubt in 1 min die genaue intraoperative 3D-Darstellung des Situs. Dabei ist jeder aufgenommene Datensatz verzeichnungsfrei und ortsbestimmt, d. h. direkt für die Navigation geeignet.

Die fertigen Volumenaufnahmen werden drahtlos zum zentralen Dokumentationsrechner und auch zum Applikationssystem übertragen. Dort erfolgt ein Matching mit den präoperativen Bildern (Ganzbeinstandaufnahme, laterale Femuraufnahme). Abbildungen der geplanten Prothese und deren Position werden ebenfalls als Overlay dargestellt.

Die Referenzierung zur Beckeneingangsebene führt der Chirurg auf einem halbdurchlässigen Touchscreen durch, der sich zwischen ihm und dem liegenden Patienten anordnen lässt. Gleichzeitig mit den Großbildmonitoren zeigt es die 3D-Fluoroskopiedaten lagerichtig zum Patienten. Die Referenzierung zum Becken gelingt automatisch durch Erkennung des Beckenreferenzsenders.

Jetzt erfolgt ein 5 cm langer Hautschnitt und die sorgfältige Präparation von Muskel und Gewebe. Zur Trennung des Schenkelhalses wird eine navigierte Akkusäge verwendet, die der Operateur anhand des intraoperativen 3D-Modells ausrichtet und führt. Die Präparation des Pfannenlagers geschieht ebenfalls navigiert mit einem Schälfräser, der in situ der Größe nach verstellt werden kann. Beim Fräsen wird das 3D-Modell online modifiziert, da die Geometrie des Fräsers bekannt und dessen Lage durch die Positionssender bestimmt ist. Nach Vorbereitung des Pfannenlagers wird die Pfanne ohne Zement navigiert eingesetzt und durch Pressfit verankert. Ein Vergleich mit den Planungsdaten ist per Fußschalter abrufbar und wird automatisch an den Dokumentationsrechner übermittelt.

Der Hüftschaft, eine modulare Aesculap-Kurzschaftprothese, soll bildgestützt, navigiert implantiert werden. Gezielt wird der Markraum eröffnet und das Implantatbett vorbereitet. Der Operateur verwendet dabei ein Spezialinstrument mit Positionssensor, sodass auf dem intraoperativen 3D-Modell die Bearbeitung des Markkanals lagerichtig mitverfolgt werden kann. Informationen zur Anteversion und Antetorsion des Femurschaftes lassen sich so schon bei der Vorbereitung des Implantatlagers berücksichtigen. Die Geometrie des präoperativ ausgewählten Schaftimplantats, das Zentrum der Pressfit-Pfanne, die relative Lage von Becken und Femur vor Eröffnung der Gelenkkapsel sowie die Vorgaben für den anzustrebenden Bewegungsumfang erlauben jetzt die navigierte Implantation des Hüftschaftes. Graphiken, Zahlenwerte und 3D-Modell auf dem Großbildmonitor helfen dem Operateur bei der Umsetzung. Abschließend wird die Gewebespannung kontrolliert und gegebenenfalls durch Verwendung einer anderen Halslänge korrigiert.

Das Ergebnis der Hüftoperation wird anhand des Bewegungsumfangs, der Beinlängendifferenz, des Inklination-/Anteversionswinkels, des Antetorsionswinkels etc. objektiviert und dokumentiert. Anschließend führt der Chirurg beim Patienten noch eine navigierte High-Tibia-Osteotomie durch.

Intraoperativ wird die mechanische Beinachse nach dem OrthoPilot-Prinzip bestimmt (kinematische Ermittlung von Hüftkopf, Kniegelenkmitte und Sprunggelenkmitte) und der präoperativ bestimmte Korrekturwinkel in die Software eingelesen.

Nach Präparation eines minimal-invasiven Zugangs zur Tibia wird die erste Ebene mit einem navigierten $CO_2$-Handlaser geschnitten, der optimal auf die Bearbeitung von Knochen abgestimmt ist. Dabei wird der Handlaser in einer Halteeinrichtung grob vorpositioniert und über sterilisierbare Servomotoren gemäß den Soll/Ist-Angaben der Software feinjustiert. Die Steuerung der Servomotoren erfolgt manuell durch den Operateur, um schnell auf etwaige kritische Situationen zu reagieren.

Die zweite Ebene des Keilschnitts stellt der Operateur ebenfalls mit Hilfe der Servomotoren ein und führt ihn mit dem $CO_2$-Laser aus. Nach Entnahme des Keils wird noch einmal eine intraoperative 3D-Fluoroskopie durchgeführt. Die automatische Erkennung der Knochenstrukturen, die bekannte Geometrie des Keils und die durch den Positionssensor bestimmte Tibiaposition erlauben die navigierte Ausrichtung der Knochenstücke. Vor der Fixierung und Stabilisierung der Trennstelle mit bioinerten Kunststoffklammern wird das Ergebnis der Korrekturosteotomie überprüft und mit den Planungsdaten verglichen. Die Übergabe der Daten an den Dokumentationsrechner und der Wundverschluss mittels resorbierbarem Gewebekleber vervollständigen die OP.

Nach 75 min ist der Patient optimal versorgt und kann mit uneingeschränkter Beweglichkeit des rechten Femurs rechnen.

## Zusammenfassung

Im Hinblick auf die Einführung der DRGs und damit die Beschränkung der Kosten pro Eingriff gewinnt der Zeit- und Kostenaspekt zunehmend an Bedeutung. CAS-Systeme müssen intensiv daraufhin untersucht werden, in welchem Verhältnis die Kosten und der Nutzen für Patient und Operateur stehen. Routinemäßig, weil bezahlbar, werden nur solche computergestützten Systeme eingesetzt werden, bei denen die Investitions- und Verbrauchskosten durch deutliche Verbesserungen in der Patientenversorgung gerechtfertigt sind. Der OrthoPilot stellt schon heute den Beginn dieser Entwicklung dar, auf dem es aufzubauen gilt. Preiswertere, handlichere, semiautomatische Systeme sind das Ziel der Weiterentwicklung. Eine Integration von intraoperativer Bildgebung – wie Ultraschall, Endoskopie, 3D-Fluoroskopie – werden ebenso selbstverständlich wie navigationsoptimierte Instrumente und Implantate sein.

# 56 Softwaregesteuerte Navigation in der orthopädischen Chirurgie

S. Christmann, *BrainLAB*

Die softwaregesteuerte Medizintechnologie hat den modernen Operationssaal erobert und ist aus vielen Fachrichtungen nicht mehr wegzudenken. Mit Hilfe innovativer Medizintechnik können komplexe chirurgische Eingriffe mit größerer Sicherheit und geringeren Risiken für den Patienten durchgeführt werden. Ebenso ermöglichen moderne Computersysteme beispielsweise die hochgenaue Bestrahlung von Tumoren und Blutgerinnseln. Die BrainLAB AG entwickelt und vertreibt softwarebasierte Lösungen für die Medizin, die Ärzten in aller Welt ihre Arbeit erleichtern. Die Firma hat sich – wie der Name suggeriert – zunächst in der Neurochirurgie und der radiotherapeutischen Behandlung von Gehirntumoren einen Namen gemacht und hat es in diesen Bereichen schon längst zum internationalen Marktführer gebracht. Inzwischen ist die Produktpalette in enger Zusammenarbeit mit Ärzten aus entsprechenden Fachrichtungen um Lösungen im Bereich der HNO, wo u. a. die Nasennebenhöhlenchirurgie unterstützt wird, und der Orthopädie, speziell für die Hüft- und Kniegelenksersatzchirurgie, erweitert worden. Stefan Vilsmeier, Gründer und Vorstandsvorsitzender der BrainLAB AG über die weiteren Pläne der Firma: „In enger Zusammenarbeit mit Ärzten und Implantatherstellern werden wir die Entwicklung und Etablierung von minimal-invasiven Technologien wie der computergestützten Chirurgie weiter vorantreiben, um für Patienten neue Möglichkeiten der Behandlung zu schaffen, die bessere Prognosen erzielen und mit geringeren Risiken und Nebenwirkungen verbunden sind."

## Was ist navigierte oder computerassistierte Chirurgie?

In der navigierten Chirurgie bildet das von BrainLAB entwickelte Navigationssystem VectorVision das Bindeglied zwischen diagnostischen Daten, z. B. Computertomographie- oder Kernspintomographieaufnahmen, und der Patientenanatomie, wie sie während der Operation gesehen wird. Die vor der Operation gewonnenen diagnostischen Daten werden vom System zu einer dreidimensionalen Darstellung der Patientenanatomie umgerechnet, die auf dem Monitor zu sehen ist. Der Chirurg kann das Ziel seines Eingriffs und den besten Zugang noch vor der eigentlichen Operation präzise planen. Während des Eingriffs kann er dann die Bewegungen seiner Instrumente am Bildschirm des Systems in Echtzeit verfolgen und so sicher zum Ziel „navigieren". Das System liefert ihm dabei wichtige Informationen, die ihm helfen, sich z. B. im Gehirn oder der Nasennebenhöhle, aber auch an Knochenstrukturen wie der Wirbelsäule, der Hüfte oder dem Knie zu orientieren. Um dies zu ermöglichen, wird die Position des Patienten im Behandlungsraum sowie die Position der OP-Instrumente über Infrarotkameras bestimmt und ständig mit den diagnostischen Bilddaten abgeglichen.

Der Patient profitiert bei dieser Methode von kleineren Eingriffen, reduzierten Risiken und einer kürzeren Rekonvaleszenzzeit.

## BrainLAB bietet minimal-invasive Lösungen für Hüft- und Kniegelenksoperationen

Neuerdings lassen sich mit dem VectorVision-Navigationssystem von BrainLAB beim Knie- und Hüftgelenksersatz der passende Implantattyp und die perfekte Größe während eines chirurgischen Eingriffs über die integrierte Datenbank automatisch bestimmen und das Implantat exakt platzieren. „Diese fortschrittlichen Navigationstechnologien werden es den Patienten in Zukunft ermöglichen, nach einer Hüftoperation das Krankenhaus nach kürzester Zeit wieder zu verlassen, was einen immensen Fortschritt im Vergleich zu den in der Orthopädie bisher üblichen massiven Eingriffen bedeutet", erläutert Wolfgang Steinle, Direktor der Abteilung Orthopädie bei BrainLAB. In diesem Marktsegment sieht Stefan Vilsmeier, Vorstandsvorsitzender der BrainLAB AG, im Moment das größte Wachstumspotential seiner Firma. Denn, so Vilsmeier: „Nahezu jedes Krankenhaus wird diese Technologie anbieten wollen und die Forderungen aufgeklärter Patienten werden ihr Übriges tun, um den Wettbewerb unter den Kliniken zu verschärfen. Die Aufklärung von Patienten ist ein wichtiger Teil unserer Arbeit."

## Bildgestützte Navigation bei der Hüft- und Kniegelenksersatzoperation

Auch bei einer konventionell durchgeführten Operation werden zuvor diagnostische Bilder wie Röntgen- oder computertomographische Aufnahmen angefertigt, um den Eingriff entsprechend zu planen. Während der Operation selbst ist der Arzt ohne Navigation jedoch auf das angewiesen, was er im Operationsfeld mit bloßem Auge erkennen kann. Die bildgestützte Navigation mit dem VectorVision-System ist eine neuartige Operationstechnik, bei der das Navigationssystem den Chirurgen vor und während der Operation durch wichtige visuelle Informationen unterstützt.

Bei der Anwendung der bildgestützten Navigation werden die diagnostischen Bilder von der Hüfte des Patienten in einen Computer eingelesen. Dieser berechnet daraus eine dreidimensionale Abbildung, die der Arzt auf dem Bildschirm des Navigationssystems betrachten kann. Während des Planungsprozesses kann der Chirurg aus einer in dem System integrierten Bibliothek das für den individuellen Fall benötigte Implantat aussuchen und am Monitor zunächst virtuell in der dreidimensionalen Rekonstruktion der Patientenanatomie platzieren. Dabei berücksichtigt das System nicht nur die vorhandenen Knochenstrukturen und mechanischen Achsen des betroffenen, sondern auch des gesunden Beines. Bewegungsanalysen werden ebenfalls in die Kalkulationen miteinbezogen. Basierend auf diesen Informationen leitet das Navigationssystem den Chirurgen bzw. seine Instrumente beim Einsatz der gewählten Prothese und zeigt ihm die korrekte Platzierung des Implantates am Bildschirm an (Abb. 56.1).

Während der Operation werden die Instrumente in die 3D-Abbildung der Patientenanatomie eingeblendet, sodass der Chirurg auf dem Monitor des Computers verfolgen kann, wo er sich mit seinen Instrumenten befindet. Die Kamera des Navigationssystems verfolgt ständig die Bewegungen des Patienten sowie der Instrumente, die der Chirurg bei der Operation einsetzt. Der Chirurg hat dadurch während der Operation immer einen genauen Überblick über die Auswirkungen der einzelnen Schritte. Auf dieselbe Art und Weise unterstützt das Navigationssystem den Chirurgen bei Knieoperationen.

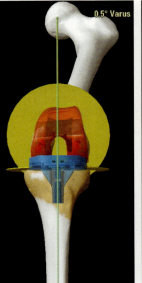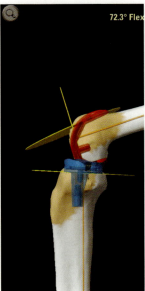

**Abb. 56.1.** Intraoperativ visualisiert die VectorVision CT-free knee Software die Bewegung des Beines mit dem geplanten Implantat

### CT-basierte und CT-freie Navigation

Basierend auf den präoperativ gewonnenen CT-Daten des Patienten ermöglicht VectorVision knee die dreidimensionale Planung von Implantaten verschiedener Hersteller (Abb. 56.2). Ein automatischer Planungsalgorithmus kalkuliert die optimale Implantatposition unter Berücksichtigung aller medizinisch relevanten anatomischen Landmarken. Für die CT-freie Navigation bietet BrainLAB außerdem „VectorVision CT-free knee". Mit dieser Software akquiriert der Chirurg während der Operation in wenigen Sekunden eine Reihe von Landmarken und Oberflächenpunkten. Mit diesen Daten errechnet das System ein generisches, dreidimensionales Beinmodell, das in relevanten Punkten mit der spezifischen Patientenanatomie übereinstimmt. In beiden Fällen schlägt das System dann das optimale Implantat in Bezug auf Größe, Typ und Positionierung vor. Ein übersichtlicher Behandlungsplan zeigt das Implantat und dessen Positionierung im Knie simultan in verschiedenen Ansichten. Bei Bedarf kann der Chirurg die Knieprothese rasch in drei Dimensionen feinjustieren. Da sich der Erfolg der Implantation vor dem tatsächlichen Einsetzen des Gelenks durch innovative Simulationstechniken überprüfen lässt, können notwendige Optimierungen noch während des Eingriffs vorgenommen werden. Das Risiko von Fehlpositionierungen und Reoperationen kann so reduziert werden.

### Zur Relevanz der korrekten Implantatpositionierung

Mit biomechanischen Simulationsmodellen lassen sich Belastungen der Prothesenoberflächen sowie die Veränderungen der Bandspannungsverhältnisse vorausberechnen, die durch eine suboptimale Platzierung von Implantaten entstehen (A.C. Godest, Universität Southampton und PSI Group Paris). Diese Simulationen zeigen, dass vergleichsweise geringe Abweichungen von der ursprünglichen Rotationsachse (zwischen 3° und 5°) bereits zu erheblichen Veränderungen der natürlichen Belastungsverteilung sowie der Bänderspannung führen (Andrew New, Universität Southampton). Mit der Navigation können durch eine präzise Implantatpositionierung Bandspannung und mechanische Belastung optimiert werden.

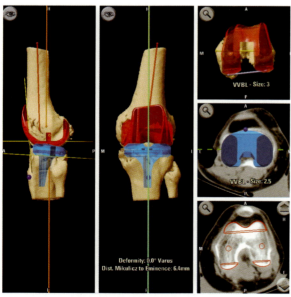

Abb. 56.2. Planung eines Kniegelenksersatzes mit dem VectorVision knee von BrainLAB

### Weitere Vorzüge der computergestützten Chirurgie

Mit der computergestützten Chirurgie lassen sich die rasanten Fortschritte in der diagnostischen Bildgebung für die Therapie optimal nutzen. Mit ihrer Hilfe können Chirurgen vor allem komplexe Fälle sicherer behandeln. Da dem navigierten Eingriff genaue 3D-Planungen vorausgehen, lassen sich Ergebnisse besser kontrollieren, Operationsdaten können gesammelt und ausgewertet werden. Basierend auf diesen Informationen lassen sich die mit einer Operation verbundenen Risiken und Komplikationen sowie der Grad der Traumatisierung des Patienten potentiell verringern, und der Krankenhausaufenthalt kann verkürzt werden. Die Dokumentation und Sammlung wissenschaftlicher Daten, ermöglicht zudem genauere Prognosen zu Krankheitsbildern und -verläufen und kann Haftungsrisiken im Falle eines Kunstfehlers verringern.

Der Konkurrenzdruck zwingt medizinische Einrichtungen dazu, die Qualität ihrer Behandlungen kontinuierlich zu verbessern, aber gleichzeitig Kosten niedrig zu halten. Neben Ärzten beschäftigen sich auch Patienten zunehmend mit innovativen Methoden und wählen Krankenhäuser nach Ausstattung und dem damit verbundenen Behandlungsangebot aus. Computergestützte Chirurgie wird so zu einem wichtigen Wettbewerbsfaktor, der wesentlichen Einfluss auf die Patientenzahl und die Profitabilität eines Klinikums hat.

## 57 Navitrack – „Der Weg ist das Ziel" oder „Man navigiert im Dunkeln"

H. Haderer, *Centerpulse*

Navitrack ist ein computergestütztes Navigationssystem, das speziell für die orthopädische Chirurgie entwickelt wurde. Es unterstützt den Chirurgen von der Planung bis zur Operation mit präzisen, virtuellen dreidimensionalen Knochenmodellen.

### Weshalb engagiert sich Centerpulse (Sulzer Orthopedics) als Implantathersteller im Bereich CAS?

Anfangs haben viele Kliniken den Einstieg in die Navigation vor allem unter Marketingaspekten vollzogen. Heute stehen für die Entscheider Fragen nach der Präzision, der Qualität von Schulung und der Dokumentation im Vordergrund. Es ist ein breites, genuines Interesse in den Kliniken vorhanden. Nach unseren Erhebungen können wir davon ausgehen, dass in Europa spätestens im Jahre 2006 mehr als 50% aller Knieendoprothesen mit Hilfe eines Navigationssystems implantiert werden. Unsere ersten klinischen Erfahrungen zeigen eindeutig bessere Operationsergebnisse und lassen einen vorsichtigen Analogschluss auf bessere Verläufe und längere Standzeiten der Prothesen zu.

Die Anschaffung eines Navigationssystems stellt eine erhebliche Investition dar. Dem steht inzwischen eine Palette von Anwendungsmöglichkeiten im Bereich der Orthopädie gegenüber, die einen täglichen Einsatz und eine rasche Amortisation der Systeme erlaubt. Für ein marktführendes Unternehmen wie Centerpulse ist es selbstverständlich, bei einem so zukunftsträchtigen medizintechnischen Trend durch entsprechendes Engagement eine führende Rolle zu übernehmen.

### „Navitrack – oder man navigiert im Dunkeln ..."

Diesen – durchaus provokativen – Werbeslogan setzen wir seit 2001 ein. Dahinter steckt ein sehr ernst gemeintes Konzept. Sein Kern ist die exakte Darstellung der zu operierenden Knochen. Statt an Schemenzeichnungen oder Symbolen kann der klinische Anwender seine operativen Schritte hier einfach und kontinuierlich an äußerst realitätsnahen Abbildungen der Anatomie validieren.

Neben der Applikationsvielfalt bietet Navitrack auch unterschiedliche Module an, die auf der jeweils indizierten Patientendatenakquise basieren. Die ersten vier orthopädischen Applikationen für das System wurden noch als rein CT-basierte Module entwickelt. Angesichts der zu erwartenden Entwicklungen im Bereich mobiler CT-Systeme gehen wir davon aus, dass die CT-basierte Navigation auch in den nächsten Jahren wichtig/vorrangig bleiben wird. Als technische Ergänzung und Erweiterung der Indikationsbreite – auch unter ökonomischen Gesichtspunkten – stehen inzwischen aber auch Applikationen zur Verfügung, die auf anderen bildgebenden Verfahren wie zum Beispiel der Fluoroskopie beruhen.

### Die Zukunft von Navitrack – Der Weg ist das Ziel

Das navigierte Operieren hat sein Potential noch lange nicht ausgeschöpft. Bei der Weiterentwicklung der Technologie ist die Verknüpfung von Technik und Klinik die entscheidende Frage. Was bringt ein High-Tech-Programm ohne sinnvolle Schnittstelle zu den orthopädischen Instrumenten? Was bringt ausgefeilte Technik, wenn sie intraoperativ nicht einsetzbar ist?

Das Navitrack-System profitiert in seiner Entwicklung vom dichten Netzwerk klinischer Kontakte von Centerpulse. In der engen und kontinuierlichen Zusammenarbeit der CAS-Entwickler (Orthosoft), des Implantatherstellers und der klinischen Anwender werden viele bzw. die meisten Entwicklungsschritte aus der klinischen Praxis initiiert. Für jeden Schritt ist die notwendige praxisbezogene Rückkopplung gesichert.

Zugleich bleibt die Dreieckskooperation offen für Impulse von außen: CAS-relevante Technologien aus anderen Bereichen werden aufmerksam beobachtet und, wenn dies sinnvoll erscheint, in das System integriert. Somit ist der Weg unser Ziel; starke Allianzen sind der stärkste Motor des Voranschreitens.

In den nächsten zwei Jahren werden die wichtigsten Applikationen Hüft- und Kniendoprothetk, Spine, ACL, (möglicherweise auch Schulter, Osteosynthese und andere) auf der gleichen technischen Plattform und mit nahezu identischen Instrumenten zur Verfügung stehen. Dabei wird sich die Wahl der bildgebenden Verfahren – CT-basiert, Fluoroskopie und strahlungsfreie Technologie – nach der klinischen Notwendigkeit und Sinnhaftigkeit richten. (Die Kombination Knieendoprothetk und Fluoroskopie wird z.B. nicht unsere oberste Priorität sein.)

Neben der Weiterentwicklung der Software ist die Optimierung der Instrumente eine vordringliche Aufgabe. Konventionelle Instrumente können intraoperativ unbeabsichtigte Abweichungen von den Vorgaben verursachen. Hier stellt sich die Frage, ob mittels sinnvoll eingesetzter Robotertechnologie Abhilfe geschaffen werden kann oder ob andere technologische Optionen bei geringerem Aufwand zur gewünschten Optimierung führen. Sowohl auf diesem Gebiet als auch in der Entwicklung CAS-adaptierter Implantatsysteme bewährt sich wiederum unser Konzept des engen Zusammenspiels zwischen Kliniken, Implantathersteller und CAS-Unternehmen.

## Und vieles mehr ... die virtuelle Glaskugel

Die detaillierte Dokumentation der Operationsverfahren und -ergebnisse wird von Verbänden und Versicherungen zunehmend gefordert. Keine andere Technologie verfügt über vergleichbare intraoperative Dokumentationsmöglichkeiten wie CAS. Darüber hinaus bietet die Visualisierung der tatsächlichen Patientenanatomie, die realistische dreidimensionale Darstellung im Navitrack-System ein enormes Potential für Schulungen, Simulationen, präoperative Planung sowie Testoperationen. Besonders für die Heranführung junger Ärzte an für sie neue Operationen ergeben sich hier viele Möglichkeiten.

Auf konkrete Indikationen abgestimmte Navigationsverfahren ermöglichen, unter Berücksichtigung der unumgänglichen Lernkurve, bereits heute einen ökonomischen Einsatz der Navigationstechnologie. Optimierungsprozesse in allen Teilbereichen von CAS werden die Wirtschaftlichkeit der Systeme weiter steigern. Unter Einbeziehung der volkswirtschaftlichen Auswirkungen – bessere Operationsergebnisse, längere Standzeiten von Endoprothesen bei sinkender Altersschwelle für den Einsatz von Endoprothetik – steht der gesamtökonomische Nutzen wohl ohnehin außer Frage.

Wir gehen nicht davon aus, dass Prof. Spock 2010 in den Operationssaal der Enterprise gebeamt wird, nachdem er die Osteo-Zyklonen in der vorangegangenen „space surgery" mit seiner WiLaGu (Wireless Laser Gun) besiegt hat. Begriffe wie Ultra Sound, Small Robotics, Intelligent Tools, CAS Implants, mobile CT, Telesurgery und Navitrack werden wir bis dahin aber sicher im alltäglichen Wortschatz der orthopädischen Chirurgie verankert haben.

## 58 Computerassistierte Chirurgie: Ein neues medizinisches Zeitalter erwacht

J. Kissling, *DePuy*

### Einleitung

In einem bemerkenswert kurzen Zeitraum erfährt die computerassistierte Chirurgie im derzeit herrschenden Digital- und Informationszeitalter ein stark zunehmendes Interesse der gesamten Medizinbranche.

Die Verfügbarkeit und die Kombination von bildgebenden Verfahren, Ortungssystemen, Hochleistungsrechnern sowie Robotern zusammen mit medizintechnischen Geräten, Instrumenten und Implantaten erlaubt dem Arzt eine noch intensivere Auseinandersetzung mit seinem Patienten.

Auf den ersten Blick sind für alle beteiligten Parteien mögliche Vorteile gegenüber konventionellen Methoden sichtbar:
- Qualität der präoperativen Planung,
- Qualität der Information vor, während und nach der Operation,
- Präzision und Reproduktion der Ergebnisse,
- Dokumentation der erzeugten Qualität,
- neue Erkenntnisse und Konsequenzen,
- Reputation.

Dieser Artikel will sich kritisch auseinandersetzen mit Technologien und Erwartungen, aber auch mit Herausforderungen und Risiken, mit Sinn und Grenzen und – „last but not least" – mit Standortbestimmungen und Perspektiven.

Gern erwartet der Autor Ihre Meinung bzw. Ihren Kommentar mit dem Wunsch nach einem fruchtbaren Dialog.

### Wo stehen wir?

Wir sind mitten in einer Sturm- und Drangzeit. Neue Technologien sind verfügbar und werden konsequent eingesetzt – mit allen Folgen. Operationsroboter haben Schlagzeilen gemacht – leider auch negativer Art. Diese Geräte wurden massiv vermarktet und auch angewendet, jedoch entsprach in der täglichen Praxis die angebotene Technologie noch nicht den Wünschen der Mediziner bzw. den Erwartungen der Patienten. Die Ernüchterung war deshalb vorhersehbar. In der Zwischenzeit wird das Leistungspotential der Roboter realistisch eingestuft und entsprechend angewendet; außerdem finden behutsame und sinnvolle Weiterentwicklungen statt, die später näher skizziert werden sollen.

Der Markt wendet nun seine Aufmerksamkeit seit einiger Zeit den Navigationssystemen zu – allerdings wesentlich kritischer und abwartender aufgrund vorausgegangener Erfahrungen. Alle Navigationssysteme arbeiten im Wesentlichen mit fünf Komponenten:
- Ortungssystem,
- Bildgebung,
- Computer,
- Software,
- Präparationsinstrumente.

### Ortungssystem

Bei den Ortungssystemen haben sich optoelektronische Verfahren klar gegenüber elektromagnetischen Verfahren durchgesetzt, obwohl im operativen Umgang auch Nachteile zu verzeichnen sind („Line-of-sight-Tracking").

Aktive, kabelgebundene Ortungssysteme sind hochpräzise, jedoch in der täglichen Anwendung aufwendiger. Passive, kabellose Verfahren sind sehr komfortabel bei etwas geringerer Präzision, haben jedoch höhere Kosten (Einwegreflektoren). Aktive, kabellose Ortungssysteme bieten Präzision und Komfort, allerdings zu Lasten der Umwelt und der Kosten (Batterien).

### Bildgebung

Bildgestützte Navigationssysteme (Bildwandler, CT, MRI etc.) haben Vorteile in der graphischen Aufbereitung und Visualisierung sowie in der Präzision, sind allerdings mit einem deutlichen finanziellen und zeitlichen Aufwand verbunden. Ihre Anwendung ist aus heutiger Sicht für spezielle Indikationen durchaus sinnvoll, jedoch aus Kosten- und Zeitgründen nicht für die Routine.

Die nichtbildgestützte Navigation besticht durch geringere Kosten und einfachere Handhabung, zeigt aber Nachteile bei der Visualisierung der patientenspezifischen Anatomie, die entweder abstrahiert oder schematisiert dargestellt wird.

Eine neue Methode der Visualisierung – das sog. „bone- morphing" erlaubt die Projektion der patientenspezifischen Anatomie in einer akzeptablen Qualität ohne den zeitlichen und finanziellen Aufwand der bildgestützten Navigation, darüber hinaus ist die Visualisierung gegenüber den nichtbildgestützten Geräten beeindruckend gut und nahezu auf dem Niveau der bildgestützten Verfahren – ohne deren Anspruch auf präzise Darstellung der Anatomie.

### Computer

Bei den verwendeten Computern findet man alle gängigen Betriebssysteme — von Windows bis zu Unix. Bedeutsam sind nur die Rechnergeschwindigkeit und -stabilität sowie die Kosten.

### Software

Die Software derzeit verfügbarer Navigationssysteme gestattet in der Regel das achs- und winkelgerechte Implantieren und kann durch klinische Studien eine höhere Qualität gegenüber konventionellen Operationsmethoden nachweisen. Diese Studien umfassen derzeit noch geringe Stückzahlen mit relativ kurzen Standzeiten; auch zeigen die Messmethoden verfahrensbedingte Toleranzen bei der Ermittlung der Achsengenauigkeit. Insgesamt stimmen diese Arbeiten jedoch zu vorsichtigem Optimismus, da tendenziell Vorteile erkennbar sind.

Diese Form kann man als Software der ersten Generation bezeichnen, da Weichteile nicht berücksichtigt werden. Dies wird jedoch für verschiedene Indikationen von den Anwendern gefordert.

Navigationssoftware der zweiten Generation mit Berücksichtigung der Weichteilsituation ist erst seit kurzer Zeit im klinischen Einsatz und benötigt noch größere klinische Serien zur Dokumentation der Effizienz.

### Präparationsinstrumente

In der Regel werden Bohr- und Resektionsinstrumente mit Hilfe der Navigation entweder mittels konventionellen intra-/extramedullären Ausrichtungshilfen, oder gänzlich freihand platziert. Beide Verfahren erlauben keine hundertprozentige Präzision, da minimale Abweichungen durch die Ausrichtung, aber auch durch die Verwendung von Bohrmaschinen oder oszillierenden Sägen bestehen. Das geplante Ergebnis kann im Durchschnitt erreicht werden mit Abweichungen kleiner als 3°.

Eine weitere Variante ist die Verwendung von zusätzlichen Kleinmotoren zur Positionierung der Resektionsblöcke. Da alle Resektionen nach wie vor konventionell mit der oszillierenden Säge vorgenommen werden, ergeben sich kaum Unterschiede in der Qualität gegenüber den Freihandsystemen. Ansonsten entspricht die Software den Geräten der ersten Generation.

Allen Geräten lastet im Durchschnitt eine Operationszeitverlängerung von ca. 20 min (nichtbildgestützt) bis zu 60 min (bildgestützt mit präoperativer Planung) an. Alle Systeme erwarten vom Operateur, aber auch vom OP-Personal erhebliche zusätzliche Kenntnisse und Fähigkeiten während der Bedienung. Trotzdem werden Navigationssysteme in zunehmendem Maß klinisch eingesetzt, nicht nur wegen der besseren Reproduzierbarkeit der Achsengenauigkeit, sondern auch gezielt als Marketinginstrument. Nachdenklich stimmt auch die gelegentliche Bereitschaft, die Auswahl des optimalen Implantats den neuen Interessen unterzuordnen. Schließlich hat die computerassistierte Chirurgie für den Patienten nur einen temporären Charakter, während die Implantatauswahl von erheblich größerer und langfristiger Bedeutung ist. Nicht alle Navigationssysteme bieten die Möglichkeit der freien Implantatauswahl.

Die Situation ist durchaus vergleichbar mit den Anfangszeiten der Arthroskopie oder Endoskopie. Obwohl beide Disziplinen zu Beginn noch stark kontrovers diskutiert – ja sogar als „Schlüssellochchirurgie" belächelt wurden, haben sie sich so positiv und rasch weiterentwickelt, dass sie heute aus der Medizin nicht mehr wegzudenken sind. Beide Verfahren haben starke Veränderungen und Verbesserungen sowohl in der Diagnostik als auch in der Therapie von Erkrankungen bewirkt. Wird die computerassistierte Chirurgie den gleichen Weg nehmen?

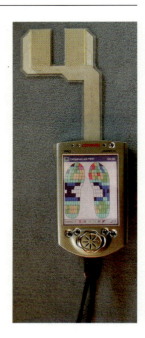

Abb. 58.1. Elektronischer Sensor

## Wohin gehen wir?

Aus heutiger Sicht sollte das ideale Navigationssystem eine freie Implantatwahl erlauben.

Die Planung sollte wahlweise präoperativ mit allen gängigen bildgebenden Verfahren, aber auch intraoperativ möglich sein. Bei der intraoperativen Planung bietet „Bone Morphing" die derzeit attraktivsten Möglichkeiten vor z. B. bildwandlergestützten Geräten.

Wünschenswert wäre eine „Non-line-of-sight-Trackingtechnologie" ohne die Nachteile der elektromagnetischen Verfahren (Interferenzen durch Metall).

Alle Systeme zeigen gute Detailansätze bei der Softwaregestaltung, haben aber noch viel Spielraum zur Optimierung im Blick auf Bedienerführung und Anwenderfreundlichkeit. Die Anstrengungen der Entwickler werden sich zunehmend konzentrieren auf intuitive und sichere Bedienung, auf selbstlernende „intelligente" Software, aber auch auf alternative Steuerungsmöglichkeiten wie z. B. Sprach- oder Augensteuerung. Bereits heute gibt es Navigationssysteme, deren Bedienung nahezu „kinderleicht" ist.

Die Integration der Weichteilsituation in die Navigation wird speziell in der Knieendoprothetik zum Standard werden, darüber hinaus werden virtuelle Rechenmodelle entwickelt, die schon bei der präoperativen Planung Prognosen zur Implantatfunktion und -lebensdauer erlauben. Dies ist zum Teil schon realisiert durch die Möglichkeit von Range-of-motion-Analysen, deckt jedoch nur einen kleinen Aspekt der genannten Prognosen ab. Weiteres Potential liegt in der Verwendung von elektronischen Sensoren zur Quantifizierung von Druck- und Scherkräften bei Gelenkoperationen (Abb. 58.1). Mit Hilfe dieser Technologie lassen sich Operationsmethoden gezielt verfeinern und dokumentieren. Zudem ist es möglich, mit der Sensortechnologie neue Erkenntnisse zur Optimierung der funktionellen Ergebnisse, aber auch der Implantatestandzeiten zu gewinnen.

Neue Operationsverfahren werden entstehen, hauptsächlich im Bereich der minimal-invasiven Chirurgie. Vor allem dort werden die Vorteile der computerassistierten Chirurgie deutlich zu Tage treten.

Innovative Instrumente werden generiert, die mit Hilfe der Navigation grob positioniert werden, danach in allen erforderlichen Ebenen feinjustierbar sind, um eine ergonomische und schnelle Handhabung bei gleichzeitig größtmöglicher Präzision zu gestatten.

Trotzdem können all diese Fortschritte nur einen gewissen Grad an Perfektion erreichen, da die eigentliche Präparation konventionell erfolgt, d. h. mit Bohrern und Sägen. Für Perfektionisten ist daher die Inte-

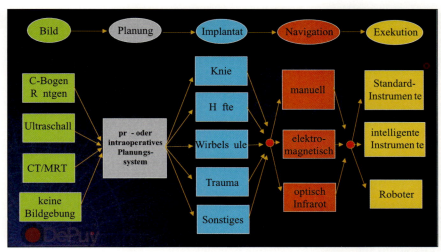

**Abb. 58.2.** CAS-Konzepte für die Zukunft

gration von navigierbaren Robotern der konsequente weitere Schritt in der Evolution dieser Technologie.

Die Integration des Roboters wiederum erlaubt neben der exakten Präparation die Gestaltung völlig neuer Implantate. Diese können optimiert werden im Hinblick auf minimal-invasive Operationstechniken, aber auch formoptimiert in Bezug auf sparsamste Knochenpräparation.

Da die Wünsche der Anwender sehr unterschiedlich sind, werden Konzepte notwendig, die eine Integration von Planung, Navigation, Robotern und ergänzenden Technologien so gestalten, dass alle Komponenten einzeln oder in beliebiger Kombination verwendbar sind (Abb. 58.2).

## Message

Das Potential der verschiedensten Technologien ist so umfangreich, dass an dieser Stelle nur wenige Aspekte angesprochen werden können. Wenn anwenderfreundliche Hard- und Software entwickelt wird, die nachweislich Vorteile für den Patienten bieten muss, daneben aber auch bezahlbar sein wird und hinsichtlich Wirtschaftlichkeit und Effektivität in den Rahmen der heutigen Krankenhauslandschaft passt, wenn Operateure nicht zusätzlich durch die Verwendung dieser Technologien belastet werden, sondern deutliche Vorteile, neue Informationen und ein dokumentierbares Qualitätsniveau erhalten, dann wird sich die computerassistierte Chirurgie zum unverzichtbaren Bestandteil zukünftiger Diagnose- und Behandlungsmethoden entwickeln. Wir stehen erst am Anfang und haben noch einen langen Weg zu gehen.

# 59 Planung, Navigation und Robotic in der Orthopädie/Chirurgie

R. Nassutt, *ESKA Implants*

Computergestützte Verfahren befinden sich im Bereich der Neurochirurgie und Wirbelsäulenoperation bereits seit einigen Jahren im Einsatz. Die erfolgreiche Anwendung von Software (Planungssysteme), passiven Ortungssystemen (Navigationssysteme) und aktiven Manipulatoren (Roboter) hat seinen Stellenwert in der Endoprothetik gefunden. Dabei dürfen jedoch die grundsätzlich unterschiedlichen Anforderungen von Orthopädie zu Neurochirurgie nicht unberücksichtigt bleiben.

## Planung

Im Zuge der Qualitätssicherung/Zertifizierung in Krankenhäusern nimmt die Dokumentation von Arbeitsabläufen einen zunehmenden Stellenwert ein. Die Planung als initialer Schritt eines operativen Eingriffs gilt heute auch unter Berücksichtigung juristischer Aspekte als unerlässlich. Die Hüftprothesen der Firma ESKA Implants sind in drei digitalen Planungssystemen verfügbar. Diese erlauben dem Operateur eine zwei- bzw. dreidimensionale Planung von Hüftprothesen und -pfannen auf der Basis von Röntgenbildern oder CT-Daten. Mit der Planung erfolgt gleichzeitig eine Dokumentation.

## Navigation

Der langfristige Erfolg einer endoprothetischen Versorgung wird neben einem guten Implantat auch entscheidend von dessen Positionierung und Verankerung beeinflusst. Die Präparation des Implantatbettes beeinflusst die Biomechanik und damit die Funktionalität und Langlebigkeit des künstlichen Gelenks. Grundsätzlich unterstützen Navigationssysteme den Operateur bei der Ausrichtung der Instrumente – sie dienen als Orientierungshilfe am Patienten. Dabei werden zwei generell unterschiedliche Wege beschritten. Der eine nutzt die dreidimensionalen Informationen eines CTs mit der Möglichkeit der exakten präoperativen Darstellung der knöchernen Strukturen. Nachteilig ist, dass die Anfertigung eines CTs mit einer erhöhten Strahlenbelastung und erhöhten Kosten verbunden ist, zum derzeitigen Stand der Technik sogar noch mit einer Voroperation zum Setzen von Markern. Parallel existieren CT-freie Systeme, die ebenfalls eine intraoperative Orientierung erlauben, systembedingt jedoch ohne die Bereitstellung der anatomischen Daten präoperativ. Die Funktion des Positionierens und Ausrichtens an anatomischen Achsen und Landmarken, die bei herkömmlichen Instrumentarien mittels Lehren geschieht, erfolgt bei Navigationssystemen optoelektronisch. ESKA Implants kooperiert mit Herstellern von Navigationssystemen, die im deutschsprachigen Markt etabliert sind. Ferner arbeitet ESKA Implants mit der Fa. PRAXIM zusammen, die ein bildgebungsfreies elektronisches Navigationssystem anbieten.

Das Konzept SURGETICS der Fa. Praxim verwirklicht die Navigation durch intraoperatives Abtasten anatomischer Landmarken. Aus diesen ermittelten Daten wird durch Bone Morphing ein patientenspezifisches 3D-Modell erzeugt.

Das System erstellt einen Lösungsvorschlag zur Implantatgröße und -position, der vom Operateur durch einfache Menüsteuerung zu verifizieren ist. Durch ein zusätzliches einzelnes navigiertes Instrument wird die Navigation kabellos ermöglicht. Somit steht dem Ope-

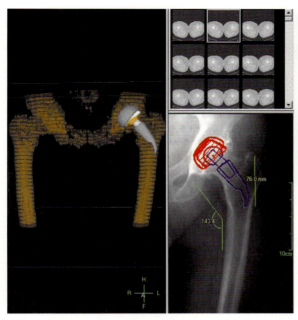

**Abb. 59.1.** Planung einer ESKA-Schenkelhalsprothese CUT mit dem CappaHip-Programm

rateur ein kostengünstiges System mit einfacher Handhabung zur Verfügung.

## Robotic

Die Robotic stellt den bislang höchsten Grad an Automatisierung der Endoprothetik dar. In anderen Bereichen der Medizin haben sich computergesteuerte Manipulatoren bewährt oder sogar Behandlungsmethoden eröffnet, die manuell nicht möglich wären. In der Endoprothetik soll der Roboter manuell durchführbare Arbeiten mit gesteigerter Präzision durchführen. Die Frage, die dabei gestellt werden muss, ist die nach der Notwendigkeit und dem klinischen Nutzen dieser Präzision, die einen enormen finanziellen und auch zeitlichen Aufwand mit sich zieht. Trotz oder

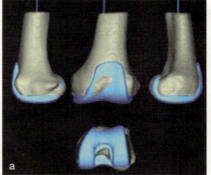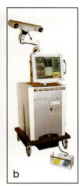

**Abb. 59.2.** *a* Positionierung der Femurkomponente im Navigationssystem SURGETICS; *b* Ansicht der SURGETICS-Station

gerade wegen dieser Problematik hat ESKA Implants als einer der ersten mit seinen Anwendern diese Problematik aufgegriffen. So führt die Orthopädische Klinik am St. Franziskus-Hospital in Münster über einen Zweijahresverlauf eine Migrationsanalyse unter Einsatz des RSA-Systems und der Osteodensiometrie durch. Dabei werden manuell eingesetzte ESKA-G2-Hüftstiele roboterunterstützt und manuell eingebracht miteinander verglichen. Zusätzlich werden die ersten 300 per Roboter implantierten Endoprothesen in einer aufwendigen klinischen Studie nachuntersucht.

Zusammenfassend stellen die „neuen Medien" im Operationssaal interessante Ansätze für die Zukunft dar, die allerdings auch weiterhin hinsichtlich ihrer Nutzen-Kosten-Relation kontinuierlich hinterfragt werden sollten. Sie gehören zum derzeitigen Zeitpunkt in den Bereich der experimentellen Orthopädie, bieten aber, beispielsweise mit Blick auf die PC-Entwicklung der letzten zehn Jahre, möglicherweise faszinierende und revolutionäre Entwicklungschancen. Die elektronische Navigation, aber vor allem auch die Robotic werden in den nächsten Jahren ihren wahren praktischen Wert in klinischen Studien beweisen müssen. Erst dann könnten diese Techniken den Sprung in das Standardrepertoire operativer Techniken der Orthopädie schaffen.

# 60 Computerassistiertes Operieren mit dem *SurgiGATE*-Navigationssystem

H. VISARIUS, *Medivision*

Die sogenannten CAOS-Techniken erlangten in den letzten Jahren einen immer höheren Stellenwert in der Orthopädie und Traumatologie. CAOS steht für „Computer Assisted Orthopaedic Surgery" und ist ein Sammelbegriff für alle Operationstechniken, die durch diverse Computertechnologien unterstützt werden.

Man unterscheidet zwischen aktiven und passiven Systemen, wobei die aktiven Systeme in der Regel einen Roboter als Komponente besitzen, der autonom präoperativ geplante Operationsschritte durchführt. Die passiven Systeme sind so genannte Navigationssysteme, die dem Chirurgen die Position seines Instrumentes im Operationsfeld anzeigen und ihm so mehr Sicherheit bei der Ausführung seiner Aktionen bieten.

Generell kann man beobachten, dass zur Zeit die Zahl der Installationen von aktiven Systemen eher rückläufig ist, wohingegen die Installationszahlen von Navigationssystemen stetig steigen.

Die medivision AG, Oberdorf (Schweiz), bietet ein Navigationssystem an, das durch seine Präzision und Vielfältigkeit eine einzigartige Stellung im Markt einnimmt.

## Die Technologie

Die Technologie basiert auf der Signalübertragung per Infrarotlicht, alle Instrumente wie auch der zu bearbeitende Knochen sind mit Referenzbasen versehen, die Infrarotleuchtdioden eingebaut haben. Diese Dioden senden ihre Lichtimpulse zu einer dreiäugigen Kamera, die damit in der Lage ist, sowohl die Position des Knochens als auch der Instrumente zu bestimmen und nachzuverfolgen. Die Kamera (Optotrack von NDI, Kanada) ist das genaueste System, das zur Zeit kommerziell erhältlich ist.

Mögliche Bildquellen sind neben dem präoperativen Computertomogramm intraoperativ aufgenommene Röntgenbilder vom C-Bogen oder intraoperativ digitalisierte Knochenoberflächen. Alle Bildquellen bieten durch ausgefeilte Algorithmen zur Bildverarbeitung höchste Genauigkeit und Zuverlässigkeit.

## Die Anwendungsgebiete

Medivision bietet ein breites Spektrum von Anwendungen, sog. Modulen, in der Traumatologie und der Orthopädie:
– Modul Wirbelsäule
– Modul Beckenosteotomie
– Modul Hüfte (CT-basiert)
– Modul Hüfte (C-Arm-basiert)
– Modul Knie-Kreuzband
– Modul Knie-TKA
– Modul C-Arm-Navigator
– Modul Nailing

Alle Module sind im erfolgreichen klinischen Einsatz.

## Die Philosophie

Das Navigationssystem von medivision hat eine „offene Architektur", das bedeutet, dass der Arzt sowohl seine gewohnten Implantate als auch seine gewohnten Operationstechniken weiterhin einsetzen kann. Medivision passt seine Navigation den Operationsstandards an; eine umfangreiche Bibliothek von integrierten Implantaten ist vorhanden und wird ständig erweitert.

## Die Funktionalität

### Modul Wirbelsäule

Hauptanwendungsgebiet ist das Platzieren von Pedikelschrauben. Der Operateur plant in einem CT die ideale Schraubengröße und -lage für den Patienten. Intraoperativ folgt er dieser Planung anhand der Anzeigen auf dem Bildschirm des Navigationssystems. Sollte sich intraoperativ eine Situation ergeben, die eine Abweichung von der präoperativen Planung erforderlich macht, kann auf einen Echtzeitmodus für die Navigation umgeschaltet werden. In diesem Betriebsmodus wird das Instrument in seiner aktuellen Position im Verhältnis zum Wirbelkörper angezeigt.

Neben der Platzierung von Pedikelschrauben ist ein spezielles Instrumentarium und Software für folgende Indikationen erhältlich:
– minimal-invasive C1/C2-Verschraubungen,
– Platzierung von translaminaren Facettenschrauben,
– Behandlung von Spinalkanalstenose.

### Modul Beckenosteotomie

Modul zur Navigation während Beckenumstellungsosteotomien nach Ganz oder Tönnis. In der präoperativen Planung auf der Basis von CT-Bildern werden die Schnitte zur Freistellung des Azetabulums geplant. Anschließend wird die neue korrigierte Position des Azetabulum mit genau definierten Winkeln für die Korrektur im dreidimensionalen Raum festgelegt. Gemäß dieses Plans trennt der Operateur intraoperativ das Azetabulum aus dem Becken heraus und korrigiert die Fehlstellung. Das Navigationssystem zeigt in Echtzeit sowohl das Becken als auch das herausgetrennte Azetabulum an.

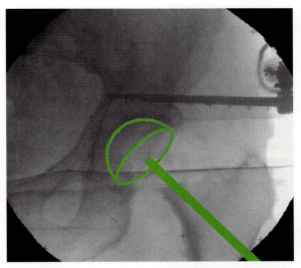

Abb. 60.1. Weltweit erste bildgestützte CT-freie Navigation der Pfanne mit dem SurgiGATE-Navigationssystem

### Modul Hüfte (CT-basiert)

Das richtige Platzieren des Pfannenimplantats ist ein entscheidender Faktor für den Erfolg eines hüftendoprothetischen Eingriffs. Fehlplatzierte Pfannen stellen dabei eines der größten Komplikationspotentiale dar. Das Navigationssystem von medivision erlaubt eine präoperative Planung anhand von CT-Bildern, bei der sowohl die Position als auch die Größe des Implantats bestimmt wird. Der Anteversionswinkel und der Inklinationswinkel werden relativ zur Frontalebene des Beckens bestimmt. Während des Eingriffs werden alle notwendigen Instrumente vom Navigationssystem überwacht: Fräse, Probeeinschläger und Einschläger. Ein Simulator auf dem Navigationsbildschirm erlaubt eine schnelle und effektive Platzierung des Implantates gemäß der präoperativen Planung.

### Modul Hüfte (C-Arm-basiert)

Im Gegensatz zum CT-basierten Hüftmodul wird hier mit intraoperativ aufgenommenen Bildern vom C-Bogen gearbeitet. Der Chirurg befestigt eine Referenzbasis im Operationsfeld am Becken, fertigt drei Röntgenbilder vom Becken aus unterschiedlichen Positionen an, bestimmt die Frontalebene des Beckens und kann anschließend sofort die Position der Pfanneninstrumente (Fräse, Probeeinschläger, Einschläger) auf dem Navigationsbildschirm verfolgen. Es werden explizite Werte für Anteversions- und Inklinationswinkel angezeigt. Dieses Modul erspart den Aufwand des präoperativen CTs und der Planung (siehe Abb. 60.1).

### Modul Knie-Kreuzband

Viele Eingriffe zum Ersatz des vorderen Kreuzbandes werden wegen suboptimal platzierten Insertionspunkten zu Revisionsfällen. Mit dem SurgiGATE-Navigationssystem lassen sich die Insertionspunkte planen und auf ihre Funktionalität hin prüfen. Basis hierfür sind die digitalisierten Oberflächen von Femur und Tibia. Nach der Planung der Insertionspunkte wird das reelle Bein mit dem virtuellen Ersatzband durchbewegt. Das Navigationssystem bietet folgende Informationen zur Kontrolle der Positionen:
– Längenänderung des Bandes während Beugung und Streckung,
– Impingement mit der Notch.

Der Operateur kann sich intraoperativ an die optimalen Insertionspunkte heranarbeiten. Die Punkte werden zielgenau erreicht, indem z. B. ein Zielgerät oder eine Bohrmaschine vom Navigationssystem verfolgt werden.

### Modul Knie-TKA

In der Knieendoprothetik ist die genaue Platzierung des Implantats entscheidend für eine saubere Kinematik und eine lange Lebensdauer der Implantatkomponenten. Der Operateur benutzt das Navigationssystem zur Digitalisierung der mechanischen Beinachse über die Zentren von Hüft-, Knie- und Sprunggelenk. Anschließend wird navigiert ein Weichteilbalancing durchgeführt. Das SurgiGATE-Navigationssystem ist zurzeit das einzige kommerziell erhältliche System, das den Chirurgen beim Balancing der Weichteile unterstützt. Aufgrund aller gewonnen Daten und der Beinstellung nach dem Weichteilbalancing wird vom System ein Vorschlag für Größe und Position der

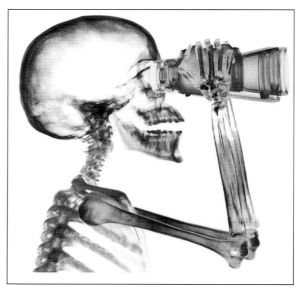

**Abb. 60.2.** Wir sorgen für Durchblick

Implantatkomponenten errechnet. Der Operateur kann bei Bedarf jeden einzelnen Parameter für die Bestimmung der Implantatgröße und -lage abändern. Das Navigationssystem verfolgt die Schnittblöcke während der Ausrichtung und zeigt in Echtzeit die Abweichung von der Planung an. Ein extra- oder intramedulläres Ausrichtinstrumentarium ist nicht erforderlich.

### Modul C-Arm-Navigator

Dieses Modul erlaubt die Platzierung von Bohrungen, Sägeschnitten oder Implantaten wie Pedikelschrauben. Der Operateur befestigt eine Referenzbasis am zu bearbeitenden Knochen, fertigt mindestens zwei Röntgenbilder mit dem C-Arm an und ist anschließend in der Lage, die Position von Instrumenten bzw. Implantaten auf dem Navigationsbildschirm zu sehen. Häufiger Einsatz für dieses Modul ist das Platzieren von Pedikelschrauben, dynamischen Hüftschrauben oder Ileosakralschrauben.

## Modul Nailing

Das Modul Nailing wird bei der Nagelung von Frakturen an großen Röhrenknochen eingesetzt. Auf der Basis von Bildern eines C-Arms können folgende Arbeitsschritte mit Unterstützung des Navigationssystems durchgeführt werden:
- Eröffnen des Knochens zum Einführen des Nagels,
- Platzierung des Nagels,
- Reponierung der Fraktur mit Kontrolle z.B. der Beinlänge und des Antetorsionswinkels,
- distales Verriegeln des Nagels

Neben der genauen Platzierung des Implantats sowie der exakten Reponierung der Fraktur ist vor allem die signifikante Verringerung der Strahlenbelastung während der distalen Verriegelung zu erwähnen.

## Die wissenschaftliche Dokumentation

Zu allen Modulen und zur allgemeinen Genauigkeit liegen zahlreiche Veröffentlichungen von Anwendern des Systems vor. Ein komplettes Verzeichnis sowie Abdrucke der einzelnen Arbeiten können bei der medivision AG angefordert werden.

# 61 Ausblick zu computerunterstützten Operationstechniken aus Sicht eines System- und Implantatherstellers

W. Moser, *Pi Systems, PLUS Endoprothetik*

Keine Technologie hat in Orthopädie und Traumatologie in den letzten zehn Jahren das Zentrum des Interesses mit ähnlichem Erfolg erobert wie die computerunterstützten Operationsverfahren. Der hohe Stand der industriellen Messtechnik und Robotertechnologie haben die Voraussetzungen dafür geschaffen. Das offensichtliche Potential dieser Technologien zur Steigerung der Sicherheit und Präzision bei chirurgischen Eingriffen hat eine Reihe von Produkten zur aktiven und passiven Unterstützung von orthopädischen und traumatologischen Operationen entstehen lassen. Im Falle des Implantatherstellers Precision Implants AG/PI Systems als Entwicklungs- und Produktionszentrum der Firmen PLUS Endoprothetik und Intraplant wurde, aufbauend auf eigenem Know-How, aus der industriellen Vermessungstechnik das Navigations- und Robotersystem Galileo entwickelt. Angepasst an die sterile Umgebung und als Antwort auf die großen, von der Industrieanwendung abgeleiteten Operationsroboter wurde zunächst der Kleinroboter Galileo CAS, ein Zweiachsensystem für die Knieendoprothetik mit Laptop-Steuerung verwirklicht. Der Kostenaufwand für dieses Gerät ohne Navigationsunterstützung bewegt sich in der Größenordnung eines konventionellen Knieprotheseninstrumentariums, wodurch diese Technologie einem breiten Anwenderkreis zugänglich wird (Abb. 61.1).

Stand der Technik für navigationsunterstützte orthopädische Operationen sind Systeme mit Infrarotmesstechnik und aktiven oder passiven optischen Elementen zur Objektverfolgung. Die Unterschiede liegen in der anwendungsspezifischen Software und in den anwendungsspezifischen Instrumenten. Die hohen Anlagenkosten stellen die Forderung nach breiten Einsatzmöglichkeiten. Die wenig technisch geprägte Umgebung des Operationssaals begünstigt einfache

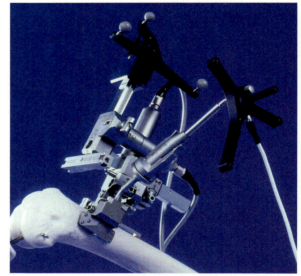

**Abb. 61.1.** Kleinrobotersystem Galileo CAS mit Laptopsteuerung oder integriert in Navigation

anwendergerechte Lösungen mit hohem Nutzen-Aufwand-Verhältnis.

Nur ein geringer Prozentsatz der konventionell durchgeführten Endoprothesenoperationen wird heute mit einer CT-basierten Planung vorbereitet. So ist auch ein deutlicher Trend zu CT-losen Systemen für die navigierte Endoprothetik sichtbar. Komplexere Fälle, wie Tumoroperationen und ausgeprägte Dysplasien, bedürfen der CT-Planung und werden nicht in allen chirurgischen Zentren durchgeführt.

Galileo-Navigationsmodule sind ohne präoperative CT-Datenverarbeitung konzipiert. In der Anwendung für die Knieendoprothetik wurde die Kombination von Navigation und Robotic als Produkt verwirklicht.

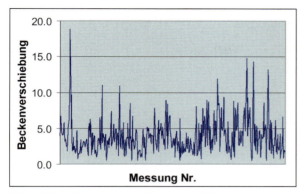

**Abb. 61.2.** Beckenbewegung während der Erfassung der mechanischen Achse mittels Navigation

Neben dieser Kombination bietet das System als Besonderheit hohe Genauigkeiten bei der Achsenbestimmung, ohne die Relativbewegungen des Patienten auf dem Operationstisch mit einem separaten, invasiv anzubringenden Markerfeld erfassen zu müssen (Abb. 61.2.) Die in den nächsten Jahren zu ermittelnden Einsatzgrenzen der CT-losen Navigationstechnik werden über die Notwendigkeit der Bereitstellung von CT-basierten Modulen entscheiden.

Bei den hohen Erfolgsquoten des modernen Gelenkersatzes wird der statistisch gesicherte Nachweis besserer klinischer Langzeitresultate, aufgrund der notwendigen Fallzahl und der langen Beobachtungsdauer, schwierig bis unmöglich sein. Als bewertbare Größen werden deshalb bekannte Einflussfaktoren für den Erfolg, wie die Einhaltung von Positionsgenauigkeit und Achsrichtungen, herangezogen. Sowohl für den Patienten als auch für den Arzt ist dabei wesentlich, dass durch computerunterstützte Operationstechnik die Einhaltung anerkannter Standards, z. B. bei der Beinlänge oder bei Achswinkeln, systemseitig garantiert werden. Zusätzlich bieten diese Techniken, als Bestandteil der Qualitätssicherung, die Dokumentation des Operationsablaufs an.

Industrielle Anbieter von Gelenkendoprothesen haben den Vorteil computerunterstützter Operationstechniken für die sichere Anwendung und damit für den kommerziellen Erfolg ihrer Produkte erkannt. Im Zusammenschluss mit Systemherstellern bieten sie konventionelle Implantate mit computerunterstützten Operationstechniken an. Die Strategie der Operationstechnik entspricht dabei im Wesentlichen der konventionellen Technik, wobei, bezogen auf die bekannten Ziele, höhere Genauigkeiten erreicht werden. Um das wirkliche Potential dieser neuen Technologien im Sinne der Qualität voll zu nutzen, bedarf es anderer Strategien von Operationstechniken als der heute angewendeten.

Es zeichnen sich zwei Zielsetzungen für die Nutzung im Gelenkersatz ab:
– Erweiterung der Anwendung auf alle orthopädischen Standardoperationen bei deutlich vereinfachter Bedienung,
– Entwicklung von Kombinationen von Operationssystemen und geeigneten Implantaten, die das Potential der Technologie mit neuen Operationstechniken (z.B. MIS) voll nutzbar machen.

Vorteile im Erreichen dieser Ziele werden Anbieter haben, die über beide Kompetenzen, System- und Implantatentwicklung, auf hohem Niveau verfügen.

# 62 Gelenk- und Wirbelsäulenchirurgie 2005

A. STEINER, J. HEY, *Siemens*

Als Lösungsanbieter analysiert Siemens Medical Solutions den Arbeitsprozess unserer Kunden und optimiert ihn in Richtung Qualität, Effizienz und Wirtschaftlichkeit. Wir stellen unseren Kunden die benötigten Informationen und Werkzeuge zur Verfügung, sodass er eine wirtschaftliche Lösung für die Schritte von der Diagnose über die Planung und Behandlung bis zur Nachsorge erhält.

Für die Gelenk- und Wirbelsäulenchirurgie erzielen wir z. B. durch Innovationen im Bereich Bildgebung, Planung und Integration eine Qualitätssteigerung der Behandlung für den Patienten und eine Produktivitätssteigerung für den Kostenträger. Das wird durch neue Techniken ermöglicht, die den Trend in Richtung minimal-invasiver Eingriffe unterstützen und eine schnellere Genesung des Patienten ermöglichen, aber auch den Workflow im Krankenhaus verbessern und die Behandlungszeiten verkürzen.

## 3D-Bildgebung und Navigation

Eine Innovation in diesem Sinne ist zum Beispiel das SIREMOBIL Iso-C3D, ein mobiler C-Bogen der Firma Siemens, der es ermöglicht, während der Operation dreidimensionale Bilddatensätze in jeder Situation zu erzeugen, in der diese dreidimensionale Information erforderlich ist, aber bisher nicht verfügbar war. Durch eine Schnittstelle zu Navigationssystemen ist die Lage des mit dem C-Bogen-Geräts gewonnenen Bilddatensatzes im Operationssaal direkt bekannt, ohne dass man auf komplizierte und invasive Prozeduren zurückgreifen muss, wie sie bisher nötig waren, um präoperativ erzeugte 3D-Daten zu registrieren (bisher mussten korrespondierende Punkte am Objekt, z. B. an der Gelenkoberfläche, und im Bild gefunden werden). Durch die Automatisierung werden Fehler vermieden und Operationszeiten optimiert. Mit dem SIREMOBIL Iso-C3D wird dem Chirurgen ein Werkzeug in die Hand gegeben, mit dem er direkt nach dem Eingriff die Möglichkeit hat, das Ergebnis zu kontrollieren, z. B. die Wiederherstellung einer Gelenkfläche, und noch während der Operation entsprechend zu reagieren (Abb. 62.1). Damit ist ein optimales Ergebnis garantiert, bevor der Patient den Operationssaal

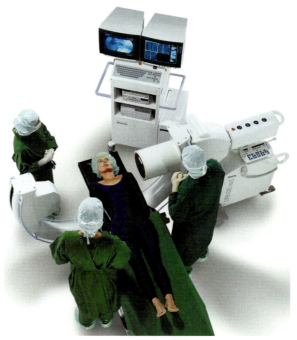

**Abb. 62.1.** Intraoperative 3D-Bildgebung mit dem Siemens SIREMOBIL Iso-C3D

wieder verlässt, die Wahrscheinlichkeit für spätere Komplikationen und damit verbundene Kosten sinkt.

Mit dem SIREMOBIL Iso-C3D mit Navigationsschnittstelle wird es auch möglich, Planungen auf den 3D-Bilddatensätzen vorzunehmen, was beispielsweise beim Setzen einer Pedikelschraube sehr hilfreich ist, da die Strukturen sehr fein sind und die potentielle Gefährdung durch eine Fehlplatzierung sehr hoch ist. Der Chirurg kann während des Eingriffs seine Aktion im Bild verfolgen und auch mit der gleichzeitig eingeblendeten Planung abgleichen. Eine Dosisreduktion ist automatisch gegeben, da die eigentliche Aktion nicht mehr unter kontinuierlicher Durchleuchtung stattfindet, wodurch bisher eine Online-Bildgebung ermöglicht wurde.

Neue Detektortechnologien könnten es in Zukunft ermöglichen, intraoperativ Weichteile in drei Dimensionen darzustellen, sodass auch Strukturen wie Knorpel bei Gelenkoperationen und Bandscheiben bei Wirbelsäulenoperationen sichtbar werden.

Durch die intraoperative Information der Bildlage im OP ist es auch möglich, größere Volumina zu erzeugen, indem einzelne 3D-Datensätze aneinandergefügt werden, weil die Lage der 3D-Bilddatensätze in Bezug auf den Operationsraum bekannt ist.

## Integration

Das Einbinden verschiedenster Informationen und Modalitäten während der Operation setzt eine Architektur voraus, die einerseits eine Integration von applikationsorientierter Software und Hardware auch verschiedener Hersteller und andererseits eine für den Benutzer komfortable Bedienung ermöglicht.

Eine solche Umgebung ist die Softwareplattform syngo von Siemens. Schon jetzt besitzen alle Siemens-Geräte eine einheitliche Bedienoberfläche und Bedienphilosophie sowie den Zugang zum digitalen Krankenhausnetz. Patientenverwaltung vor Ort und Anzeigen von allen für die Operation relevanten Patientendaten ist möglich. Bilddaten anderer Modalitäten, wie z. B. eine präoperative MR-Aufnahme der Wirbelsäule zur Darstellung der Bandscheiben und Nerven, können nicht nur angezeigt, sondern sogar mit den aktuellen Bilddaten überlagert, fusioniert werden, sodass der Chirurg ein Mehr an Information hat, die er für eine bessere Behandlung verwenden

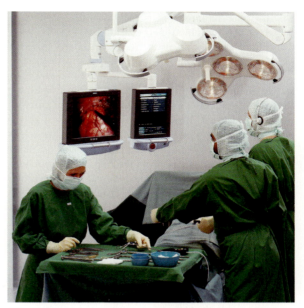

**Abb. 62.2.** Siemens Integriertes OP-System (SIOS)

kann. Über eine zentrale Steuerung, die auch per Sprache zu bedienen ist, können beim Siemens Integrierten OP-System (SIOS) Endoskopiesysteme, OP-Tische, HF-Geräte und C-Bögen gesteuert werden. In Zukunft werden u. a. auch Komponenten, wie die Navigation, die momentan noch separat im OP zu bedienen sind, ein Teil der integrierten Lösung. Neben der Integration von Hardwarekomponenten erlaubt es die syngo-Plattform auch Software-Planungswerkzeuge, wie z.B. eine dreidimensionale Planung zur Auswahl und zum Setzen von Implantaten, einzubinden. Integrierte Lösungen bieten eine Vielzahl von Vorteilen im Vergleich zu separaten Systemen, beispielsweise eine Platzeinsparung im Operationssaal und eine Optimierung in der Bedienung sowie ein Senken der Einarbeitungszeiten durch eine gemeinsame Bedienerschnittstelle und Bedienoberfläche (Abb. 62.2).

## Robotic und Virtual/Augmented Reality

Eine weitere Verbesserung des Ablaufs der Operation wird in Zukunft dadurch erzielt werden, dass ein C-Bogen, gesteuert durch ein Navigationssystem, die Bereiche selbstständig aufnimmt, für die eine weitere chirurgische Behandlung geplant ist, und dass eine Software die verschiedenen zweidimensionalen oder dreidimensionalen Bildinformationen in ein Operationsplanungsprogramm einbindet. Die jeweils aktuellen Bilddaten werden dem Chirurgen über eine 3D-fähige Brille angezeigt und mit den Planungsdaten und sonstigen für die Operation relevanten Informationen überlagert. Über ein Headset (am Kopf getragenes Mikrofon) steuert er die Werkzeuge, die er für die Operation benötigt. Werden zum Beispiel bei einer Gelenkflächenreposition entsprechend der Knochenoberfläche geformte Implantate benötigt, werden diese basierend auf den intraoperativ erzeugten 3D-Bilddaten mit Hilfe einer speziellen Maschine im Operationsbereich unmittelbar individuell angefertigt und können dann minimal-invasiv eingebracht werden.

Benötigt der Chirurg während einer Wirbelsäulenoperation die Hilfe und den Rat weiterer Spezialisten auf dem Gebiet, kontaktiert er diese einfach über die zentrale OP-Steuerungszentrale und kann dann in einer Videokonferenz alle ihm zur Verfügung stehende Informationen, wie das aktuelle Operationsgeschehen, aufgenommen durch eine in das Navigationssystem integrierte Videokamera, und die aktuellen Bilddaten mit eingeblendeten Planungsdaten mit dem Spezialisten diskutieren.

Unterstützt wird der Chirurg in Zukunft durch Roboter, die zum Beispiel die Werkzeuge des Chirurgen führen oder selbständig die Aktion durchführen, gesteuert durch das Navigationssystem. Die Landkarte für die Aktion stellen die zuvor erzeugten 3D-Bilddaten und die Planung des Chirurgen dar.

Die Operation kann vor dem eigentlichen Eingriff virtuell durchgeführt werden. Das ist hilfreich bei sehr komplexen Operationen und auch zu Ausbildungszwecken. Basis hierfür sind 3D-Bilddatensätze und Werkzeuge, die dem Chirurgen ein haptisches Feedback bei seiner Aktion geben. Auf diese Weise kann z.B. der Arzt mit dem Computer das Setzen einer Pedikelschraube planen und durchführen, wie es der realen Situation entspricht. Durch diese neuen Technologien werden dem Chirurgen viele Hilfs- und Zusatzarbeiten abgenommen, sodass er sich auf die eigentlichen Probleme bei der Operation konzentrieren kann und dabei in seinen Fähigkeiten optimal unterstützt wird.

# Wie viel Technologie braucht der Chirurg im Operationssaal?

J.L. MOCTEZUMA DE LA BARRERA, *Stryker Leibinger*

Es ist noch nicht lange her, dass die PDAs („personal digital assistants") unsere Alleswisser aus Papier (Kalender, Notizen, Telefone, etc.) ersetzten, allerdings tragen sie erst seit kurzem zur Steigerung der individuellen Produktivität bei. Deren allseitige Verwendbarkeit sowie die Integration weiterer Funktionalität wie Telefone und kabelloser Kommunikation mit anderen Geräten verwirklichen das lang ersehnte mobile Büro in Westentaschenformat. Mit einem kabellosen Kopfhörer kann per Stimmaktivierung der Projektpartner von unterwegs angerufen werden und dabei werden Termine sowie Notizen direkt am selben Gerät eingegeben. Die fortwährende Ermittlung von elektronischen Nachrichten sowie der Zugang ins Internet ist eine Selbstverständlichkeit geworden.

## Eine Dekade Navigation

Manche Chirurgen navigieren bereits seit rund einer Dekade. In dieser Zeit durchliefen nicht nur die einzelnen Komponenten, die notwendig sind, um so ein komplexes System für den klinischen Alltag tauglich zu machen, mehrere Entwicklungszyklen, sondern auch die notwendigen Änderungen bzw. Abweichungen von der konventionellen Chirurgie wurden weitestgehend verallgemeinert. Zu den herausragenden Entwicklungserfolgen zählen unter anderem eine robuste und genaue Lokalisationstechnologie wie die Stryker Flashpoint 5000 Infrarotkamera, die sowohl das größte Lokalisationsvolumen aufweist als auch die einzigartige Möglichkeit der bidirektionalen Kommunikation bietet. Sie erlaubt dem Chirurgen, das Navigationssystem auf natürliche und ergonomische Art und Weise vom Operationssitus aus fernzubedienen.

Zu den Errungenschaften im Bereich Software zählt insbesondere die Vereinfachung der Bedieneroberfläche und -führung sowie vor allem deren an den natürlichen Ablauf der Operation angelehnte Gestaltung. Die Familienmodule der Stryker Navigationssysteme setzen hier mit therapiespezifischen optimierten Abläufen Maßstäbe für die nahtlose Integration der Rechnerunterstützung und schaffen somit die Möglichkeit einer effizienten und raschen Durchführung der Therapie.

Mittlerweile liefert die Industrie brauchbare Systeme, die in einigen Bereichen eine Verkürzung der Operationszeit, eine Erhöhung der Ausführungsgenauigkeit sowie der Reproduzierbarkeit versprechen. Die Kosten und auch der medizinische Aufwand für die Anwendung rechnerunterstützter Chirurgie im OP haben sich mit deren Verbreitung kontinuierlich reduziert. Im Bereich der Orthopädie werden Stück für Stück Daten zusammengetragen, die es erstmalig erlauben, intraoperativ Rückschlüsse auf eine längere Standzeit der Implantate zu ziehen.

Zusammenfassend konzentrieren sich also die aktuellen Anstrengungen rund um die Integration in den klinischen Ablauf. Es soll keine aufgesetzte Technik mehr sein, sondern sie soll die konventionellen Therapieformen ergonomisch unterstützen.

## Was geschieht heute?

Die zum Teil ausgereiften Navigationstechnologien und deren Beherrschung vom Chirurgen im Operationssaal führen zurzeit zum nächsten Entwicklungsschritt. Durch konsequente Verfeinerung der bestehenden Möglichkeiten werden minimal-invasive

Operationstechniken mit allen ihren Vorteilen für den Patienten, Krankenhausverwaltung etc. vorangetrieben. Hierzu ließe sich eine lange Liste von Möglichkeiten aufstellen, die zum Teil aus wiederentdeckten (wie das monokondyläre Knie) oder aus neuen Therapieformen bestehen würde.

Am Beispiel der Knieendoprothetik wird das Stryker Navigationssystem seine Möglichkeiten, die patientenspezifischen Randbedingungen der Gelenksfunktion und die damit verbundene Weichteilsituation, weiter ausbauen. Mit der Kenntnis der kinematischen Eigenschaften der zu implantierenden Prothese zusammen mit der intraoperativen Erfassung der kinematischen Randbedingungen der Weichteilsituation ist es möglich, die Komponenten nicht nur bezüglich der mechanischen Achsen zu platzieren, sondern auch bezüglich der wiederherzustellenden physiologischen Gelenkfunktion. Dazu sind dedizierte intelligente Instrumente verfügbar, die die Möglichkeit einer kabellosen Verbindung zum Navigationssystem weiter ausbauen. Der Chirurg muss nicht mehr dem programmierten Ablauf einer navigierten Operation folgen, sondern das Navigationssystem reagiert auf die verwendeten Instrumente, die sich aktiv anmelden und somit die Anzeige der notwendigen Navigationsfunktionen am Bildschirm auslösen.

## Eine neue Dekade

Wie am Beispiel des mobilen Büros beschrieben, wird eine Integrationswelle, um die Produktivität des Chirurgen zu erhöhen, stattfinden. Die Integration konzentriert sich vor allem auf zwei Bereiche: Zum einen ist ein Fortschritt in der Krankenhausverwaltung und zum anderen im Operationssaal zu erwarten, wo er sich durch eine nahtlose Integration bzw. eine Vernetzung bereits vorhandener Technologien manifestiert.

## Das Krankenhaus

Durch den angesprochenen Vernetzungs- und Integrationsfortschritt gewinnt das Krankenhaus Transparenz über die Auftragsabwicklung und -kosten. Die Therapierung des Patienten mit allem, was dazu gehört, wird vom Krankenhaus als ein Auftrag der Losgröße Eins optimal handhabbar.

## Der Operationssaal

Für den Chirurgen ist das Zusammenspiel der eingesetzten Geräte von Vorteil: Bisher beschränkte sich die technologische Weiterentwicklung auf die Perfektionierung der einzelnen Geräte, wie z. B. die oben beschriebene Navigationstechnologie oder die Motorenwerkzeuge, wie Sägen, Bohrer etc., oder die intraoperativ bildgebenden Systeme, wie Ultraschall oder Endoskopie.

Die Integration der Technologien im Operationssaal bedeutet für die Navigation, dass deren Stellenwert in zukünftigen Applikationen eine andere Prägung einnehmen und eher als selbstverständliche Kommodität angesehen wird. Die Navigation wird also ein technologisches Merkmal, das voll integriert in den verschiedenen Geräten zum Vorschein kommt.

Zum einen steht für den Chirurgen der Vorteil einer technologischen Integration und die Vernetzung der Geräte für eine verbesserte Prozesskontrolle im Mittelpunkt. Diese erlaubt ihm eine Therapiedurchführung unter Berücksichtigung von Parametern, die bisher nur postoperativ oder gar nicht erfassbar sind: Somit wird eine Prozessüberwachung möglich, die auf die jeweilige Therapieart individuell eingestellt ist und dementsprechend teilautomatisierte einfache Vorgänge durchführt. Zum Beispiel werden Areale gemäß einer vorangegangenen Operationsplanung von der entsprechenden verändernden Maßnahme verschont bzw. andere Geräte werden dazu eingeschaltet, um eine Hitzenekrose zu überwinden, indem ein Irrigationssystem die Temperatur am Fräser senkt.

Zum anderen ist die Ausnutzung von vollausgebauten und integrierten Informationssystemen, die sich wiederum anderer Möglichkeiten wie HIS (Krankenhausinformationssystem) und PACS (Bildarchivierungssystem) bedienen, für den Chirurgen eine weitere Möglichkeit, prä-, intra- und postoperative Prozesse zu unterstützen und zu optimieren.

### Der Chirurg

Der Chirurg wird, wie er es heute mit der Navigation schon tut, diese neuen Möglichkeiten beherrschen lernen und sich somit an neue Paradigmen der Therapiedurchführung wagen. Dabei wird es eine neue Generation von intelligenten Geräten geben sowie dazu gehörige neue Formen von Implantaten und Operationstechniken, die nicht mehr wie heute ersatzweise „konventionell" bzw. manuell durchgeführt werden können.

### Die Industrie

Wie bereits angesprochen, ist die nahtlose Integration der eingesetzten Technologien im Operationssaal ein Schlüsselelement. Außer den bereits erwähnten Technologien gehören unter anderem die Sensorik, geeignete Methoden der Ein- und Ausgabe und die erweiterte Realität zum Entwicklungsschwerpunkt. Der Erfolgsfaktor ist die Beherrschung der Komplexität dieser Technologien, um einfache, wirksame, integrierte und vor allem intuitive Lösungen für den Chirurgen anzubieten.

### Wie geht es weiter?

Eigentlich wie bisher. Die Technologien, die zunächst im Rampenlicht stehen, werden nach und nach in die Abläufe integriert, bis sie zum Stand der Technik werden. Allerdings wird dabei nach wie vor die andauernde Verfeinerung der gewebeverändernden Möglichkeiten eine wesentliche Rolle spielen. Ihre Weiterentwicklung bringt letztendlich erneut einen neuen Impuls mit sich, der eine weitere Runde der Innovation durch Integration und Paradigmenwechsel hervorruft.

Und dann? Dann gibt es die Biotechnologie.

# 64 Zukünftige Anforderungen an computergestützte Operationsverfahren in der Orthopädie

A. Weiler, *URS Ortho*

## Einleitung

Die Entwicklung computergestützter Operationshilfen in Form von Navigation und Robotic hat die verschiedenen medizinischen operativen Disziplinen in den vergangenen Jahren bereits nachhaltig verändert. Die parallel weiterentwickelte Röntgendiagnostik hat ihren Teil zum Erfolg der neuen Operationsverfahren beigetragen. Die Kombination präziser dreidimensionaler Planung mit computerüberwachter präziser Ausführung hat sich bewährt und stellt das Benchmark in Präzision und Operationsergebnis dar. Operationsrisiken können eingeschränkt werden. Gleichzeitig erfüllen die neuen Verfahren alle Forderungen nach möglichst vollständiger Dokumentation eines operativen Eingriffs sowie der modernen Qualitätssicherung, der in zunehmendem Maße auch die Arbeit im Operationssaal unterworfen wird. Neben dem generellen Fine-Tuning und Optimierungen im Handling der verschieden Systeme muss das mittelfristige Ziel die Verschmelzung der verschiedenen technischen Verfahren sein. Die Zielsetzung ist in erster Linie die bestmögliche Versorgung des Patienten und die optimale Anpassung der Technik auf die speziellen Anforderungen des Operationsproblems. Das Ergebnis ist dann eine maßgeschneiderte technische Unterstützung des Chirurgen bei der Lösung schwieriger, aber auch Standardsituationen.

Diese hohen Anforderungen lassen zukünftig „Stand-alone-Lösungen" in Form von isolierten spezialisierten Systemen nicht mehr zu. Die Forderung an Entwickler computerunterstützter Operationssysteme ist zum einen die reibungslose Kommunikation der Systeme untereinander und zum anderen die kompromisslose Multifunktionalität. Dies bietet auch für den zu operierenden Patienten große Vorteile; das Operationsteam muss sich nicht mit verschiedenen Systemen parallel beschäftigen — die Lernkurve ist nur einmal zu durchlaufen. Die Logistik vereinfacht sich ebenfalls. Durch die Gestaltung offener Schnittstellen können verschiedene Systeme gekoppelt und im Krankenhaus vorhandenes Equipment kann in neue Systeme integriert werden.

Diese vielfältigen hohen Anforderungen an zukünftig zu entwickelnde Operationssysteme verlangen vom Entwicklungsteam erprobtes Know-How aus allen betroffenen Bereichen: dreidimensionale bildgestützte Operationsplanung, Robotic-Navigation und bildgebende Verfahren. Das Unternehmen URS, das in den letzten fünf Jahren zwei Robotersysteme für die Orthopädie und Neurochirurgie auf dem Markt erfolgreich etabliert hat, kann die ersten beiden Felder in der Tiefe abdecken. Die Partnerschaft mit dem Erlanger Unternehmen CAS Innovations ergänzt dieses erprobte Wissen mit langjähriger Erfahrung in der Entwicklung der Röntgendiagnostik und des CTs sowie der Entwicklung des eigenen multifunktionalen Navigationssystems CAPPA (Computer Assisted Planning and P Application). CAPPA wird bereits erfolgreich in verschiedenen deutschen Kliniken für die Pfannenplanung eingesetzt. Die Weichen für die Entstehung zukunftsorientierter moderner Technologie und neuer Produkte für die Orthopädie sind damit gestellt.

Am Beispiel der beiden Operationssysteme CAPPA und CASPAR, die bei der Implantation einer Hüftprothese bereits optimal kombiniert werden können, sollen im Folgenden die Möglichkeiten für eine solch reibungslose Zusammenarbeit verschiedener Systeme dargestellt werden.

Durch die offene Schnittstellenpolitik des Roboterherstellers URS ist es möglich, in Zukunft auch Navigationssysteme weiterer Hersteller mit der Roboterapplikation zu kombinieren.

## Operationsplanung einer kompletten Hüftoperation

Wie bei der bisher bekannten Hüftprothesenschaftplanung wird zunächst ein Computertomogramm als dreidimensionale Datengrundlage erstellt. Um auch den Sitz der Hüftpfanne genau planen zu können, muss der Scan auf der proximalen Seite um den vollständigen Beckenbereich verlängert werden (Abb. 64.1). So können auch die wichtigen Landmarken für die Ausrichtung des Beckens während der Planung bestimmt werden. Anteversion und Inklination des Implantats werden präzise vom System angegeben und können entsprechend korrigiert werden. Es erfolgt zunächst wie bisher die Bestimmung des Schaftsitzes, zur Auswahl stehen etwa zehn verschiedene Implantate. Danach wird das Pfannenimplantat geplant. Da der genaue Sitz beider Prothesen jetzt präoperativ bekannt ist, können auch die wichtigen Parameter Beinlängendifferenz und Lateralisierung der künstlichen Hüfte vom System bestimmt werden und entsprechend dem gewünschten Operationsergebnis angepasst werden (Abb. 64.2).

Parallel zur CASPAR-3D-Planung von Pfanne und Hüfte ist es auch möglich, mit dem CAPPA-Planungsmodul unabhängig von CASPAR Pfanne und Schaft zu planen. Nach der Positionierung der Implantate kann das Bewegungsmodul ein Durchbewegen des Gelenks am Bildschirm simulieren.

Der Aufbau des CAPPA-Planungsmoduls wurde in der Handhabung in vielen Bedienelementen der CASPAR-Operationsplanung angeglichen, damit der Benutzer möglichst wenig zusätzlichen Lernaufwand bei der Bedienung der CAPPA-Planung hat.

## Operationsablauf

Sind Schaft- und Pfannenplanung abgeschlossen, wird das Planungsergebnis auf einen Datenträger gespielt,

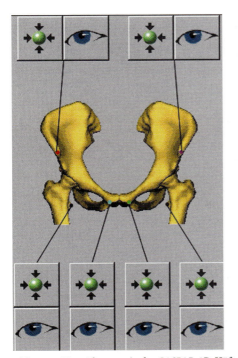

**Abb. 64.1.** Neue Elemente in der CASPAR-3D-Hüftplanung

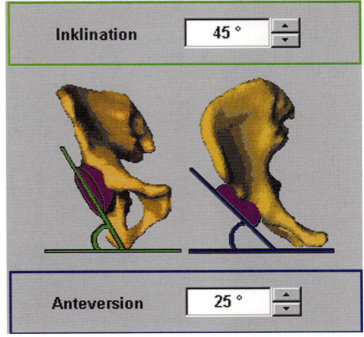

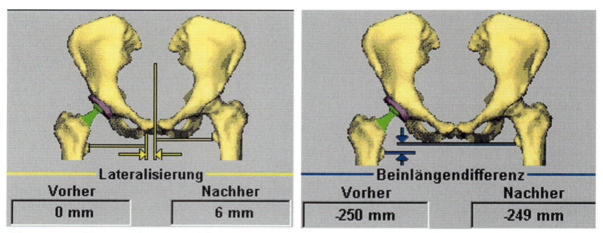

**Abb. 64.2.** Lateralisierung und Beinlängendifferenz kann in der CASPAR-3D-Hüftplanung direkt abgelesen werden

der im Operationssaal an das jeweilige System (Roboter und/oder Navigation) übergeben wird. Nach Start der konventionellen Vorbereitung der Operation kommen dann die Navigation bei der Pfannennavigation und/oder der Roboter beim Fräsen des Femurschafts zum Einsatz.

Da ein Navigieren des Schafts in Verbindung mit Hammer und Raspel nicht funktioniert, bietet sich dazu ein neuartiges navigierbares Instrument an, das durch eine druckluftgetriebene Oszillation die Raspel in den Femurmarkraum eintreibt. Der Hip Master ist bereits in das Navigationssystem CAPPA eingelesen und bietet über die Navigierbarkeit hinaus weitere Vorteile. Dazu gehört die Planbarkeit des Eingriffes und der Operateur kann den Raspelvorgang bereits mit der Raspel beginnen, die der geplanten Prothesengröße entspricht. Darüber hinaus sind die Erschütterungen und Dehnungskräfte, denen der Knochen während des Eintreibens der Raspeln ausgesetzt ist, viel geringer als beim manuellen Verfahren.

# Sachverzeichnis

## A

Abdruckbereich 360
Abduktion 76
Abduktionswinkel 76
Abformbereich 360
ABG1 134
Abriebgranulation 48
Abriebstandzeit 58
Abtastfühler 297
„accuracy check" 93-94
ACE - „anterior centre edge" (Zentrumeckenwinkel) 356
Achsausrichtung 256
Achse
– Beinachse, mechanische (s. dort) 182, 189, 193-196, 199, 201, 208, 225-226, 241, 263, 287, 293, 352
– Belastungsachse 257
– epikondyläre Achse 20, 22, 226, 231, 242, 246, 251
– femorale Achse (s. dort) 194, 208, 213-214, 296
– Gesamtbetrachtung der fünf Achsen 196, 210
– Idealachse 224
– Knieachse, mechanische 291
– Malleolarachse 242
– Medullarkanalachse 124
– Rotations- und Drehachsen im Hüft-, Knie- und Sprunggelenk 199
– tibiale Achse (s. dort) 194, 208, 214, 263, 296
– transepikondyläre 184, 221
– virtuelle 364
– Yoshioka-Achse, mechanische 226
Adaptiva-Hüftendoprothese – robotergefräster Individualschaft 173-176
Adduktion 77
Aerosolbildung 170
ALIF („anterior lumbar interbody fusion") 379
Alignement / „alignment" 189, 251, 256, 258, 265-266
– „alignment-guide" 227
– „alignment-index" 237
– anatomisches 266
– Gesamtalignment 235
– klassisches 265
– der unteren Extremität 189-190
alloarthroplastische Eingriffe 157

Allograft 304
Alphatestung 238
Anatomie / anatomisch
– Alignment, anatomisches 266
– Beinachsen, anatomische 241
– chirurgendefinierte 9
– Kniegelenk 283
– Koordinatensystem, anatomisches 13
– Prothesenschaft, anatomisch geformter 141-148
– reale Anatomie 218
– virtuelle Anatomie 218
Anisometrie 329
Ankylosierung 256
Antastverfahren 226
Antega 134
Antega-Schaft 142
„anterior"
– „drawer translation" 259
– „notching" 214, 233
anterograde Bohrtechnik 413
Anteversion 129
Antetorsion 151
Antetorsionswinkel 76, 84, 141, 147
Anteversion 69, 76
Anwachsverhalten 148
Anwendungsfreundlichkeit („clinical utility") 132
Apparat, stereotaktischer 4
Applikationssoftware, OrthoPilot 452
Applikationstrainingseinheiten 445
Äquidistantpunkt 202
Armierungslöcher 105
Artefakte / Artefaktüberlagerung 103
– Metallartefakte 168
A. vertebralis 383
Arthrodese 45
„arthroplasty, low-friction" 44
Arthrose
– Beckenpseudarthrose 365
– Dysplasiekoxarthrose 103
– Sekundärarthrose 111
Arthroskopieinstrumente 332
arthroskopisches Zielgerät 325
Arthrotomie, Miniarthrotomietechnik 76

atlantodentale Lockerung 384
Augensteuerung 462
„augmented reality" 432
Ausbildung, chirurgische 433
Ausrichthilfe, intramedulläre 19
Ausrichtung, valgische 143-144
Autophor-I-Stiel 46
Autophor-II-Stiel 46
Autoplaner 221
Avulsionsfraktur 310
azetabuläre Positionierungsinstrumente 76-79
Azetabulum 356
Azetabulumkomponente 89
Azetabulumwerte 69

B

BAK-Cage 376
Balancierung
– Bandbalancierung 227-228
– der Weichteile 189, 196, 217-224, 284
Bandersatzplastik 331
Bandscheibenoperation 375
Bandstabilität 275
Becken, vordere Ebene 13
Becken-C-Verletzungen 365
Beckenfraktur
– Korrekturoperation 365
– transiliakale Beckenringfraktur 367
Beckenkorrekturoperationen, navigierte 365-371
Beckenosteotomie
– mit der DISOS-Schablonennavigation 356-364
– mit dem SurgiGATE-System 467
Beckenpseudarthrose 365
Beckenreferenzrahmen 84
Beckenringverletzung 365
Beckenspan, H-förmig autologer 375
Beinachse (s. auch Achse)
– anatomische 241
– mechanische 182, 189, 193-201, 208, 212, 221, 225-226, 241, 263, 287, 293, 352
– a.p. 221
– femorale Achse (s. dort) 194, 208, 213-214, 296
– Knieachse, mechanische 291
– Rekonstruktion 196
– tibiale Achse (s. dort) 194, 208, 214, 263, 296
– Yoshioka-Achse, mechanische 226
Beinlänge 129, 141, 146, 174
– Längenveränderung 121
Beinstandaufnahme / Ganzbeinstandaufnahme 189, 249
Beschichtungen, osteokonduktive 39
Beugespalt 184, 226, 284
– Ausbalancierung 218
Bewegungsanalyse / -prüfung (ROM) 13, 264, 266-267
Bikortikalschrauben 19
Bildakquisition 33
Bildaufnahme 30
Bilddetektoren, Flachbild- 34

3D-Bilder / Abbildungen 284, 455, 473
bildfreie Navigationssysteme 18-27
bildgebende Systeme, registrierfreie Navigation
– in dreidimensionalen Bilddaten 31
– in zweidimensionalen Projektionsbildern 30-31
Bildgebung 430, 461
– intraoperative 430
– Registrierung
   – bei intraoperativer Bildgebung 8-9
   – bei präoperativer Bildgebung 6-7
bildgestützte Navigationssysteme 18
Bildinformationen, Offline- 399
3D-Bildmatrix 152
Bildmatrizen 15
Bildqualität 129
– eindimensionale 129
– dreidimensionale 129
Bildtransfer 29-30
biologische Integration 306
Biolox-Köpfe 54
Biomechanik 356
Bioprothese 351
bipolare Prothese 62
Block
– „cutting block"-Adapter 243
– Kalibrierungsblock 98
– „multicutting block" 265
– Navigationsblock 233
– Polycarbonatblock 267
– Schnittblock 219, 246
– „speed block" 265
Blumensaat-Linie 309, 325, 333, 339
„body mass index" (BMI) 84
Bohrhülse 389
–parallele 413
Bohrkanal
– Fehlplatzierungen 324, 329
– femoraler 319, 323
– Identifikation 325
Bohrung / Bohrtechniken 413
– anterograde 413
– retrograde 413
– transmalleolare 413
– Visualisierung 420
„bone"
– „morphing" 461-462, 464
– „morphogenetic protein" 377
Brace-Schiene 335
Brustwirbelsäule, Pedikelschraubennavigation 400
Burch-Schneider-Ring 64

C

„cages"
– BAK-Cage 376
– Carbon-Cage 376
– Titan-Cage 376
CAM (robotergesteuerte Herstellungsmethoden) 163

CAPPA 478
Carbon-Cage 376
C-Arm 419
– Dynamisierung von C-Arm-Bildern 422
CASPAR-System / CASPAR-Operationsroboter 131, 133, 164, 283-290, 291-294, 437, 478
– CASPAR-assistierter Ersatz, vorderes Kreuzband, klinische Erfahrungen 337-347
– Fräsvorgang 292
– klinische Erfahrungen 283-290
– neue Elemente in der CASPAR-3D-Hüftplanung 479
– Roboteranlage 337
– roboterassistierte CT-gestützte Operation der PFC-Knieendoprothese 291-294
C-Bogen 419, 472
– chirurgische Navigation, C-Bogen-basierte 29-34
– Modell 8
CCD-Winkel 141, 148
Charnley-Prothese 46
Chi-Quadrat-Test 196
chirurgische Ausbildung 433
„clinical utility" (Anwendungsfreundlichkeit) 132
$CO_2$-Handlaser 453
Cockpitscheibe 432
Computer 461
computerassistierte Chirurgie: Ein neues medizinisches Zeitalter erwacht 460-463
computergeneriertes „overlay" 432
computergestützter Robotereinsatz 150
Computergrafik 432
computernavigierte Anbohrung der osteochondralen Läsion am Talus (OLT) mit dem Sofamor-Danek-System 413-418
Computerworkstation 84
„confidence point" 93
Corail-Prothese 61
Coventry-Osteotomie 351
Crigos-Kompakt-Robotersystem 444
CSL-Stieltyp 61
CT- (Computertomographie / Computertomogramm)
– Bilddaten 262
– 2D-CT-Daten 152
– 3D- 129
– Hüftkopf 296
– Schichtaufnahmen 264
– Spiral-CT 284, 402
CT-basiert
– Applikation 231
– Navigationssysteme 11-16
– Operationsplanungssystem 262-268, 284, 291
 – 3D-Planung 284, 290-291, 299
– Planung und DISOS-Schablonennavigation in der Kniegelenkendoprothetik 262-268
– Prothesenschaftnavigation 121
– Version, Navitrack 230
CT-frei
– Navitrack, CT-freie Version / Applikation 230-231, 236-237
– VectorVision-System, CT-freies 245-249
CT-Knochenmodell 110
„cup fine tuning" 97
Cursorsteuerung 123
Cutter 146
„cutting block"-Adapter 243

D

2D- (zweidimensional)
– 2D-CT-Daten 152
– 2D-3D-"matching" 431
– 2D-Navigation (s. dort) 30-31
– 2D-Projektionsbilder 29
3D- (dreidimensional)
– 3D-Bilder / Abbildungen 284, 455, 473
– 3D-Bildmatrix 152
– 3D-CT 129, 284
– 3D-Darstellung, HWS 363
– 3D-Datensätze 29
– 3D-Fluoroskop / -Fluoroskopie 452-453
– 3D-3D-Fusion 431
– 3D-Grafikcomputer 150
– 3D-Knochenmodelle, virtuelle 458
– 3D-Lokalisiersystem, optisches 159
– 3D-Modell, patientenspezifisches 326, 464
– 3D-Navigation (s. dort) 31-33
– 3D-Oberflächenmodell / -darstellung 246, 366
– 3D-Planung (s. dort) 107, 284, 290, 299
– 3D-Rekonstruktion 152, 217, 264, 402, 414, 455
– 3D-Umstellung, intertrochantäre 164
– 3D-Volumenmodell (s. Voxel) 231, 325
– 3D-Zylindermodell 421
Darmbeinosteotomie 357, 359
Datenakquisition 96
Datenerfassung, Online- 257
Datenhandschuh 432
Datenrekonstruktion 236
3D-Datensätze 29
DaVinci-Telemanipulationssystem 441-442
Dekompression, transkorporale 395
Design
– CAD-(computergestützte Designverfahren)-System 151, 163
– „fixed-bearing-design" 181
– „mobile-bearing-designs" 182
– Schablonendesign 398
– Schaftdesign 138
Dichtegradienten 165
DICOM-Daten 231
Digimatch-Software 130
Digital- und Informationszeitalter 460
Digitalisanzeiger (s. Pointer) 7, 21, 90, 119, 218, 232-233
Digitalisierung 122
– Oberflächendigitalisierung 251
– „single-point" 251
Dioden, aktive lichtemittierende (LEDs) 5, 251
Diskographie 379

DISOS-Schablonennavigation / DISOS-System 264
– Anschluss 360
– Beckenosteotomie 356-364
– in der Kniegelenkendoprothetik, CT-basierte Planung 262-268
– Pedikelschraubenimplantation mit dem DISOS-Schablonensystem 395-399
– Schablonenpositionierung 396
Display-Systeme 141
Distraktionsspondylodese (LSDS) 375
Distraktor 218
Dokumentation 24, 242, 335
– Planungsdokumentation 362, 396
Doppelschalenprothese 61
dorsale Kondylen 242
DRB (dynamische Referenzierungsbasis) 6, 90, 113, 119, 161, 420
Dreh- und Rotationsachsen im Hüft-, Knie- und Sprunggelenk 199
dreidimensional (s. 3D)
Dreifach- / „triple"-Umstellungsosteotomie nach Tönnis 356-357, 361
Drei-Fuß-Kunststoffkniescheibenersatz 425
Druckscheibenprothese 62
Drucksensoren, elektronische, patellofemorales Gelenk 425-426
Duchênne-Hinken 158
Duktilität 55
Duracon-Knieendoprothese und ROBODOC-Operationsroboter 295-205
Duraverletzung 380
Durchleuchtungszeit 257
Dysplasiekoxarthrose 103

E

Ebene, vordere Ebene des Beckens 13
Echtzeitkontrolle 100
Einbeinstandaufnahme 208
Ein-Fuß-Kunststoffkniescheibenersatz 425
Ein-Platten-Kalibrierung 8
elektromagnetische
– Applikation 325
– Navigationssystem, elektromagnetisch gekoppeltes 401
– Positionssensoren 452
– Systeme 199, 401
– Trackingsysteme 5, 7, 230
elektromagnetischer Sender (EM) 14
elektromagnetisches Feld 325
elektromechanische Systeme 199
elektronische Sensoren 462
„endobutton" 305
Endoprothesenfile 114
Endoprothesenkugelkopf 174
Endoskop 432
Endoskopie 453
Entnahmemorbidität 306
epikondyläre Achse 20, 22, 226, 231, 242, 246, 251
– bandspannungsadaptiert 246

– transepikondyläre Achse 184, 221
Epikondylarlinie 284, 297
Epikondylenrotation 204
Evaluationssystem der „Knee Society" 235
Extension 77
– Abweichung 218
– Positionserkennung 218
Extensionslücke 215

F

FDA-Multicenter-Studie 130
Fehlbelastung 114
Fehlplatzierungsrate 346
Fehlpositionierung / Fehlplatzierungsrate 295
– Pedikelschraubennavigation 400
– VKB 236, 331-332
Fehlrotation 295
Fehlspannung, VKB 331
Fehlstellung
– Valgus- 119, 262
– Varus- 119, 262
Femur / femoral
– Achse, femoral (s. dort) 194, 208, 213-214, 296
– Bohrkanal, femoraler 319, 323
– femorotibialer Winkel, frontaler mechanischer 278
– Fräsung, femorale 285
– Insertionspunkt, femoraler 324
– „pin", femoraler 283
– „offset", femorales 114
– Planung, femorale 339
– Referenzschnitt, femoraler 263
– Rotation, femorale 226
– „slope, femoral" 190
Femurantetorsionswinkel, realer 422-423
Femurkanal 125
Femurkomponente
– frontale Orientierung 278
– Komponentegröße 221, 226
Femurkopfzentrum 201
Femurkrümmung 283
Femuroberfläche, virtuelle 243
Femurosteotomie 351
Femurprotheseninnenwinkel 189
Femurraspeln, navigiertes 119
Femurschaft / Femurschaftkomponente 121, 168-171, 173
– Ausrichtung 121
– Größe 121
– Position 121
– Revision, Zemententfernung mittels ROBODOC-System 168-171
Femurstielbruch 45
Fenestrierung, distale 168
ferromagnetische Instrumente 230
„fiducial marker" 30, 217, 243
„field-monitoring-system" 324
Finite-Elemente-Studie 173
FISCOFIX-Schale 414

Fissuren 165
„fit without fill" 173
Fixateur-interne-System 376
Fixateursystem, Hoffmann-II- 297
Fixationspin, rotationsstabiler 251
Fixationssysteme, transpedikuläre 388
„fixed-bearing"
– „design" 181
– Knieendoprothesen 181
Flachbilddetektoren 34
„flatback"-Syndrom 375
Flexion 76
– Abweichung 218
– Positionserkennung 218
Flexions-Aussenrotations-Valgustrauma 303
Flexionslücke 215
Fluor-CT-Verfahren 430
Fluoroskop 430
– 3D-Fluoroskop / -Fluoroskopie 452-453
Fluoroskopie 83, 256, 458
– Navigation, fluoroskopiebasierte 393
– virtuelle 420
fluoroskopieassistierte / fluoroskopiebasierte
– Navigation mit dem Medtronic-System 256-261
– Prothesenschaftnavigation 123
Fluoroskopiekontrolle 238
fluoroskopische Instrumente 131
Form-Fit-Sitz 150
Fossa intercondylica 303
Fovea 104
Fraktur
– Avulsionsfraktur 310
– Beckenfraktur (s. dort) 365, 367
– Hangman's „fracture" 386
– Oberschenkel, Trümmerfraktur 164
– lange Röhrenknochenfrakturen, computergestützte Osteosynthese 419-424
– Wirbelkörperfraktur (s. dort) 375, 388
Frakturfragmente 421
Frakturrate 145
„frameless navigation" 420
Fräsbahnänderung 136
Fräsgeschwindigkeit 338
Fräskanal 169
Fräskopf 137
Fräsung
– CASPAR, Fräsvorgang 292
– des Femurs und der Tibia 285
– ROBODOC- 137
Fräsvorgang 298
Fräswerkzeug 170
Freihandnavigation
– unter Berücksichtigung der computerassistierten Weichteilbalance 217-224
– chirurgische Freihandnavigationssysteme 4
frontale Orientierung
– der Femurkomponente 278
– der Tibiakomponente 278

Frontalebene 284
Führungshülsen 415
Führungsstab, intramedullärer 263
Fünf-Punkte-Methode 326
Funktionsscore (s. auch „score") 287
Fusion
– bisegmentale 375
– 3D-3D-Fusion 431
– dorsal-instrumentierte 376
– dorsoventrale 376
– interbody"-Fusion 376
– monosegmentale 375
Fußpedal mit Doppelsteuerung 200

## G

G2 134
Galileo-Navigations- und Roboter-System 470
– Integration aus Navigation und Robotic, Knietotalendoprothesen 225-229
Ganganalyse 102
Ganz, periazetabuläre Osteotomie nach 356
Ganzbeinstandaufnahme 189, 249
Gelenk
– Beweglichkeit 114
– Kniegelenk 283
   – Gelenkanatomie 283
   – Gelenkmechanik 283
– Medialisierung 357
– Neurekonstruktion, Gelenkgeometrie 116
– und Querfortsätze 383
– und Wirbelsäulenchirurgie 2005 472-474
Gelenkebene 226
Generierung 138
Geradschaftprothese Osteoloc 146
Gesamtscore (s. auch „score") 287
geschichtliche Entwicklung der instrumentierten Wirbelsäulenfusion 375-381
Gipstest 378
„giving way" 304, 311
„glide-inlays" 220
Glutealinsuffizienz 146
Gonarthrose 351
3D-Grafikcomputer 150
Granulombildung 48
Grazilissehne 304
Größenauswahl, virtuelle, Operationsplanung 112
Größenverzerrung 129

## H

Halsmanschette 53
Halteapparat, Knie- 292
Halterahmen 289
Hammer 120
– Handhammer 120
– Pneumatikhammer 120
Hamstring-Transplantate 306

Handimplantation 133
Hangman's „fracture" 386
haptische Kontrolle 161
„hardware" 123
Harms-Körbchen 379
Harris „hip score" (HHS-„score") 79, 81, 362
„head mounted display" 432
„headset" 474
Helmvisier 432
Herstellungsmethoden, robotergesteuerte (CAM) 163
Herzchirurgie 440-442
HHS-„score" (Harris „hip score") 79, 81, 362
„high-flow"-Spülsystem 170
HipNav System 11, 75
Hofer-Pfanne 60
Hoffmann-II-Fixateursystem 297
Hohlschleife 337
Horizonte, künstliche 353
Hüftdysplasie 356
Hüftgelenk
– Rotations- und Drehachse 199
– SurgiGATE-System
  – C-Arm-basiert 467
  – CT-basiert 467
Hüftgelenkendoprothetik
– Computernavigation 75-82
– geschichtliche Entwicklung 39-66
– Minimalzugang zum Hüftgelenk,
  Pfannennavigation und Robotic 157-162
Hüftkopf
– CT 296
– Keramikhüftkopf mit Halsmanschette 53
– Lateralisierung des Hüftkopfzentrums 121
– Mittelpunkt / -zentrum 20, 226, 243
– Prothesenkopfzentrum 114
– Resektion 39
– Teilprothesen 40
Hüftmittelpunkt 19
Hüftpfanne, virtuelle 91
Hüftpfannenimplantation mit dem SurgiGATE-System 89-94
– in Dysplasie- und Wechselsituationen 103-109
Hüftpfannennavigation
– mit dem VectorVision-System 96-102
– in Wechselsituationen 108-109
Hüftprothesenfehlplatzierung 118
Hüftprothesenimplantation, Planung und Navigation mit dem Navitrack-System und mediCAD 110-117
Hüftprothesenschaft 141
– Adaptiva-Hüftendoprothese – robotergefräster Individualschaft 173-176
– Individualschaft 174
– manuell implantierter 141
– roboter-assistierter 141
Hüftrevisionsendoprothetik 171
Hüftrotationszentrum 9, 121
Hüftscore / „hipscore" (s. „score") 79, 81, 158, 287, 362
Hüftumstellung 268

Hüftzentrumsbestimmung 238
HWS, Navigation 383-387
– CT-basierte 383
– 3D-Darstellung 383
hybrides Navigationssystem 452
Hybridprothese 56
Hydroxylapatit 289
Hydroxylapatitbasis 63

I

Idealachse 224
IKDC-Score 327, 342
ilioinguinaler Zugang 368
Impaktionsinstrumentarium 77
Impingement 75, 83, 129, 326
– Konusimpingement 109
– „notch-impingement" 310
– Transplantatpositionierung, impingementfreie 347
– Weichteilimpingement 425
Impingementgrad 343
Impingementsituationen 114, 319
Impingementtest 13, 326, 329
Implantat
– Knochen-Implantat-Interface 133
– Pressfit-Implantat 105
Implantat-Bibliothek 103
Implantatgröße 242, 295
Implantation
– computergestützte Implantation von Knietotalprothesen ohne präoperative bildgebende Verfahren 199-206
– Handimplantation 133
– Hüftprothesenimplantation, computerassistierte (s. dort) 110-117
– Pedikelschraubenimplantation mit dem DISOS-Schablonensystem 395-399
– Pin-Implantation 151, 291
– roboterunterstützte Implantationstechnik 291
– UKP, Implantationsqualität 278
Implantationshilfen 263
Implantationstiefe 100
Implantatverbindungen, winkelstabile 376
Individualraspel 174
Individualschablone 264, 267, 359, 362
– Technik 397
Individualschaft 174
– robotergefräster – Adaptiva-Hüftendoprothese 173-176
industrielle Messtechnik 470
Infrarotkamera 89, 251, 275, 319, 341
– Infratot-LEDs 332
– Polaris-Infrarotkamera 200, 327
Inklination 76
Inlaystärke 284
Insall-Burstein-I (I-B-I) 185
Insertionspunkt, femoraler 324
Instabilität 304
Instrumente
– aktives Instrument 129

– Arthroskopieinstrumente 332
– azetabuläre Positionierungsinstrumente 76-79
– ferromagnetische 230
– fluoroskopische 131
– Fusion, dorsal-instrumentierte 376
– Impaktionsinstrumentarium 77
– mechatronische 157
– mikrochirurgische Instrumentenführung, „Steady-Hand-Roboter" 443
– optoelektronische Verfolgung von Instrumenten 5
– Präparationsinstrumente 461-462
– Wirbelsäulenfusion, instrumentierten, geschichtliche Entwicklung 375-381
Integration, biologische 306
„interbody"-Fusion 376
Intercondylarlinie 343
„interface" 228
Interferenzschrauben 305
Interkondylardachlinie 333
Interkondylargrubendach 333
intertrochantäre Umstellung, dreidimensionale 164
Intraobserver-Studie 223
intraoperative Bildgebung 430
ischiokrurale (kniestabilisierende) Muskulatur 304
isoelastische Prothese 63
Isometrie 333
– dynamische 329
– Studien 346
Isozentrum 31

J

„joint"
– „line" 218, 221
– „play" 221
Joystick, virtueller 123
Judet 51
– Verschraubung 386

K

Kalibrierung
– Ein-Platten-Kalibrierung 8
– Offline-Kalibration 31
– Werkzeugkalibrierung 341
– Zwei-Patten-Methode 8
Kalibrierungsblock 98, 325
Kalibrierungsvorgang 143
Kaltfluss 48
Kamera
– LED-Kameras („optical localizer") 13
– Infrarotkamera 89, 251, 275, 319, 341
   – Polaris-Infrarotkamera / kamerasystem 200, 284, 327
– Lochkamera 8
– optoelektrisches Kamerasystem (Optotrak) 332
– optoelektronische 119
– Polaris-Stereokamera, optoelektronische 32, 84, 327
Kavitäten 137

Keramikeigenpaarung 56
– Eigenpaarungsprothesen 58
Keramikhüftkopf mit Halsmanschette 53
Keramikschraubpfanne 53
Kernspintomographie 324
„keyboard, virtual" (virtuelle Tastatur) 90, 92, 218, 421
Kinematik 75
– Registrierung 20
kinematische Analyse 231
kinematisches
– Modell, Knietotalendoprothesen 199-206
– Zentrum des Kniegelenks 20, 226
Kippung 76
Klassifikation, Marburger 343
Kleinmotoren 461
Kleinroboter 225
„Knee Society", Evaluationssystem 235
„knee society score" (KSS) 223, 287, 293, 299
Knie
– VectorVision „CT-free knee" 456
– VectorVision „knee" 456
Knieachse, mechanische 291
Kniebasislinie 351
Knieendoprothese / -endototalprothese (s. dort) 181-186, 207-215, 225-229, 230-239
– computergestützte Implantation ohne präoperative bildgebende Verfahren 199-206
– DISOS-Schablonennavigation (s. dort) 262-268
– „fixed-bearing"-Knieendoprothesen 181
– Galileo-System, Integration aus Navigation und Robotik 225-229
– Navigation 189-198
– Navitrack-System (s. dort) 110-117, 230-239
– OrthoPilot-System (s. dort) 207-215, 273-280, 317-323
– Search-Evolution-Knieendoprothese (s. dort) 207-215, 283-290
– SurgiGATE-System 468
– Stryker-System 250-254
– unikompartimentelle 273
– VectorVision-System (s. dort) 96-102, 240-243
  – CT-freies 245-249
Kniefixation 337
Kniegelenk
– Gelenkanatomie 283
– Gelenkmechanik 283
– Kinematik 251
– kinematisches Zentrum 20
  – Bestimmung 201
– Rotations- und Drehachse 199
– SurgiGATE-System, Knie-Kreuzband 468
Kniehalteapparat 292
Kniemittelpunkt 19
Knie-ROBODOC 437
Kniescheibenersatz 425
– Drei-Fuß-Kunststoffkniescheibenersatz 425
Knieschmerz, vorderer 307
Kniescore / „kneescore" (s. „score") 223, 287, 293, 299
kniestabilisierende (ischiokrurale) Muskulatur 304

Knochenfragmente 421
Knochen-Implantat-
– Interface 133
– Kontakt 150
Knochenkeil, lateralbasiger 355
Knochenklammer 170
Knochenmodelle, virtuelle dreidimensionale 458
Knochenmorphologie 110
Knochen-Prothesen-Kontakt 292
Knochenreferenzpunkte 14
Knorpel- und Meniskuspathologie 318
Kocher-Langenbeck-Zugang 368
Kompakt-Robotersystem (Crigos) 444
Komponentengröße
– femorale 221, 226
– tibiale 226
Kondylen, dorsale 242
Kontaktflächen (makroskopische Erscheinung) 137
Kontraindikationen, kinematisch gestützte Navigation 238
Kontrastgrenzenverlauf 91
Kontrolle, haptische 161
Konusimpingement 109
Konussteckverbindung 53-54
Konuswinkel 54
konventionell präparierte vs. robotergefräste Femora i.d. Hüftendoprothetik, Vergleich 133-140
Koordinatensystem / Patientenkoordinatensystem 13, 264
– anatomisches 13
– individuelles 120-121, 123
Korrekturoperation nach Beckenfraktur 365
Kortikalisalteration 403-405, 407
Kortikalisperforation 403, 407
Kosten-Nutzen-Verhältnis 256, 273
Kraftsensor 170
kraniofaziale Osteotomie 442
Kreuzband, vorderes (s. VKB) 303, 312, 317-323, 324-329, 331-335, 337-347
– Bandersatzplastik 331
– CASPAR-assistierter Ersatz, klinische Erfahrungen 337-347
– computerassistierte Rekonstruktion
– – mit dem Navitrack-System 324-329
– – mit dem OrthoPilot-System 317-323
– – mit dem SurgiGATE-System 331-335
– Fehlpositionierung, VKB 236, 331-332
– Fehlspannung, VKB 331
– Revisions-VKB-Plastik 312-313
– SurgiGATE-System 468
Kreuzbandchirurgie 317
Kreuzbandplastik, vordere 303-313
Kreuzbandruptur 317
Kreuzbandtransplantat (VKB-Transplantat) 324, 337
KSS-„score" („knee society score") 223, 287, 293, 299
KT-1000-Messung 327
Kunstknochen („composite bone") 134
künstliche Horizonte 353
Kupplungsstück 120
Kurzschaftprothese 153

L

Lagerung
– Rückenlagerung 116
– Seitenlagerung, variierte 116
Laktoren 225
Lamellenprothese 61
Landmarkendigitalisierung, hybride 123
„landmarks" 91, 232
Laser, CO2-Handlaser 453
Laseroberflächenmatching 108
Lateralisationstendenzen 425
Lauenstein-Aufnahme 69
LCE - „lateral centre edge" (Zentrumeckenwinkel) 356
LCS „mobile bearings" 181
LEDs („light emitting diodes") 5, 251
– LED-Kameras („optical localizer") 13
– Infrarot-LEDs 332
Lendenwirbelsäule, Pedikelschraubennavigation 400
„library" 421
„life quality hip" 155
Ligament
– Balancing 264, 256, 259, 266-267
– Deformierungen 333
– Platzierung 333
– sakroiliakales 366
– sakrotuberales 366
Ligamentotaxis 376
Ligamentum patellae, Verkürzung 307
„light emitting diodes" (s. LEDs) 5, 251
Linea intercondylaris 343
„line-of-sight"-Problem 430
LISS 423
Lochkamera 8
Lockerung, atlantodentale 384
Lockerungsrate 189
Lokalisierer, optischer / „optical localizer" 13, 19
– LED-Kameras 13
3D-Lokalisiersystem, optisches 159
„low-friction arthroplasty" 44
LSDS (Distraktionsspondylodese) 375
Luxation 116, 129
Luxationsrate 88
Lysholm-Score 335

M

madreporische Prothese 60
Madrepor-Koralle 60
Magerl, transartikuläre C-1 / C-2-Verschraubung nach 384
Magnetfeld 324
– aktives 403
Malalignement 189
Malinnenrotation 254
Malleolarachse 242
Malrotation 253
Marburger Klassifikation 343

Marker 29
- aktive 29
- „fiducial marker" 30, 217, 243
- Knochenmarker 130
- passive 29
- Positionsmarker 159
- Referenzierungsmarker 337
Markerkugeln 246
Markerpinapplikation 229
„markershields" 420
Markierungsring 108
„matched pairs" 141
matching" (s. Registrierung) 6-9, 20, 30, 84, 92, 98, 108, 113, 217, 325, 327-328, 339, 390-391, 421, 431
Mechanik des Primärkonstruktes 305
mechanische Systeme 401
mechatronische Instrumente 157
Medialisierung des Gelenkes 357
mediolaterales Offset 141, 147
Medtronic-System, fluoroskopieassistierte Navigation 256-261
Medullarkanalachse 124
Mehrfachsteckerbox (Strober-Box) 89, 218
„memory pain" 379
Meniskus- und Knorpelpathologie 318
Merle d'Aubigné-Score 362
Messtechnik, industrielle 470
Messtechnologie 430
„metal-backed"-Patellakomponenten 185
Metallartefakte 168
metallische Totalendoprothesen (zementfrei) 43
Metallnetzüberzug (Sulmesch) 62
Metallosen 43
Metall-Polyäthylen-Prothesen (zementiert) 43
Metallserumspiegel 62
43%-Methode 329
mikrochirurgische Instrumentenführung, „Steady-Hand-Roboter" 443
Mikrometerschrauben 275
Mikroskop, Operationsmikroskop 432
Mikulicz-Linie 182, 189
Millon-Score 380
Minerva-System 438
Miniarthrotomie 304
- Technik 76
Miniinzisionstechnik 79
minimal-invasive
- Ansätze 431
- Chirurgie 131
- Lösungen 455
- MIRA („minimally invasive reference arrays") 246
- Osteosynthese 419
- Referenzierung 432
- Registrierung 431
minimal-invasiver Zugang 157
- Hüftgelenk, Pfannennavigation und Robotic 157-162
Mittelpunkt
- vom Hüftkopf 19-20, 226

- vom Knie 19
- vom Sprunggelenk 19, 20
„mobile"
- „bearings" LCS 181
- „body" 319
„mobile-bearing-designs" 182
MOD (optische Disk) 296
3D-Modell, patientenspezifisches 326, 464
Moore-Inzision 80
Mosaikmodell 233
Mosaikpointer 232
„motion, range of" 103, 119
Motor, Kleinmotoren 461
MPR (multiplanare Rekonstruktionen) 31
MRI-kompatible Roboter 439-440
MRT-Scans 431
Muldeninterpositionsplastik 39-40
Multicenter-Studie, FDA- 130
„multicutting block" 265
„multimodality" 451
Multioberflächenmodell 398
Muskelschwäche 306
Muskulatur, kniestabilisierende (ischiokrurale) 304
myofaziale Indikationen 442
Myositis ossificans 50

N

Nachjustage 249
Nadeleinführungsmanipulator 436
„nailing", SurgiGATE-System 469
Navigation / navigiert
- aktive 110
- Beckenkorrekturoperationen, navigierte 365-371
- C-Bogen-basierte 29-34
- chirurgische 69-71
- Computernavigation
  - in der Hüftendoprothetik 75-82
  - in der Knieendoprothetik 207-215
- CT-basierte, Zukunftsperspektiven 456
- CT-freie, Zukunftsperspektiven 456
- 2D-Navigation (s. dort) 30-31
- 3D-Navigation (s. dort) 30-33
- DISOS-Schablonennavigation (s. dort) 262-268, 356-364
- Femurraspeln, navigiertes 119
- fluoroskopiebasierte 393
- „frameless" 420
- Galileo-System, Integration aus Navigation und Robotic, Knietotalendoprothesen 225-229
- Hüftpfannennavigation (s. dort) 96-102
- HWS 383-387
- Knieendoprothese (s. dort)
- Medtronic-System, fluoroskopieassistierte Navigation 256-261
- Navitrack-System (s. dort) 110-117, 230-239, 324-329
- optoelektronische 5
- in der Orthopädie / Chirurgie, künftige 464-465
- OrthoPilot-Navigationssystem (s. dort) 24, 192, 200, 207-215, 273-280, 317-323, 352

– passive 110
– Pedikelschraubennavigation (s. dort) 388-393, 400-409
– „pintrack"-Navigation 243
– Prothesenschaftnavigation (s. dort) 118-125
– registrierfreie 30-31, 420
   – in dreidimensionalen Bilddaten 31
   – in zweidimensionalen Projektionsbildern 30-31
– Schablonennavigation (s. dort) 262-268
– Schaftnavigation 116-125
– Sofamor-Danek-System (s. dort) 413-418
– softwaregesteuerte Navigation in der orthopädischen Chirurgie 454-457
– Stryker-System (s. dort) 250-254, 475
– Stryker-Leibinger-Navigationssystem 250
– SurgiGATE-System (s. dort) 217-224, 420, 468
– VectorVision-System (s. dort) 96-102, 240-243, 454
– Wohin bewegen wir uns ? 429-433
Navigationsblock 233
Navigationschirurgie 429
Navigationshilfen 435
Navigationslehre 218
Navigationsplaner 222
Navigationsrahmen 257
Navigationssysteme 159, 352
– aktive 141, 283
– bildfreie / „image-less" 18-27, 251
– bildgestützte 18
– CT-basierte 11-16
– computerunterstütztes, stereotaktisches 417
– elektromagnetisch gekoppelte 401
– Freihandnavigationssysteme, chirurgische 4
– hybride 452
– passive 141, 283
– semiaktive 141, 283
– valgisierende Tibiakopfosteotomien – Einsatzmöglichkeit eines Navigationssystems 351-355
Navigator 5, 110
– optischer 430
navigiertes Operieren 242
Navitrack-System
– computerassistierte
   – Planung und Navigation der Hüftprothesenimplantation und mediCAD 110-117
   – Rekonstruktion des vorderen Kreuzbandes mit dem Navitrack-System 324-329
– CT-basierte Version 230
– CT-freie Applikation 230
– Knieendoprothesennavigation 230-239
– Kontraindikationen 238
– Pedikelschraubennavigation 400-408
– Zukunftsperspektiven 458-459
Neurochirurgie 438
– stereotaktische 199
NeuroMate-System 436, 438-439
„non-line-of-sight"-Trackingtechnologie 462
Normierung 339
Notch / „notching" 284
– „anterior notching" 214, 233

– Begrenzung 326
– Impingement 310
– intercondyläre 303
Notch-Dach 333
Notch-Plastik 323
Notch-Wandtangente, laterale 344

O

Oberflächendarstellung 242
Oberflächendigitalisierung 251
3D-Oberflächenmodell / -darstellung 246, 366
Oberflächenpunkte 246
Oberflächenregistrierung („surface matching") 30, 92, 84, 98, 243, 260, 328, 390-391
Oberflächenstrukturierung 51
Oberflächenvermessung 253
Oberschenkel
– lange Röhrenknochenfrakturen, computergestützte Osteosynthese 419-424
– Trümmerfraktur 164
Objekt, virtuelles 6, 401
oestokonduktive Beschichtungen 39
„off set" (Schaftantetorsion) 109
„offline"
– Bildinformationen 399
– Kalibration 31
Öffnung 76
„offset" 114, 129, 174
– femorales 114
– mediolaterales 141, 147
„online"
– Datenerfassung 257
– Visualisierung 34
Operateur, Variabilität des 260
Operationsmikroskop 432
Operationsplanung (s. Planung)
Operationsprotokoll 101
Operationsroboter (s. Roboter) 159, 460
„Der Operationssaal im Jahr 2012" 451-453
Ophthalmologie 443
OP-Roboter 451
optische Disk (MOD) / „optical disc" 142, 296
optischer Lokalisierer / „optical localizer" (s. Lokalisierer) 13, 19
optoelektrisches System 199
– Kamerasystem (Optotrak) 332
– Trackingsystem 230
optoelektronische
– Kamera (s. auch dort) 119
– Navigation 5
– Polaris-Stereokamera 32, 84, 327
– Systeme 401, 408
– Verfolgung von Instrumenten 5
Optotrak (optoelektrisches Kamerasystem) 218, 332
Orbitalbewegung 31
Originaltransplantat 326
OrthoDOC 142, 151, 296

orthopädischen Chirurgie, softwaregesteuerte Navigation 454-457
OrthoPilot-System, computerassistierte
– Applikationssoftware 452
– Navigation 24, 84, 192, 200, 207-215
   – Aufbau und System 207
   – Komplikationen 215
   – unikondyläre Schlittenprothesenimplantation 273-280
– Rekonstruktion des vorderen Kreuzbandes 317-323
– Tibiakopfosteotomie 352
Orthosoft 459
Ortungssystem 460
Osprey-150-Framegrabber-Karte 123
Osseointegration 173
osteochondrale Talusläsion (OLT), computernavigierte Anbohrung mit dem Sofamor-Danek-System 413-418
osteoinduktive Wachstumsfaktoren 377
osteokonduktorische Wirkung 56
Osteolock 134
– Geradschaftprothese 146
Osteosynthese 34
– computergestützte, Frakturen langer Röhrenknochen 419-424
– minimal-invasive 419
Osteosyntheseplatten 421
Osteotomie
– Beckenosteotomie
   – mit dem SurgiGATE-System 467
   – mit der DISOS-Schablonennavigation 356-364
– Coventry-Osteotomie 351
– Darmbeinosteotomie 357, 359
– Dreifach- / „triple"-Umstellungsosteotomie nach Tönnis 356-357, 361
– Femurosteotomie 351
– periazetabuläre Osteotomie
   – nach Ganz 356
   – PAO-Modul 369
– Pfannenschwenkosteotomie 239
– Schambeinosteotomie 356, 358
– Schenkelhals 116
– Sitzbeinosteotomie 356, 358
– sphärische Osteotomie nach Wagner 356
– Tibiakopfosteotomie (s. dort) 351-355
Ostwestry-Score 380
„outcome" 238
„overlay", computergeneriertes 432
„over-the-top"-
– „position" 310
– Zielgerät 343

P

„paired-matching"-Verfahren 158
„paired-point-matching" 30, 243, 391
PAKY-RCM-Roboter 444
PAO-Modul (periazetabuläre Osteotomie) 369
Parallaxe 228
parallaxfreie Projektion 228

Parallelbohrhülsen 413
Passgenauigkeit 148
Patella 425
– Positionierung 190
Patellakomponenten, „metal-backed"- 185
Patellaprothese 425
Patellarotation 181
Patellasehne 304
Patellasehnendrittel, mittleres 334
patellofemorales Gelenk, computerassistierte Druckmessung mit elektronischen Drucksensoren 425-426
patientenadaptierte Transplantatwahl 304
Patientenkoordinatensystem, individuelles 120-121, 123
Pedikelbohrung 397
Pedikelisthmus 388
Pedikelschrauben 376, 386, 388-389
– Fehlplazierungsraten 389
Pedikelschraubenimplantation mit dem DISOS-Schablonensystem 395-399
Pedikelschraubennavigation 388-393
– mit dem Navitrack-System 400-408
   – Fehlplatzierungsrate 400, 403-407
Pedikelschraubensystem 400
Pedikelverschraubung, Skoliosetherapie 395
Pfad-Such-Systeme, präzise 435
Pfahlschrauben 64
Pfanne
– Hofer-Pfanne 60
– Hüftpfannenimplantation mit dem SurgiGATE-System (s. dort) 89-94, 103-109
– Hüftpfannennavigation mit dem VectorVision-System 96-102
– Keramikschraubpfanne 53
– Minimalzugang zum Hüftgelenk, Pfannennavigation und Robotic 157-162
– Pfahlschraubenpfanne 64
– Pressfit-Pfanne 116
– Prothesenpfannenzentrum 114
– Titanschraubpfanne 53
– virtuelle Hüftpfanne 91
– Zweymüller-Pfanne 60
Pfannendachplastik, autologe 103
Pfanneninklination 87
Pfanneninklinationswinkel 85
Pfannenprotrusion 42
Pfannenschwenkosteotomie 239
Pfannenzentrum 114
PFC-Knieendoprothese mit dem CASPAR-Operationsroboter 291-294
Pin
– Fixationspin, rotationsstabiler 251
– Pin-Implantation 151, 291
Pinless- 151, 299
– System 299
– Verfahren 151
Pinsetzung
– femoraler Pin 283
– tibialer Pin 283
„pintrack"-Navigation 243

Pivot-Algorithmus 220, 243
Pivotieren / „pivoting" 9, 100, 217
Plantaris-longus-Sehne 304
Planum popliteum 343
Planung / Operationsplanung
– Autoplaner 221
– CT-basierte Planung 262-268, 284, 290-291
   – 3D-Planung 284, 290-291, 299, 396
   – DISOS-Schablonennavigation in der Kniegelenkendoprothetik 262-268
   – Navigation der Hüftprothesenimplantation mit dem Navitrack-System und mediCAD 110-117
   – Operationsplanungssystem, CT-basiertes 264
   – Planungsdokumentation 396
   – präoperative 107
   – VKB-Ersatz 337
– femorale 339
– in der Orthopädie / Chirurgie, künftige 464-465
– Referenzschnitte, planungsspezifische 264
– stereotaktisches Planungslabor 414
– mit virtueller Größenauswahl 112
Planungsdokumentation 362, 396
Plasmapore-Oberfläche 142
Plastination 165
Platten
– Ein-Platten-Kalibrierung 8
– Zwei-Patten-Methode 8
Plattform, rotierende 182
Plausibilitätskontrolle 116
Plexiglasprothesen 42
PLIF („posterior lumbar interbody fusion") 379
Pneumatikhammer 120
Pointer (Digitalanzeiger) 7, 21, 90, 119, 218, 232-233
– Kalibrierung 233
– Mosaikpointer 232
Polaris-Infrarotkamera / -kamerasystem 200, 284
Polaris-Stereokamera, optoelektronische 32, 84
Polyaxialschraube 234
Polycarbonatblock 267
Polycarbonatschablone 396
Polyethylen, gammasterilisiertes 184
Poro-Metall-Prothese 51
„porous coated" 289
Positionierungshilfen 76
Positionierungsinstrumente, azetabuläre 76-79
Positionierungssysteme, präzise 435
Positionsmarker 159
Postdiskotomiepatienten 380
„posterior slope" der Tibia 202
Postfusionssyndrom 380
Postidiskotomiesyndrom 380
präoperative Planung, dreidimensionale 107
Präparationsinstrumente 461-462
Präzision 460
Präzisionsanforderung 238
Pressfit-Implantat 105
Pressfit-Pfanne 116
Pressfit-Verankerung 138, 305

Primärkonstrukt, Mechanik 305
Primärstabilität 133, 142, 150, 158, 166, 383
Probe- / Probierprothese 24, 70
Probot 440
„procedure kits" 451
Profilschnitte, prothesenspezifische 265
Projektion, parallaxfreie 228
2D-Projektionsbilder 29
Projektoren, retinabasierte 433
Propriozeption 157
propriozeptive Aufgaben 304
Prothese
– Bioprothese 351
– bipolare Prothese 62
– Charnley-Prothese 46
– Corail-Prothese 61
– Doppelschalenprothese 61
– Druckscheibenprothese 62
– Geradschaftprothese Osteoloc 146
– Hüftprothese / Hüfttotalendoprothese (s. dort)
– Hybridprothese 56
– isoelastische Prothese 63
– Keramikeigenpaarungsprothese 58
– Knieendoprothese / Knietotalendoprothese (s. dort)
– Knochen-Prothesen-Kontakt 292
– Kurzschaftprothese 153
– Lamellenprothese 61
– madreporische Prothese 60
– Metall-Polyäthylen-Prothese (zementiert) 43
– Patellaprothese 425
– Plexiglasprothese 42
– Poro-Metall-Prothese 51
– Probe- / Probierprothese 24, 70
– Revisionsprothese 63-64
– Totalendoprothese (s. dort) 39, 43
– Tragrippenprothese 52-53
– Tumorprothese 65
Prothesenausrichtung, valgische 143-144
Prothesengröße 202
Prothesenkatalog 152
Prothesenkopfzentrum 114
Prothesenkragen 46
Prothesenlockerung 44, 191
– aseptische 44
Prothesenpfannenzentrum 114
Prothesenschaft, anatomisch geformter 141-148
Prothesenschaftnavigation 118-125
– CT-basierte 121
– fluoroskopiebasierte 123
– mit dem SurgiGATE-System 118-125
Prothesenschulter 137
prothesenspezifische Profilschnitte 265
Prothesenwechsel, septischer 49
Prozessablauf 166
Prozessfehlerquellen 116
Pseudarthrose 365, 387
– Beckenpseudarthrose 365
Punktdigitalisierung 123

Punkt-Paar-Registrierung 390
Punktwolke, Generierung 246

Q

Quadrantenmethode 329
Quadrizepssehne 304, 334
Qualität 460
Qualitätsindex 92
Qualitätskontrolle 335
Qualitätsmanagement 250
Qualitätssicherung 257, 433, 464, 478
Qualitätsverbesserung 116
Querfortsatz 383

R

Radiochirurgie 442-443
Radioluzenz 58
Rahmensysteme, stereotaktische 4
Rändelschraube 234
„range of motion" 103, 119
Raspel / Raspelung / raspeln
- Femurraspeln, navigiertes 119
- Individualraspel 174
- „line-to-line"-Raspelung 140
- Standardraspeln 176
Raspelgröße 122
„reality"
- „augmented" 432
- „enhancement" 421
- „virtual" 432
- „virtual / augmented" 473-474
Referenzbasen, dynamische 218, 333
Referenzierung 6, 30, 341, 397, 431
- minimal-invasive 432
Referenzierungsbasis, dynamische (DRB)  6, 90, 113, 119, 161, 420
Referenzierungsmarker 337
Referenzierungsschrauben 289
Referenzierungsstern 242
Referenzkörper 159
Referenzpunkte am Knochen 14
Referenzschnitt
- femoraler 263
- planungsspezifischer 264
Referenzsensor 325
Referenzstern 246
Reflektorkugeln 233
registrierfreie 30-31, 420
- 2D-Navigation 30-31
- 3D-Navigation 31
Registriergenauigkeit 98
Registrierung („matching") 30, 217, 325, 327-328, 339, 390-391, 421
- Bildgebung, prä- und intraoperative (s. dort)  6-9
- 2D-3D-"matching" 431
- intraoperatives „matching" 108

- Kinematikregistrierung 20
- Laseroberflächenmatching 108
- minimal-invasive 431
- „paired-matching"-Verfahren 158
- „paired-point-matching" 30, 243, 391
- bei präoperativer Bildgebung 6-7
- Punkt-Paar-Registrierung 390
- „surface matching" (Oberflächenregistrierung) 30, 92, 84, 98, 243, 260, 328, 390-391
Rehabilitation 304, 310
Reibeiseneffekt 42
Reinraumbedingungen 164
Reissfestigkeit 305
Rekonstruktion
- 3D-Rekonstruktion 152, 217, 264, 402, 414, 455
- der mechanischen Beinachse 196
- multiplanare (MPR) 31
„release" der peripheren Weichteile 202, 246
Reposition 366
Repositionsmanöver 421
Reproduktion 460
Reproduzierbarkeit 256
Resektionsfläche 234
Resektionshöhe 202
Resorptionsgefahr 106
retinabasierte Projektoren 433
retrograde Bohrung 413
Retroverison 77
Revisionschirurgie 253-254
Revisionskomponente 131
Revisionsmodul, ROBODOC- 169
Revisionsoperation 48, 253
Revisionsprothese 63-64
Revisions-VKB-Plastik 312-313, 337
„rigid body" 19, 84, 200, 208, 284, 317-318, 341, 352
ROBODOC-System (roboterassistierte Hüftchirurgie) 129-132, 142, 150-155, 168-171, 435
- und Duracon-Knieendoprothese 295-205
- computergestützter Robotereinsatz 150
- Hüftendoprothetik, klinische Erfahrungen 150-155
- klinische Anwendung 436-438
- Knie-ROBODOC 437
- pinloses ROBODOC-System 130
- ROBODOC-Fräsung 137
- ROBODOC-Revisionsmodul 169
- Zemententfernung in der Femurschaftrevision mittels ROBODOC-System 168-171
RoboNav 299, 446
Roboter / Operationsroboter / Roboterchirurgie 159
- Aktueller Stand - Ausblick auf zukünftige Optionen 435-446
- CASPAR-System / -Operationsroboter (s. dort) 131, 133, 164, 283-290, 291-294, 337-347, 478
- Haftungsprozess, roboterchirurgischer 445
- Kleinroboter 225
- medizinischer 4
- MRI-kompatible 439-440
- OP-Roboter 451

– PAKY-RCM-Roboter  444
– „Steady-Hand-Roboter"  443
Roboteranlage  337
Roboterarm  160
roboterassistierte
– Hüftchirurgie - das ROBODOC-System (s. dort)  129-132, 142, 150-155, 168-171
– Operationstechnik  284-286
– PFC-Knieendoprothese mit dem CASPAR-Operationsroboter  291-294
roboterassistierter Hüftprothesenschaft  141
robotergefräste vs. konventionell präparierte Femora i.d. Hüftendoprothetik, Vergleich  133-140
robotergefräster Individualschaft, Adaptiva-Hüftendoprothese  173-176
robotergesteuerte
– Herstellungsmethoden (CAM)  163
– Systeme  326
Roboterphilosophie  139
Roboterpräparation  136
Robotersystem (s. auch Systeme)  435
– Kompakt-Robotersystem (Crigos)  444
– NeuroMate-System  436
– passive  435
– Pfad-Such-Systeme, präzise  435
– Positionierungssysteme, präzise  435
– semiaktive  435
– telechirurgische  435
– vollständig aktive  435
Robotersysteme  18
Robotertechnologie  470
Roboterteil (s. auch Galileo-System)  225
roboterunterstützte Implantationstechnik  291
Robotic  7
– Galileo-System, Integration aus Navigation und Robotic, Knietotalendoprothesen  225-229
– Minimalzugang zum Hüftgelenk, Pfannennavigation und Robotic  157-162
– in der Orthopädie / Chirurgie, künftige  464-465
Röhrenknochenfrakturen, lange, computergestützte Osteosynthese  419-424
Rollback-Phänomene  220
Roll-Gleit-Mechanismus  305
ROM (Beweglichkeitsprüfung)  13, 264, 266-267
Röntgenbeinstandaufnahme  189
Röntgenbestrahlung, perioperative  50
Röntgenbildverstärker  419
Röntgendurchleuchtungsaufnahmen  257
Röntgenkontrastmittel  47
Röntgenvergrößerungsfaktor  110
Rotation
– Abweichung  218
– Fehlrotation  295
– femorale  226
– Hüftrotationszentrum  9, 121
– Patellarotation  181
– Positionserkennung  218
– tibiale  181

Rotations- und Drehachsen im Hüft-, Knie- und Sprunggelenk  199
Rotationseffekt  129
Rotationskräfte  133
Rotationsmittelpunkt  174
Rotationsstabilität  135, 173, 259, 358
Rotationszentrum  105
rotierende Plattform  182
Rückenlagerung  116

S

„safe zone"  83
Sägeblatt  352
Sägeblattspitze  354
Sägeblock  352
– Positionierung  203
Sägeführung, „one-in-five"  227
Sägeschablone  277
Sagittalebene  284
sakroiliakales Ligament  366
sakrotuberales Ligament  366
Scanner  199
Scan-Protokoll  142
Schablone
– Design  398
– Herstellung  363
– Individualschablone (s. dort)  264, 267, 359, 362
– Polycarbonatschablone  396
– Positionierung  396
– Rohling  267, 360
– Sägeschablone  277
Schablonennavigation
– DISOS-Schablonennavigation in der Kniegelenkendoprothetik, CT-basierte Planung  262-268
– Individualschablone  264, 267
– Sägeschablone  277
Schaft
– anatomisch geformter Prothesenschaft  141-148
– Antega-Schaft  142
– Femurschaft / Femurschaftkomponente  121, 168-171, 173
– Geradschaftprothese Osteoloc  146
– Hüftprothesenschaft (s. dort)  141, 173-176
– Kurzschaftprothese  153
– pathologische Schaftantetorsion  106
– Prothesenschaftnavigation (s. dort)  118-125
Schaftantetorsion („off set")  109
Schaftdesign  138
Schaftnavigation  116-125
Schambeinosteotomie  356, 358
Schenkelhalsantetorsionswinkel  174
Schenkelhalsosteotomie  116
Schlitten, linearer  161
Schlittenprothesenimplantation, unikondyläre mit dem OrthoPilot-System  273-280
Schlotterwirkung  57
Schmerz
– beim Knien  307

- „memory pain" 379
- vorderer Knieschmerz 307
Schnittblock 219, 246
Schnitt-Naht-Zeit 212, 214
Schnittstelle
- konfigurierbare 161
- offene 32
Schrauben
- Bikortikalschrauben 19
- Interferenzschrauben 305
- Judet-Verschraubung 386
- Mikrometerschrauben 275
- Pedikelschrauben (s. dort) 376, 386, 388-389, 400-408
- Pfahlschrauben 64
- Polyaxialschraube 234
- Rändelschraube 234
- Referenzierungsschrauben 289
- transartikuläre C-1 / C-2-Verschraubung nach Magerl 384
- transpedikuläre
  - C-2-Verschraubung 386
  - Schraubenimplantation 375, 379
  - Schraubeninsertion 400
Schraubeneintrittspunkt 383
Schraubenfehlplatzierungen / -fehlplatzierungsrate 400, 403-407
Schraubenlage, intrapedikuläre 403, 407
Schwellenwert („threshold") 111
„score"
- Funktionsscore 287
- Gesamtscore 287
- Hüftscore („hipscore") 158, 362
  - „HHS-score" („Harris hip score") 79, 81, 362
  - „HSS-"score" („hospital for special surgery") 287
- „IKDC-Score" 327, 342
- Knie-score („kneescore") 223, 287, 293, 299
  - „KSS-score" („knee society score") 223, 287, 293, 299
- Lysholm-Score 335
- Merle d'Aubigné-Score 362
- Millon-Score 380
- Ostwestry-Score 380
- Zung-Score 380
„screenshots" 101, 235
Search-Evolution-Knieendoprothese
- computerassistierte Navigation 207-216
- klinische Erfahrungen 283-290
Segmentierung 97, 111, 236
Segmentierungsmodul 324
Segmentierverfahren 395
Seitenlagerung, variierte 116
Sekundärarthrose 111
Sekundärstabilität 142, 158
Semitendinosussehne 304, 334
Sender, elektromagnetischer (EM) 14
Senderreferenzsystem 202
Sensor
- elektromagnetische Positionssensoren 452
- elektronische Sensoren 462
- intraartikulärer 425

- Kraftsensor 170
- Referenzsensor 325
- spezielle Sensoren 218
Sensorpads 425
Separationsalgorithmen 91
Sharpey-Fasern 306
Sicherheit 256
Siemens-integriertes OP-System (SIOS) 473
„single-point"-Digitalisierung 251
SIREMOBIL ISO-C3D 29, 430, 472
Sitzbeinosteotomie 356, 358
Skoliosetherapie, Pedikelverschraubung 395
„sleeve" 135, 138
„slip" 135
Slope
- Femur 190
- Tibia 190
Sofamor-Danek-System, computernavigierte Anbohrung der osteochondralen Talusläsion (OLT) 413-418
„soft tissue" 221
- „balancing" 252
Software 461
softwaregesteuerte Navigation in der orthopädischen Chirurgie 454-457
Solaris, SUN-Betriebssystem 89
Spaltbildungen 165
„speed block" 265
Spiegel, halbdurchlässiger 432
Spinalkanalstenose 380
Spiral-CT 231, 284, 402
Spondylodese 375, 378
- H-Span-Spondylodese 375
- LSDS (Distraktionsspondylodese) 375
Spondylodiszitis, tuberkulöse 375
Spondylolisthesis 375, 377, 380
Spongiosaunterfütterung, retrograde 416
Spongiosazylinder 416
Sportverletzung 303
Sprachsteuerung 462
Sprunggelenk 19, 20, 199, 201
- Mittelpunkt 19, 20
- Rotations- und Drehachse 199
Spülsystem 298
- „high-flow"- 170
S-ROM 134
Stabilität
- dynamische Stabilitätsprüfung 259
- Primärstabilität 133, 142, 150, 158, 166
- Rotationsstabilität 135, 173, 259
- Sekundärstabilität 142, 158
Stabtaster 226
Standardraspeln 176
Standzeit 185
„Steady-Hand-Roboter", mikrochirurgische Instrumentenführung 443
„step"-Augmentation 249
stereotaktische
- Anwendungen 438

- stereotaktische Neurochirurgie 199
- Rahmensysteme 4
stereotaktischer Apparat 4
stereotaktisches Planungslabor 414
Stiel
- Autophor-I-Stiel 46
- Autophor-II-Stiel 46
- CSL-Stieltyp 61
- Femurstielbruch 45
- Xenophor-Stiele 46
Stiellockerung, aspetische 42
Stillhook 218
Streckspalt 184, 226, 284, 246-247
- Ausbalancierung 218
Strober-Box (Mehrfachsteckerbox) 89, 218
Stryker-Leibinger-Navigationssystem 250
Stryker-System
- Familienmodule 475
- Knieendoprothesennavigation 250-254
Sulcus intercondylaris 343
Sulmesch-Metallnetzüberzug 62
SUN-Betriebssystem Solaris 89
„surface matching" (Oberflächenregistrierung) 30, 92, 84, 98, 243, 260, 328, 390-391
SURGETICS 464
SurgiGATE-Hip-Modul 89
SurgiGATE-System
- Beckenosteotomie 467
- C-Arm-Navigator 468
- computerassistierte Rekonstruktion des vorderen Kreuzbandes 331-335
- Freihandnavigation unter Berücksichtigung der computerassistierten Weichteilbalance 217-224
- Hüfte
  - CT-Arm-basiert 467
  - CT-basiert 467
- Hüftpfannenimplantation 89-94
  - in Dysplasie- und Wechselsituationen 103-109
- Knie-Kreuzband 468
- Prothesenschaftnavigation 118-125
- Standardausstattung 119
- Systembeschreibung 420
- Wirbelsäule 467
- Wirbelsäulenmodul „Spine", SurgiGATE 368
- Zukunftsperspektiven 466-469
„suture"
- „disk" 305
- „plate" 305
Systeme
- DaVinci-Telemanipulationssystem 441-442
- elektromagnetische 199, 401
- mechanische 401
- NeuroMate-System 436
- optoelektronische 401, 408
- passive 435
- Pfad-Such-Systeme, präzise 435
- Positionierungssysteme, präzise 435
- semiaktive 435

- telechirurgische 435
- ultraschallgesteuerte 401
- vollständig aktive 435
- Zeus-System 441
Systemkomponenten 159
Systemvalidierung 199

T

Talusläsion, osteochondrale (OLT), computernavigierte Anbohrung mit dem Sofamor-Danek-System 413-418
Tastatur, virtuelle („virtual keyboard") 90, 92, 218, 421
Taststifte 159
telechirurgische Systeme 435
Telemanipulation 451
„templating" 226
thorakolumbale Wirbelfraktur 388
„threshold" (Schwellenwert) 111
Tibia / tibial
- Achse, tibiale (s. dort) 194, 208, 214, 263, 296
  - a.p. 194, 208, 214
  - lateral 194, 208, 214
- femorotibialer Winkel, frontaler mechanischer 278
- Fräsung, tibiale 285
- Insertionspunkt, tibialer 324
- „pin", tibialer 283
- Rotation, tibiale 181, 226
- „slope, tibialer (s. dort) 190, 202
- Tunnel, tibialer 318, 340
Tibiakomponente
- frontale Orientierung 278
- Komponentengröße 226
Tibiakopfosteotomien, valgisierende – Einsatzmöglichkeit eines Navigationssystems 351-355
- OrthoPilot 352
Tibiakopfumstellungsosteotomie 351
Tibiaprotheseninnenwinkel 189
Tischvorschub 152
Titan-Cage 376
Titanschraubpfanne 53
TLIF („transforaminale lumbar interbody fusion") 379
Tönnis, Dreifach- / „triple"-Umstellungsosteotomie nach 356-357, 361
„tool interface unit" 327
Torsionskurve 135
Totalendoprothese 39, 43
- metallische (zementfrei) 43
„touchscreen" 98, 241
Tracking / Trackingsysteme 13, 29-30, 230
- elektromagnetische 5, 7, 230
- „non-line-of-sight"-Trackingtechnologie 462
- neuartige Trackingverfahren 429
- optoelektronisches 230
Traglinie 189
Tragrippen 173
Tragrippenprothese 52-53
Trajektorie 159
transartikuläre C-1 / C-2-Verschraubung nach Magerl 384

transepikondyläre Achse 184, 221
transfemoraler Zugang 168
transkorporale Dekompression 395
translation, „anterior drawer" 259
transmalleolare Bohrung 413
transpedikuläre
- C-2-Verschraubung 386
- Fixationssysteme 388
- Schraubenimplantation 375, 379
- Schraubeninsertion 400
Transplantat 304
- Allograft 304
- Entnahmemorbidität 306
- Fixierung 304
- Hamstring-Transplantate 306
- Kreuzbandtransplantat 324
- Originaltransplantat 326
- patientenadaptierte Transplantatwahl 304
- Positionierung 304, 308-310, 337
    - impingementfreie 347
    - isometrische 347
- Vierfachtransplantat 304
- VKB-Transplantate 337
Transplantatausdehnung 326
Transplantattunnel 339
Transversalebene 284
tribologische Untersuchungen 55
Trilogy-Pressfit-Pfannenkomponente 79
„triple"-Umstellungsosteotomie nach Tönnis 356-357, 361
Trochanter major, Überfräsung 146
Trochanterabrisse 146
Trochanterhöhe 114
Trümmerfraktur des Oberschenkels 164
Trümmerzonen 165
tuberkulöse Spondylodiszitis 375
Tumorprothese 65
Tunnel
- tibialer 318, 340
- Transplantattunnel 339
Tunneleingangszentrum 339
Tunnelplatzierung 345, 437

U

Überfräsung 135, 146
- dorsale 146
- des Trochanter major 146
Überlebensraten 189
Überlebensstatistik 50
UHMPE 65
Ultraschall 453
Ultraschallgerät / ultraschallgesteuerte Systeme 401, 431
Umstellung
- 3D-Umstellung, intertrochantäre 164
- intertrochantäre 3D-Umstellung 164
- Hüftumstellung 268
unikompartimentelle Knieendoprothese 273
- Implantationsqualität der UKP

unikondyläre Schlittenprothesenimplantation mit dem OrthoPilot-System 273-280
Unix-Workstation 89
Untersuchungen, tribologische 55
„user-interface" 218
U-Test 196

V

Vakuumapplikation 47
valgische Prothesenausrichtung 143-144
Valgisierung 183
- Tibiakopfosteotomien, valgisierende –
  Einsatzmöglichkeit eines Navigationssystems 351-355
Valgus
- Abweichungen 189, 202, 218
- Fehleinschätzung 212
- Fehlstellung / Deformität 119, 262, 291, 295, 299, 351
  - fixierte Deformitäten 183
- Flexions-Außenrotations-Valgustrauma 303
- Positionserkennung 218
Valgusstress 259
Validationssysteme 75
Validierungspunkte 233
Validierungsstudie 278
Variabilität
- interpersonelle 274
- intrapersonelle 274
- des Operateurs 260
Varisierung 182
Varus
- Abweichungen 189, 202, 218
- Fehleinschätzung 212
- Fehlstellung / Deformität 119, 262, 291, 295, 299, 351
  - fixierte Deformitäten 183
- Positionserkennung 218
Varusstress 183, 259
VectorVision „knee" 456
VectorVision-System 454
- „CT-free knee" VectorVision 456
- Hüftpfannennavigation 96-102
- Knieendoprothesennavigation 240-243
  - CT-freies VectorVision-System 245-249
- System VectorVision Compact 245
Verankerung, Pressfit- 138
Verankerungsmerkmale 138
Verankerungsmuster 138
Verfolgung von Instrumenten, optoelektronische 5
Verfügbarkeit 256
Verifizierung 7, 101, 113
Verkippungstendenzen 426
Version VectorVision 96
Versteifungsoperation 375
Versys 134
Vierfachtransplantat 304
virtuell / „virtual"
- Achse, virtuelle 384
- Anatomie, virtuelle 218

– 3D-Knochenmodelle, virtuelle  458
– Femuroberfläche, virtuelle  243
– Fluoroskopie, virtuelle  420
– Hüftpfanne, virtuelle  91
– Joystick, virtueller  123
– Modell, virtuelles  230
– Objekt, virtuelles  6, 401
– Tastatur („virtual keyboard"), virtuelle  90, 92, 218, 421
– „virtual reality"  432
– „virtual / augmented"  473-474
– Zylinder, virtuelle  421
virtuelle Größenauswahl, Operationsplanung  112
Vision 2000  134
Visualisierung  93
– von Bohrvorgängen  420
Vittalium  45
VKB (s. Kreuzband, vorderes)  303, 313-313, 317-323
Volumen-Rendering  231
Vorschubgeschwindigkeit  338
Voxel (3D-Volumenmodell)  231
– Poligonisieren der 3D-Voxel  325

W

Wachstumsfaktoren  313
– osteoinduktive  377
Wagner, sphärische Osteotomie nach  356
Wasserkühlung  337
Wechseloperation  47
– einzeitige  191
„wedge"-Augmentation  249
Weichteil-"release"  202, 246
Weichteilbalancierung  189, 196, 217-224, 284, 299
– computerassistiert, Freihandnavigation mit dem SurgiGATE-System  217-224
Weichteilimpingement  425
Weichteilkompromittierung  251
Weichteilretraktor  84
Weichteilstrukturen  262
Werkzeugkalibrierung  341
Whiteside-Linie  226, 231, 251
Winkel
– Abduktionswinkel  76
– Anteversionswinkel  76, 84, 141, 147
– CCD-Winkel  141, 148
– femorotibialer Winkel, frontaler mechanischer  278
– Femurantetorsionswinkel, realer  422-423
– Femurprotheseninnenwinkel  189
– Konuswinkel  54
– Pfanneninklinationswinkel  85
– Schenkelhalsantetorsionswinkel  174
– Tibiaprotheseninnenwinkel  189
– Zentrumeckenwinkel  356
    – ACE („anterior centre edge")  356
    – LCE („lateral centre edge")  356

winkelstabile Implantatverbindungen  376
Wirbel- / Wirbelkörperfraktur  375
– thorakolumbale  388
Wirbelsäule, SurgiGATE-System  467
Wirbelsäulenabschnitte  375
Wirbelsäulenfusion, instrumentierte, geschichtliche Entwicklung  375-381
Wisil  45
„workflow"  218

X

Xenophor-Stiele  46

Y

Yoshioka-Achse, mechanische  226

Z

Zapfenbohrung  54
Zementapplikation, retrograde  47
Zementbruch  46
Zemententfernung in der Femurschaftrevision mittels ROBODOC-System  168-171
Zementinseln  169
Zementmantel  168
Zementpropfen  168
Zentrumeckenwinkel  356
– ACE („anterior centre edge")  356
– LCE („lateral centre edge")  356
Zertifizierung  464
Zeus-System  441
Zielgerät
– arthroskopisches  325
– „over-the-top"  343
Zielobjekt  401
Zielvorrichtung  415
Zimmer-A-Frame-Methode  79
Zip-Diskette  242
Zirkonoxydkeramik  58
Zugang
– ilioinguinaler  368
– Kocher-Langenbeck-Zugang  368
– minimal-invasiver (s. auch dort)  157
– transfemoraler  168
zukünftige Anforderungen an computergestützte Operationsverfahren in der Orthopädie  478-480
Zung-Score  380
zweidimensional (s. 2D)
Zwei-Patten-Methode  8
Zweymüller-Pfanne  60
Zylinder, virtuelle  421
Zylinderfräse  169
Zylindermodell, dreidimensionales  421